H.-F. Weiser · M. Birth (Hrsg.)

Viszeralchirurgische Sonographie – Lehrbuch und Atlas

Springer-Verlag Berlin Heidelberg GmbH

H.-F. Weiser
M. Birth (Hrsg.)

Viszeralchirurgische Sonographie
Lehrbuch und Atlas

Mit Beiträgen von

Bartels, H. · Bäumler, D. · Bembenek, A. · Bernhardt, J.
Birth, M. · Brandt, M. · Braun-Lang, U. · Bruch, H. P.
Degenhardt, F. · Dralle, H. · Federmann, G. · Feussner, H.
Harms, J. H. · Hetzel, G. · Hildebrandt, U. · Hölscher, A.
Hofmann, V. · Hünerbein, M. · Klinge, B. · Kraus, M.
Lang, H. · Raab, R. · Rott, H.-D. · Schlag, P. M. · Siewert, J. R.
Simanowski, H. · Stadler, J. · Weiser, H.-F. · Weigmann, F.
Weimann, A. · Würl, P. · Wüstner, G.

Mit 848 Abbildungen, davon 130 in Farbe
und 672 schematischen Darstellungen

Springer

Weiser, H.-F., Prof. Dr. med.
I. Chirurgische Klinik für Allgemein-, Viszeral- und Thoraxchirurgie
Diakoniekrankenhaus Rotenburg
Postfach 1211
27342 Rotenburg (Wümme)

Birth, M., Dr. med.
Klinik für Chirurgie
Medizinische Universität Lübeck
Ratzeburger Allee 160
23538 Lübeck

ISBN 978-3-642-62958-7 ISBN 978-3-642-57021-6 (eBook)
DOI 10.1007/978-3-642-57021-6

Die Deutsche Bibliothek – CIP-Einheitsaufnahme
Viszeralchirurgische Sonographie: Lehrbuch und Atlas/
Hrsg.: H.-F. Weiser; M. Birth. – Berlin; Heidelberg; New York; Barcelona; Hongkong; London; Mailand; Paris; Singapur; Tokio: Springer; 2000

ISBN 978-3-642-62958-7

Einbandgestaltung: Studio Calamar, Pau, Spanien
Erstellung der Schemata: U. Roblick und M. Birth, Lübeck
Herstellung und Gestaltung: B. Wieland, Heidelberg
Satzarbeiten und Umbruch: B. Wieland, Heidelberg
Druck- und Bindearbeiten: Stürtz AG, Würzburg

SPIN 10572805 21/3135 – 5 4 3 2 1 0
Gedruckt auf säurefreiem Papier

Geleitwort

Der Ultraschall ist das Stethoskop des 21. Jahrhunderts. Während allerdings das Stethoskop nur die akustische Wahrnehmung verbessert, ermöglicht der Ultraschall eine Visualisierung intraabdomineller bzw. intrathorakaler Organe und damit eine Beurteilung ihres morphologischen Zustands, soweit es sich um parenchymatöse Organe handelt, bzw. ihrer Motilität, soweit es sich um Hohlorgane handelt. Wie das Stethoskop muß auch der Ultraschall jedem Arzt an jedem Ort und zu jeder Zeit verfügbar sein. Die Hemmschwelle zur Nutzung des Ultraschalls muß so niedrig wie möglich sein, um diesen Fortschritt der Technologie zum Wohle des Patienten nutzen zu können. Diese klinische Prämisse sollte bei der Weiterentwicklung des Ultraschalls bedacht werden. Neben der technologischen Verbesserung des Prinzips „Ultraschall" hin zu einer computergestützten Ultraschallanalyse mit intelligenter Bildgebung muß auch dieser praktischen Bedeutung des Ultraschalls Rechnung getragen werden, d.h. es muß auch die Entwicklung bettseitig einsetzbarer, leicht handhabbarer Ultraschallgeräte betrieben werden.

Erfreulicherweise kann der Ultraschall nicht nur über die Körperoberfläche, sondern auch über die intestinalen Schleimhäute zur Analyse von Organveränderungen an den Patienten herangeführt werden. Der moderne intraluminale Ultraschall ist der Bruder der Endoskopie. Auch hier gilt es in Zukunft beide Untersuchungsverfahren so leicht wie möglich verfügbar zu machen, damit der Organspezialist diese zu jeder Zeit einsetzen kann.

Akzeptiert man diese Bedeutung des Ultraschalls, dann wird klar, daß der Ultraschall allen Fachgebieten zur Verfügung stehen muß und nicht Eigentum eines einzelnen Fachgebietes sein kann. Dies gilt zumindest für den praktischen Alltag und schließt auf der anderen Seite eine technologische Weiterentwicklung durch Spezialisten nicht aus.

Es liegt auf der Hand, daß gerade die Viszeralchirurgie den Ultraschall dringend benötigt, da sie die chirurgische Therapie überwiegend im Abdomen verborgen liegender Organe betreibt. Nicht nur zur präoperativen Diagnostik, sondern auch zur intraoperativen Diagnostik, ganz besonders aber zur Diagnostik postoperativer Komplikationen ist der Ultraschall in der Viszeralchirurgie von großer Bedeutung. Insofern muß sich der Viszeralchirurg mit dieser Technologie befassen, mehr noch, er muß sie beherrschen. Es ist ein besonderes Verdienst der Herausgeber dieser Monographie, diese Notwendigkeit erkannt zu haben und Abhilfe anzubieten. Sehr zu begrüßen ist, daß das Werk diesen praktischen Bedürfnissen sehr entgegenkommt: es stellt nicht nur – mit der gebotenen Gründlichkeit und Übersichtlichkeit – die Grundlagen der Ultraschalldiagnostik dar, sondern es ist auch ein organbezogenes, praktisches Vademecum für die Nutzung des Ultraschalls im klinischen Alltag. Der Interessierte oder der Lernende kann sich leicht orientieren: die übersichtliche Gliederung führt rasch zur Beantwortung der sich ergebenden Fragen. Dies ist ohne Zweifel ein großer Gewinn für den Leser und ein wichtiger Beitrag, das noch junge Leistungsprofil des Viszeralchirurgen zu schärfen. So kommt diesem Buch nicht nur eine Bedeutung bei der Verbreitung einer wichtigen Untersuchungsmethode zu, sondern auch für die Profilierung des neuen Schwerpunkts „Viszeralchirurgie" in der Chirurgie.

Meine Gratulation gilt insbesondere den beiden Herausgebern, Herrn Prof. Dr. H.-F. Weiser und Herrn Dr. M. Birth, für die Erstellung dieses wichtigen Lehrbuches, dem ich eine weite Verbreitung wünsche.

PROF. DR. J. RÜDIGER SIEWERT
Direktor der Chirurgischen Klinik und Poliklinik
Technische Universität München

Vorwort

Das vorliegende Lehrbuch der viszeralchirurgischen Sonographie möchte dem Kollegen, der sich in der Ausbildung zum Schwerpunkt Viszeralchirurgie befindet, auf dem Weg der Weiterbildung bzw. dem viszeralchirurgisch tätigen Facharzt in der täglichen Praxis begleiten. Inhalte und Schwerpunkte decken sich mit den Anforderungen der aktuellen Weiterbildungsordnung der Ärztekammer. Bei stetig steigenden Anforderungen an medizinisches Fachwissen und technisches Verständnis ist ein diagnostischer Beitrag der Sonographie zu viszeralchirurgischen Fragestellungen nur von einem Arzt zu erwarten, der sowohl die nötige chirurgische Fachkompetenz erworben, als auch die technischen und diagnostischen Möglichkeiten moderner Sonographieverfahren beherrscht und in der Lage ist, diese in das viszeralchirurgische Gesamtkonzept einzubinden.

Herausgeber und Springer-Verlag waren sich deshalb einig, daß neben den fachspezifischen Sachinhalten auch die Benutzerfreundlichkeit im Vordergrund stehen sollte. Besonderes Augenmerk wurde bei der Auswahl von Text und Bild auf klar gegliederte, praxisrelevante Aussagen und den realen Gegebenheiten entsprechendes Bildmaterial gerichtet. In diesem Sinne haben es sich die Herausgeber vorbehalten, alle Kapitel redaktionell zu überarbeiten und vorgelegtes Bildmaterial durch eigene Befunde zu ersetzen bzw. zu ergänzen.

Möge unser Buch dazu beitragen, daß die moderne Ultraschalldiagnostik dem Schwerpunkt Viszeralchirurgie fachkundig gerecht wird und die therapeutische Entscheidungsfindung erleichtert.

Mit diesem Wunsch verbinden die Herausgeber ihren herzlichen Dank an alle Mitarbeiter, nicht zuletzt an die Damen und Herren des Springer-Verlags, für ihre ebenso sorgfältige wie engagierte Mitwirkung.

Rotenburg und Lübeck, im Herbst 1999

H.-F. Weiser, M. Birth

Autorenverzeichnis

Bartels, H., Prof. Dr. med.
Ev. Krankenhaus Göttingen-Weende
An der Lutter 24
37075 Göttingen

Bäumler, D., Dr. med.
Chirurgische Klinik
Universität Köln
Joseph-Stelzmann-Straße 9
50931 Köln

Bembenek, A., Dr. med.
Abteilung Allgemeinchirurgie
Martin-Luther-Universität
Klinikum Kröllwitz
Ernst-Grube-Straße 40
06097 Halle

Bernhardt, J., Dr. med.
Chirurgische Klinik
Ernst-Moritz-Arndt-Universität
Friefrich-Löffler-Straße 23 b
18489 Greifswald

Birth, M., Dr. med.
Klinik für Chirurgie
Medizinische Universität Lübeck
Ratzeburger Allee 160
23538 Lübeck

Brandt, M., Dr. med.
Abtl. Gastroenterologie
Marien-Hospital
Pastor-Janßen-Straße 8–38
46483 Wesel

Braun-Lang, U., Dr. med.
Medizinische Hochschule Hannover
Klinik für Abdominal- und Transplantationschirurgie
Carl-Neuberg-Straße 1
30625 Hannover

Bruch, H. P., Prof. Dr. med.
Klinik für Chirurgie
Medizinische Universität Lübeck
Ratzeburger Allee 160
23538 Lübeck

Degenhardt, F., Prof. Dr. med.
Oststadtkrankenhaus
Gynäkologische Abteilung
Podbielskistraße 380
30659 Hannover

Dralle, H., Prof. Dr. med
Abteilung Allgemeinchirurgie
Martin-Luther-Universität
Klinikum Kröllwitz
Ernst-Grube-Straße 40
06097 Halle

Federmann, G., Dr. med.
Allgemein- und Unfallchirurgie
St.-Josefs-Hospital
Solmsstraße 15
65189 Wiesbaden

Feussner, H., PD Dr. med.
Chirurgische Klinik und Poliklinik
Technische Universität München
Klinikum Rechts der Isar
Ismaninger Straße 22
81675 München

Harms, J. H.,PD Dr med.
Chirurgische Klinik und Poliklinik
Technische Universität München
Klinikum Rechts der Isar
Ismaninger Straße 22
81675 München

Hetzel, G.
Siemens-Medizintechnik
Geschäftsbereich Schulungszentrum
für Ultraschall-SE 3
Postfach 3260
91050 Erlangen

Hildebrandt, U., Prof. Dr. med.
Abteilung Allgemeinchirurgie
Universitätskliniken des Saarlandes
Oscar-Orth-Straße
66424 Homburg/Saar

Hölscher, A., Prof. Dr. med.
Chirurgische Klinik
Universität Köln
Joseph-Stelzmann-Str. 9
50931 Köln

Hofmann, V., Prof. Dr. med
Kinderchirurgie
St.-Barbara-Krankenhaus
Barbarastraße 2a–5
06110 Halle

Hünerbein, M., Dr. med
Chirurgische Onkologie
Robert-Rössle-Klinik
Lindenberger Weg 80
13125 Berlin

Klinge, B., Dr. med.
I. Chirurgische Klinik für Allgemein-,
Viszeral- und Thoraxchirurgie
Diakoniekrankenhaus Rotenburg
Postfach 1211
27342 Rotenburg (Wümme)

Kraus, M., Dr. med.
Klinik für Chirurgie
Medizinische Universität Lübeck
Ratzeburger Allee 160
23538 Lübeck

Lang, H., Dr. med.
Medizinische Hochschule Hannover
Klinik für Abdominal- und Transplantationschirurgie
Carl-Neuberg-Straße 1
30625 Hannover

Raab, R., Dr. med.
Medizinische Hochschule Hannover
Klinik für Abdominal- und Transplantationschirurgie
Carl-Neuberg-Straße 1
30625 Hannover

Rott, H.-D., Prof. Dr. med.
Institut für Humangenetik
Universität Erlangen-Nürnberg
Schwalbachanlage 10
91054 Erlangen

Schlag, P. M., Prof. Dr. med.
Chirurgische Onkologie
Robert-Rössle-Klinik
Lindenberger Weg 80
13125 Berlin

Siewert, J. R., Prof. Dr. med.
Chirurgische Klinik und Poliklinik
Technische Universität München
Klinikum Rechts der Isar
Ismaninger Straße 22
81675 München

Simanowski, H., Dr. med.
Oststadtkrankenhaus
Chirurgische Abteilung
Podbielskistraße 380
30659 Hannover

Stadler, J., PD Dr. med.
Chirurgische Klinik und Poliklinik
Technische Universität München
Klinikum Rechts der Isar
Ismaninger Straße 22
81675 München

Weiser, H.-F., Prof. Dr. med.
I. Chirurgische Klinik für Allgemein-,
Viszeral- und Thoraxchirurgie
Diakoniekrankenhaus Rotenburg
Postfach 1211
27342 Rotenburg (Wümme)

Weigmann, F., Dr. med.
Universität Halle-Wittenberg
Medizinische Fakultät
Klinikum Kröllwitz
Ernst-Grube-Straße 40
06097 Halle

Weimann, A., Dr. med.
Allgemein und Viszeralchirurgie
Städt. Klinikum „St. Georg“
Delitzscher Straße 141
04129 Leipzig

Würl, P., Dr. med.
Universität Halle-Wittenberg
Medizinische Fakultät
Klinikum Kröllwitz
Ernst-Grube-Straße 40
06097 Halle

Wüstner, M., Dr. med.
Abdominal-, Viszeral- und Thoraxchirurgie
Universitätsklinikum Mannheim
Theodor-Kutzer-Ufer
68167 Mannheim

Inhaltsverzeichnis

7 Endoluminale und endorektale Sonographie
(M. KRAUS, M. BIRTH, H. P. BRUCH UND U. HILDEBRANDT)

8 Interventionelle Sonographie
(M. HÜNERBEIN UND P. M. SCHLAG)

9 Transkutane Sonographie: Organbezogene Untersuchungen nach Nieren-, Leber- und Pankreastransplantation
(H. LANG, U. BRAUN-LANG, A. WEIMANN UND R. RAAB)

Abkürzungsverzeichnis

ACC	Arteria carotis communis
ACI	Arteria carotis interna
AIC	Arteria iliaca communis
AIE	Arteria iliaca externa
AII	Arteria iliaca interna
AMS	Arteria mesenterica superior
Ao	Aorta
BW	Bauchwand
DHC	Ductus hepatocholedochus
DHD	Ductus hepaticus dexter
DHS	Ductus hepaticus sinister
Duo	Duodenum
FAF	freie abdominelle Flüssigkeit
GB	Gallenblase
GK	Gelkissen
HB	Harnblase
Hy	Hyoid (Os hyoideum)
Is	Isthmus
K	Kehlkopf
Ka	Karzinom
kgH	kurze gerade Halsmuskulatur
Kn	Knoten
Ko(n)	Konkrement
Le	Leber
li.LL	linker Leberlappen
Lk	Lymphknoten
Mag	Magen
Me	Metastase
Mlc	Musculus longus colli
Mra	Musculus rectus abdominis
Ms	Musculus sternocleidomastoideus
Msa	Musculus scalenus anterior
Nie	Niere
Nl	Nodus lymphaticus
NN	Nebenniere
NS(D)	Nebenschilddrüse
NSA	Nebenschilddrüsenandenom
Oes	Oesophagus
PA(A)	Pfortaderast
Rip	Rippe
RS	Randschatten (Zystenrandschatten)
RV	Reverberation(sphänomen)
SD	Schilddrüse
SK	Schallkopf
SS	Schallschatten
SV	Schallverstärkung (scheinbare)
Tr	Trachea
Tu	Tumor
VC	Vena cava
VH	Vorhof
VHD	Vena hepatica dextra
VHM	Vena hepatica media
VHS	Vena hepatica sinistra
VMS	Vena mesenterica superior
VP	Vena portae
VRD	Vena renalis dextra
VRS	Vena renalis sinistra
WS	Wirbelsäule
ZF	Zwerchfell
ZFS	Zwerchfellschenkel
Zy	Zyste

Kapitel 1

Grundlagen der Sonographie

1

G. Hetzel, H.-D. Rott und B. Klinge

1.1 Physikalische Grundlagen der Sonographie

G. Hetzel

Die erstmalige Anwendung des Ultraschalls in der medizinischen Diagnostik geht auf das Jahr 1940 durch Gohr zurück. Als bildgebendes Verfahren aber wird die Ultraschalltechnik erst seit Anfang der 50er Jahre eingesetzt (Wild u. Reid 1952; Howry u. Bliss 1952). Die ersten kommerziell erhältlichen Ultraschallgeräte waren ein Compoundscanner der Firma Picker und der erste zweidimensionale Echtzeitscanner das Gerät Vidoson der Firma Siemens.

Grundlage für die Ultraschalldiagnostik bilden die aus der Tiefe des Gewebes kommenden Reflexionen ausgesandter Ultraschallwellen. Diese werden zu einem Schnittbild zusammengesetzt, das einem Ausschnitt aus dem menschlichen Körper entspricht. Dem Untersucher stehen heute Geräte zur Verfügung, mittels derer er annähernd jeden Bereich des menschlichen Körpers erfassen und darstellen kann.

Schallwellen sind im Gegensatz etwa zu elektromagnetischen Wellen (Licht, Rundfunk, Radar) an ein Medium gebunden, und ihr Ausbreitungsverhalten hängt stark von dessen elastischen Eigenschaften ab. In Flüssigkeiten (und menschliches Gewebe verhält sich hier wie Flüssigkeit) gibt es nur Longitudinalwellen, d.h. daß die Flüssigkeitspartikel in Schallausbreitungsrichtung schwingen. Zonen erniedrigten Drucks (Teilchen schwingen voneinander weg) und Zonen erhöhten Drucks (Teilchen schwingen aufeinander zu) wechseln sich in Schallausbreitungsrichtung ab. In festen Körpern, z. B. Knochen, können auch zusätzlich Transversalwellen auftreten, d.h., daß die Teilchen auch senkrecht zur Schallausbreitungsrichtung schwingen.

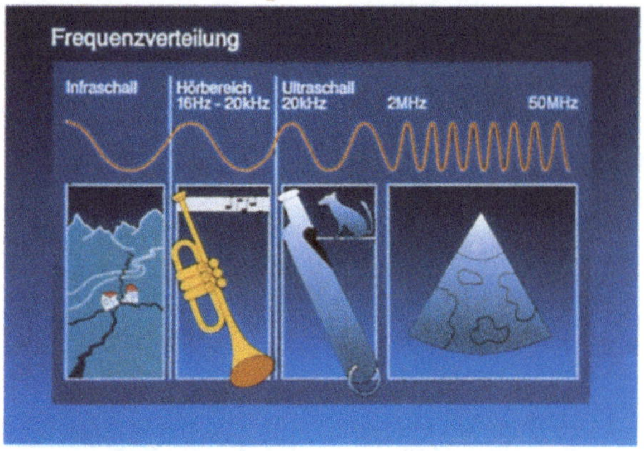

Abbildung 1.1

Frequenzverteilung: Der diagnostische Ultraschall liegt im höchsten Frequenzbereich aller Ultraschallanwendungen

1.1.1 Schallwellenspektrum

Das Schallwellenspektrum wird in 3 Frequenzbereiche unterteilt (Abb. 1.1):

Infraschall	(Frequenz <16 Hz),
hörbarer Schall	(Frequenz 16 Hz–20 kHz),
Ultraschall	(Frequenz >20 kHz).

Für die medizinische Bildgebung (Schnittbildtechnik) werden Frequenzen zwischen 2 und 50 MHz verwendet.

Für den Großteil der diagnostischen Fragestellungen sind die Frequenzen 3,5, 5,0 und 7,5 MHz geeignet und markieren einen gewissen Standard. Spezielle Anwendungen, z. B. intraluminale oder dermatologische Ultraschallbildgebung, verwenden Frequenzen bis zu 50 MHz.

Zwischen dem für den Menschen hörbaren Schall und dem technisch zur medizinischen Diagnostik oder zur zerstörungsfreienWerkstoffprüfung (0,5–15 MHz) genutzten Frequenzbereich befindet sich ein Bereich, in dem die verschiedensten Tiere sich „durch Hören orientieren". Die bekanntesten dieser Tiere sind Fledermäuse (30–115 kHz) und maritime Säugetiere wie Wale und Delphine (bis 150 kHz).

1.1.2 Frequenz und Wellenlänge

Die Ausbreitungsgeschwindigkeit der Schallwellen (Schallgeschwindigkeit c) ist vom Material abhängig. Für die im menschlichen Körper vorkommenden verschiedenen Gewebsarten wird eine mittlere Schallgeschwindigkeit von c = 1540 m/s (aus verschiedenen Weichteilgeweben gemittelter und weltweit standardisierter Wert, nahe der Schallgeschwindigkeit für Wasser) angenommen. Wird die Laufzeit eines Schallsignals gemessen, ist bei gegebener Schallgeschwindigkeit eine eindeutige Zuordnung einer Reflexion zum Ort ihres Entstehens möglich. Frequenz und Schallgeschwindigkeit bestimmen die Wellenlänge der sich ausbreitenden Schallwelle:

$$\lambda = c/f.$$

Die *Wellenlänge λ ist die theoretische Auflösungsgrenze*, die nie völlig erreicht werden kann. Da die Wellenlänge für höhere Schallfrequenzen kürzer ist, wird die erzielbare Auflösung bei Anwendung höherer Schallfrequenzen besser.

Die Frequenz ist ein bedeutender Einflußfaktor bzgl. der Bildqualität. Die Schallwelle ist eine rein mechanische Welle.

1.1.3 Erzeugung des Ultraschalls

1.1.3.1 Piezoeffekt

Durch Anlegen einer elektrischen Spannung an ein Piezoelement wird dieses mechanisch verformt. Andererseits wird durch mechanische Verformung in einem Piezoelement eine elektrische Spannung erzeugt. Dieser physikalische Zusammenhang heißt Piezoeffekt und wurde erstmalig 1880 von den Brüdern Pierre und Jaques Curie beschrieben.

Zur Erzeugung von Ultraschall werden Piezoelemente verwendet. Ein solches Element wird durch einen elektrischen Impuls zum Schwingen angestoßen. Die Frequenz der Schwingung ist vom Aufbau und der Technologie des Elementes abhängig.

Treffen wiederum mechanische Schwingungen auf ein Piezoelement, so erzeugen diese eine Spannung, die der mechanischen Schwingung proportional ist.

Für die Ultraschallwandler werden meist beidseitig metallisch bedampfte, sehr dünne Keramikplättchen verwendet, die auf der Rückseite mit einem speziellen Material bedämpft sind. Diese Dämpfung bewirkt, daß sowohl die ausgeschickten wie auch die empfangenen Schallpakete (Pulse) kurz gehalten werden können. Die Anpassung an den menschlichen Körper erfolgt durch eine oder mehrere Ankoppelschichten, damit möglichst viel der zur Verfügung stehenden Schallenergie in das Gewebe eingekoppelt und der zurückkommenden Echos zur Diagnostik ausgewertet werden kann.

1.1.4 Pulsechoverfahren

Eine Ultraschallsonde (Schallkopf, Schallwandler, Applikator) ist ein Schallsender und -empfänger. Ein elektrischer Impuls stößt das Schallelement an (Impulslänge

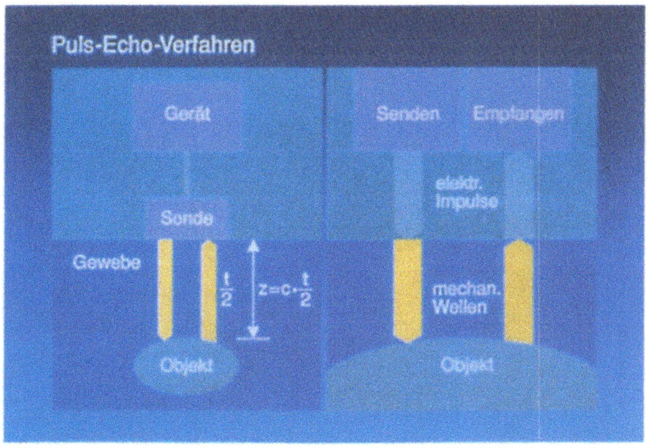

Abbildung 1.2

Die Bildgebung des diagnostischen Ultraschalls basiert auf dem Puls-Echo-Verfahren

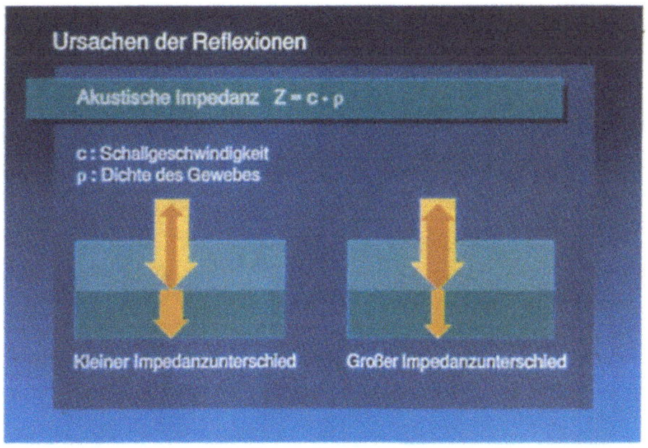

Abbildung 1.3

Die zur Bildgebung benutzen Echos enstehen als Reflexionen an Stellen unterschiedlicher akustischer Impedanz

0,5–2 Wellenzüge; z. B. etwa 1 µs). Die resultierende, mechanische Schwingung pflanzt sich im Gewebe fort. An einem Zielobjekt wird die mechanische Schwingung reflektiert. Die zurücklaufende Schallwelle erzeugt am Schallelement wiederum ein elektrisches Signal. Die Zeit (t) zwischen dem Abschicken des Sendepulses und dem Empfang des Echos ist das Maß für die Distanz z vom Schallelement zum reflektierenden Objekt (Puls-Echo-Verfahren) (Abb. 1.2):

$$z = \frac{1}{2} ct,$$

wobei c die Schallgeschwindigkeit bezeichnet; der gesamte Laufweg des Echos (hin/rück) beträgt 2 z.

Reflexionen entstehen, wenn Wellen Medien (Gewebsstrecken) unterschiedlicher *akustischer Impedanz* durchlaufen (Abb. 1.3). Unter akustischer Impedanz versteht man das Produkt von Dichte und Schallgeschwindigkeit des Mediums (materialabhängig). An jedem Impedanzsprung entsteht eine Reflexion. Der reflektierte Anteil der Ultraschallwelle (Echo) nimmt mit dem Impedanzunterschied zu.

Die Reflexion ist *stark winkelabhängig*. Es gelten die gleichen Gesetze wie in der Optik. Wird die Grenzfläche zwischen 2 Medien senkrecht getroffen, so kommt die reflektierte Welle in vollem Umfang zum Schallkopf zurück. Wird die Grenzfläche jedoch unter einem davon abweichenden Winkel getroffen, so erreicht nur ein Anteil der Welle den zur Bildgebung benutzten Teil des Schallkopfs. Hierbei ist die Rauhigkeit der Grenzfläche, die zu einer *Streuung* führt, von entscheidender Wichtigkeit. Entsprechendes gilt nicht nur an Grenzflächen, sondern überall im Gewebe.

Aufgrund der Streuung wird homogenes Weichteilgewebe als ein Interferenzmuster wiedergegeben und für jede Frequenz unterschiedlich fein dargestellt.

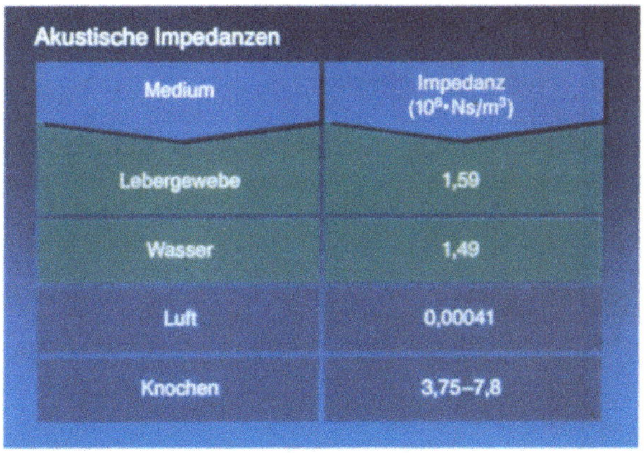
Akustische Impedanzen

Medium	Impedanz (10^6·Ns/m³)
Lebergewebe	1,59
Wasser	1,49
Luft	0,00041
Knochen	3,75–7,8

Abbildung 1.4

Menschliches Weichteilgewebe, hier stellvertretend Lebergewebe, besitzt eine Impedanz, die nahezu der von Wasser entspricht. Stark abweichend sind die Impedanzen von Luft und Knochen

Sind die Schallgeschwindigkeiten in den 2 Medien stark unterschiedlich, so tritt eine *Beugung* der Schallwellen auf, wie sie aus der Optik hinreichend bekannt ist.

Der Wert der *Impedanz* von Weichteilgewebe (Abb. 1.4) ist ähnlich dem von Wasser. Luft oder Knochen besitzen davon stark abweichende Impedanzwerte. Bei großen Impedanzsprüngen an den Grenzflächen Gewebe/Luft oder Gewebe/Knochen wird die Schallenergie annähernd total reflektiert. Dahinter liegende Objekte können mit Ultraschall nicht mehr erfaßt werden. Bei kleinen Impedanzsprüngen im Gewebe bleibt im durchdringenden Schallstrahl genügend Schallenergie erhalten, um weitere Reflexionen erzeugen zu können.

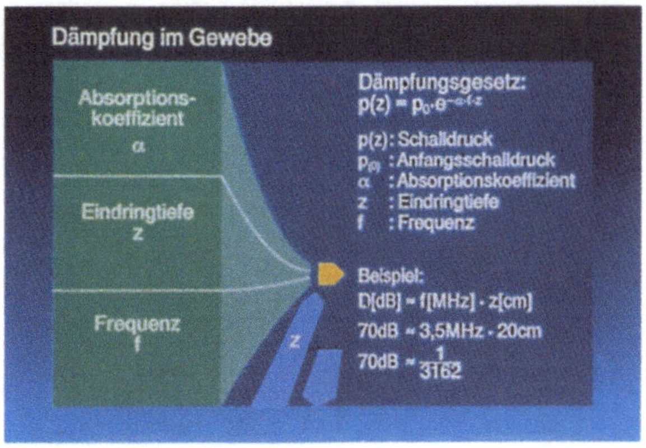

Abbildung 1.5

Die Dämpfung der Schallwellen im Gewebe ist exponentiell abhängig von der zur Anwendung kommenden Frequenz

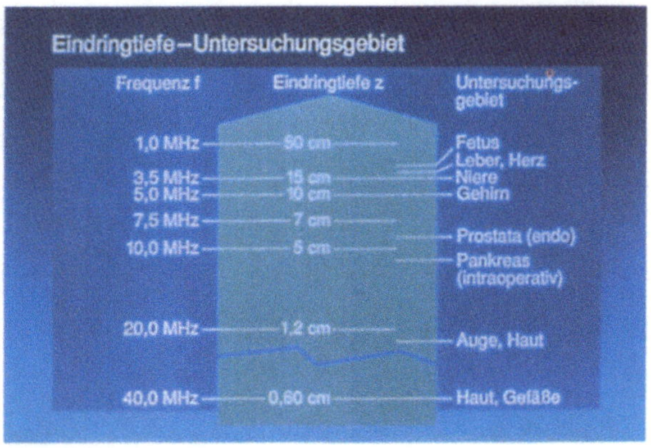

Abbildung 1.6

Das Untersuchungsgebiet, in dem ein Schallkopf eingesetzt werden kann, wird durch die von der Frequenz abhängigen Eindringtiefe begrenzt

1.1.5 Dämpfung im Gewebe

Die Schallwellen werden abhängig von den Absorptionseigenschaften des Gewebes, der verwendeten *Ultraschallfrequenz* und der *Abbildungstiefe* gedämpft (Abb. 1.5).

Die Dämpfung ist um so größer,
- je größer der von dem Schallimpuls zurückgelegte Weg,
- je höher die Frequenz,
- je größer die Materialkonstante α.

Der Absorptionskoeffizient ist das Produkt von Frequenz und Materialkonstante. Die Dämpfung (D) ist das Verhältnis von Anfangsschalldruck und Schalldruck, nachdem der Schallimpuls die zugehörige dämpfende Wegstrecke zurückgelegt hat.

Für die Weichteilgewebe und Frequenzen zwischen 0,2 und 100 MHz gilt die vereinfachte Formel:

Dämpfung [dB] = Frequenz [MHz] × Weg [cm].

Die Frequenz hat einen Einfluß auf die *Eindringtiefe* (Abb. 1.6).

Die *Eindringtiefe* ist die maximale Distanz zwischen Schallsender (Schallkopf) und dem tiefstgelegenen Ort der Reflexion (Echo) im Gewebe, der noch dargestellt werden kann. Aufgrund der frequenzabhängigen Dämpfung der Schallausbreitung im Gewebe ist auch die Eindringtiefe nicht nur gewebsabhängig, sondern vor allem frequenzabhängig. Deshalb sind für bestimmte Untersuchungsgebiete bestimmte Frequenzen vorteilhaft. Hohe Frequenzen eignen sich gut für die Darstellung oberflächennaher Strukturen, tiefe Frequenzen für große Abbildungstiefen. Die Eindringtiefe ist der Frequenz umgekehrt proportional.

Echos tieferliegender Objekte erfahren auf ihrem Weg zur Sonde mehr Dämpfung als sondennahe Echos. Um diese Dämpfung auszugleichen, wird eine laufzeitabhängige Verstärkung „Tiefenausgleich" (TGC, Time Gain Compensation oder DGC [Depth Gain Compensation]) des reflektierten Signales durchgeführt. Diese Einstellung wird manuell vorgenommen, da die Größen „homogener Bildeindruck", „dicke und dünne Patienten", „interessierender Bereich" etc. nicht vorprogrammierbar sind.

Für eine optimale Darstellung ist es unerläßlich, daß der Anwender eines Ultraschallgerätes die TGC-Einstellung beherrscht.

1.1.6 Auflösung

Die Auflösung bezeichnet den kleinstmöglichen Abstand zweier punktförmiger Objekte, die gerade noch voneinander unterschieden werden können (Abb. 1.7). Wir unterscheiden die *axiale* Auflösung (in Richtung der Schallausbreitung) und die *laterale* Auflösung (quer zur Ausbreitungsrichtung).

Mit zunehmender Frequenz verbessern sich die Auflösungseigenschaften einer Ultraschallsonde. Die Auflösung ist axial besser als lateral.

Die *axiale* Auflösung ist überwiegend durch die *Pulslänge* bestimmt. Typische Werte für die axiale Auflösung liegen bei 2 λ (λ = Wellenlänge). Kurze Ansteuerpulse in Verbindung mit breitbandigen Schallwandlern ergeben die beste axiale Auflösung.

Die *laterale* Auflösung ist eine der wesentlichsten Kenngrößen für die Qualität der Bildgebung mit Ultra-

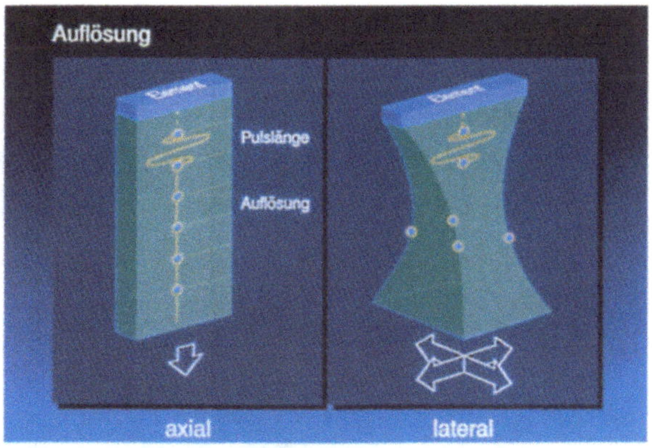

Abbildung 1.7

Für die Ultraschallbildgebung sind die axiale und laterale Auflösung von entscheidender Bedeutung

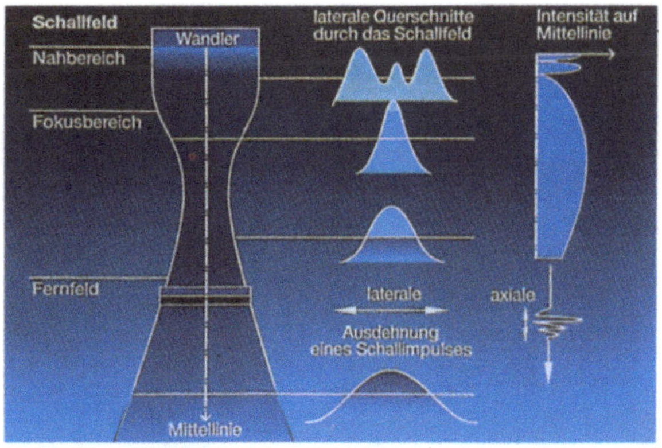

Abbildung 1.8

Das in jeder Tiefe auf den maximalen Schalldruck normierte Schallfeld besteht aus 3 Bereichen: Nahfeld, Fokusbereich sowie Fernfeld. Im Fokusbereich sind die laterale Auflösung am besten und die Schallintensität am höchsten. Dieser sollte zur Bildgebung in dem am meisten interessierenden Bereich plaziert sein

schall und beeinflußt die diagnostische Leistung des Gesamtsystems Gerät mit Schallkopf am stärksten.

Sie ist stark von der Form des *Schallfeldes* abhängig (Abb. 1.8). Aufgrund von Interferenzen kommt es bereits beim planen Wandler zur Ausbildung einer Einschnürung der Schallkeule, einem *natürlichen Fokus*. Hier besteht die beste laterale Auflösung. Die Lage des Fokus ist immer frequenzabhängig. Der Fokus z_f des planen Wandlers (natürlicher Fokus) liegt bei

$$z_f = k\, A^2/\lambda$$

(A = *Apertur*: zum Senden bzw. Empfangen aktive Länge des Schallwandlers).

Um den Fokus herum ist der *Fokusbereich* gelegen, in dem die laterale Auflösung am optimalsten ist. Abbildung 1.8 zeigt ein Schallfeld in einer Form, bei der alle Intensitäten auf den für eine gegebene Entfernung von der Schallkopfoberfläche maximalen Schalldruckwert normiert sind. In dieser Art der Darstellung sind die Auflösungsverhältnisse am leichtesten zu überblicken.

Die Grenze vom Fokusbereich zum schallkopfseitig gelegenen *Nahfeld*, das durch Inhomogenitäten (Auslöschungsphänomene) geprägt ist, wird durch den doppelten Wert der lateralen Auflösung im Fokus definiert. Das *Fernfeld* beginnt ebenso beim doppelten Wert der lateralen Auflösung im Fokus.

Durch Krümmung des Wandlers (mechanische Fokussierung) oder *elektronische Fokussierung* (s. 1.2.2.3) kann der Fokus zum Schallwandler hin verschoben werden, was zu einer Auflösungsverbesserung führt. Bei gegebener Frequenz ist es günstig, mit möglichst großer *Apertur* und geeigneter Fokussierung zu arbeiten.

Der Vorteil einer großen Apertur liegt in großer Eindringtiefe und bester lateraler Auflösung insbesondere im Fokus und in der Tiefe und damit verbesserten diagnostischen Eigenschaften. Im Nahbereich wird die Apertur beim Empfang zurückgenommen (dynamische Apertur), um einen interferenzarmen Nahbereich zu erhalten.

Auch quer zur Scanrichtung ist die Schallausbreitung fokussiert, so daß die Schichtdicke der Schnittebene im Nahbereich und im Fernfeld dicker als im *Schichtdickenfokus* ist.

Der Schichtdickenfokus eines gegebenen Wandlers ist ebenfalls von der Frequenz, mit der er betrieben wird, abhängig. Die Fokustiefe verschiebt sich reziprok zur Frequenz. So führt z. B. eine höhere Frequenz zu einer tieferen Lage des Schichtdickenfokus.

1.2 Technische Abbildungsverfahren, Gerätetechnik

1.2.1 Abbildungsverfahren

A-Mode (Amplituden-Mode). Beim A-Mode werden die aus dem Gewebe zurückkommenden Echos demoduliert, d.h. gleichgerichtet, und mit ihrer *Amplitude* (Signalhöhe) entsprechend ihrem zeitlichen Eintreffen (Zeitachse) entlang der Tiefe des Gewebes zugeordnet. Der A-Mode wird nur noch selten benutzt.

B-Mode („brigthness mode"). Beim B-Mode wird die Signalhöhe (Amplitude) des demodulierten Echos in *Helligkeit* (B steht für *brigthness*) umgesetzt. Die nach dem Sendeimpuls empfangenen Echos werden entlang einer Linie entsprechend dem zeitlichen Eintreffen aus der Tiefe zugeordnet (Abb. 1.9).

Ein *zweidimensionales Schnittbild, B-Bild*, entsteht, wenn eine Anzahl von Schallstrahlen im „brightness mode" nebeneinander angeordnet werden. Die daraus

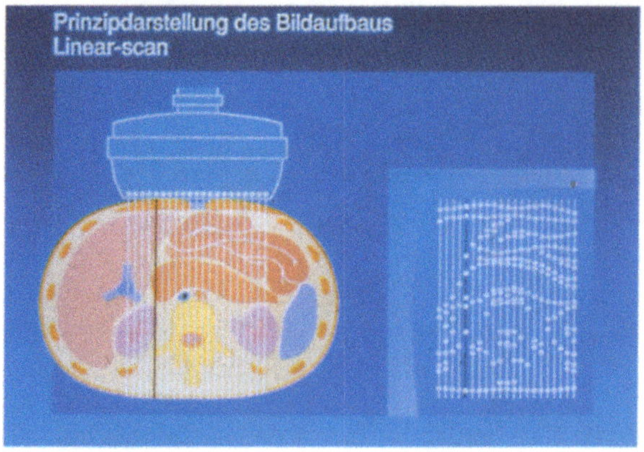

Abbildung 1.9

Durch die seitliche Anordnung nebeneinander von jeweils lateral verschobenen Ultraschallzeilen wird das Gewebe linear abgetastet (Linearscan), und es entsteht ein Ultraschallschnittbild

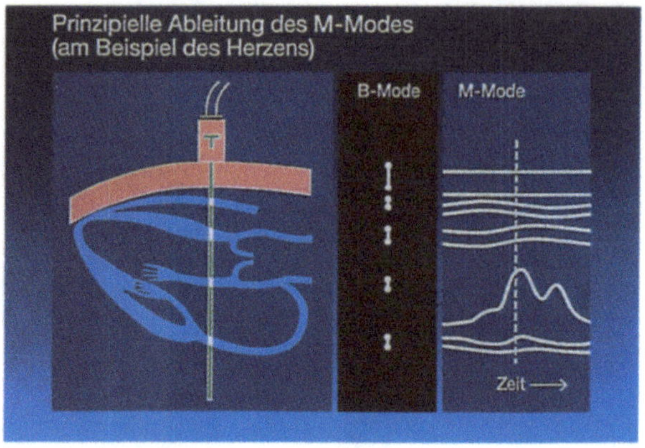

Abbildung 1.10

Bleibt der Schallstrahl immer an der gleichen Stelle positioniert, so entsteht aus den zeitlich nacheinander erhaltenen Ultraschallzeilen, nebeneinander angeordnet, die M-Mode-Darstellung. Sie liefert viele auswertbare Informationen über Bewegungen (motions) im Gewebe und insbesondere über deren Geschwindigkeiten

gewonnenen, *helligkeitsmodulierten* Signale (Ultraschallzeilen), werden in einer Matrix zwischengespeichert. Der Inhalt dieser Matrix wird ortsrichtig auf den Bildschirm übertragen und zu einem geometrisch korrekten *Ultraschallschnittbild* zusammengesetzt.

M-Mode („motion mode"). Bei ortsfestem Wandler wird durch das Nebeneinanderanordnen helligkeitsmodulierter Ultraschallzeilen zeitlich hintereinanderfolgender Sendepulse Bewegung grundsätzlich nachweisbar und der Bewegungsverlauf von Objekten (z. B. Herzklappen) erkennbar und auswertbar. Dieser Darstellungsmodus wird nach dem englischen Begriff „(time) motion" M-Mode genannt (Abb. 1.10).

Da Weg (Distanz im Gewebe) über der Zeit (waagrechte Achse) dargestellt wird, ist im M-Mode die Möglichkeit zur exakten Vermessung von Bewegungsgeschwindigkeiten gegeben.

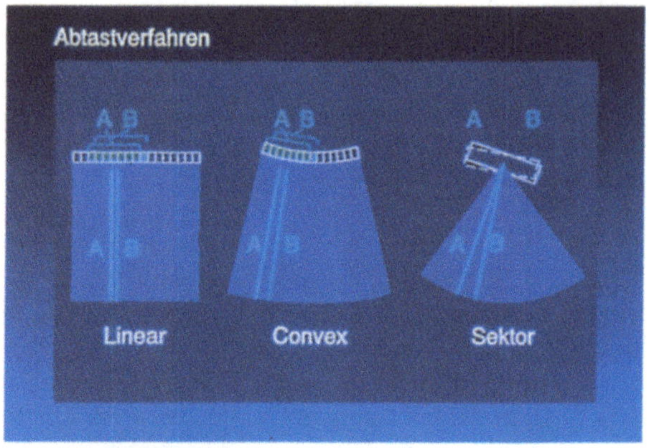

Abbildung 1.11

Je nach der geometrischen Anordnung der Ultraschallzeilen unterscheidet man prinzipiell 3 Abtastverfahren: Linear-, Konvex- und Sektorverfahren

Abtastverfahren, Scanverfahren des B-Bilds. Es gibt unterschiedliche Methoden zur Aufnahme von Ultraschallschnittbildern, die nach dem verwendeten Abtastprinzip benannt sind.

Unter *Scan* versteht man in der Ultraschalldiagnostik die regelmäßige Abtastung einer Ebene der zu untersuchenden Körperregion mit Ultraschallimpulsen in einem bestimmten *Scanformat* (Abtastformat) in vorgebbarer zeitlicher Sequenz (Abb. 1.11).

Beim *Linearscan* (*Parallel-*) wird der effektive Schallwandler für die Abtastung linear (parallel) verschoben; die Abtastung erfolgt gemäß dem zweidimensionalen, rechtwinkligen Koordinatensystem. Erfolgt die Verschiebung längs einer konvex gebogenen Linie, so resultiert ein *Konvexscan*. Der Linearscan kann nach beiden Seiten geschwenkt und zum *Trapezscan* (s. Abb. 1.46) erweitert werden.

Beim *Sektorscan* wird der effektive Schallwandler mechanisch oder elektronisch um einen Drehpunkt geschwenkt. Das erhaltene Schnittbild ist sektorförmig ausgebildet (Abtastung in Polarkoordinaten). Der Drehpunkt liegt entweder auf der Schallkopfoberfläche (reiner Sektorscan) oder in einem hinter der Schallkopfoberfläche befindlichen virtuellen Drehpunkt (Trapezscan).

Einsatzgebiete der verschiedenen Abtastverfahren: Der *Linearscan* des Linear-Arrays zeichnet sich durch eine große Abbildungsbreite im schallkopfnahen Bereich aus und wird daher bevorzugt zur Diagnostik oberflächennaher Bereiche eingesetzt. Der *Konvexscan* (Convex-Array) besitzt einen großen diagnostisch nutzbaren Bereich in tieferliegendem Gewebe bei gutem nutzbaren Nahbereich und stellt daher für den Einsatz mit hoher Anwendungsvariabilität und der Notwendigkeit eines großen Übersichtsbereichs einen optimalen Kompromiß dar. Der *Sektorscan* (Phased-Array, mechanischer Sektorscanner) wird wegen seines kleinen Eintrittsfensters vor allem bei schwierigen Eintrittsverhältnissen angewandt. Der *Trapezscan* (Linear-Phased-Array) nutzt die Vorteile des Konvexscans bezüglich nutzbarem Eintrittsbereich und großer Abbildungsbreite in der Tiefe in Verbindung mit einer für viele Anwendungen erleichterten Ankoppelfähigkeit durch die geradlinige Arrayoberfläche.

Die Wahl des *Scanformats* richtet sich *nach den anatomischen Verhältnissen*, die *Arbeitsfrequenzen* des Schallkopfs *nach* der erforderlichen *Eindringtiefe.*

1.2.2 Schallköpfe: Funktionsprinzip und Eigenschaften

Ein zweidimensionales Schnittbild entsteht, wenn die Information mehrerer Schallstrahlen einer Ebene ortsrichtig nebeneinander angeordnet zur Darstellung gelangen.

1.2.2.1 Linear-Array

Funktionsprinzip: Als *Array* bezeichnet man eine reihenförmige Anordnung von Einzelwandlern, wobei diese Einzelwandler oder *Elemente* schmal sind. Das Linear-Array besitzt eine Anzahl von n Elementen. Von diesen n Elementen wird jeweils eine Gruppe bestehend aus einer Anzahl von m Elementen zum Senden und Empfangen einer Ultraschallzeile elektronisch mit der Signalverarbeitung des Gerätes in Verbindung gebracht. Beginnt man an einer Seite des Arrays, so entsteht hierbei zunächst die Randultraschallzeile.

Durch Zuschaltung eines Elementes auf der einen Seite und Abschaltung eines Elementes auf der anderen Seite der Gruppe, wird die Gruppe auf dem Array verschoben. Beim Senden und Empfang mit der neuen Gruppe wird auch das Gewebe verschoben abgetastet. Durch Fortsetzung dieses Verfahrens erhält man ein Schnittbild nach dem *Linearscan* oder *Parallelscan* (s. Abb. 1.9 u. 1.11).

Typische Werte für Linear-Array:

Gesamtzahl der Elemente	n	128–256 Elemente,
Elementbreite	b	0,5–4 λ,
Gruppenanzahl	m	16–256 Elemente.

Das Abtastformat des Linear-Array ist zunächst der Parallel- oder Linear-scan mit seinem *rechteckigen Bildfeld. High-Density-Arrays* besitzen einen so feinen Elementabstand, daß sie keine zu ausgeprägte Richtcharakteristik in Schallausbreitungsrichtung ausweisen. Mit diesen Arrays ist es möglich, auch ein nach links und rechts *geschwenktes Bildfeld* oder ein *Trapezscan* zu erzeugen (s. auch unter Kap. 1.2.2.3, Schwenkfähigkeit von Arrays, Kap. 1.2.1, Abtastformate, Kap. 1.4.1.2, Neue Scanformate). Linear-Arrays, die für einen Schwenk geeignet sind, werden bisweilen auch *Linear-Phased-Arrays* genannt (s. auch Kap. 1.2.2.3).

Bei allen Arrays ist *quer zur Scanrichtung* eine feste Fokussierung (z. B. durch eine akustische Linse) vorgenommen, um die optimale Schichtdicke im meist interessierenden Tiefenbereich zu plazieren (s. auch Kap. 1.1.6, laterale Auflösung). Wird das Array zusätzlich in Längsrichtung in Elementreihen unterteilt (Mehrzeilenarray), so ist auch der Schichtdickenfokus elektronisch verschiebbar und kann an die applikatorischen Gegebenheiten angepaßt werden.

1.2.2.2 Convex-Arrays (Curved-Arrays)

Funktionsprinzip: Convex-Arrays sind als Modifikation des Linear-Arrays anzusehen. Der Unterschied besteht darin, daß das Convex-Array nicht gerade, sondern gebogen ist. Der Scan entsteht wie beim Linear-Array durch elektronische Fortschaltung bzw. Durchschieben einer Elementgruppe (Abb. 1.12).

Typische Werte:

Krümmungsradius	R	11–80 mm,
Gesamtzahl der Elemente	n	>100,
Gruppenanzahl	m	32–128 Elemente.

Aufgrund der Krümmung des Convex-Arrays „sehen" die Elemente einer Sende-/Empfangsgruppe in ver-

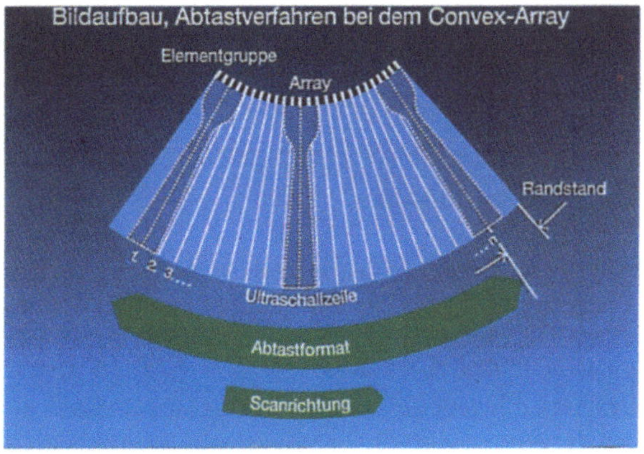

Abbildung 1.12

Das Convex-Array besteht aus einer gekrümmt angeordneten Reihe von Schallelementen. Von diesen wird jeweils eine Gruppe zum Senden und Empfangen nebeneinanderliegender Ultraschallzeilen benutzt. Die Lage der Gruppe wird innerhalb der Gesamtanzahl der Elemente verschoben schiedene von der Ultraschallzeilenrichtung abweichende Richtungen. Die einzelnen Elemente müssen so *schmal* ausgebildet sein, daß die Richtcharakteristik der Einzelelemente einen so *großen Öffnungswinkel* besitzt, daß auch die Randelemente der Gruppe, die gerade aktiv ist und dann durchgeschoben wird, noch einen wesentlichen Beitrag zum Signal liefern.

Zur Erzielung ausgezeichneter Bildqualität müssen Convex-Arrays eine *hohe Elementdichte* besitzen (High-Density-Arrays) und das Gerät eine genügend große Anzahl von Sende-/Empfangskanälen zum Einsatz bringen.

Da für hohe laterale Auflösung eine große Gruppenbreite erforderlich ist, fällt der *Randstand* von einer halben Gruppenbreite zwischen physikalischem Ende des Arrays und der letzten Ultraschallzeile mit voller Gruppenbreite besonders beim Convex-Array auf (s. Abb. 1.12).

Um diesen Randüberstand zu verkleinern, kann die Gruppenbreite zu den Enden des Arrays hin zurückgenommen werden. Dies bedeutet jedoch dann auch eine Reduzierung der erreichbaren lateralen Auflösung in diesem Bereich.

Bei der Anwendung ist auf möglichst vollständige Ankopplung der gesamten Arrayfläche an den Körper zu achten, um eine gute Bildpräsentation zu gewährleisten.

1.2.2.3 Phased-Array

Funktionsprinzip: Mit dem Phased-Array wird eine *sektor-* oder *trapezförmige Abtastung* des Gewebes vorgenommen. Als Applikator dient ein relativ kleines Array. Zum Senden und Empfangen sind *immer alle Elemente des Arrays aktiv* (Gruppenbreite gleich Elementzahl) (Abb. 1.13).

Die sektor- oder trapezförmige Abtastung erhält man durch den elektronischen Schwenk (sowohl im Sende- als auch im Empfangsfeld).

Elektronischer Schwenk

Wie in Abb. 1.13 gezeigt, entsteht durch zeitlich versetzte Anregung der Arrayelemente eine geschwenkte Wellenfront. Die einzelnen schmalen Elemente (Breite z. B. 0,5 λ) verhalten sich hierbei wie „Huyghensche Punktstrahler", d. h. jedes Element ist auf die Scanebene bezogen der Ausgangsort für eine Kugelwelle. Alle Kugelwellen addieren sich zu einer Wellenfront, die gemäß der zeitlich versetzten Anregungen geschwenkt vom Array wegläuft. Der zeitliche Versatz wird durch unterschiedliche elektronische Verzögerung der Signale realisiert.

Ist τ_1 größer als τ_n, so gelangen die Sendeimpulse zuerst an Element n und zuletzt an Element 1. Jedes Element kann, wenn es schmal genug ist, im Idealfall als Ausgangspunkt für eine Zylinderwelle angesehen werden. Die Überlagerung der Zylinderwellen bildet die Wellenfront.

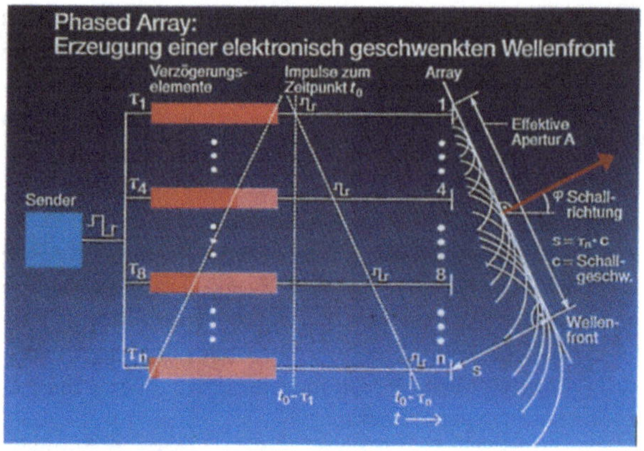

Abbildung 1.13

Beim Phased-Array werden stets alle Elemente des Array phasenversetzt mit dem Sendepuls beaufschlagt. Entsprechend der Verzögerungszeiten t läuft die resultierende Schallwelle unter einem Winkel f geschwenkt in das Gewebe

Typische Werte:

maximaler Schwenkwinkel	40–45°,
Apertur (Arraylänge)	14–40 mm,
Elementzahl	64–256,
Elementbreite	ca. 0,5 λ.

Mit Hilfe der Phased-Array-Technologie gelingt es bei relativ kurzer Arraylänge durch geeignete Phasensteuerung der Sende- wie Empfangssignale die verschiedensten Scanformate zu generieren. Wie oben beschrieben, ergibt der elektronische Schwenk zunächst einen Sektorscan mit dem Drehpunkt auf der Arrayoberfläche.

Bei geeigneter Wahl der Verzögerungszeiten ist es jedoch auch möglich, den abgetasteten Sektor mit einem *virtuellen Drehpunkt* außerhalb des Gewebes, oberhalb des Schallkopfs, zu realisieren. Das so erhaltene Scanformat ist dann *trapezförmig* und bietet damit bereits im schallkopfnahen Bereich eine größere Abbildungsbreite. Dies ist die Betriebsart der Linear-Phased-Arrays im Trapez-scan, bei denen die Echoinformation jedes Bildpunktes entlang der Ultraschallzeile durch zeitlich unterschiedliche Verrechnung von Betrag und Phase der Signale aller Arrayelemente ermittelt wird.

Schwenkfähigkeit von Arrays

Um einen elektronischen Schwenk mit einem Array durchführen zu können muß eine genügend feine Elementunterteilung (Element-Pitch, Abstand der Elemente zueinander) oder hohe Elementdichte vorhanden sein. Ursachen hierfür sind: Die Elemente müssen so schmal sein, daß die *Richtcharakteristik der Elemente* breit genug ist, um auch seitlich genügend Signal aussenden zu können, und die zurückkommenden Echos dürfen sich nicht über die Breitenausdehnung des Einzelelements auslöschen.

Durch Verbesserung der Schallkopftechnologie ist man heute in der Lage, Linear-Arrays mit hoher Elementdichte (High-Density-Arrays) herzustellen, die den Schwenk, d.h. Phased-Array-Technologie, auf der Basis der Linear-Arrays ermöglichen. Für diese Arrays ist auch die Bezeichnung *Linear-Phased-Arrays* gebräuchlich.

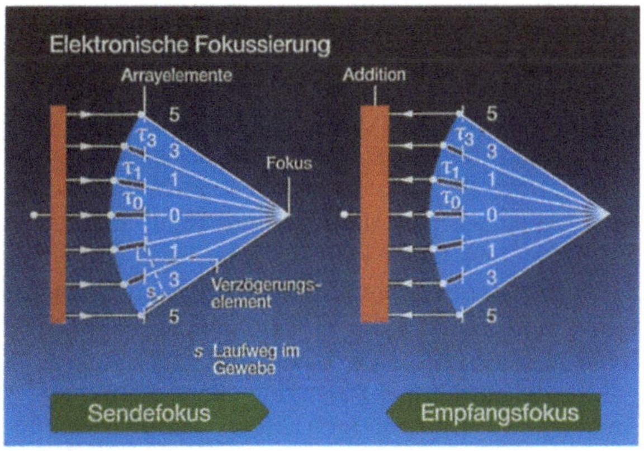

Abbildung 1.14

Sowohl beim Senden wie auch beim Empfangen kann durch die elektronische Verzögerung der Sende- bzw. Empfangssignale der aktiven Elementgruppe ein Fokuspunkt gebildet werden. Die Lage dieses Fokuspunktes ist durch Veränderung der Verzögerungszeiten verschiebbar

Fokussierung

Wie im Kap. 1.1.6 (laterale Auflösung) beschrieben, besitzt das Schallfeld eines ebenen Schallwandlers bereits einen *natürlichen Fokus*. Durch zusätzliche *elektronische Fokussierung* wird der Fokus vorgezogen und dadurch die laterale Auflösung deutlich verbessert. Höhere Detailerkennbarkeit ermöglicht eine sicherere Diagnose (Abb. 1.14).

Bei allen Arraytypen erfolgt die Fokussierung in Scanebene durch unterschiedliche *elektronische Verzögerung* der Signale einer Gruppe von Elementen.

Anhand von Abb. 1.14 rechts sei zunächst der Empfangsfall für die Elemente einer Gruppe näher betrachtet: Echos, die von einem Ziel von der mit Fokus bezeichneten Stelle kommen, treffen als erstes bei dem Arrayelement „0" ein, da hier der Laufweg am kürzesten ist. Werden die Echosignale des Elements um eine Zeit τ_0 verzögert, so ist es möglich, sie zeitgleich und phasengerecht zu den Echosignalen zu addieren, die an den Elementen „5" und „5'" empfangen werden. Erfolgt die Verzögerung der Signale an den übrigen Elementen ebenfalls entsprechend der Laufwegsunterschiede, so liefern alle Elemente kohärente Signalanteile, d.h. die Addition der verzögerten Signale ergibt die bestmögliche Echodarstellung für den Fokuspunkt.

Grundsätzlich läßt sich auch im Sendefall durch entsprechende Verzögerung der Anregungsimpulse des Arrays eine Fokussierung des Schallfelds erzielen (s. Abb. 1.14 links).

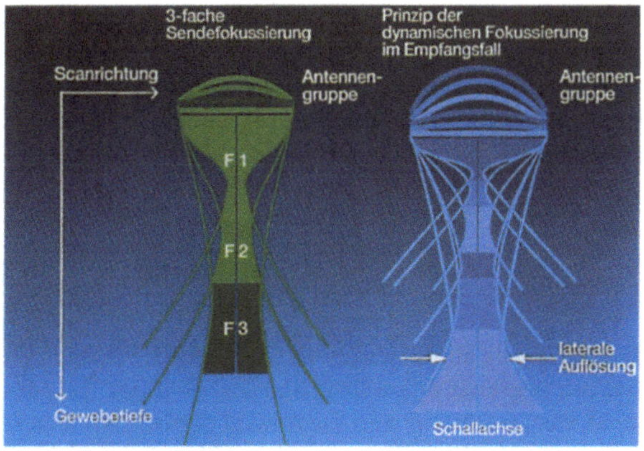

Abbildung 1.15

Bei der dynamischen Empfangsfokussierung wird der Fokus der empfangenen Echos ständig elektronisch auf den Ursprungsort der gerade am Schallkopf eintreffenden Echos gerichtet. Diese automatische Fokusnachführung liefert optimale laterale Auflösung über die gesamte Ultraschallzeile. Bei Mehrfachsendefokus werden zeitlich hintereinander Sendepulse unterschiedlicher Fokuslage ausgesendet

In Abb. 1.15 sind im linken Teil 3 Sendefokussierungen gezeigt, die entweder einzeln, entsprechend dem interessierenden Tiefenbereich angewählt, oder nacheinander zur optimalen Beschallung einer Ultraschallbildzeile benutzt werden können. Sollen mehrere Sendefoci zum Einsatz gelangen, so kann dies nur sequentiell erfolgen, da der Fokus der Wellenfront nach Aussendung des Pulses nicht mehr beeinflußbar ist. Dies heißt, daß am gleichen Ort Sendepulse mit unterschiedlichen Verzögerungsprofilen in das Gewebe gesendet werden und die empfangenen Echos in geeigneter Weise jeweils derselben Ultraschallzeile zuzuordnen sind (für 3 Sendefoci wird die 3fache Zeit für den Bildaufbau erforderlich, die maximale Bildfolgefrequenz reduziert sich auf ein Drittel).

Im Empfangsfall bestehen jedoch andere Möglichkeiten. Verändert man während des Empfangs der Echosignale die Verzögerungszeiten, so ist es möglich, den Fokus immer in die Tiefe zu legen, aus der gerade die Echos kommen. Man muß dazu den Fokus in die Tiefe „mitlaufen" lassen. Daher spricht man dann von einer *mitlaufenden* oder *dynamischen* Fokussierung (s. Abb. 1.15 rechts). Die dynamische Fokussierung hat keine Reduzierung der Bildfolgefrequenz zur Folge.

Die dynamische Fokussierung ist meist durch zeitrichtige Selektion einer Anzahl von festen Fokuslagen während des Empfangs realisiert. Je mehr Fokuslagen zum Einsatz gelangen, desto geringer treten Übergänge in Erscheinung. Werden wenige Fokuslagen eingesetzt, so können bei diskretem Umschalten der Verzögerungszeiten die Übergänge im Bild störend in Erscheinung treten.

Die dynamische Fokussierung läuft während des Empfangs der Echos im Gerät automatisch und ohne Beeinflußbarkeit durch den Anwender nach einem optimierten Verlauf ab.

Bei der Sendefokussierung hat der Anwender die Möglichkeit, Anzahl und Lage der Sendefoci zu bestimmen. Eine höhere Anzahl von Sendefoci verringert die Bildfolgefrequenz, verbessert aber die Detailerkennbarkeit und ggf. auch die Eindringtiefe.

Die oben beschriebene elektronische (Sende- und Empfangs-) Fokussierung wird bei allen elektronischen Antennen, d. h. beim Phased-Array und auch beim Linear- wie Convex-Array gleichermaßen angewendet. Im Falle des Phased-Arrays wird die Fokussierung im Sende- bzw. Empfangsfall durch Addition der für die „elektronische Krümmung" erforderlichen Verzögerungszeiten zu denen für den Schwenk realisiert.

Bildfolgefrequenz

Die maximale Bildfolgefrequenz wird durch die *Bildaufbauzeit* begrenzt. Diese ist grundsätzlich durch die darstellbare *Gewebstiefe* und die Anzahl der *Ultraschallzeilen* pro Bild, die Zeilendichte, bestimmt. Die maximal darstellbare Gewebstiefe gibt aufgrund der Laufzeit der Echos im Gewebe die Zeit vor, nach der frühestens der nächste Sendepuls ausgelöst werden kann. Die erforderliche Ultraschallzeilenzahl wird durch die laterale Auflösung bestimmt.

Die *Zeilendichte* muß mindestens so hoch sein, daß die örtliche laterale Auflösung nicht durch die Bilddarstellung verschlechtert wird (Zeilenzahlen: 100 ... 500). Wie unter Fokussierung beschrieben, benötigt man für mehrere *Sendefoci* auch mehrere Ultraschallzeilen. Die max. Bildfolgefrequenz ist daher z. B. bei 2 Fokuslagen somit auf die Hälfte reduziert. Die Empfangsverzögerung kann dynamisch erfolgen und erfordert dann keine Reduzierung der Bildfolgefrequenz.

1.2.2.4 Mechanischer Sektorscanner

Mechanische Scanner finden wir heute vor allem bei Spezialanwendungen wie z. B. endokavitärer Applikation. Hier bietet der mechanische Scanner oft bei geringster, vom Patienten am besten tolerierter räumlicher Abmessung, die beste Bildqualität.

Im Gegensatz zum elektronischen Sektorscanner ist beim mechanischen der Aufwand für die Signalverarbeitung relativ gering. Die Bildqualität ist – infolge des symmetrischen Wandleraufbaus – bereits ohne dynamische Fokussierung (Fixfokus) im Fokusbereich sehr gut. Bei durch die Applikation limitierten äußeren Abmessungen bietet der mechanische Spezialschallkopf oftmals optimale Bildergebnisse.

Bei Einsatz von Annular-Array-Schallköpfen (Schallwandler mit ringförmigen Strukturen) kann die Auflösung insbesondere im Nahbereich verbessert werden.

Der mechanische Sektorscanner ist zwar dopplerfähig, aber für alle Anwendungen außer der kardiologischen nicht farbfähig.

Ursache hierfür ist seine Eigenbewegung in Relation zum Gewebe. Die mangelnde Farbfähigkeit schränkt die Einsatzfähigkeit des mechanischen Sektorscanners stark ein.

Allen mechanischen Scansystemen haftet weiterhin der Nachteil geringer Flexibilität an, insbesondere ist ein schneller Mode-Wechsel, z. B. vom B-Bild zur M- oder Dopplerdarstellung, aufgrund der mechanischen Trägheit nicht möglich. Die Simultandarstellung von Realtime-B-Bild und M- bzw. Dopplerdarstellung bleibt eine Domäne der Arraysysteme.

1.2.3 Ultraschall-Signalverarbeitung und Gerätetechnik

Abbildung 1.16 zeigt das Blockschaltbild eines Ultraschallgerätes. Für jeden Schallkopftyp, der betrieben werden soll, ist ein sog. *Front-End* erforderlich, das die schallkopfspezifische Schnittstelle beinhaltet. Bei mechanischen Scannern umfaßt das Front-End im wesentlichen die *Motorregelung*.

Die Front-Ends für Arrays umfassen eine Anpassung der n Arrayelemente an die m Verarbeitungskanäle im Gerät. Die Einheiten zur Fokussierung im Sende- und Empfangsfall sind ebenfalls hier angeordnet.

1.2.3.1 Front-End-Technologie

Insbesondere bei Phased-Array-Geräten setzt sich die *Digitaltechnik* zur phasen- und amplitudengerechten Verzögerung der Signale (nicht nur sende- sondern auch empfangsseitig) immer mehr durch. Hierbei werden die empfangenen Signale jedes einzelnen Arrayelementes bereits vor einer Verarbeitung mit A/D-Konvertern digitalisiert, d. h. elektrische Spannungen in einen Code umgesetzt. Die nun folgende phasengerechte Aufsummierung mit einer Hochgeschwindigkeitsdigitaltechnik, welche die unterschiedliche Verzögerung, aber

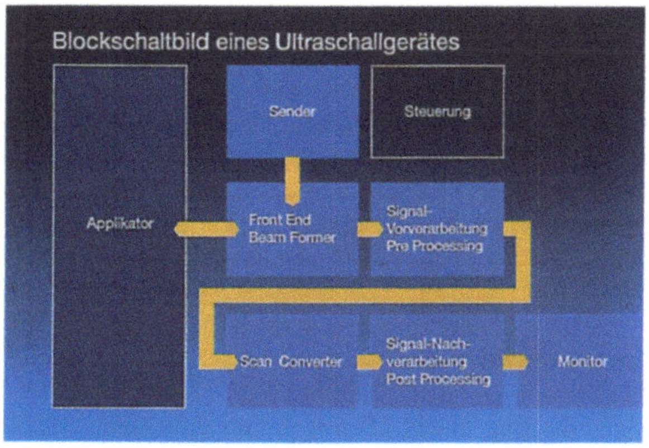

Abbildung 1.16

Das Blockschaltbild eines Ultraschallgerätes zeigt, daß neben dem Applikator dem Front-End (Beamformer, Fokussiereinheit) eine zentrale Rolle zukommt

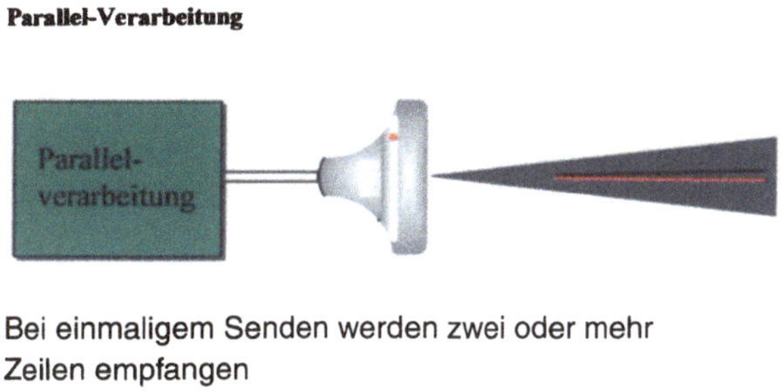

Abbildung 1.17

Das Parallel Processing erlaubt durch die gleichzeitige Gewinnung von mehreren empfangenen Schallstrahlen (hier 2 nach einem Sendepuls) eine höhere Bildrate (oder eine höhere Zeilendichte)

auch Amplitudenwichtung (Betrag und Phase) der Signale der einzelnen Arrayelemente umfaßt, erfolgt durch die digitale Verarbeitung wesentlich *präziser*, *langzeitstabiler*, *temperaturunabhängiger* sowie *ohne Signalverfälschung* auch bei *hohen Ultraschallfrequenzen* und bei den für den Schwenk erforderlichen langen Verzögerungszeiten. Höchste Verarbeitungsgeschwindigkeiten und Parallelverarbeitung charakterisieren die Rechenleistung des Front-Ends. Es werden hohe Störsicherheit und höchste Signaldynamik erreicht.

Die Hochgeschwindigkeitsdigitaltechnik von Ultraschallsystemen jüngster Generation ist in der Lage, kleinste Laufzeitunterschiede von weniger als 1/100 µs, das entspricht Gewebslaufwegunterschieden im Submillimeterbereich, präzise auszugleichen. Diese feinste Laufzeitkorrektur führt zu einer verbesserten lateralen Auflösung. Diese zusammen mit der hohen Signaldynamik ergeben eine verbesserte *diagnostische Detailerkennbarkeit.* Da die Verarbeitung vollständig *softwaregesteuert* ist, ergibt sich eine hohe *Flexibilität* bzgl. neuer Scanformate oder Anwendungen neuer Schallköpfe.

1.2.3.2 Ultraschall-Signalverarbeitung

Parallel Processing (Parallelverarbeitung)

Durch unterschiedliche Verzögerungen und Summationen können aus der Echoinformation *eines Sendepulses mehrere Ultraschallzeilen* gleichzeitig errechnet werden. Hierzu muß im Gerät ein Teil der Verzögerungstechnik mehrfach vorhanden und die Verzögerungstechnik hochpräzise (z.B. digital) ausgeführt sein. Durch dieses Parallel Processing kann die Bildfolgefrequenz oder die Bildqualität (z.B. Zeilendichte) mittels Rechenleistung gesteigert werden (Abb. 1.17).

Beim B-Bild ermöglicht Parallel Processing die Anzahl der Sendefoci oder die Zeilendichte und damit die Detailerkennbarkeit bei gleicher Bildfolgefrequenz zu erhöhen.

Pre Processing

In der *Signalvorverarbeitung* wird das Echosignal zuerst im *DGC-Verstärker* (Depth Gain Compensation, auch TGC-Verstärker genannt, für Time Gain Compensation) tiefenabhängig verstärkt. Die Tiefenausgleichsverstärkung ist erforderlich, da die Echosignale mit zunehmender Tiefe stärker gedämpft sind.

In Abb. 1.18 ist gezeigt, wie das *Spektrum* eines in das Gewebe eingeleiteten Ultraschallpulses aufgrund der

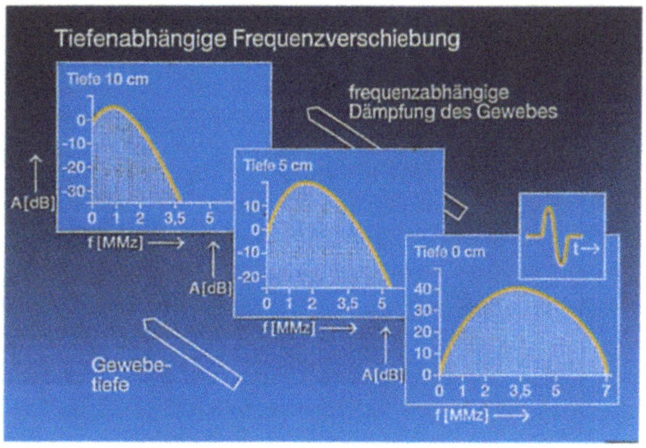

Abbildung 1.18

Breitbandige Anregungsspektren ermöglichen im Nahbereich beste Auflösung durch Nutzung der hohen Frequenzanteile und hohe Eindringtiefe unter Verwendung niedriger Frequenzanteile

Frequenzabhängigkeit der Dämpfung *tiefenabhängig verändert* wird. Es resultiert eine Verlagerung des Spektrumschwerpunkts zu niedrigeren Frequenzen. Die Signalvorverarbeitung umfaßt außer der DGC-Verstärkung auch eine an den Frequenzinhalt der aus der jeweiligen Tiefe empfangenen Echos adaptierte, entsprechend der Tiefe mitlaufende *dynamische Frequenzfilterung*. Hiermit ist es möglich, den Signalrauschabstand in großer Gewebstiefe zu verbessern und somit die Eindringtiefe zu erhöhen. Im Nahbereich führt sie durch Hervorhebung von Frequenzen, die über der Nennfrequenz liegen, zu feinkörniger Gewebspräsentation. Für einen diagnostisch relevanten Informationsgewinn durch diese Technik sind ausreichend breitbandige Spektren eine Grundvoraussetzung.

Breitbandtechnik

Breitbandige Schallwandler mit breitbandiger Anregung und breitbandiger Signalverarbeitung sind erforderlich, um trotz der oben beschriebenen frequenzabhängigen Dämpfung im Gewebe auch breitbandige Spektren aus der Tiefe des Gewebes zu empfangen. Breitbandige Echos ergeben kurze Pulse und damit eine gute axiale Auflösung im Ultraschallbild. Da *gaußförmige Spektren* durch linearfrequente Dämpfung wieder in gaußförmige Spektren übergehen (d.h. die Spektren werden nicht schmaler, sondern bleiben breitbandig) stellen diese ein Optimum für die Frequenz-Spektrum-Charakteristik der vom Wandler in das Gewebe gesendeten Schallwellen dar. Bei geeigneter Empfangssignalverarbeitung wird die Bandbreite der empfangenen Echos auch durch die frequenzabhängige Dämpfung im Gewebe nicht verbreitert, d.h. die axiale Auflösung im Bild in der Tiefe nicht verschlechtert. Breitbandige Schallköpfe besitzen auch in der Tiefe eine gute axiale Auflösung und gute Signaldynamik.

Multifrequenztechnik

Breitbandige Schallköpfe sind weiterhin in der Lage, mit Spektren unterschiedlicher Frequenzlage angeregt zu werden. Dies ist die Voraussetzung für *multifrequente Anregung*, d.h. Anregungsspektren auch unter oder oberhalb der Nennfrequenz. Durch Anregung mit niedrigeren Spektren läßt sich die Eindringtiefe bei gegebener Applikation erhöhen. Es kann somit ggf. durch Frequenzvariation ein Schallkopfwechsel während der Untersuchung vermieden werden. Eine Frequenzerhöhung erlaubt es, mit dem gleichen Schallkopf oberflächennahere Gebiete besser darzustellen.

Multifrequenztechnik in Verbindung mit Breitbandtechnik erweitert den diagnostischen Einsatzbereich der Schallköpfe erheblich und vereinfacht die Untersuchung.

Da sich jedoch der Schichtdickenfokus aufgrund der physikalischen Gegebenheiten entgegen dem gewünschten Anwendungserweiterungsbereich verschiebt (z.B. bei höheren Frequenzen in die Tiefe, s. Kap. 1.1.6, laterale Auflösung), gelingt es jedoch *nicht*, durch den multifrequenten Betrieb eines Schallkopfs das Bilderergebnis der für bestimmte Anwendungsbereiche optimierten Schallköpfe vollständig zu erreichen.

Signalverarbeitung

Der Filterung folgen Demodulation und Tiefpassfilterung sowie eine Echoformveränderung (Preprocessing z.B. einem Edge enhancement, d.h. Flankenversteilerung). Die Flankenversteilerung ist eine Hochpassfilterung der demodulierten Echosignale und wirksam nur in Ultraschallzeilenrichtung.

Die Flankenversteilerung erlaubt eine bessere Echodifferenzierbarkeit: Gewebe erscheint feinkörniger, Grenzflächen senkrecht zur Ultraschallausbreitungsrichtung sind besser trennbar (z.B. Gefäßwandschichtung). Die Wirkung entspricht somit einer scheinbar verbesserten axialen Auflösung.

Die *Dynamikeinstellung* erlaubt es, den Kontrastumfang im Ultraschallbild den diagnostischen Erfordernissen anzupassen. Aus dem großen Dynamikumfang an Echos, den das Gerät liefert, wählt der Anwender den Dynamikumfang größter zu kleinster im Bild sichtbarer Echos aus, der für die jeweilige Anwendung am geeignetsten erscheint. Geringere Dynamik wird für Konturdarstellungen, höhere Dynamik für Strukturdarstellung, d.h. auch zur Darstellung kleinster Gewebeechos benötigt.

Zur Gewebsbeurteilung wird im allgemeinen hohe Dynamik, für die Gefäßdiagnostik meist eine etwas geringere gewählt.

Der *Scanconverter* hat die Aufgabe, die Daten, die mit den verschiedenen Abtastverfahren (Bildverfahren) gewonnen werden (z.B. in Polarkoordinaten beim Sektorscanner) in eine ortsrichtige Darstellung (karthesische Koordinaten) auf dem Betrachtungsmonitor umzuwandeln. Da das Auslesen aus dem Scanconverter in Fernsehnorm (Video) oder Rechnernorm (z.B. SVGA) erfolgt (d.h. in anderer Richtung und einer anderen Bildfrequenz als die, mit der das Ultraschallbild gewonnen wurde), ist eine (digitale) Zwischenspeicherung der Ultraschallinformation im oder vor dem Scanconverter erforderlich.

Unter der *Korrelation* des B-Bildes versteht man eine zeitliche Mittelung, die im Bildspeicher durchgeführt wird. Die zeitliche Mittelung kann so erfolgen, daß beim Einschreiben neuer Information in den Speicher ein Anteil der gespeicherten (alten) Information des vorherigen Bildes im Speicher belassen bleibt und die neue hinzuaddiert wird. Die Korrelation wirkt sich wie ein

Nachleuchten der Monitorröhre aus und wird auch „Persistance“ genannt.

Die Korrelation kann mit Erfolg eingesetzt werden bei nicht oder nur langsam veränderlichen Bildsequenzen (z. B. im Abdomen, in peripheren Gefäßen etc.) und bewirkt hierbei eine Verbesserung des Signalrauschabstands, d. h. eine Bildverbesserung.

Bei schnell bewegten Vorgängen (z. B. Herzbewegung) ergibt sich mit Korrelation eine Verschmierung der bewegten Strukturen, die zu einer Bildverschlechterung führen kann.

Zwischen Scanconverter und Monitor ist meist eine *Signalnachverarbeitung* (Post Processing) zwischengeschaltet, die über veränderbare Kennlinien eine Variation der Grauwertzuordnung der dargestellten Information auf dem Monitor zuläßt. Über diese ist es z. B. möglich, kleine Echos im Bild gezielt anzuheben oder abzusenken und somit einen unterschiedlichen Bildeindruck zu erzeugen.

1.2.4 Technik der Doppler- und Farbdopplersonographie

Während die B-Bild-Technik Informationen über die Anatomie von Organen und die Beschaffenheit des Gewebes liefert, erlauben die Dopplerverfahren es, Blutflüsse zu erfassen und eine Aussage über deren Hämodynamik zu treffen. Werden Dopplerverfahren mit dem B-Bild kombiniert, so sprechen wir von *Duplex-* oder *Triplexverfahren*. Basis der Dopplerverfahren ist die Auswertung der Echofrequenzverschiebung der roten Blutkörperchen aufgrund deren Bewegung gemäß dem Dopplereffekt.

1.2.4.1 Dopplereffekt

Die Grundlage für alle Dopplerverfahren stellt der *Dopplereffekt* dar. Er ist benannt nach seinem Entdecker, dem Physiker Johann Christian Doppler (1803–1853). Dieser beobachtete, daß das Licht der Sterne, die sich auf die Erde zu bewegen, in Richtung blau, d. h. zu kürzeren Wellenlängen bzw. höheren Frequenzen verschoben wird. Entsprechend wird das Licht der sich von der Erde entfernenden Sterne in Richtung rot verschoben.

Wir alle kennen den Dopplereffekt aus dem täglichen Leben. So wird das Signal der Sirene eines Kranken- oder Polizeifahrzeuges (oder das Motorgeräusch eines Rennfahrzeuges) zu helleren Tönen (höheren Frequenzen) verschoben, sofern sich das Fahrzeug auf den Beobachter zubewegt. Entsprechendes bemerken wir bei dem sich entfernenden Fahrzeug (zu niedriger Tonhöhe). In dem Moment, zu dem das Fahrzeug am Beobachter vorbeifährt, ist die Änderung am deutlichsten wahrnehmbar.

Beim Einsatz von Dopplerverfahren zur medizinischen Diagnostik sind es die Erythrozyten in den Blutgefäßen des Körpers, die sich auf den Schallkopf mit unterschiedlichen Blutflußgeschwindigkeiten zu- bzw. wegbewegen. Die von den Erythrozyten gestreuten und auf den Schallkopf zurücktreffenden Echosignale weisen gegenüber der ursprünglich ausgesendeten Frequenz eine sehr kleine Frequenzverschiebung auf, die von Größe und Richtung der Flußgeschwindigkeit abhängt. Die Frequenzverschiebung liegt bei der medizinischen Anwendung meist im KHz-Bereich und im Hörbereich.

1.2.4.2 Dopplerverfahren

In der Medizintechnik gelangen prinzipiell verschiedene Dopplerverfahren zum Einsatz, die sich bezüglich Informationseinzugsgebiet, Ergebnisdarstellung und Interpretation unterscheiden. Bezüglich des Informationseinzugsverfahrens kann zwischen eindimensionalem und zweidimensionalem Verfahren unterschieden werden. Bei dem eindimensionalen Verfahren wird das Gefäß von einem Einzelschallstrahl geschnitten und die Flußgeschwindigkeit nur längs dieser Schallstrahlrichtung gemessen. Die gemessene Information wird meist in der spektralen Verteilung dargestellt, man spricht daher hier von dem *spektralen Dopplerverfahren* (Abb. 1.19).

Das Informationseinzugsgebiet des spektralen Dopplers kann beim eindimensionalen Verfahren die gesamte Tiefe des Schallstrahl (CW-Doppler, Continous Wave) oder nur einen bestimmten Ort auf diesem Strahl (PW-Doppler, Pulsed Wave) umfassen.

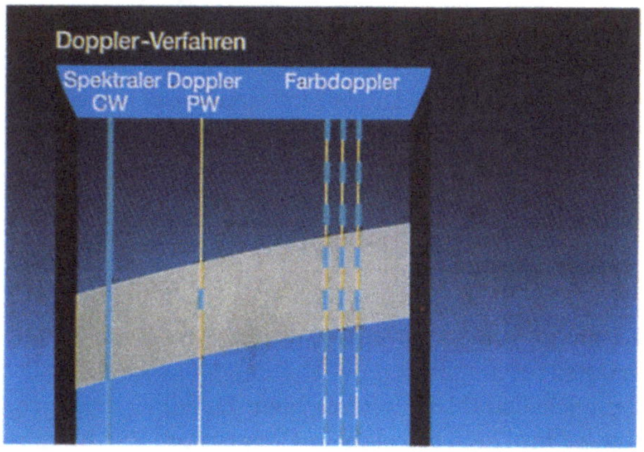

Abbildung 1.19

Die Dopplerverfahren unterscheiden sich nach dem Informationseinzuggebiet. Dies besteht beim CW-Doppler aus dem gesamten Ultraschallstrahl, beim PW-Doppler aus nur einem Tor, beim Farbdoppler aus vielen Toren entlang vieler Farbzeilen in einem vorwählbaren „Fenster“

Beim *Farbdoppler* wird der Blutfluß in einem zweidimensionalen Einzugsgebiet mittels vieler Schallstrahlen, auf denen sich viele Meßtore befinden, erfaßt und im Schnittbild farbkodiert dargestellt. Dieses Gebiet erstreckt sich über das gesamte B-Bild oder nur über einen Ausschnitt desselben (Farbfenster).

1.2.4.3 Dopplerformel

Bezogen auf die Verhältnisse bei der medizinischen Anwendung mittels Ultraschall wird die Frequenzverschiebung Δf, die das von den Erythrozyten gestreute Echosignal gegenüber der Frequenz f des Sendesignals erfährt, durch die folgende Dopplerformel beschrieben:

$\Delta f = 2\, f/c\, v \cos\Theta$.

Hierbei ist c die Schallgeschwindigkeit (im Mittel 1540 m/s im Gewebe), v die zu bestimmende Blutflußgeschwindigkeit und Θ der Einstrahlwinkel zur Achse des Gefäßes. Der Faktor 2 berücksichtigt, daß beim Echoverfahren der Dopplereffekt 2mal wirksam wird: einmal beim Empfang des vom Schallkopf ausgehenden Sendesignals durch die bewegten Blutkörperchen, zum zweiten beim Empfang der von diesen ausgehenden Echos durch den Schallkopf (Abb. 1.20).

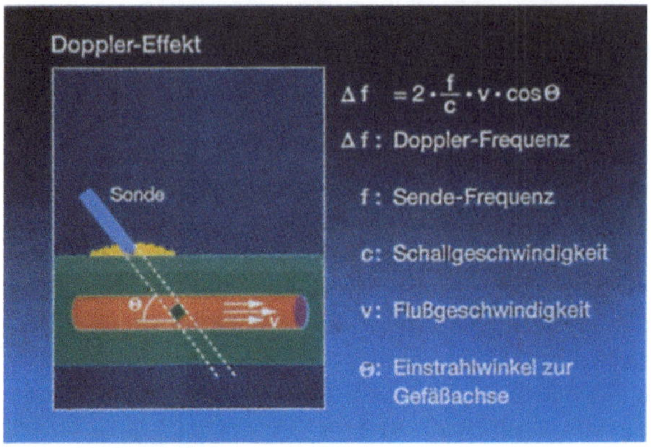

Abbildung 1.20

Die aufgrund des Dopplereffektes meßbare Frequenzänderung (genannt Dopplerfrequenz) ist u.a. abhängig von der Geschwindigkeit der Erythrozyten, der Anwendungsfrequenz sowie vom Einstrahlwinkel. Ist dieser bekannt, kann aus der gemessenen Dopplerfrequenz auf die Geschwindigkeit der Blutkörperchen geschlossen werden

Optimale Frequenzwahl

Die Frequenzverschiebung Δf – im folgenden auch Dopplerfrequenz genannt – ist ein direktes Maß für die Flußgeschwindigkeit v. Bei einer gegebenen Größe von v ist Δf um so größer, je höher die Sendefrequenz f ist. Nachdem, bedingt durch die Meßtechnik, der Erfassung von Δf nach oben und nach unten Grenzen gesetzt sind, läßt die Dopplerformel folgende Zusammenhänge erkennen: Zur Messung von hohen Geschwindigkeiten v ist die Wahl einer niedrigen Sendefrequenz f vorteilhaft, für niedrige Geschwindigkeit sollte f möglichst hoch gewählt werden.

Einfluß des Winkels

Δf hängt ferner vom Einstrahlwinkel Θ ab: Δf ist am größten bei möglichst parallel zur Gefäßachse einfallendem Schallstrahl. Bei senkrechtem Einfall ist $\cos\Theta = 0$, und es wird kein Dopplersignal registriert. Zur Bestimmung der Geschwindigkeit v aus der Dopplerfrequenz Δf muß der Winkel Θ im B-Bild gemessen und eine Winkelkorrektur durchgeführt werden, auf die weiter unten eingegangen wird.

Die im Echosignal aus dem Blutgefäß enthaltene Frequenz f wird durch den Dopplereffekt um Δf erhöht oder erniedrigt, entsprechend der Richtung des Blutflusses (bidirektioneller Doppler). Bei der Auswertung der Echosignale, die zum Dopplerspektrum bzw. zum Farbdopplerbild führen, werden in der Regel Flußgeschwindigkeiten in Richtung auf den Schallkopf zu im Dopplerspektrum positiv dargestellt und im Farbdopplerbild rotfarbig kodiert, während sie im Falle der Flußrichtung vom Schallkopf weg negativ bzw. blaufarbig dargestellt werden. Die Darstellung ist invertierbar, d.h. die spektrale Darstellung bzgl. oben und unten, die Farbdarstellung bzgl. der Farbkodierung ist umkehrbar. Auch im Falle der aktivierten Invertierung ist die eindeutige Richtungszuordnung per Anzeige im Monitorbild gesichert.

Die im Ultraschallfrequenzbereich 2–8 MHz und bei physiologischen Flußgeschwindigkeiten gemessenen Dopplerfrequenzen Δf liegen im Hörbereich von 50 Hz–15 kHz und sind damit als Audiosignal dem Ohr direkt zugänglich.

Gewinnung des Dopplersignals

Das von dem bewegten Blutkörperchen zum Schallkopf zurückkehrende Echo beinhaltet ein Signal der Frequenz f, das mit den Dopplerfrequenzanteilen Δf moduliert ist. Der erste Schritt zur Gewinnung der Geschwindigkeitsinformation aus dem Echosignal ist die *Demodulation*, die die Trennung des Dopplersignals (der Dopplerfrequenz Δf) von der Referenzfrequenz f (Sendefrequenz) durchführt.

Die Demodulation erfolgt in einem Phasendetektor durch Mischung des Echosignals mit einem Referenzsignal der Frequenz f (~ Multiplikation), Gleichrichtung und Tiefpassfilterung (~ Mittelung über Zeitintervall).

Der nächste Schritt ist die Analyse der im Dopplersignal enthaltenen Frequenzen Δf nach ihrer Frequenz und Amplitude als Maß für die Verteilung der Flußgeschwindigkeiten v im Meßvolumen und deren Häufigkeit. Diese Spektralanalyse wird durch das mathematische Verfahren der *Fast Fourier Transformation (FFT)* ermöglicht.

Die Spektralanalyse, die im FFT-Prozessor durchgeführt wird, zerlegt den zeitlichen Amplitudenverlauf des demodulierten Signals in seine harmonischen Doppleranteile, ähnlich wie das menschliche Gehör einen Akkord in einzelne Töne aufzulösen vermag.

Bei einer 128-Punkte-FFT werden die Informationen von 128 zeitlich hintereinander folgenden Dopplersignalen (Sendepulsen) in N = 128 Frequenzen zerlegt. Dies gilt für die ersten 128 Sendepulse. Bei den nachfolgenden Sendepulsen erhält man dann jeweils sofort wieder ein komplettes Spektrum in 128 Fequenzen. Frequenzauflösung und zeitliche Auflösung im Spektrum hängen von der Zahl der Abtastungen (N = 64, 128, 256), die zur Berechnung des FFT-Algorithmus herangezogen werden, ab. Je höher die Anzahl der Berechnungskomponenten, desto feiner die Frequenzauflösung.

Als Ergebnis der FFT-Transformation wird neben den im Echosignal enthaltenen Dopplerfrequenzen Δf auch deren Amplitude gewonnen, die ein Maß für die Häufigkeit der im Meßvolumen während des gegebenen Zeitintervalls aufgetretenen Flußgeschwindigkeiten (≈ Anzahl der Blutkörperchen mit der jeweiligen Geschwindigkeit) darstellt. Auf den oben im Beispiel herangezogenen Akkord bezogen entspricht die Amplitude der Lautstärke des jeweiligen Tones.

Das Dopplerspektrum auf dem Bildschirm (Abb. 1.21 zeigt die Verteilung der Dopplerfrequenzen Δf bzw. der Flußgeschwindigkeiten v in ihrem zeitlichen Verlauf. Die Amplitude der Dopplerfrequenz ist zu jedem Zeitpunkt durch die Helligkeit der Bildpunkte im Spektrum repräsentiert. Das Dopplerspektrum erlaubt die weiterführende Analyse des zeitlichen Verlaufs von maximaler, häufigster (mode), minimaler und mittlerer Dopplerfrequenz bzw. Geschwindigkeit sowie weiterer physiologischer Parameter (Auswertung des Dopplerspektrums).

Bei einfachen mit Linienschreibern versehenen CW-Doppler-Geräten finden wir häufig statt der FFT-Analyse den *Nulldurchgangsdetektor*. Hierbei wird der Abstand zweier Nulldurchgänge des Dopplersignals gemessen und hieraus mit der Formel $f = 1/T$ die dominante Frequenz für jeden Zeitpunkt errechnet. Die so erhaltene Kurve (über der Zeit) ist nicht immer mit dem exakteren spektralen Ergebnis der FFT vergleichbar (insbesondere bei breitbandigen Flußspektren).

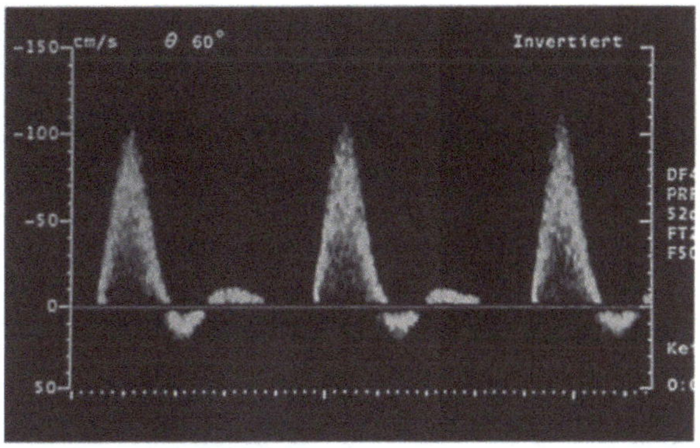

Abbildung 1.21

Das Dopplerspektrum zeigt die Verteilung der Frequenzen am Meßort über der Zeitachse und gibt Aufschluß über die Hämodynamik

1.2.4.4 Spektrale Dopplerverfahren

CW- und PW-Doppler

CW- und PW-Doppler unterscheiden sich in der Art der Signalgewinnung, aber gleichen sich in der Signalverarbeitung und der spektralen Darstellung des Ergebnisses. Im *CW-Betrieb* werden im Schallkopf 2 getrennte Kristalle eingesetzt, von denen der eine kontinuierlich sendet, während der zweite gleichzeitig die eintreffenden Echosignale empfängt.

Durch den kontinuierlichen Betrieb des CW-Dopplers ist eine Zuordnung des Entstehungsortes eines Echos nicht möglich. Weiterhin bietet das Verfahren jedoch den Vorteil, daß auch sehr hohe Flußgeschwindigkeiten eindeutig analysiert werden können.

Bei einfachen Dopplergeräten ohne die Möglichkeit des *Duplexbetriebes*, d.h. ohne die Orientierungshilfe durch das B-Bild, erleichtert der CW-Doppler ferner das Auffinden von durchbluteten Gefäßen.

Der PW-Doppler trägt dem Bedürfnis Rechnung, Flußgeschwindigkeiten ortsselektiv zu messen. Zum Senden und Empfangen dient ein gemeinsamer Kristall im Schallkopf, der wie beim B-Bild-Verfahren Folgen kurzer Impulse in den Körper sendet. Nach der Laufzeit des Impulses zum gewünschten Ort der Dopplermessung und zurück wird das Meßtor für den Empfang der Echos für kurze Zeit geöffnet. Größe und Tiefenlage des Meßtores werden vom Untersucher unter Sichtkontrolle im B-Bild oder im Farbdopplerbild eingestellt.

Die Laufzeit T der Echos in die Tiefe des Dopplertors und zurück bestimmt beim PW-Doppler das kürzest mögliche Zeitintervall zwischen 2 aufeinanderfolgenden Sendepulsen.

Die *Wiederholfrequenz PRF* für den Sendepuls kann deshalb nicht höher als 1/T gewählt werden, ohne die eindeutige Tiefenzuordnung zu gefährden (Abb. 1.22).

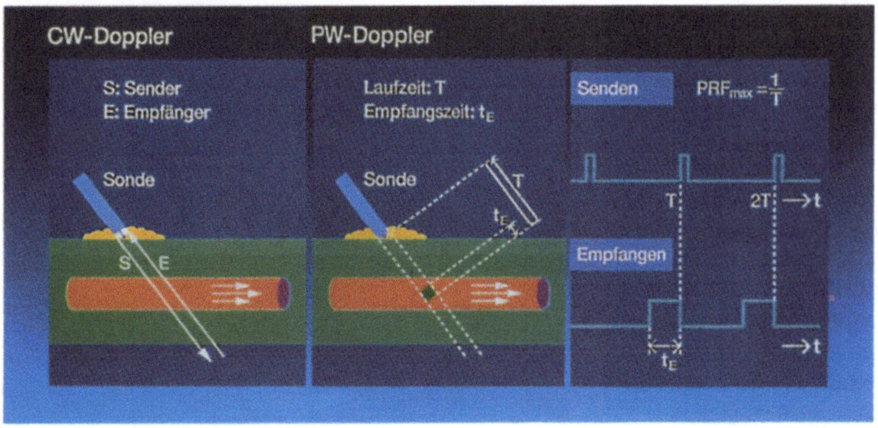

Abbildung 1.22

Beim CW-Doppler (Continous-Wave-Doppler) wird fortwährend gleichzeitig gesendet und empfangen mit 2 separaten Bereichen der Schallkopfoberfläche. Der PW-Doppler (Pulsed-Wave-Doppler) verarbeitet Signale aus einem vorgewählten Einzugsgebiet

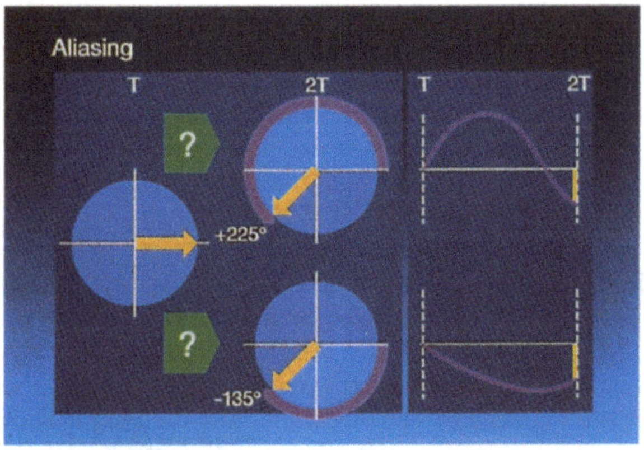

Abbildung 1.23

Bei einer Phasendrehung von mehr als 180° von einer Abtastung zur nächsten, entsteht die Mißinterpretation in eine Bewegung mit entgegengesetztem Drehsinn, die „Aliasing" genannt wird

Da die in der Praxis benutzten PRF-Werte ebenfalls im Bereich der gemessenen Dopplerfrequenz Δf liegen, wird der Vorteil der Tiefenselektion beim PW-Doppler durch die Mehrdeutigkeit bei der Auswertung höherer Flußgeschwindigkeiten erkauft, die beim PW-Doppler, wie auch beim Farbdoppler, zum *Aliasing* (Aliaseffekt) führt (Abb. 1.23).

Aliasing und Nullinienverschiebung (Base Line Shift)

Beim gepulsten, spektralen Doppler wie auch bei der Autokorrelationsmethode des Farbdopplers bestimmt der Effekt des Aliasing die obere Grenze der Flußgeschwindigkeit v, die eindeutig gemessen werden kann. Dieser Effekt ist dem Betrachter von Kino- oder Fernsehfilmen vertraut: Die Speichenräder einer vorwärtsfahrenden Kutsche scheinen sich rückwärts zu drehen.

Der gepulste Doppler mit der Taktfrequenz PRF entspricht der Aneinanderreihung von Einzelbildern zum Film: Aus 2 im Zeitabstand T aufgenommenen Bildern kann der Betrachter nicht erkennen, ob das Rad sich um 225° vorwärts oder um -135° anders herum (= alias) dreht.

Bei einer Bildfolge interpretiert das menschliche Gehirn die Bewegung stets als minimal. Es wird also die Drehrichtung als gegenläufig interpretieren, sobald die Drehung zwischen 2 Bildern größer als die halbe Periode, also 180° wird.

Aus den Abtastwerten der demodulierten Dopplersignale im Takte T = 1/PRF berechnet der FFT-Prozessor die Dopplerfrequenzen ebenfalls unter der Annahme, daß diese minimal sind. Ist z.B. die tatsächliche Frequenz $^3/_2$ PRF, so wird sie als Aliasfrequenz von $^1/_2$ PRF interpretiert und dargestellt.

Die maximale Frequenz, die ohne Aliasing erfaßt werden kann, wird auch *Nyquist-Grenze* genannt und beträgt beim direktionalen Doppler $^1/_2$ PRF in beiden Flußrichtungen:

$$\Delta f_{max} \leq {}^1/_2\,\mathrm{PRF}.$$

Aliasing ist im Bild des Dopplerspektrums daran zu erkennen, daß *positive* Frequenzen oberhalb der Nyquist-Grenze als *negative* Frequenzen am unteren Rand des Spektrums erscheinen. Durch Verschieben der Bezugsachse für die Flußrichtung nach unten oder oben (Nulllinienverschiebung, Base Line Shift) kann der Meßbereich für eine Richtung bis zur 2fachen Nyquist-Grenze

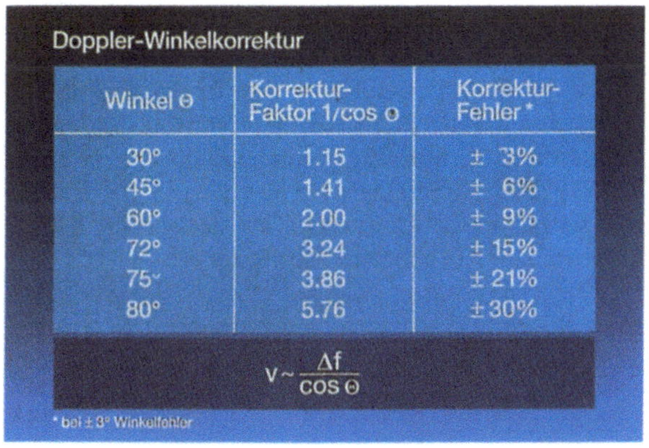

Abbildung 1.24

Je größer der Einstrahlwinkel, desto notwendiger wird die Winkelkorrektur zur Ermittlung absoluter Flußgeschwindigkeitswerte. Selbst unter Berücksichtigung eines angenommenen Winkelschätzfehlers von nur +/−3° zeigt die rechte Spalte, daß für höhere Einstrahlwinkel die Messung deutlich unsicherer wird

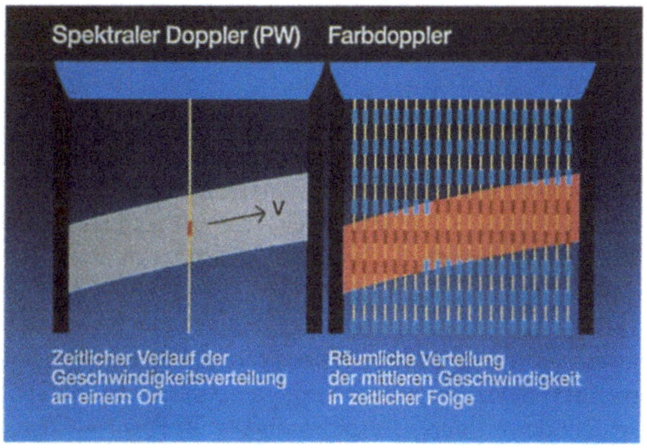

Abbildung 1.25

Der prinzipielle Unterschied zwischen Spektral- und Farbdoppler liegt hauptsächlich im Meßort, aber auch im angezeigten Dopplerergebnis begründet

erweitert werden, jedoch unter Verzicht auf die andere Flußrichtung.

Die Dopplerformel gibt Aufschluß über die maximal ohne Aliasing erfaßbare Flußgeschwindigkeit: Die Pulsfrequenz PRF ist (bei voller Nutzung der Base Line Shift) die maximal detektierbare Dopplerfrequenz. Die Wahl von PRF hängt andererseits von der gewünschten Untersuchungstiefe ab. Die maximale Geschwindigkeit fällt deshalb mit zunehmender Tiefe. Sie ist auf der anderen Seite umso höher, je niedriger die Sendefrequenz gewählt wird.

Winkelkorrektur

Aus der gemessenen spektralen Verteilung der Dopplerfrequenzen berechnet das System mit Hilfe der Dopplerformel die Geschwindigkeitsverteilung. Dazu bedarf es der Bestimmung des Einstrahlwinkels Θ des Ultraschallstrahls zur Gefäßachse, die der Anwender im B-Bild durchführt.

Die Zuverlässigkeit dieser Winkelkorrektur hängt stark von der Größe des Einstrahlwinkels ab. Abb. 1.24 zeigt, daß der Einfluß auf die winkelkorrigierte Geschwindigkeit bei kleinen Winkeln Θ gering, bei großen Winkeln dagegen erheblich ist. Die Tabelle gibt einige Werte für den Korrekturfaktor sowie den Korrekturfehler in Abhängigkeit von Winkel bei einem mit ±3° niedrig angesetzten Winkelmeßfehler. Eine zuverlässige Berechnung der Flußgeschwindigkeit ist nur bei kleinen Einstrahlwinkeln möglich.

In den vielen Standardsituationen sind Gefäße jedoch nur mit größeren Einstrahlwinkeln zugänglich. In diesen Fällen sind die Berechnungen von Geschwindigkeitsverhältnissen (Indizes) zur Analyse der hämodynamischen Situation vorteilhaft, weil sie winkelunabhängig und damit hierfür exakter sind.

1.2.4.5 Farbdopplerverfahren

Während beim spektralen PW-Doppler der zeitliche Verlauf der Geschwindigkeitsverteilung an einem vorgewählten Meßort gemessen wird, analysiert das Farbdopplerverfahren die Flußgeschwindigkeit in einer Vielzahl von Meßorten, die über das ganze Schnittbild oder einen Teil davon verteilt sind. Das Ergebnis ist die räumliche Verteilung der *mittleren Geschwindigkeit* und seiner Richtung im durchströmten Gefäß, in einer zeitlichen Folge, die durch die Bildrate bestimmt wird (Abb. 1.25).

Definitionen der Methoden:
- **Farbduplex:** Farbdopplerverfahren (dem B-Bild ist die Farbdopplerinformation hinzugefügt).
- **Triplex-Mode:** Zusätzlich zum Farbduplex ist der Pulsdoppler vorhanden (Tor des PW-Dopplers im Farbduplex und spektrale Darstellung unter oder neben Farbduplexbild hinzugefügt).
- **Simultaner Triplex-Mode:** Farbduplex und PW-Doppler sind beide in real time aktiv (quasi simultan).

Autokorrelation

Beim Farbdoppler wird im Gegensatz zum spektralen Doppler nicht die Fourier-Analyse, sondern – neben einigen anderen Algorithmen – von der Mehrzahl der

Gerätehersteller das Autokorrelationsverfahren eingesetzt. Während bei der FFT-Analyse für jedes Zeitintervall im Spektrum das Dopplersignal aus dem Meßtor 64-, 128- oder 256mal abgetastet wird und an diesem Ort auch so viele Frequenzen errechnet werden, vergleicht (korreliert) das Autokorrelationsverfahren (des Farbdopplers) alle (demodulierten) Dopplersignale längs einer Farbbildzeile, die zu einem Abtastzeitpunkt (nach einem Sendepuls) gemessen wurden, mit denen der folgenden Abtastung (nächster Sendepuls). Die Phasendifferenz an jedem Bildpunkt der Farbzeile (gesondert berechnet) liefert die mittlere Frequenzverschiebung (entspricht der *mittleren Geschwindigkeit an dem jeweiligen Ort*).

Um die Meßgenauigkeit zu erhöhen, werden beim Farbdoppler für jede Farbzeile eine Vielzahl (~4–20) von Sendepulsen an der gleichen Stelle plaziert und die Autokorrelationsberechnung mit allen zeitlich benachbarten Informationen durchgeführt. Die Anzahl der zur Berechnung benutzten Informationen ist meist vom Anwender als *zeitliche Mittelung* einstellbar.

Erhöhte zeitliche Mittelung führt zu einer erhöhten *Farbsensitivität* (verbesserter Signalrauschabstand für den Farbdoppler) aber auch aufgrund der Heranziehung einer höheren Anzahl benutzter Sendepulse pro Farbzeile zu einem größeren Zeitbedarf pro Farbzeile und so zu verringerten Bildfolgefrequenzen (Bildrate).

Das *Rechenverfahren der Autokorrelation* wurde 1982 von Kasai u. Nameka für die Blutflußberechnung erstmalig eingesetzt.

Für eine Korrelation K(t) gilt allgemein:

$$K(t) = g(t) \times h(t) = \int_{-\infty}^{+\infty} g'(\tau)\, h(\tau + t)\, dt.$$

Die beiden Funktionen werden um t übereinander verschoben, miteinander multipliziert und das Produkt von $-\infty$ bis $+\infty$ integriert. Die Funktion g'(t) ist die komplex Konjugierte von g(t). Man erhält den Wert der Korrelation zum Zeitpunkt t. Sind g(t) und h(t) gleich, so stellt K(t) die *Autokorrelationsfunktion* dar, sind sie verschieden, die *Kreuzkorrelation*. Eine der ersten elektrotechnischen Anwendungen fand die Autokorrelation in der elektrischen Meßtechnik, um schwächste Signale aus dem Rauschen herauszufiltern und messen zu können. Auch beim Ultraschall ist sie in der Lage, die mittleren Frequenzverschiebungen der äußerst schwachen Blutflußechos, die mit ihrer Signalamplitude bis zu 40 dB unter den B-Bild-Echos liegen, aus dem Rauschen zu ermitteln, d.h. sie liefert höchste Farbsensitivität auch in tiefer liegenden Regionen.

Da die Autokorrelation, wie oben unter zeitlicher Mittelung beschrieben, immer über möglichst viele Sendepulse für eine Farbbildzeile durchgeführt werden muß, um hohe Farbsensitivität zu erzielen, ist der Zeitbedarf pro Farbzeile ein vielfaches dessen der B-Bild-Zeile.

Um die *Farbbildraten* in einem für die Anwendung geeigneten Bereich zu halten, ist es sinnvoll, die Farbinformation nicht über die gesamte Bildfläche zu ermitteln, sondern nur in einem *Farbfenster*, das insbesondere in seitlicher Richtung und in Gewebetiefenrichtung *so klein wie möglich* gehalten werden sollte.

Weiter ist es hilfreich, eine geringere *Farbzeilendichte* bei allerdings reduzierter Farbortsauflösung zuzulassen.

Parallel Processing (Parallelverarbeitung)

Eine weitere Möglichkeit zur Erhöhung der Farbbildrate bietet die angewandte Gerätetechnik. Wie in Kap. 1.2.3.2 angesprochen, besteht die Möglichkeit, mittels Parallel Processing der Echosignale eines Sendepulses gleichzeitig die Informationen mehrerer benachbarter Ultraschallzeilen zu errechnen. Dies kann wie erwähnt im B-Bild in vielfältiger Weise zu einer verbesserten Bildqualität eingesetzt werden. Im Farb-Mode ist die Parallelverarbeitung essentiell für eine Erhöhung der Bildrate.

Farbkodierung

Die durch die Autokorrelation berechneten Geschwindigkeiten werden farbkodiert dem B-Bild überlagert. Es sind unterschiedliche Farbkodierungen gebräuchlich, die jedoch alle auf rot in die eine und blau in die andere Richtung basieren und für schnellere Geschwindigkeiten in Richtung hellerer Farbtöne gehen. Es existieren Farbkodierungen, die zur Beurteilung langsamer Flüsse und für einen guten Farbfüllgrad besonders geeignet sind.

Bei einigen Farbkodierungen wird der Turbulenzgrad der Strömung, die *Varianz* (siehe Dopplermeßgrößen) durch Zumischung von grün eingeblendet.

Wandfilter

Zur sauberen Trennung von nahezu stationären Geweechos und Gefäßechos im B-Bild und der Farbinformation sowie zur Vermeidung von Bewegungsartefakten dient ein der Autokorrelationsberechnung vorgeschalteter Bewegungsdetektor. Der Wandfilter erlaubt es, sehr scharf bei langsamsten Flußgeschwindigkeiten zwischen Informationen, die für die Berechnung der Farbinformation herangezogen werden und solchen, die B-Bild-Information darstellen, zu diskriminieren.

Farbaliasing

Überschreitet die Flußgeschwindigkeit im Gefäß den durch den Geschwindigkeitsmeßbereich (PRF) eingestellten Maximalwert in einer Flußrichtung, so wird diese höhere Geschwindigkeit in eine hohe Geschwindigkeit in der Gegenrichtung fehlinterpretiert. Der Effekt entspricht dem Aliasing des PW-Dopplers. Zu erkennen ist der Aliasing-Effekt beim Farbdoppler daran, daß der Farbumschlag immer über Farben hoher Geschwindigkeiten (z.B. weiß oder gelb) erfolgt. Bei Richtungsänderungen durch Turbulenzen erfolgt der Farbumschlag dagegen über schwarz.

Winkelabhängigkeit

Da es sich um ein Dopplerverfahren handelt, ist die Farbinformation ebenso wie die Information der spektralen Dopplerverfahren winkelabhängig. Bei gleicher Flußgeschwindigkeit kommt es winkelabhängig zu verschiedenen Farbdarstellungen (Abb. 1.26 u. 1.27).

Dies führt z.B. bei der Darstellung eines geradlinig verlaufenden und gleichförmig durchflossenen Gefäßes mit einem Konvexschallkopf aufgrund der Durchschallung des Gefäßes unter verschiedenen Schallausbreitungswinkeln zu einem zunächst unerwarteten Farbumschlag sowie zu einem (schmalen) schwarzen Bereich an der Stelle, an der der Schallstrahl senkrecht auf das Gefäß trifft.

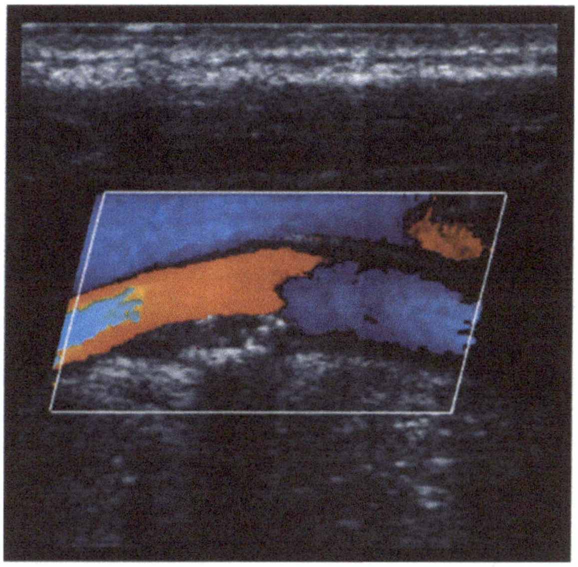

Abbildung 1.26

Die Farbdopplerdarstellung eines gebogenen Gefäßes mit einem Linearscan (Linear-Array) zeigt auch bei homogenen Flußverhältnissen einen typischen Farbumschlag zwischen rot und blau an der senkrecht getroffenen Stelle sowie eine typische Farbgradation (bis hin zum Aliasing) im weiteren Gefäßverlauf

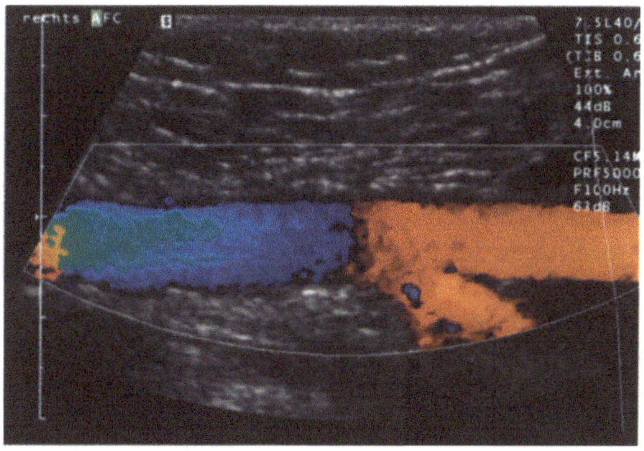

Abbildung 1.27

Die unterschiedlichen Einstrahlwinkel eines Konvex-, Trapez- oder Sektorscanners führen bei der Darstellung eines gerade verlaufenden Gefäßes zu einem typischen Farbmuster, das nicht fehlinterpretiert werden darf. (Abbildung: Dr. M. Jenett, Würzburg)

1.2.4.6 Powerdoppler

Beim Powerdoppler gelangt der *Energieinhalt des ausgewerteten Dopplersignals* an jedem Bildpunkt als Farbinformation zur Darstellung. Die Richtung des Flusses bleibt unberücksichtigt. Während beim Farbdoppler nur die *mittlere Dopplerfrequenz* aus der Phasenänderung der durch den Autokorrelationsalgorithmus errechneten Information herangezogen wird, benutzt der Powerdoppler den *Betrag der Summe aller Doppleramplituden*. Für die Berechnung des Energieinhalts aller Strömungsanteile bedarf es außerdem noch einer Integration der Information über ein Zeitintervall. Hieraus resultieren die *stark zeitlich gemittelten* Darstellungen des Powerdopplers.

Dopplermeßgrößen

In Abb. 1.28 ist der Zusammenhang zwischen spektralem Doppler, Farbdoppler und dem Powerdoppler ersichtlich. Aufgetragen sind die Amplituden(quadrate) aller Dopplerfrequenzen, die in dem jeweiligen Sample-

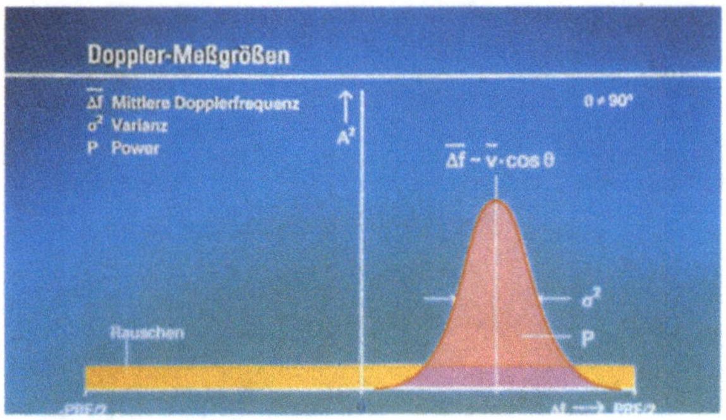

Abbildung 1.28

Die Darstellung der gesamten Dopplerinformation, gemessen an einem Ort über die Frequenzachse, erlaubt die Zuordnung der verschiedenen Dopplermeßgrößen im Bezug zueinander

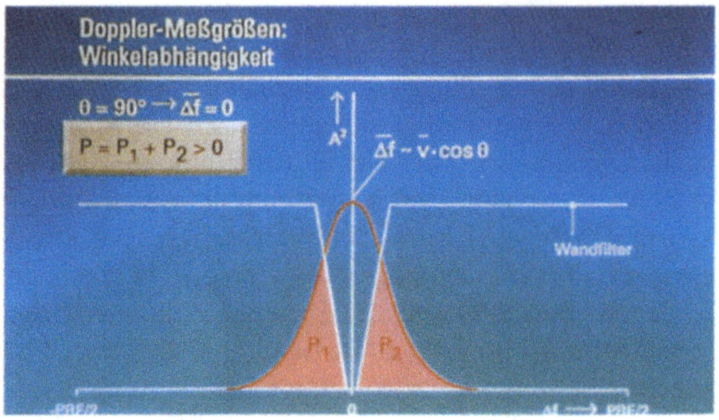

Abbildung 1.29

Der Powerdoppler erfaßt auch bei senkrechtem Einstrahlwinkel (unter Benutzung der Signale der Schallkopfrandzonen) noch Flußanteile, so daß von einer weitgehenden Winkelunabhängigkeit gesprochen werden kann

volumen während eines kurzen Zeitintervalls zu messen sind.

Der *spektrale Doppler* zeigt *alle* diese *Amplituden* im Dopplertor in Helligkeitsmodulation (linear, über der Zeitachse).

Der *Farbdoppler* liefert an jedem Bildpunkt *nur die mittlere Frequenz* $\overline{\Delta f} = \bar{v} \times \cos\Theta$, in Farbe kodiert.

Die *Varianz* ist ein Maß für die *Bandbreite* des Dopplerspektrums, d.h. wie verschiedenartig die Flußgeschwindigkeiten im Meßort sind.

Der *Powerdoppler* repräsentiert in jedem Bildpunkt die Summe aller Amplituden, d.h. die *Fläche unter der Kurve* (Amplitudenquadrate) *gemittelt über die Zeit*.

Da der Powerdoppler nur eine andere Art der Aufbereitung der nach dem Autokorrelationsalgorithmus erhaltenen Dopplerinformation darstellt, leitet sich der Name nicht aus etwaigen höheren Ultraschalleistungen ab, sondern signalisiert, daß er dem Energieinhalt (Power) des Dopplersignals proportionale Information liefert.

Der Powerdoppler wird auch „transparent energy mode" (T.E.M.) genannt. Diese Bezeichnung weist darauf hin, daß die Power-(Energie-)Information dem B-Bild derart hinzugefügt wird, daß (wie beim Farbdoppler) in flußfreien Arealen die B-Bild-Information nicht überdeckt, sondern unverändert belassen bleibt (Vorteil: anatomische Orientierung).

Eigenschaften des Powerdopplers

Der Powerdoppler ist weitgehend *winkelunabhängig*. Obwohl der Powerdoppler auch ein Dopplerverfahren darstellt und somit prinzipiell winkelabhängig sein muß, gelingt es mit diesem Mode, auch senkrecht zu einem Gefäß noch ein Signal zu erhalten. Die Ursache hierfür liegt darin, daß sogar bei dieser Applikation das Spektrum noch breitbandig genug ist, um von Null verschiedene Spektrumsanteile aufintegrieren zu können (Abb. 1.29). Es sind immer Segmente des Schallkopfs vorhanden, die einen von 90° verschiedenen Einfallswinkel zum Bildpunktvolumen aufweisen und einen Anteil zum Powerdoppler liefern. Die Farbdopplerinformation hingegen, die nur die mittlere Frequenz repräsentiert, ist bei senkrechtem Auftreffen auf das Gefäß bei Null.

Der Powerdoppler kennt *kein Aliasing*, da die Richtung der Geschwindigkeit bei der Berechnung unberücksichtigt bleibt.

Die Powerinformation ist die Fläche unter der gesamten Kurve des Dopplerspektrums, unabhängig davon, ob diese Fläche nach Überschreiten der Nyquist-Grenze zweigeteilt ist oder nicht.

Aufgrund der Integration aller Flußanteile über ein Zeitintervall ist der Powerdoppler *hochsensitiv* bezüglich des Nachweises von Perfusion, aber auch deutlich *anfälliger auf Relativbewegungen* der Organe oder des Schallkopfs, und bedarf somit eines besonderen Anwendungsgeschicks.

In der Gefäßdiagnostik bietet der Powerdoppler Vorteile bei der Fragestellung des Flußnachweises, der Erkennung von Plaques (bessere Farbfüllung) sowie bei schwierigen Winkelverhältnissen.

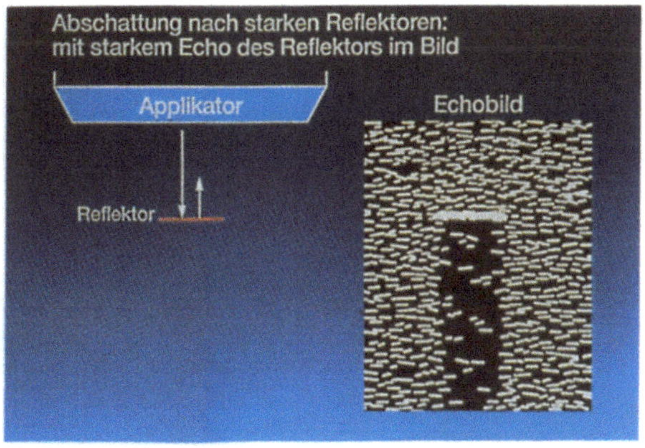

Abbildung 1.30

Ein starker Reflektor führt zu einer Intensitätsminderung der weiterlaufenden Welle, die als Abschattung hinter einem meist kräftigen Echobereich imponiert

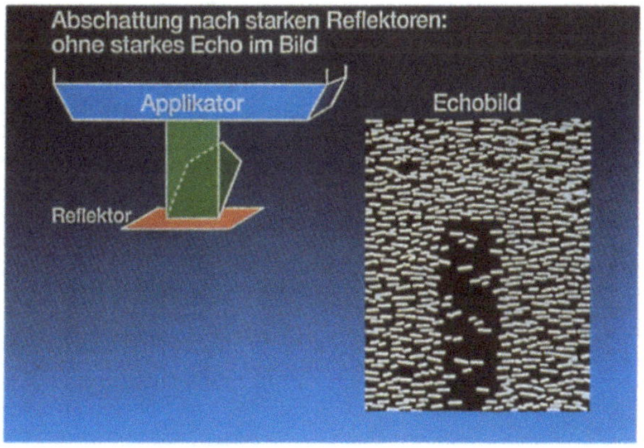

Abbildung 1.31

Wird die an einem starken Reflektor zurückgeworfene Welle aus der Scanebene gespiegelt, so fehlt der kräftige Echobereich bei gleichzeitig deutlicher Abschattung

1.3 Sonographische Artefakte

1.3.1 Artefakte im B-Bild

Bei der Darstellung der aus der Tiefe des Gewebes empfangenen Echos durch das Ultraschallgerät werden Annahmen zugrunde gelegt wie z.B. konstante Schallausbreitungsgeschwindigkeit und Dämpfung, direkter Schallweg etc., die bei Abweichungen von diesen Annahmen zu Bildfehlern (Artefakten) führen können. Bei entsprechender Erfahrung sind einige dieser Artefakte diagnostisch nutzbar und geben zusätzliche Information über Gewebeeigenschaften.

Einer der häufigsten Artefakte stellt die zum Schallkopf distal gelegene *Abschattung nach starken Reflektoren* dar. Solche starken Reflektoren sind u.a. Knochen, Steine, Luft, d.h. Substanzen, die in ihrem Wellenwiderstand stark von dem des Weichteilgewebes abweichen und somit einen großen Teil der Ultraschallenergie zurückwerfen.

Wird der „starke Reflektor“ nahezu senkrecht getroffen, so imponiert er durch ein starkes, helles Echobild (Abb. 1.30). Die distal gelegene Abschattung unterstützt die Erkennbarkeit des starken Reflektors (z.B. Stein) durch den Anwender zusätzlich.

Wird der Reflektor jedoch in Scanebene und quer zur Scanebene stark schräg geschallt, so wird die wesentliche Energie weggespiegelt. Die Abschattung ist ebenso vorhanden, es fehlt jedoch das starke Echo des Reflektors im B-Bild (Abb. 1.31).

Distal zu Regionen mit im Vergleich zum übrigen Gewebe niedriger Schallabschwächung ist eine sog. „Schallverstärkung“ zu beobachten. Sie kommt daher zustande, daß die tiefenabhängige Verstärkung des Gerätes entsprechend der Schwächung des nebenliegenden normal schwächenden Gewebes eingestellt wird. Für die

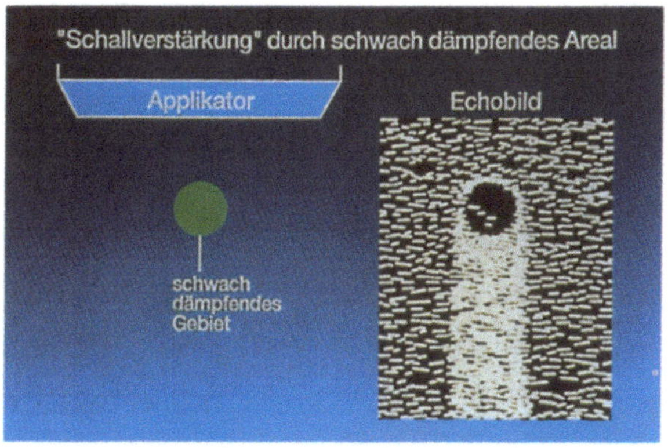

Abbildung 1.32

Hinter schwächer dämpfendem Gewebe oder Flüssigkeit erscheint das tiefer liegende Areal bei gleichzeitig unveränderter Tiefenausgleichsverstärkung (DGC) „scheinbar verstärkt“

Regionen, die hinter schwächer dämpfenden Regionen liegen, also nicht so stark bedämpft werden, ist die Verstärkung dann relativ hoch und das Feingewebe wird heller dargestellt (Abb. 1.32). Dieser Artefakt kann zur Differentialdiagnose verwendet werden und ist somit medizinisch nutzbar.

Bei *kreisförmig* geschnittenen *Objekten* werden die annähernd parallel getroffenen *Randbereiche nicht durchgezeichnet* dargestellt, da in diesen Bereichen der Schall weitgehend weggespiegelt wird und keine Echos zum Schallwandler zurückgelangen (Abträufeffekt, Zystenrandschatten).

Im Bild sind außer den nicht durchgezeichneten Randstrukturen auch häufig distale Abschattungen an diesen Stellen zu beobachten (Abb. 1.33).

In flüssigkeitsgefüllten schmalen oder ellipsoiden Objekten kann durch die begrenzte Auflösung oder dadurch, daß quer zur Scanebene Bereiche zur Abbildung

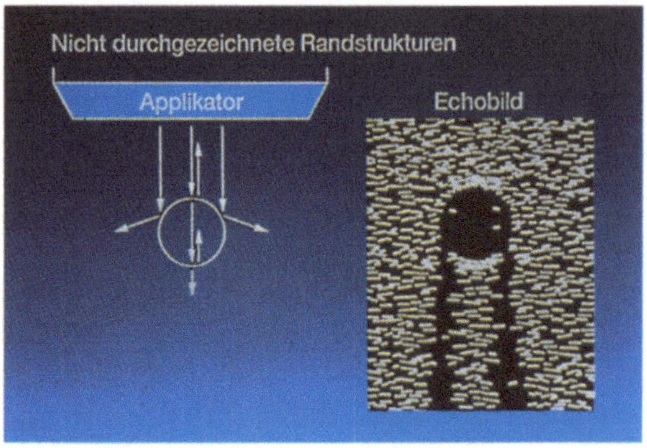

Abbildung 1.33

Tangential getroffene Stellen, z. B. kreisförmige reflektierende Schichten, spiegeln den Schall derart, daß von diesen Bereichen keine Echos zum Schallwandler zurückgelangen; die Randstrukturen werden nicht geschlossen dargestellt. In den tiefer liegenden Bereichen erscheint das „Abträufphänomen" auch „Zystenrandschatten" (Schallschatten hinter diesen Stellen)

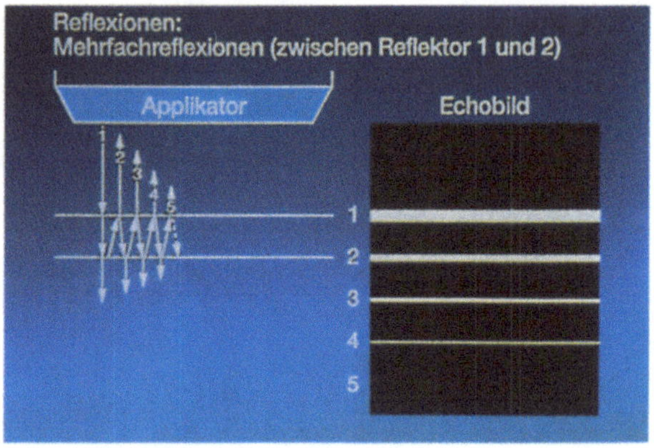

Abbildung 1.35

Mehrfachreflexionen zwischen reflektierenden Schichten führen zu einer vielfachen in ihrer Intensität abnehmenden Darstellung dieser Grenzschichten (wie auch ggf. des zwischenliegenden Gewebes)

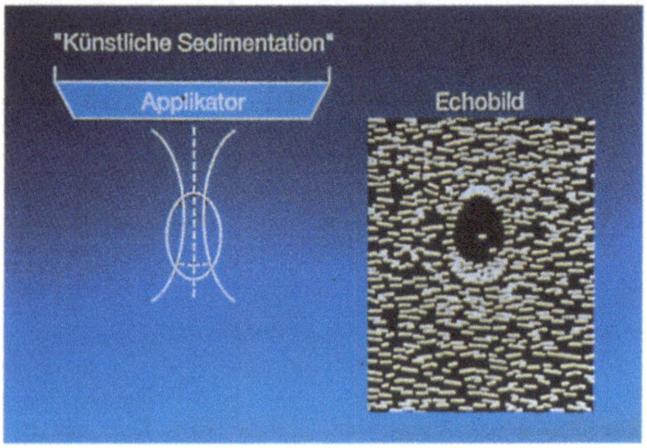

Abbildung 1.34

Durch Miterfassung von im Schallfeld gelegenen Stukturen kann eine „künstliche Sedimentation" in flüssigkeitsgefüllten Arealen vorgetäuscht werden

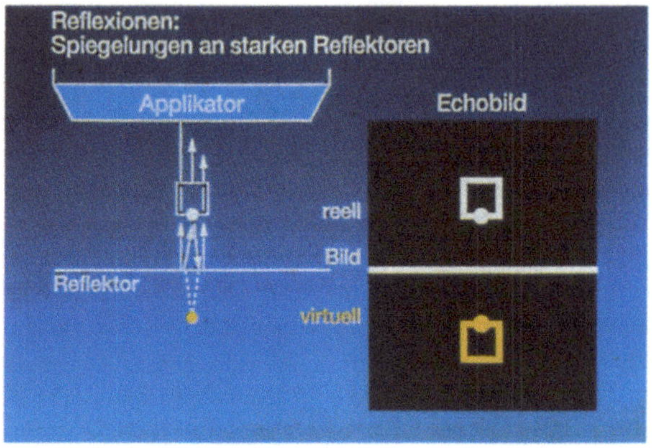

Abbildung 1.36

Vor stark reflektierenden Schichten liegende Strukturen werden durch diese rückwärtig beschallt und gelangen so als an der Grenzfläche gespiegelte Struktur in die Bildgebung

gelangen, die in der Scanebene nicht zu sehen sind, eine scheinbare Auffüllung des an sich echofreien Raumes erfolgen. Dieses Artefakt, auch Schichtdickenartefakt genannt, kann zu einer „künstlichen Sedimentation" führen (Abb. 1.34). Beispielsweise könnte dieser Artefakt in der Galle für Gallengries gehalten werden.

In Zweifelsfällen schaffen Abhilfe entweder eine andere Applikation des gleichen Objekts unter geändertem Schallwinkel oder ein anderer Applikatortyp (z. B. Convex-Array statt Linear-Array).

Zwischen stark reflektierenden Grenzflächen entstehen Reflexionen, die zu *Mehrfachechos* (Abb. 1.35) oder *Spiegelartefakten* (Abb. 1.36) führen.

Mehrfachreflektionen und Spiegelungen sind ebenfalls häufig per Applikation beeinflußbar. Sie treten deutlich schwächer in Erscheinung, sofern es gelingt, die reflektierende Oberfläche (z. B. senkrecht zur Scanebene) nicht senkrecht zu treffen (s. auch Abb. 1.31).

Bei den *Resonanz- oder Kometenschweifartefakten* handelt es sich ebenfalls um Mehrfachreflexionen.

Sind reflektierende Schichten sehr nahe beeinander und dämpft die dazwischenliegende Schicht nur schwach, so kommt es zu vielen kurz hintereinander zum Schallkopf gelangenden Echos, die einen distal des eigentlichen Reflektors gelegenen hellen, meist längeren Streifen bilden (Abb. 1.37). Dies ist z. B. bei kleinsten

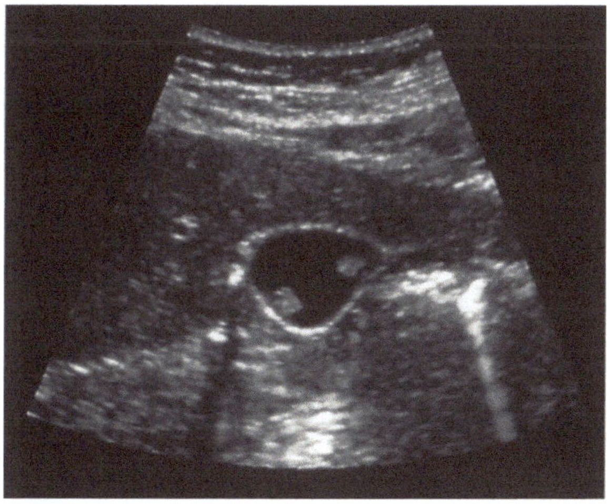

Abbildung 1.37

Mehrfachreflexionen in kleinen nur schwach dämpfenden Strukturen können zu Schweifartefakten führen

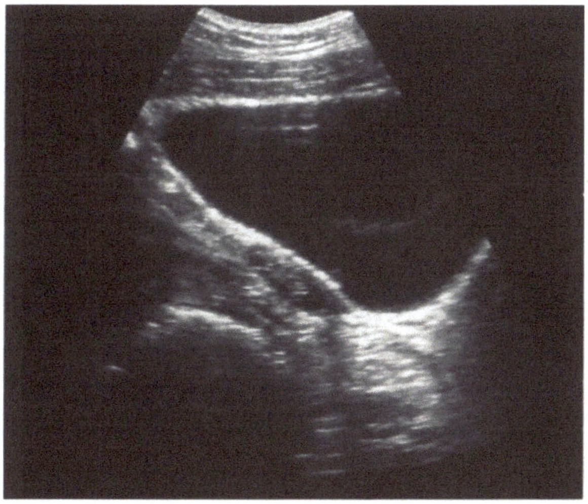

Abbildung 1.38

Bei geringer Dämpfung z. B. durch flüssigkeitsgefüllte Räume kommt es aufgrund von Überreichweiten zur Darstellung von Echos vorhergegangener Sendepulse und somit zu Geisterechos

Luftbläschen zu beobachten. Ein ähnliches Bild ergibt sich, wenn Strukturen hoher Schallgeschwindigkeit, z. B. Cholesterinkristalle, Fremdkörper wie Metallteile etc., vom Ultraschallstrahl getroffen werden und der Schall in diesen hin und her läuft. Hier kommt es zu einem distal der Schallausbreitung gelegenen kurzen Schweif im Bild.

In größeren flüssigkeitsgefüllten Bereichen kommt es aufgrund von fehlender Dämpfung zu „Überreichweiten" vorhergegangener Sendepulse (Laufzeitirrtümer).

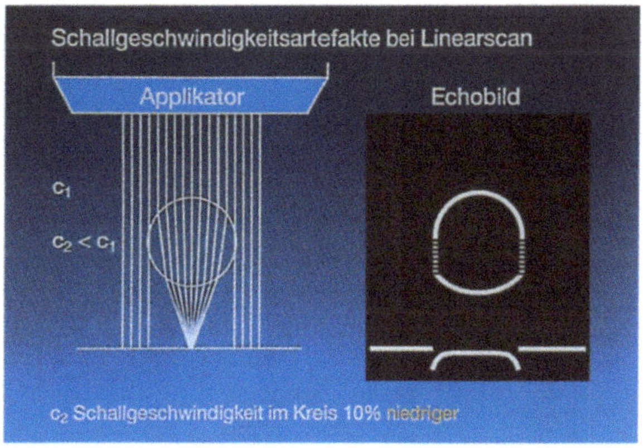

Abbildung 1.39

Besitzen Gebiete eine von der Umgebung stark abweichende Schallgeschwindigkeit, kommt es an den Grenzschichten zu Brechungsartefakten, die eine geometrisch verzerrte Darstellung nachfolgender Bereiche zur Folge haben

So werden in der Blase Artefaktechos beobachtet, die als Geisterechos nicht durch Mehrfachreflexion an vorgelagerten Schichten zu erklären sind (Abb. 1.38). Da sie einen längeren Laufweg als die übrigen Echos besitzen, reagieren sie auf leichte Veränderung (z. B. Applikation unter mehr Andruck), mit stark verändertem Echobild.

Brechungsartefakte können immer an den Stellen im Körper auftreten, an denen die Ultraschallausbreitungsgeschwindigkeiten stark unterschiedlich sind. Dies ist im Zusammenhang mit Knochen (höhere Schallgeschwindigkeit) oder Kunststoffen, z. B. Silikon (niedrigere Schallgeschwindigkeit), anzutreffen. Die Abmessungen dieser Materialien werden im B-Bild nicht korrekt wiedergegeben, da das Gerät von einer Schallgeschwindigkeit von 1540 m/s ausgeht. Dahinter liegende Strukturen sind aufgrund der an den Medienübergangsstellen auftretenden Brechungen (s. auch Kap. 1.1.4, Reflexion) verzerrt dargestellt (Abb. 1.39).

1.3.2 Artefakte in Doppler- und Farbdoppler

Beim Doppler und Farbdoppler treten im Zusammenhang mit starken Reflektoren die *Mehrfachreflexions- und Spiegelartefakte* in gleicher Weise wie im B-Bild auf.

So können z. B. Gefäße nach Reflexion am Schallkopf oder vorgelagerten stark reflektierenden Schichten ein zweites Mal in der Tiefe erscheinen (Farbe und Doppler). In Abb. 1.40 ist ein Lebergefäß am Diaphragma in die Lunge gespiegelt.

Farbspezifisch sind jedoch *Bewegungsartefakte* durch Schallkopfrelativbewegungen oder Gewebebewegungen (Atmung), die zu Fluß fehlinterpretiert werden

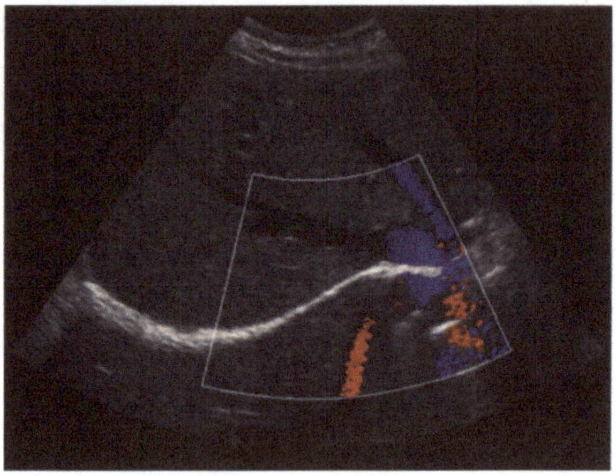

Abbildung 1.40

Der in Abb. 1.36 beschriebene Spiegelartefakt (*Pfeil*) führt auch im Farbdoppler z. B. zu artefiziellen Gefäßen (hier hinter dem Diaphragma!), in denen auch eine Dopplerabteilung durchgeführt werden könnte. (Abbildung: Dr. M. Jenett, Würzburg)

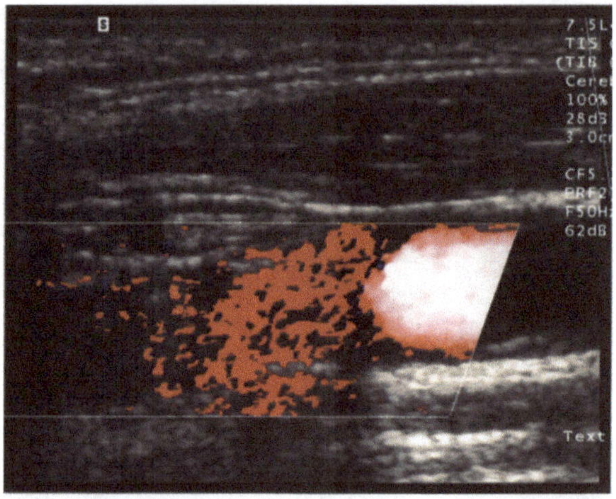

Abbildung 1.41

Bei total verschlossenen Gefäßen ist im Farbdoppler die Vibration durch die pendelnde Blutsäule erkennbar. (Abbildung: Dr. M. Jenett, Würzburg)

und insbesondere bei starker Echogenität u. a. zu *Flashartefakten* führen.

Ein besonders interessanter Farbdopplerartefakt ist der *Vibrationsartefakt*. Er erscheint bei vollständigem Verschluß eines Gefäßes durch die hin- und herschwingende Blutsäule (Abb. 1.41).

Vibrationen, die durch sehr hohe Flußgeschwindigkeiten, z. B. Stenosen entstehen, übertragen sich auf benachbartes Gewebe und erzeugen hier ein Farbartefakt, der *Bruit* genannt wird (Abb. 1.42).

Werden Gefäßanteile im Verlauf des Farbfensters unter verschiedenen Winkeln getroffen, so wird gleichartige Strömung in unterschiedlicher Farbe dargestellt. Dieses *Richtungsartefakt* entsteht bei paralleler Durchschallung (Linear-Array) eines gekrümmten Gefäßes (s. Abb. 1.26). Es führt bei sektorförmiger Durchschallung (z. B. Convex-Array) eines geradlinig verlaufenden Gefäßes zum Farbumschlag (Abb. 1.43, s. Abb. 1.27).

In Abb. 1.43 ist weiterhin das *Abschattungsartefakt* durch einen starken Reflektor (s. B-Bild-Artefakte), hier durch die Wirbelkörper, zu beobachten.

Artefakte lassen sich durch Applikation und Applikatorwahl beeinflussen, meist jedoch nicht ganz vermeiden. Gelegentlich sind sie zu einer Differentialdiagnose nützlich, meist jedoch störend, und können bei Nichtbeachtung zu Fehlinterpretationen führen.

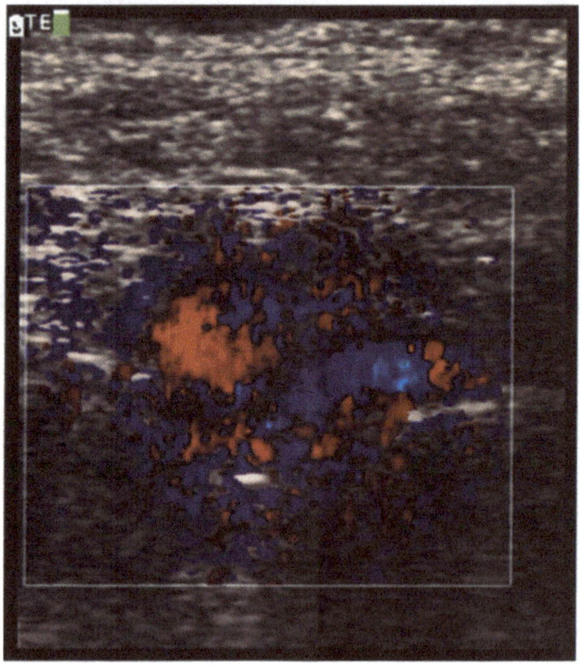

Abbildung 1.42

Bei AV-Fisteln wird die Vibration auf das umgebende Gewebe übertragen (Bruit-Artefakt). (Abbildung: Dr. M. Jenett, Würzburg)

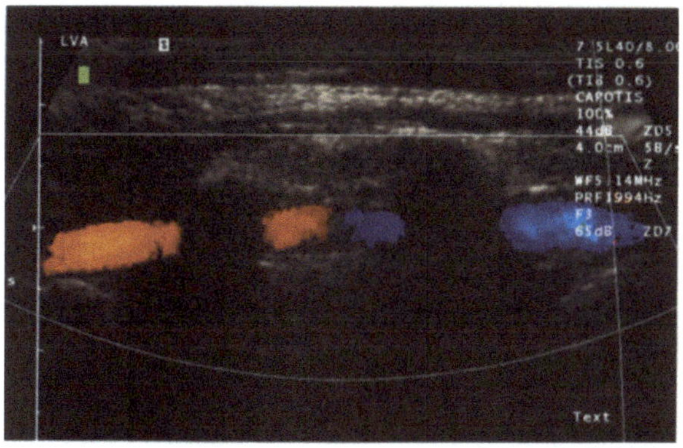

Abbildung 1.43

Auch im Farbdoppler kommt es durch die Dämpfung vorgelagerter Strukturen (z. B. Knochen oder kalzifizierte Plaques) zu Schallabschaltungen, die hier einen fehlenden Fluß vortäuschen können. (Abbildung: Dr. M. Jenett, Würzburg)

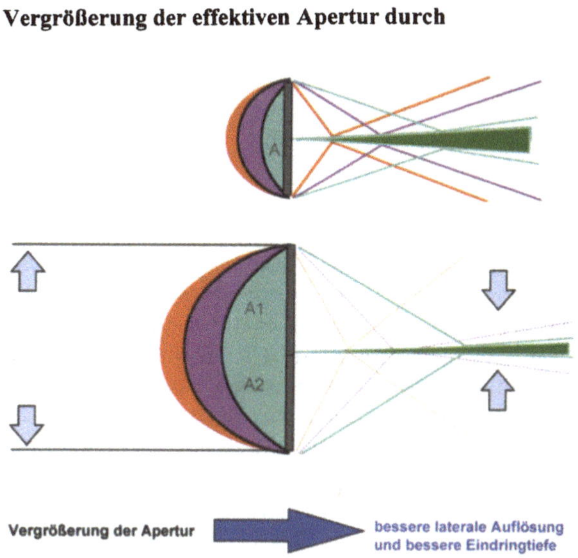

Abbildung 1.44

Durch „synthetische Apertur" ist es möglich, große Bereiche des Arrays, ggf. das ganze Array für die Bildgebung jeder einzelnen Ultraschallzeile heranzuziehen. Hierdurch erreicht man die mit dem Schallkopf maximal erzielbare laterale Auflösung und Eindringtiefe

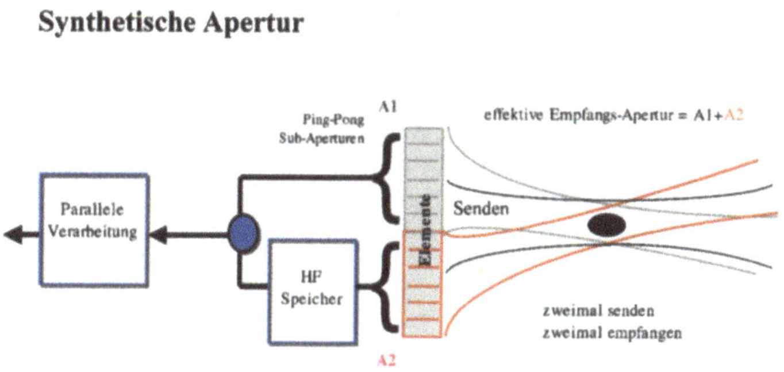

Abbildung 1.45

Die synthetische Apertur „SynAps" ist nur bei voll digitalen Ultraschallsystemen möglich, die in der Lage sind, Signale der Teilapertur(en) hochfrequent und unverfälscht zwischenzuspeichern

1.4 Neue Verfahren

1.4.1 Erhöhte Rechenleistung bei der Signalakquisition

Die Ultraschallgeräte neuester Generation zeichnen sich durch den Einsatz vollständiger Digitalisierung der empfangenen Echosignale und die Möglichkeiten hoher Rechenleistung bereits bei der Signalakquisition, d.h. bei der Formung der Ultraschallzeile aus den Signalen der einzelnen Arrayelemente aus. Die durch *Hochgeschwindigkeitsdigitaltechnik* erhaltenen Vorteile (wie Präzision, Signaltreue, Stabilität, Signaldynamik etc.), die zu einer höheren diagnostischen Detailerkennbarkeit beitragen, wurden bereits im Kap. 1.2.3.1, Front-End-Technologie angeführt. Zusätzlich hierzu bestehen aber auf der Basis dieser Technologie weitere vollkommen neue Möglichkeiten.

Synthetische Apertur

Wie bereits im Kap. 1.1.6 bei der Diskussion der lateralen Auflösung beschrieben, ist die Apertur von entscheidender Bedeutung für die Qualität des Ultraschallbildes. Je größer die Apertur (aktive Fläche des Schallkopfs) gewählt werden kann, desto besser ist die laterale Auflösung und damit die Detailerkennbarkeit sowie die Eindringtiefe (Abb. 1.44).

Die nur digital mögliche exakte Zwischenspeicherung der hochfrequenten Echosignale der einzelnen Arrayelemente in unverändertem Zustand erlaubt es, die Apertur noch über das bisherige Maximum hinaus zu erweitern. Bei der synthetischen Apertur (SynAps™) des Sonoline Elegra werden Echos von Teilen des Arrays unterschiedlicher Sendepulse digital zwischengespeichert und gemeinsam mit den anderen benachbarten Teilaperturen digital fokussiert und zur Bildgebung herangezogen. In den Abb. 1.44 und 1.45 ist als Beispiel die Erweiterung der Apertur um den Faktor 2 gezeigt. Es sind jedoch auch andere Faktoren realisierbar. Eine Grenze findet das Verfahren erst, wenn immer alle Arrayelemente zur Errechnung der Information jedes Ultraschallbildpunktes herangezogen werden. In diesem Fall wird die Grenze der erzielbaren Auflösung erreicht.

Mit Hilfe dieses neuen Verfahren gelingt es, die diagnostisch wertvolle Detailauflösung insbesondere in der Tiefe sowie die Eindringtiefe deutlich zu erhöhen (Abb. 1.45).

Neue Scanformate

In Kombination mit der neuen Technologie der *High-Density- und Super-High-Density-Arrays*, die bei gleicher Scanlänge eine höhere Anzahl von Arrayelementen, d. h. schmalere Elemente besitzen, sind mit der neuen digitalen Front-End-Technologie neue, flexiblere Abtastformate realisierbar.

Bei Betrieb der Linear-Arrays als Phased-Arrays entsteht aus dem Linearscan durch Hinzunahme eines Sektorfeldes ein Trapezscan, der ein *größeres Bildfeld* ermöglicht.

Die Digitaltechnik erlaubt das exakte und verlustfreie Schwenken des Bildes, aber auch den Aufbau des Gesamtbildes als einen Sektorscan mit einem außerhalb des Arrays gelegenen virtuellen Drehpunkt (Abb. 1.46) (s. auch Kap. 1.2.1, Abtastverfahren).

Parallel Processing

Die hohe Genauigkeit einer digitalen Hochgeschwindigkeitselektronik ist die geeignete Voraussetzung für die parallele Berechnung mehrerer Ultraschallzeilen aus der Information eines Sendepulses (s. auch Kap. 1.2.3.2 und 1.2.4.5, Farbdoppler, Farbbildraten).

Die Vorteile für die Anwendung ergeben sich aus der erhöhten Bildrate: Bessere diagnostische Beurteilung schneller dynamischer Vorgänge bei höchster Detailerkennbarkeit.

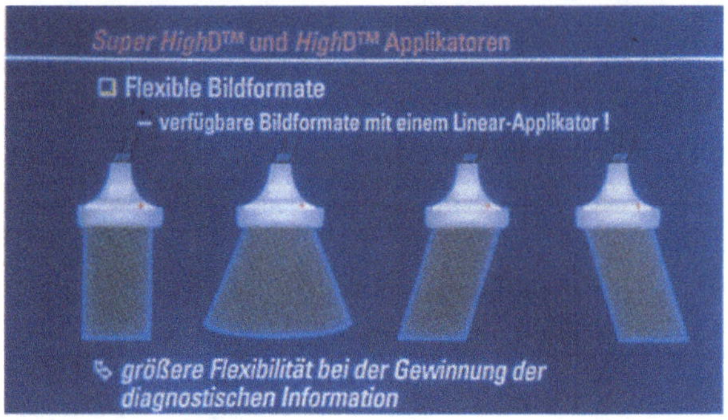

Abbildung 1.46

Linear-Arrays mit sehr hoher Elementdichte sind eine Voraussetzung für die Erweiterung des dargestellten Bildfeldes bis zum Trapezscanformat

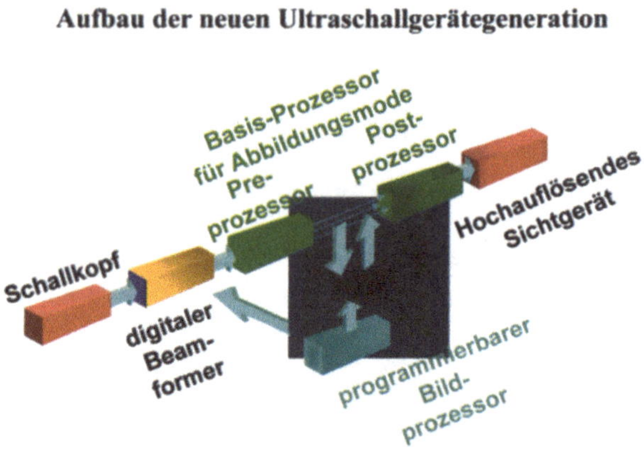

Abbildung 1.47

Ein programmierbarer Bildprozessor, integriert in den Signalverarbeitungspfad des Ultraschallsystems, erweitert die Anwendungsmöglichkeiten der neuen Ultraschallgerätegeneration

1.4.2 Neue Möglichkeiten der Bildverarbeitung

1.4.2.1 Architektur der Ultraschallsysteme der neusten Generation

Durch die Integration eines speziellen *programmierbaren Bildprozessors* wird die Rechenleistung zur Bildverarbeitung (mehrere Mrd. Rechenoperationen/s) in eine Dimension angehoben, die bisher externen „Workstations" vorbehalten war.

Das Ultraschallgerät dient hierbei als Hostrechner. Eine bahnbrechende DSP-Technologie (DSP steht für Digital Signal Processing, Digitale Signalverarbeitung) wurde damit erstmals in ein kommerzielles Ultraschallgerät integriert. Somit ist es jetzt erstmalig möglich, verschiedene Aufgaben der Bildverarbeitung direkt (online) und in Echtzeit (realtime), im Ultraschallsystem durchführen zu lassen, die bisher nur nachträglich an den separaten Systemen (offline) realisierbar waren. Die neuen „Online-realtime-Fähigkeiten" beinhalten aber auch Möglichkeiten, die „offline" überhaupt nicht denkbar sind (Abb. 1.47).

Eine der ersten dieser Anwendungen auf Basis des programmierbaren Bildprozessors ist *SieScape*. Mit einem Standardschallkopf (ohne Positionssensor) kann ein Untersuchungsgebiet durch seitliches Verschieben des Schallkopfs abgefahren werden. Auf dem Monitor erscheint diese Information zunächst in gewohnter Weise. Aufgrund des hohen Übereinstimmungsgrades zwischen den einzelnen Realtimebildern ist es möglich, Bildvergleichsalgorithmen zu verwenden, um die Schallkopfbewegung über den Körper zu ermitteln. Anhand der so ermittelten Positionsinformation wird das neue Bild dem alten im Überlappungsbereich übergangslos

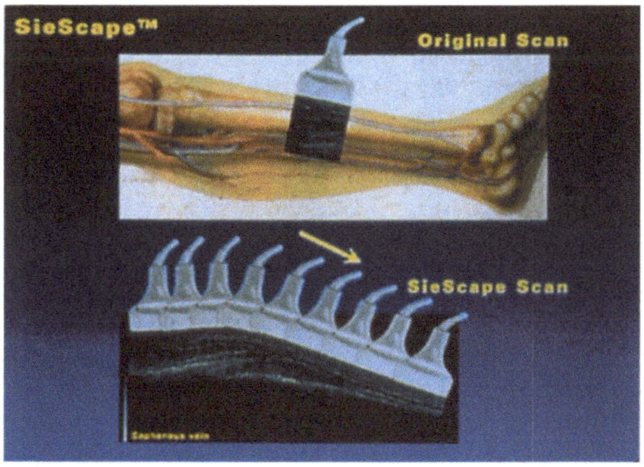

Abbildung 1.48

Das Panoramascanverfahren SieScape erweitert den erfaßten Bildbereich durch Verschieben des Schallkopfs in Scanebene. Das Verfahren beruht auf schnellster online-Verrechnung des Real-time-Bildes. Die erhaltenen Bilder besitzen im erweiterten Bildbereich die hervorragende Auflösung der Einzelbilder

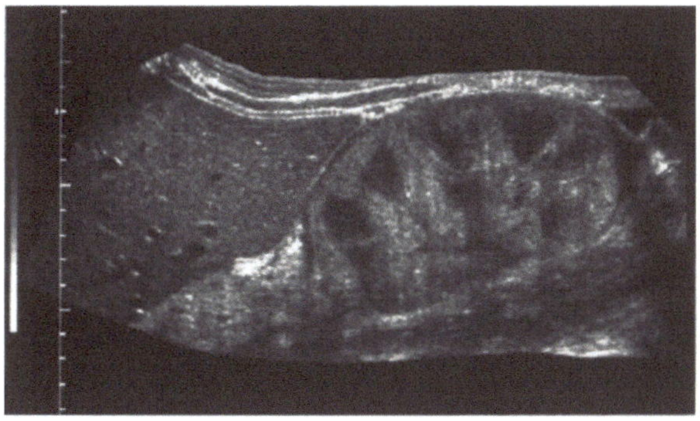

Abbildung 1.49

SieScape erlaubt die komplette Darstellung der Transplantatniere, der Leber und der distalen Flüssigkeitsansammlung

hinzugefügt. Beim Verschieben des Schallkopfs in einer Ebene oder Umfahren eines Gebietes entsteht somit ein *Panoramabild* (Abb. 1.48).

Der Anwender ist mit der *SieScape-Technologie* erstmalig in der Lage, das *Format des Bildes* selbständig und *vollkommen frei* sowie *anatomieoptimiert* zu definieren. Er erhält ein Bild, das die topographische Übersicht wie die hohe Auflösung des bisherigen Einzelbildes in gleicher Weise enthält (Abb. 1.49).

Es ist nunmehr nicht mehr notwendig, das „Puzzle" anatomischer Strukturen mental zusammenzusetzen.

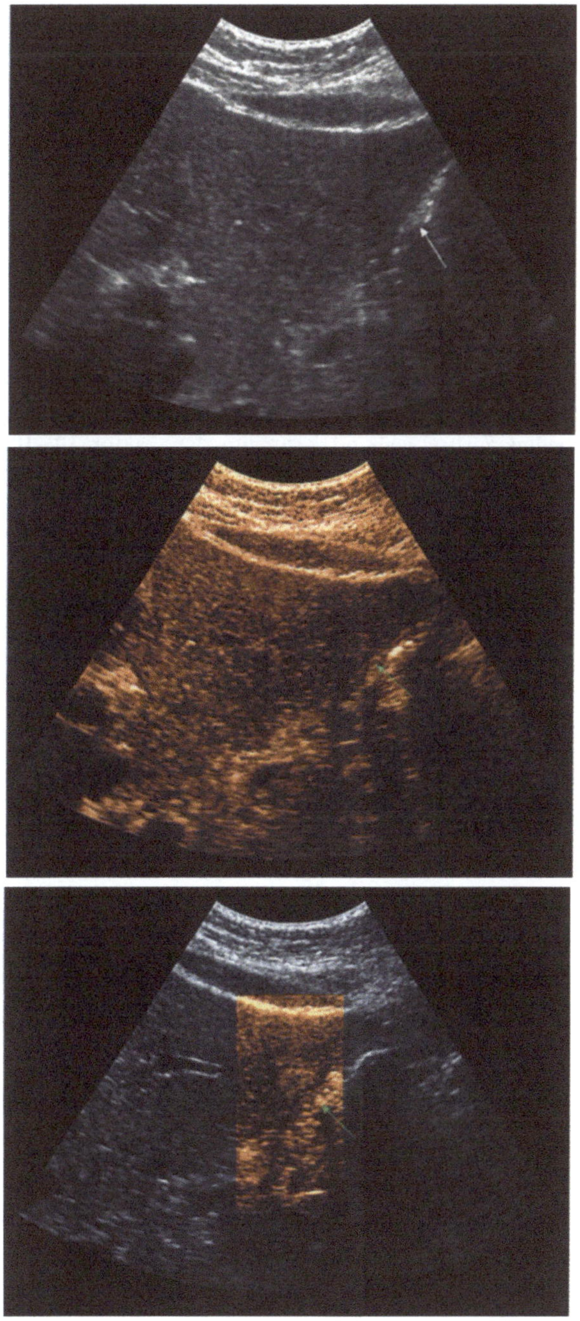

a b c

Abbildung 1.50 a–c

Die „adaptive Kontrastanhebung" ermittelt die optimale Kontrasteinstellung, mit der z.B. Läsionen (*Pfeil*), die sich nur schwach von der Umgebung abgrenzen, besser diagnostiziert werden können

Die SieScape-Technologie verbindet benachbarte Organe sichtbar in einem einzigen Bild.

Die *adaptive Kontrastanhebung* bedarf ebenfalls eines programmierbaren Bildprozessors. Dieses Verfahren, Ultraschallbilder auch in hellen Räumen diagnostisch auswerten zu können, wurde von Prof. Gebel und Dr. Bleck, Medizinische Hochschule Hannover, entwickelt und auch „Daylight Ultrasound", „Tageslichtsonographie" oder „Photopic™" genannt.

Die Darstellung von medizinisch-diagnostischen Bildern in Grauwerten nutzt bei weitem nicht das optimale Sehvermögen des Menschen aus. Das menschliche Auge hat ein um den Faktor 10 schlechteres Auflösungsvermögen im dunklen Grauwertsehen, verglichen mit dem hellen Farbsehen, und kann um den Faktor 10^4–10^5 mehr Farb- als Grauwerte differenzieren. Um bei der Bildtransformation vom Grauwert- zum Farbraum keine Artefakte wie bei der konventionellen Pseudokolorierung von Grauwerten entstehen zu lassen, muß jedes individuelle Bild gemäß seinem originalen Informationsinhalt berechnet und transformiert werden. Das Ergebnis sind Ultraschallbilder, die der Physiologie des menschlichen Sehens besser angepaßt sind und damit auch eine Untersuchung in hellen Räumen gestatten (Abb. 1.50 a–c).

Weitere Bildverarbeitungsanwendungen auf Basis des Image Processors sind die Erweiterung des Siescape-Verfahrens in Richung Flußerfassung unter Einbeziehung des Powerdopplers, sensorlose 3D-Bildtechnik in Real-time, automatische Konturerkennung zur Organvermessung und adaptive Persistenz zur Reduktion von Speckle-Rauschen ohne Bewegungsunschärfe.

Abbildungsnachweis (Kap. 1.1–1.4)
Soweit nicht anders bezeichnet: Siemens AG, Medizinische Technik, Erlangen.

1.5 Ultraschalldiagnostik – aktuelle Bewertung der biologischen Sicherheit

H.-D. Rott

1.5.1 Einleitung

Die Ultraschalldiagnostik hat sich in den letzten 30 Jahren in der Medizin fest etabliert. Hinweise für nachteilige Wirkungen auf den Patienten, den Feten oder den Anwender haben sich trotz millionenfacher Anwendung nicht ergeben. Dies sollte jedoch nicht zu einer ungerechtfertigten Sorglosigkeit führen, da die Entwicklung neuer sonographischer Verfahren über 30 Jahre anhielt und zur Einführung zahlreicher neuer Methoden und Anwendungen führte. Diese Verfahrensvielfalt hat dazu geführt, daß Ultraschallfelder unterschiedlicher Art verwendet werden. Fragen zur Sicherheit der sonographischen Diagnostik können daher nicht generell beantwortet, sondern müssen bei jeder neuen Methode neu bewertet werden. Außerdem wurde gezeigt, daß selbst bei gleichen Untersuchungsverfahren verschiedene Geräte extrem unterschiedliche Ausgangsleistungen haben können (Abb. 1.51) und die Leistungen tendenziell bei neueren Geräten höher sind [9, 16]. Die oft gehörte Argumentation, bisher seien durch „den diagnostischen Ultraschall" keine Schäden nachgewiesen worden, vermittelt in Anbetracht der immer noch andauernden Einführung neuer sonographischer Techniken eine ungerechtfertigte Sorglosigkeit.

Bei der Frage nach potentiellen Risiken bietet es sich an, die physikalischen Mechanismen biologischer Effekte und deren Abhängigkeit von bestimmten Ultraschallfeld- und Gewebsparametern zu bestimmen. Dieses Vorgehen bietet den Vorteil, daß bei neuen sonographischen Verfahren Risikoabschätzungen allein aufgrund der Wahrscheinlichkeit physikalischer Primäreffekte möglich werden.

1.5.2 Wirkmechanismen

Ultraschall verursacht biologische Wirkung im wesentlichen durch Wärmebildung und Kavitation. Andere physikalische Ultraschalleffekte spielen bei der Frage der Sicherheit im klinischen Einsatz praktisch keine Rolle.

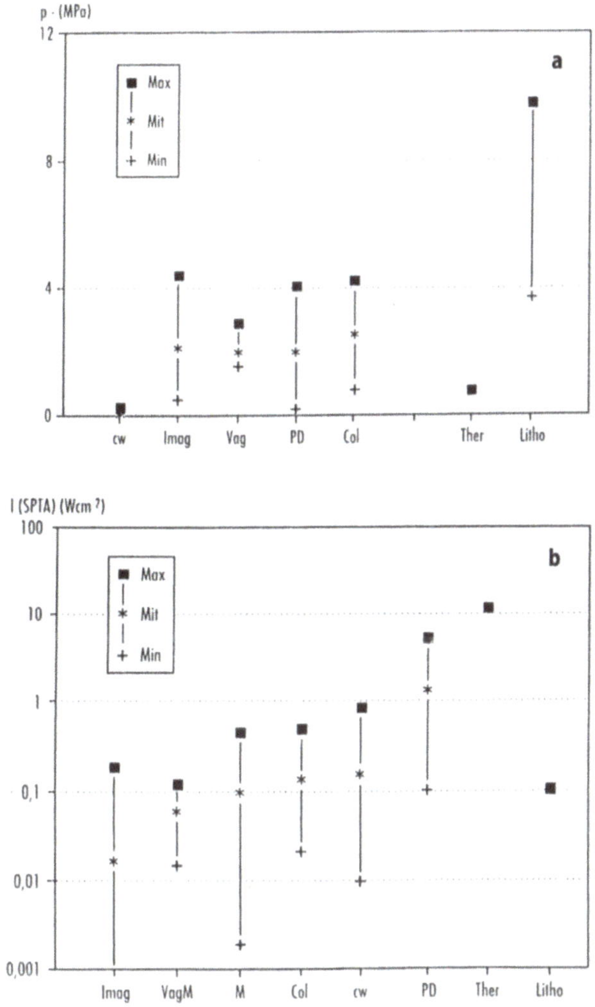

Abbildung 1.51 a, b

Minimum-, Maximum- und Mittelwerte des neg. Spitzendruckes (**a**) und der Intensität I(spta) (**b**) bei verschiedenen Sonographiegeräten und unterschiedlichen Arbeitsmodi. Die entsprechenden Werte von Therapie- und Lithotripsiegeräten sind zum Vergleich mit aufgeführt. *cw* Dauerschalldoppler, *Imag* B-Mode, *Vag* Vaginalsonde, *PD* Pulsdoppler, *Col* Farbdoppler, *Ther* Physiotherapie, *Litho* Lithotripsie, *VagM* Vaginalsonde im M-Mode, *M* konventioneller M-Mode. (Nach Duck u. Martin 1991 [9])

Wärmebildung

Ob und wie stark Ultraschall Gewebe erwärmen kann, hängt von verschiedenen Ultraschallfeld- und Gewebsfaktoren ab (s. Übersicht). Die Gesamtleistung des Gerätes, die durchschnittliche Intensität I(spta), die Frequenz und die Art der Bewegung des Ultraschallfeldes haben wesentlichen Einfluß. Mit höherer Frequenz wird die Absorption größer und damit die deponierte Energie auf ein kleineres Volumen konzentriert. Im exponierten Gewebe sind das Ausmaß der Absorption, die Wärmekapazität, die Wärmeleitung und die Perfusion mit Blut für das Ausmaß der Erwärmung bedeutsam. Die Absorption wird im wesentlichen durch die molekulare Zusammensetzung festgelegt: Mit steigendem Proteingehalt nimmt die Absorption zu, wobei Kollagen stärker absorbiert als globuläre Proteine [20]. Wasser und Körperflüssigkeiten absorbieren praktisch nicht, der Absorptionskoeffizient α liegt bei 0,002–0,003 dB/cm MHz. Innere Organe absorbieren stärker (α = 0,4–0,6 dB/cm MHz), Haut und Sehnen noch stärker (α = 1 dB/cm MHz bzw. 2 dB/cm MHz). Die höchste Absorption hat mineralisierter Knochen (α = 5–10 dB/cm MHz), er ist daher mit Abstand am stärksten thermisch gefährdet. Berücksichtigt werden muß auch die Möglichkeit sekundärer Erwärmung von Weichteilen in direkter Nachbarschaft von erwärmtem Knochen wie z. B. der oberflächlichen Hirnwindungen, die dem Schädelknochen innen anliegen [5].

Der menschliche Embryo verhält sich akustisch wie Weichteilgewebe. Am Ende der Embryonalzeit wird die Absorption infolge der Mineralisation des Knochens stärker und nimmt dann während der gesamten Fetalzeit kontinuierlich zu.

Gewebe kann auch durch den Schallgeber selbst erwärmt werden, ohne daß ein Ultraschalleffekt vorliegt. Dieser Gefahr, die besonders bei endoskopischer Anwendung besteht, wird heute in der Regel durch Temperatursensoren im Schallkopf vorgebeugt, die das Gerät über 41 °C abschalten.

Wärmeleitung und Blutperfusion tragen zur Gewebekühlung bei und bestimmen wesentlich, welche Endtemperatur erreicht wird, insbesondere bei längerer Exposition. Während die Wärmeleitung in etwa berechnet werden kann, variiert die Perfusion in verschiedenen Geweben und Organen beträchtlich, deren Kühlungsanteil kann daher nur ungefähr abgeschätzt werden. Bei kurzfristiger Schallexposition trägt die Perfusion jedoch kaum zur Kühlung bei [7].

Die entscheidende Frage, nämlich bei welchen sonographischen Bedingungen mit relevanten Temperaturerhöhungen des Gewebes gerechnet werden muß, kann z. Z. nicht sicher beantwortet werden. B- und M-Mode gelten in dieser Hinsicht als unbedenklich. Dagegen wurden mit stationären Ultraschallfeldern, wie sie bei diagnostischen Geräten im Duplexbetrieb zur Messung

Physikalische Begriffe zur Beschreibung von Ultraschallfeldern

1. Leistung

$$\text{Leistung} = \frac{\text{Energie}}{\text{Zeit}} \qquad \text{Dimension: } \frac{\text{Joule}}{\text{Sekunde}} = \text{Watt}$$

Energie ist die Fähigkeit, Arbeit zu leisten. Sie hat die gleiche Dimension wie Arbeit, nämlich Joule. Bei diagnostischen Ultraschallgeräten wird die Leistung meistens in mW = 10^{-3} W angegeben.

2. Intensität

$$\text{Intensität} = \frac{\text{Energie}}{\text{Zeit} \times \text{Fläche}} = \frac{\text{Leistung}}{\text{Fläche}} \qquad \text{Dimension: } \frac{\text{Joule}}{\text{Sekunde} \times \text{m}^2} = \frac{\text{Watt}}{\text{m}^2}$$

Bei diagnostischen Ultraschallfeldern wird die Intensität meistens in mW/cm^2 angegeben (1 mW/cm^2 = 10 W/m^2).
In einem gepulsten Ultraschallfeld ist die Intensität weder zeitlich noch räumlich konstant. Zweckmäßige Parameter zur Beschreibung des Feldes sind entweder die zeitlichen und räumlichen Maximal- oder Spitzenwerte der Intensität oder die über die Zeit oder den Raum gemittelten Werte. Zur genaueren Spezifizierung sind die folgenden Benennungen international üblich (s = space; t = time; p = peak; a = averaged):

I(sata) räumlicher und zeitlicher Mittelwert der Intensität;
I(spta) räumlicher Spitzen- und zeitlicher Mittelwert der Intensität;
I(sptp) räumlicher und zeitlicher Spitzenwert der Intensität.

3. Schalldruck

Ultraschall breitet sich im Gewebe als Longitudinalwelle aus. Damit verbunden ist ein Wechseldruck, der sich dem Ruhedruck des Gewebes überlagert.

$$\text{Druck} = \frac{\text{Kraft}}{\text{Fläche}} \qquad \text{Dimension: Pascal} = \frac{\text{Newton}}{\text{m}^2}$$

In der Kompressionsphase steigt der Druck über den Ruhedruck an, in der Sogphase fällt er unter den Ruhedruck ab. Als negativer Spitzendruck p- wird der Maximalwert der Differenz zwischen dem Schalldruck in der Sogphase und dem Ruhedruck bezeichnet. Der negative Schalldruck p- wird als positiver Wert in Mega-Pascal angegeben (1 MPa = 10^6 Newton/m^2 = 9,87 atm).

der Blutströmung üblich sind, von unabhängigen Arbeitsgruppen wiederholt Temperaturerhöhungen in vitro und in vivo gemessen, die nicht mehr als harmlos angesehen werden können (Abb. 1.52) [5, 23, 25]. Bei all diesen Untersuchungen war die Erwärmung des Gewebes in den ersten 30 s am stärksten.

Die Folgen geweblicher Hyperthermie sind je nach Ausmaß, betroffenem Organ und Dauer verschieden. Säugerzellen in Kultur zeigen zwischen 37 ° und 39 °C die größte metabolische- und Proliferationsaktivität. Bei höheren Temperaturen fällt zunächst die Zellteilungsrate ab, bei längerer Exposition über 41,5 °C sterben die Zellen. Bei 45 °C werden Proteine denaturiert und verlieren Enzyme meist ihre katalytische Aktivität. Beim Erwachsenen können kurzfristige Hyperthermien mit der Folge einer Zellteilungshemmung harmlos sein, beim Embryo wirkt Hyperthermie je nach Höhe und Dauer teratogen [4, 11].

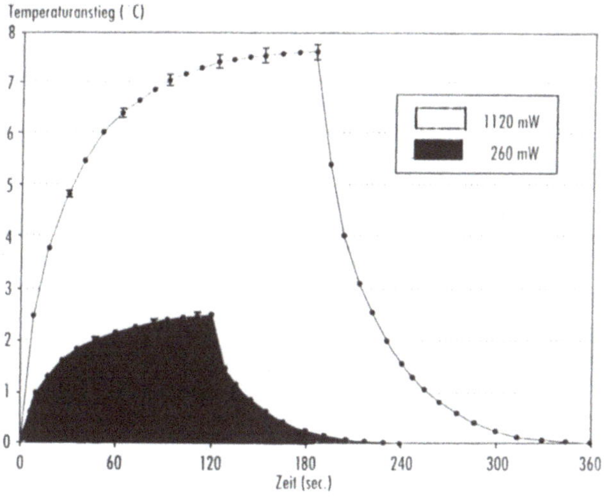

Abbildung 1.52

Darstellung des Temperaturanstiegs gegen die Zeit im isolierten Meerschweinchenhirn.
3,3 MHz, Pulsdauer 6,25 µs, PRF 4 kHz.
Obere Kurve: Leistung 1120 mW, Intensität I(spta) 2,5 W/cm².
Untere Kurve: Leistung 260 mW, Intensität 2,9 W/cm².
(Nach Bosward et al. 1993 [5])

Kavitation

Unter akustischer Kavitation versteht man die ultraschallinduzierte Bildung und die Aktivität von Hohlräumen und Gasblasen, die im beschallten Substrat funktionelle- und Strukturveränderungen hervorrufen können. Kavitation kann ein weites Spektrum physikalischer, chemischer und biologischer Effekte auslösen. Entscheidender Parameter für die Auslösung von Kavitationen sind der negative Spitzendruck des Ultraschallfeldes und die Anwesenheit von sog. Kavitationskeimen, das sind kleine präexistente Gasblasen, die in der Unterdruckphase der Schallwelle explosionsartig größer werden können. Da Wärmebildung und Kavitation von verschiedenen, unabhängigen Kenngrößen des Ultraschallfeldes abhängen, kann Impulsschall mit hohen Druckwerten und geringer Pulsfolge Kavitationen auslösen, ohne daß es zu einer merklichen Erwärmung kommt. Andererseits sind auch Schallfelder möglich, die allein erwärmen, ohne Kavitationen auszulösen. Bei Geweben mit Gasblasen als Kavitationskeime besteht außerdem Frequenzabhängigkeit, wobei der Schwellenwert für Kavitationen mit zunehmender Frequenz ansteigt. Kavitationen sind transient oder stabil, die Übergänge sind fließend [26].

Transiente Kavitation. Dieser Kavitationstyp (Synonyme sind „echte" oder „inertiale" Kavitation), beschreibt die kurzfristige Expansion präexistenter Kavitationskeime zu größeren Gasblasen innerhalb der Unterdruckphase einer Schallwelle und den anschließenden Kollaps in der folgenden Druckphase. Dabei können lokal eng begrenzt Druckwerte über 100 MPa und Temperaturen über 1000 °C auftreten. Solche Ereignisse können Lichtblitze auslösen (Sonolumineszenz) und chemische Radikale bilden, die von denen ionisierender Strahlung nicht unterscheidbar sind [17]. Eine solche Blase kann auch zerfallen, wobei die Einzelfragmente vollständig aufgelöst werden oder wiederum im Resonanzbereich der Schallfrequenz als Kavitationskeime wirken können. Bei Kavitationskeimen an unbeweglichen Oberflächen können lokale Stömungen (Jets) solcher Energie auftreten, daß selbst metallische Oberflächen erodiert werden [26].

Transiente Kavitationen werden in Geweben mit Kavitationskeimen bei höherer Frequenz unwahrscheinlicher. Dieser Zusammenhang ist jedoch nicht direkt linear proportional. Bei Geweben ohne Kavitationskeime besteht keine Frequenzabhängigkeit. In Säugergewebe außer Lunge und Darm sind transiente Kavitationen wegen fehlender Kavitationskeime nicht zu erwarten.

Stabile Kavitation. Von der transienten Kavitation ist die stabile Kavitation (auch „Pseudokavitation" oder „nicht inertiale Kavitation") abzugrenzen, die Resonanzschwingungen kleinerer präexistenter Gasblasen im beschallten Substrat über längere Zeit und ohne Kollaps beschreibt. An deren Oberfläche können Druckgradienten auftreten, die Stömungen mikroskopischer Dimension (microstreaming) auslösen, insbesondere bei asymmetrischen Schwingungen. Außerdem können Scher- und Torsionskräfte induziert werden, die biologische Membranen mechanisch belasten [26]. Bei der klinischen Untersuchung würden Kavitationen in größerer Zahl wegen der starken Streuung und stärkerer Absorption eine normale Bildgebung ausschließen.

1.5.3 Schwellenwerte

Ob die Erwärmung eines Gewebes therapeutisch oder schädigend wirkt, hängt vom Ausmaß und der Dauer des Temperaturanstiegs ab. Geringfügige und kurze Erwärmungen haben keinen Effekt. Von daher ergeben sich thermische Schwellenwerte, die im Rahmen der Diagnostik möglichst nicht überschritten werden sollten.

Kavitation ist ebenfalls ein Schwellenwertphänomen. Die Schwelle wird vom negativen Spitzendruck der Ultraschallwelle, der Frequenz, der Anzahl und Größe von Kavitationskeimen und den Eigenschaften des beschallten Gewebes festgelegt. Bei Experimenten in vitro sind Kavitationskeime praktisch immer vorhanden. Solche Experimente sind deshalb nicht vorbehaltlos auf die klinische Situation übertragbar, da die überwiegende Mehrzahl aller Säugergewebe wegen fehlender Kavitationskeime extrem resistent gegen Kavitationen ist. Lediglich diejenigen Gewebe sind besonders gefährdet, die schon physiologischerweise Gaseinschlüsse enthalten, wie Lunge und Darm nach der Geburt. Mit Kavitationskeimen muß aber auch nach Injektionen und Infusionen, chirurgischen Eingriffen, offenen Traumen, Caissonkrankheit und Gasbrandinfektion gerechnet werden.

Die derzeitigen sonographischen Verfahren arbeiten sämtlich mit Schallfeldern, bei denen der negative Spitzendruck 6 MPa nicht überschreitet (s. Abb. 1.51). Da Kavitationen die Bildqualität massiv beeinflussen, aber derartige Störungen in der klinischen Routine bisher nicht beobachtet wurden, und da biologische Effekte fehlen, die als Kavitationsfolge interpretiert werden könnten, gilt die Sonographie unter diesem Aspekt als ungefährlich. Mit Einführung der Lithotripsie wurden jedoch Schockwellen verfügbar, die Kavitationen in vivo auslösen können und die den Schwellenwert für Kavitationen besser abschätzen lassen. Transiente Kavitation im Säugergewebe ohne Gaseinschlüsse ist in Lithotripsiefeldern mit negativen Druckamplituden von 10 MPa belegt [6].

Für die Bildgebung mit ionisierenden Strahlen gilt das ALARA-Prinzip, nach dem die Strahlendosis so niedrig wie möglich gehalten werden sollte (*A*s *L*ow *A*s *R*easonable *A*chievable). Dieser Empfehlung liegt die Annahme zugrunde, daß auch geringe Strahlendosen biologische Effekte haben, die akkumulieren können. Dieses Prinzip, das in den USA auch für die Sonographie empfohlen wird [2], kann jedoch nicht ohne Vorbehalte übernommen werden. Solange die Ultraschallexposition unterhalb der Schwellenwerte für Temperaturerhöhung und Kavitationsauslösung bleibt, sind keine unerwünschten Effekte und keine Kumulationen zu erwarten; eine zeitliche und zahlenmäßige Begrenzung von Untersuchungen aus Gründen der Sicherheit ist daher nicht notwendig. Bei höheren Leistungen mit der Möglichkeit unerwünschter Erwärmung ist die Anwendung dieses Prinzips jedoch sinnvoll.

1.5.4 Biologische Wirkungen

Gewebsschädigung

Bei der sonographischen Diagnostik wurden Gewebsschädigungen bisher nicht beobachtet. Neuere Untersuchungen an verschiedenen Laborsäugern zeigten jedoch, daß die diagnostische Beschallung der belüfteten Lunge subpleurale kapilläre Lungeneinblutungen auslösen kann. Bei einer Frequenz von 1 MHz liegt der Schwellenwert des negativen Druckes für diesen Effekt bei 1 MPa, mit zunehmender Frequenz steigt der Schwellenwert an. Bei größeren Tierarten wurden höhere Unterdruckwerte benötigt als bei kleinen. Der zugrunde liegende Mechanismus ist zwar noch nicht vollständig verstanden, ist aber offensichtlich nicht thermisch und erfordert belüftete Alveolen; an der fetalen Lunge ist das Phänomen nicht auslösbar. Möglicherweise spielen alveoläre Resonanzschwingungen als Ursache eine Rolle oder die Überlagerung einfallender und reflektierter Wellen mit der Folge höherer negativer Schalldruckamplituden. Daß solche kapilläre Lungenblutungen beim Menschen im Rahmen kardiosonographischer Untersuchungen mit Exposition von Lungengewebe auftreten können, ist eher unwahrscheinlich. Im Tierversuch sind diese Blutungen so diskret, daß sie beim Menschen im Rahmen einer klinischen Untersuchung nicht erkannt werden würden [21].

Mutagenese und Karzinogenese

Karzinogene Wirkungen beruhen auf der Auslösung von Mutationen in Somazellen. Zur Frage mutagener Effekte des Ultraschalls liegt eine Vielzahl von Untersuchungen an Pflanzen, Bakterien, Säugerzellen und Tieren vor. All diese Befunde geben keinerlei Hinweise dafür, daß medizinischer Ultraschall im Säugergewebe in vivo Mutationen auslöst [12]. Karzinogene Effekte sind daher ebenfalls nicht zu erwarten. Diese Annahme wird durch epidemiologische Untersuchungen beim Menschen gestützt, die zeigten, daß nach der Einführung der Sonographie in der Geburtshilfe weder die Morbidität noch die Mortalität an kindlichen Malignomen anstieg [13].

Teratogenese

Diagnostischer Ultraschall könnte beim Menschen theoretisch durch übermäßige Erwärmung des Embryos oder Feten teratogen wirken. Im Tierversuch kann schon eine kurzfristige maternale Hyperthermie beim Embryo eine Teilungshemmung neuronaler Zellen auslösen, die nicht vollständig kompensiert wird, obwohl keine Mißbildungen auftreten müssen [11]. Bei stärkerer Hyperthermie werden bei verschiedenen Tierarten Fehlbildungen verursacht, wobei das Gehirn am sensibelsten reagiert. Je nach Embryonalstadium, Höhe und Dauer der Hyperthermie wurden Mikrozephalien, Mikrophthalmien, neurogener Klumpfuß und Arthrogryposen als häufigste Fehlbildungen registriert, außerdem seltener Herzfehler, Lippenkiefergaumenspalten, Katarakte, Skelettfehlbildungen u. a. [1]. Dabei sind die Schäden vom Ausmaß der Temperaturerhöhung und der Einwirkdauer abhängig. Diese Befunde dürfen jedoch aus folgenden Gründen nur mit Vorbehalt auf den Menschen und Erwärmung durch Ultraschall übertragen werden:

- Im Tierexperiment wurden Überwärmungen teilweise durch Fieber, teilweise durch Hyperthermie provoziert.
- Bei experimenteller Hyperthermie wurden Laborsäuger meist ganz erwärmt, während die sonographische Diagnostik, wenn überhaupt, zu lokalen Erwärmungen führt.
- Die physiologische Körpertemperatur verschiedener Säuger ist unterschiedlich und schwankt zwischen 37 °C beim Menschen und 39,5 °C beim Meerschweinchen, Kaninchen und Schaf. Mäuse und Ratten liegen zwischen diesen beiden Extremen. Es besteht bis heute keine einheitliche Auffassung darüber, ob die teratogenen Wirkungen der Hyperthermie durch das Ausmaß des Temperaturanstieges Δt oder durch Überschreiten des Schwellenwertes eines bestimmten absoluten Temperaturwertes t bedingt sind.

Beim Menschen müssen Temperaturerhöhungen über 41 °C als potentiell teratogen angesehen werden. Dabei steigt das Risiko teratogener Effekte mit längerer Expositionsdauer an. Erwärmungen, bei denen der Embryo oder Fetus nur bis zu 38,5 °C erwärmt wird, sind mit keinem teratogenen Risiko verbunden [25, 26]. Zwar sind bisher teratogene Wirkungen durch diagnostischen Ultraschall nicht nachgewiesen, dennoch sollte man die Duplexsonographie bei Schwangerschaften nur mit Zurückhaltung und spezieller Indikation einsetzen, um eine unnötige Erwärmung des Feten zu vermeiden. Mütterliches Fieber gilt als zusätzlicher Risikofaktor.

Sonstige Wirkungen

Ultraschall kann eine Vielzahl erwünschter oder unerwünschter Effekte hervorrufen, bei denen im Einzelfall der pathogenetische Mechanismus nicht immer klar ist. Beim Hühnerembryo kommt es im unbewegten Schallfeld zur kapillären Hämostase und Erythrozytenaggregation im Abstand halber Wellenlänge. Bei der Maus wirkt die Beschallung der Milz immunsuppressiv, beim Affen nimmt nach intrauteriner Beschallung die Anzahl peripherer Leukozyten ab. Beim Menschen beschleunigt Ultraschall Wundheilung und hemmt, vermutlich thermisch, reversibel die Spermiogenese [10, 22, 24]. Diese Effekte wurden teilweise unter artifiziellen experimentellen Bedingungen nachgewiesen, wie sie in der Klinik nicht vorkommen; teilweise wurde mit Schallfeldern gearbeitet, wie sie bei diagnostischen Verfahren nicht verwendet werden. Die Effekte scheinen in der Regel passager und reversibel zu sein; bei der derzeitigen Diskussion um die Sicherheit der sonographischen Verfahren spielen sie keine Rolle.

Epidemiologische Untersuchungen beim Menschen

Diese Studien beziehen sich überwiegend auf pränatale Ultraschallexposition und die peri- und postnatalen Folgen. Sie sollten entweder nachteilige Effekte für das Ungeborene nachweisen bzw. ausschließen oder belegen, daß das sonographische Screening, wie es in den meisten europäischen Staaten inzwischen praktiziert wird, Vorteile für die Mutter und das Kind bringt. Ein epidemiologischer Beweis dafür, daß das Screening einer jeden Schwangeren mit gesundheitlichen Risiken für das Ungeborene verbunden ist, konnte bisher trotz umfangreicher Untersuchungen mit verschiedenen Fragestellungen nicht erbracht werden. Einzelne Beobachtungen vermehrter Dyslexie, verzögerter Sprachentwicklung oder Linkshändigkeit nach intrauteriner Ultraschallexposition, waren entweder vom Studiendesign unzureichend oder wurden durch andere vergleichbare Untersuchungen nicht bestätigt [13].

1.5.5 Bewertung der Sicherheit verschiedener sonographischer Verfahren

A-, B- und M-Mode

A-, B- und M-Mode-Untersuchungen sind ungefährlich und können bei jeder klinischen Fragestellung beliebig lange und oft eingesetzt werden [14]. Dies gilt auch für die 3D-Sonographie als erweitertem B-Mode.

Cw-Doppler

Die Leistungen der Cw-Doppler-Geräte sind so niedrig, daß bei diesen Untersuchungen keine Sicherheitsprobleme auftreten. Dies gilt insbesondere auch für die Überwachung der fetalen Herzaktion über ausgedehnte Zeiträume [14].

Pulsdoppler (Farbdoppler, Duplexsonographie, Power-Mode)

Die Intensitäten dieser 3 Verfahren überlappen beträchtlich, wobei aber immer die höchsten Intensitätswerte bei der Duplexsonographie gemessen werden. Generell gibt es keine Kontraindikationen gegen Dopplerverfahren bei entsprechender Vorsicht. Allerdings können bei maximaler Geräteleistung klinisch relevante Erwärmungen von Knochenoberflächen nicht ausgeschlossen werden. Dem Anwender wird daher nahegelegt, jede Information des Herstellers über die Ultraschallexposition zu nutzen und kritische anatomische Strukturen wie Knochen oder gashaltige Gewebe möglichst wenig zu exponieren.

Wo eine Anzeige auf dem Monitor nicht vorgesehen ist, sollte die Expositionszeit kurz gehalten werden [14].

CAVE: Bei dem stationären Doppler zur Blutflußmessung kann das Gewebe bei hoher Geräteleistung erwärmt werden. Meßzeiten über 30 s sind zu vermeiden!

Echokontrastmittel

Bei sonographischen Kontrastmitteln wird die starke Reflexion durch Gasblasen diagnostisch genutzt. Kontrastmittelgabe ist außerdem die Voraussetzung zur Oberwellenbildgebung (Harmonic Imaging). Allerdings senken Echokontrastmittel die Kavitationsschwelle in vitro und wahrscheinlich auch in vivo [8,18]. Ob bei Beschallung nach Kontrastmittelgabe Kavitationen in vivo auftreten, ist nicht bekannt. Wenn dies der Fall sein sollte, dann am ehesten in der Interzellularsubstanz wegen deren geringerer Viskosität. Entstehende Radikale, die nur wenige Millisekunden überleben, würden den Zellkern vor Inaktivierung kaum erreichen. Da der Erythrozyt und der periphere Leukozyt teilungsunfähige Endstadien zellulärer Differenzierung sind, käme als Zielort einer mutagenen Wirkung nur die Endothelzelle in Frage. Hinweise für kavitationsbedingte Hämolysen oder Intimaschäden haben sich bei der bisherigen Anwendung nicht ergeben.

Die derzeitigen Echokontrastmittel sind immunologisch gut verträglich und eine Störung der kapillären Durchblutung ist bei den heute verwendeten Blasengrößen unter 10 μ nicht zu erwarten [19]. Da aber z. Z. laufend neue Kontrastmittel entwickelt und die klinischen Einsatzmöglichkeiten erweitert werden, ist derzeit eine abschließende Bewertung über potentielle Risiken noch nicht möglich. Der Einsatz von Kontrastmitteln sollte daher speziellen Indikationen vorbehalten bleiben, bis die Sicherheit differenzierter bewertet werden kann.

1.5.6 Maßnahmen zur Risikominderung

Sicherheitsindizes

Die beiden wichtigsten physikalischen Mechanismen für Bioeffekte durch Ultraschall sind Erwärmung und Kavitation. Daher wurden 2 Indizes zur Kontrolle dieser Effekte entwickelt [3]. Beide Indizes werden auf der Basis sehr einfacher Modelle des Gewebes und seiner akustischen Eigenschaften errechnet. Diese Indizes werden hier nur in ihrem Grundkonzept dargestellt. Eine ausführliche Beschreibung und Bewertung findet sich bei [15]. Die Anzeige dieser Indizes wird durch den On-line Display Standard (ODS) [3] geregelt, der in den USA seit dem 1. Januar 1996 Voraussetzung für die Zulassung von Ultraschallgeräten ist. Die meisten europäischen Hersteller haben neuere Geräte ebenfalls mit dem ODS ausgestattet.

Thermischer Index (TI)

Der thermische Index (TI) soll den Anwender vor eventueller Erhitzung des Gewebes während einer Untersuchung mit speziellen Geräteeinstellungen warnen. Er ist definiert als Verhältnis der akustischen Leistung zu derjenigen Leistung, die notwendig ist, um ein gegebenes Zielgewebe unter ungünstigsten Verhältnissen um 1°C zu erwärmen. Dabei wird angenommen, daß die Expositionszeit so lang ist, daß ein thermisches Gleichgewicht erreicht wird. Der TI wurde absichtlich als dimensionslose Größe konzipiert. Ein TI von 0,8 würde demnach anzeigen, daß ein Gewebevolumen unter den gegebenen Beschallungsbedingungen um maximal 0,8 °C erwärmt werden kann.

Drei verschiedene Varianten des TI wurden definiert:
- der Index für Weichteilgewebe (Thermal Index Soft Tissue, TIS),
- der thermische Index „Bone“ (TIB), der dann zu verwenden ist, wenn ein stark absorbierender Knochen in der Nähe des Fokus liegt,
- der thermische Index „Cranial“ (TIC), der angewendet werden soll, wenn Knochen nahe am Schallkopf liegen, insbesondere bei transkraniellen Untersuchungen.

Die zugrunde liegenden Rechenvorschriften zur Berechnung eines thermischen Index haben eine einfache Form. Für den TIS gilt:

$$TIS = W \times f \times k.$$

Dabei ist W die in Wasser gemessene akustische Leistung, f die Frequenz und k ein Faktor, der alle Parameter einschließt, die sich aus dem jeweiligen Modell ergeben. Die Dämpfung wird mit nur 0,3 dB/cm MHz berücksichtigt, dadurch wird die Erwärmung des Gewebes tendenziell eher überschätzt. Für die beiden anderen Indizes (TIB und TIC) entfällt die Abhängigkeit von der Frequenz und es werden unterschiedliche k-Werte eingesetzt.

Mechanischer Index (MI)

Dieser Index ist der Versuch, die Wahrscheinlichkeit für Kavitation im Gewebe abzuschätzen. Der lokale negative Spitzendruck p_- wird aus in Wasser gemessenen Druckwerten errechnet, wobei die Dämpfung der Weichteile auch hier mit nur 0,3 dB/cm MHz berücksichtigt wird. Dieser Wert p– geht als positiver Wert in MPa in die Formel ein, die Frequenz f in MHz:

$$MI = \frac{p-}{\sqrt{f}}$$

Der MI wird ebenfalls dimensionslos angegeben. Er informiert den Anwender über die Amplitude des Pulses zu einer gegebenen Zeit. Höhere Pulsamplituden ergeben direkt proportional höhere MI-Werte. Die Grundlage für diesen Index ist die Annahme, daß ein Schwellenwert des negativen akustischen Druckes existiert, ab dem Kavitationen und damit biologische Schäden ausgelöst werden können. Allerdings ist z. Z. nicht bekannt, ab welcher MI-Schwelle mit Kavitationen in Säugergewebe in vivo gerechnet werden muß. In den USA sind Untersuchungen mit einem MI bis zu 1,9 erlaubt. Bei einer Frequenz von 5 MHz entspricht dies einer negativen Druckamplitude von 4,2 MPa.

Die angezeigten Sicherheitsindizes können dem Anwender wertvolle, bisher nicht verfügbare Informationen darüber liefern, wie Änderungen der Geräteeinstellungen auf dem Armaturenbrett die Pulsamplitude (und damit den MI) und die zeitgemittelte Intensität bzw. die Gesamtleistung und damit die Heizkapazität beeinflussen. Wie mit jeder neuen Methode der Risikobewertung ist jedoch auch hier bei der Interpretation der Indexwerte eine gewisse Vorsicht geboten. Die Anzeige von TI und MI können z. Z. nur als generelle Anzeiger möglicher Risiken bewertet werden. Sie beruhen auf Berechnungen und nicht auf validen Messungen des wahren Erwärmungs- bzw. Kavitationspotentials im Gewebe während einer laufenden Untersuchung.

Anzeige der Indizes

Die meisten modernen Geräte zeigen die Indizes entsprechend den Anforderungen des ODS an. Dieser regelt folgendes: Zum einen soll auf dem Bildschirm nur ein Index erscheinen. Die Entscheidung, welcher Index ausgewählt wird, hängt sowohl von dem Arbeitsmodus wie auch von der Art der klinischen Anwendung ab. Dabei wird derjenige Index angezeigt, der für eine spezielle Untersuchung am besten paßt. Für B-Mode-Bildgebung wird lediglich der MI angezeigt. Bei Pulsdoppleruntersuchungen und dem M-Mode hat der TI Vorrang. Bei diesen Arbeitsmodi wird je nach Anwendungsart entschieden, welcher TI angezeigt wird. Der TIC wird nur bei transkranieller Beschallung verwendet. Bei allen anderen Untersuchungen wird der TIS oder der TIB angezeigt, je nach dem, welcher für die jeweilige Untersuchungsart passender ist. Natürlich wird der TIB immer höhere Werte anzeigen als der TIS, da der Knochen stärker absorbiert. Bei einigen Untersuchungen wie z. B. bei der Untersuchung des Auges oder der Brust wird der TIS angeboten, da es sich um eine Untersuchung von Weichteilen handelt. In diesem Falle wäre jedoch der TIB passender, da Knochen zufällig exponiert werden können. Daher sollte der Untersucher die vom Gerät vorgegebene Wahl ändern können.

Generell fordert der ODS die Anzeige nur bei Geräten bzw. Arbeitsmodi, bei denen ein Index mindestens Werte von ≥1,0 erreichen kann. Unter dieser Bedingung wird ab 0,4 angezeigt. Dies gilt für den TI und den MI gleichermaßen.

1.5.7 Empfehlungen für den Untersucher

Allein aus Vorsorge und um eine mögliche Gefährdung des Patienten auszuschließen, sollte man bei sonographischen Untersuchungen die folgenden Richtlinien beachten, insbesondere bei Pulsdoppleruntersuchungen:

- Der Anwender sollte sich über die eingestellte Geräteleistung informieren. Die Leistung des Gerätes sollte beim Untersuchungsbeginn möglichst niedrig, die Empfangsverstärkung hoch eingestellt werden. Bei Nachregelungen sollte, soweit angezeigt, der Sicherheitsindex beachtet werden.
- Der Untersucher muß wissen, ob das Gerät bei eingefrorenem Bild weiter abstrahlt. Gegebenenfalls sollte der Hautkontakt unterbrochen werden.
- Bei Pulsdoppleruntersuchungen sollten tiefer liegende Knochen möglichst wenig exponiert werden.
- Bei Blutströmungsmessungen sollte der Doppler erst aktiviert werden, wenn das Gefäß lokalisiert und das Meßtor festgelegt ist. Dabei sollte die Meßtortiefe klein gehalten werden, da einige Geräte einen Tiefenausgleich zur Kompensation der Dämpfung haben.
- Bei Blutströmungsmessungen sollte die Pulsdopplerexposition einzelner Gewebevolumina möglichst kurz gehalten werden.
- Bei kardiologischen Untersuchungen sollte die Lunge möglichst nicht exponiert werden.

1.5.8 Schlußfolgerungen und Zusammenfassung

Die überwiegende Mehrzahl aller sonographischen Untersuchungen ist mit keiner Gefährdung des Patienten verbunden. Lediglich bei 2 diagnostischen Situationen darf diese Harmlosigkeit der Sonographie nicht grundsätzlich vorausgesetzt werden:

- Im Duplexbetrieb zur Blutflußmessung arbeiten einige Geräte z. Z. mit Leistungen, bei denen eine Erwärmung von Knochen im Dopplerstrahl nicht sicher auszuschließen ist. Im Schädelbereich können möglicherweise auch dem Knochen anliegende Hirnwindungen sekundär erwärmt werden. Diese Problematik tritt am ehesten bei geburtshilflichen Untersuchungen auf, bei denen die Durchblutung der Nabelschnur oder der großen fetalen Gefäße gemessen wird und fetaler Knochen im Schallstrahl liegt. Ähnlich ist die Situation bei Messung der Durchblutung der Hirnarterien von Neugeborenen und Kleinkindern. Ob solche Erwärmungen zu erwarten sind, hängt im Einzelfall von der Geräteleistung, den anatomischen Verhältnissen und der Untersuchungsdauer ab.

- Bei kardiologischen Untersuchungen sind bei Beschallung von belüftetem Lungengewebe lokale Erythrozytenaustritte aus den subpleuralen Lungenkapillaren z.Z. nicht auszuschließen. Der Effekt ist im Tierversuch belegt, beim Menschen eher unwahrscheinlich, aber bisher nicht hinreichend untersucht. Der Nachweis dieses Phänomens, das vermutlich nicht zu klinischen Symptomen führen würde, wäre wahrscheinlich nur im Rahmen thoraxchirurgischer Eingriffe nachweisbar. Ob solchen lokalen Einblutungen überhaupt eine klinische Bedeutung zukommt, wird z.Z. diskutiert. Rein aus Vorsorge sollte daher die unbeabsichtigte Beschallung von Lungengewebe bei kardiologischen Untersuchungen möglichst vermieden werden. Die fetale Lunge ist wegen fehlender Belüftung nicht gefährdet.

Literatur

1. American Institute of Ultrasound in Medicine (AIUM) (1993) Bioeffects & safety of diagnostic ultrasound. American Institute of Ultrasound in Medicine, Laurel, MD
2. American Institute of Ultrasound in Medicine (AIUM) (1994) Medical ultrasound safety. Part Three: Implementing ALARA. American Institute of Ultrasound in Medicine, Laurel, MD
3. American Institute of Ultrasound in Medicine (AIUM)/National Electrical Manufacturers Association (NEMA) (1992) Standard for real-time display of thermal and mechanical acoustic output indices on diagnostic ultrasound equipment. AIUM, Rockville, MD/NEMA, Washington DC
4. Barnett SB, Rott HD, ter Haar GR, Ziskin MC, Maeda K (1997) The sensitivity of biological tissue to ultrasound. Ultrasound Med Biol 23: 805–812
5. Bosward KL, Barnett SB, Wood AKW, Edwards MJ, Kossoff G (1993) Heating of guinea-pig fetal brain during exposure to pulsed ultrasound. Ultrasound Med Biol 19: 415–424
6. Brümmer F, Bräuner T, Hülser DF (1990) Biological effects of shock waves. World J Urol 8: 224–232
7. Carstensen EL, Child SZ, Norton S, Nyborg WL (1990) Ultrasonic heating of the skull. J Acoust Soc Am 87: 1310–1317
8. Dalecki, D, Raeman CH, Child SZ, Cox C, Francis CW, Meltzer RS, Carstensen EL (1997) Hemolysis in vivo from exposure to pulsed ultrasound. Ultrasound Med Biol 23: 307–313
9. Duck FA, Martin K (1991) Trends in diagnostic ultrasound exposure. Phys Med Biol 36: 1423–1432
10. Dyson M (1982) Non-thermal effects of ultrasound. Br J Cancer 45 [suppl]: 165–171
11. Edwards MJ (1986) Hyperthermia as a teratogen: a review of experimental studies and their clinical significance. Teratog Carcinog Mutagen 6: 563–582
12. European Federation of Societies for Ultrasound in Medicine and Biology (EFSUMB) (1994) Diagnostic ultrasound: genetic aspects. Eur J Ultrasound 1: 91–92
13. European Federation of Societies for Ultrasound in Medicine and Biology (EFSUMB) (1996) Epidemiological studies of diagnostic ultrasound exposure during human pregnancies. Eur J Ultrasound 4: 69–73
14. European Federation of Societies for Ultrasound in Medicine and Biology (EFSUMB) (1998) Clinical safety statement for diagnostic ultrasound (March 1998). Eur J Ultrasound 8: 67–68
15. European Federation of Societies for Ultrasound in Medicine and Biology (EFSUMB) (1996) Thermal and mechanical indices. Eur J Ultrasound 4: 145–150
16. Henderson J, Willson K, Jago JR, Whittingham TA (1995) A survey of the acoustic outputs of diagnostic ultrasound equipment in current clinical use. Ultrasound Med Biol 21: 699–705
17. Heusinger H (1990) Comparision of the reactions induced by ultrasound and gamma rays in aqueous lactose solutions. Ultrasonics 28: 30–36
18. Miller D, Thomas RM (1995) Ultrasound contrast agents nucleate inertial cavitation in vitro. Ultrasound Med Biol 21: 1059–1065
19. Nanda NC (1992) Echocontrast enhancers: how safe are they? Adv Echo Contr 2: 19–24
20. National Council on Radiation Protection and Measurements (NCRP) (1992) Exposure criteria for medical diagnostic ultrasound: I. criteria based on thermal mechanisms. NCRP Report No. 113. Bethesda, MD
21. Rott HD (1997) Lungenhämorrhagien durch diagnostischen Ultraschall – Eine Literaturübersicht. Ultraschall in Med 18: 226–228
22. Tarantal AF, O'Brien WD, Hendrickx AG (1993) Evaluation of the bioeffects of prenatal ultrasound exposure in the Cynomolgus Macaque (Macaca fascicularis). III: developmental and hematologic studies. Teratology 47: 159–170
23. Ter Haar GR, Duck FA, Starritt HC, Daniels S (1989) Biophysical characterisation of diagnostic ultrasound equipment – preliminary results. Phys Med Biol 34: 1533–1542
24. Thacker J (1985) Investigations into genetic and inherited changes produced by ultrasound, chapter 6. In: Nyborg WL, Ziskin MC (eds) Biological effects of ultrasound. Clinics in diagnostic ultrasound, vol 16. Churchill Livingstone, New York
25. World Federation for Ultrasound in Medicine and Biology (WFUMB) (1992) Symposium on safety and standardisation in medical ultrasound: issues and recommendations regarding thermal mechanisms for biological effects of ultrasound. Ultrasound Med Biol 18/9 (special issue)
26. World Federation for Ultrasound in Medicine and Biology (WFUMB) (1998) WFUMB Symposium on safety of ultrasound in medicine: Conclusions and recommendations on thermal and non-thermal mechanisms for biological effects of ultrasound. Ultrasound Med Biol 24/1 (special issue)

1.6 Patientenvorbereitung und Organisation der Sonographie im chirurgischen Alltag

B. KLINGE

Um möglichst optimale Untersuchungsbedingungen und damit therapierelevante Untersuchungsergebnisse zu gewährleisten, gilt es im Vorfeld der Sonographie folgende Fragen zu beantworten:

- Wer oder was soll sonographiert werden?
- Womit soll die Untersuchung durchgeführt werden?
- Wann kann die Untersuchung in das Tagesprogramm der Klinik störungsfrei integriert werden?
- Wo finden sich die besten technischen und räumlichen Rahmenbedingungen?

Relativ einfach zu beantworten ist die Frage nach dem wer oder was. In Frage kommen zum einen Patienten auf chirurgischen Normalstationen, die im Rahmen der präoperativen Diagnostik bzw. zu postoperativen Routinekontrollen sonographiert werden, zum anderen Patienten auf der Intensivstation, bei denen die Sonographie wertvolle Hinweise vor allem bei komplizierten Verläufen liefern kann. Des weiteren prä- und poststationäre Patienten in den Klinikambulanzen, der viszeralchirurgischen Endoskopie, und letztendlich Patienten im Operationssaal, bei denen die Sonographie die bildgebende Diagnostik ergänzt bzw. wertvolle Hinweise zur Organdifferenzierung und zum Tumorstaging liefern kann.

Grundsätzlich ist für die transkutane abdominelle Sonographie keine spezielle Vorbereitung erforderlich. Bei gezielter Fragestellung, insbesondere im Bereich der Gallenwege und der Gallenblase sowie des Pankreas empfiehlt es sich jedoch, die Untersuchung am nüchternen Patienten durchzuführen. Überlagerungen durch Darmgas können so weitgehend vermieden werden und sind, wenn vorhanden, meist durch gezielte manuelle Kompression oder durch einen Wechsel des Schallfensters zu umgehen. Kommt es trotzdem zu artefaktbedingten, schwierig zu beurteilenden Situationen, kann ggf. die Gabe von Karminativa zu einer deutlichen Verminderung des Darmgasgehaltes und damit zu einer verbesserten sonographischen Beurteilbarkeit des Abdomens führen. Die Harnblase sollte für die transkutane Sonographie möglichst gefüllt sein, da sie als Eintrittsfenster für die Beurteilung der Organe im kleinen Becken dient.

Der Patient sollte auf einer Untersuchungsliege mit leicht erhöhtem Kopfteil bequem gelagert werden, die Arme werden entspannt neben dem Körper plaziert. Für gezielte Fragestellungen insbesondere im Bereich der unteren Thoraxabschnitte ist ein Anheben der Arme zur Erweiterung der Interkostalräume, d.h. zum weiteren Öffnen überlagerungsfreier Schallfenster sinnvoll.

Prinzipiell ist auch für den Intensivstationspatienten, zur intraoperativen Sonographie und bei simultan durchzuführender Endoskopie und Sonographie bzw. im Rahmen der Endosonographie keine speziell auf die Sonographie ausgerichtete Vorbereitung erforderlich. Notwendige eingriffsspezifische Vorbereitungen reichen in aller Regel aus und ermöglichen weitgehend artefaktfreie und aussagefähige Untersuchungen.

Neben Vorbereitung und Lagerung des Patienten ist zur Beantwortung viszeralchirurgischer Fragestellungen die allgemeine Geräteauswahl von Bedeutung. Neben einer guten B-Bild-Qualität sind Übersichtlichkeit und Bedienungskomfort aller Gerätekomponenten wesentliche Punkte. Das Ultraschallgerät sollte mit verschiedenen Sonden zur differenzierten Untersuchung unterschiedlicher Organsysteme ausgestattet sein. Empfehlenswert sind Multifrequenzsonden, mit deren Hilfe ohne Änderung der Gerätekonfiguration die meisten Fragestellungen im Rahmen des viszeralchirurgischen Routineeinsatzes bearbeitet werden können. Zusätzlich sollte das Gerät robust, dabei aber möglichst klein und mobil für den Transport im Bereich des Operationssaals und der Intensivstation sein. Zu fordern ist in jedem Fall eine fest an das Gerät angeschlossene bzw. integrierte Dokumentationsmöglichkeit, z.B. einen Thermoprinter oder ein Videoaufzeichnungsgerät. Kommt die Farbdopplersonographie zum Einsatz, erfolgt die Auswahl der Schallsonden entsprechend dem zu untersuchenden Organ bzw. der zu bearbeitenden Fragestellung. Als Basissonde dient eine 3,5-MHz-Schallsonde mit einem Konvexscanner, mit der ca. 90% aller Fragestellungen im Bereich von Abdomen und Thorax geklärt werden können. Für spezielle Indikationen bei oberflächlich liegenden Strukturen ist der zusätzliche Einsatz einer 5-MHz-Sonde erforderlich. Für Untersuchungen im Bereich der unteren Thoraxapertur und bei kleinen und ungünstig gelegenen Schalleintrittsfenstern ist der Einsatz von Sektorscannern von Vorteil.

Um den Anforderungen, die in der täglichen Klinikroutine an die Sonographie gestellt werden, gerecht zu werden, müssen Sonographiearbeitsplätze vielseitig gestaltet sein. So kann die Untersuchung in speziellen Ultraschalluntersuchungsräumen, aber auch in jedem Raum der Ambulanz, in Schockräumen und Notaufnahmen, auf Intensivstationen, Normalstationen oder in anderen Funktionseinheiten der Klinik durchgeführt werden. Dieser methodenspezifische Vorteil der Vielseitigkeit resultiert aus der Möglichkeit, Sonographiegeräte prinzipiell zum Patienten zu transportieren und die Ultraschalluntersuchung als Bed-Side-Methode durchzuführen. Trotzdem sollte der Grundsatz beachtet werden, daß, wenn immer möglich, nicht das Gerät, sondern der Patient zum Gerät zu transportieren ist, um so Defekte und Fehlfunktionen der transportanfälligen Elektronik weitgehend zu vermeiden. Die beste Möglichkeit ist die Einrichtung eines speziellen Ultraschalluntersuchungsraumes, an den folgende Forderungen zu stellen sind: Er sollte in Anbindung an die Klinikambulanz eingerichtet sein und über eine ausreichende Fläche sowie technische Infrastruktur verfügen. Es muß eine gute Möglichkeit zur Abdunklung vorhanden sein, zusätzlich sollten alle medizinischen Utensilien und Verbrauchsmaterialien wie z. B. Ultraschallgel, Abdecktücher, Desinfektionsspray, Material für sonographiegestützte Interventionen, bakterielle Abstrichröhrchen, Gefäße für Histologie, Zytologie, Verbandsmaterial, Medikamente und ein Notfallkoffer vorhanden sein. Als Mobiliar bieten sich eine bequeme Untersuchungsliege, ein rollbarer Hocker, ein Schreibtisch mit separater Beleuchtung und ausreichend Stauraum für das o. g. Verbrauchsmaterial an. Selbstverständlich sind organisatorische Utensilien wie Telefonanschluß, Befundvordrucke etc.

Sind die genannten Anforderungen an Gerätetechnik und räumliche Infrastruktur erfüllt, gilt es abschließend den Untersuchungsablauf zu strukturieren und die Sonographie in den chirurgischen Alltag zu integrieren. Folgende Grundsätze sind zu beachten:

- Die Sonographie sollte grundsätzlich vor endoskopischen Untersuchungen und vor Kontrastmittelgabe durchgeführt werden, um so störende Reflektionen und eingeschränkte Untersuchungsergebnisse zu vermeiden.
- Generell müssen jeder Notfall vor Routineuntersuchungen, Kinder vor Erwachsenen und bettlägerige vor ambulanten Patienten untersucht werden.
- Es ist darauf zu achten, daß ausreichende Untersuchungszeiten und ein federführender Untersucher, der z. Z. der Sonographieuntersuchung von anderen chirurgischen Aufgaben entbunden ist, zur Verfügung stehen.

Nur so sind eine aussagefähige Befunderhebung und ausreichende Dokumentation gewährleistet. Um die optimale Vorbereitung des Patienten und eine strukturierte Ablaufplanung der Sonographie zu ermöglichen, sollte ein Sonographieplan am Vortage der entsprechenden Untersuchung erstellt werden. Weiter empfiehlt es sich, einen festgelegten Zeitraum für die Ultraschalluntersuchung vorzusehen, damit sich sowohl Patienten wie auch Pflegepersonal im täglichen Stationsablauf darauf einstellen können. Sonographieuntersuchungen zwischen einzelnen Operationen oder zwischen der Routinestationsarbeit sollten auf möglichst wenige Notfallindikationen reduziert werden. Zur Ablaufoptimierung wäre für die Zeit der Ultraschallsprechstunde ein technischer Mitarbeiter, der für die Einbestellung und die Transporte der Patienten zuständig ist, wünschenswert.

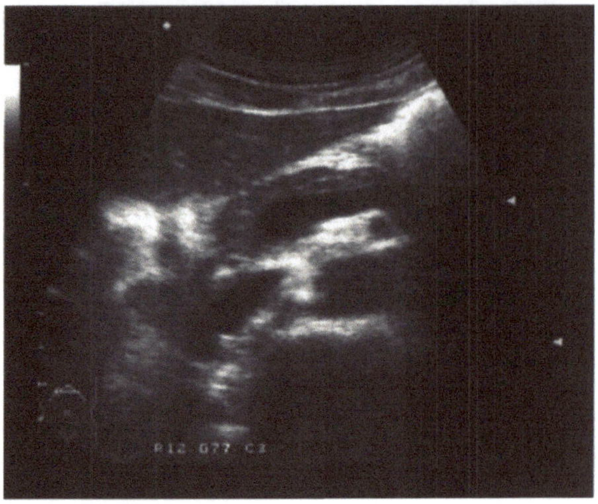

Abbildung 1.53

Epigastrischer Querschnitt

1.7 Standarduntersuchungsgang und Befunddokumentation

Um eine vollständige Durchmusterung von Abdomen und Retroperitoneum zu gewährleisten, empfiehlt sich die Einhaltung eines standardisierten Untersuchungsablaufes.

Der Patient sollte auf einer nicht zu weichen Untersuchungsliege in Rückenlage, ggf. mit leicht erhöhtem Oberkörper, gelagert werden. Die Arme werden neben den Oberkörper plaziert, damit die Bauchdecken entspannt sind. Für bestimmte Fragestellungen, insbesondere im Bereich der unteren Thoraxanteile, müssen die Arme hinter den Kopf verlagert werden, um so die Interkostalräume als Zugangsmöglichkeit für die Sonographie zu erweitern.

Der Standarduntersuchungsgang beginnt mit dem *epigastrischen Querschnitt* (Abb. 1.53). Hier finden sich zunächst ventral gelegene Anteile des linken Leberlappens, die im weiteren Verlauf der Untersuchung als Schallfenster dienen und die Darstellung der quer getroffenen großen Gefäße und der Wirbelsäule ermöglichen. Bei nachfolgender Verschiebung des Schallkopfes in kraniokaudaler Richtung und Neigung nach rechts kaudal erscheint das Pankreas schweifförmig ventral des Confluens venosum und der A. mesenterica superior. Es empfiehlt sich, den Patienten aufzufordern, das Abdomen vorzuwölben oder durch leichte Inspiration das Schallfenster Leber nach kaudal zu erweitern.

Als nächstes folgen *Längsschnitte im Epigastrium* parallel der großen Gefäße. Zunächst der *linksseitige paramediane Schnitt* (Abb. 1.54). Hier zeigt sich die Aorta als echofreies, pulsierendes Band mit den ventralen Abgängen des Truncus coeliacus und der A. mesenterica

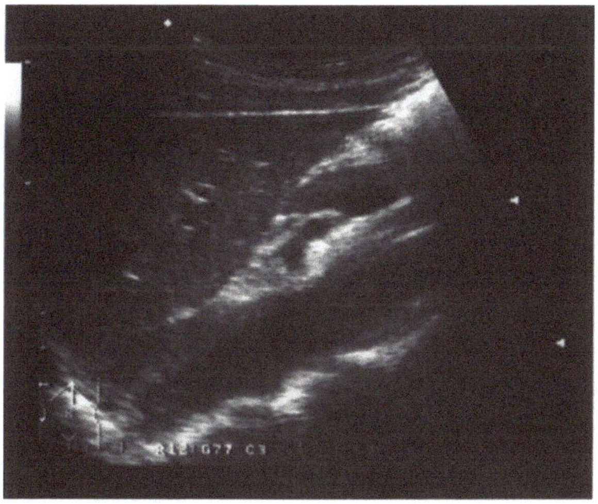

Abbildung 1.54

Epigastrischer Längsschnitt über der Aorta

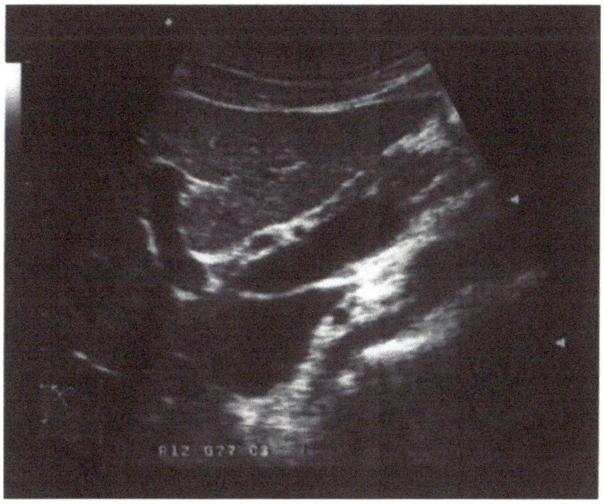

Abbildung 1.56

Schulter-Nabel-Schnitt

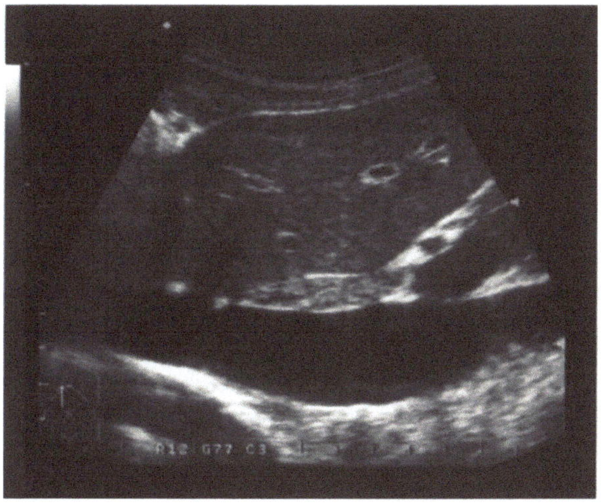

Abbildung 1.55

Epigastrischer Längsschnitt über der V. cava

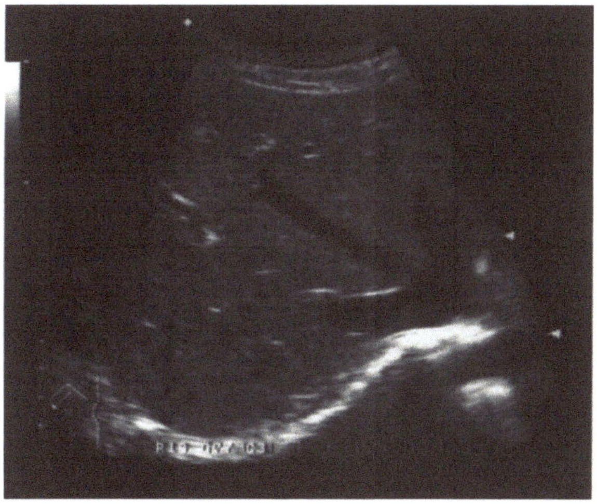

Abbildung 1.57

Subkostaler Querschnitt

superior. Es findet sich weiterhin quer oval angeschnitten das Pankreas sowie direkt unter der Spitze des linken Leberlappens die Magenkokarde. Von diesem Schnitt aus kann durch Kippen des Schallkopfes auf die rechte Patientenseite der gesamte linke Leberlappen durchmustert werden. Schließt sich der *rechtsseitige paramediane Längsschnitt* (Abb. 1.55) an, findet sich längs getroffen die V. cava mit ihrer Mündung in den rechten Vorhof sowie die dorsal gelegenen Anteile des linken Leberlappens (Lobus caudatus). Ausgehend von dieser Position ergibt sich durch eine geringgradige Modifikation des Längsschnittes, d.h. durch Verschieben nach rechts lateral der sog. *Schulter-Nabel-Schnitt* (Abb. 1.56). Hier stellt sich das Lig. hepatoduodenale mit seinen Strukturen Ductus choledochus, V. portae und A. hepatica dar. Ebenso findet sich hier der suprarenale Abschnitt der V. cava im Bereich der Leberpforte. Nach Beurteilung dieser Strukturen wird der Schallkopf um 90° in den sog. *subkostalen Querschnitt* (Abb. 1.57) gedreht. Nun kann bei tiefer Inspiration des Patienten eine kraniokaudale Durchmusterung des rechten Leberlappens erfolgen. Zunächst wird die Einmündung der 3 Lebervenen in die V. cava (Lebervenenstern) dargestellt. Danach erfolgt durch weiteres Aufrichten des Schallkopfes die Darstellung der Pfortaderaufzweigung und daran anschließend der quergetroffenen Gallenblase.

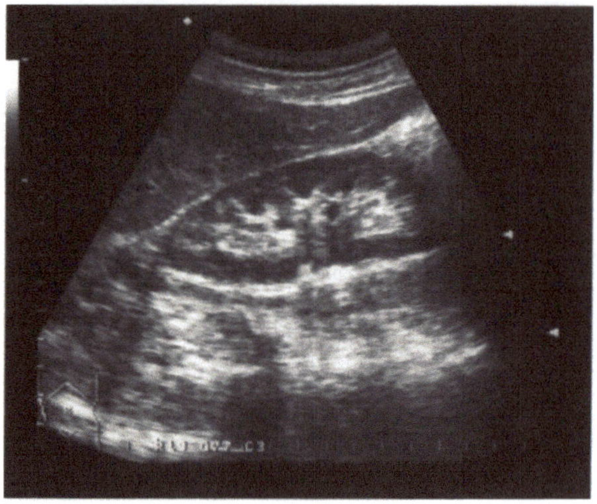

Abbildung 1.58

Rechtsseitiger Flankenschnitt

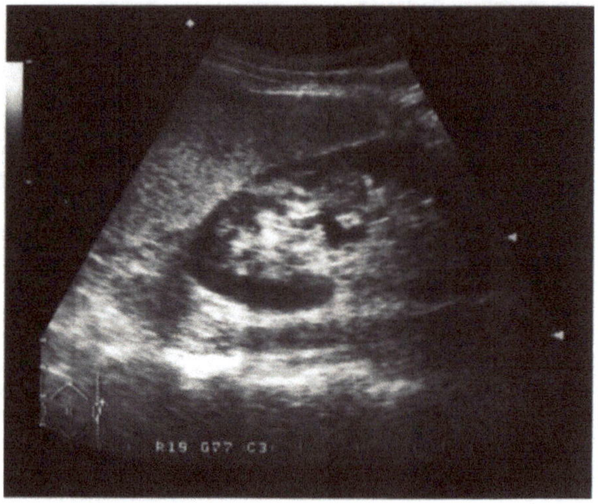

Abbildung 1.59

Linksseitiger Flankenschnitt

Ein weiterer Standardschnitt ist der *rechtsseitige Flankenschnitt* (Abb. 1.58). Hier werden Leber und rechte Niere zunächst im Längsschnitt dargestellt. Es erfolgt anschließend die Durchmusterung der Niere im Querschnitt. Verschieben des Schallkopfes nach kranial erlaubt zusätzlich einen Einblick in den rechten Pleuraraum.

Analog dieser rechtsseitigen Schnittebenen werden die gleichen Standardschnittebenen auf der linken Körperseite angewendet. Im *linken Flankenschnitt* (Abb. 1.59) finden sich längs geschnitten Milz und linke Niere. Über die Milz als Schallfenster kann nun der Pankreasschwanz dargestellt werden. Prinzipiell sind Niere und Milz in einer zweiten Ebene darzustellen.

Nach kompletter Durchmusterung der Oberbauchorgane schließt sich die Untersuchung im *Unterbauch* (Abb. 1.60) zunächst im Querschnitt an. Der Schallkopf wird an die Symphyse herangeführt und durch Kippen auf die Bauchhaut erfolgt der Blick hinter die Symphyse. Es zeigen sich hier beim Mann Harnblase, Prostata und Samenbläschen, bei der Frau Harnblase, Uterus und Adnexe. Durch Schwenken und Aufrichten des Schallkopfes können diese Organsysteme komplett durchgemustert werden. Abschließend wird durch Drehen des Schallkopfes in die Längsachse die zweite Schnittebene aller Beckenorgane dargestellt.

Die konsequente Beachtung dieses standardisierten Untersuchungsgangs gewährleistet zunächst einen orientierenden Überblick über alle der sonographischen Diagnostik zugänglichen Organsysteme in Abdomen, Becken und Retroperitoneum.

Spezielle Fragestellungen erfordern nach Abschluß des standardisierten primären Untersuchungsgangs gezieltes und erneutes Untersuchen einzelner Regionen und einzelner Strukturen.

Hinzuweisen ist insbesondere auf mögliche und ggf. erforderliche Abweichungen von der o. g. Standarduntersuchung im Rahmen der *Notfalldiagnostik*. Die Notfalldiagnostik erfordert in kürzester Zeit eine Aussage über evtl. lebensnotwendige therapeutische Maßnahmen. Somit muß sich der Untersucher zunächst an den Prädilektionsstellen für freie Flüssigkeit und den am häufigsten von einer Verletzung betroffenen parenchymatösen Organen Leber, Milz und Niere orientieren. Die Prädilektionsstellen für freie Flüssigkeit sind zum einen im rechten Oberbauch der *Recessus hepatorenalis (Morrison-Pouch)*, der Raum zwischen Niere und rechtem Leberlappen, der sich insbesondere im rechten Flankenschnitt darstellen läßt. Analog hierzu findet sich im linken Oberbauch der *Recessus splenorenalis (Koller-Pouch)* und natürlich im Unterbauch der *Douglasraum*. Obligat ist ein orientierender Blick auf die Leber und die Milz. Zu achten ist insbesondere auf Unterbrechungen der Kontinuität oder den Nachweis von freier, das Organ umspülender Flüssigkeit. Auch die Nieren dürfen im Rahmen der Notfalldiagnostik nicht vernachlässigt werden. Insgesamt muß jedoch angemerkt werden, daß eine *Notfallsonographie* keinesfalls länger als *1 min* dauern sollte.

Anzusprechen ist noch die Darstellung des *Magen-Darm-Traktes*. Hier existieren aufgrund der variablen Anatomie keine Standardschnitte. Es sollte aber immer versucht werden, insbesondere den Kolonrahmen auf

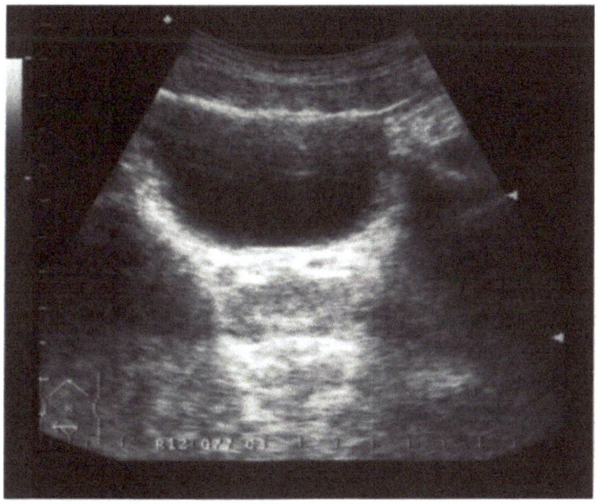

Abbildung 1.60

Unterbauchquerschnitt beim Mann

pathologische Prozesse zu überprüfen und auch nach Auffälligkeiten im Bereich des Dünndarmkonvolutes zu suchen. Hierzu empfiehlt sich für den Kolonrahmen die anatomiegerechte u-förmige Untersuchung im Bereich des Abdomens. Zur Beurteilung des Dünndarms sollten paramediane Querschnitte in kraniokaudaler Richtung durchgeführt werden. Das Augenmerk sollte hier insbesondere auf die Erkennung sog. pathologischer Kokarden, Kaliberschwankungen, Wandveränderungen und Veränderungen der *Motilität* gelenkt werden.

Es gilt nun die im Rahmen des standardisierten Untersuchungsganges erhobenen Befunde zu dokumentieren. Hier ist zwischen der *Textdokumentation* und der *Bilddokumentation* zu trennen. Die Textdokumentation sollte die Beschreibung aller untersuchten Organe enthalten. Es ist wichtig, über Lage, Größe und Form der Organe Auskunft zu geben. Anzusprechen ist die Binnenstruktur, die Wandstruktur und ggf. der Organinhalt. Des weiteren sind die Verschiebbarkeit zur Umgebung und evtl. vorhandene Spontanbewegungen zu beschreiben. Zusätzlich können Konsistenz und Schmerzhaftigkeit bei gezielter Sonopalpation Auskunft über evtl. vorliegende pathologische Prozesse geben.

Besonderheiten, die über die normale Sonoanatomie hinausgehen, sind gesondert hervorzuheben.

Zu achten ist auf eine vollständige, aber kurze und prägnante Dokumentation. Die zur Verfügung stehenden Möglichkeiten sind zum einen der *Freitext*, zum anderen das *Formblatt* oder aber die *computergestützte Dokumentation.*

Vor- und Nachteile der unterschiedlichen Dokumentationsformen liegen auf der Hand. Ein Freitext ist überall schnell ausführbar, aber er hält sich nicht an eine standardisierte Terminologie. Es gibt keine Garantie der vollständigen Befunderfassung. Häufig wird dieser Befund schlecht leserlich dokumentiert und ist retrospektiv schlecht auswertbar.

Vorteile des Formblattes sind die Gewähr der Vollständigkeit und die Benutzung einer standardisierten Terminologie. Zum anderen die Möglichkeit der retrospektiven Auswertung und die Erziehung zur Systematik und Gründlichkeit. Ein Nachteil ist vor allem die geringe Flexibilität der Befundbeschreibung. Zusätzlicher Raum für Freitext ist deshalb obligat.

Insgesamt hat sich im klinischen Alltag eine Kombination aus Freitext und Formblatt bewährt. Der Befundbogen zeigt den Aufbau (Abb. 1.61). Auf der einen Seite eine schematische Darstellung der zu untersuchenden Organsysteme, die als Leitlinie dienen kann, und auf der anderen Seite die Möglichkeit der Freitextdokumentation für den angesprochenen Bereich. Zusätzlich in der unteren Spalte eine Möglichkeit zur Stellungnahme und zur kritischen Wertung.

Für die Bilddokumentation gilt, daß grundsätzlich jeder *pathologische Befund in mindestens 2 Ebenen* dokumentiert werden muß. Unauffällige Befunde müssen nicht, sollten aber bildlich dargestellt werden, insbesondere wenn der Nachweis der Unauffälligkeit forensische Bedeutung hat (z.B. vorbeschriebene gegenteilige Befunde). Die bildliche Darstellung sonographischer Befunde erfordert ein hohes Maß an Disziplin. Insbesondere ist immer daran zu denken, auf der Abbildung ein *Bodymark* zur Identifizierung der Position des Schallkopfes zu hinterlassen. Desgleichen muß jedes Bild mit *Datum und Uhrzeit* versehen und durch *Patientennamen oder Aufnahmenummer eindeutig identifizierbar* sein. Es sollten zur Bilddokumentation Standardschnitte zur Anwendung kommen und ggf. durch zusätzliche Beschriftung die Bezeichnung von abgebildeten Organen und Strukturen erleichtert werden. Die Hauptforderungen, die an die Bilddokumentation gestellt werden müssen, sind Abbildungsqualität, rasche Verfügbarkeit und möglichst hilfsmittelfreie Beurteilbarkeit.

Bilddokumentationsgeräte müssen einfach bedienbar sein, darüber hinaus sind spezielle Anforderungen für Routinediagnostik sowie für Lehre und Forschung zu beachten. Die zur Verfügung stehenden Möglichkeiten sind der *Papierausdruck*, die *Videobandaufzeichnung*, die Dokumentation mit einer *Kleinbildkamera* sowie die *digitale Speicherung*. Das am häufigsten benutzte Dokumentationsmaterial ist der Papierausdruck. Vorteile sind bei akzeptabler Abbildungsqualität die ständige Verfügbarkeit und geringe Verbrauchskosten. Die Videobandaufzeichnung stellt im Bereich der dynamischen Real-time-Sonographie das Verfahren der Wahl dar. Die Fotodokumentation mit einer Kleinbild-

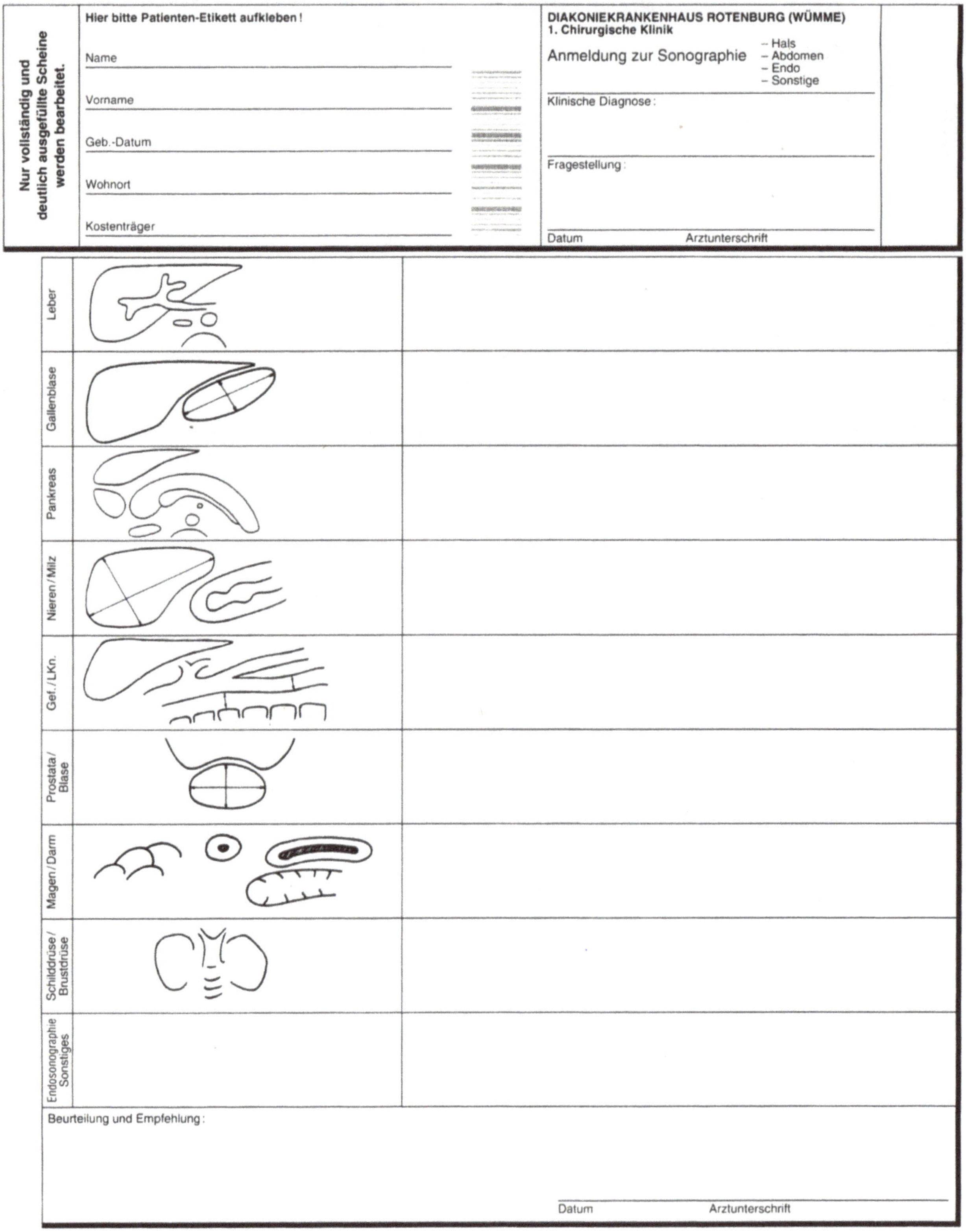

Nur vollständig und deutlich ausgefüllte Scheine werden bearbeitet.

Hier bitte Patienten-Etikett aufkleben!

Name

Vorname

Geb.-Datum

Wohnort

Kostenträger

DIAKONIEKRANKENHAUS ROTENBURG (WÜMME)
1. Chirurgische Klinik

Anmeldung zur Sonographie
- Hals
- Abdomen
- Endo
- Sonstige

Klinische Diagnose:

Fragestellung:

Datum Arztunterschrift

Leber

Gallenblase

Pankreas

Nieren / Milz

Gef. / LKn.

Prostata / Blase

Magen / Darm

Schilddrüse / Brustdrüse

Endosonographie Sonstiges

Beurteilung und Empfehlung:

Datum Arztunterschrift

Abbildung 1.61

Formular zur Sonographieanmeldung und Befunddokumentation

kamera zeigt eine hervorragende Abbildungsqualität, die Kosten für ein Einzelbild sind jedoch vergleichsweise hoch. Die digitale Speicherung ist bei vorhandenen EDV-Medien voraussichtlich das Verfahren der Zukunft. Mit dieser Technik wird eine ausgezeichnete Abbildungsqualität erreicht. Weiter besteht die Möglichkeit der elektronischen Bildbearbeitung und der Befundübertragung.

FAZIT

Befunddokumentationen dienen zum einen zur Weitergabe der Befunde an nachbehandelnde Ärzte, die nicht bei der Untersuchung zugegen waren. Zusätzlich zum Vergleich serieller Untersuchungen. Aus forensischen Gründen muß jede pathologische Untersuchung dokumentiert werden, insbesondere wenn daraus schwerwiegende therapeutische Entscheidungen abzuleiten sind. Lehre und Forschung sowie der Untersuchungsnachweis im Rahmen der Abrechnung der Krankenhausstatistik und der Weiterbildung sind weitere wichtige Gründe für die Dokumentation

1.8 Spezielle hygienische Aspekte der viszeralchirurgischen Sonographie

Grundsätzlich sind bei jeder apparativen Untersuchung chirurgischer Patienten die allgemeinen hygienischen Grundsätze zu beachten. Besondere Maßnahmen bei Patienten mit reizlos verheilten Wunden oder noch liegendem Nahtmaterial sind nicht erforderlich, insbesondere muß kein Desinfektionsspray zur Ankopplung verwendet werden, da die *Infektionshäufigkeit unter Anwendung von Gel nicht erhöht ist.*

Wird bei der Untersuchung Kontaktgel aufgetragen, ist auf jeden Fall darauf zu achten, daß am Ende der Untersuchung der Patient komplett von den Resten des Gels befreit wird, insbesondere sollten auch der Schallkopf und das Schallgerät von evtl. anhaftenden Gelresten vor einem erneuten Einsatz gereinigt werden. Bei Patienten am 1. oder 2. postoperativen Tag kann im Regelfall auf ein Ablösen der Verbände verzichtet werden. Dagegen gelten auf der Intensivstation oder bei infektiösen postoperativen Verläufen strengere Richtlinien. Generell muß vor jeder *Sonographie auf der Intensivstation* die *Keimlage des Patienten* oder die *Keimlage der Station* abgeklärt werden, damit gerätebedingte Verschleppungen von Keimen auf die Normalstation vermieden werden können. Sollte es notwendig sein, einen Patienten mit Problemkeimen zu sonographieren, ist eine gründliche Desinfektion des gesamten Ultraschallgerätes vor einem erneuten Transport in andere Abteilungen des Krankenhauses unabdingbar. Des weiteren müssen bei Intensivpatienten obligat sämtliche Verbände entfernt werden, um so eine ausreichende Übersichtlichkeit zu erzielen. Sollte es bei einem kontaminierten oder einem infektiösen Patienten mit offenen Wunden oder im Rahmen der interventionellen Sonographie zu einer Kontamination des Schallkopfes und des Ultraschallgerätes kommen, ist auf eine peinliche Reinigung der Gerätschaften vor einer erneuten Untersuchung an anderen Patienten zu achten. Insbesondere dürfen keinerlei Blut-, Gewebs- oder Eiterreste am Schallkopf verbleiben.

Bei der *Endosonographie* müssen die gleichen hygienischen Grundsätze wie bei der Endoskopie gelten, d. h. Durchführung der Endosonographie überwiegend im endoskopischen Untersuchungsraum und entsprechende Reinigung und Desinfektion der Gerätschaften in speziellen Gerätewaschmaschinen. Bei der *intraoperativen* und *laparoskopischen Sonographie* gelten die Hygienerichtlinien des Operationssaals. Hier sind spezielle Vorrichtungen zur sterilen Verpackung der Ultraschallsonden zu verwenden oder die Ultraschallsonden entsprechend Gas bzw. Plasma zu sterilisieren.

CAVE: Laparoskopische Ultraschallsonden sind nicht hitzebeständig, d. h. nicht autoklavierbar!

Kapitel 2

Transkutane Sonographie: Organbezogene Untersuchung 2

H.-F. Weiser und M. Birth

Mit Beiträgen von A. Bembenek, J. Bernhardt, M. Brandt, H. Dralle, G. Federmann, H. Simanowski, F. Weigmann, P. Würl, M. Wüstner

2.1 Leber

H.-F. WEISER UND M. BIRTH

2.1.1 Indikationen zur Lebersonographie

Die Sonographie hat die Diagnostik von Lebererkrankungen so entscheidend geprägt, daß sie heute bei allen Lebererkrankungen als erstes bildgebendes Verfahren zur Anwendung kommt. Sonographisch gelingt die genaue anatomisch-topographische Darstellung des Organs, d.h. die Beurteilung von Lebergröße, -kontur und Parenchymstruktur, einschließlich intra- und extraparenchymatös gelegener Leitgefäße und kanalikulärer Strukturen. Sie ist eine gut validierte und leicht zu handhabende Methode. Ihre hohe Aussagekraft ermöglicht in vielen Fällen unter Berücksichtigung klinischer und laborchemischer Parameter eine definitive Diagnose, zumindest aber die Fokussierung differentialdiagnostischer Erwägungen.

Die wichtigsten Indikationen zur Lebersonographie sind:

- unklare rechtsseitige akute oder chronische Oberbauchschmerzen,
- pathologischer rechtsseitiger Oberbauchpalpationsbefund im Sinne einer Lebervergrößerung bzw. einer unklaren Raumforderung,
- pathologische Leberenzyme,
- jede Form des Ikterus,
- präoperatives Tumorstaging unabhängig von der Tumorentität,

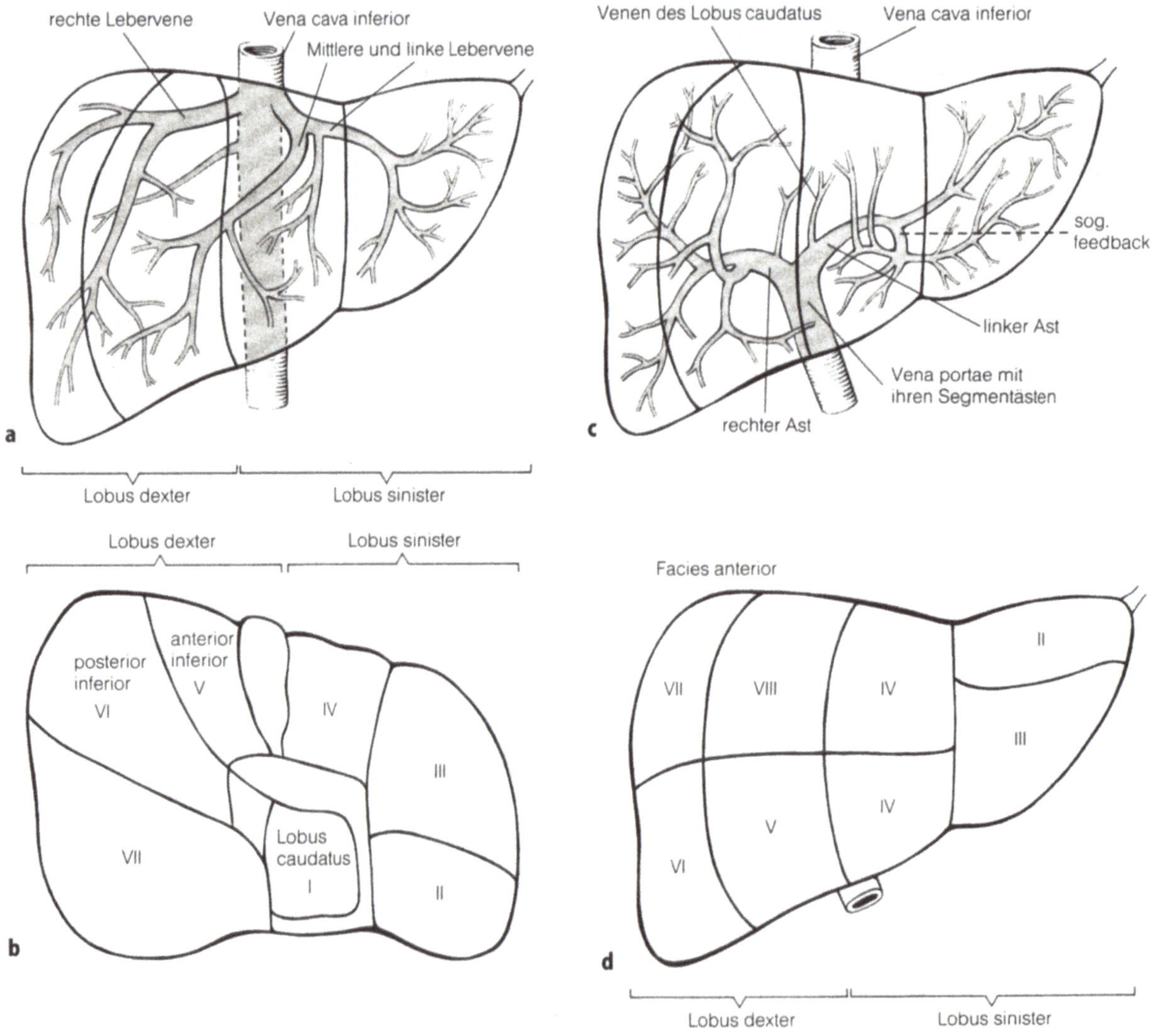

Abbildung 2.1 a–d

Vaskuläre Anatomie der Leber nach Coinaud

- stumpfes Bauch- bzw. rechtsseitiges Thoraxtrauma,
- postoperative Tumornachsorge,
- Verlaufskontrolle gesicherter fokaler bzw. diffuser Leberveränderungen, insbesondere unter entsprechender Therapie,
- rechtsseitiger Pleuraerguß unklarer Genese,
- Lokalisation der Leber bzw. fokaler Veränderungen zur Wahl des optimalen diagnostischen/therapeutischen Punktions- oder Drainageweges.

2.1.2 Topographische Anatomie

An der konvexen, diaphragmalen Leberoberfläche markiert die Insertion des Lig. falciforme eine klare anatomische, sonographisch jedoch nicht direkt darstellbare Trennlinie zwischen dem rechten und dem linken anatomischen Leberlappen. Auf der viszeralen Leberunterfläche bilden die beiden bindegewebig umgewandelten Venenrudimente – das Lig. teres und das Lig. venosum – die korrespondierende Struktur. Der zweite und aus viszeralchirurgischer Sicht wesentliche Grenzbereich an der diaphragmalen Oberfläche der Leber ist anatomisch nicht markiert, sondern entspricht der Verbindungslinie zwischen Gallenblasenbett und rechtslateraler Wandung der V. cava inferior. Diese Grenzlinie zwischen rechter und linker funktioneller bzw. „chirurgischer" Leberhälfte ist die wichtigste Bezugsebene für die Wahl der Resektionsebene bei geplanter Rechts- bzw. Linkshemihepatektomie.

Neben der allgemeinen Sonomorphologie der Leber ist aus viszeralchirurgischer Sicht die Unterteilung des Organs in Segmente entsprechend der Einteilung nach Couinaud von entscheidender Bedeutung.

Diese *Segmentanatomie* der Leber basiert auf dem intraparenchymatösen Verteilungsmuster von Portalgefäßen und Lebervenen. Die in die V. cava inferior als sog. Venenstern einmündende linke, mittlere und rechte Lebervene markieren die vertikalen Grenzebenen, rechter und linker Hauptast der V. portae die horizontal verlaufende Grenzschicht zwischen den Lebersegmenten 1–8 nach Couinaud (Abb. 2.1).

Von besonderer Variabilität geprägt sind die Gefäße und Gangstrukturen der Leberpforte. Weicht die V. portae nur selten von ihrem dichotomen Verzweigungsmuster am Übergang in das Leberparenchym sowie innerhalb desselben ab, zeigen arterielle Versorgungen der Leberpforte und auch die extrahepatischen Gallengänge eine Fülle von Varianten. Diese werden auch hinsichtlich ihrer chirurgischen Bedeutung in den Kapiteln 6.2 „Laparoskopische intraoperative Sonographie" und 2.2 „Gallenblase und Gallenwege" ausführlich abgehandelt.

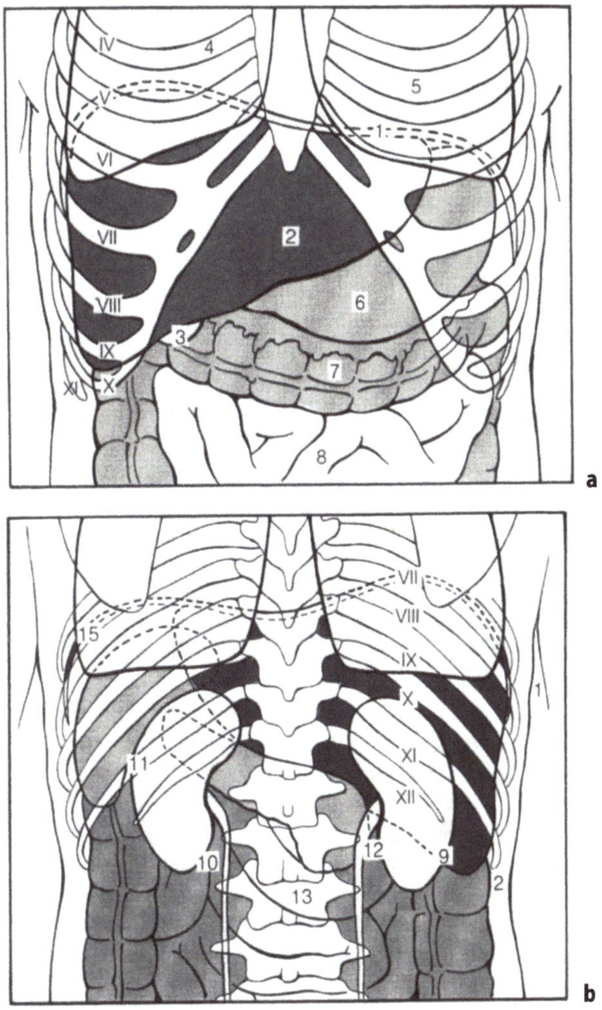

Abbildung 2.2 a, b

Nachbarschaftsbeziehungen der Leber von ventral (**a**) und dorsal (**b**); *1* Zwerchfell, *2* Leber, *3* Gallenblase, *4* Rippen (6–12), *5* Lunge mit Pleura, *6* Magen, *7* Colon transversum, *8* Dünndarm, *9* rechte Niere, *10* linke Niere, *11* Milz, *12* Pankreaskopf, *13* Duodenum

Von nicht unerheblicher Bedeutung sind die vielfachen Nachbarschaftsbeziehungen der Leber zum Zwerchfell mit thoraxseitig gelegenem Pleuraraum, zu Magen, Duodenum, abdominellem Ösophagus, Pankreas, Colon transversum und rechter Kolonflexur, rechter Niere und Nebenniere, den großen Gefäßen des Retroperitoneums sowie in besonderem Maße natürlich zur Gallenblase (Abb. 2.2).

Nur beispielhaft genannt sei der rechtsseitige Pleuraerguß bei Leberabszessen bzw. in die Leber infiltrierend wachsende Karzinome von Gallenblase, Magen oder Kolon.

2.1.3 Untersuchungstechnik, Standardschnitte und Normalbefunde

Eine spezielle Untersuchungsvorbereitung für die Lebersonographie per se ist entbehrlich. Da in der Regel die gleichzeitige Beurteilung der extrahepatischen Gallenwege einschließlich Gallenblase angestrebt wird, sollte der Patient zur Untersuchung nüchtern sein. Die Untersuchung wird in Rückenlage bzw. geringer Linksseitenlage durchgeführt. Durch Hochlagern des rechten Armes über den Kopf können der Rippenwinkel, der Interkostalabstand und der Abstand der Rippen zum Becken vergrößert und damit die Zugänglichkeit des Organs verbessert werden. Eine weitere, die Exposition verbessernde Maßnahme ist die tiefe Inspiration, bei der die Leber durch die Zwerchfellkuppe nach kaudal verlagert wird.

Zur Anwendung kommen 3,5- bis 5-MHz-Konvexschallköpfe. Um die gesamte Leber lückenlos durchzumustern und eine räumliche Vorstellung des Organs und umschriebener Befunde zu erhalten, ist prinzipiell die Untersuchung in 3 Standardschnittebenen durchzuführen. Dazu wird die Leber in Oberbauchlängsschnitten, subkostalen Schrägschnitten und interkostalen- bzw. Flankenschnitten untersucht (Abb. 2.3). Additiv können zusätzliche, befundadaptierte Schnittebenen die Beurteilbarkeit optimieren. Die Reihenfolge dieser Schnittebenen wird nur durch die subjektive Bevorzugung des jeweiligen Untersuchers bestimmt. Wir bevorzugen es, die Leber zunächst in sukzessiven Subkostalschnitten durch den Leberhilus hindurch mit anschließender Drehung des Schallkopfes in die Longitudinalebene orientierend zu überblicken. Im Subkostalschnitt wird auch die Aufteilung der V. portae in ihre Hauptäste und deren Verlauf bis zur weiteren Aufteilung sowie der „Lebervenenstern" abgebildet (Abb. 2.4 u. 2.5).

Im medianen Oberbauchlängsschnitt wird dann durch kontinuierliches Parallelverschieben des Schallkopfes nach links der ventral der Aorta liegende linke Leberlappen durchgemustert (Abb. 2.6). Zur Beurteilung des rechten Leberlappens wird der Schallkopf kontinuierlich nach rechts verschoben und das Organ schrittweise in Sagittalschnitten durchgescant. Mitbeurteilt werden die V. cava inferior und der ventral dieses Gefäßes liegende Lobus caudatus sowie die Gallenblase. In dieser Schnittebene erfolgt gleichzeitig die Größenvermessung der Leber (Abb. 2.7).

Die lateralen Anteile des rechten Leberlappens werden bevorzugt im rechtsseitigen Flanken- bzw. Interkostalschnitt dargestellt (Abb. 2.8 u. 2.9). Befundadaptiert kann der Einsatz einer vierten Schnittebene, der sog. CPC-Linie (Choledochus-Pfortader-Cava), zur exakten Beurteilung der Leberhilusregion erforderlich werden. So kann auch die A. hepatica communis, die ventral der Pfortader liegt, bis zu ihrem Ursprung aus dem Truncus coeliacus verfolgt werden. Bezüglich der genauen Untersuchungstechnik und Sonomorphologie der Strukturen im Lig. hepatoduodenale wird auf das Kapitel 2.2 „Gallenblase und Gallenwege" verwiesen.

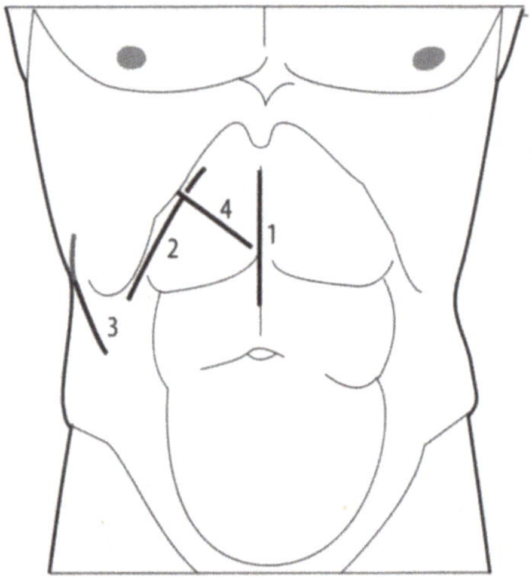

Abbildung 2.3

Standardisierte Schnittebenen zur Darstellung der Leber; *1* Oberbauchlängsschnitt, *2* subkostaler Schrägschnitt, *3* interkostaler- bzw. Flankenschnitt, *4* CPC-Schnitt zur Darstellung des Lig. hepatoduodenale

Das gesunde Lebergewebe ist sonographisch durch eine feine, homogene Echotextur mittlerer Echogenität gekennzeichnet. Im intraindividuellen Vergleich zum Parenchym der rechten Niere ist die Echogenität gleich oder gering höher [3] (s. Abb. 2.9).

Im Längsschnitt zeigt die Leber die Form eines kaudal spitzen und kranial runden Keiles (s. Abb. 2.7). Die Kontur der Leber ist glatt und folgt dem Verlauf von Bauchdecke und Zwerchfellkuppe, die sich als echogenes Band gut von der Leber abgrenzen läßt (s. Abb. 2.6 u. 2.8). Die Facies diaphragmatica des linken Leberlappens ist im Normfall flach und bildet mit der Facies visceralis einen spitz auslaufenden Winkel von etwa 30°, im Bereich des rechten Leberlappens von ca. 45° [15] (s. Abb. 2.6 u. 2.7). Für die Vermessung der Leber zur Beurteilung der Lebergröße hat sich in praxi die Bestimmung der Leberhöhe als fast immer ausreichend, zuverlässig und gut praktikabel erwiesen. Dazu wird in der rechten Medioklavikularlinie ein Längsschnitt durch den rechten Oberlappen gelegt und der größte kraniokaudale Durchmesser bestimmt [3] (s. Abb. 2.7). Legt man als obere Normgrenze 13 cm an, so fand sich nach Schrifttumangaben in mehr als 90% ein morphologischer Normalbefund. Unter erweiterter Berücksichtigung konstitutioneller Unterschiede und zu größeren Meßwerten führende Veränderungen der Leberkontur kann man bei kraniokaudalem Durchmesser >15 cm eindeutig von einer „Hepatomegalie" sprechen [3, 19].

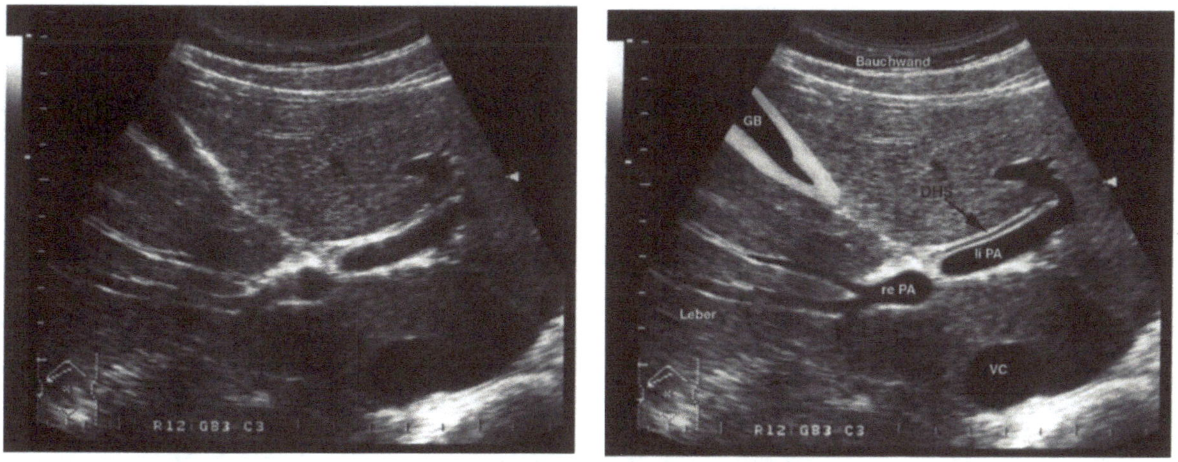

Abbildung 2.4

Subkostaler Schrägschnitt direkt cranial der Leberpforte mit Darstellung der Aufteilung der V. portae in ihren linken (*li PA*) und rechten Hauptast (*re PA*), Gallenblase und Ductus hepaticus sinister angeschnitten

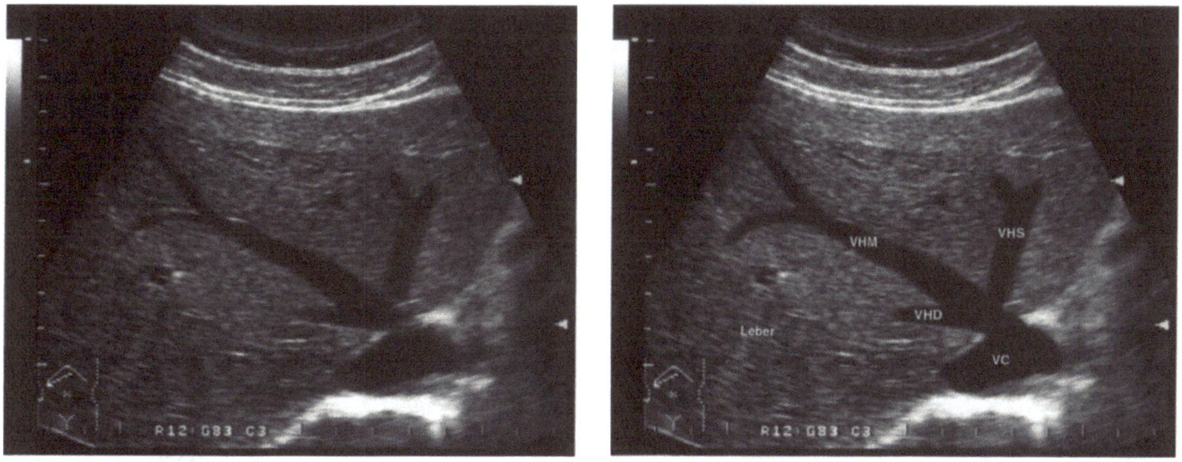

Abbildung 2.5

Subkostaler Schrägschnitt durch die Einmündung der Lebervenen in die V. cava inferior, der sog. „Venenstern"

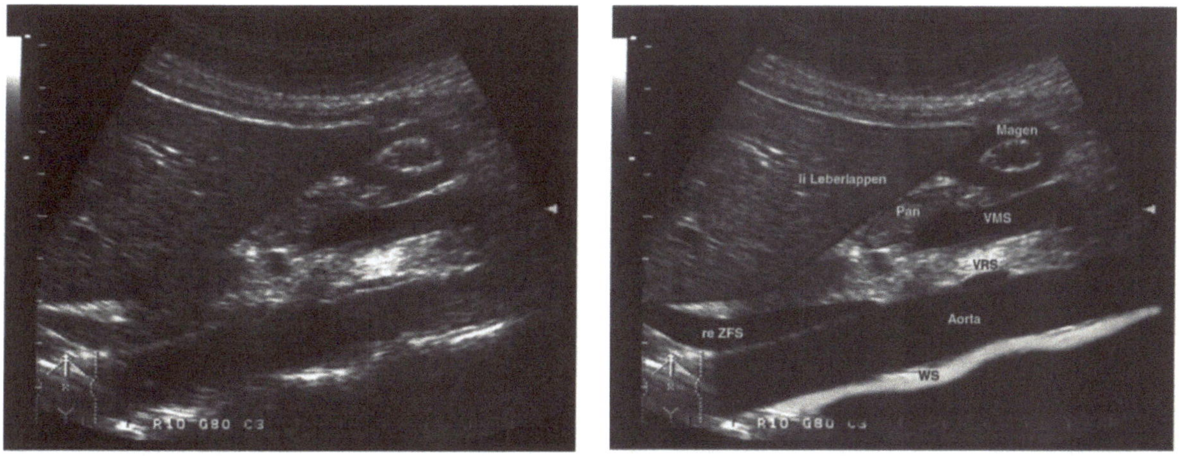

Abbildung 2.6

Oberbauchlängsschnitt über der Aorta mit Darstellung des linken Leberlappens

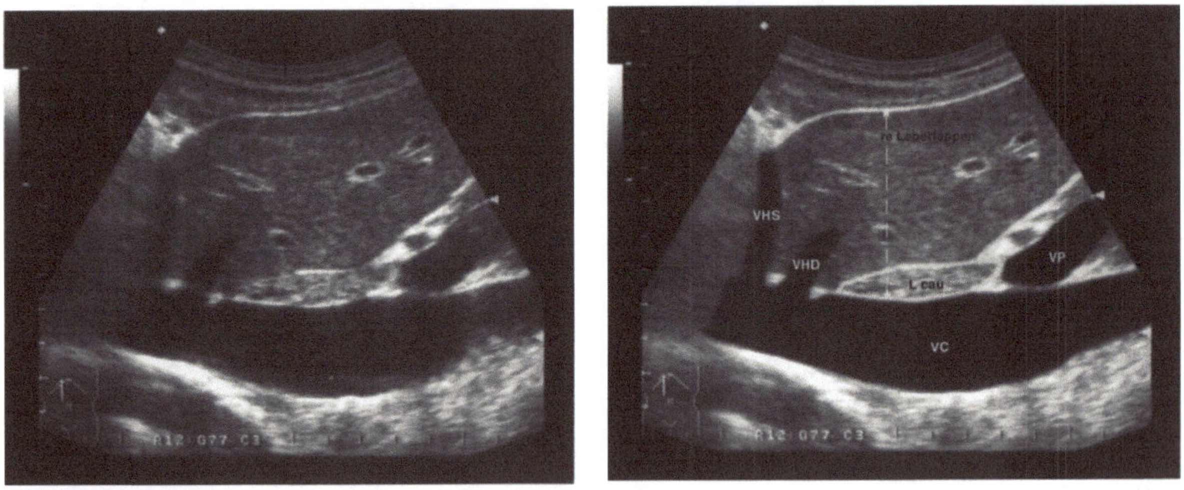

Abbildung 2.7

Oberbauchlängsschnitt im Bereich des rechten Leberlappens über der V. cava inferior mit Darstellung des Lobus caudatus (*L cau*) und Vermessung der Leber in ventro-dorsaler Richtung (*- - -*)

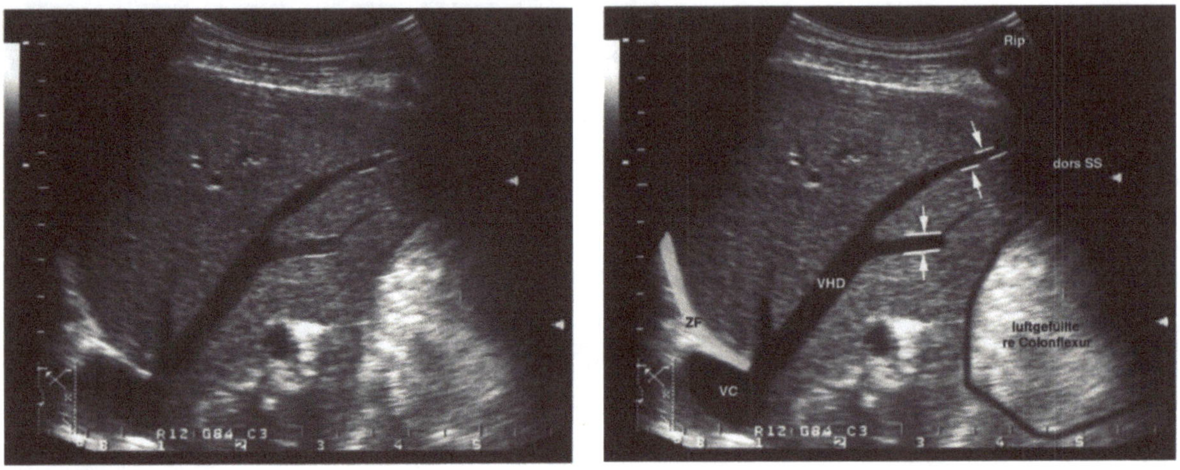

Abbildung 2.8

Rechtsseitiger Flankenschnitt mit in die V. cava einmündender rechter Lebervene (*VHD*). Beachte die schwach reflexogene Begrenzung in den von den Schallwellen orthograd getroffenen peripheren Venenabschnitten

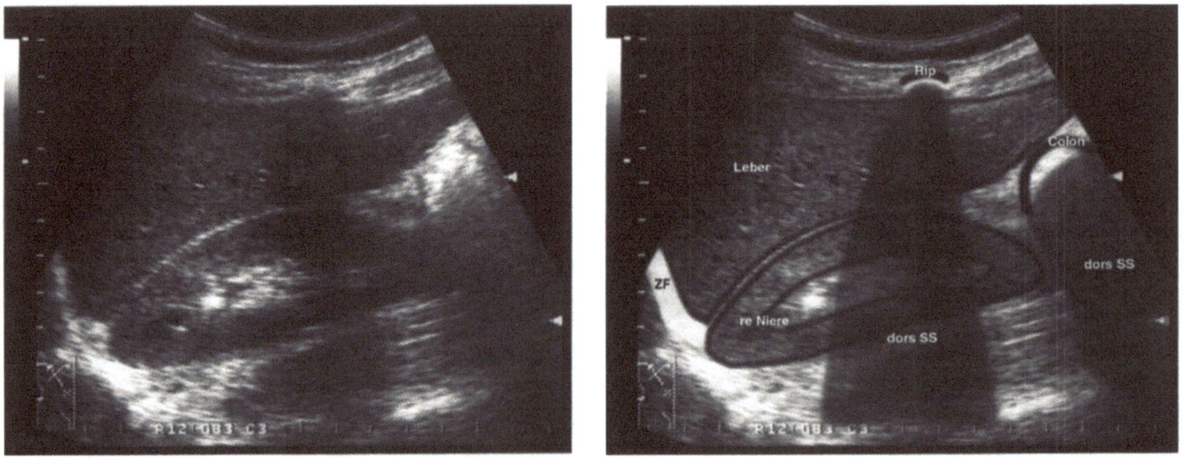

Abbildung 2.9

Rechtsseitiger Interkostalschnitt zur Beurteilung der lateralen Abschnitte des rechten Leberlappens und zum Vergleich der Echogenität zwischen Leberparenchym und Parenchym der rechten Niere

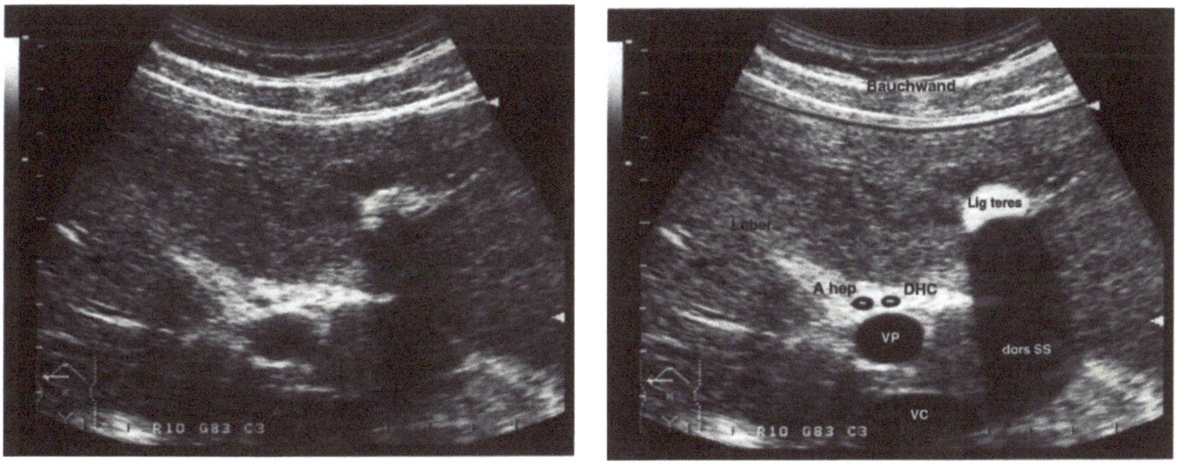

Abbildung 2.10

Lig. teres hepatis im Querschnitt mit deutlichem dorsalen Schallschatten. *Cave:* Fehldiagnose als Lebertumor!

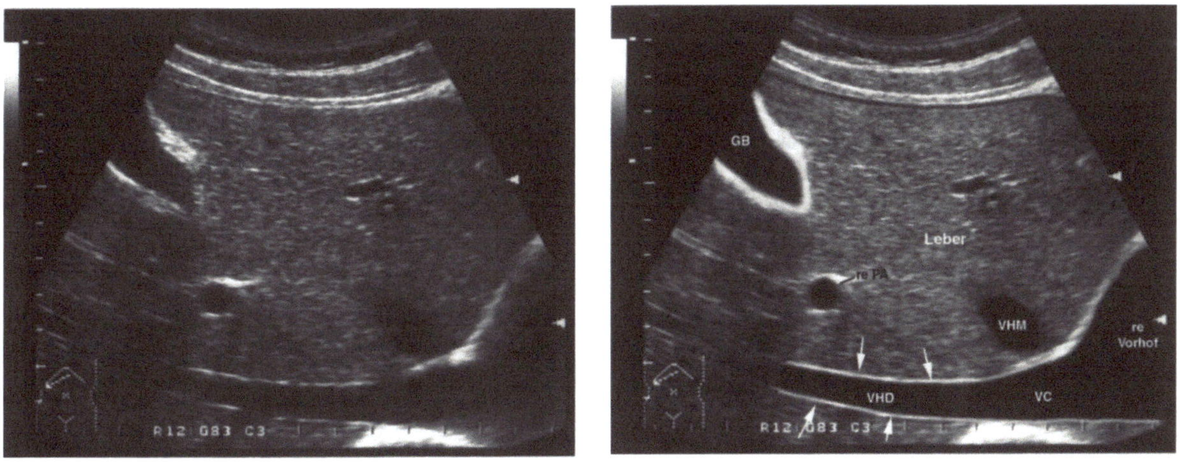

Abbildung 2.11

Subkostaler Schrägschnitt mit Darstellung der in die V. cava inferior einmündenden rechten Lebervene. Aufgrund des senkrechten Auftreffens der Ultraschallwellen stellt sich die Wandbegrenzung (*Pfeile*) hier schwach echoreich dar (*re PA* rechter Pfortaderast)

Da sich rechter und linker Leberlappen sonomorphologisch nicht direkt voneinander differenzieren lassen, müssen indirekte Orientierungshilfen wie Verlauf und Aufzweigung der Lebergefäße sowie der Verlauf des Lig. falciforme und des Lig. teres hepatis herangezogen werden. Letzteres erscheint im Transversalschnitt als helle, runde, echogene Struktur von ca. 1 cm Durchmesser und kann in Einzelfällen eine dorsale Schallabschwächung aufweisen (Abb. 2.10).

Die Darstellung des intraparenchymalen Gefäßverlaufes ist aus viszeralchirurgischer Sicht von entscheidender Bedeutung und gelingt durch die guten Schalleitungseigenschaften des Leberparenchyms exakt und reproduzierbar.

Die Lebervenen können als geradlinige bis ganz leicht gebogene, nur in den senkrecht von den Schallwellen getroffenen Gefäßabschnitten schwach reflexogen begrenzte zur V. cava inferior ziehende, echofreie Bänder in einem Scan abgebildet werden (Abb. 2.11; s. Abb. 2.5 u. 2.8). Dieses ist bei den Portalästen, die wegen ihrer dichotomen Aufzweigung geweihartig verlaufen, immer nur abschnittsweise möglich (Abb. 2.12; s. Abb. 2.4). Ein weiteres Unterscheidungsmerkmal zu den Lebervenen ist ihre permanent darstellbare, sehr echoreiche Begrenzung. Während sich in den unter physiologischen Bedingungen zentral nicht über 1 cm messenden Lebervenen [25] die von der unteren Hohlvene bekannten atemabhängigen Kaliberschwankungen fort-

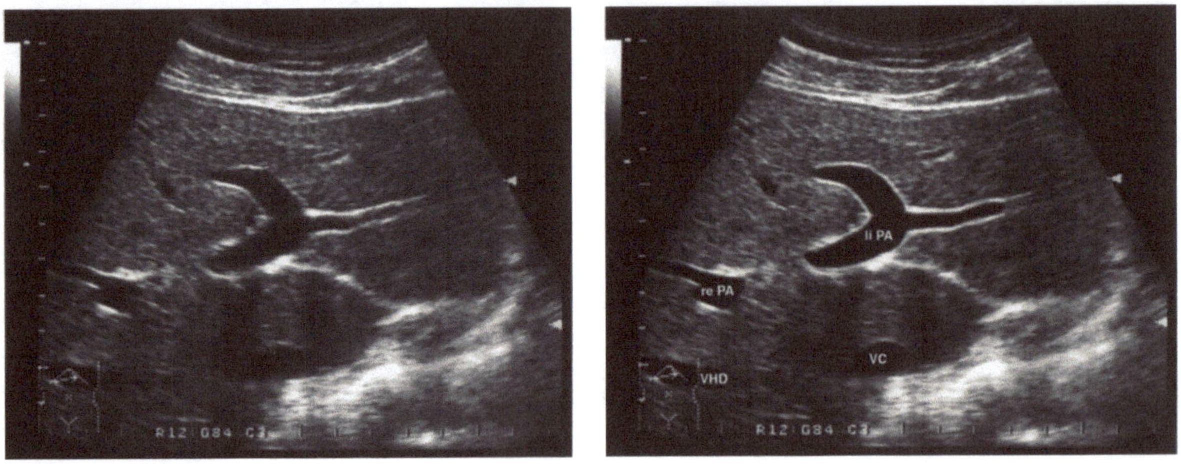

Abbildung 2.12

Subkostaler Schrägschnitt über dem linken Leberlappen mit Darstellung des linksseitigen Portalastes und dessen weiterer dichotomer Aufzweigung

setzen, sind solche in den intrahepatischen Pfortaderästen nicht nachweisbar.

Der intrahepatische Verlauf der Äste von A. hepatica und Ductus hepaticus ist unter Normalbedingungen transkutan-sonographisch häufig nur schwer, mit modernen High-End-Geräten jedoch regelhaft nachvollziehbar.

Die farbkodierte Dopplersonographie erlaubt dem Viszeralchirurgen nicht nur die Beurteilung der Flußverhältnisse hepatofugal atemmoduliert mit retrograden Pulsationen in den Lebervenen, hepatopetal diskret atemmoduliert und pulsatil in den Portalgefäßen, sondern auch die Abgrenzung von vaskulären und biliären Strukturen im Bereich der Leberpforte.

2.1.4 Anatomische Varianten und Fehlermöglichkeiten

Um Fehlinterpretationen sonographischer Befunde zu vermeiden, müssen Variationen der sonographischen Anatomie der Leber sicher erkannt werden. Dies sind hauptsächlich atypische Lappengröße und Lappenkonfiguration. Besonders variabel ist die Lage des linken Leberlappens. Er kann ganz rechts der Mittellinie angeordnet sein, bzw. weit nach links bis zur Bauchwand und zur Milz hinüber ragen. Zu Fehldiagnosen Anlaß geben kann auch ein tailliert abgesetzter Teil des Parenchyms, der sog. Riedel-Lappen, der in der Transversalebene eine Hepatomegalie vortäuschen kann. Eine Veränderung der Schallebene zum Sagittalschnitt zeigt jedoch schnell die geringe Schichtdicke und reguläre Zugehörigkeit zum rechtsseitigen Leberparenchym.

Bei der Bewertung der Lebergröße müssen die Körpergröße und die Konstitution des Patienten Berücksichtigung finden. Insbesondere bei asthenischem Körperbau kann die Leber schmal sein und soweit nach kaudal reichen, daß in der Medioklavikularlinie eine größere Ausdehnung resultiert, ohne daß eine faßbare Leberpathologie vorliegt [3].

Das im Subkostalschnitt quer getroffene Lig. teres hepatis imponiert als echofreier Rundherd und kann für den Ungeübten Anlaß zur Fehlinterpretation geben (s. Abb. 2.10).

CAVE: Fehlinterpretation des Lig. teres hepatis als tumoröse Raumforderung!

Derartige Fehlinterpretationen können bei der Kontrolle des Befundes im Sagittalschnitt vermieden werden, da sich in dieser Schnittebene das Lig. teres hepatis als echogene Bande erweist, die sich von der ventrokranial gelegenen Leberkante bis zur Porta hepatis erstreckt (Abb. 2.13).

2.1.5 Sonopathologie der Leber – diffuse Parenchymveränderungen und vaskuläre Lebererkrankungen

2.1.5.1 Hepatomegalie und allgemeine Zeichen eines diffusen Leberparenchymschadens

Der diffuse Leberparenchymschaden ist ein außerordentlich häufiges Krankheitsbild, das im Rahmen von Screeninguntersuchungen bei nahezu 40% aller beschwerdefreien Erwachsenen gefunden wird [14]. In der Mehrzahl der Fälle handelt es sich um toxisch-nutritive Leberschäden, im Rahmen derer sich eine unterschiedlich ausgeprägte Hyperechogenität des Leberparenchyms infolge Fettinfiltration darstellt [15]. Weitere Ur-

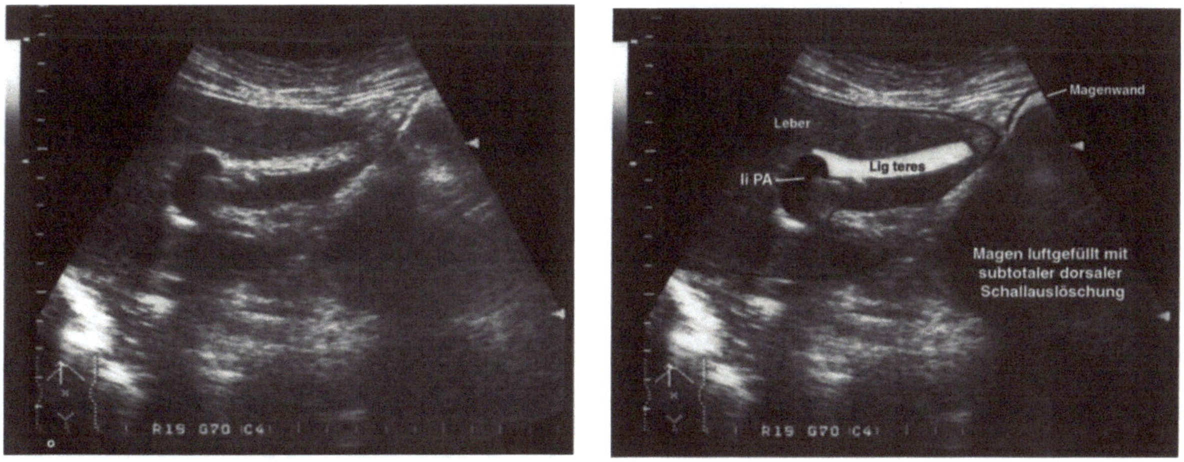

Abbildung 2.13

Längsgetroffenes Lig. teres hepatis (cave! dorsal des Lig. imponiert das Lebergewebe echoärmer durch dorsale Schallabschwächung

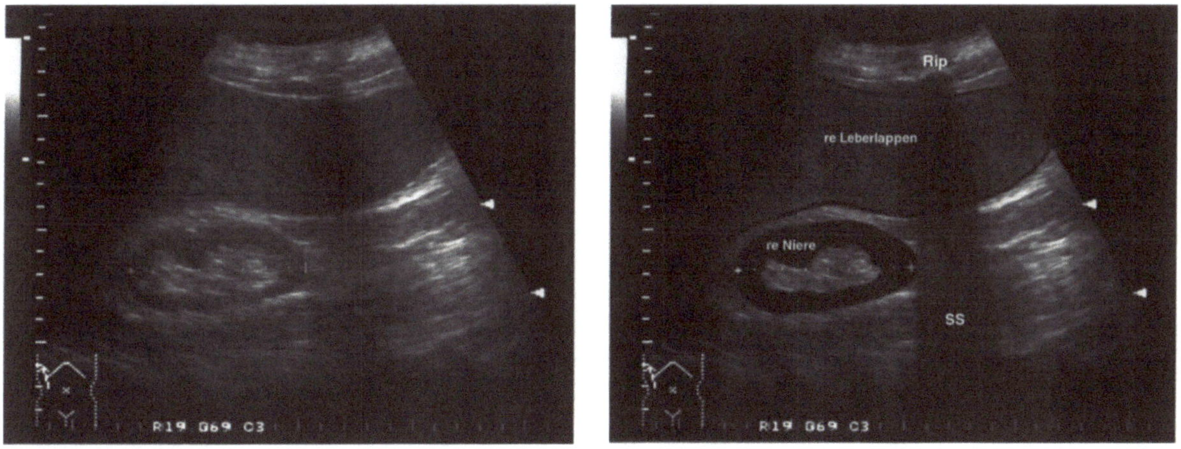

Abbildung 2.14

Ausgeprägte Hepatomegalie mit bis in den Unterbauch reichendem rechten Leberlappen

sachen sind Zirrhosen, chronische Hepatitiden, Intoxikationen, Speicherkrankheiten, Hämochromatosen, die Mukoviszidose und verschiedene hämatologische Systemerkrankungen.

Diffuse Leberparenchymschäden sind in der Regel durch uncharakteristische, für eine ätiologische Differenzierung unzureichende Merkmale gekennzeichnet. Die Ultraschalluntersuchung kann zwar mit einer sehr hohen Sensitivität das Vorliegen eines diffusen Leberparenchymschadens nachweisen, ist dabei aber ebenso unspezifisch [15]. Der sonographische Befund hat somit eher einen orientierenden Charakter, da zudem erhebliche individuelle Unterschiede in Verlauf und Ausprägung diffuser Leberparenchymerkrankungen eine eindeutige differentialdiagnostische Abklärung sonographisch weitgehend unmöglich machen. Selbst bei bekannter Ursache sollte die Beurteilung der Schwere der Erkrankung anhand der Ultraschalluntersuchung mit äußerster Vorsicht erfolgen.

Die Diagnose eines diffusen Leberparenchymschadens ergibt sich aus den Kriterien:

- Organvergrößerung (Abb. 2.14),
- Abrundungen der Organkonturen (Abb. 2.15),
- Rarifizierung der Pfortaderäste in der Peripherie,
- Vergröberung der Binnenstruktur,
- Zunahme der Echogenität (Abb. 2.16 u. 2.17).

Diese Merkmale können einzelnd oder in unterschiedlicher Kombination und Ausprägung vorliegen.

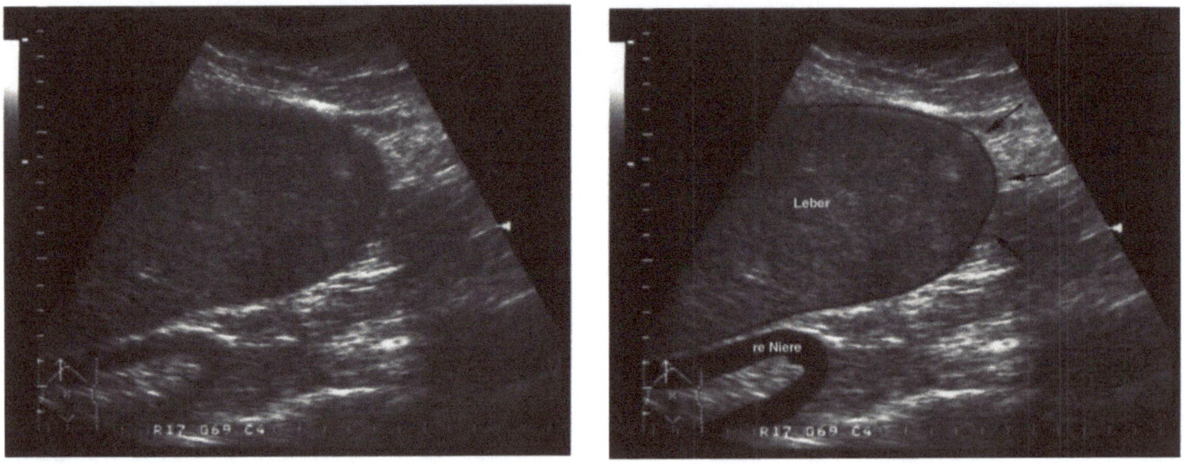

Abbildung 2.15

Diffuser Leberparenchymschaden mit allen charakteristischen sonomorphologischen Zeichen: Hepatomegalie, abgerundeter unterer Leberrand (*Pfeile*), vermehrtes und vergröbertes Binnenechomuster und Rarifizierung der peripheren Pfortaderäste

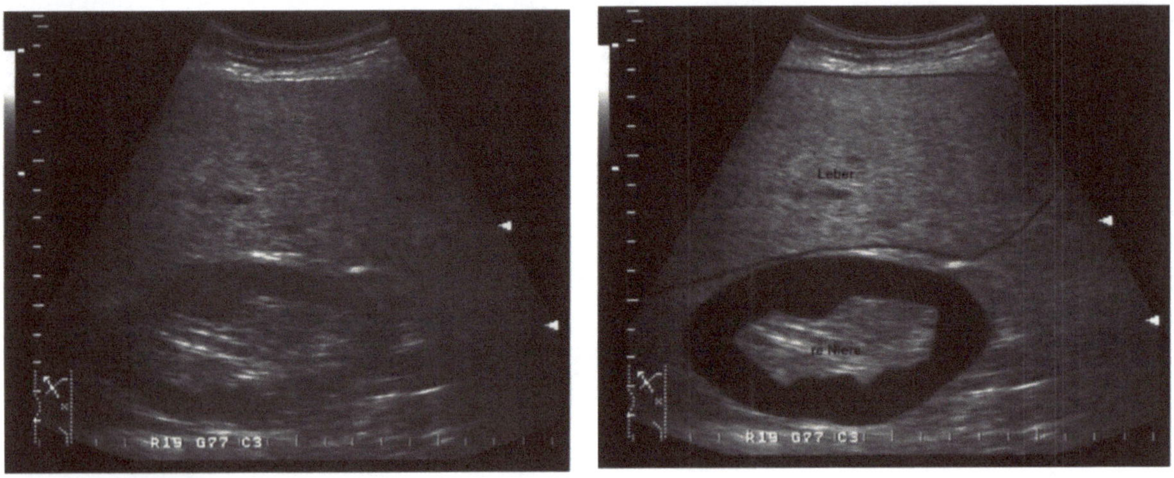

Abbildung 2.16

Fortgeschrittene diffuse Leberverfettung mit leichter Hepatomegalie und deutlich verwaschenen Konturen, die zu einer schlechten Abgrenzbarkeit von der Umgebung führen

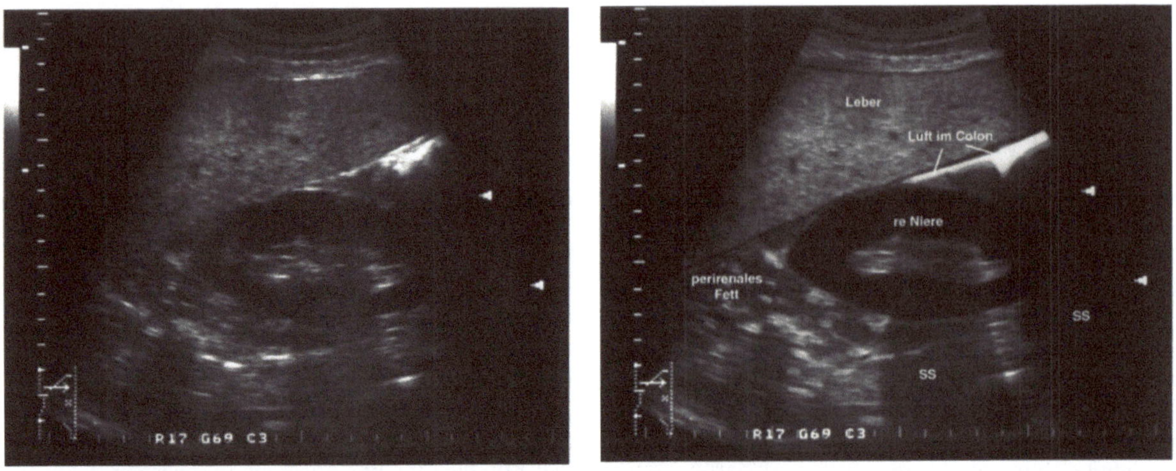

Abbildung 2.17

Steatosis hepatis mit der typischen Echogenitätsdiskrepanz zu dem echoarm imponierenden Nierenparenchym

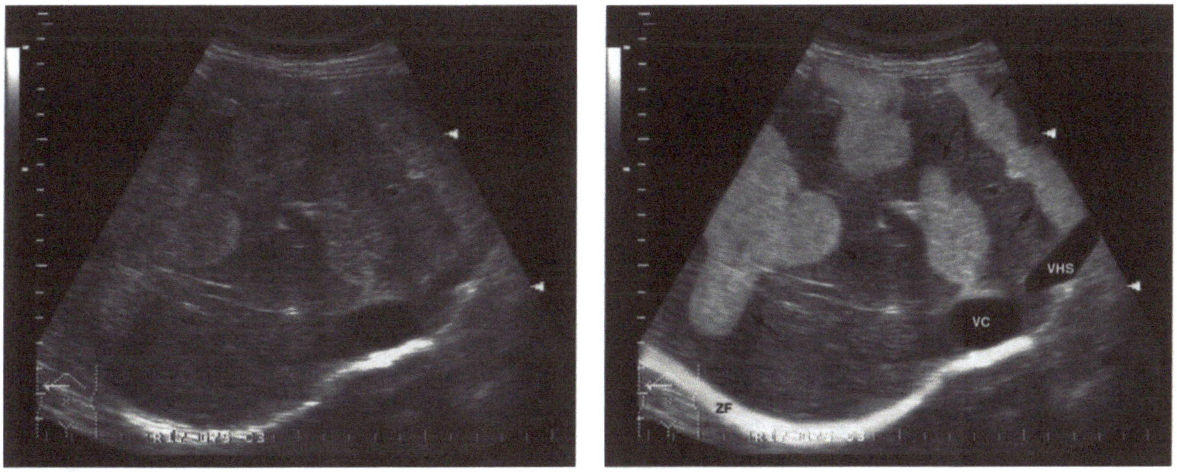

Abbildung 2.18

Regionale, vor allem den Gefäßen benachbarte Mehrverfettung (*Pfeile*), die ein leopardenfellartiges Bild hervorruft

Aus sonographischer Sicht problematisch gestaltet sich die zunehmende Dichte der Leber, die zu einer „Maskierung" fokaler Läsionen führen kann (s. Abb. 2.28).

Zur Vermeidung von Fehldiagnosen bei extrem echoreicher Leberstruktur empfiehlt sich ggf. eine Kontrolluntersuchung mit niederfrequenten Schallköpfen, um so zusätzliche Eindringtiefe bzw. bessere Weitfeldauflösung zu erreichen.

2.1.5.2 Fettleber und Fettverteilungsstörungen

Fettleber und Fettverteilungsstörungen werden meist mit Alkohol bzw. hyperalimenter Fehlernährung assoziiert. Beide Krankheitsbilder können jedoch auch bei pathophysiologisch definierten Krankheitsbildern wie Diabetes mellitus, Hyperlipidämie etc. medikamentenbedingt (z.B. hochdosierte Kortikosteroidapplikation) oder physiologischerweise im Rahmen von Schwangerschaften auftreten.

Sonomorphologisch ist die Steatosis hepatis mit hoher Sensitivität zu erfassen, wobei die Dichte des Echomusters mit dem Verfettungsgrad korreliert [2, 10, 21].

Bei stärkerer Ausprägung kommt es zu einer Organvergrößerung mit deutlicher Abrundung der Leberkonturen. Im Gegensatz zur Leberzirrhose wird auch bei ausgeprägter Organverfettung die intraparenchymale Gefäßarchitektur kaum gestört [3]. Eine wesentlich schlechtere Abgrenzbarkeit, insbesondere der Portalgefäße, ergibt sich jedoch durch den verminderten Kontrast zwischen echoreichem Leberparenchym und reflexreichem periportalem Bindegewebe [15, 17, 22]. In fortgeschrittenen Stadien erscheint das Organ im Ultraschallbild als sog. „weiße Leber", deren Konturen von den Nachbarstrukturen nur undeutlich abgrenzbar sind [3, 15] (s. Abb. 2.16). Im intraindividuellen Vergleich findet sich eine deutliche Diskrepanz zwischen der echoreicher werdenden Leber und dem echoarmen Kortex der rechten Niere (s. Abb. 2.17). Diese Gewebedifferenzierung wird jedoch auch in erheblichem Maße von nicht erkrankungsbedingten objektiven (Geräteeinstellung) und subjektiven (Untersuchererfahrung) Faktoren beeinflußt, so daß in bis zu 20% falsch-positive Befunde gestellt werden [11].

CAVE: Infolge der eingeschränkten Eindringtiefe der Schallwellen können die schallsondenfernen Leberanteile zudem falsch inhomogen-echoarm erscheinen!

Offensichtlich bedingt durch Unterschiede in der Perfusion des Leberparenchyms kommt es nicht selten zu regionalen Mehr- oder Minderverfettungen. Die *regionale Leberverfettung* ist in ihrem sonomorphologischen Korrelat jedoch durchaus variabel und reicht von umschriebenen, zumeist polyzyklisch begrenzten Arealen erhöhter Echogenität ohne Bevorzugung bestimmter Lokalisationen, bis hin zu leopardenfellartiger ungleichmäßiger Fettverteilung über das ganze Organ [3, 20] (Abb. 2.18). Noch charakteristischer ist die *regionale*

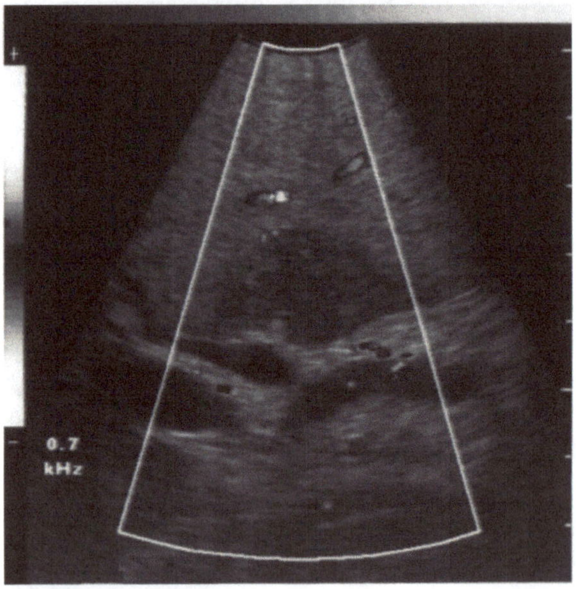

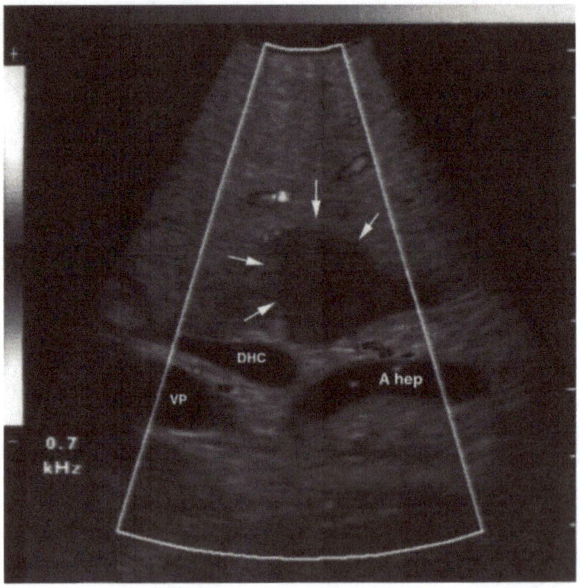

Abbildung 2.19

Regionale Minderverfettung (*Pfeil*) im Bereich der Portalregion

Minderverfettung, die sich als relativ scharf begrenztes, meist keilförmiges Areal fast ausnahmslos in der Portalregion, dem Gallenblasenbett oder seltener im Lobus quadratus nachweisen läßt (Abb. 2.19).

Sowohl fokale Mehr- wie Minderverfettung müssen differentialdiagnostisch von neoplastischen fokalen Leberläsionen (s. Kap. 2.1.6) abgegrenzt werden.

Wichtige Kriterien zur differentialdiagnostischen Unterscheidung sind neben der z.T. charakteristischen Sonomorphologie vor allem der fehlende „Volumeneffekt" (*keine* Verdrängung vaskulärer Strukturen, *keine* umschriebene Vorwölbung der Organkontur bei subkapsulärer Lage), und der fehlende echoarme Randsaum („Halo") [3]. Da beide Kriterien auch bei neoplastischen Leberbefunden nicht obligat sind, sind in allen unklaren Fällen eine weiterführende bildgebende Diagnostik bzw. eine sonographiegestützte Punktion indiziert.

2.1.5.3 Hepatitis

Da der sonographische Befund sowohl bei akuter als auch bei chronischer Hepatitis variabel, unspezifisch und letztlich uncharakteristisch ist, liefert die Ultraschalldiagnostik für Diagnose und Klassifikation der Hepatitiden keinen entscheidenden Beitrag [3, 4, 18]. Labordiagnostik und histologischer Befund sind nach wie vor entscheidende Diagnosekriterien. Lediglich bei der seltenen Komplikation der akuten oder subakuten Lebernekrose findet sich ein entsprechend der Dynamik des Zellunterganges fleckig inhomogenes Strukturmuster, das im zeitlichen Verlauf extremen Veränderungen und Variationen unterworfen ist [3].

2.1.5.4 Leberzirrhose und portale Hypertension

Die Leberzirrhose, die wegen ihres eindrucksvollen klinischen Bildes oft als besondere Einheit aufgefaßt wird, stellt in Wahrheit nur ein Spätstadium verschiedenster Lebererkrankungen dar [23]. Sie ist charakterisiert als chronische diffuse Lebererkrankung, die mit einem Verlust normaler Hepatozyten, einer reaktiven Fibrose der retikulären Fasern, einer nodulären Regeneration und einer Umwandlung des Gefäßapparates einhergeht [3, 23]. Da die einzelnen Komponenten des zirrhotischen Umbaus entsprechend ihrer Ausprägung den Ultraschallbefund bestimmen, ist das sonographische Bild der Leberzirrhose uneinheitlich. Die korrespondierenden sonomorphologischen Parameter (s. Übersicht) sind entsprechend in unterschiedlicher Ausprägung und Häufigkeit nachweisbar, und haben einzeln für sich keinen besonderen Stellenwert für die Erkennung der Zirrhose. Erst aus der zusammenfassenden Interpretation läßt sich häufig die Diagnose stellen.

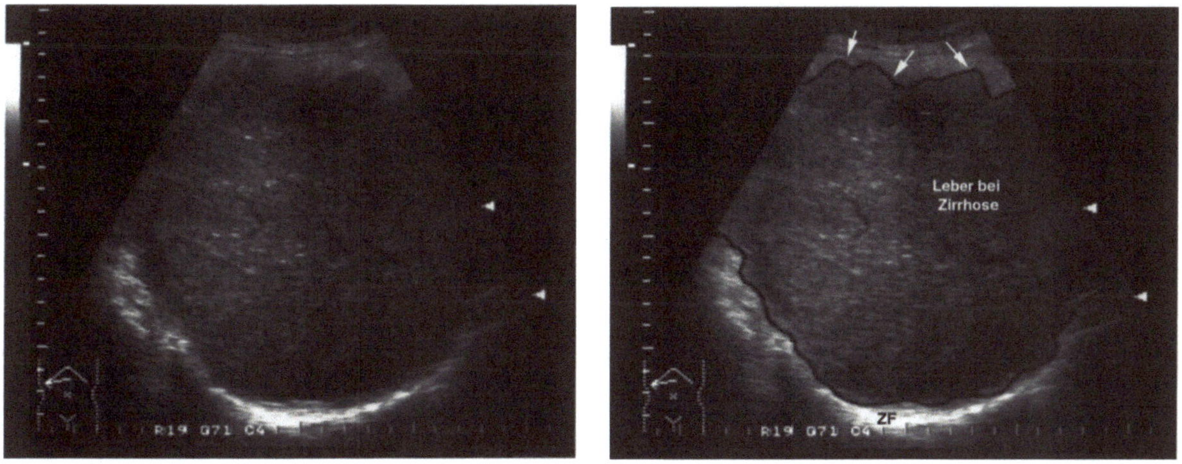

Abbildung 2.20

Äthyltoxische Leberzirrhose mit Hepatomegalie, deutlicher Verplumpung des Organs, vergröbertem Binnenechomuster, höckriger Organoberfläche (*Pfeile*) und einer Rarifizierung des intraparenchymalen Gefäßmusters

Sonomorphologische Kriterien einer Leberzirrhose

- Leber vergrößert (häufig im Anfangsstadium und bei äthyltoxischer Zirrhose) (Abb. 2.20; s. Abb. 2.23), verkleinert (Endstadium, vor allem bei posthepatischer und postnekrotischer Zirrhose) oder unverändert groß
- Bikonvexe Außenkontur (s. Abb. 2.23)
- Verplumpung des Organs mit abgerundetem Unterrand (s. Abb. 2.20, 2.23 u. 2.26)
- Höckrige Organoberfläche (Abb. 2.21 u. 2.22; s. Abb. 2.20 u. 2.24)
- Deutliche Organasymmetrie mit Schrumpfung des rechten Leberlappens [1]
- Vergrößerter, echoarmer Lobus caudatus
- Verdicktes und vergröbertes Binnenstrukturmuster mit ausgeprägter, z.T. inhomogener Zunahme der Echogenität (Abb. 2.23; s. Abb. 2.20 u. 2.26)
- Rarifizierung (vor allem peripher) und durch Verlagerung und Kompression erschwerte Darstellbarkeit schmalkalibriger, „wandstarrer" Lebervenen [3, 16] (Abb. 2.24–2.26; s. Abb. 2.20–2.23)
- Erweiterung der Pfortader und damit auffallende Diskrepanz zu den rarifizierten intraparenchymalen Gefäßmustern (s. Abb. 2.24)
- Verbreitertes periportales Bindegewebe
- Zeichen der portalen Hypertension (Portalvene >1,5 cm, V. lienalis >2 cm, rekanalisierte V. umbilicalis, Splenomegalie) [1] (s. Abb. 2.24 u. 2.25)
- Aszites (s. Abb. 2.21–2.23, 2.26)

CAVE: Der aufgrund der eigenen Gefäßversorgung [12] häufig weniger stark vom zirrhotischen Umbau betroffene Lobus caudatus, darf bei dann imponierender relativer Vergrößerung und Echoarmut zum umgebenden Lebergewebe, nicht als Lebertumor fehlgedeutet werden (Abb. 2.27)!

Im weiteren Verlauf des zirrhotischen Umbaus kommt es zu einer zunehmenden Absorbtion, Streuung und Reflexion von Ultraschallwellen durch den hohen parenchymalen Bindegewebsanteil und konsekutiv verstärkter Schallabschwächung in tiefer gelegenen Parenchymabschnitten. Regeneratknoten oder auf dem Boden der Zirrhose entstandene hepatozelluläre Karzinome führen zu einer zunehmenden Unruhe des Binnenstrukturmusters (s. Abb. 2.26).

CAVE: Die inhomogene Echogenitätserhöhung und die höckrige Organoberfläche können primäre oder sekundäre neoplastische Leberbefunde maskieren (Abb. 2.28; s. Abb. 2.26)! Bei entsprechendem Verdacht sind deshalb kurzfristige Befundkontrollen oder besser eine gezielte Leberbiopsie indiziert.

Im Endstadium findet sich häufig eine verkleinerte, von Aszites umspülte Leber.

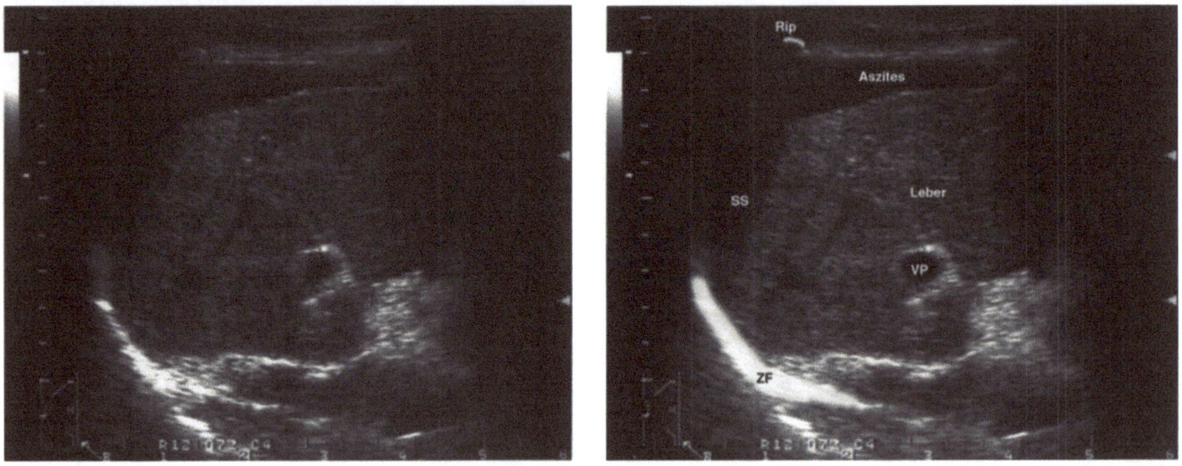

Abbildung 2.21

Posthepatische Leberzirrhose mit welliger Organoberfläche, vergröbertem Binnenechomuster und Nachweis von Aszites

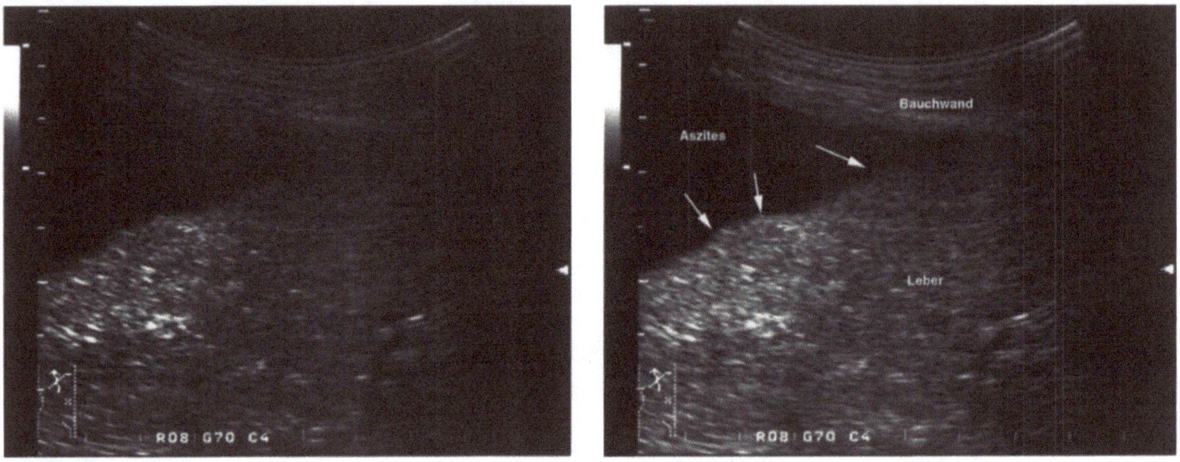

Abbildung 2.22

Bei stärkerer Vergrößerung und durch den Kontrast zum echofreien Aszites zeigt sich die wellig-höckrige Organoberfläche (*Pfeile*) eindrucksvoll

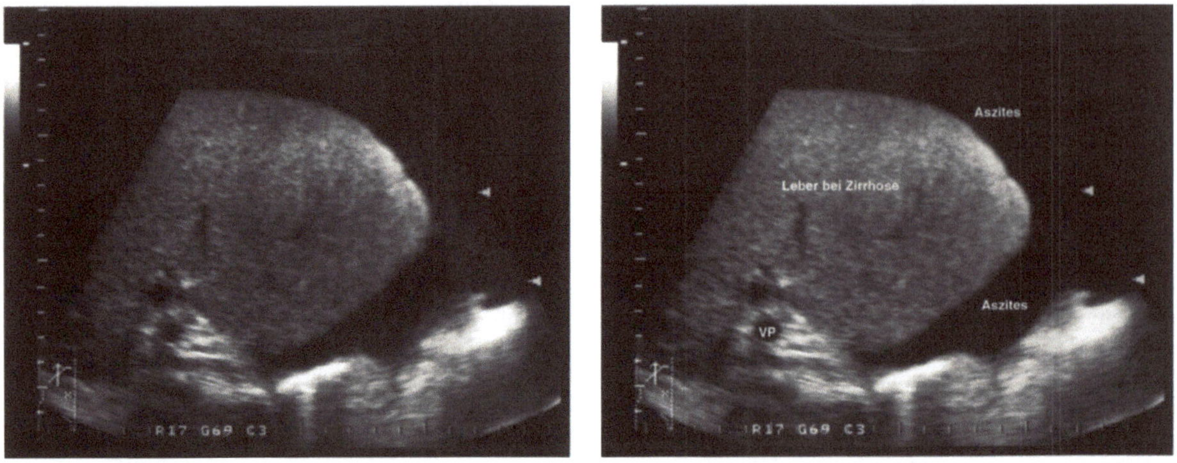

Abbildung 2.23

Fortgeschrittene äthyltoxische Leberzirrhose, an der sich nahezu alle typischen sonomorphologischen Zeichen nachweisen lassen (s. Übersicht auf S. 57)

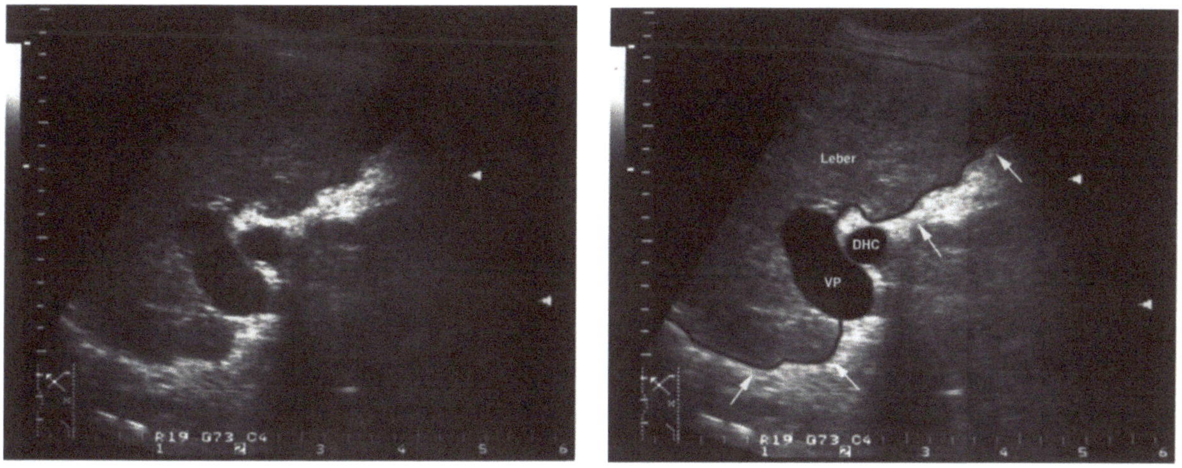

Abbildung 2.24

Portale Hypertension bei Leberzirrhose. Beachte die auf 2,3 cm erweiterte V. portae und die höckrige Kontur der Facies visceralis (*Pfeile*)

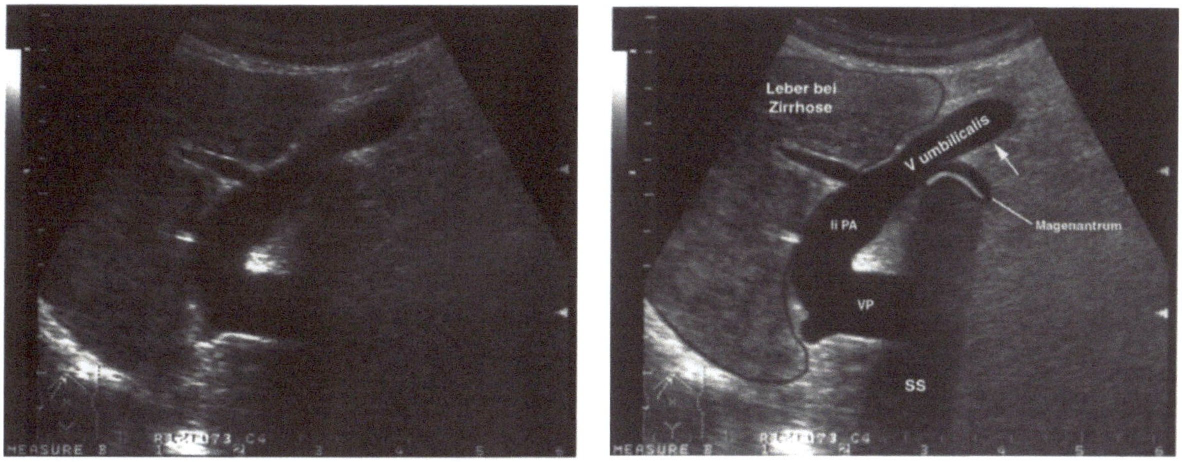

Abbildung 2.25

Portale Hypertension mit rekanalisierter Umbilikalvene bei biliärer Zirrhose

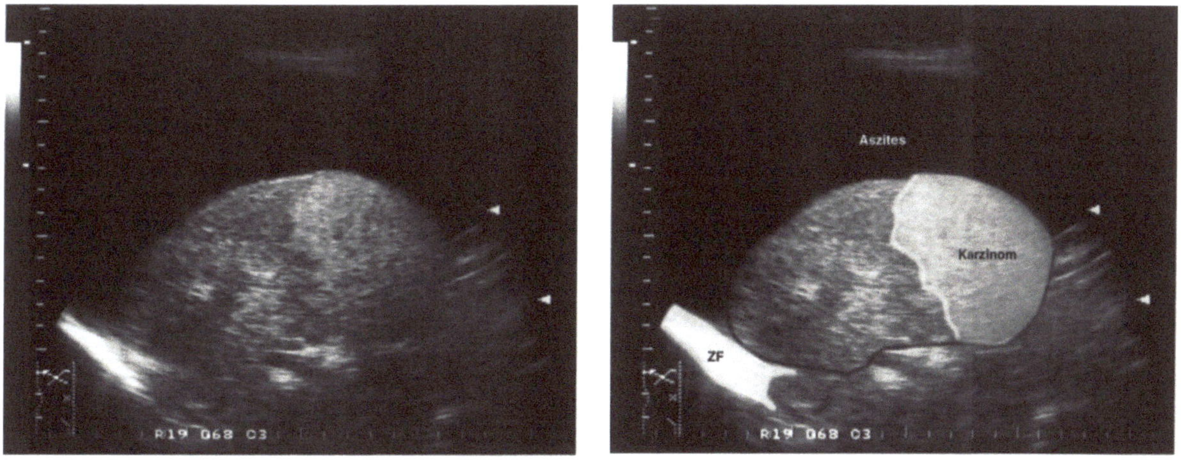

Abbildung 2.26

Spätstadium einer äthyltoxischen Leberzirrhose mit deutlich geschrumpftem Organ und einem auf dem Boden der Zirrhose entstandenem hepatozellulären Karzinom

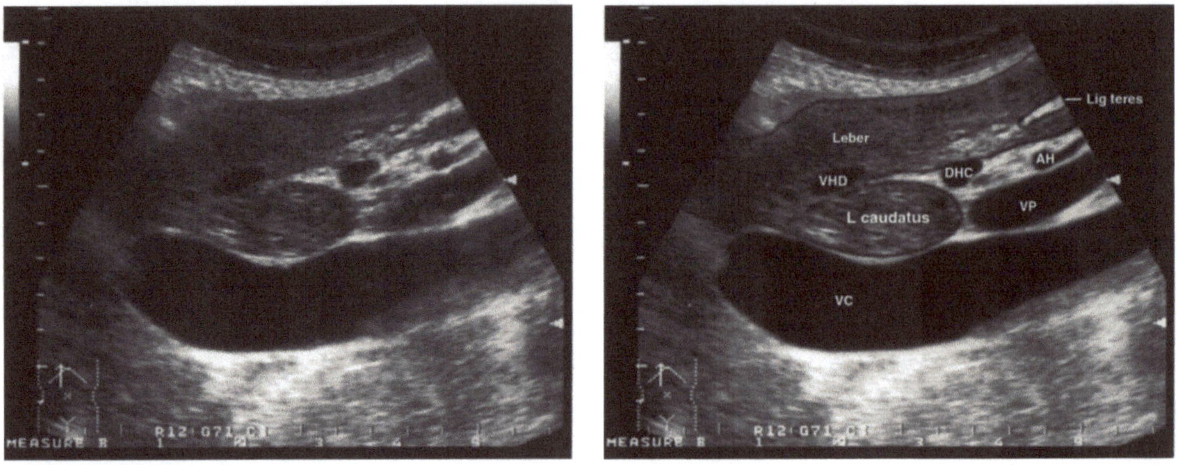

Abbildung 2.27

Relative Vergrößerung des Lobus caudatus bei äthyltoxischer Leberzirrhose; deutlich gestaute V. cava inferior bei Rechtsherzinsuffizienz

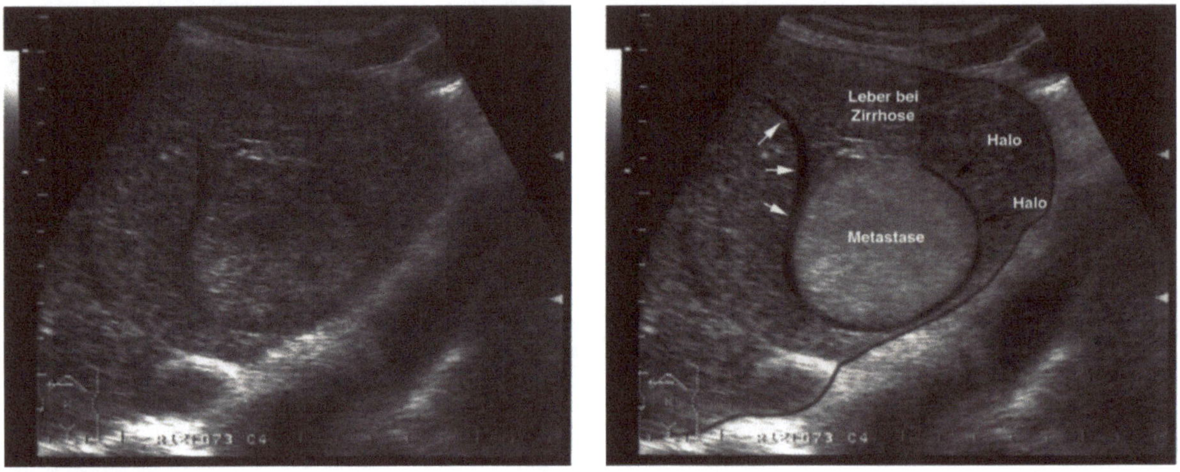

Abbildung 2.28

Histologisch gesicherte Metastase eines kolorektalen Karzinoms in einer zirrhotischen Leber. Die Metastase weist das gleiche unruhig-grobe Parenchymbinnenmuster wie das umgebende zirrhotische Lebergewebe auf und demaskiert sich nur durch die Gefäßverdrängung (*Pfeile*) bzw. das angedeutete „Halo-Phänomen"

2.1.5.5 Diffuse Lebermetastasierung

Im Vergleich zur Differenzierung diffuser Hepatopathien hat die Sonographie bei der Erkennung und Qualifizierung primärer und sekundärer Raumforderungen der Leber eine entscheidende diagnostische Bedeutung. Abhängig von der Differenz ihrer Echodichte zum umgebenden Parenchym, lassen sich Metastasen bei guten Untersuchungsbedingungen und hochauflösenden Geräten bereits ab 0,5 cm Durchmesser darstellen, wobei die Echotextur sehr unterschiedlich imponieren kann. So reicht das Spektrum der Echogenität von extrem echoarm bis akzentuiert echoreich.

Entsprechend der Varianz des sonomorphologischen Bildes einer Einzelmetastase ist auch der Befund bei diffuser Filialisierung sehr variabel. Er reicht von einer inhomogenen fleckigen Auflockerung (Abb. 2.29) bis zum großknotigen, gefäßverdrängenden Parenchymumbau (Abb. 2.30). Eine höckrige Organoberfläche muß ohne weitere Zeichen einer Zirrhose immer an eine diffuse Metastasierung denken lassen.

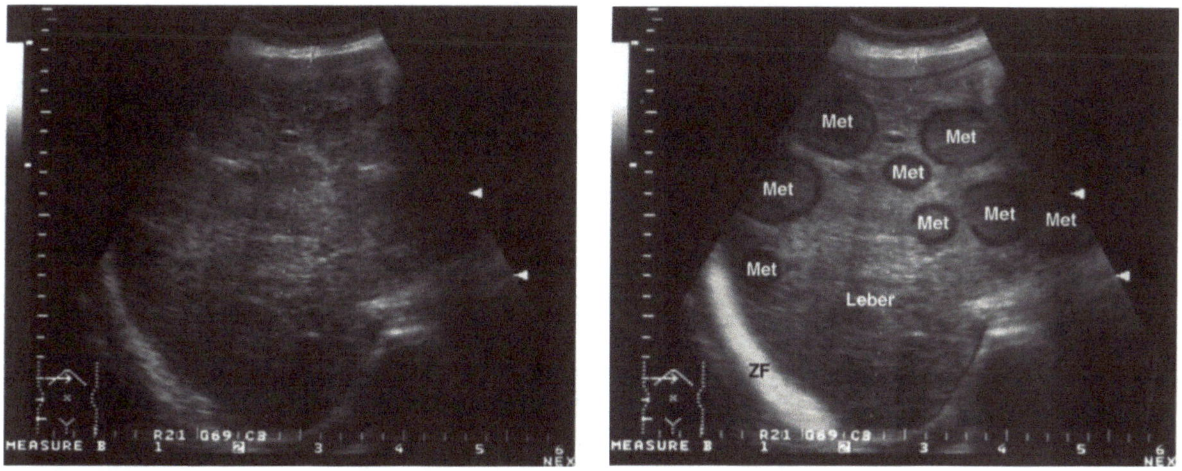

Abbildung 2.29

Inhomogen fleckige Auflockerung des Leberparenchyms als sonomorphologisches Korrelat einer diffusen Lebermetastasierung. Beachte auch die deutliche Hepatomegalie (Durchmesser ventro-dorsal: 19 cm)

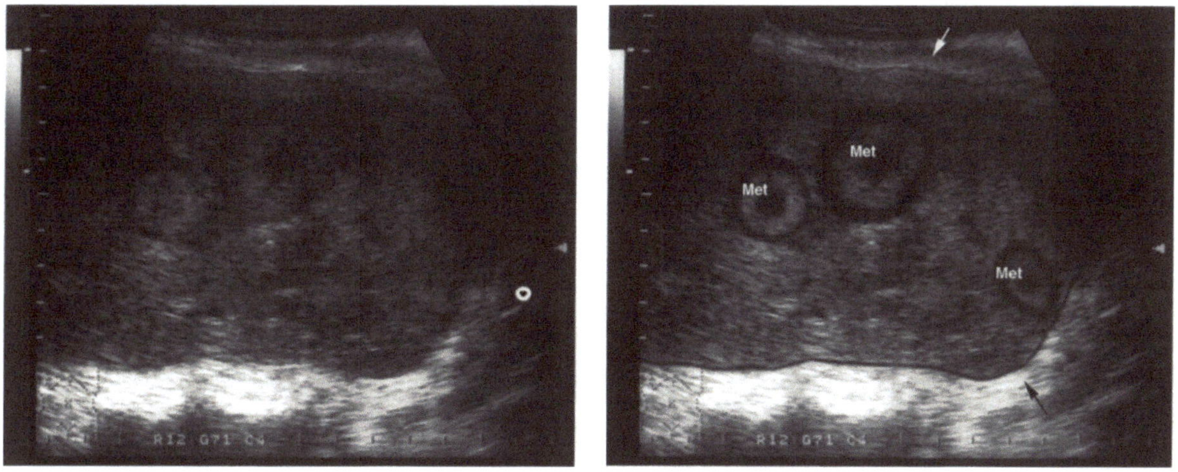

Abbildung 2.30

Vollständig metastatisch durchsetzte Leber mit auffälliger Vorbuckelung der Außenkontur (*Pfeile*). Zentral können an dem ausgeprägten „Halo"- bzw. „Bull-eye-Phänomen" einzelne Metastasen abgegrenzt werden

Der Nachweis echoarmer Randsäume, dem sog. Halozeichen, gilt als nahezu pathognomisch für metastatische Leberabsiedlungen (s. Abb. 2.30). Auf der anderen Seite können klein verteilte Lebermetastasen mit identischer Echotextur zum umgebenen Lebergewebe dem sonographischen Nachweis entgehen.

Das Problem bei Vorliegen einer diffusen Lebermetastasierung ist jedoch weniger die Erfassung einer bestehenden Parenchymveränderung als die differentialdiagnostische Abgrenzung von diffusen Hepatopathien anderer Genese, insbesondere dem nodulär-zirrhotischen Leberumbau.

2.1.5.6 Stauungsleber

Dominierendes sonographisches Zeichen der akuten, kardial bedingten Stauungsleber ist die in Einzelfällen sehr ausgeprägte, unter Sonopalpation druckschmerzhafte Hepatomegalie mit Verminderung der Echogenität des Leberparenchyms. Hinzu kommen erhebliche Kalibervergrößerungen der V. cava inferior (s. Abb. 2.27) und der Lebervenen, die zudem im Vergleich zur Normalsituation deutlich verminderte, in Einzelfällen fast aufgehobene respiratorische Lumenschwankungen aufweisen [4] (Abb. 2.31). Im Verlauf der Erkrankung wird das Binnenstrukturmuster zunehmend echoreicher, das Organ imponiert verplumpter mit abgerundetem Leber-

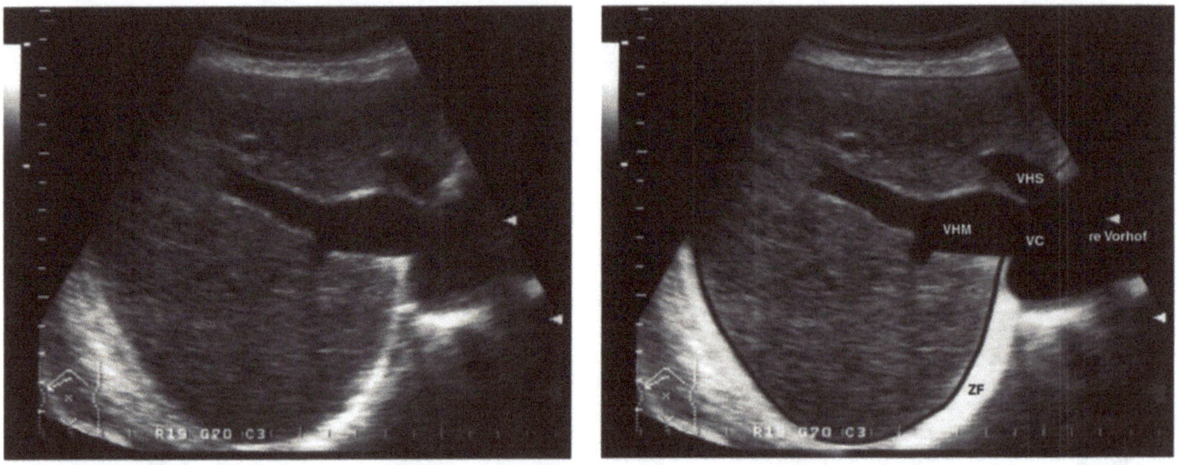

Abbildung 2.31

Stauungsleber mit Nachweis der erheblich erweiterten Lebervenen mit aufgehobener respiratorischer Lumenschwankung

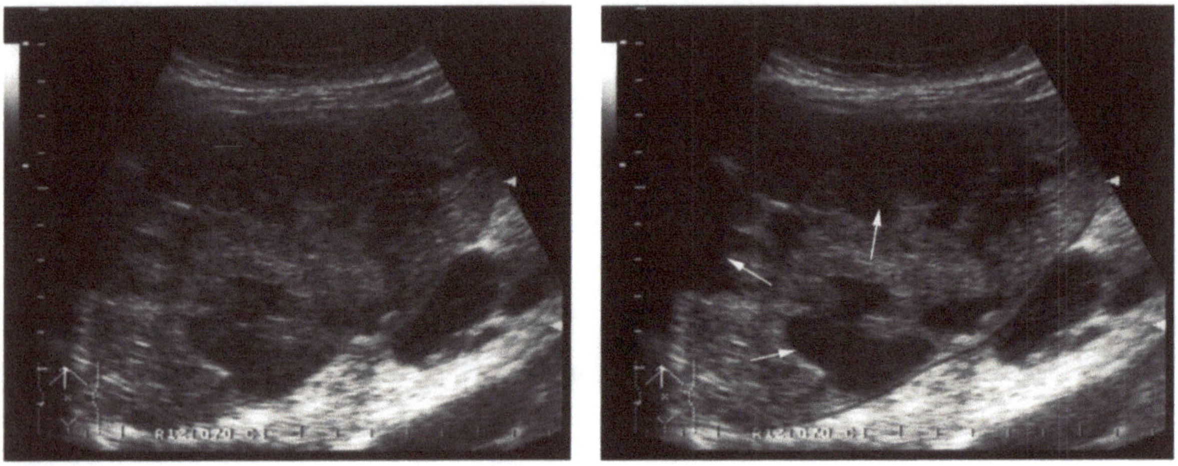

Abbildung 2.32

Hepatomegalie und fleckig echoarme Areale (*Pfeile*) bei akutem Budd-Chiari-Syndrom

rand. Die Stauung bleibt aber durch die weiten, unbeweglichen Lebervenen sowie die starre V. cava inferior sonographisch erkennbar und ist so von Frühformen der Leberzirrhose abgrenzbar. Auf der anderen Seite kann die chronische Stauung zu einem zirrhotischen Leberumbau führen (Cirrhose cardiaque), so daß sonomorphologische Kriterien der Zirrhose und der Stauung nachweisbar sind [3]. Als indirekte Zeichen der akuten oder chronischen Leberstauung ist sonographisch nach Aszites, Pleura- und Perikardergüssen zu fahnden.

2.1.5.7 Budd-Chiari-Syndrom

Die Lebervenenthrombose wurde erstmals 1842 von Lambron und 4 Jahre später durch Budd beschrieben [12]. Das von Chiari 1899 als Phlebitis obliterans hepatica mit erst sekundärer Thrombosierung berichtete Krankheitsbild muß heute als ausschließlich anatomische Diagnose gelten, während alle Zustände, die zu einem Verschluß der Lebervenen führen, als Budd-Chiari-Syndrom bezeichnet werden [23, 16]. Man findet es vor allem mit Zuständen vergesellschaftet, die zu einer Hyperkoagulabilität des Blutes führen, wie Polyzythaemia vera, Leukämie und nach Einnahme oraler Kontrazeptiva [15]. Aber auch eine Kompression oder intraluminale Obstruktion durch Tumoren oder nichttumoröse Raumforderungen (Abszesse, Hämatome) führen zu diesem Krankheitsbild [15,7].

Das akute Budd-Chiari-Syndrom verläuft dramatisch unter dem Bild eines akuten Abdomens. Sonomorphologisch imponiert eine erheblich druckdolente Hepatomegalie mit umschriebenen bis fleckigen Arealen veränderter Echogenität, die an ein Leopardenfell erinnern [9] (Abb. 2.32). Das Lumen der Lebervenen ist deutlich reduziert oder läßt sich gar nicht mehr abgrenzen [3, 15]. Regelhaft läßt sich Aszites nachweisen [15].

Die Diagnose sollte jedoch nur dann sonographisch gestellt werden, wenn die obstruktive Ursache nachgewiesen werden kann [5].

Das chronische Budd-Chiari-Syndrom kann darüber hinaus an der ausgeprägten Hypertrophie des über einen eigenständigen vernösen Abfluß verfügenden Lobus caudatus erkannt werden [15, 8].

Literatur

1. Beyer D (1981) Sonographie der Leber und Gallenwege: Leistungsbreite und Integration in die bildgebende Diagnostik. Habilitationsschrift, Universität Köln
2. Bolt RJ (1985) Diseases of the hepatic blood vessels. In: Bochus AD (ed) Gastroenterology, 4th edn. Saunders, Philadelphia, pp 3259–3277
3. Börner N, Schwerk WB, Braun B (1987) Leber. In: Braun B, Günther R, Schwerk WB (Hrsg) Ultraschalldiagnostik. Lehrbuch und Atlas. Ecomed-Verlag, Landsberg, München, Zürich, S 1–94
4. Braun B (1982) Möglichkeiten und Grenzen der Ultraschalldiagnostik in der Gastroenterologie. Z Gastroenterol 20: 53
5. Braun B, Rückel E, Rückel A, Börner N, Lang H, Pfeiffer J (1983) Sonographische Diagnose eines Budd-Chiari-Syndroms. Dtsch Med Wochenschr 108: 700
6. Budd G (1846) Die Krankheiten der Leber, bearb. von Henoch EH. Hirschwald, Berlin, S 168
7. Chiari (1899) Über die selbständige Phlebitis obliterans der Hauptstämme der Vv. hepaticae als Todesursache. Beitr Pathol Anat 26: 1
8. Cooper R, Picker R, Fulton A, Lunzer M (1982) The ultrasonic appearance of the liver in hepatic venous outflow obstruction (Budd-Chiari-syndrom). J Clin Ultrasound 10: 35–36
9. Editorial (1979) The Budd-Chiari-syndrom. Br J Med 6174: 1301
10. Forster KJ, Dewburry KC, Giffith AH, Wright R (1980) The accuracy of ultrasound in the detection of fatty infiltration of the liver. Br J Radiol 53: 440
11. Gosink BB, Lemon SK, Scheible W, Leopold GR (1979) Accuracy of ultrasonography of hepatocellular disease. Am J Roentgenol 133: 19
12. Harbin W, Robert N, Ferrucci J (1980) Diagnosis of cirrhosis based on regional changes in hepatic morphology. Radiology 135: 273–283
13. Hill MC, Sanders RC (1985) Sonography of the solitary liver mass. In: Sanders RG, Hill MC (eds) Ultrasound Annual 85. Raven, New York, p 140
14. Kremer H (1983) Ultraschalldiagnostik des Abdomens als Früherkennungsmaßnahme; Ergebnisse einer Screening-untersuchung. Habilitationsschrift der Ludwig-Maximilians-Universität München, S 167
15. Kremer H, Dobrinski W (1987) Leber. In: Kremer H, Dobrinski W (Hrsg) Sonographische Diagnostik. Urban & Schwarzenberg, München Wien Baltimore, S 63–80
16. Preim D, Stallkamp E, Hust W, Dadrich E, Bundschuh HD (1983) Sonographische Kriterien der Leberzirrhose. In: Otto RCH, Jann FX (Hrsg) Ultraschalldiagnostik 82. Thieme, Stuttgart, S 201
17. Rettenmaier G (1976) Sonographischer Oberbauchstatus. Internist 17: 349
18. Schwerk WB (1982) Ultraschalldiagnostik in der Gastroenterologie. Internist 23: 26–46
19. Schwerk WB (1987) Sonographie in der Diagnostik der Leberzirrhose und ihrer Komplikationen. Internist 28: 477–488
20. Scott WV, Sander RG, Siegelmann SS (1980) Irregular fatty infiltration of the liver: diagnostic dilemmas. Am J Roentgenol 135: 967
21. Shahwker T, Muran B, Linzer F, Parks S, James S, Strohmeyer F, Barranger J (1981) B-scan echoamplitude measurement in patients with diffuse infiltrative liver disease. J Clin Ultrasound 9: 293
22. Smith E (1984) The hazard of fine-needle aspiration biopsy. Ultrasound Med Biol 8: 629–634
23. Thaler H (1987) Leberkrankheiten: Klinisch-morphologische Diagnostik und ihre Grundlagen. Springer, Berlin Heidelberg New York, S 374
24. Weill FS (1978) Ultrasonography of digestive diseases. Mosby, St. Louis, p 147
25. Weill FS (1985) Ultraschall in der Gastroenterologie. Springer, Berlin Heidelberg New York

2.1.6 Sonopathologie der Leber – fokale Parenchymveränderungen

J. Bernhardt

Fokale Leberveränderungen können alle bekannten Echogenitätsmuster aufweisen. Sie manifestieren sich als echofreie, echoarme, echoreiche oder gemischt echogene Läsionen. Die Nachweisgrenze ist heute bis unter 0,5 cm gerückt. Grundsätzlich ist der Nachweis jedoch abhängig vom Impedanzunterschied zum umgebenden Lebergewebe sowie der Lokalisation. So stellen sich echofreie Läsionen am besten dar, schallkopfnahe bzw. -ferne weniger gut.

Veränderungen der Lebergröße und -form sind abhängig von der Anzahl und Größe der Läsionen. Vor allem bei sehr oberflächlichen herdförmigen Befunden ist eine Konfigurationsänderung der Leberoberfläche diagnostisch hilfreich.

Bei der Suche nach fokalen Läsionen ist ein systematisches Durchscannen der Leber unerläßlich. Es müssen Segmentzuordnungen getroffen und Nachbarschaftsbeziehungen zu Lebergefäßen und anderen Organen aufgezeigt werden. Es gilt die Größe und Anzahl der Veränderungen zu bestimmen sowie ihre Form und Abgrenzbarkeit zu beschreiben.

Eine Artdiagnostik aufgrund der Echogenitätsmerkmale ist nicht uneingeschränkt möglich. Es gibt jedoch

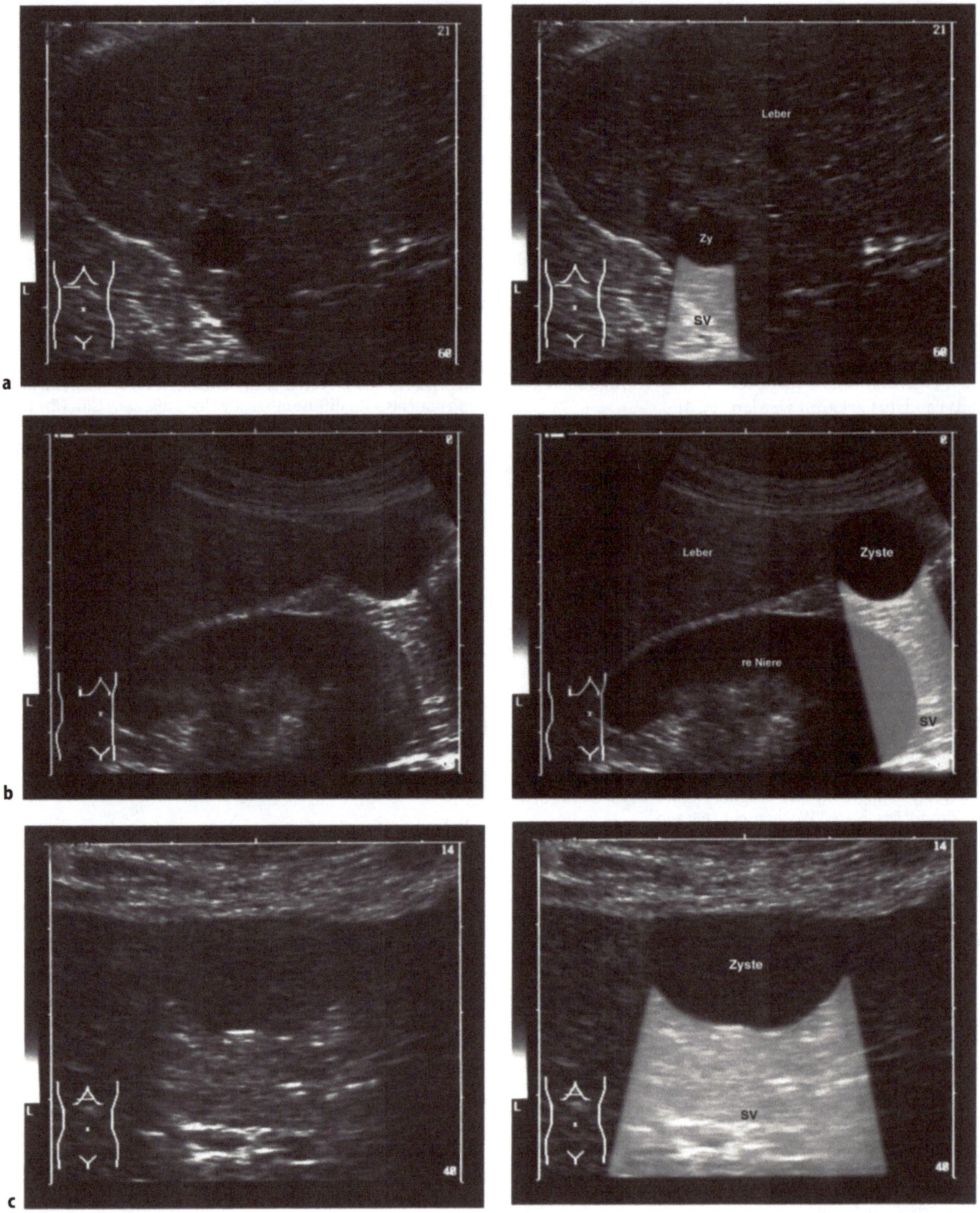

Abbildung 2.33 a–c

Drei Zysten der gleichen Patientin mit unterschiedlichem Echomuster vom typisch echofreien Bild (**a**) bis hin zur Vortäuschung einer soliden Struktur (**c**). Regelrecht jeweils die scheinbare dorsale Schallverstärkung

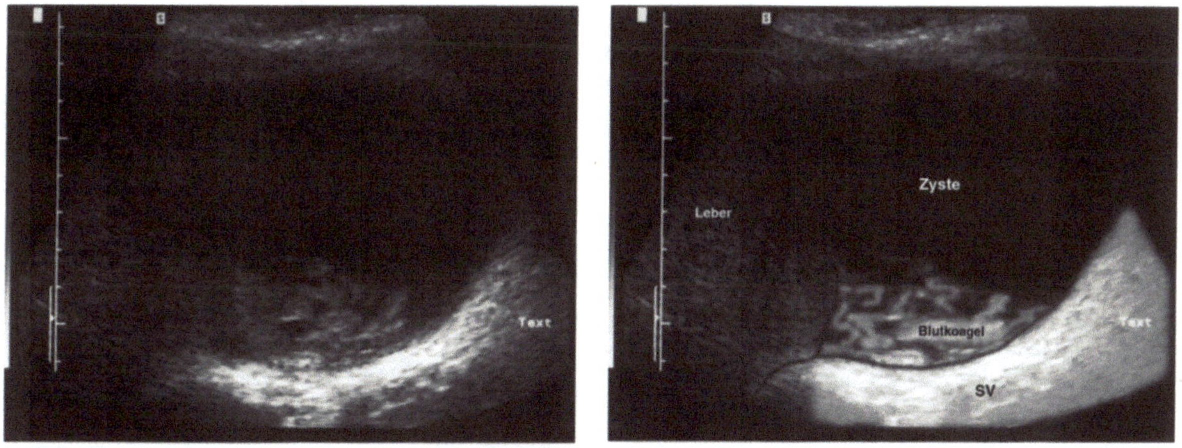

Abbildung 2.34

Große Leberzyste im linken Leberlappen mit Einblutung

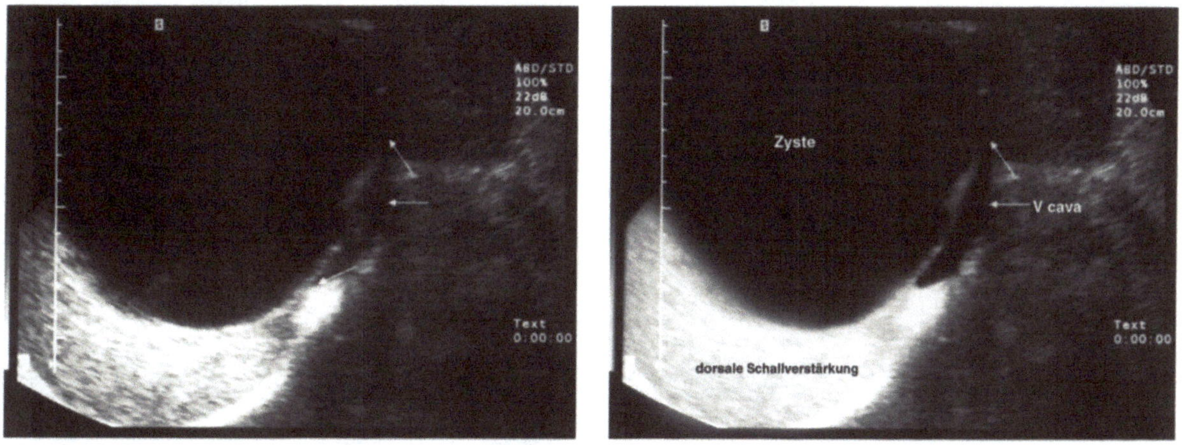

Abbildung 2.35

Große Zyste zwischen mittlerer und rechter Lebervene, sowohl diese als auch die V. cava verdrängend. Aufgrund der dorsalen Schallverstärkung erscheint das Lebergewebe dorsal der Zyste echoreicher

zahlreiche Anhaltspunkte, die in Zusammenhang mit der klinischen Fragestellung eine grobe Diskriminierung gestatten. Neben spezifischen Schallphänomenen muß auch zu Umgebungscharakteristika, wie z. B. einer Leberzirrhose, Stellung genommen werden.

2.1.6.1 Leberzysten

Die häufigsten zystischen Leberveränderungen sind dysontogenetische Zysten, Choledochuszysten sowie Echinokokkuszysten als parasitäre Zystenform. Auch Leberabszesse und Hämatome können rein zystisch imponieren.

Dysontogenetische Leberzysten

Dysontogenetische Leberzysten beruhen auf Fehlbildungen kleiner Gallengänge. Sie können solitär oder multipel auftreten, bis hin zur polyzystischen Leberdegeneration, letztere häufig kombiniert mit Nieren- und Pankreaszysten. Die Inzidenz in der Gesamtbevölkerung beträgt bis 0,8 % [23]. Die meisten Zysten sind symptomlos. Große, meist subkapsuläre Zysten fallen durch unspezifische Oberbauchbeschwerden auf, sie sind einer laparoskopischen Therapie gut zugänglich. Seltene Komplikationen können das Auftreten eines Ikterus, Einblutungen oder Rupturen sein.

Sonographisch imponieren die Zysten glattwandig mit einer scharfen Abgrenzung gegen das umgebende Lebergewebe. Transducernah finden sich häufig Wiederholungsechos der Zystenwand. Das Lumen erscheint echofrei, hinter der Zyste findet sich das Phänomen der scheinbaren Schallverstärkung (Abb. 2.33–2.35).

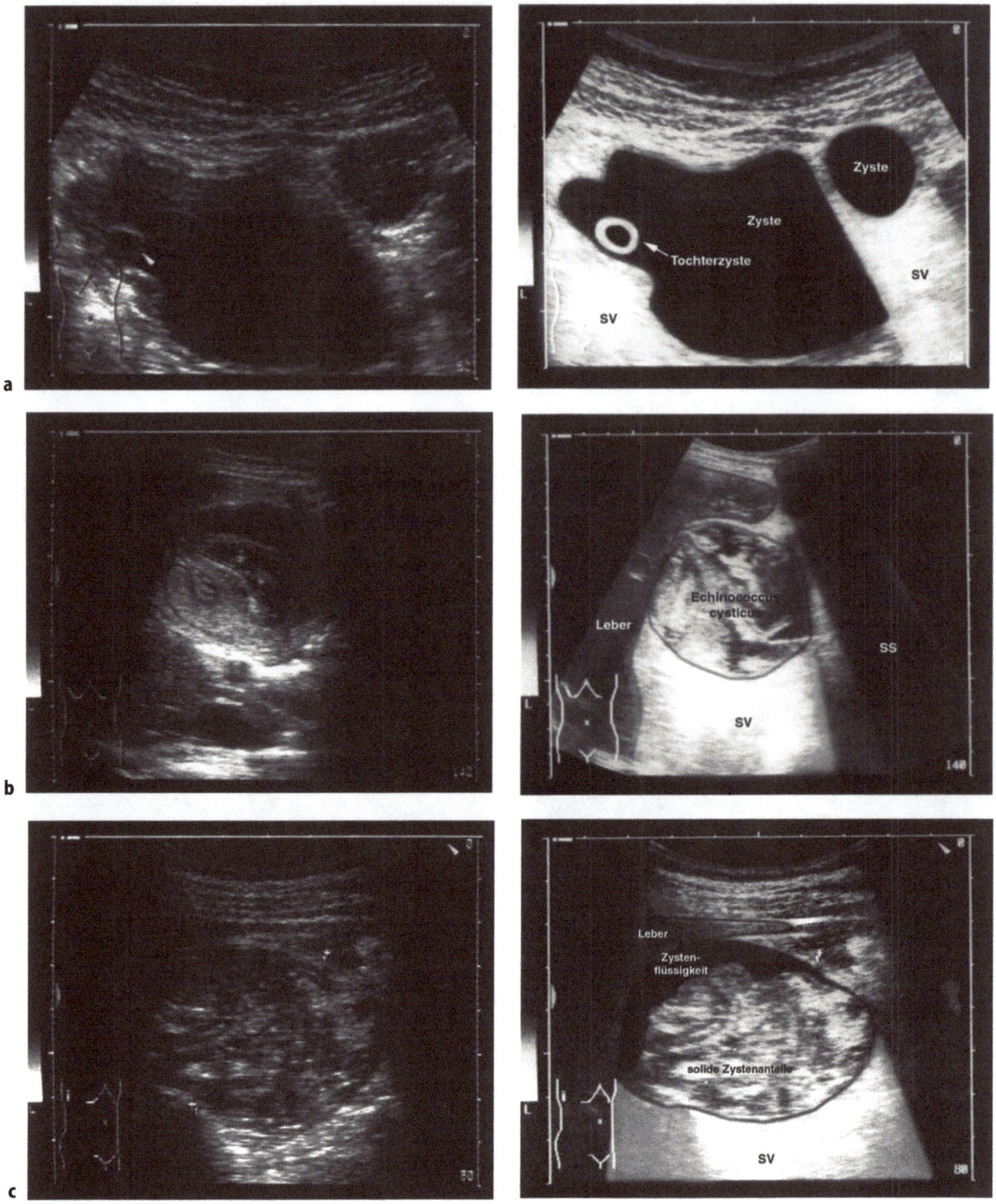

Abbildung 2.36 a–c

Echinococcus cysticus bei einer Patientin aus dem Balkan; das gesamte Abdomen war mit multiplen Zysten befallen. *Pfeilspitze* in **a**: Tochterzyste

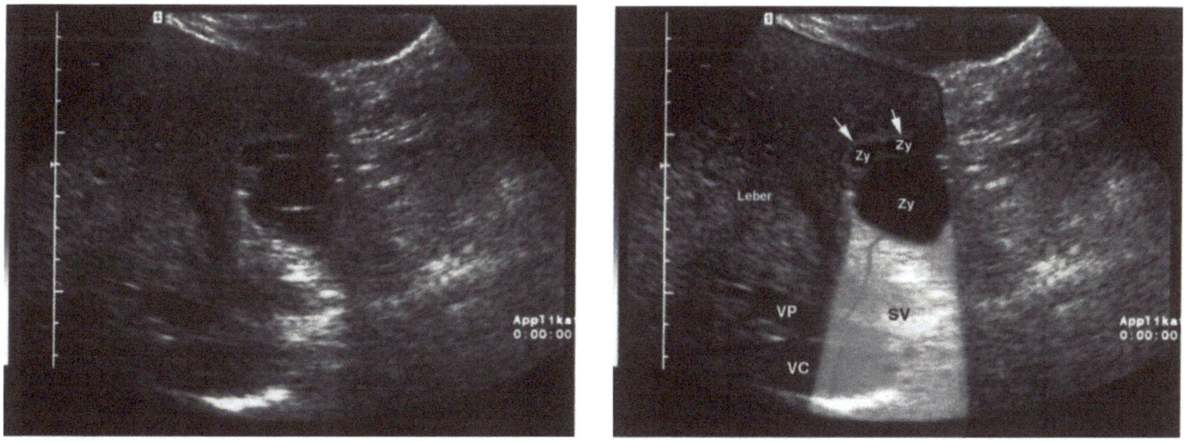

Abbildung 2.37

Echinococcus cysticus. Zyste im 2. Lebersegment mit Tochterzysten (*Pfeile*)

Echinokokkuszysten

Der Erreger ist der Echinococcus cysticus, dessen Larven hauptsächlich die Leber befallen und die Zysten bilden. Die Patienten weisen häufig Beschwerden wie abdominelle Schmerzen, Fieber oder gelegentlich einen Ikterus auf [9]. Unverzichtbar in der Diagnostik ist der serologische Nachweis.

Die Gestalt der Zysten ist vielfältig, sie können solitär auftreten, glatt begrenzt sein und somit von dysontogenetischen Zysten nicht zu unterscheiden. An der inneren Keimschicht kann es zur Ausbildung von Tochterzysten kommen, bis hin zur Bildung großer Zystenkonglomerate. Im Extremfall ist die gesamte Leber befallen. Ältere Zysten können Kalkeinlagerungen in der Wand aufweisen (Abb. 2.36 u. 2.37).

Vom Echinococcus cysticus abzugrenzen ist der Echinococcus alveolaris, der tumorartig imponiert. Es findet sich ein meist echoreicher unregelmäßig begrenzter Prozeß, in dem durch Nekrosebildung zystische Areale bestehen können. Da Punktionen kontraindiziert sind, ist die Serologie richtungsweisend.

Gallenwegszysten

Hier handelt es sich um eine angeborene Anomalie mit einer Erweiterung intrahepatischer Gallengänge, auch ein extrahepatisches Auftreten ist möglich [17]. Charakteristisch ist ein Anschluß an das Gallenwegssystem. Die Lage ist meist dorsal und kaudal der Gallenblase. Eine rein sonographische Unterscheidung von dysontogenetischen Zysten ist nicht möglich.

2.1.6.2 Fokale Verfettung und Minderverfettung

Die Verfettung der Leber muß nicht gleichmäßig das gesamte Organ betreffen. Es können fokal stärker verfettete Areale auftreten, die von echoreichen Tumoren abgegrenzt werden müssen. Eine Rückbildung ist wie auch bei der diffusen Verfettung möglich.

Häufiger findet sich die fokale Minderverfettung bei der Lebersteatose. Typischerweise finden sich diese echoärmeren Bezirke periportal, neben der Gallenblase sowie im Lobus caudatus. Bei weiterer Ausdehnung kann eine Abgrenzung zu Metastasen schwierig sein (Abb. 2.38).

2.1.6.3 Verkalkungen

Verkalkungen im Lebergewebe können hauptsächlich nach einer Hämatomorganisation oder als Folge eingebluteter Zysten auftreten. Sie müssen von Gallengangskonkrementen unterschieden werden (Abb. 2.39).

2.1.6.4 Hämangiome

Hämangiome sind die häufigsten gutartigen Tumoren der Leber, die Häufigkeitsangaben liegen zwischen 0,4 und 7,3 % [19]. Es wird zwischen einer mehr kapillären und einer kavernösen Form unterschieden. Die meisten Befunde treten einzeln auf und zeigen eine Größe bis 2 cm, seltener bis 4 cm. Selten liegt der Befund einer Hämangiomatose vor, der von einer diffusen Metastasierung abgegrenzt werden muß. Auch atypisch große Hämangiome mit unspezifischen abdominellen Beschwerden können auftreten.

Sonographisch zeigt sich eine runde bis ovale echoreiche Läsion, die sich scharf gegen die Leber abgrenzt.

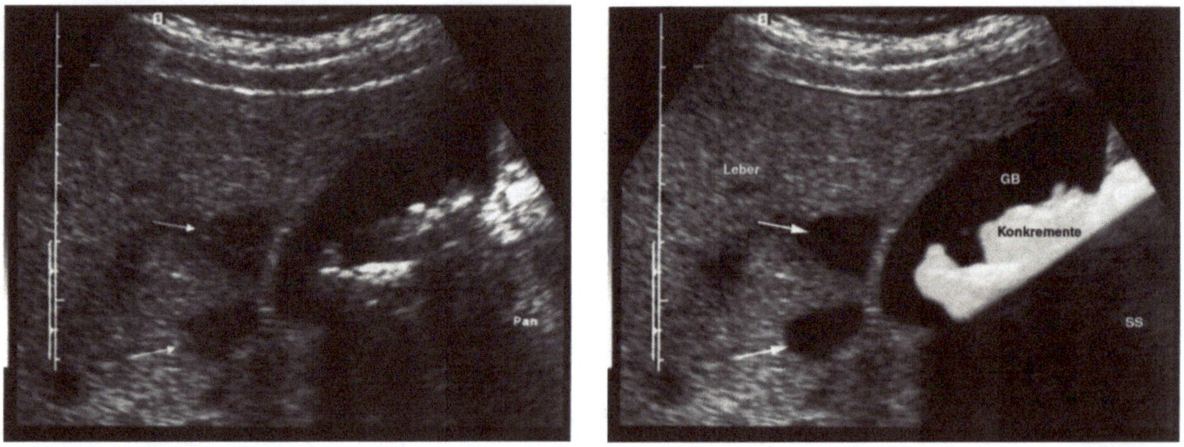

Abbildung 2.38

Fokale Minderverfettung (*Pfeile*) neben der Gallenblase bei leichter Steatosis hepatis. Nebenbefund: Cholezystolithiasis mit vielen kleinen Konkrementen

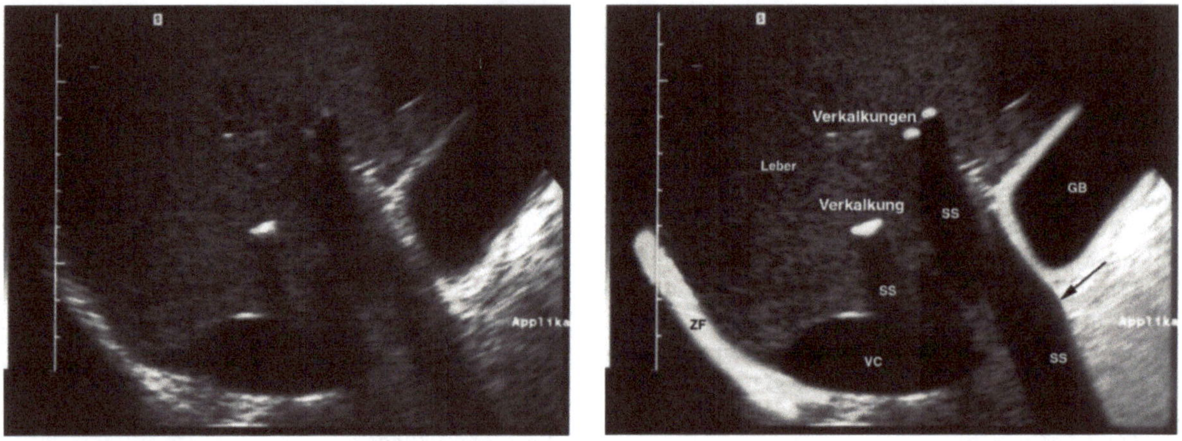

Abbildung 2.39

Verkalkungen im Lebergewebe mit deutlichem Schallschatten (cave! die tangential getroffene GB-Wand wirft einen ähnlichen Schallschatten, siehe *Pfeil*)

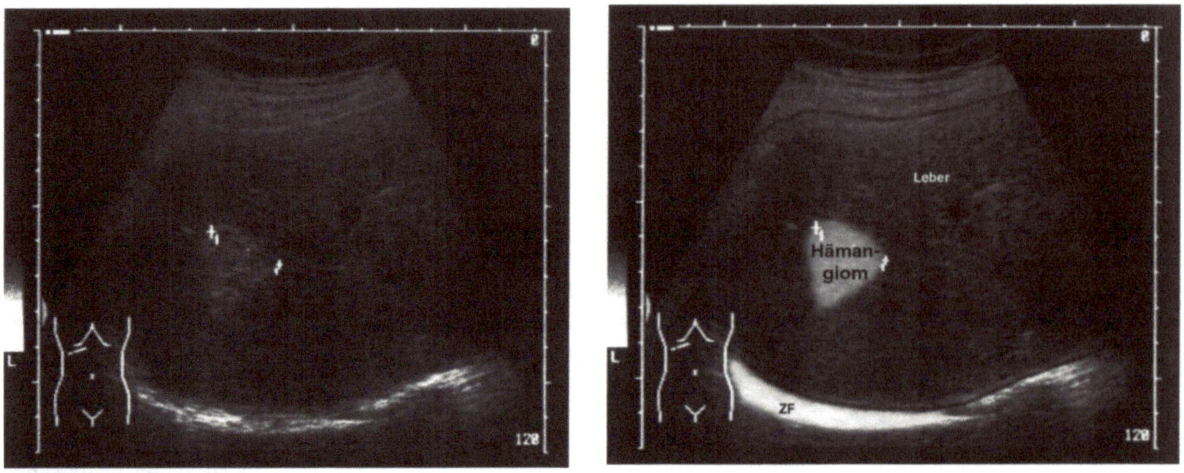

Abbildung 2.40

Unregelmäßig konfiguriertes Hämangiom der Leber mit diskreter scheinbarer dorsaler Schallverstärkung

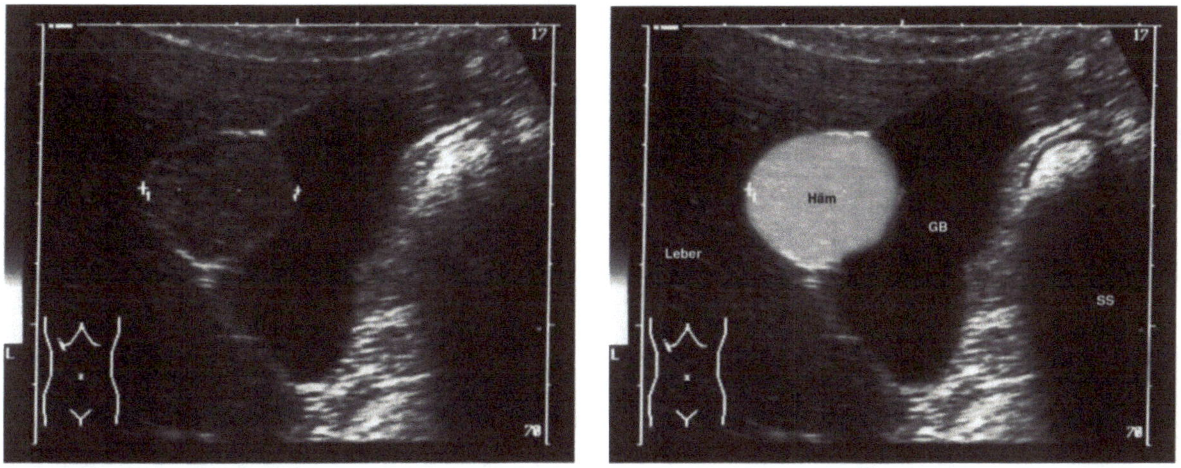

Abbildung 2.41

Kavernöses Hämangiom mit Impression der Gallenblasenwand. Beachte: Deutliche echoärmere Auflockerung des Binnenechomusters

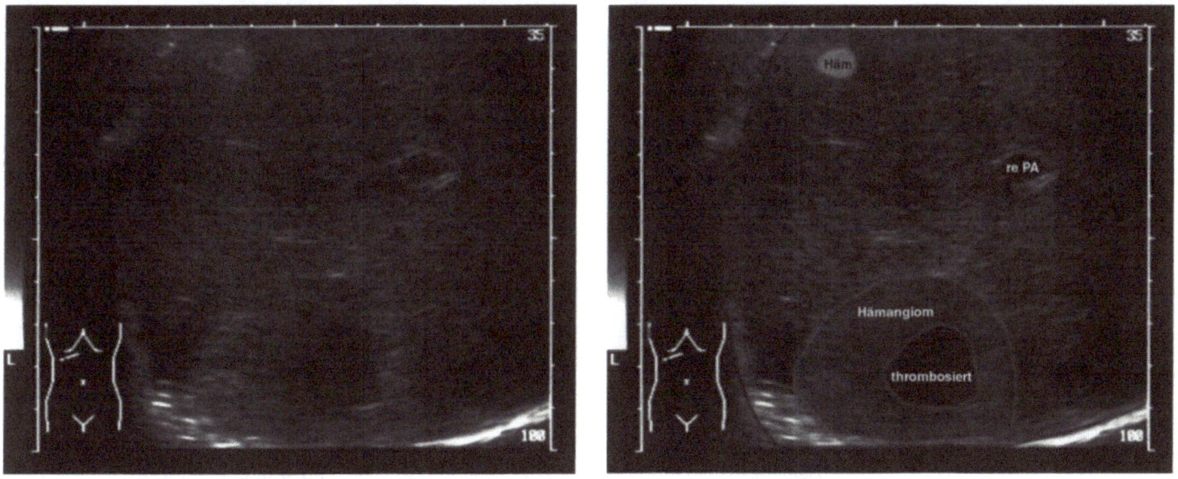

Abbildung 2.42

Kapilläres Hämangiom von 0,9 cm Größe im 6. Lebersegment. Im 7. Lebersegment atypisch imponierendes zentral teilthrombosiertes Hämangiom von 5,5 cm Größe

Es gibt keine Kapselstrukturen und keinen Randsaum. Die hohe Echodichte ist aufgrund der zahlreichen, reflexstarken und knäuelartig angeordneten Kapillaren zu erklären. Aufgrund des Blutreichtums in den Kapillaren kommt es wie bei Zysten zu einer scheinbaren dorsalen Schallverstärkung. Gelegentlich ist ein zuführendes Gefäß zu beobachten.

Atypische, meist größere Hämatome können echoärmere Binnenstrukturen aufgrund kavernöser Erweiterungen und Thrombosierungen aufweisen. Auch Verkalkungen sind möglich. Die Diagnose ist in diesen Fällen nicht leicht zu stellen [30]. Heilo u. Stenwig [10] fanden bei 52 sonographischen Hämangiomdiagnosen in der Feinnadelpunktion nur 29 bestätigt. In 6 Fällen handelte es sich um Metastasen, in 16 Fällen konnte keine spezifische Diagnose gefunden werden. Gleichzeitig erwiesen sich 18 als Metastasen angesehene Läsionen bei 491 Punktionen wegen fokaler Leberherde histologisch als Hämangiom [10] (Abb. 2.40–2.42).

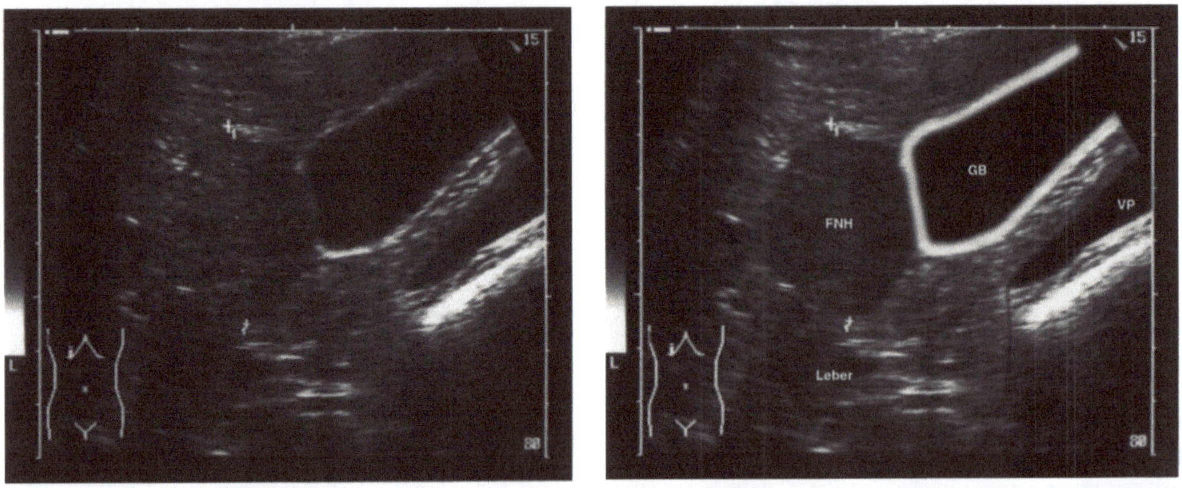

2.43 a

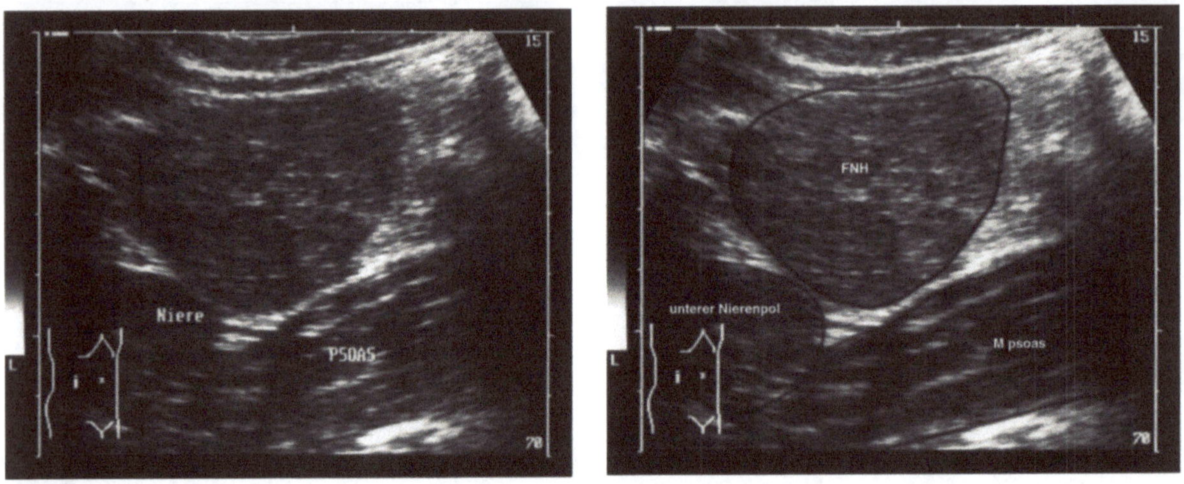

2.43 b

Abbildung 2.43 a–d

Fokal-noduläre Hyperplasie der Leber. **a** Gering echoarmer Rundherd der Gallenblase anliegend. **b** In der Echogenität ähnlicher Rundherd von der Facies viszeralis der Leber ausgehend und der re. Niere sowie demM. psoas anliegend bei der selben Patientin. Die intraoperativ gefundene schmale Gewebsbrücke zur Leber war in der Bildgebung nicht dargestellt worden. **c, d** Darstellung einer identisch starken Durchblutung beider Rundherde im Powermode mit Levovist®-Unterstützung

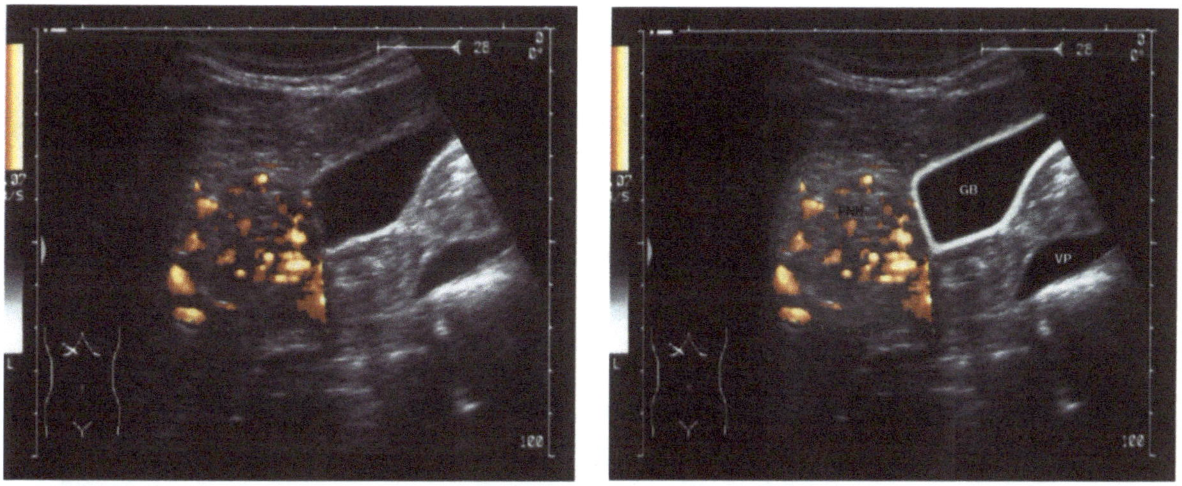

2.43c

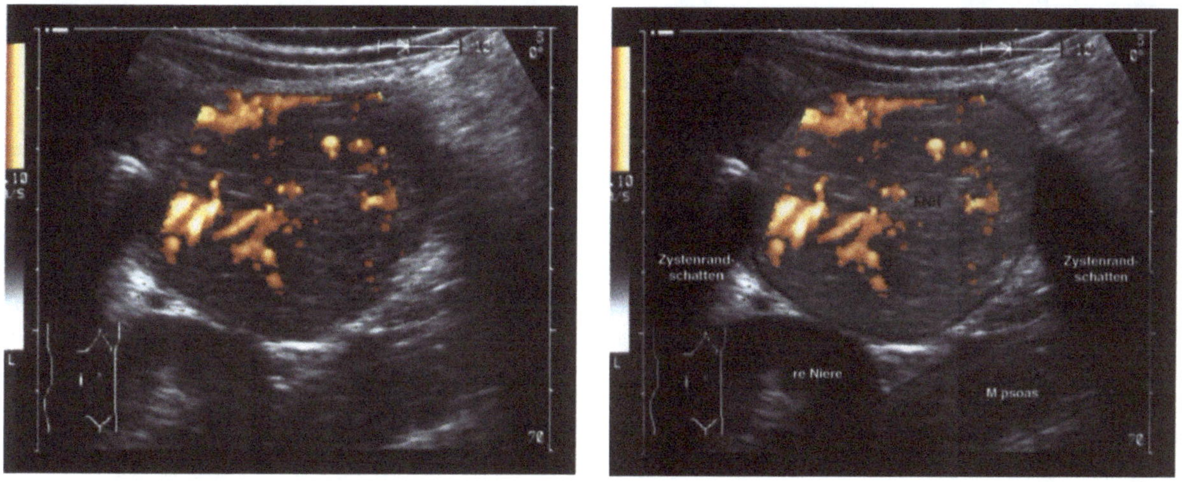

2.43d

2.1.6.5 Hepatozelluläres Adenom und fokal-noduläre Hyperplasie

Obwohl unterschiedlicher Genese, stellen sich diese beiden Läsionen gleich dar. Das Adenom besteht nur aus wuchernden Hepatozyten ohne Kupffer-Sternzellen. Die fokal-noduläre Hyperplasie (FNH) zeigt einen komplexen Aufbau, ähnlich den Regeneratsknoten einer Leberzirrhose. Eine zumindest stimulierende Wirkung auf die Adenombildung haben östrogenhaltige Antikonzeptiva. Da Adenome eine potentielle Entartungstendenz besitzen, müssen sie einer chirurgischen Therapie zugeführt werden. In seltenen Fällen kann eine Adenomatose der Leber beobachtet werden [12].

Im Erscheinungsbild zeigen sich sowohl echoreichere als auch echoärmere Läsionen, die relativ glatt gegen die Umgebung abgegrenzt sind. Mitunter ist kein Echogenitätsunterschied zur Leber zu erkennen. Aufgrund der Kompression des umgebenden Lebergewebes kann es zur Darstellung einer Pseudokapsel kommen. Mögliche Einblutungen vor allem in großen Adenomen machen eine Unterscheidung zu Metastasen schwierig. Stasi et al. [26] fanden bei Langzeituntersuchungen ein eher regredientes Verhalten der FNH mit häufiger Größenabnahme. Da die FNH eine deutlich stärkere Durchblutung als das Adenom aufweist, lassen sich hier farbduplexsonographisch vor allem unter Zuhilfenahme des Powermodes [29, 31] und lungengängiger Kontrastmittel Unterscheidungen treffen (Abb. 2.43).

2.1.6.6 Primäre maligne Lebertumoren

Zu den primären malignen Lebertumoren gehören das hepatozelluläre Karzinom, das cholangiozelluläre Karzinom sowie seltene mesenchymale Tumoren. Das hepatozelluläre Karzinom (HCC) stellt mit 2–3 Neuerkrankungen auf 100 000 Einwohner etwa 80 % der primären malignen Lebertumoren. Männer sind doppelt so häufig befallen wie Frauen [1]. Der Tumor kann solitär, multilokulär oder diffus wachsen. 60–80 % der Tumoren entstehen in einer Leberzirrhose, die als Präkanzerose gilt.

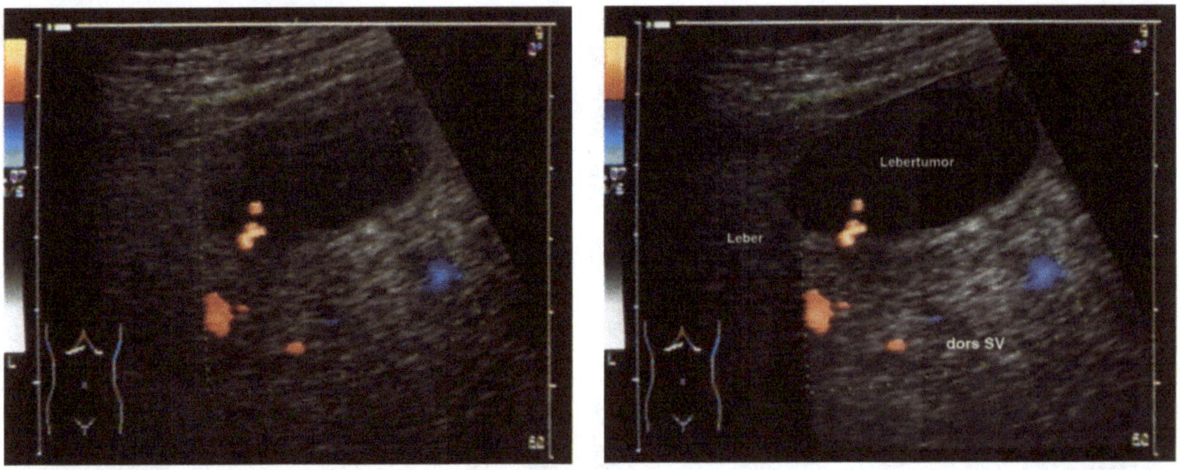

Abbildung 2.44

Präoperativer Verdacht auf ein Leberzelladenom. Darstellung der relativ schwachen Durchblutung in der Farbduplexsonographie nach Gabe von Levovist. Der histologische Befund ergab jedoch ein cholangiozelluläres Karzinom

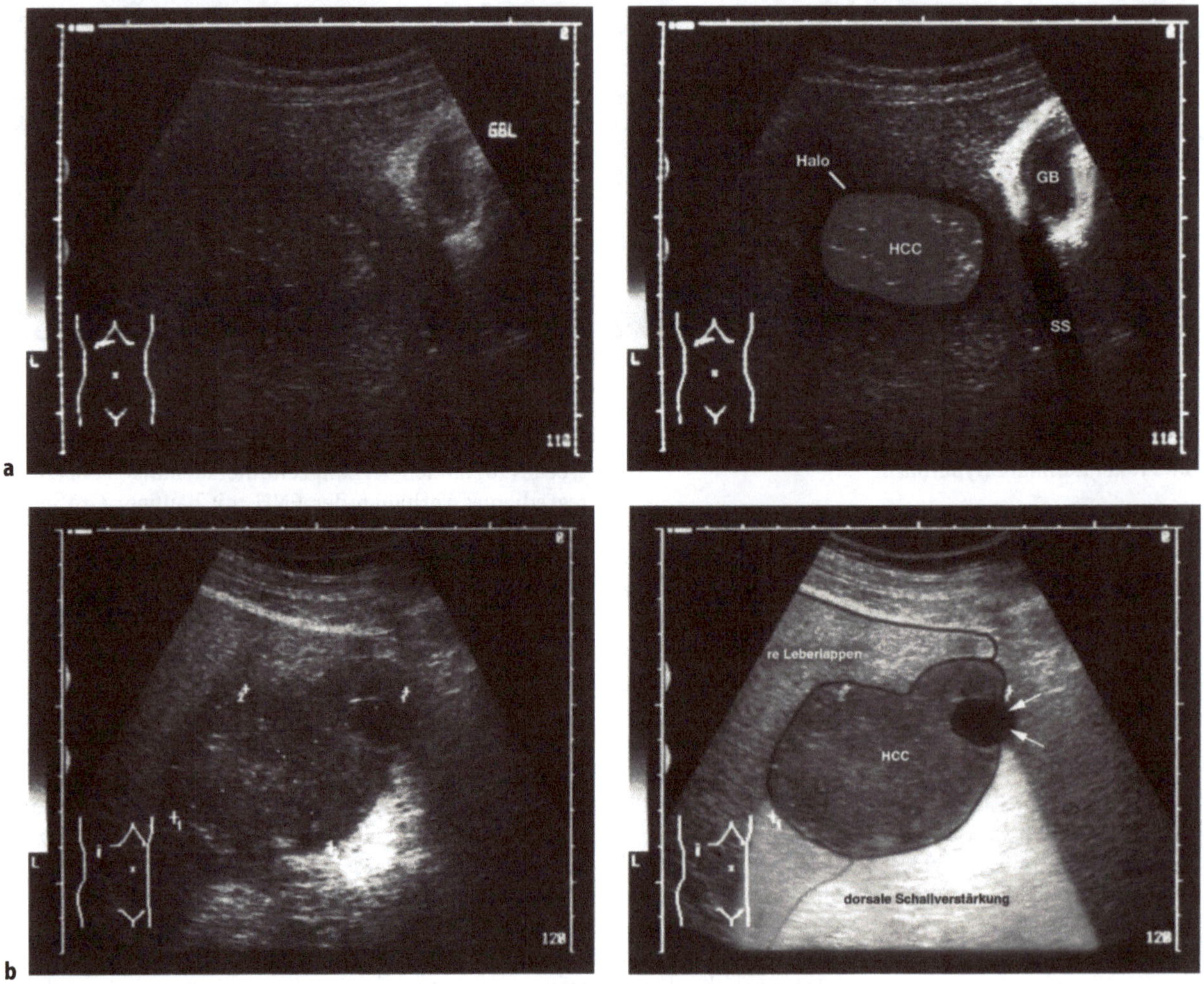

Abbildung 2.45 a, b

Hepatozelluläres Karzinom (*HCC*) des rechten Leberlappens. **a** Darstellung des inhomogenen Rundherdes im Segment 5 der Leber in direkter Nachbarschaft zur kontrahierten Gallenblase. **b** Marginale, zystisch imponierende Tumornekrose (*Pfeile*)

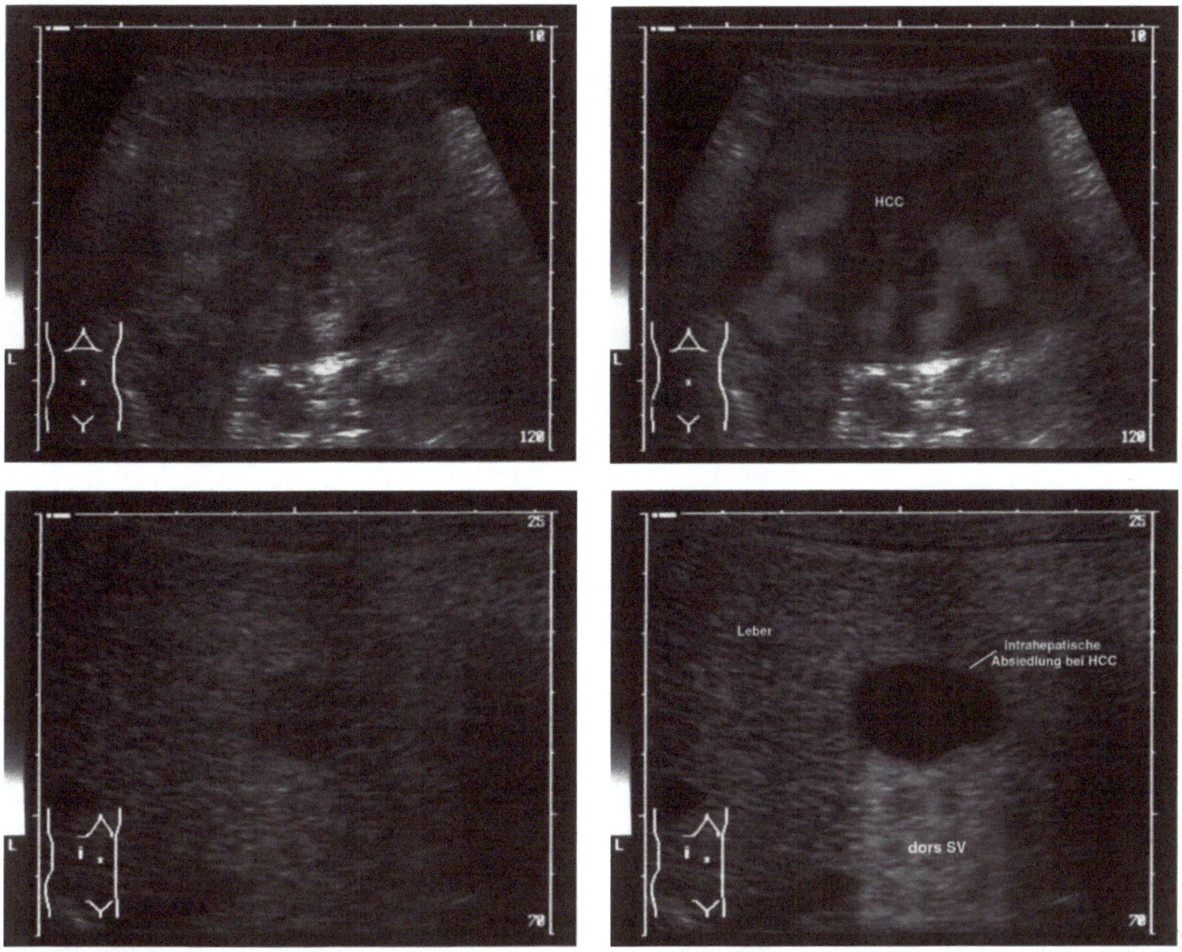

Abbildung 2.46 a, b

HCC. **a** Inhomogenes, unregelmäßig begrenztes und z.T. nekrotisch zerfallenes HCC, fast den gesamten linken Leberlappen einnehmend. **b** Absiedlung desselben Karzinoms im rechten Leberlappen

Daraus ergeben sich erhebliche diagnostische Schwierigkeiten; die Sensitivität des Ultraschalls in der Diagnostik des HCC liegt bei 80 % und ist durch ein Angio-CT vor allem hinsichtlich der Ausbreitung zu komplettieren [1, 18].

Das sonographische Erscheinungsbild ist sehr indifferent, meist handelt es sich um gemischt echogene Tumoren mit unscharfer Begrenzung [25]. Große Tumoren zeigen häufig zentrale echoarme Areale aufgrund nekrotischen Tumorzerfalls. Kleine Tumoren können sowohl echoarm als auch echoreich sein. Die noduläre oder diffuse Form ist von einer Metastasierung schwer zu unterscheiden.

Das cholangiozelluläre Karzinom führt häufiger zur intrahepatischen Gallenwegserweiterung (Abb. 2.44–2.46).

Auch die seltenen Sarkome der Leber sind rein sonomorphologisch kaum zu unterscheiden [4, 13]. Bei undifferenzierten embryonalen Sarkomen hat sich der Ultraschall der CT und MR in speziellen Fällen überlegen gezeigt, da diese Tumoren aufgrund hohen Wassergehaltes in den letztgenannten Untersuchungen eher zystisch imponierten [4].

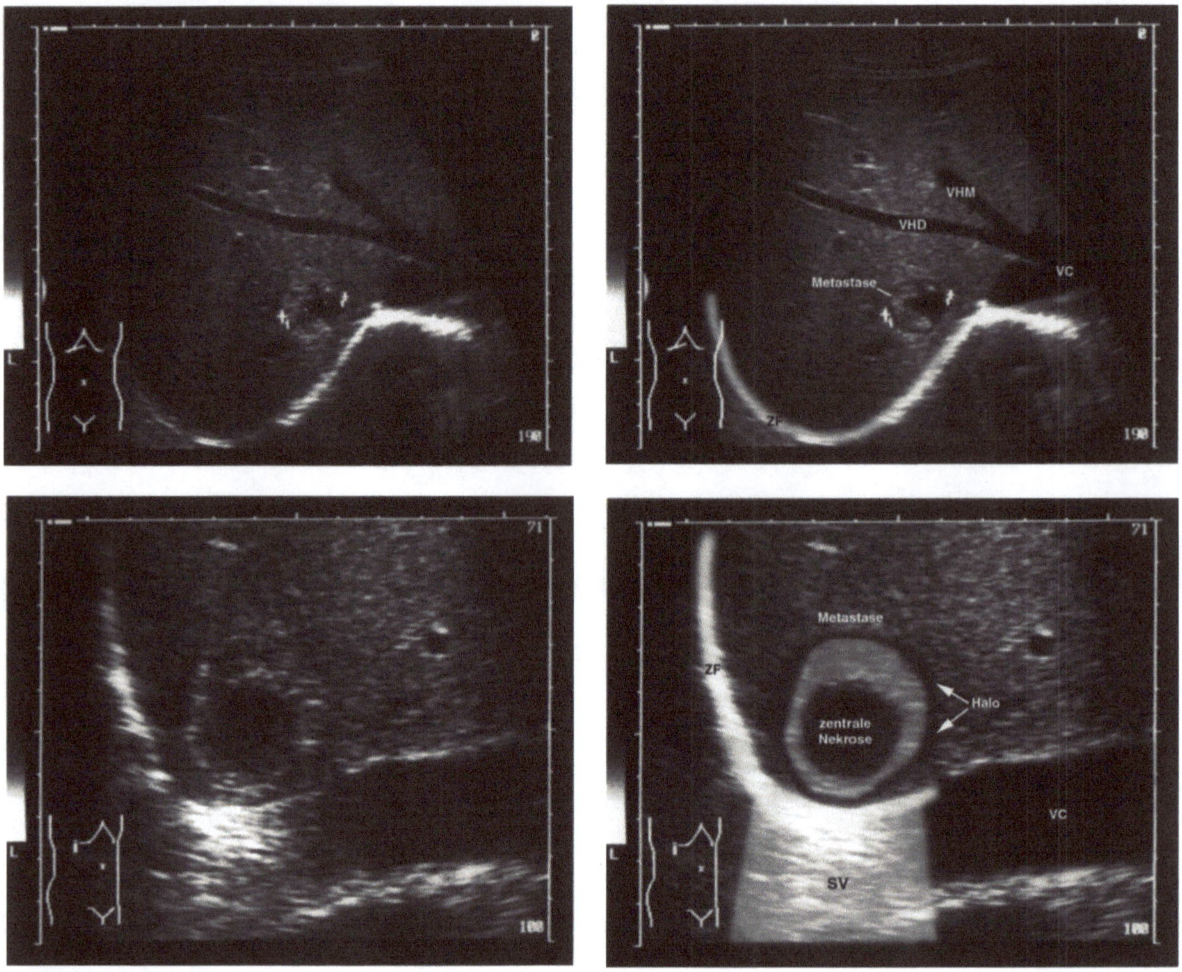

Abbildung 2.47 a, b

Im Zentrum zystisch imponierende Metastasen eines Bronchialkarzinoms. Mehrere Befunde in beiden Leberlappen. **a** Zentrale Filia im 8. Lebersegment. **b** Flankenschnitt mit Nachbarschaftsbeziehung der Metastase zur V. cava und dem Zwerchfell

2.1.6.7 Sekundäre maligne Lebertumoren

Die Leber ist das Hauptmetastasierungsorgan. Der überwiegende Metastasierungsweg ist hämatogen über die V. portae und die A. hepatica. Mit 90 % stellen Metastasen die häufigsten malignen Lebertumoren dar.

Metastasen treten überwiegend als multiple Läsionen unterschiedlicher Größe auf, aber auch solitäre Formen können vor allem beim Kolonkarziom beobachtet werden [3]. Das Wachstum kann sowohl verdrängend als auch infiltrativ erfolgen, sie können somit scharf begrenzt oder bizarr verformt und konfluierend sein.

Das Erscheinungsbild zeigt alle möglichen Echogenitätsformen. Es bieten zwar einige Tumoren gehäuft bestimmte metastatische Erscheinungsbilder, doch kann kein sicherer Rückschluß von einer Metastase auf einen Primärtumor geschlossen werden [19, 25]. So finden sich echofreie, zystische Läsionen, die häufig nur einen verstärkten Randreflex aufweisen und gelegentlich auch einzelne Binnenechos zeigen. Sie sind relativ selten und finden sich mitunter beim Bronchialkarzinom (Abb. 2.47 u. 2.48). Eine weitere Erscheinungsform stellen echoarme Metastasen dar, die Absiedelungen epithelialer Tumoren und des malignen Melanoms sein können, aber durchaus auch bei kolorektalen Tumoren auftreten (Abb. 2.49 u. 2.50). Zur Leber echogleiche Metastasen sind häufig nur durch einen zarten Kompressionssaum abzugrenzen (Abb. 2.51 u. 2.52). Echoreiche Herde finden sich gehäuft als Absiedelung gastrointestinaler und kolorektaler Adenokarzinome oder des Schilddrüsenkarzinoms (Abb. 2.53 u. 2.54). Durch nekrotischen Tumorzerfall kann es zur Ausbildung eines echoarmen bis echofreien Zentrums in der Metastase kommen, der sog. Bull's-eye-Läsion. Als Targetläsion wird eine echoreiche Metastase mit echoarmem Randsaum bezeichnet; letzterer tritt durch ein perifokales Ödem und Gewebskom-

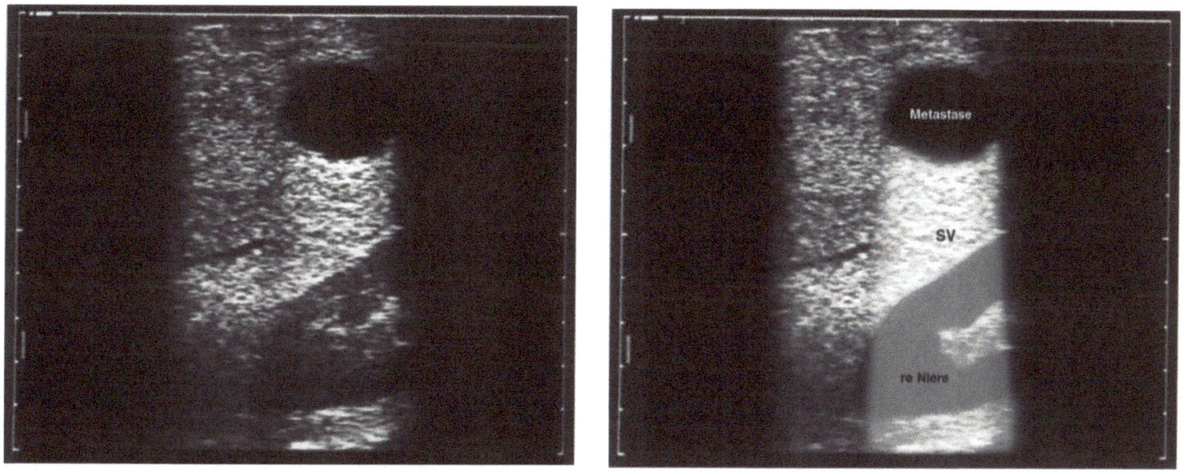

a

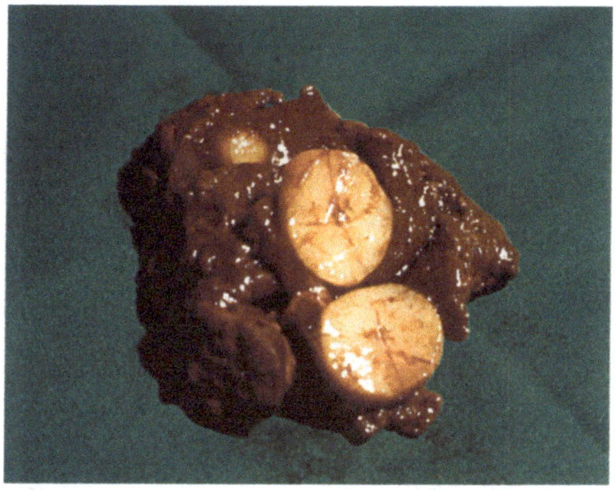

b

Abbildung 2.48 a, b

Echofreie Metastase eines Rhabdomyosarkoms. **a** Darstellung der Metastase in der intraoperativen Sonographie, die zystisch imponiert mit typischer dorsaler Schallverstärkung. **b** Operationspräparat nach atypischer Leberresektion

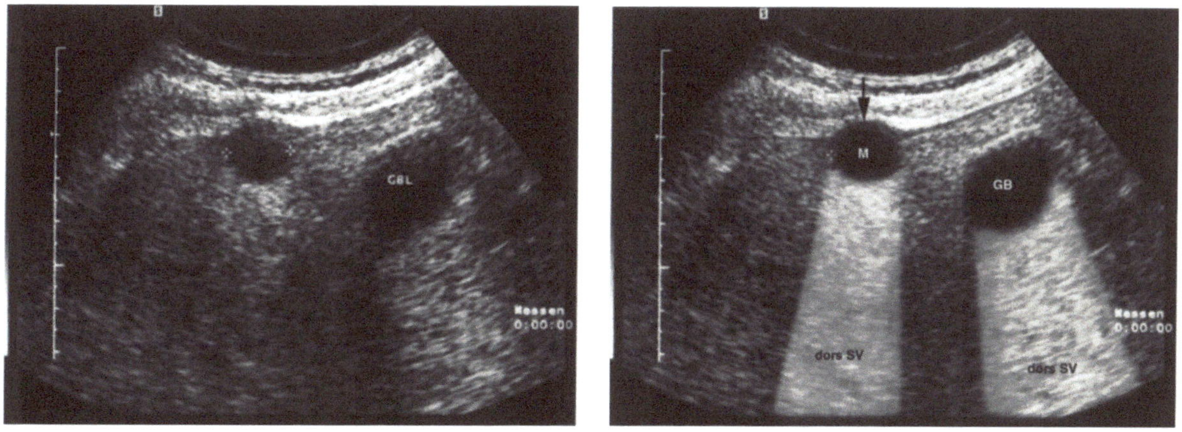

Abbildung 2.49

Echoarme Metastase (*M*) im 5. Lebersegment mit Vorwölbung der Organkontur (*Pfeil*) bei unbekanntem Primum. Die Feinnadelpunktion ergab den Verdacht auf eine epitheliale Neubildung

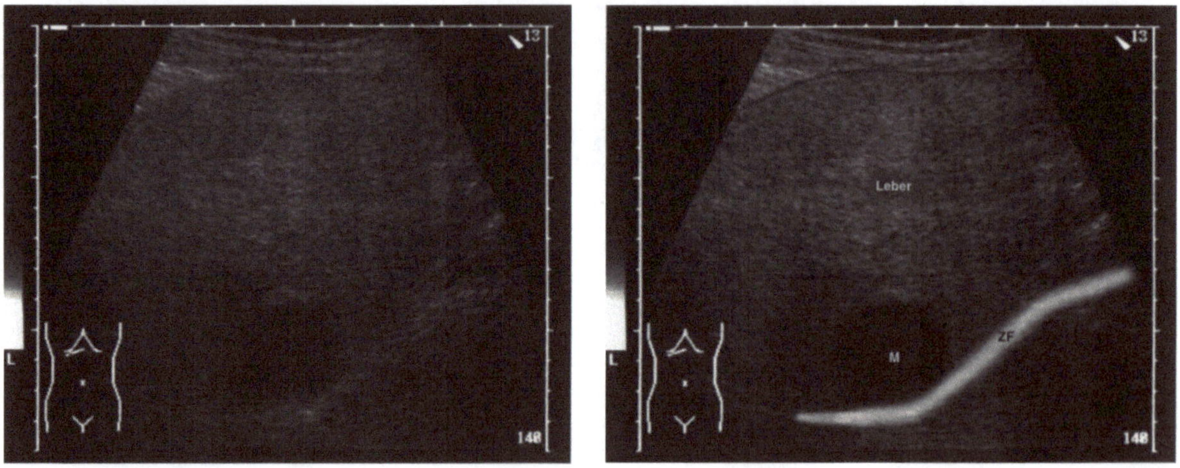

Abbildung 2.50

Dem Zwerchfell anliegende echoarme Metastase eines Rektumkarzinoms

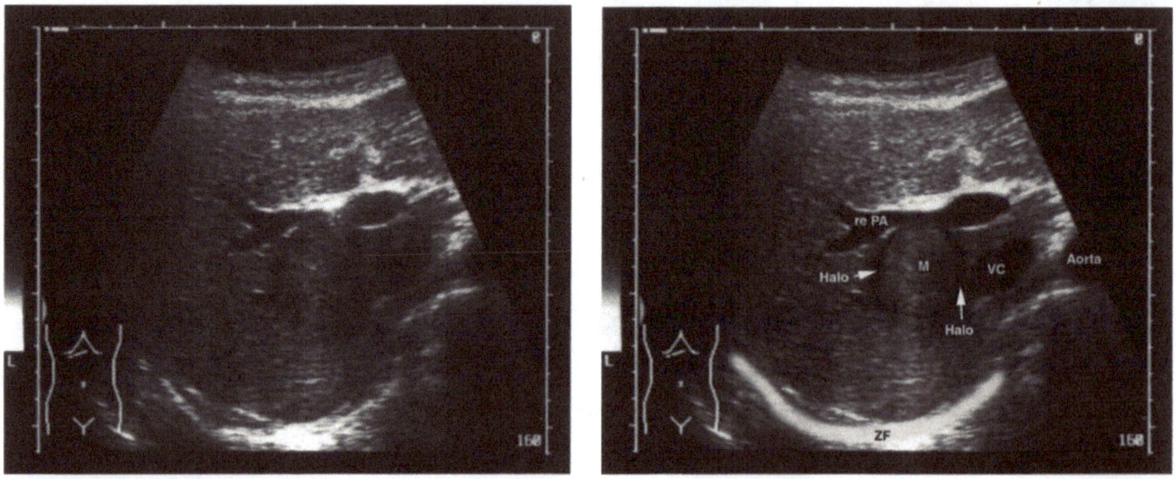

a

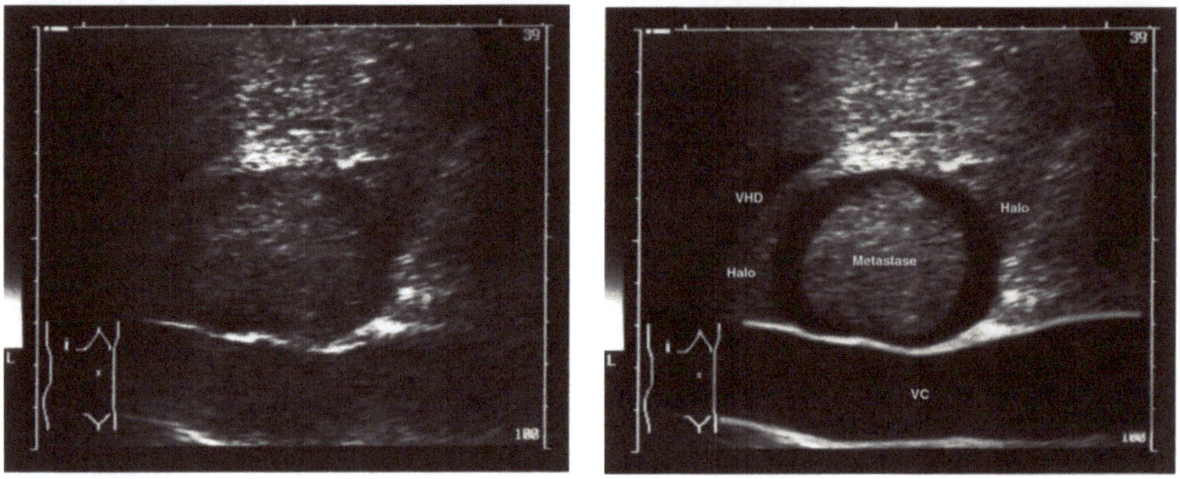

b

Abbildung 2.51 a, b

a Fast echogleiche solitäre Lebermetastase (*M*) eines Magenkarzinoms mit schwachem Halo zwischen dem rechten Pfortaderast und der V. cava. **b** Darstellung der Lage zur V. cava und Vena hepatica dextra im Flankenschnitt

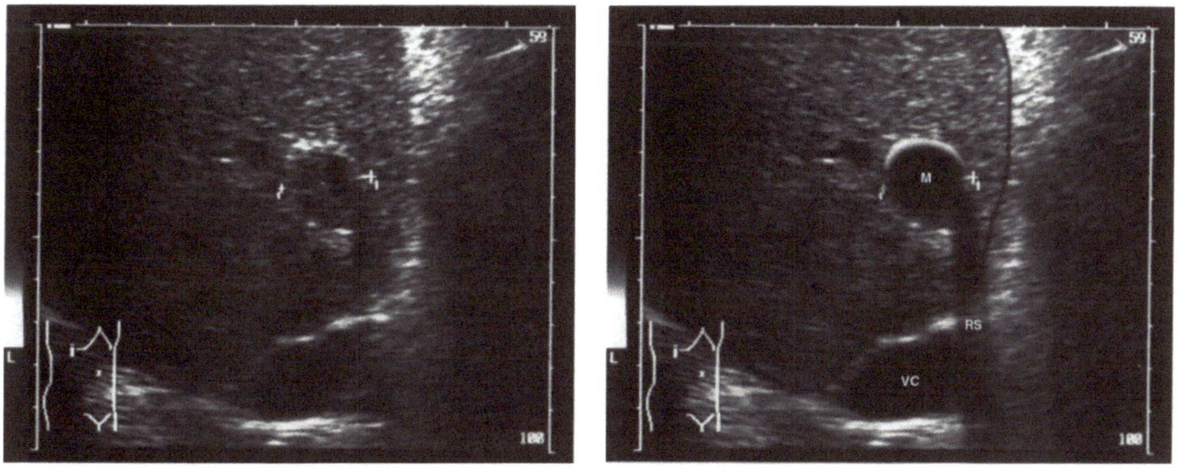

Abbildung 2.52

Zur Leber fast echogleiche Metastase (*M*) eines hepatozellulären Karzinoms mit schwachem echoreichem Saum (*Pfeil*) und Randschatten (*RS*) zentral im rechten Leberlappen

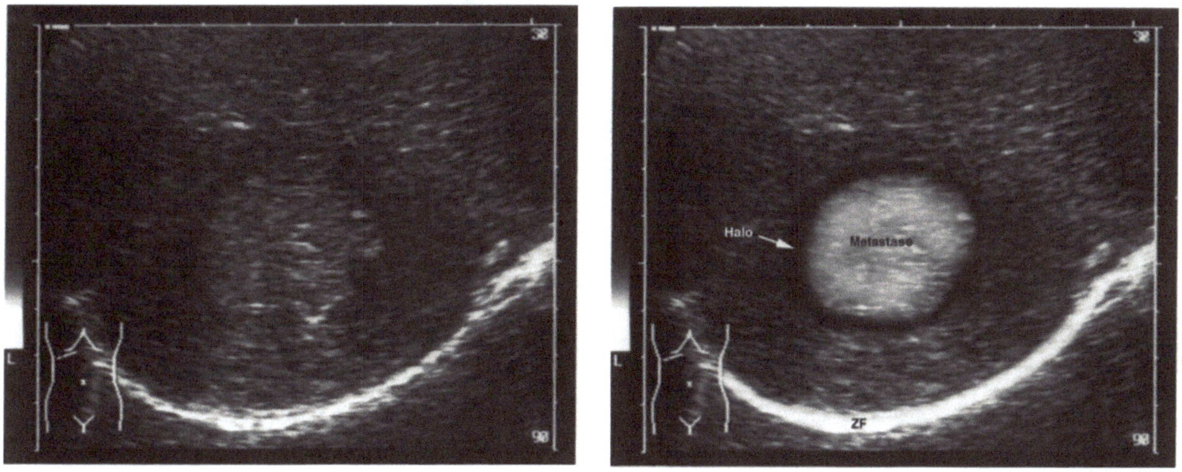

Abbildung 2.53

Gegenüber der Leber echoreichere solitäre Metastase eines Magenkarzinoms im 7. Lebersegment

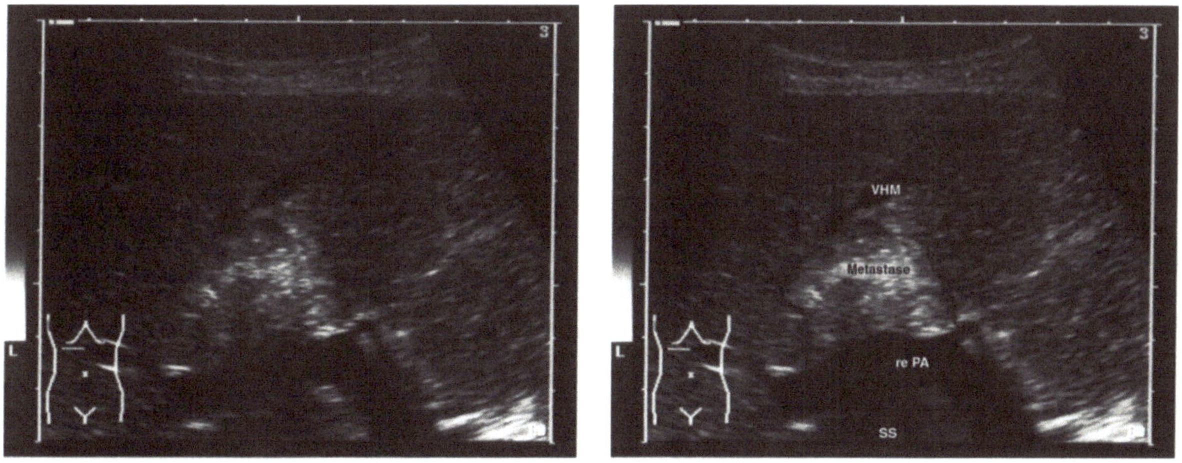

Abbildung 2.54

Echoreiche Metastase eines Sigmakarzinoms, dem rechten Pfortaderast aufsitzend, mit diskreter dorsaler Schallabschwächung

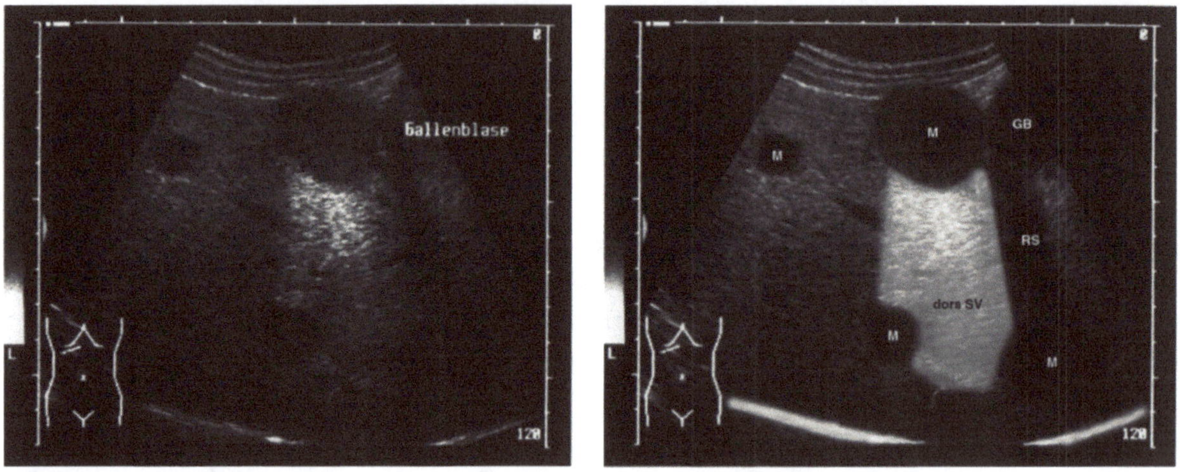

Abbildung 2.55

Multiple echoarme Metastasen (*M*) eines Rektumkarzinoms. Beginnende Einschmelzung des größten Herdes mit scheinbarer dorsaler Schallverstärkung, der Gallenblase (mit dorsalem Randschatten) direkt benachbart

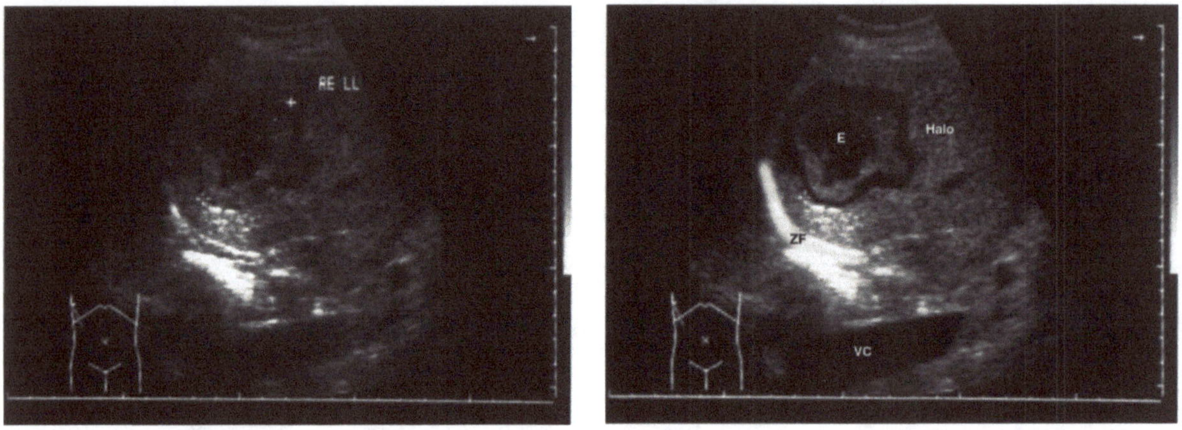

Abbildung 2.56

Metastase eines Kolonkarzinoms mit zentraler Einschmelzung (*E*) und echoarmen Halos. *RE LL* rechter Leberlappen

pression auf. Letztendlich können Verkalkungen auftreten, so bei Absiedlungen osteogener Sarkome und dem medullären Schilddrüsenkarzinom. Metastasen kolorektaler Karzinome sollen eine günstigere Prognose bei auftretenden Verkalkungen haben [6] (Abb. 2.55–2.57).

Eine vollständige Durchsetzung der Leber mit Metastasen führt zum Bild der sog. Metastasenleber. Die einzelnen Filiae können unterschiedlich groß sein und miteinander verschmelzen. Bei disseminiertem Befall mit kleinen konfluierenden Herden kann die Diagnose erheblich erschwert sein und muß von diffusen Parenchymveränderungen abgegrenzt werden (Abb. 2.58–2.60).

Es sei darauf hingewiesen, daß in einer Fettleber alle Läsionen als relativ echoärmer imponieren, und gegenüber normalem Gewebe echoreiche Läsionen mitunter schwer darstellbar sind [25]. Auch auf mögliche Konturveränderungen oberflächlicher Herde sei nochmals hingewiesen sowie auf die Möglichkeit der Gefäßverdrängung als diagnostisches Kriterium.

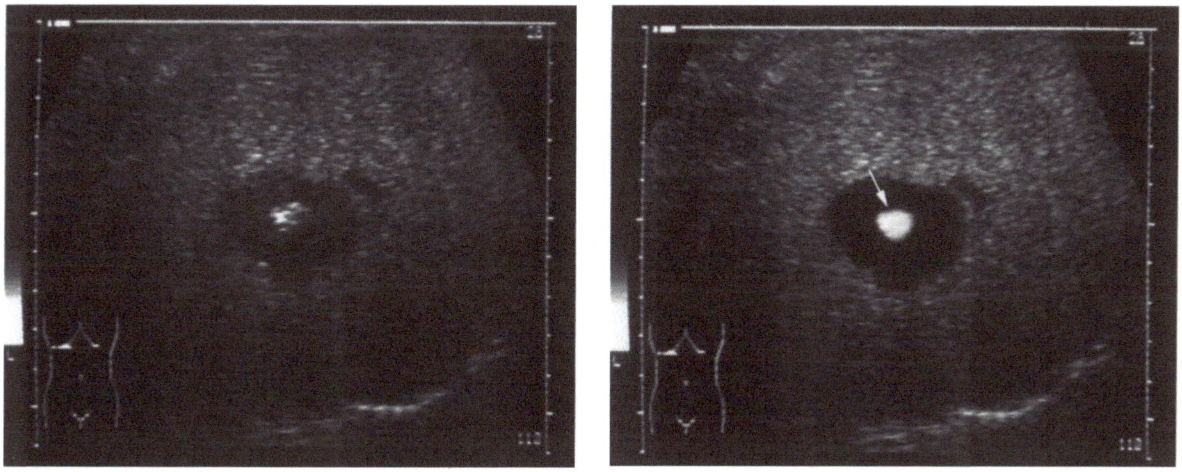

Abbildung 2.57

Echoarme Metastase eines Kolonkarzinoms mit zentraler Fibrose und beginnender Verkalkung (*Pfeil*)

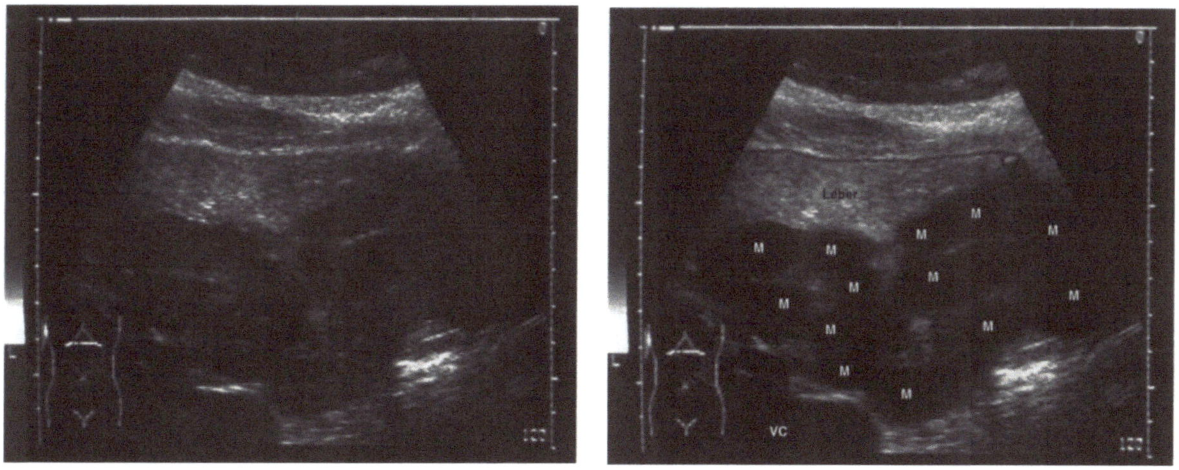

Abbildung 2.58

Metastasenleber. Durchsetzung der gesamten Leber mit großen, echoarmen bis gemischt echogenen und z.T. konfluierenden Metastasen (*M*) eines Mammakarzinoms

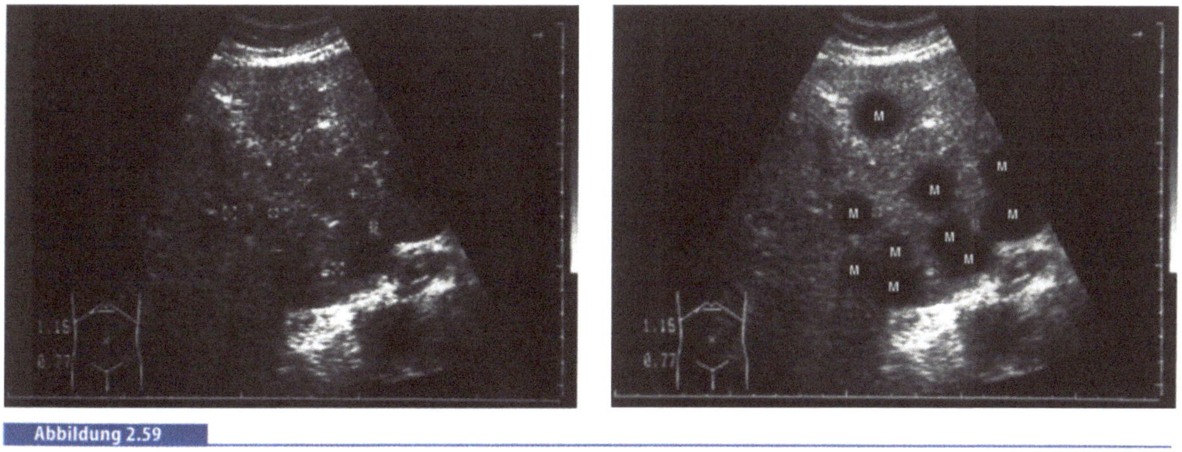

Abbildung 2.59

Metastasenleber mit einem diffusen Befall kleiner, konfluierender Metastasen

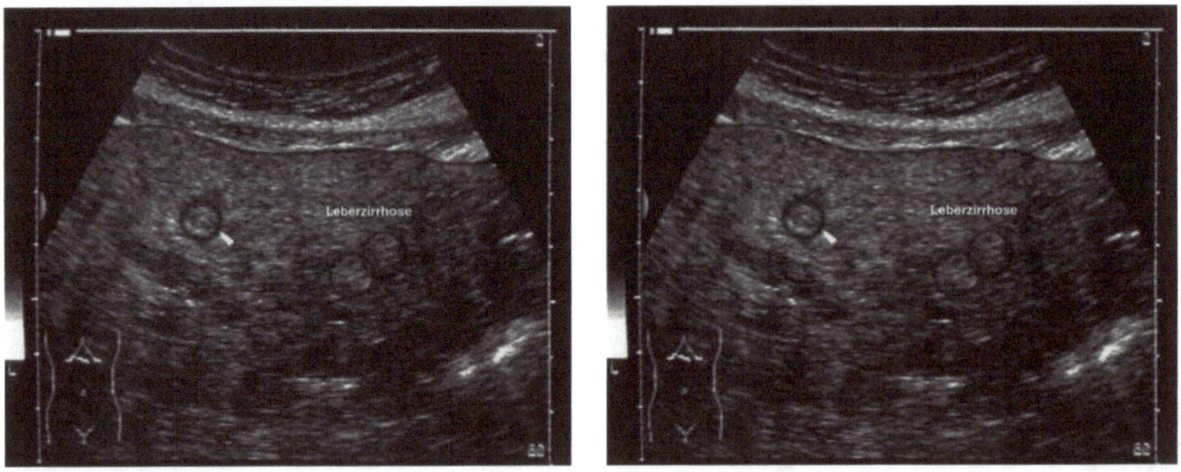

Abbildung 2.60

Makroregeneratknoten bei Leberzirrhose als Differentialdiagnose zur diffusen kleinherdigen Lebermetastasierung. (Beachte auch die typischen Zirrhosezeichen!)

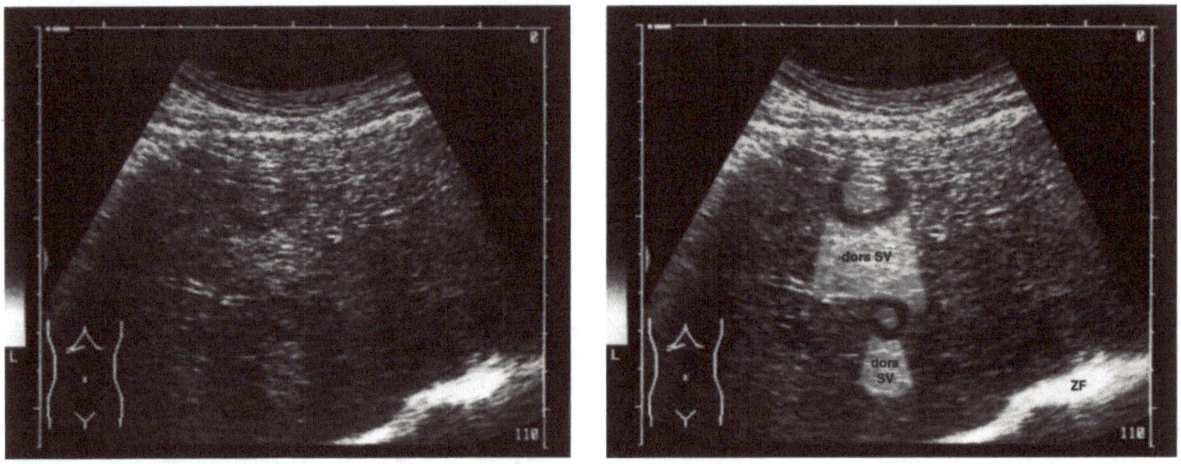

Abbildung 2.61

Manifestation eines Non-Hodgkin-Lymphoms in der Leber

2.1.6.8 Leberbefall maligner Lymphome

Eine Leberbeteiligung bei Lymphomen und Leukosen ist überwiegend diffus, es kann jedoch auch zu nodulären Veränderungen kommen [21]. Primäre Lymphome der Leber sind extrem selten und sonographisch nicht sicher von einem HCC zu unterscheiden [5, 27].

Beim diffusen Befall finden sich überwiegend die Zeichen der Hepatomegalie mit Abrundung der Leberränder und Texturvergröberung. Noduläre Läsionen sind echoarm, häufig unregelmäßig konfiguriert und heben sich gut gegen das Lebergewebe ab. Eine Abgrenzung von epithelialen Metastasen oder auch liquiden Leberherden ist notwendig [32]. Es findet sich sowohl ein mikronodulärer als auch ein makronodulärer Befall (Abb. 2.61).

2.1.6.9 Hämatome

Leberhämatome können sowohl subkapsulär als auch intrahepatisch lokalisiert sein. In der Regel sind sie Folge eines Traumas.

Subkapsuläre Hämatome sind meist scharf begrenzt und passen sich der Kontur der Leberoberfläche an. Ihre Gefahr liegt in der drohenden Kapselruptur. Mitunter ist eine Abgrenzung von subphrenischen Flüssigkeitsansammlungen schwierig (Abb. 2.62). Intrahepatische Hämatome sind seltener glatt begrenzt und können bizarre Ausläufer zeigen (Abb. 2.63 u. 2.64).

Die Sonotextur zeigt in der Frühphase eine echofreie Struktur. Bei intakter Gerinnung kommt es durch Koagulation zu echoreichen Binnenechos. Sonographisch ist die Abgrenzung gegen Zysten oder Abszesse mitun-

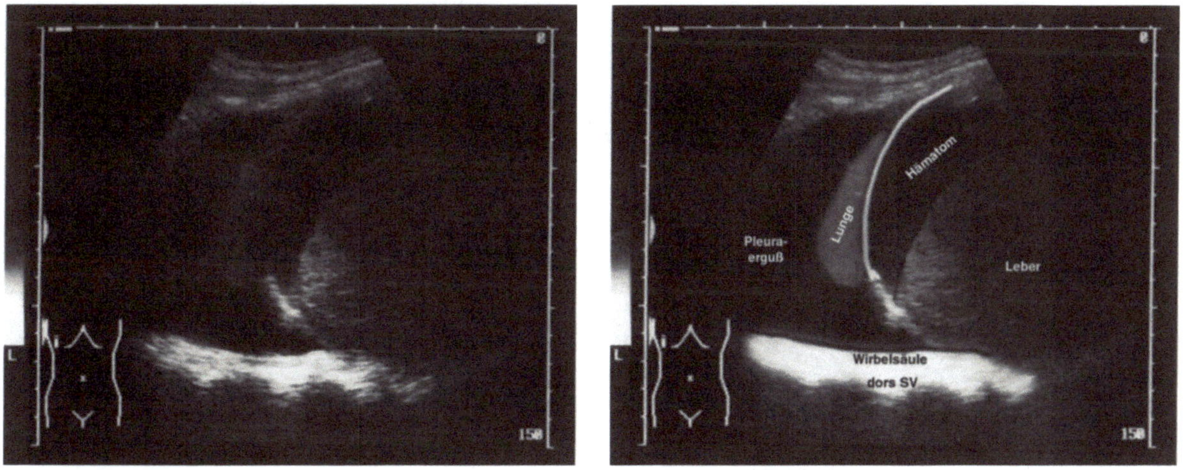

Abbildung 2.62

Subphrenisches Hämatom nach traumatischem Leberkapseleinriß. Begleitender Pleuraerguß

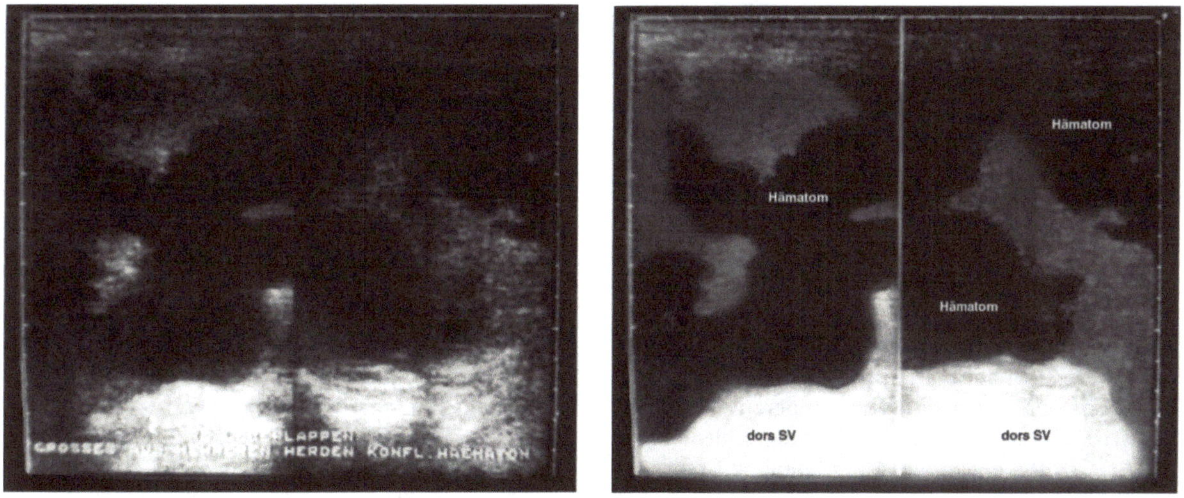

Abbildung 2.63

Konfluierendes Hämatom des rechten Leberlappens

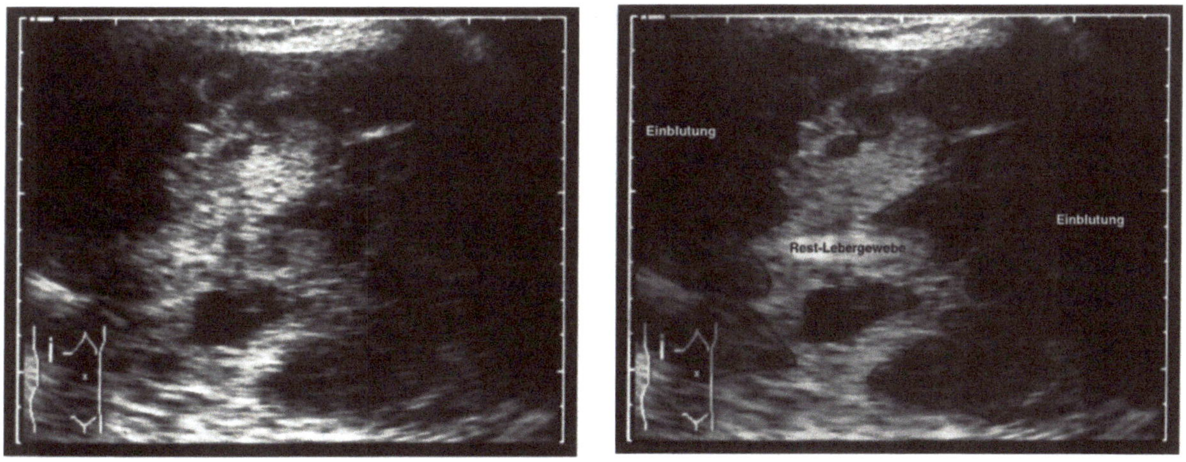

Abbildung 2.64

Zertrümmerung des rechten Leberlappens mit multiplen Einblutungen

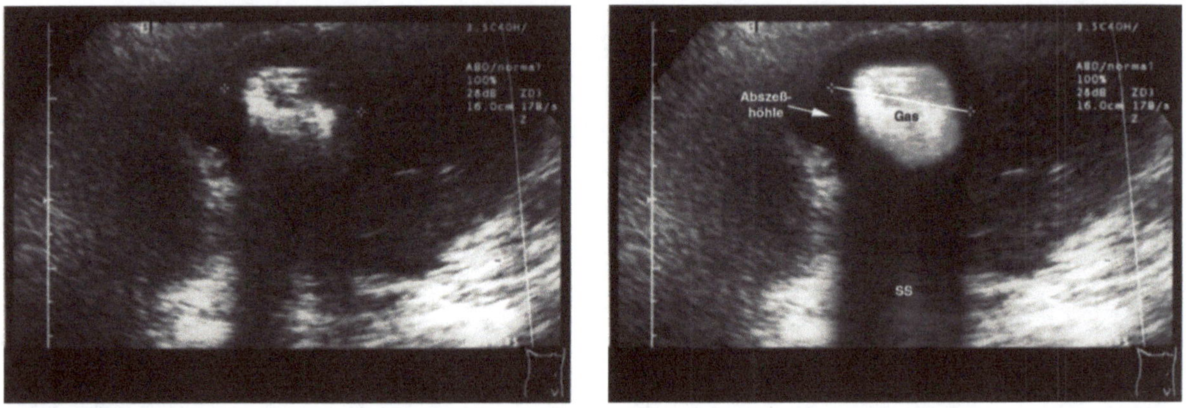

Abbildung 2.65

Abszeß mit Gasbildung im rechten Leberlappen

ter schwierig. In der Heilungsphase kommt es sowohl zur Bildung narbigen Regeneratgewebes als auch zur Verflüssigung des Hämatoms und der Bildung posttraumatischer Leberzysten.

2.1.6.10 Leberabszesse

Die häufigste Form sind pyogene Abszesse, seltener treten Amöbenabszesse sowie mykotische Abszesse auf. Differentialdiagnostisch müssen auch heute noch die Tuberkulose und Toxoplasmose sowie die Aktinomykose beachtet werden.

Pyogene Abszesse treten mit einer Inzidenz von 0,019% bezogen auf die Hospitalisierung auf. Es wird eine biliäre, portale, arterielle, postoperative, posttraumatische und kryptogene Ursache unterschieden [20]. Etwa ein Drittel der Abszesse sind biliären Ursprungs, bei Entzündungsprozessen der Gallenwege aber auch im Rahmen eines palliativen Gallengangstentings, wobei hier dem Prothesenverschluß wohl eine besondere Bedeutung zukommt [7]. Auch eine Fistel zum Gallenwegssystem ist möglich [2]. Ursache der portalen Fortleitung sind entzündliche Prozesse des Magen-Darm-Traktes. Auch Fremdkörperperforationen des Darmes können eine seltene Ursache sein [28]. 20% der Fälle zeigen keine erkennbare Ursache. Zwei Drittel der Abszesse finden sich im rechten Leberlappen, insbesondere in den Segmenten VI und VII nach Couinaud [20]. Solitäre Herde überwiegen gegenüber einem multiplen Auftreten.

Der Abszeßinhalt kann sich zeitlich verändern und eine Abszeßmembran als Pseudomembran herausbilden. In Abhängigkeit von korpuskulären und fibrinösen Bestandteilen kann ein Abszeß sowohl echoarm bis echofrei als auch echoreich imponieren. Dabei spricht eine echofreie Struktur durchaus nicht immer für einen sehr liquiden Prozeß, sondern nur für eine sehr homogene Binnenstruktur. Meistens zeigen Abszesse jedoch deutliche Binnenechos infolge sedimentierten Detritus. Aus dem rein sonographischen Bild lassen sich Abszesse mitunter nicht von Metastasen unterscheiden. Sind gasbildende Erreger das auslösende Agens, so finden sich deutliche Gasansammlungen überwiegend schallkopfnahe mit dem typischen Phänomen der Schallauslöschung. Nach Ausheilung kann es zu Verkalkungen im Abszeßlager kommen.

Die Therapie der Leberabszesse ist heute überwiegend eine interventionssonographische Drainage oder Punktion [24]; sie wird in Kap. 8 besprochen (Abb. 2.65–2.67).

2.1.6.11 Differentialdiagnose fokaler Leberveränderungen

Allein sonographisch lassen sich nicht immer alle fokalen Läsionen abklären. Auf differentialdiagnostische Erwägungen wurde bereits in den einzelnen Abschnitten hingewiesen. Das unterschiedliche Strömungsprofil von im Graubild ähnlichen Läsionen kann heute unter Zuhilfenahme der Ultraschallangiographie und lungengängiger Ultraschallkontrastmittel differentialdiagnostisch ausgenutzt werden. Die Wirkung der Kontrastmittel beruht auf der Bildung kleinster Gasbläschen, die das Kapillarnetz der Lunge passieren können. Als gegenwärtig einziges in Deutschland zugelassenes Mittel steht uns das Levovist der Fa. Schering zur Verfügung. So zeigen z. B. Hämangiome auch mit diesem sensitiven Verfahren keinen meßbaren Blutfluß. Als weitere Abklärungsmethoden stehen bei Hämangiomen das Kontrast-CT, z. B. mit Herausbildung des typischen Irisblendenphänomens, und die Blutpoolszintigraphie zur Verfügung. Auch die FNH zeigt gegenüber dem Leberzelladenom eine deutlich gesteigerte Durchblutung. Szintigraphisch läßt sich das Fehlen der Kupffer-Sternzellen in den Adenomen ausnutzen. Das HCC zeigt eine extrem

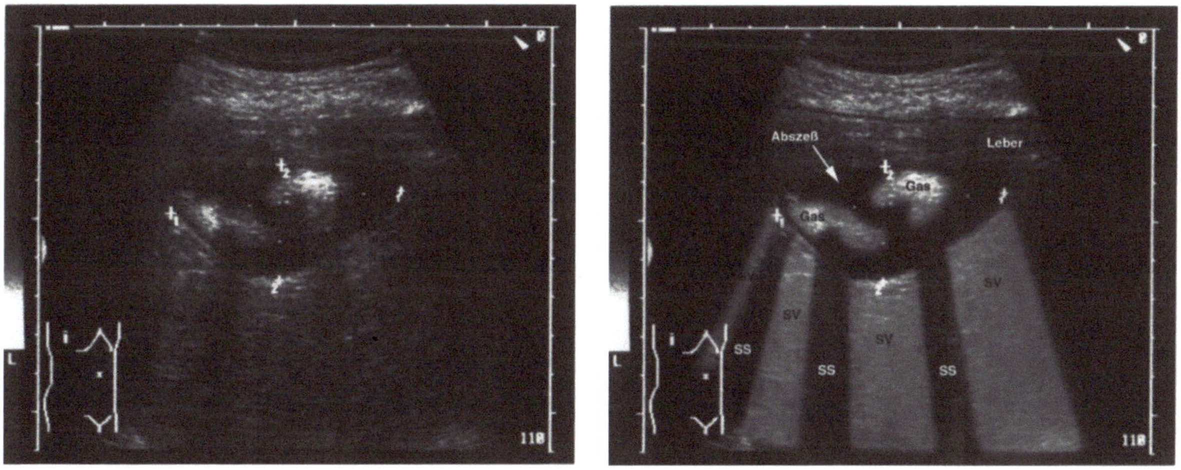

Abbildung 2.66

Abszeß nach tumorchirurgischem Eingriff am hepatobiliären System. Die liquiden Teile zeigen eine scheinbare Schallverstärkung, während sich hinter den Gaseinschlüssen Schallschatten bilden

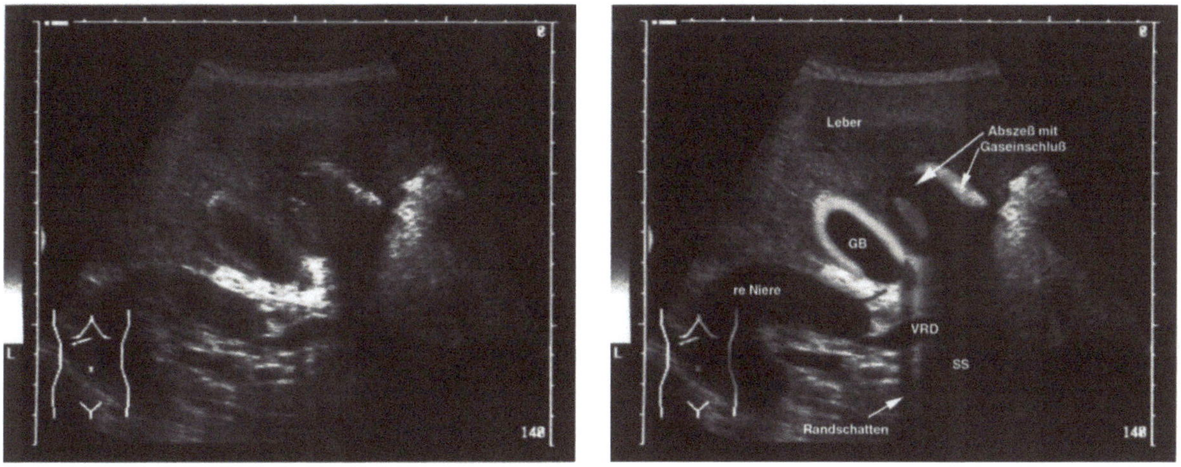

Abbildung 2.67

Kryptogener Leberabszeß neben der Gallenblase

starke Durchblutung. Die Durchführung eines Angio-CTs im Spiralverfahren ist hier vor allem bei multilokulärem Befall weiterführend. Letztendlich haben wir mit der ultraschallgeführten Feinnadelpunktion ein sehr ergiebiges Verfahren in der Hand, das uns bei niedriger Komplikationsrate meist die Gewinnung histologisch beurteilbarer Proben gestattet und häufig zur Diagnose führt [11].

2.1.7 Traumatisch bedingte Leberveränderungen

Die Sonographie steht an der ersten Stelle der apparativen Untersuchungsmethoden akut traumatisierter Patienten. Idealer Weise soll sie das Ausmaß der abdominellen Organverletzungen einschätzen. Bei vital bedrohten Patienten steht jedoch zunächst der Nachweis freier intraabdomineller Flüssigkeit im Vordergrund [15, 16]. Ist keine sofortige operative Intervention notwendig, kann nach Stabilisierung des Patienten eine weiterführende Organdiagnostik erfolgen.

In der Frage der Op-Indikation hat sich die Sonographie als verläßliche Methode in der Hand des Chirurgen bewährt [22]. In der Darstellung konkreter Läsionen der Leber, zeigt sich die Sonographie jedoch noch der CT unterlegen [8].

Die Erscheinungsbilder subkapsulärer und parenchymatöser Hämatome wurden bereits besprochen. Bei Darstellung solcher primär nicht operationspflichtiger Befunde ist natürlich eine engmaschige Kontrolle streng indiziert. In der Frühphase besteht die Gefahr einer Ausbreitung und Ruptur in die freie Bauchhöhle. Im weite-

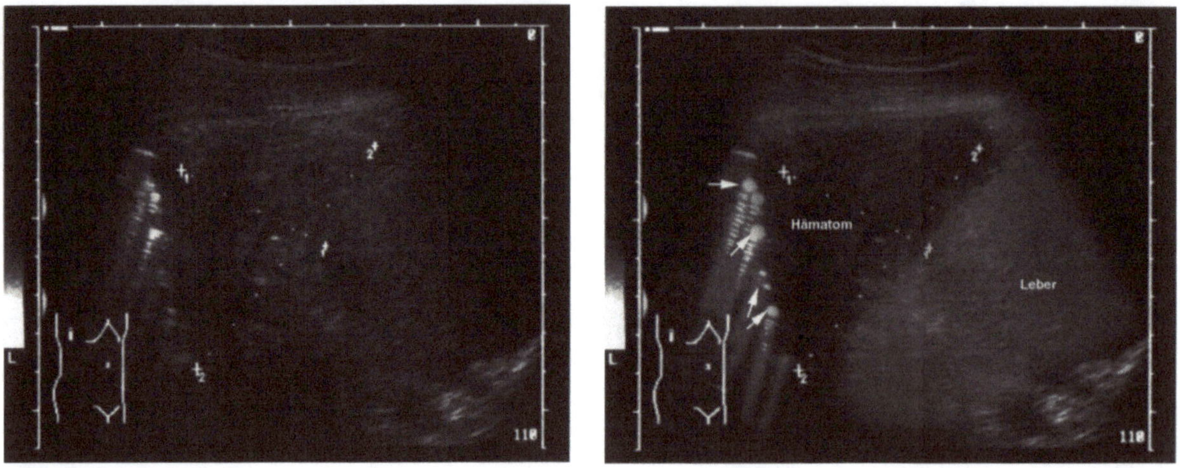

Abbildung 2.68

Leberhämatom nach Leberteilresektion im Bereich der Resektionsfläche. Fibrinausschwitzungen bzw. kleine Lufteinschlüsse an der Resektionsfläche (*Pfeile*) werfen dorsale Reverberationen (Kometenschweifartefakte). Der Befund ist schwer abgrenzbar gegen das normale Gewebe

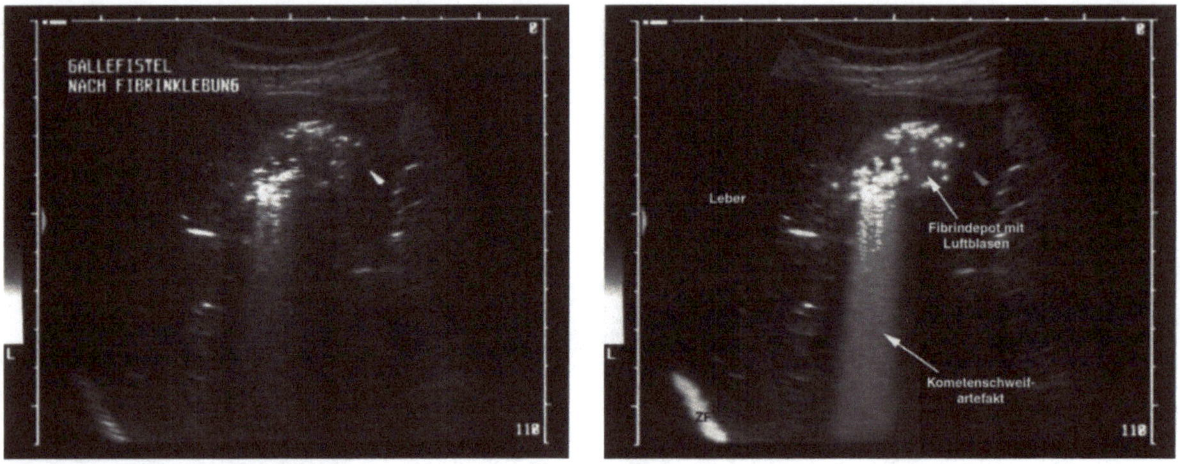

Abbildung 2.69

Z. n. Resektion multipler Echinokokkuszysten. Eine postoperativ persistierende Gallenfistel, von einem Gewebsdefekt ausgehend, wurde transkutan fistiloskopisch mit Fibrin geklebt. Das Bild zeigt den Zustand einen Tag nach der Klebung mit echoreichem Fibrinmaterial, Kometenschweifartefakten und Schallauslöschungen

ren Verlauf stellen Hämatome einen guten Nährboden zur Abszeßbildung dar. Einrisse der Leberkapsel sind sonographisch in der Regel nicht zu erfassen.

Wichtig ist, daß neben der Leber auch der darüberliegende Pleuraspalt und das Zwerchfell beurteilt werden, akute Zwerchfellrupturen entgehen jedoch nicht selten der sonographischen Primärdiagnostik.

2.1.8 Postoperative Leberbefunde

Im Rahmen von Eingriffen am hepatobiliären System kann es sowohl zur Ausbildung von Hämatomen, Biliomen oder Abszessen kommen. Bei Therapiepflicht (Infektion) stehen die interventionellen Methoden zunächst im Vordergrund. Nach Leberresektion finden sich unmittelbar postoperativ im Bereich der Resektionsfläche häufig echoarme Areale unterschiedlicher Ausbreitung, welche für Hämatome sprechen (Abb. 2.68 u. 2.69).

Auch der perihepatische Raum ist prädisponiert zur Ansammlung von Flüssigkeiten unterschiedlicher Genese (Abb. 2.70 u. 2.71).

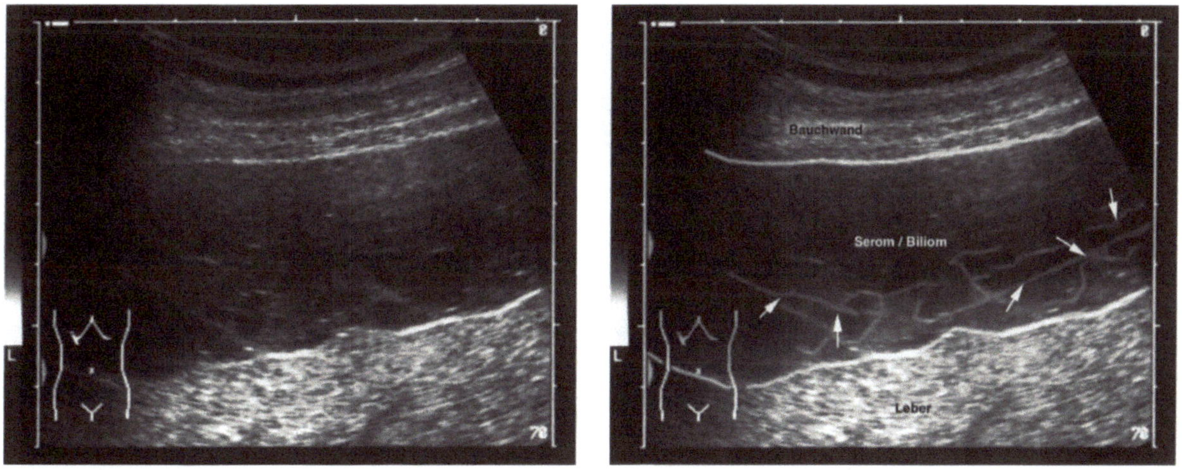

Abbildung 2.70

Epihepatisches galliges Serom mit Fibrinfäden (*Pfeile*)

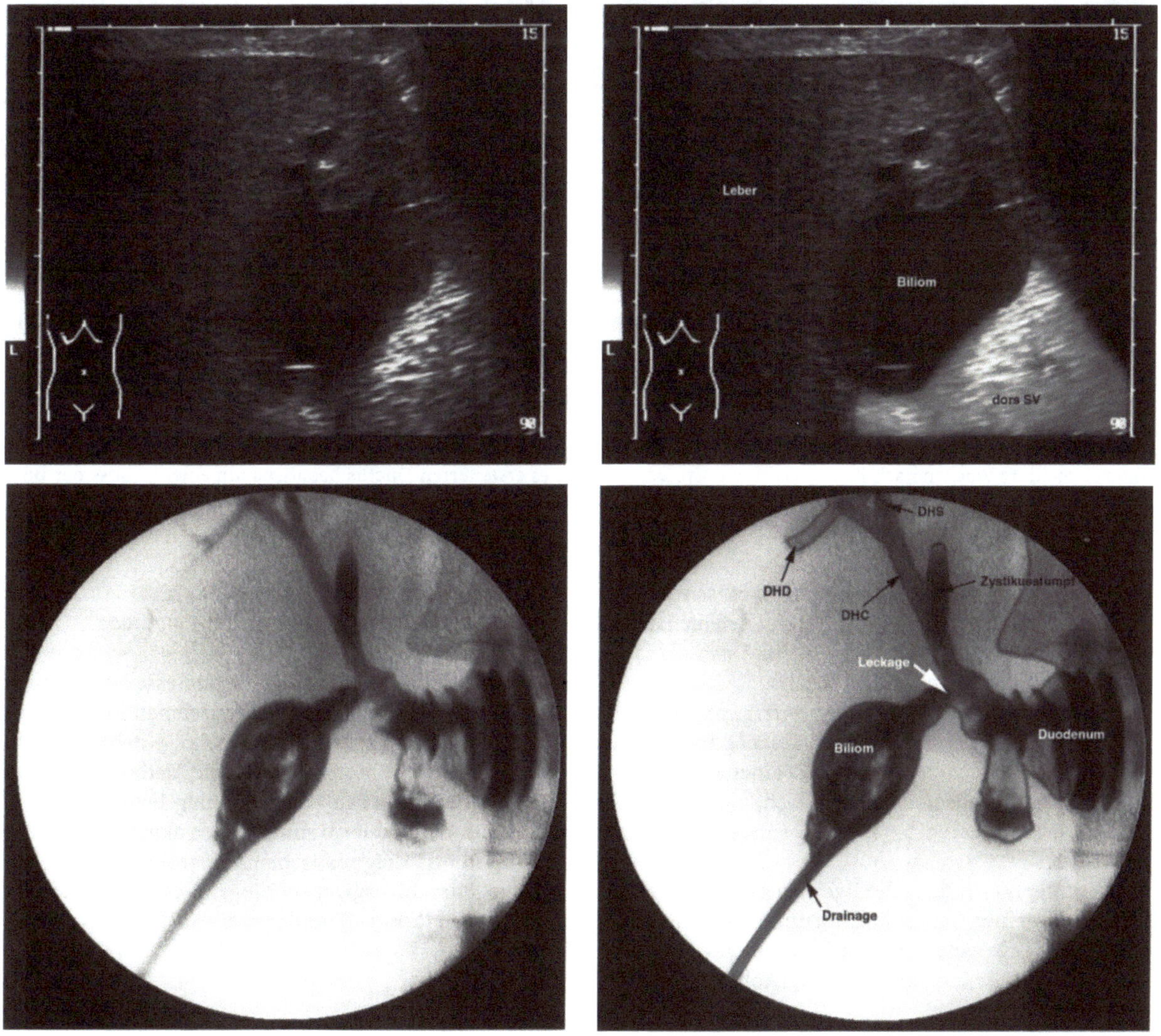

a

b

Abbildung 2.71 a, b

Subhepatisches Biliom. Postoperativ zeigte der Patient nach Entfernung der T-Drainage nach Cholezystektomie und Choledochusrevision abdominelle Beschwerden und einen Temperaturanstieg. **a** Darstellung des subhepatischen Bilioms, das nur schwer von einem intrahepatischen Prozeß differenziert werden kann. Einlage einer Drainage. **b** Röntgenkontrolle der sonographisch gelegten Drainage mit Darstellung der Leckage (*Pfeil*) nach T-Drain-Entfernung

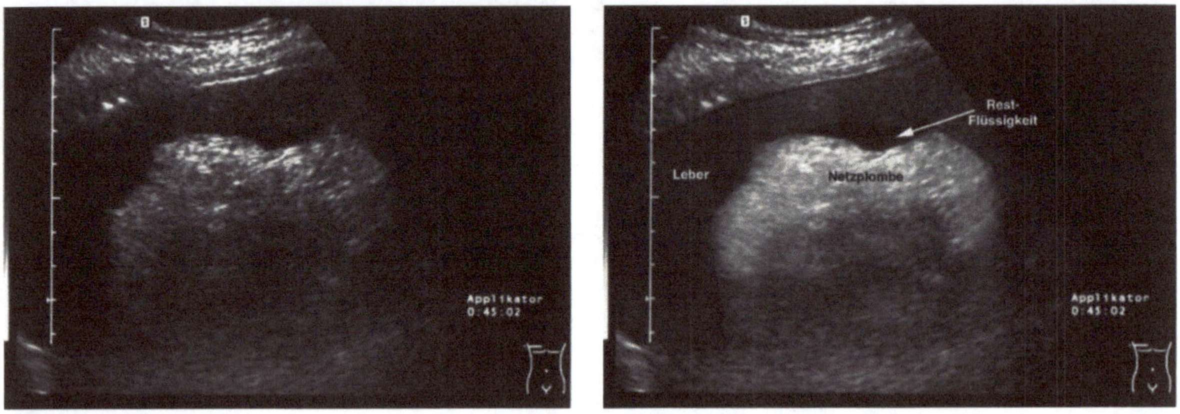

Abbildung 2.72

Darstellung einer Netzplombe nach laparoskopischer Leberzystenfensterung

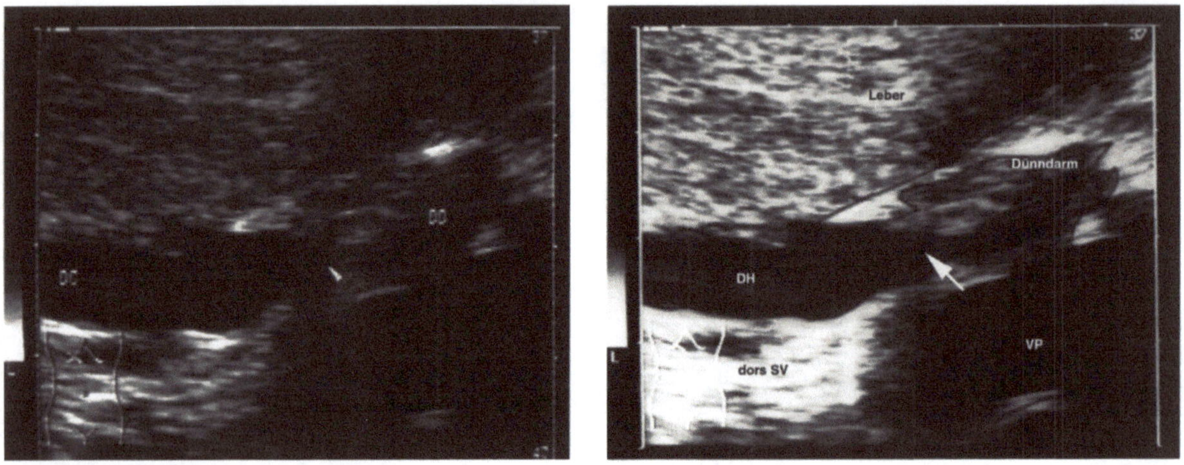

Abbildung 2.73

Ikterus mehrere Wochen nach Kausch-Whipple-Op. Darstellung des erweiterten Ductus hepaticus mit einer Stenose der biliodigestiven Anastomose. *DH* Ductus hepaticus, *Pfeil* biliodigestive Anastomose

Heute vor allem im Rahmen laparoskopischen Vorgehens verwendete Netzplomben nach Zystenfensterung kongenitaler Leberzysten zeigen ein unscharf abgegrenztes echoreicheres Bild (Abb. 2.72).

Nach Lebertransplantation besitzt vor allem die Flußdarstellung der zuführenden Gefäße zunehmende Bedeutung. Zur sicheren Diagnostik einer Regression ist jedoch die Biopsie noch unerläßlich, sonomorphologisch erfaßbare Parenchymveränderungen reichen hier nicht aus.

Mitunter lassen sich biliodigestive Anastomosen darstellen. Bei einer Galleabflußstörung ist eine Einschätzung zur Frage eines inneren Verschlusses oder einer äußeren Kompression anzustreben (Abb. 2.73).

2.1.9 Diagnostischer Stellenwert der Methode

Von unmittelbar chirurgischem Interesse ist vor allem die Fahndung nach fokalen Leberläsionen und ihre differentialdiagnostische Einschätzung. So stellt die Sonographie in der Tumornachsorge die Methode der Wahl dar [14]. Ebenso ist sie das erste bildgebende Verfahren beim spontanen oder traumatischen akutem Abdomen. Bei differentialdiagnostischen Abklärungen und vor gezielten leberchirurgischen Eingriffen sind jedoch die kontrastverstärkte CT und ggf. die MRT notwendig.

Literatur

1. Allgaier H-P, Blum U, Deibert P, Spangenber H-C, Blum HE (1996) Diagnostik des hepatozellulären Karzinoms. Schweiz Med Wochenschr 126: 1975
2. Bayraktar Y, Arslan S, Sivri B, Ryilmaz M et al. (1996) Percutaneos drainage of hepatic abscesses: therapy does not differ for those with identifiable biliary fistula. Hepatogastroenterology 43:620
3. Borchard F (1989) Pathologische Anatomie der herdförmigen Lebererkrankungen. Röntgenpraxis 42: 266
4. Buetow PC, Buck JL, Pantongrag-Brown L, Marshall WH et al. (1997) Undifferentiated (embryonal) sarcoma of the liver: pathologic basis of imaging findings in 28 cases. Radiology 203: 780
5. Demirhan B, Sökmensüer C, Karakayali H, Güngen Y, Dogan A, Haberal M (1997) Primary extramedullary plasmocytoma of the liver. J Clin Pathol 50: 74
6. Easson AM, Barron PT, Cripps C, Hill G et al. (1996) Calcification in colorectal hepatic metastases correlates with longer survival. J Surg Oncol 63: 221
7. Engler S, Benz C, Martin W-R, Riemann JF (1997) Leberabszesse-Komplikationen nach Prothesen- und Stentokklusionen. Ultraschall Med 18: 262
8. Gal I, Becker CH, Schaeppi B, Schweizer W (1994) Sonographie versus CT beim stumpfen Leber- und Milztrauma des Erwachsenen: Gibt die CT relevante Zusatzinformationen? Bildgebung 61 [suppl 2]: 1
9. Gogas J, Papachristodoulou G, Zografos G, Papastratios G et al. (1997) Erfahrungen mit der chirurgischen Therapie der Leberechinococcose. Zentralbl Chir 122: 339
10. Heilo A, Stenwig AE (1997) Liver hemangioma: US-guided 18 gauge core-needle biopsy. Radiology 204: 719
11. Herszenyi L, Farinati F, Cecchetto A, Marafin C et al. (1995) Fine-needle biopsy in focal liver lesions: the usefulness of a screening programme and the role of cytology and microhistology. Ital J Gastroenterol 27: 473
12. Höpfner M, Lüttges J, Hinrichsen H (1997) Kasuistik einer Leberadenomatose, die nur mittels Ultraschall dargestellt werden konnte (abstr). Ultraschall Med 18 [suppl 1]: S23
13. Hozo I, Andelinovic S, Ljutic D, Bojic L et al. (1997) Two new cases of liver angiosarcoma: history and perspectives of liver angiosarcoma among plastic industry workers. Toxycol Ind Health 13: 639
14. Jend H-H, Behler A, Heller M, Schreiter G (1990) Lebermetastasendiagnostik mittels Sonographie. Chir Praxis 41: 237
15. KlotterH-J, Zielke A, Nies C, Sitter H, Rothmund M (1992) Sonographie beim akuten abdominellen Notfall. Chirurg 63: 597
16. Klotter H-J, Nies C, Zielke A, Sitter H, Rothmund M (1993) Diagnostische Verfahrenswahl beim stumpfen Bauchtrauma. Chirurg 64: 841
17. Mileder P, Vergesslich K, Lachmann D, Braun F, Ponhold W, (1990) Das sonographische Bild einer ungewöhnlichen intrahepatisch gelegenen Gallenwegszyste. Ultraschall Med 11: 139
18. Miller WJ, Federle MP, Canpbell WL (1991) Diagnosis and staging of hepatucellular carcinoma. AJR 157: 303
19. Otto G, Richter GM, Herfarth C (1997) Bedeutung bildgebender Verfahren für die chirurgische Indikationsstellung bei soliden Lebertumoren. Chirurg 68: 334
20. Prokop A, Zieren U, Gawenda M, Siemens P, Pichlmaier H, (1993) Der pyogene Leberabszeß. Chirurg 64: 109
21. Ramos G, Murao M, Oliveira BM, Castro LPF, Viana MB (1997) Primary hepatic non-hodgkin's lymphoma in children: a case report review of the literature. Med Pediatr Oncol 28: 370
22. Schnarkowski P, Brecht-Krauß D, Goldmann A, Friedrich JM, Limmer J (1992) Die Abdomensonographie in der Primärdiagnostik des stumpfen Bauchtraumas. Ultraschall Med 13: 102
23. Schubert T, Treutner K-H, Winkeltau G, Treumann TH (1989) Die nicht-parasitäre Leberzyste. Akt Chir 24: 12
24. Schwerk WB, Maroske D, Roth St, Arnold R (1986) Ultraschall-geführte Feinnadelpunktionen in der Diagnostik und Therapie von Leber -und Milzabszessen. Dtsch Med Wochenschr 111: 847
25. Schwickert H, Thelen M (1993) Diagnostik und Verlaufskontrolle von Tumoren und Metastasen der Leber mittels bildgebender Verfahren. Akt Radiol 3: 144
26. Stasi MD, Caturelli E, Sio I, Salmi A et al. (1996) Natural history of focal nodular hyperplasia of the liver: an ultrasound study. J Clin Ultrasound 24: 345
27. Taketomi A, Takenaka K, Shirabe K, Matsumata T et al. (1996) Surgically resected primary malignant lymphoma of the liver. Hepatogastroenterology 43: 651
28. Tsui B, Mossey J (1997) Occult liver abscess following clinically unsuspected ingestion of foreign bodies. Can J Gastroenterol 11: 445
29. Uggowitzer M, Kugler C, Machan L, Gröll R et al. Power doppler imaging and evaluation of the resistive index in focal nodular hyperplasia of the liver. Abdom Imaging 22: 268
30. Velkova K, Nedeva A (1997) Our experience in the diagnostics of liver and spleen hemangiomas. Folia Medica 39: 85
31. Wang LY, Wang JH, Lin ZY, Yu ML et al. (1997) Hepatic focal nodular hyperplasia: findings on color doppler ultrasound. Abdom Imaging22: 178
32. Weiss A, Weiss H, Sick C, Bonatz K (1997) Leberinfiltration bei malignen Lymphomen, wie sicher ist die sonographische Diagnose? Ein Vergleich sonographischer und histologischer Befunde (abstr). Ultraschall Med 18 [suppl 1]: S20

2.2 Gallenblase und Gallenwege

M. Birth und H.-F. Weiser

2.2.1 Indikationen zur Sonographie der Gallenblase und der Gallenwege

Die Sonographie hat die Diagnostik des biliären Systems revolutioniert und ist heute das primäre diagnostische Verfahren zur Beurteilung von Gallenblase und Gallenwegen. Aufgrund der raschen und einfachen Durchführbarkeit und beliebigen Wiederholbarkeit, verbunden mit einer hohen Aussagefähigkeit, hat die Sonographie, insbesondere der Gallenblase, alle weiteren radiologischen Verfahren weitgehend verdrängt. Die Indikation zur Sonographie ist weit zu stellen und umfaßt alle direkten Erkrankungen des biliären Systems, insbesondere das Gallensteinleiden einschließlich seiner Komplikationen, aber auch die sekundäre Beteiligung des biliären Systems vor allem im Rahmen von Erkrankungen des Pankreas und der Leber (s. Übersicht).

Indikationen zur Sonographie von Gallenblase und Gallenwegen

- Akuter rechter Oberbauch
- Palpable Resistenz im rechten Oberbauch
- Verdacht auf Cholezystolithiasis bzw. Choledocholithiasis
- Verdacht auf akute/chronische Cholezystitis
- Verdacht auf Gallenblasentumoren einschl. sonographischer Verlaufskontrolle
- Beurteilung der Funktion von Gallenblase und Gallenwegen
- Verlaufskontrolle nach Operationen am biliären System
- Differentialdiagnostik der Cholestase
- Lagebestimmung der Gallenblase vor diagnostischen und therapeutischen Punktionen

2.2.2 Topographische Anatomie

Unter Normalbedingungen findet sich die Gallenblase an der Facies viszeralis der Leber mehr oder weniger tief in die Fossa vesicae fellae eingebettet. Sie überragt mit ihrem Fundus zumeist den rechten Leberunterrand und projiziert sich bei einer nicht vergrößerten Leber in etwa auf die rechte Medioklavikularlinie in Höhe des Rippenbogenrandes. Die intrahepatisch parallel zu den Portalästen verlaufenden peripheren Gallengänge vereinigen sich zentral zu den Ductus hepaticus dexter und sinister. Bei guten Untersuchungsbedingungen gelingt die Darstellung ihres zumeist extrahepatischen Zusammenflusses in den Ductus hepaticus communis. Da transkutansonographisch die Darstellung des Ductus cysticus nur selten gelingt, d.h. eine Abgrenzung des Ductus choledochus vom Ductus hepaticus communis nicht möglich ist, hat sich als sonographischer Terminus technicus die Bezeichnung Ductus hepatocholedochus (DHC) fest eingebürgert. Während seines gesamten Verlaufes im Bereich des Lig. hepatoduodenale liegt der DHC ventral der Pfortader (Abb. 2.74). Die von medial in das Lig. hepatoduodenale eintretende A. hepatica propria verläuft regelhaft ebenfalls ventral der V. portae und medial des DHC. Sie selbst oder ihr direkter Ast, die A. hepatica dextra, unterkreuzt im weiteren häufig den DHC bzw. den Ductus hepaticus dexter.

Zahlreiche anatomische Verlaufsvarianten der luminären Strukturen im Lig. hepatoduodenale sind beschrieben und von z.T. erheblicher chirurgischer Relevanz (Abb. 2.87). In den distalen Abschnitten zieht der DHC nach rechtslateral und dorsal der Pars superior des Duodenums in den Pankreaskopf, um schließlich von mediodorsal in der Pars descendens des Duodenums zu münden (Abb. 2.74b).

2.2.3 Untersuchungstechnik, Standardschnitte und Normalbefunde

Für eine aussagekräftige Beurteilung der Gallenblase ist die Nüchternheit des Patienten eine conditio sine qua non. In Rückenlagerung bzw. leichter Linksseitenlagerung wird der Patient aufgefordert, tief zu inspirieren, das Abdomen vorzuwölben und den rechten Arm über den Kopf zu heben. Durch dieses Vorgehen wird der Abstand zwischen Rippenbogen und Beckenkamm vergrößert sowie Leber und Gallenblase nach kaudal verlagert, so daß sich der Zugang für die Schallsonde verbessert und zugleich störende, luftgefüllte Darmschlingen abgedrängt werden. Eine Patientenumlagerung bzw. Untersuchung im Stehen ist vor allem immer dann sinnvoll, wenn die Lagevarianz/-konstanz einer intraluminären Struktur beurteilt werden soll.

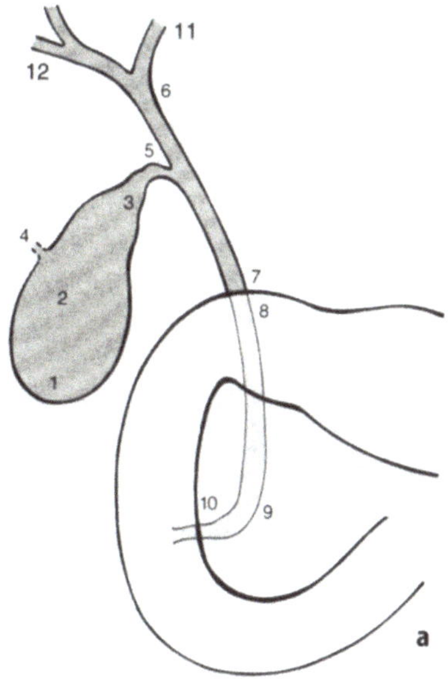

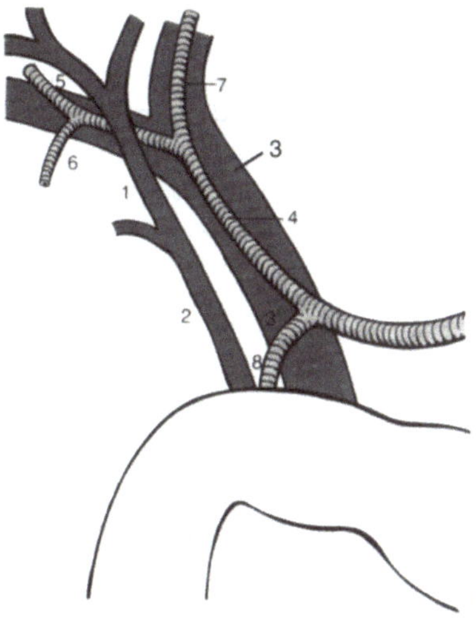

Abbildung 2.74 a, b

a Anatomie des extrahepatischen biliären Systems. *1* Gallenblasenfundus, *2* Gallenblasenkorpus, *3* Gallenblaseninfundibulum, *4* direkt in die Gallenblase mündende Gallengänge, *5* Ductus cysticus, *6* Ductus hepaticus communis, *7* supraduodenaler Ductus choledochus, *8* retroduodenaler Ductus choledochus, *9* intrapankreatischer Ductus choledochus, *10* Papilla Vateri, *11* Ductus hepaticus sinister, *12* Ductus hepaticus dexter. **b** Topographie im Lig. hepatoduodenale (schematisch). *1* Ductus hepaticus communis, *2* Ductus choledochus, *3* V. portae, *4* A. hepatica communis, *5* A. hepatica dextra, *6* A. cystica, *7* A. hepatica sinistra, *8* A. gastroduodenalis

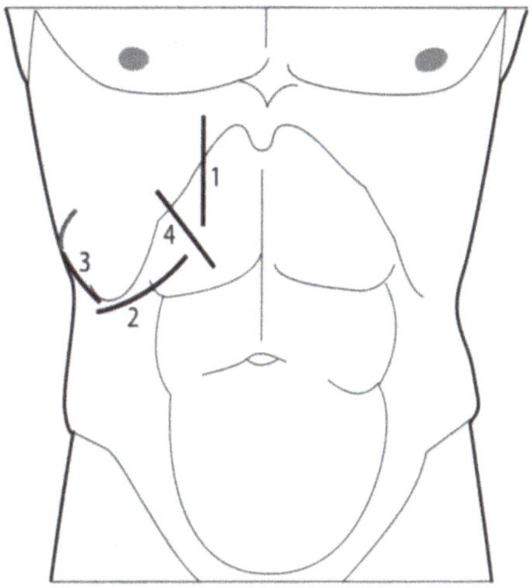

Abbildung 2.75

Standardschnitte zur Beurteilung von Gallenblase und Gallenwege (schematisch). *1* Longitudinalschnitt, *2* Subkostaler Schrägschnitt, *3* Interkostalschnitt, *4* CPC-Schnitt/Schulter-Nabel-Schnitt

Die Darstellung der Gallenblase in mindestens 2 Ebenen ist zu fordern, wobei als Standardeinstellungen der Longitudinalschnitt, der subkostale Schrägschnitt und der Interkostalschnitt gelten. Zusätzliche, von der optimalen Darstellbarkeit des jeweiligen Befundes bestimmte Schnittrichtungen, komplettieren die Untersuchung (Abb. 2.75).

Obligater Bestandteil jeder sonographischen Untersuchung der Gallenblase ist die Sonopalpation, d. h. die Untersuchung der Gallenblase auf umschriebene Druckdolenz.

Die Beurteilung der intrahepatischen Gallenwege erfolgt vorzugsweise von einem subkostalen nach kranial angestellten Schrägschnitt. Standardschnittebene für die Beurteilung des DHC ist der schräge Longitudinalschnitt, auch als Schulter-Nabel-Schnitt bezeichnet. In dieser Einstellung bilden sich von ventral nach dorsal der ***C****holedochus*, die ***P****fortader* und die *V.* ***c****ava* ab, so daß auch die Bezeichnung CPC-Schnitt gebräuchlich ist (s. Abb. 2.75 u. 2.79). Bei hochstehender Leber erfolgt die Beurteilung über einen Interkostalschnitt. Bei gezielter Fragestellung kann durch orale Flüssigkeitsgabe mit Füllung von Magen und Duodenum ein akustisches Fenster zur Beurteilung des papillennahen Gangabschnittes geschaffen werden.

Im nüchternen Zustand imponiert die Gallenblase als birnenförmiges, im Halsbereich oft auch meanderförmig abgewinkeltes, echofreies und gut imprimierbares Gebilde (Abb. 2.76–2.78). Der Längsdurchmesser be-

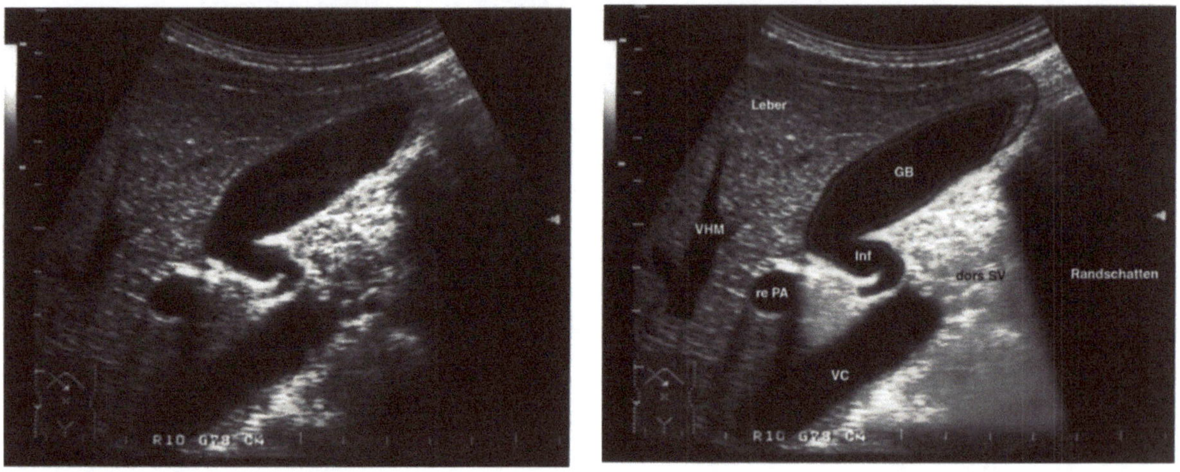

Abbildung 2.76

Gesunde Gallenblase, Longitudinalschnitt (*Inf.* Gallenblaseninfundibulum)

trägt nüchtern etwa 7–11 cm, der Querdurchmesser 3–4 cm (s. Abb. 2.76–2.78). Wie bei allen zystischen Gebilden imponiert dorsal der Gallenblase eine artifiziell bedingte, scheinbare Schallverstärkung (s. Abb. 2.77). Die Gallenblasenwand entspricht der echoreich-zirkulären Lumenbegrenzung mit einer Dicke von 1–2 mm, postprandial auch bis zu 4 mm [20–22], so daß pathologische Wandverdickungen nur bei nüchternem Zustand des Patienten sicher beurteilbar sind.

Die parallel zu den Pfortaderästen verlaufenden intrahepatischen Gallenwege sind am biliär gesunden Patienten nur zentral, bei pathologischer Dilatation auch bis in die Peripherie darstellbar. Bei dorsaler Schallsondenkippung im Subkostalschnitt wird der DHC als ventrolateral der V. portae verlaufende, rundliche Struktur quer getroffen, medial zumeist von der A. hepatica als etwa gleichstarkem Gebilde begleitet (s. Abb. 2.79 c). Im Schulter-Nabel-Schnitt imponiert der DHC als echoreich begrenzte, tubuläre Struktur mit echofreiem Lumen, direkt ventral der Portalvene verlaufend und ist im Idealfall über mehrere Zentimeter verfolgbar (Abb. 2.79). Lumenweiten zwischen 2 und 6 mm gelten als physiologisch. Während Durchmesser über 6 bis zu 9 mm unter Berücksichtigung von Anamnese und Klinik zu interpretieren sind (gelegentlich bei Zustand nach Cholezystektomie und Patienten mit funktionsloser Gallenblase), müssen darüber hinausgehende Lumenweiten immer an eine extrahepatische Cholestase denken lassen. Vergleichende Untersuchungen haben gezeigt, daß die im Sonogramm gemessenen Durchmesser in der Regel kleiner als radiologisch bestimmte Lumina sind, wobei zum Vergleich folgende Formel angegeben wird [30]:

$$d\,(\text{Röntgen}) = 1{,}27 \times [d\,(\text{Sono}) + 1{,}85]\ \text{mm}.$$

Für die Diskrepanz zwischen sonographisch und radiologisch bestimmten Gallengangsweiten werden vor allem der röntgenologische Vergrößerungsfaktor, die choleretische Wirkung von Röntgenkontrastmitteln und der sog. Blooming-Effekt angeschuldigt. Letzterer charakterisiert die überdimensioniert breit dargestellten Wandreflexe des DHC im Sonogramm. Zur Eleminierung dieses methodischen Fehlers ist grundsätzlich nach der Innen-Außen-Methode zu messen (s. Abb. 2.79).

Sonographische Meßwerte am Ductus hepatocholedochus

- Normalwert: 2–6 mm
- Grenzwert (klinische Interpretation!): 6–9 mm
- Pathologisch: größer als 9 mm

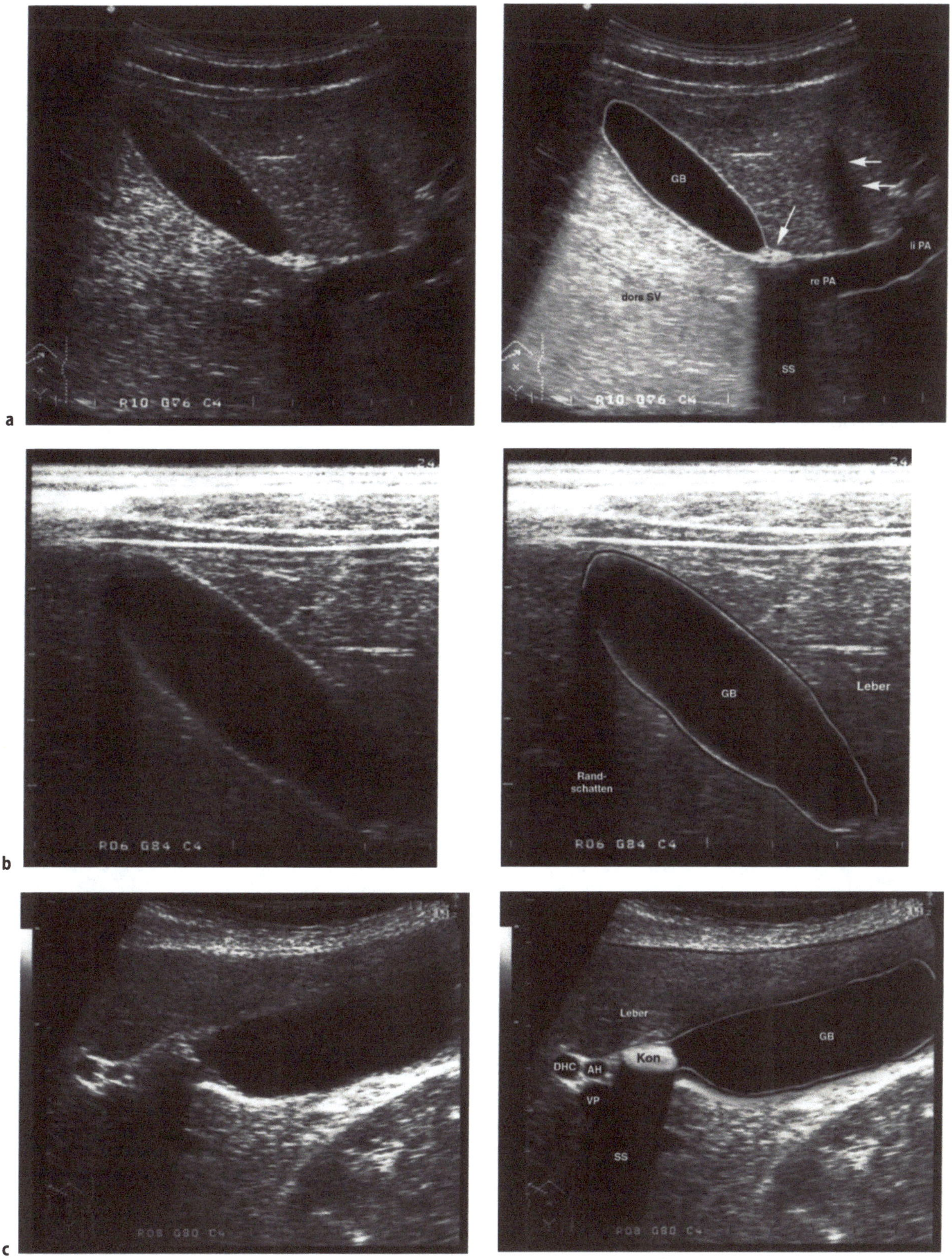

Abbildung 2.77 a–c

Gesunde Gallenblase, subkostaler Schrägschnitt. Beachte: scheinbare dorsale Schallverstärkung sowie Zystenrandschatten. Schallschatten des Lig. teres (2 *Pfeile*), welches sich selbst nicht eindeutig darstellt. **a** Echoreiche Abbildung der Heister-Spiralklappen (*Pfeil*). **c** Inkarzeriertes Infundibulum-Konkrement mit dorsalem Schallschatten, der nicht als Zystenrandschatten fehlgedeutet werden darf

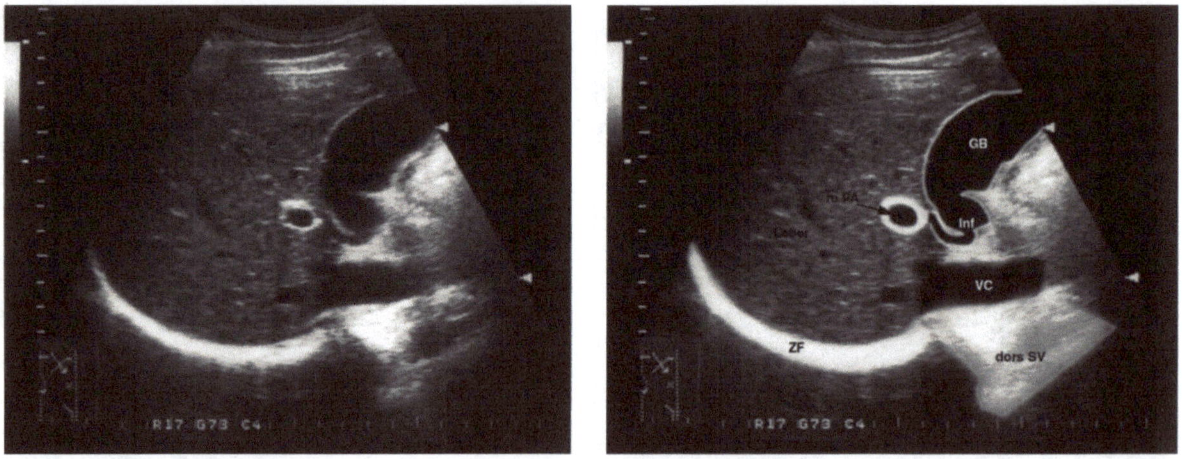

Abbildung 2.78

Gesunde Gallenblase, Interkostalschnitt

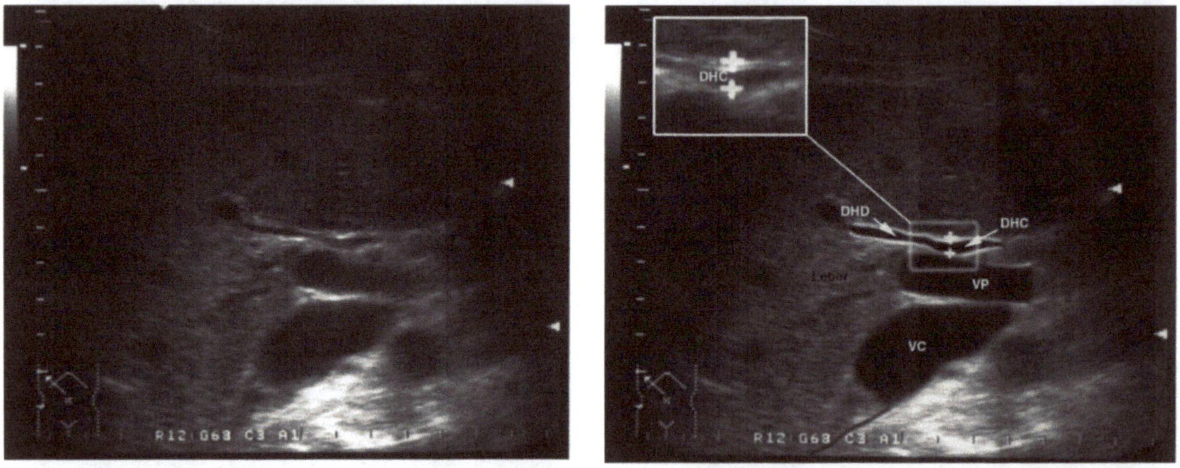

2.79 a

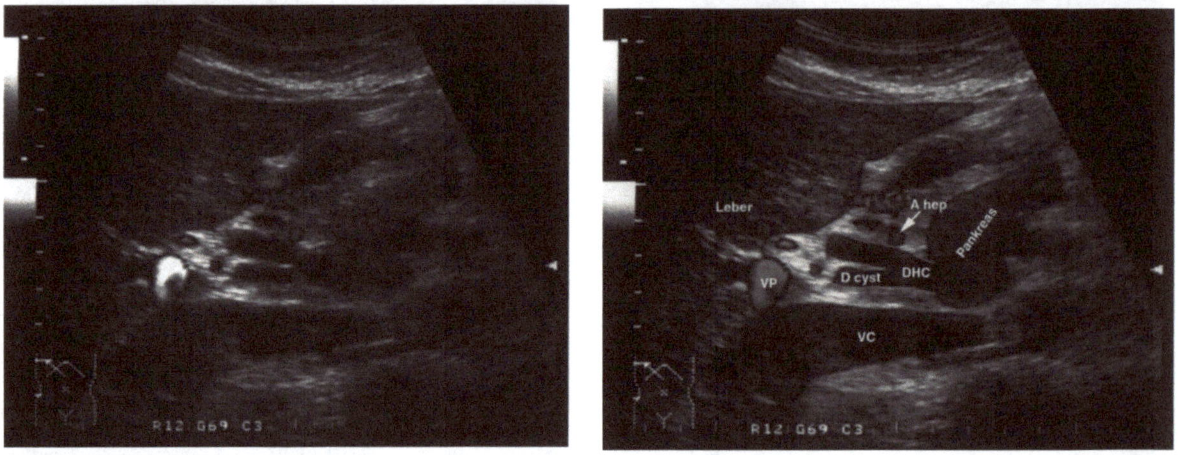

2.79 b

Abbildung 2.79 a–c

DHC. **a** CPC-Schnitt mit schmallumigen DHC, V. portae und V. cava von ventral nach dorsal, Lumenmessung nach der Innen-Außen-Methode (s. Meßkreuze). **b** Von dorsal in den Ductus hepaticus mündender Ductus cysticus (Gefäße mit Farbdoppler-Flußsignal). **c** Querschnitt im Ligament mit V. portae und ventral davon liegendem DHC (lateral) bzw. A. hepatica (medial)

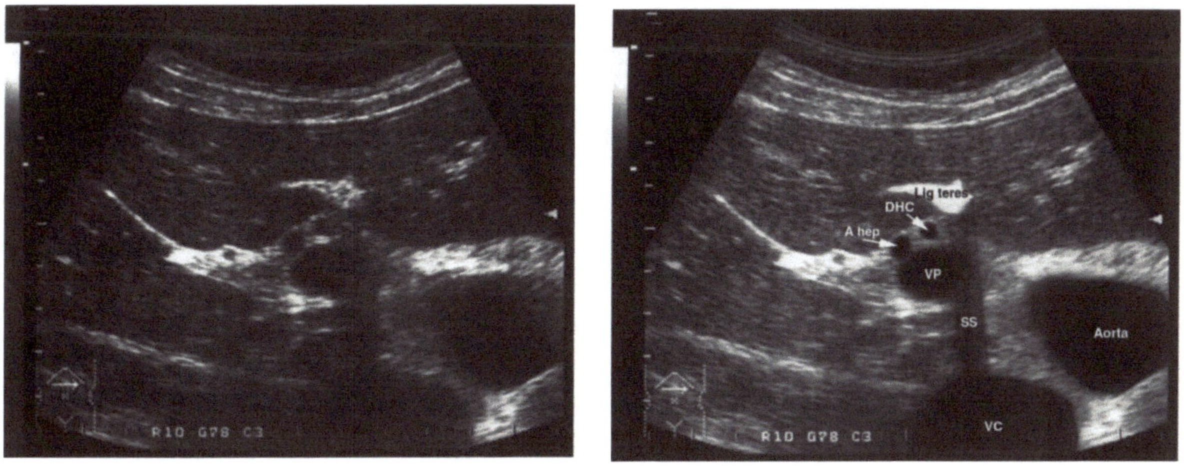

2.79c

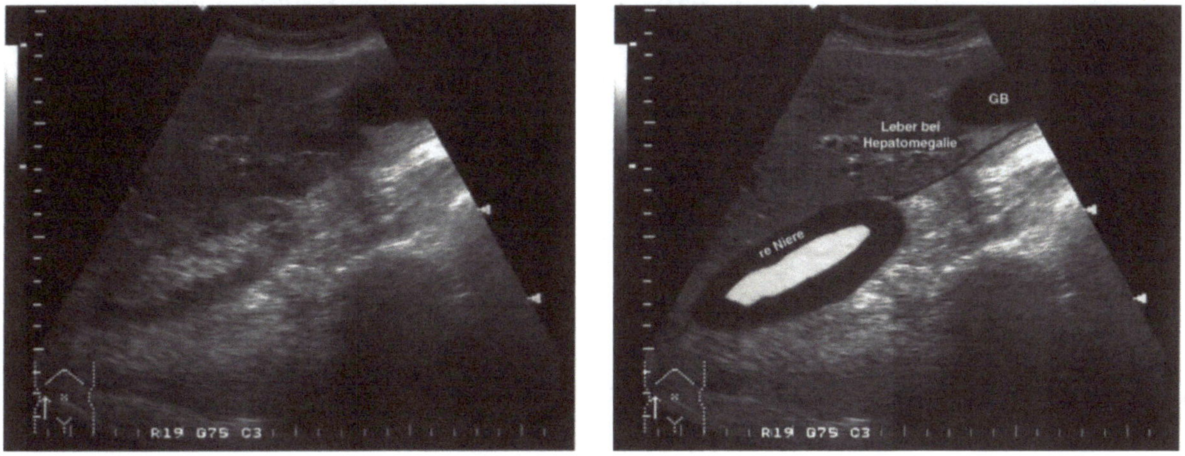

Abbildung 2.80

Gallenblasentiefstand (rechter Unterbauch) bei Hepatomegalie

2.2.4 Anatomische Varianten und Fehlermöglichkeiten

Artefizielle Zystenrandschatten dürfen vor allem im Gallenblaseninfundibulum nicht zu einer Verwechslung mit Infundibulumsteinen führen (s. Abb. 2.77). Auch die Heister-Spiralklappen, die als kleine wandadhärente Infundibulumechos imponieren, können Fehlinterpretationen hervorrufen (s. Abb. 2.77a).

Die Lage der Gallenblase ist durchaus variabler, als häufig angenommen. Für den Chirurgen relevant ist der nicht seltene Tiefstand der Gallenblase, insbesondere bei Patienten mit Hepatomegalie (Abb. 2.80) sowie eine komplett intrahepatische oder suprahepatische Lage der Gallenblase. Anlagebedingt kann die Gallenblase mehr kugelig, geschlängelt, abgeknickt oder septiert sein, wobei inkomplette und komplette Quer- und Längsseptenbildungen beschrieben sind (Abb. 2.81 u. 2.82). Als „phrygische Mütze" bezeichnet man die typische hakenförmige Abknickung des Gallenblasenfundus. Solche Knickbildungen können, ebenso wie der direkte Wandkontakt der Gallenblase zu flüssigkeitsgefüllten Darmstrukturen, Septen vortäuschen, lassen sich jedoch durch Umlagerung des Patienten bzw. durch Darstellung in verschiedenen Schnittebenen sicher von den letzteren differenzieren. Seltene Formanomalien sind Divertikel der Gallenblasenwand bzw. komplette Doppelungen der Gallenblase.

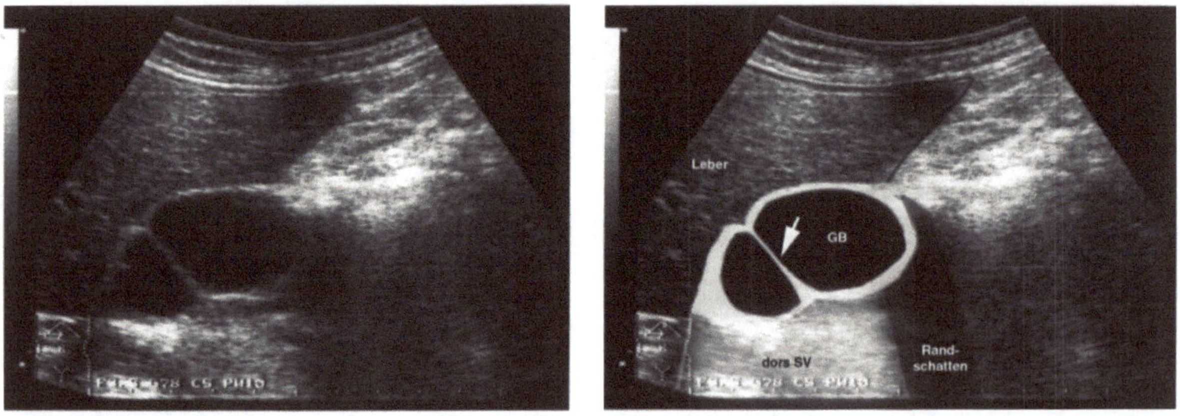

Abbildung 2.81

Komplettes Gallenblasenquerseptum (*Pfeil*)

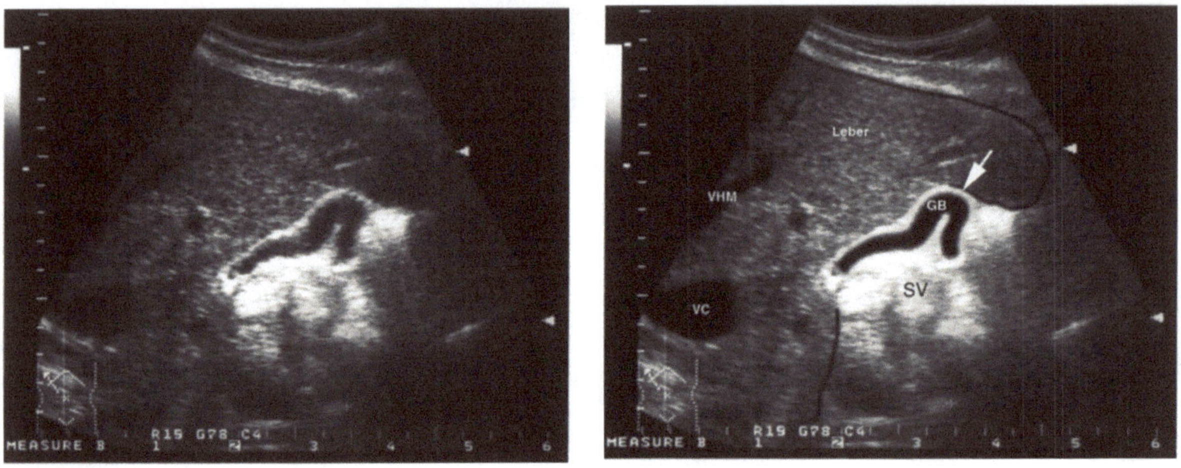

Abbildung 2.82

Gallenblase, geschlängelt und im Fundusbereich spitzwinklig abgeknickt (*Pfeil*)

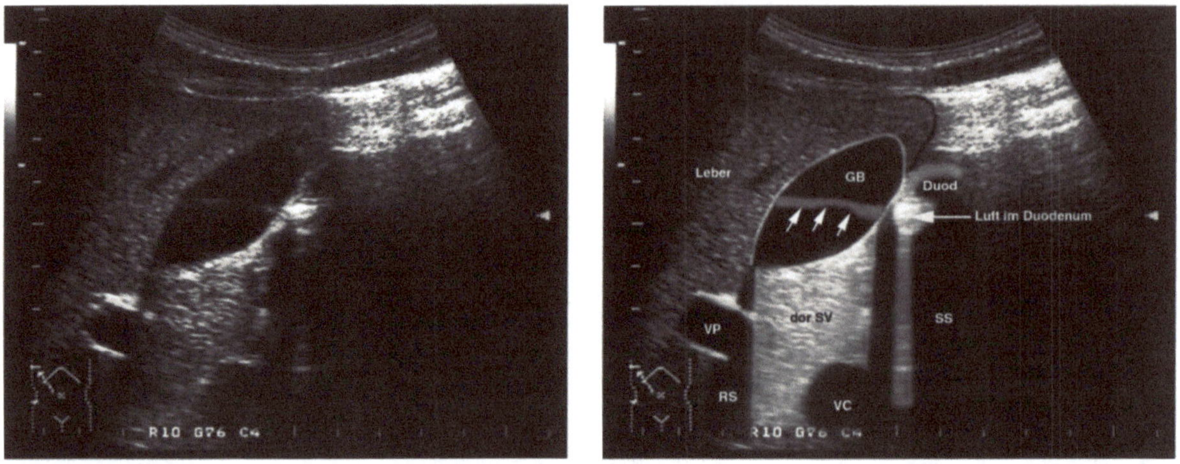

Abbildung 2.83

Schichtdickenartefakt („künstliche Sedimentation") (*Pfeile*). Cave! Verwechslung mit komplettem Septum

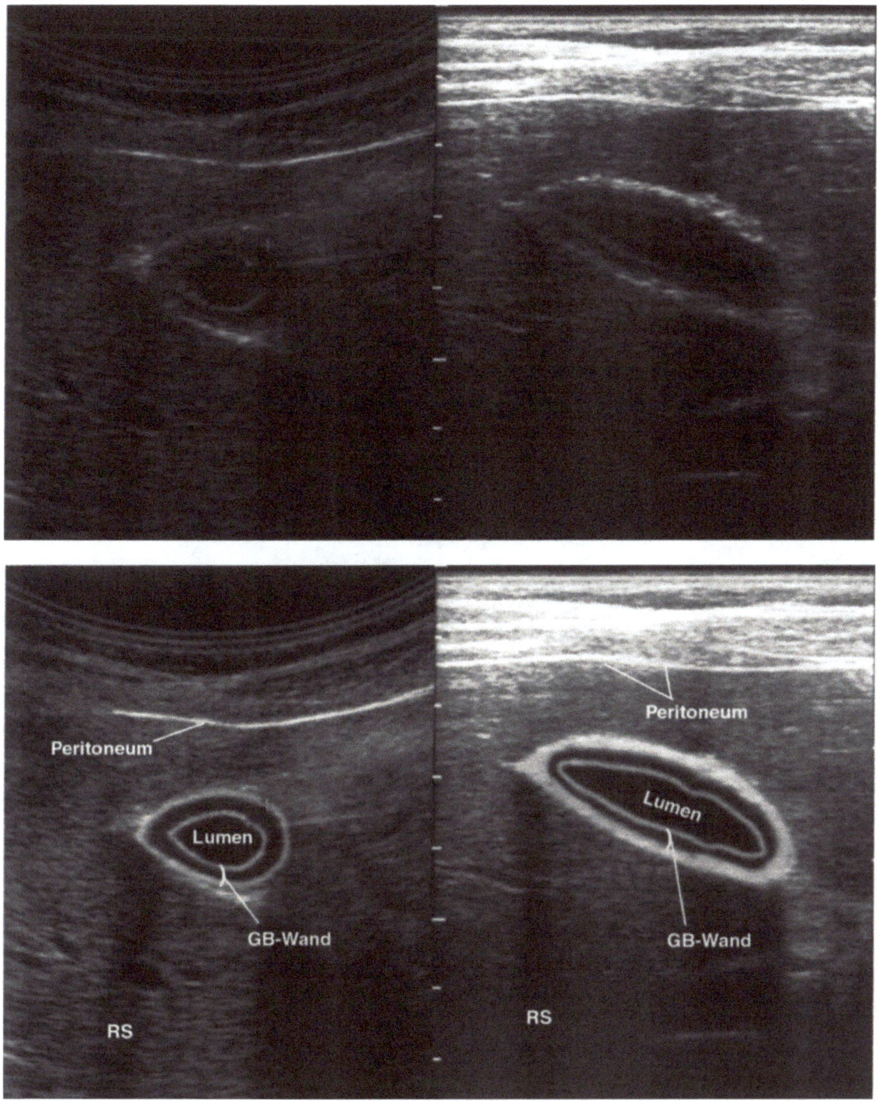

Abbildung 2.84

Postprandial kontrahierte Gallenblase im Querschnitt (*links*) und Längsschnitt (*rechts*)

Die Größe der Gallenblase wird wesentlich durch den Funktionszustand bestimmt. Die unter „Normalbefunde" angegebenen Werte entsprechen Anhaltswerten und sind nur im klinischen Kontext aussagefähig. Beispielsweise stellt eine vergrößerte Gallenblase primär keinen pathologischen Befund dar, sondern ist nach längeren Fastenperioden durchaus physiologisch.

Sogenannte Nebenkeulen- oder Bogenartefakte können intraluminäre Reflexbildungen hervorrufen (Entstehung s. Kap. 1.3, Sonographische Artefakte). Schichtdickenartefakte täuschen Gallenblasensludge vor (Abb. 2.83), wobei dieser „Pseudodebris", auch als „künstliche Sedimentation" bezeichnet, vom echten Gallenblasensludge dadurch zu unterscheiden ist, daß

- er nicht flach begrenzt, sondern entsprechend der Krümmung der Zystenwand gebogen ist,
- Grenzechos zwischen dem Pseudodebris und der Flüssigkeit fehlen,
- das Bild des „Pseudodebris" sowohl vom Einfallswinkel des Schallstrahls abhängig als auch mit der Verstärkungsregelung beeinflußbar ist [14].

Zum Problem für den Untersucher kann die fehlende Darstellbarkeit der Gallenblase werden. Weitaus häufiger als die sehr seltene Agenesie der Gallenblase ist eine

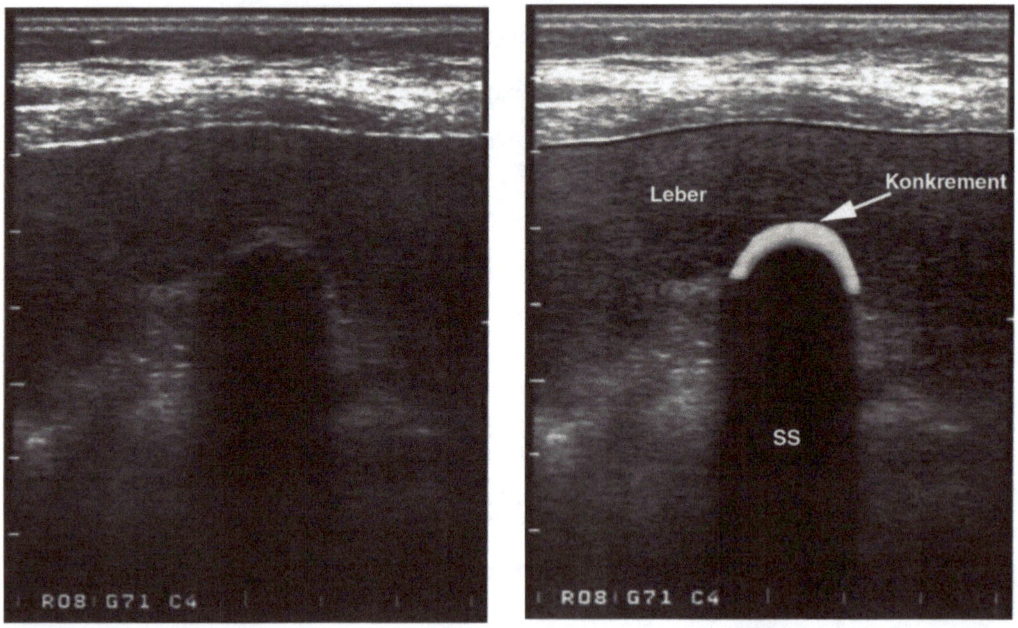

Abbildung 2.85

Das Lumen ausfüllendes Tonnenkonkrement: komplette dorsale Schallauslöschung

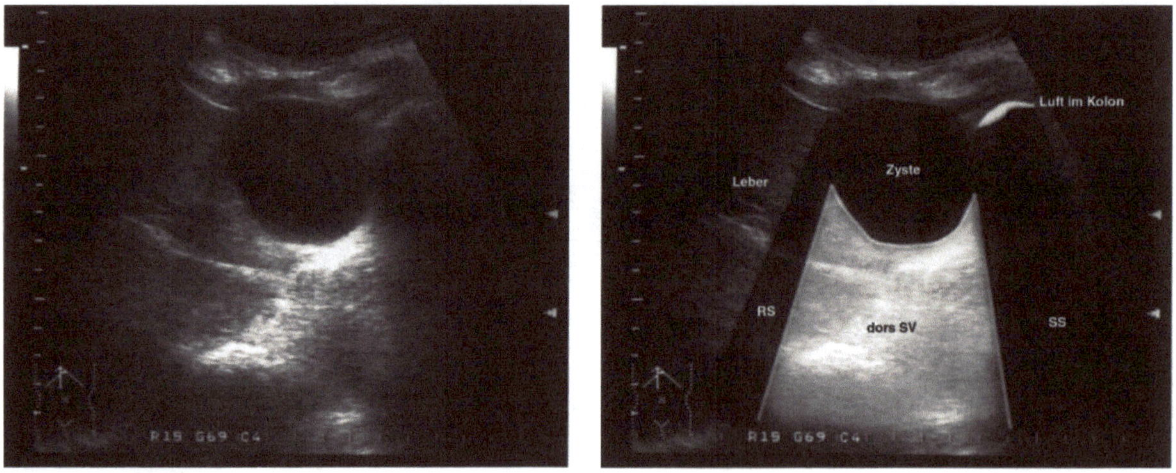

Abbildung 2.86

Leberzyste an typischer Lokalisation, die als Gallenblase fehlgedeutet werden kann

Imprimierung und Überlagerung der Gallenblase durch meteoristisch geblähte Kolonabschnitte. Auch die sog. „echogene Galle" bei Funktionslosigkeit des Organs (s. Abb. 2.90 u. 2.91) sowie eine postprandial kontrahierte (Abb. 2.84) bzw. chronisch entzündlich geschrumpfte Gallenblase mit fehlendem Lumen (Abb. 2.98) kann dem primären Nachweis entgehen. Läßt sich auch nach gründlicher Exploration und bei guter Beurteilbarkeit der entsprechenden Region eine Gallenblase nicht auffinden, sollte durch gezieltes Befragen des Patienten zuerst ein Zustand nach Cholezystektomie ausgeschlossen werden. Im Subkostalschnitt dient der rechte Pfortaderast als Leitstruktur für das Auffinden schwer abgrenzbarer Gallenblasen [21, 22] (s. Abb. 2.77).

Die „Porzellangallenblase", ein das Lumen ausfüllender Tonnenstein und eine komplett mit kleinen Konkrementen gefüllten Gallenblase, manifestieren sich im Sonogramm nur als helle Eintrittsechos mit dorsaler Schallauslöschung, so daß eine Verwechslung mit der luftgefüllten rechten Kolonflexur möglich ist (Abb. 2.85).

Immer dann, wenn die Gallenblase wegen untypischer Lokalisation oder Struktur schwer darzustellen

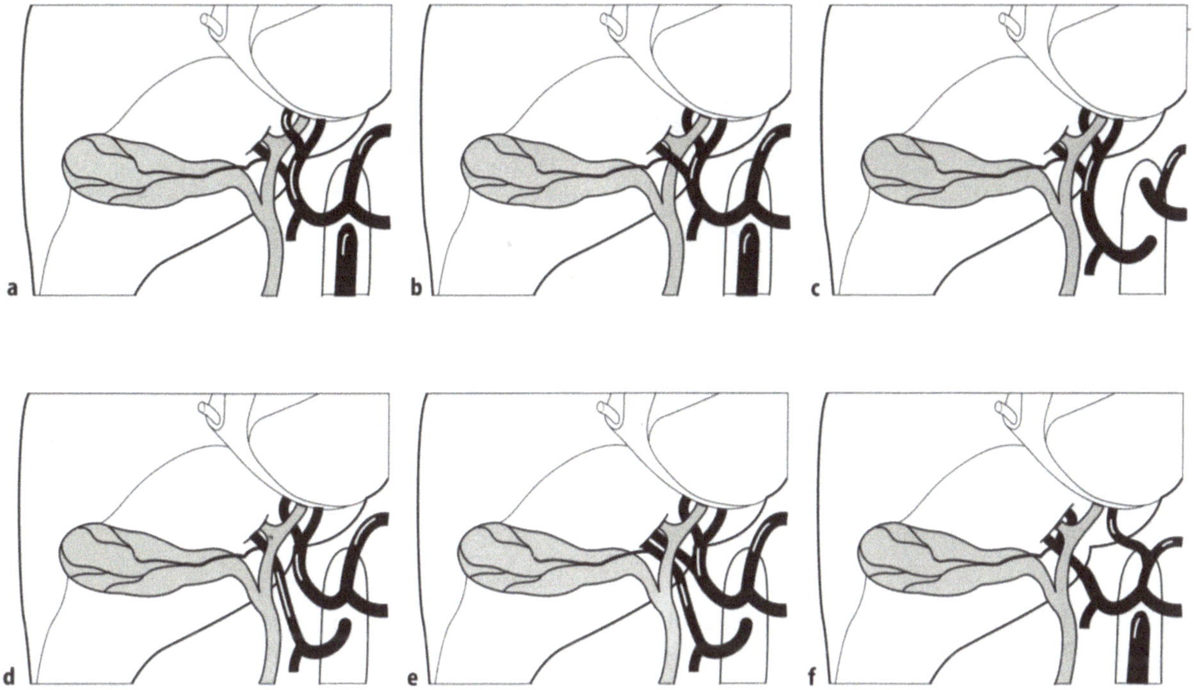

Abbildung 2.87 a–f

Anatomische Varianten des Gefäßverlaufes im Lig. hepatoduodenale. **a** Regelhafter Verlauf der A. hepatica propria aus der A. hepatica communis mit Aufzweigung in rechte und linke Leberarterie, wobei die A. hepatica dextra den Ductus hepaticus communis unterkreuzt. **b** A. hepatica dextra überkreuzt ventral den Ductus hepaticus communis. **c** Ursprung der A. hepatica propria aus der A. mesenterica superior. **d** Ursprung der A. hepatica dextra aus der A. mesenterica superior. **e** Akzessorische rechte Leberarterie, die gleichzeitig die A. cystica abgibt, aus der A. mesenterica superior. **f** A. hepatica sinistra entspringt aus der A. gastrica sinistra

ist, besteht die Gefahr, daß andere zystische Strukturen des rechten Oberbauches als Gallenblase beschrieben werden (Pseudogallenblasen). Insbesondere flüssigkeitsgefüllte subhepatisch gelegene Darmschlingen, aber auch Leberzysten (Abb. 2.86), lokal abgeklebte freie Flüssigkeit und atypisch angeschnittene Lebergefäße können fehlgedeutet werden. Sehr echt wirkende Pseudogallenblasen werden regelhaft bei Zustand nach Cholezystektomie gesehen, gebildet von Flüssigkeitsansammlungen mit Fibrinausschwitzungen im Gallenblasenbett (s. Kap. 2.2.8, Postoperative sonographische Befunde).

Fehlinterpretationen eines ausgezogenen Gallenblaseninfundibulums bzw. eines dilatierten Ductus cysticus als DHC lassen sich nur durch die Untersuchung in verschiedenen Schnittebenen vermeiden [24].

Auch die extrahepatischen Gallenwege sind hinsichtlich ihres Verlaufes im Lig. hepatoduodenale insbesondere bezüglich der topografischen Beziehung zu den Gefäßen durchaus variabel (Abb. 2.87). Die Zuordnung vaskulärer Strukturen gelingt durch den Nachweis arterieller Pulsationen und durch ihre Rückverfolgung bis zum Ursprung aus den großen Abdominalgefäßen. Gerade bei anatomisch variant verlaufenden Gefäßen leistet die farbkodierte Duplexsonographie einen entscheidenden Beitrag zur Differenzierung vom DHC.

Bestimmte anatomische Varianten wie die Mündung des Ductus cysticus in den rechten Hepaticus oder akzessorische extrahepatische Gallenwege sind transkutansonographisch in aller Regel nicht zu erfassen.

2.2.5 Funktionssonographie der Gallenblase und der Gallenwege

Die stimulierte Kontraktion der Gallenblase kann eine Zystikusobstruktion ausschließen. Dem endogenen bzw. exogenen Kontraktionsreiz folgt bei funktionstüchtiger Gallenblase eine Volumenabnahme um mindestens 30–50 %. Häufig entleert sich die gesunde Gallenblase fast komplett. Die erforderliche Volumenbestimmung erfolgt unter der Annahme, daß die Gallenblase einem Rotationsellipsoid entspricht, nach der Formel:

Volumen = $^1/_2 \times$ Länge $\times$ Breite $\times$ Tiefe.

Die klinische Relevanz dieser Untersuchung ist jedoch

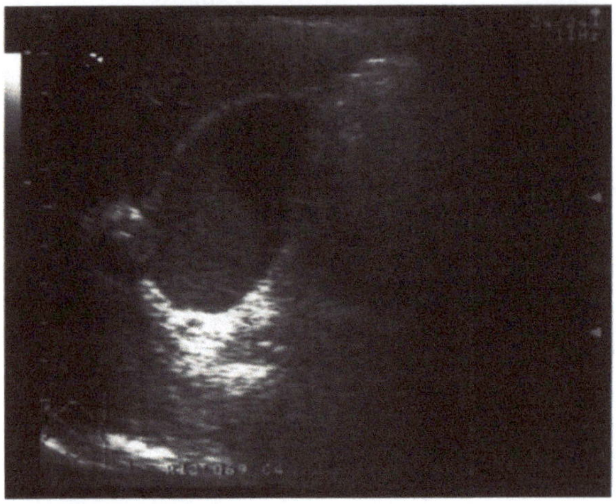

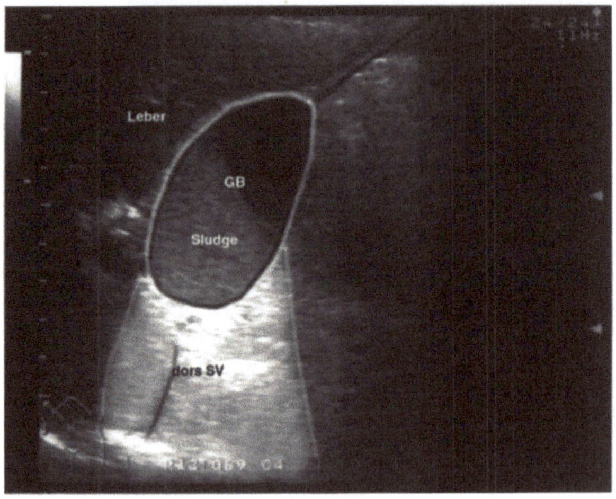

Abbildung 2.88

Gallenblasensediment (Sludge)

gering und beschränkt sich im Prinzip auf die ausdrücklich vom Patienten gewünschte konservative Gallensteintherapie mit ESWL bzw. medikamentöser Lyse. Da Ausmaß und Zeitpunkt der maximalen Gallenblasenkontraktion nach Gabe einer Testmahlzeit erheblich divergieren, sollte die Diagnose einer gestörten Kontraktionsfähigkeit der Gallenblase nur nach hormoneller Stimulation mit Caeruleininfusion gestellt werden [12].

Auch für die extrahepatischen Gallenwege ist eine Funktionssonographie beschrieben und wird von den Autoren präoperativ bei Verdacht auf Choledocholithiasis empfohlen [5]. Zeigt sich nach Gabe einer Reizmahlzeit in der „funktionellen Sonomorphometrie" des DHC eine deutliche Verkleinerung des maximal bestimmbaren Querdurchmessers, so soll dies gegen eine Choledocholithiasis sprechen [5]. Nach Simione ist bei der Funktionssonographie der Gallenwege zusätzlich zu unterscheiden zwischen Patienten mit erhaltener Gallenblase bzw. mit Zustand nach Cholezystektomie [34].

2.2.6 Sonopathologie der Gallenblase

2.2.6.1 Gallenblasensludge

Als erstes, bereits sonographisch faßbares Stadium der Gallensteinbildung gilt das Gallenblasensediment, das im wesentlichen aus Kalzium-Bilirubinat- und Cholesterinkristallen besteht [10].

Das Auftreten von Sludge ist Ausdruck einer Gallenblasenfunktionsstörung mit konsekutiver Stase und gilt als Indikator für die hohe Lithogenität der Gallenflüssigkeit [4]. Typischerweise imponiert Gallenblasensludge als horizontal geschichtetes Sediment, d. h. im Vergleich zum umgebenen Lebergewebe etwa echogleicher Bodensatz mit einer zumeist nur diskret ausgebildeten Trennungslinie zur echofreien Restgallenflüssigkeit (Abb. 2.88). Änderungen der Körperposition oder die Palpation der Gallenblase unter sonographischer Sicht verursachen eine Umlagerung des Sedimentes, das aufgewirbelt wird und sich im folgenden langsam erneut sedimentiert. Insbesondere bei entzündlich verursachter Sludgebildung kann die Erscheinungsform jedoch deutlich vom typischen Bodensatz abweichen und polypös bis tumorös imponierende Formationen bilden (Abb. 2.89; s. Abb. 2.100).

Differentialdiagnostisch sind je nach Formation des Sludges abzugrenzen:

- artefizielle Echos (Schichtenartefakt, schallkopfnahes Rauschen) (Abb. 2.83),
- Eiter und entzündlicher Zelldetritus, Gallenblasenempyem,
- Gallenblasenpolypen und Gallenblasentumoren bei geformten Sludge,
- Koagel im Rahmen einer Gallenblaseneinblutung.

Die chirurgische Bedeutung des Sludge besteht in seiner pathogenen Bedeutung selbst, d. h. daß Sludge als häufigster Ausdruck einer Gallenblasenfunktionsstörung nicht selten mit Oberbauchbeschwerden assoziiert ist und deshalb nach Ausschluß anderer Beschwerdeursachen wie eine symptomatische Cholezystolithiasis behandelt werden sollte. Zugleich „maskiert" Sludge kleine und kleinste Gallenblasensteine, die Koliken bzw. eine biliäre Pankreatitis auslösen können.

Während langer Fastenphasen und unter längerer parenteraler Ernährung kann, bedingt durch die funktionelle Ruhigstellung der Gallenblase, die Gallenflüssigkeit erheblich eindicken, so daß eine komplett mit Sludge ausgefüllte Gallenblase resultiert (echogene Galle) (Abb. 2.90 u. 2.91). Nach Einsetzen der oralen Ernährung wird dieser Sludge jedoch im Gegensatz zur Zystikusobstruktion komplett ausgestoßen.

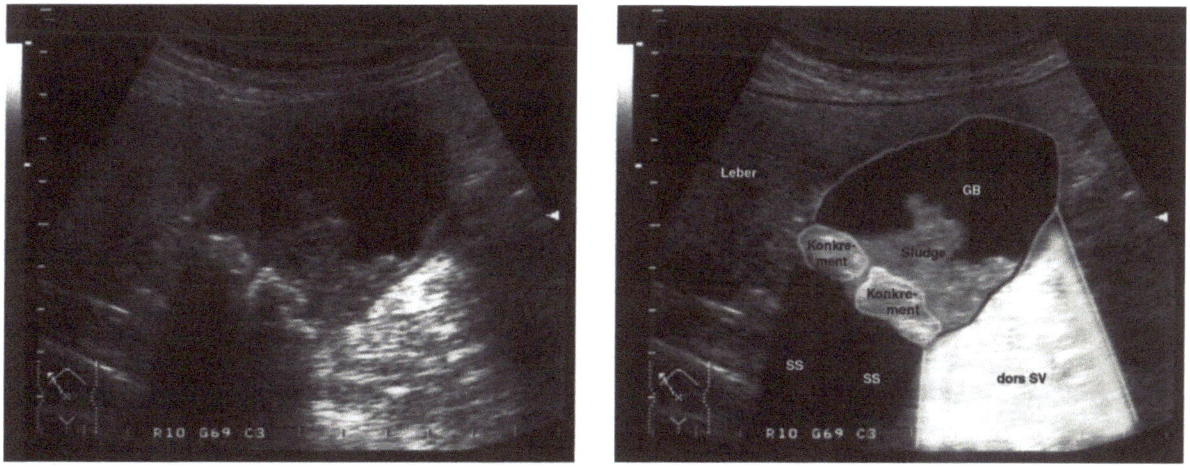

Abbildung 2.89

Pseudopolypöse/pseudotumoröse Sludgeformation mit inkorporierten Konkrementen (typ. Schallschatten!)

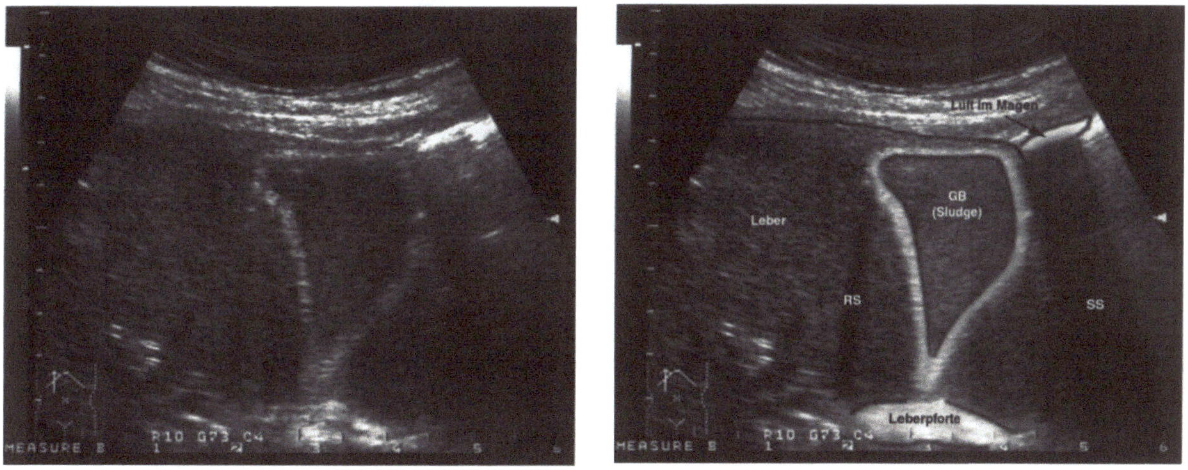

Abbildung 2.90

Echogene Gallenblase

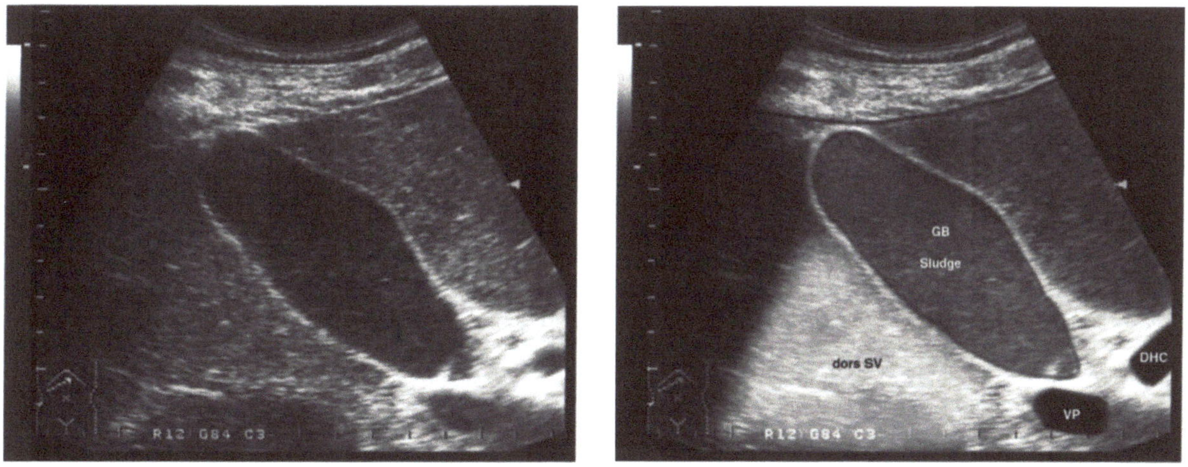

Abbildung 2.91

Das Lumen komplett ausfüllendes Gallenblasensediment

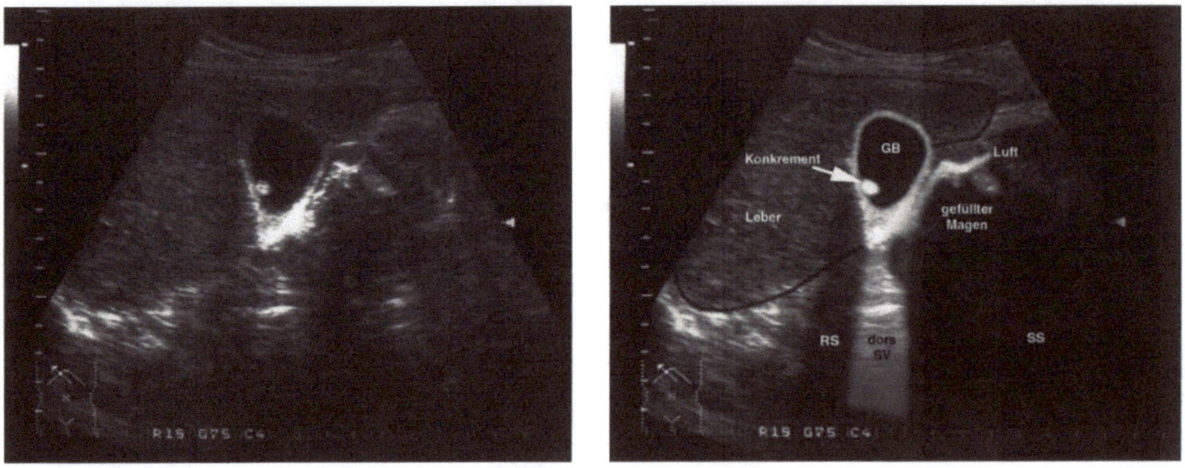

Abbildung 2.92

Kleines Cholesterinkonkrement (*Pfeil*). *Beachte*: keine dorsale Schallauslöschung!

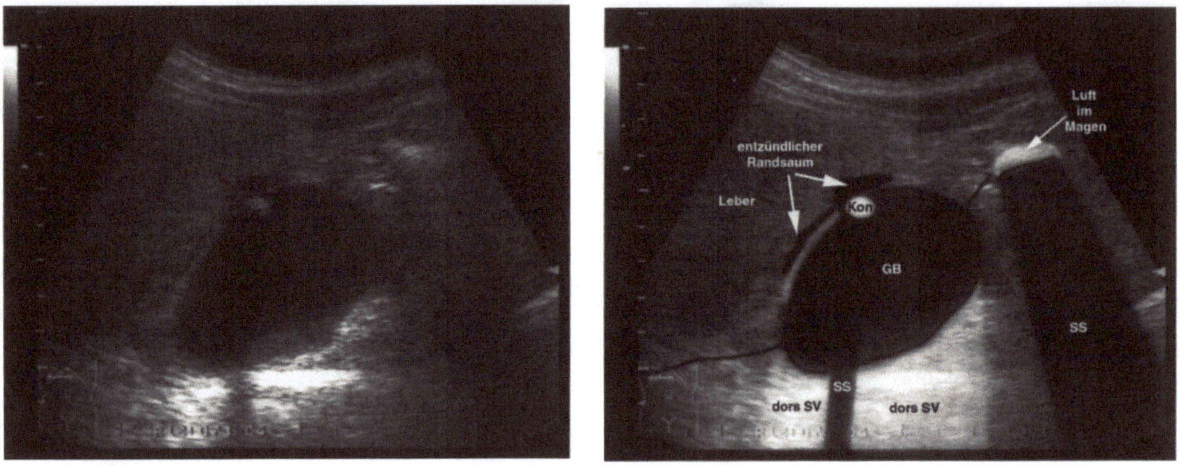

Abbildung 2.93

Entzündlich wandfixiertes Konkrement (*Kon*) bei Cholezystitis acuta

2.2.6.2 Cholezystolithiasis

Die häufigste Erkrankung des biliären Systems ist die Cholelithiasis. Mit Einführung der Sonographie konnte nachgewiesen werden, daß die Häufigkeit des Gallensteinleidens abhängig ist von geographischen und ethnischen Faktoren sowie Geschlecht und Alter, wobei in Mitteleuropa 10 % aller Männer und 20 % aller Frauen im Alter von 45–75 Jahren Gallensteinträger sind [23].

Obwohl ein großer Teil der Gallensteine lebenslang stumm bleibt und keinerlei Therapie benötigt, ist die Cholezystektomie bei symptomatischen Gallensteinleiden eine der häufigsten allgemeinchirurgischen Operationen in Deutschland. In der Diagnostik der Cholezystolithiasis ist die Sonographie das erste und zumeist einzige diagnostische Verfahren.

In Abhängigkeit von der verwendeten Ultraschallfrequenz lassen sich Gallensteine bereits ab einer Größe von 2–3 mm als echoreiche rundliche Reflexe im umgebenden echofreien Gallenblasenlumen sicher abgrenzen (Abb. 2.92). Vorkommen und Stärke der typischen dorsalen Schallauslöschung werden sowohl von der Größe und der Zusammensetzung des Konkrementes, d. h. von schallwellenreflektierenden und absorbierenden Eigenschaften, aber auch von der gerätetechnischen Einstellung, insbesondere der Untersuchungsfrequenz und der Lage des Konkrementes im Schallstrahl beeinflußt. Bei unsicherer sonographischer Steindiagnostik ist die Beweglichkeit des Steinreflexes entsprechend der Schwerkraft bei Umlagerung des Patienten zu überprüfen (Rolling-Stone-Phänomen). So gelingt die Abgrenzung von echoreichen Gallenblasenpolypen, wobei bei

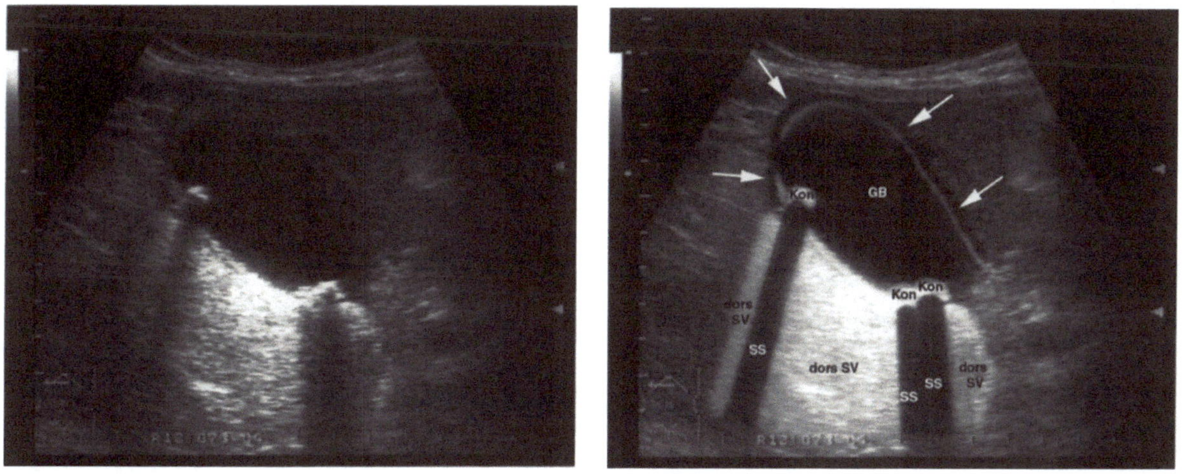

Abbildung 2.94

Akute Cholezystitis bei Cholezystolithiasis. Beachte: echoarmer Randsaum als Ausdruck des perifokalen Ödems (*Pfeile*)! Drei kleine Konkremente (*Kon*) mit typischen hellen Eintrittsechos und kompletter dorsaler Schallauslöschung

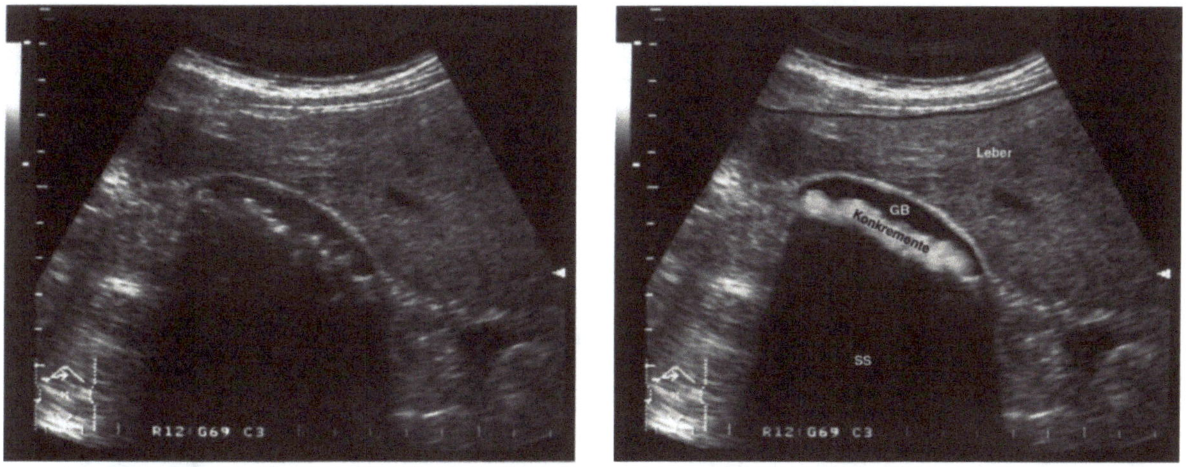

Abbildung 2.95

Multiple, voneinander nicht abgrenzbare kleine Konkremente, die die Gallenblase bis auf ein ventral darstellbares Restlumen ausfüllen und dorsal eine breite komplette Schallauslöschung hervorrufen

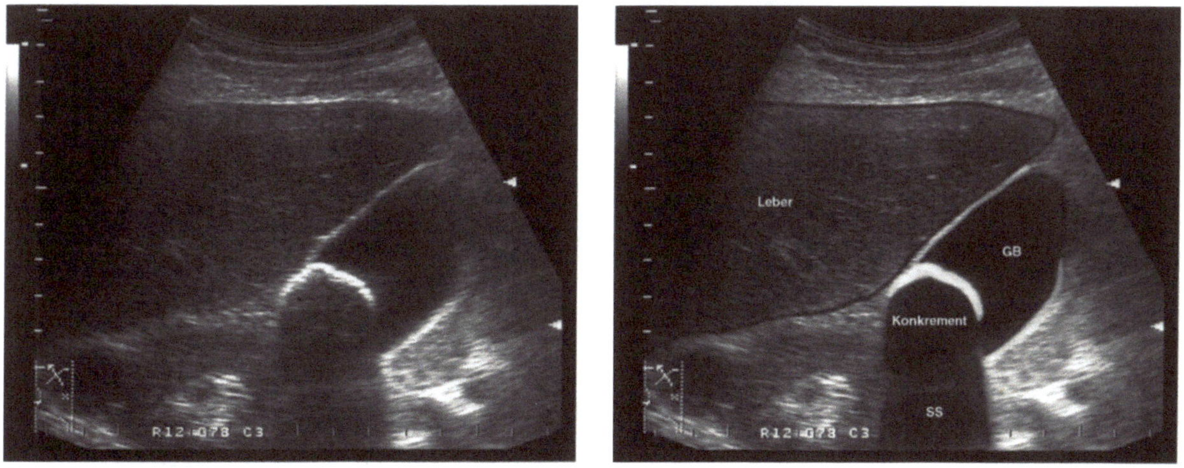

Abbildung 2.96

Großes Solitärkonkrement mit bogenförmigem hellem Eintrittsecho und dorsalem Schallschatten

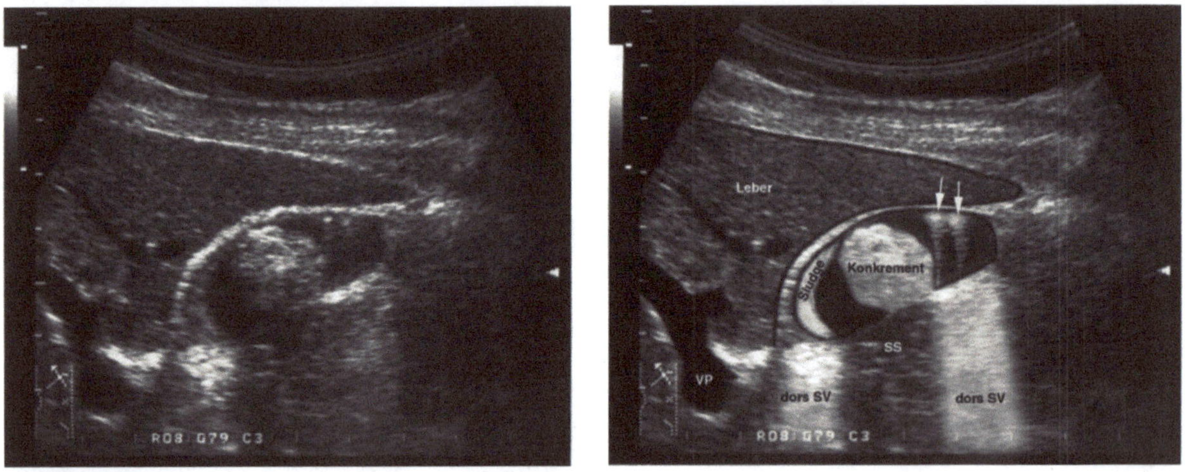

Abbildung 2.97

Großes Cholesterinkonkrement, fast komplett „durchschallbar" und nur mit ganz diskreter dorsaler Schallauslöschung; schalenförmig angeordneter Sludge im Gallenblasen-Infundibulum, diskrete echoreiche Wandverdickung als Ausdruck einer chronischen Cholezystitis, fokale Cholesterolose im Gallenblasenfundus(*Pfeile*) mit dorsaler Reverberation

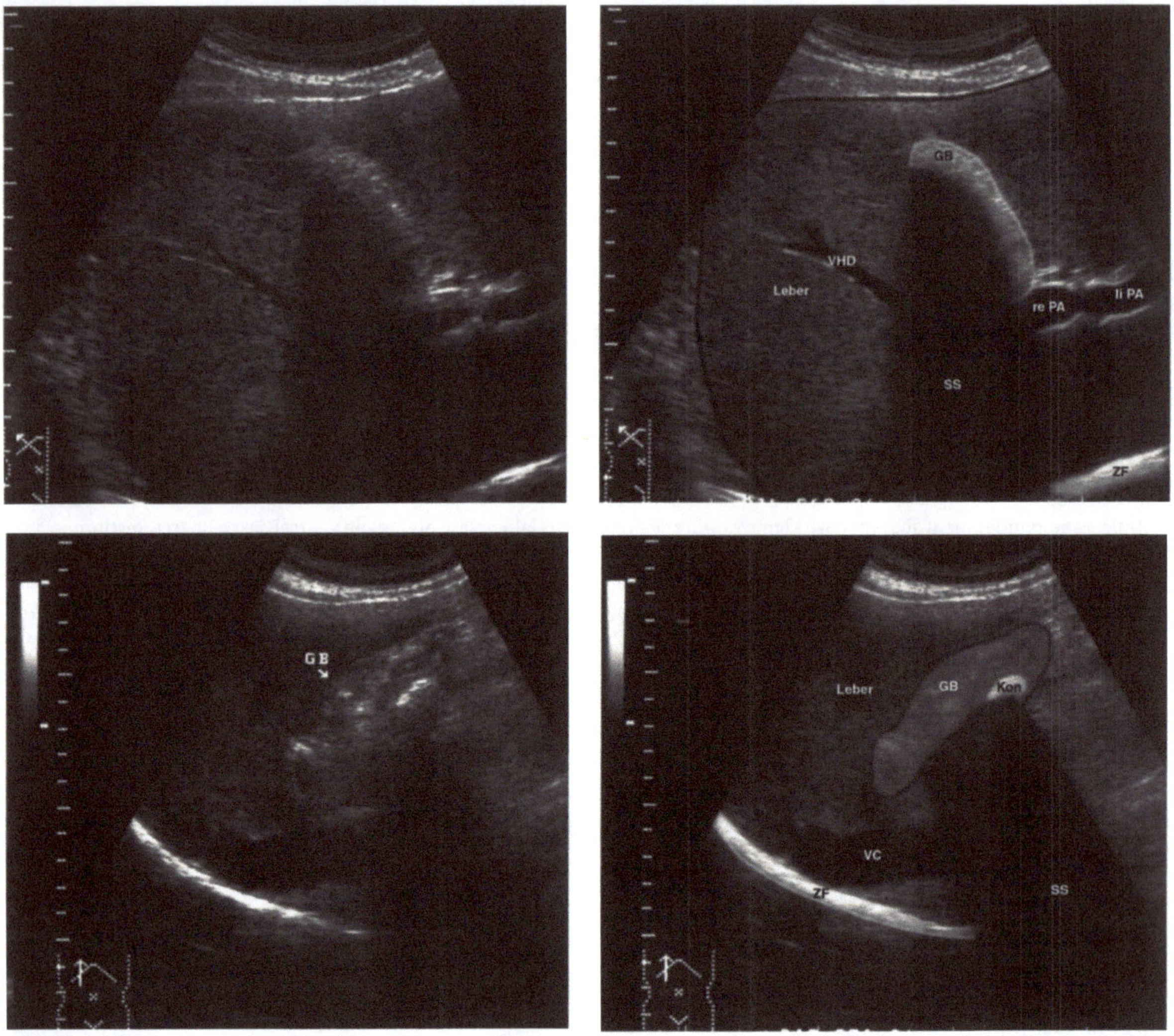

Abbildung 2.98

Chronische Schrumpfgallenblase bei Cholezystolithiasis mit komplettem Lumenverlust; im Längsschnitt (*unten*) wird die inhomogene echoreiche Wandverdickung mit Steinummauerung erkennbar

Tabelle 2.1. Fehlermöglichkeiten bei der sonographischen Gallensteindiagnostik. (Mod. nach Kellner 1989 [21, 22])

Falsch-positiv	Falsch-negativ
Darmgas (Kolonflexur)	Überlagerung durch meteoristische Darmschlingen
Zystenrandschatten der Gallenblase	Konkremente im Gallenblaseninfundibulum
Heister-Klappen	Konkremente in den extrahepatischen Gallenwegen einschl. Ductus cysticus
Schatten an geknickten und septierten Gallenblasen	Maskierung kleiner Konkremente durch Gallenblasensediment
Bogenartefakte	Nicht vollständige Darstellung der Gallenblase
Teilverkalkte Gallenblasenpolypen mit dorsalem Schallschatten	
Intrahepatische Verkalkungen	
Aerobilie	

entzündlich mit der Gallenblasenmukosa verklebten Cholesterolsteinen in Einzelfällen eine differentialdiagnostische Unsicherheit verbleiben kann (Abb. 2.92 u. 2.93).

Größe, Anzahl, Form und Lage der Konkremente innerhalb der Gallenblase sind sehr variabel und besitzen zum Teil therapeutische Implikationen. Beispielsweise implizieren sehr große Tonnenkonkremente eine primär offene Cholezystektomie (s. Abb. 2.85). Bei der Erstdiagnostik sind Anzahl (solitär, bis zu 3, multiple) und Größe (Ausmessen!) der Konkremente für den weiteren Verlauf zu dokumentieren (Abb. 2.94–2.97). Da ESWL und Chemolitholyse keine echten Alternativen in der Behandlung der Cholezystolithiasis darstellen, haben Untersuchungen mit Ultraschallgeräten neuester Generation, die nachweisen konnten, daß eine Steindifferenzierung nach ihrer chemischen Zusammensetzung sonographisch relativ sicher möglich ist, kaum klinische Relevanz [19]. Luft in der Gallenblase (s. Abb. 2.103) im Rahmen einer Aerobilie, aber auch in benachbarten Darmabschnitten, artifizielle Echos und teilverkalkte Gallenblasenpolypen können eine Cholezystolithiasis vortäuschen (s. Tabelle 2.1).

Bei fortgeschrittener chronischer Cholezystitis kann die Gallenblase soweit schrumpfen, daß die echoreiche unregelmäßig verdickte Wand nicht von den ummauerten intraluminären Konkrementen abzugrenzen ist (Abb. 2.98). Entscheidend zum Ausschluß falsch-positiver, wie auch falsch-negativer Befunde (Tabelle 2.1), ist eine subtile Untersuchungstechnik und die Darstellung der gesamten Gallenblase in mehreren Schnittebenen.

2.2.6.3 Gallenblasenhydrops

Von einem Gallenblasenhydrops spricht man typischerweise beim Vorliegen der folgenden Trias:

- vergrößerte Gallenblase mit einem sonographisch gemessenen Querdurchmesser von über 5 cm (Abb. 2.99),
- prallelastisches Organ mit fehlender Imprimierbarkeit,
- dolente Sonopalpation.

Der Befund eines Gallenblasenhydrops sollte grundsätzlich nur im Rahmen des klinischen Gesamtbildes gedeutet werden. Allein aus dem sonographisch als vergrößert gemessenen Organ den Schluß auf einen pathologischen Befund zu ziehen, ist unzulässig, da eine vergrößerte Gallenblase im Einzelfall konstitutionell bedingt ist, z. B. gelegentlich bei Asthenikern. Sie findet sich auch häufig mit anderen Erkrankungen vergesellschaftet, ohne daß in diesen Fällen ein gestörter Abfluß vorliegen muß (Zustand nach Vagotomie, autonome intestinale Neuropathie). Auf die Möglichkeit einer Gallenblasenvergrößerung während funktioneller Ruhezustände (parenterale Ernährung) wurde bereits hingewiesen. Häufiger wird ein Gallenblasenhydrops jedoch durch ein im Gallenblaseninfundibulum bzw. Ductus cysticus inkarzeriertes Konkrement ausgelöst und führt dann nicht selten zu einer akuten Cholezystitis.

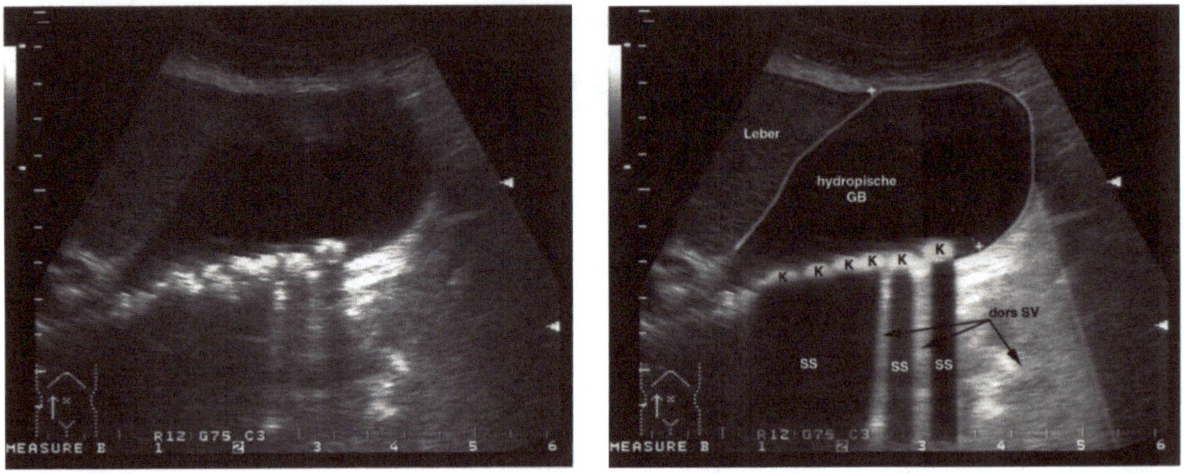

Abbildung 2.99

Gallenblasenhydrops bei Zystikusverschlußkonkrement, Cholezystolithiasis

> Ein Hydrops mit dilatiertem DHC spricht für einen konsekutiven Aufstau bei distaler Obstruktion des DHC und offenem Ductus cysticus, z. B. bei Pankreaskopftumoren.

Bei länger bestehendem Gallenblasenhydrops findet sich bei intraoperativer Punktion häufig eine klare intraluminale Flüssigkeit als Folge der resorbierten Gallenfarbstoffe.

2.2.6.4 Akute Cholezystitis und ihre Komplikationen

Obwohl die akute Cholezystitis zumeist ein typisches klinisches (rechtsseitiger Oberbauchschmerz mit lokalem Peritonismus) und paraklinisches Bild (Fieber und Leukozytose) bietet, kommt der Sonographie eine hervorragende Bedeutung in Diagnostik und Differentialdiagnostik dieses Krankheitsbildes zu. Gerade bei älteren Patienten mit diskreter Symptomatik und fehlender Entzündungsreaktion, aber auch bei Intensivpatienten im Rahmen der Fokussuche (akute Streßgallenblase), gestattet die Sonographie eine sofortige Diagnosestellung mit hoher Sensitivität und Spezifität. Zwar stellt die akute Cholezystitis heute keine primäre Kontraindikation zum minimal-invasiven Vorgehen mehr dar, präoperativ sonographisch erfaßbare Entzündungskomplikationen wie gedeckte Perforation bzw. Tumorverdacht, oder auch monströse Konkremente können jedoch für das primär offene Vorgehen sprechen. Die entzündlich-ödematöse Wandverdickung mit pericholezystitischer Umgebungsreaktion ist sonographisch sicher zu erfassen und von hohem prädiktivem Wert (s. Übersicht).

> **Sonographische Befunde bei akuter Cholezystitis**
>
> - Gallenblasenwandverdickung auf mehr als 4 mm (s. Abb. 2.100)
> - Perifokaler echoarmer Randsaum als sonomorphologischer Ausdruck der Pericholezystitis/entzündliches Ödem (s. Abb. 2.94)
> - Lamellierung der verdickten Gallenblasenwand (typischerweise echoarme Schicht von einer inneren und äußeren echoreicheren Schicht begrenzt = *3-Schicht-Phänomen*; eine zusätzliche echoarme Schicht im Bereich der Leber ist häufig nachweisbar (s. Abb. 2.100)
> - Positives Murphy-Zeichen: umschriebene Druckdolenz bei Einfingerpalpation bzw. dolente Sonopalpation
> - Häufig:
>   - Cholezystolithiasis (s. Abb. 2.93 u. 2.94)
>   - Gallenblasensediment mit echoreicher Akzentuierung bis hin zur „echogenen Galle“ (s. Abb. 2.100)

Während die akute Cholezystitis zu 96% auf eine konkrementbedingte Zystikusobstruktion zurückzuführen ist [32], werden vor allem bei HIV-infizierten Patienten, seltener bei Diabetikern, akalkulöse akute Cholezystitiden gesehen. Die bei Aidspatienten gehäuft auftretende akalkulöse akute Cholezystitis wird auch auf das spezielle Erregerspektrum zurückgeführt, und ist im Vergleich zum nichtinfizierten Patientenklientel mit einer deutlich erhöhten Operationsmorbidität belastet, so daß die OP-Indikation bei diesen Patienten streng ge-

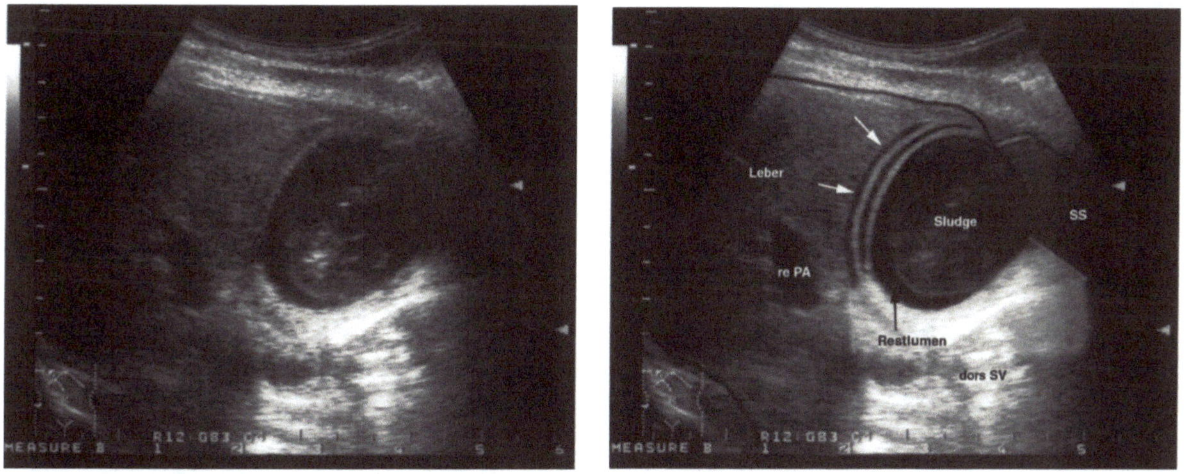

Abbildung 2.100

Akute Cholezystitis unter Intensivtherapie („Streßcholezystitis"). Beachte: 3-Schicht-Phänomen (*Pfeile*) der auf 8 mm verdickten Wand, intraluminal geformter, „pseudotumoröser" Sludge

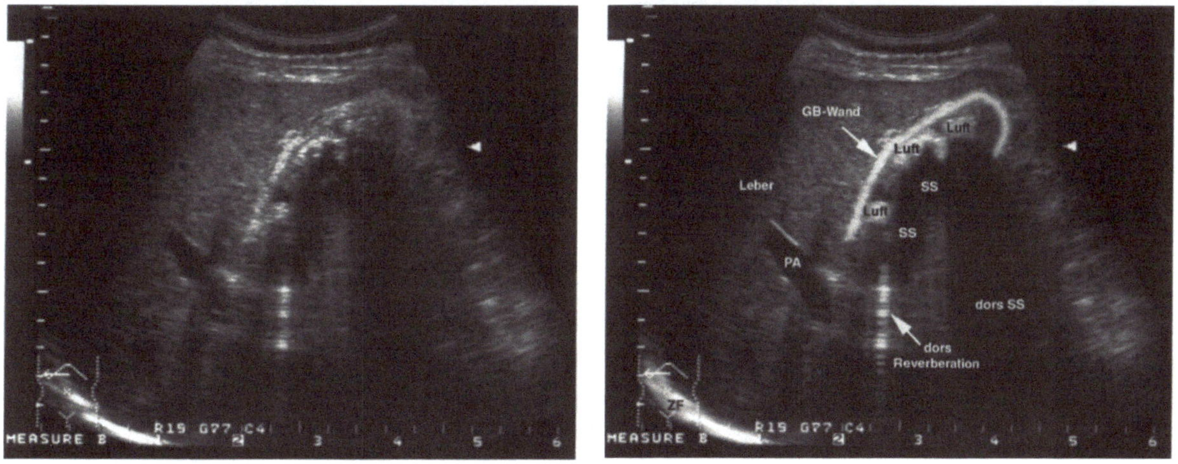

Abbildung 2.101

Gallenblasenempyem bei akutem Rezidiv einer chronischen Cholezystitis. Beachte die zahlreichen echoreichen Reflexe (Luftblasen) mit dorsaler Schallauslöschung, aber auch Reverberationsphänomenen (*Pfeil*)

stellt werden sollte [28, 6]. Bei der sog. postoperativen „Streßcholezystitis" vor allem bei Intensivpatienten (Abb. 2.100), handelt es sich um ein multifaktorielles Geschehen, für das insbesondere vaskuläre Störungen der Gallenblasenwand im Rahmen von Blutdruckschwankungen, Sepsis, Gabe vasoaktiver Medikamente, aber auch eine Erhöhung der Lithogenität der Blasengalle, auf der Basis fehlender Gallenblasenkontraktilität verantwortlich gemacht werden [18].

Gallenblasenempyem

Eine fortschreitende Entzündung führt zur Eindickung der bakteriell infizierten Blasengalle mit putrider Umwandlung. Durch bakterielle Gasbildung bedingte Lufteinschlüsse entsprechen den hellen Reflexen im inhomogen-echoreich ausgefüllten Gallenblasenlumen (Abb. 2.101). Eine Abgrenzung zur funktionslosen, Sludge und Konkremente enthaltenden echogenen Galle, aber auch zur chronischen Schrumpfgallenblase (s. Abb. 2.98) allein aufgrund der sonographischen Morphe, kann gelegentlich Schwierigkeiten bereiten. Die Diagnosestellung gelingt jedoch im Kontext vom sono-

a

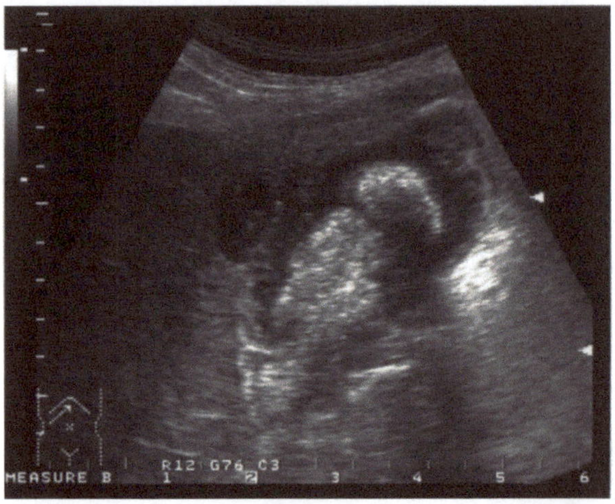

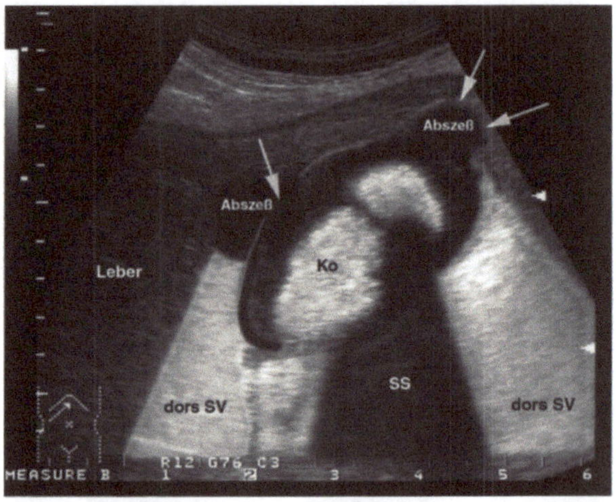

b

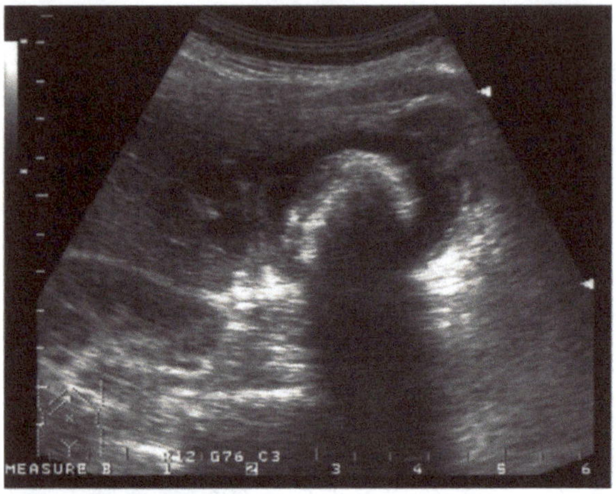

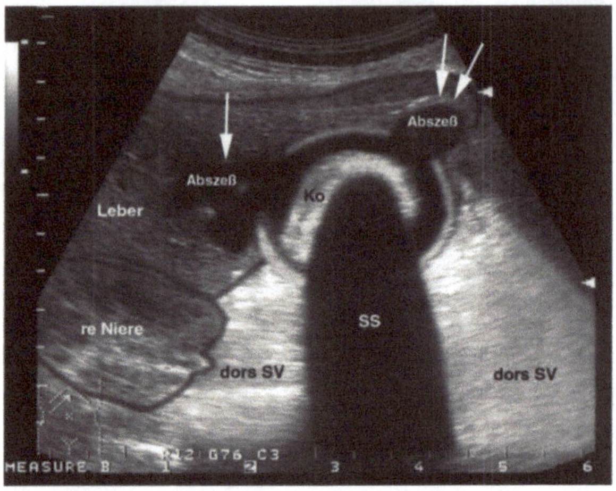

Abbildung 2.102 a, b

Akute Cholezystitis bei Cholezystolithiasis mit Perforation (*Pfeil*) und konsekutivem Leberabszeß (vereinzelt Lufteinschlüsse!) sowie pericholezystitischem Abszeß (2 *Pfeile*) bei gedeckter Perforation im Bereich des Gallenblasenfundus

graphischen und klinischen Bild. Im Einzelfall mag bei wegen schwerster Allgemeinschädigung inoperablen Patienten die sonographisch gestützte Cholezystotomie ggf. mit Drainageeinlage und nachfolgender Spülbehandlung als Alternative zur Cholezystektomie zur Anwendung kommen.

Gallenblasenperforation

Bei fortschreitender gangränös-nekrotisierender Cholezystitis kommt es auf der Basis einer Minderperfusion zu einem Wanddefekt, verbunden mit Austreten des entzündlichen Gallenblaseninhaltes. Eine freie Perforation in die Bauchhöhle ist selten, da durch pericholezystitische Adhäsionen in der Regel eine Abdeckung des Fokus mit der Pars libera des Omentum majus (sonographisch: echogene Netzkappe) erfolgt. Häufiger ist die gedeckte Perforation in die Leber mit einem der Gallenblase direkt benachbartem Leberabszeß. Dieser imponiert als echoarme und zum Teil unscharf begrenzte Raumforderung, wobei sich idealerweise eine kontinuierliche Verbindung ins Gallenblasenlumen darstellen läßt (Abb. 2.102).

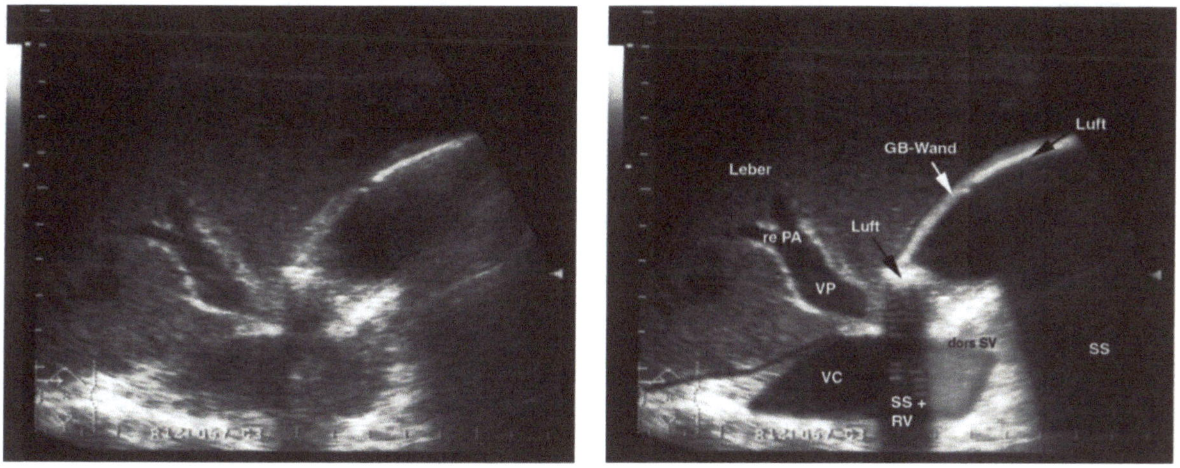

Abbildung 2.103

Nachweis von Luft in der Gallenblase bei cholezystoduodenaler Fistel (*RV* Reverberationsphänomen)

Biliodigestive Fistel und Gallensteinileus

Ein Übergreifen der Entzündung auf benachbarte Organe (insbesondere Duodenum und Kolon) kann zu anfänglichen entzündlichen Verklebungen und im weiteren Entzündungsverlauf zu einer fortschreitenden Arodierung bis hin zur Penetration in Nachbarorgane und Ausbildung einer cholezystoduodenalen bzw. cholezystokolischen Fistel sowie einem konsekutiven Abgang von Gallenblasenkonkrementen in die entsprechenden Organlumina führen. Auf diesem Weg in die Intestinalpassage gelangte große Solitärkonkremente führen nicht selten zu einer mechanischen Obstruktion des Dünndarmlumens. Da der Stein häufig bei Erhöhung des intraluminalen, aboral gerichteten Druckes gelöst und weitertransportiert wird, ist eine rezidivierende Ileussymptomatik typisch (sog. launenhafter Ileus). Der Nachweis von Luft im biliären System muß unter Beachtung entsprechender Differentialdiagnosen (emphysematöse Cholezystitis bei Infektionen mit gasbildenden Keimen, Zustand nach ERCP) an das Vorliegen einer biliodigestiven Fistel denken lassen (Abb. 2.103). In Einzelfällen gelingt auch die sonographische Darstellung des den Darm okkludierenden Konkrementes.

2.2.6.5 Chronische Cholezystitis

Rezidivierende Entzündungsschübe, bedingt durch die mechanische Wandirritation im Rahmen eines Gallensteinleidens, führen zu einer chronischen Entzündung der Gallenblasenwand. Die aufgrund des chronischen Entzündungsprozesses resultierende zunehmende Fibrosierung des Organs führt zu dem typischen sonographischen Bild der echoreichen Wandverdickung (Abb. 104). Häufige Spätfolge bei ausreichend langer Erkrankungsdauer ist ein massiv geschrumpftes, die Konkremente ummauerndes und damit fast aluminäres Organ, das hinsichtlich der sonographischen Abgrenzbarkeit häufig erhebliche Probleme bereitet (s. Abb. 2.98). Während das perifokale Ödem bei der chronischen Cholezystitis typischerweise fehlt, ist aufgrund einer häufig bestehenden bakteriellen Kontamination die akute Entzündungsexazerbation mit allen Komplikationsmöglichkeiten jederzeit möglich (s. Abb. 2.101).

Folge des fibrotischen Wandumbaus ist der funktionssonographisch nachweisbare Verlust der Kontraktionsfähigkeit. Eine entzündlich bedingte mukosale Pseudotumorbildung kann im Zusammenhang mit der verdickten Gallenblasenwand neoplastische Gallenblasenwandveränderungen vortäuschen.

Eine weitere Spätfolge einer chronischen Cholezystitis mit Einlagerung von Kalziumsalzen in die Gallenblasenwand ist die sog. „Porzellangallenblase". Sonographisch imponiert sie als echoreicher gebogener Eintrittsreflex mit kompletter dorsaler Schallauslöschung (Abb. 2.105). Eine differentialdiagnostische Abgrenzung von das Gallenblasenlumen komplett ausfüllendem Solitärkonkrement bzw. multiplen Konkrementen gelingt sonographisch meist nicht, ist jedoch mittels konventioneller Röntgenuntersuchung oder CT möglich (s. Abb. 2.85). Die Cholezystektomie ist auch bei Sym-

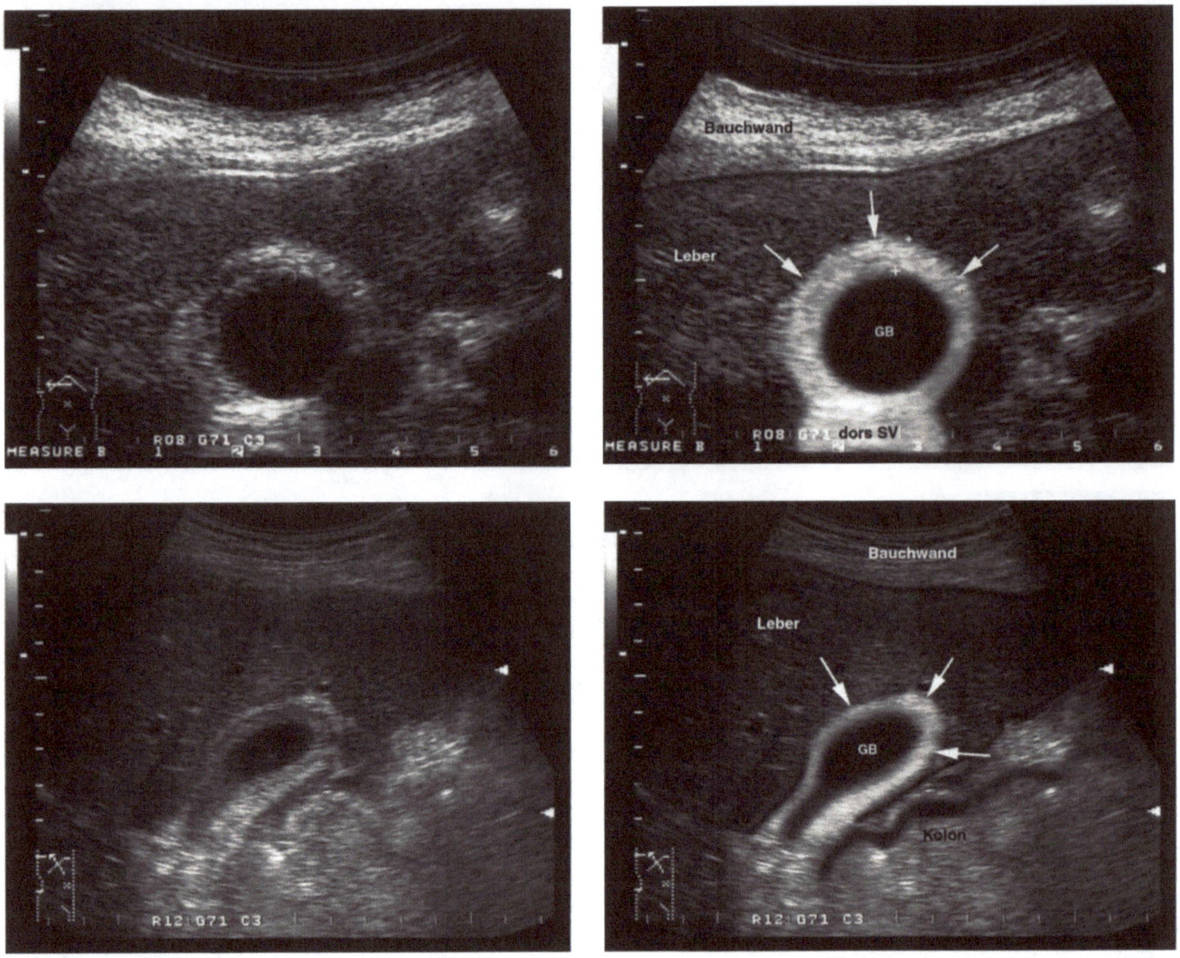

a

b

Abbildung 2.104 a, b

Chronische Cholezystitis mit echoreicher Wandverdickung (*Pfeile*) im Querschnitt (**a**) und Längsschnitt (**b**)

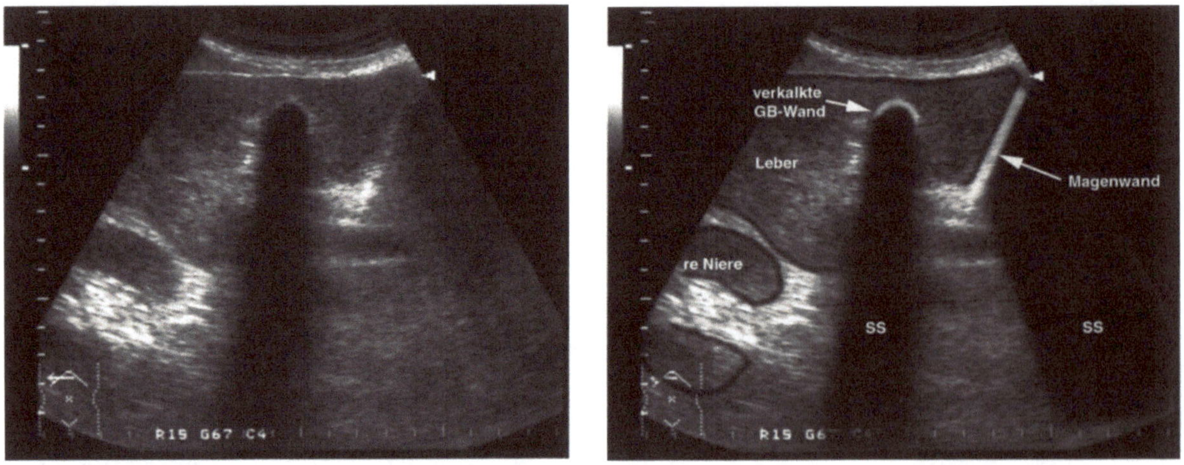

Abbildung 2.105

„Porzellangallenblase“

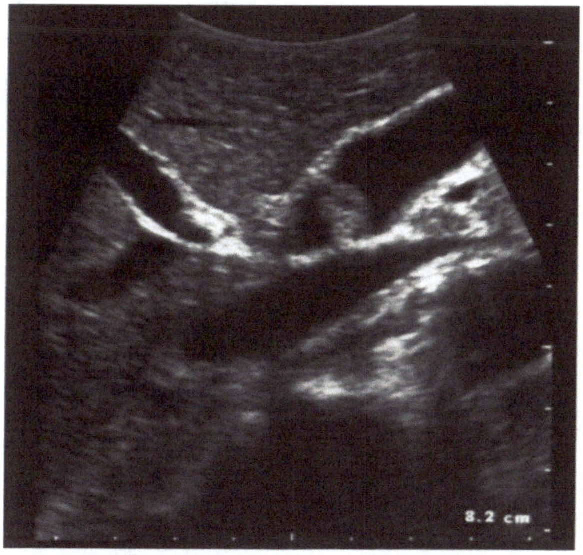

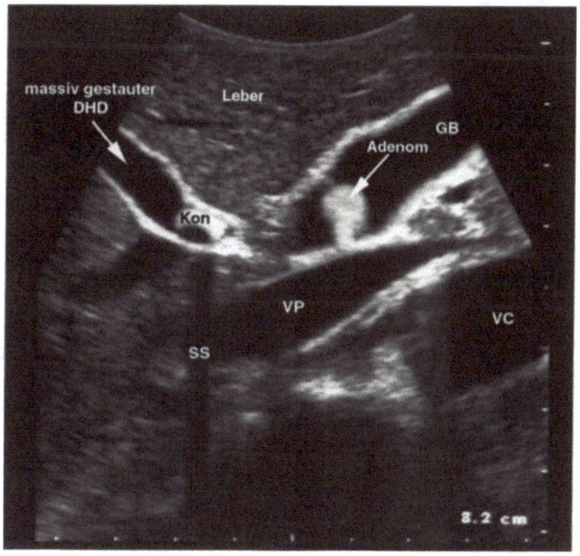

Abbildung 2.106

Adenom im Gallenblasen-Infundibulum, Hepatikolithiasis

ptomlosigkeit indiziert, da die „Porzellangallenblase" eine Präkanzerose mit hoher maligner Entartungsfrequenz (12-61%) darstellt [33].

2.2.6.6 Benigne Tumoren und Pseudotumoren der Gallenblase

Exophytisch wachsende Gallenblasentumoren und Pseudotumoren sind, wenn auch in aller Regel Zufallsbefunde, eine Domäne der Sonographie. Pathologisch-anatomisch werden echte benigne Neubildungen von pseudotumorösen und hyperplastischen Wandveränderungen unterschieden.

Wichtigster Vertreter der ersteren ist das Adenom, nichtepitheliale Neubildungen wie Neurinome, Hämangiome, Fibrome und Leiomyome sind sehr selten und sonographisch nicht voneinander abzugrenzen.

Differentialdiagnostische Schwierigkeiten ergeben sich nicht nur zwischen echten Tumoren und Pseudotumoren, sondern auch zu kleineren Cholesterinkonkrementen. Obligater Bestandteil der sonographischen Untersuchung bei wandständigen Formationen ist deshalb die Prüfung auf Lagekonstanz/-varianz durch Umlagerung des Patienten. Konkremente verändern in aller Regel ihre Position, können jedoch in Einzelfällen insbesondere bei Entzündungszuständen der Gallenblasenwand auch mit dieser verbacken sein (s. Abb. 2.93).

Trotz Berücksichtigung aller sonomorphologischen Differenzierungskriterien und der Farbdopplersonographie (s. unten) kann eine sichere Abgrenzung aller Befundkonstellationen im Einzelfall schwierig oder unmöglich sein.

Adenome

Adenome als häufigste epitheliale Tumoren imponieren sonographisch in Abhängigkeit von ihrer Wachstumsform als mehr breitbasig oder gestielte, exophytisch in das Gallenblasenlumen hineinreichende Gebilde unterschiedlicher Größe. Die Binnenstruktur entspricht in ihrer Echogenität oftmals dem umgebenden Lebergewebe, weist jedoch nicht selten auch echoreiche Areale auf (Abb. 2.106). Die Oberfläche ist im Vergleich zu den pseudotumorösen Polypen eher unregelmäßiger. Eine sichere Abgrenzung von diesen erlaubt jedoch nur der farbdopplersonographische Vaskularisationsnachweis. Da Adenome der Gallenblase als obligate Präkanzerosen anzusehen sind [11, 15], ist die operative Sanierung solitärer polypöser Läsionen mit einer Größe von über 1 cm, farbdopplersonographisch nachgewiesener Vaskularisation bzw. rascher Größenzunahme sowie bei Polypen, die mit Gallensteinen assoziiert sind, und bei Patienten mit einem Alter von über 50 Jahren anzustreben [16, 40].

Die Differentialdiagnostik umfaßt vor allem tumoröse Sludgeformationen und Pseudotumoren.

Pseudotumoröse Polypen

Als Cholesteatose/Cholesterolose bezeichnet man die diffuse intrazelluläre Ablagerung von lipidhaltigen Partikeln in Makrophagen der Gallenblasenwand. Makroskopisches Korrelat ist die Stippchen- oder Erdbeergallenblase. Die Bedeutung der Cholesterolose als eigenständiges Krankheitsbild ist umstritten. Erfolgt diese Ablagerung umschrieben herdförmig, entstehen chole-

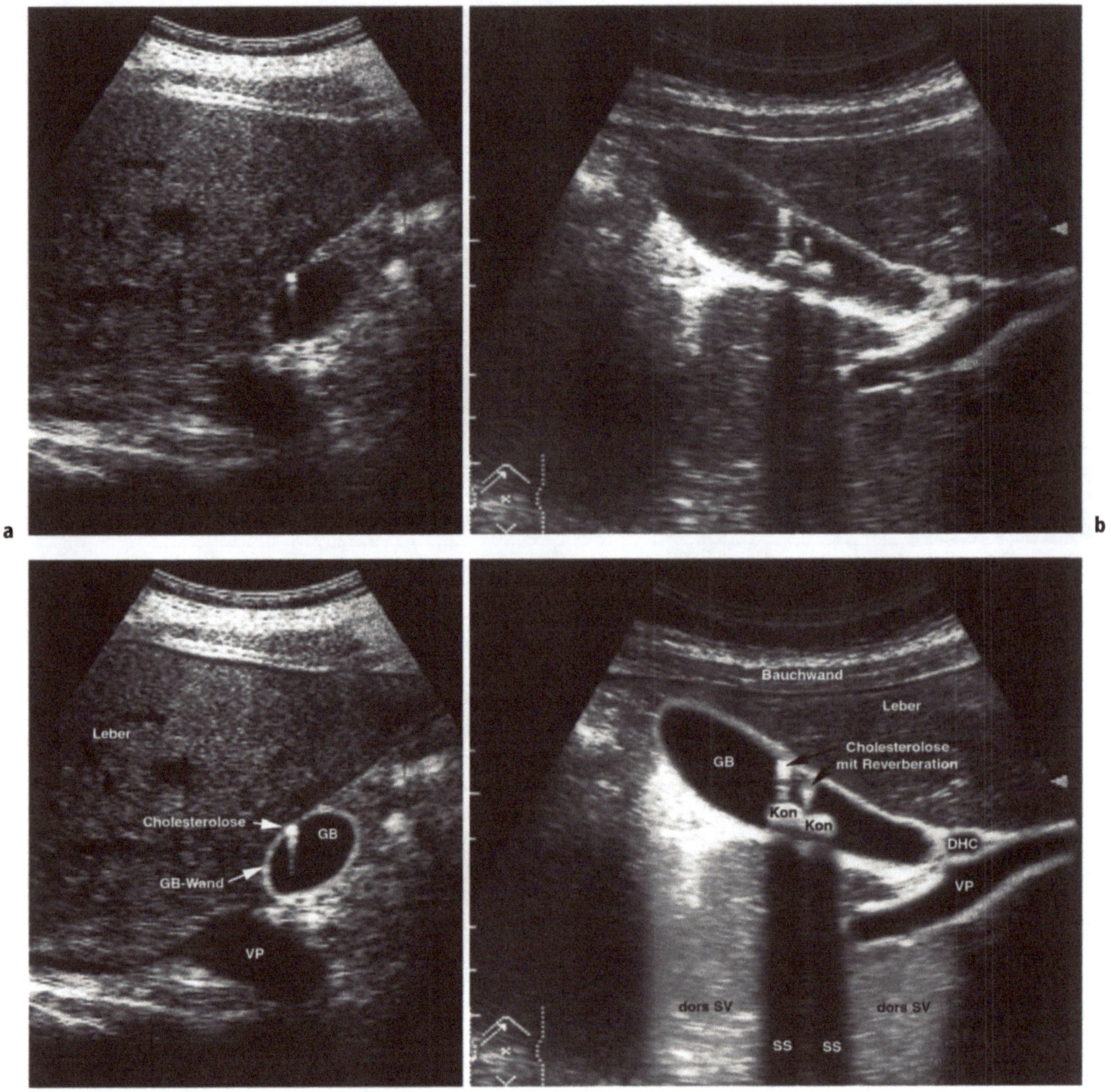

Abbildung 2.107 a, b

Cholesterolose der Gallenblasenwand. **a** Mit typischen wandständigen echoreichen Reflexen und dorsaler Reverberation. **b** Mit Cholezystolithiasis

sterinhaltige polypöse Mukosaverdickungen, sog. Cholesterinpolypen. Sie sind zumeist klinisch stumm, werden bei 2–5 % aller Patienten als Zufallsbefund gefunden und besitzen insbesondere Bedeutung bei der differentialdiagnostischen Abgrenzung echter Gallenblasentumoren. Typisch für Cholesterinablagerungen ist der Nachweis heller Reflexionen mit dorsalen Reverberrationen, sog. Kometenschweifartefakten (Abb. 2.107). Ansonsten imponieren die wandadhärenten Gebilde als eher echoreiche, zumeist nur wenige Millimeter große, in der Regel glatt begrenzte, häufiger multipel auftretende polypöse Gebilde, die differentialdiagnostisch vor allem von kleinen Konkrementen (Lageänderung bei Patientenumlagerung!) bzw. von den Heister-Klappen abgegrenzt werden müssen (Abb. 2.108).

Das diagnostisch-therapeutische Vorgehen beim sonographischen Nachweis von polypösen Gallenblasenwandstrukturen ist in der Übersicht zusammengefaßt.

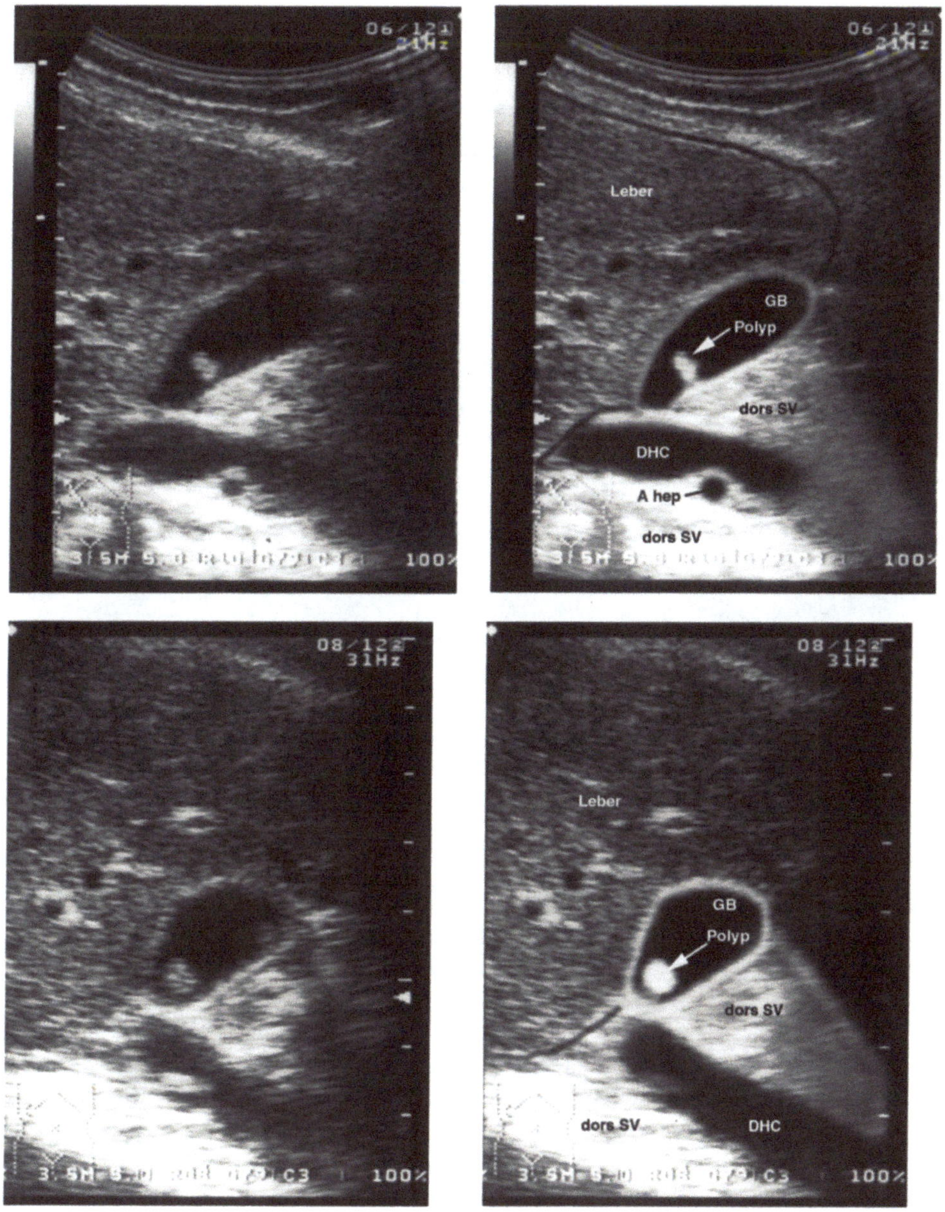

Abbildung 2.108

Kleine wandständige Cholesterinpolypen (*Pfeile*), keine Lokalisationsänderung bei Patientenumlagerung

Diagnostisch-therapeutisches Vorgehen beim sonographischen Nachweis von polypösen Gallenblasenwandstrukturen

- Polyp >1 cm: Cholezystektomie
- Polyp >5 mm, aber <1 cm: Kontrollsonographien nach zunächst 3 Monaten, dann in 6monatigem Abstand, bei nachgewiesener Größenzunahme bzw. dopplersonographischem Vaskularisationsnachweis: Cholezystektomie
- Polypen <5 mm: Kontrollsonographie nach 3 und 6 Monaten, nur bei eindeutiger Größenzunahme erneute Kontrolluntersuchung nach einem Jahr, sonst keine weiteren Maßnahmen [4]

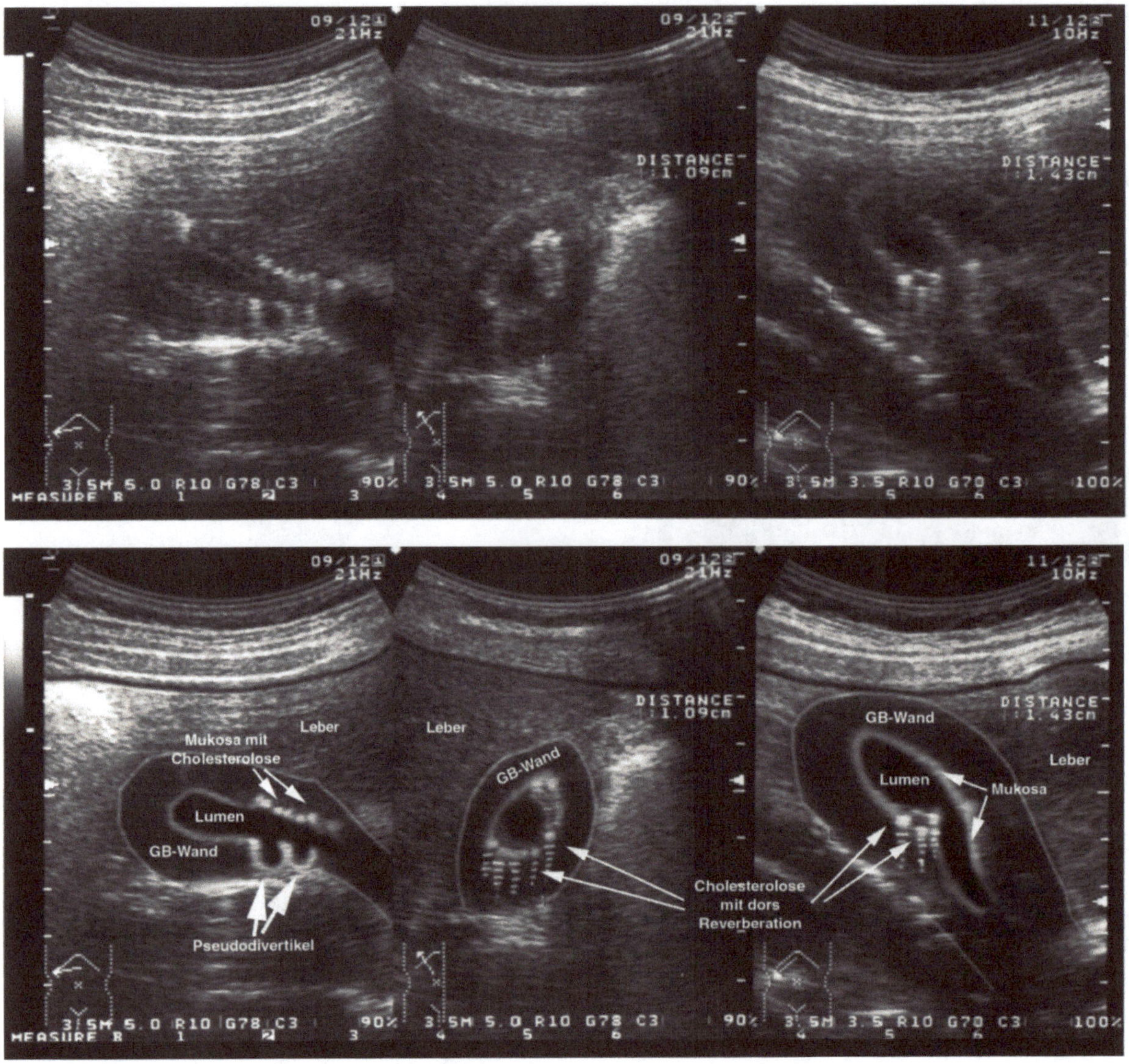

Abbildung 2.109

Adenomyomatose der Gallenblase, sonographische „Blickdiagnose" durch Nachweis der echoarmen extremen Wandverbreiterung sowie von Pseudodivertikeln (*Pfeil*) und Cholesterolose

Adenomyomatose

Ursache einer schmerzhaften rechtsseitigen Oberbauchsymptomatik kann in seltenen Fällen eine Adenomyomatose sein. Pathologisch-anatomisch handelt es sich um eine hyperplastische Wandverdickung, die sowohl Gallenblasenschleimhaut als auch die glatte Muskulatur der Gallenblasenwand betreffen kann. Makroskopisch manifestiert sich das Krankheitsbild auf der einen Seite als septenartige intraluminäre Vorwölbung, auf der anderen Seite durch die Bildung von Pseudodivertikeln (Rokitansky-Aschoff-Sinus), die bis nach intramuskulär oder sogar bis in das perimuskuläre Bindegewebe vordringen können. Das sonographische Bild der Adenomyomatose wird durch Ausprägung und zirkumskripte (dann fast immer im Fundus) oder generalisierte Lokalisation bestimmt und reicht von fehlender Nachweisbarkeit bis zur fast sicheren sonographischen Diagnosestellung bei Darstellung der umschriebenen Wandverdickung mit intramuralen Pseudodivertikeln (Abb. 2.109). Im Zweifel sollte eine röntgenologische Kontrastmitteluntersuchung die Diagnose sichern, bei entsprechender Symptomatik ist die Cholezystektomie gerechtfertigt. Der Einschluß von Galle mit Cholesterolkristallen in solchen Pseudodivertikeln und konsekutiver Fremdkörperreaktion kann das Bild einer Cholesteatose bzw. eines Cholesterinpolypen vortäuschen.

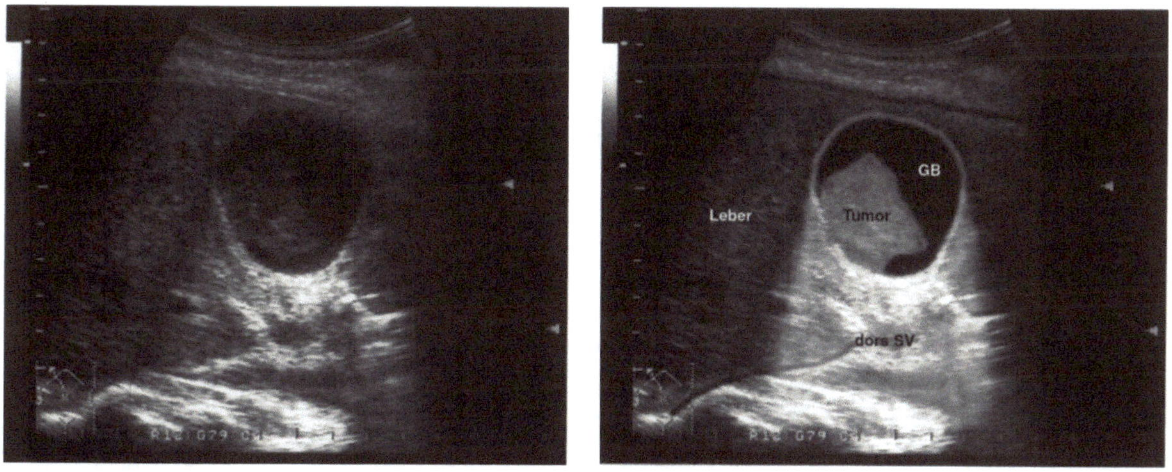

Abbildung 2.110

T1-Karzinom der Gallenblase mit intraluminalem polypösem Tumorwachstum

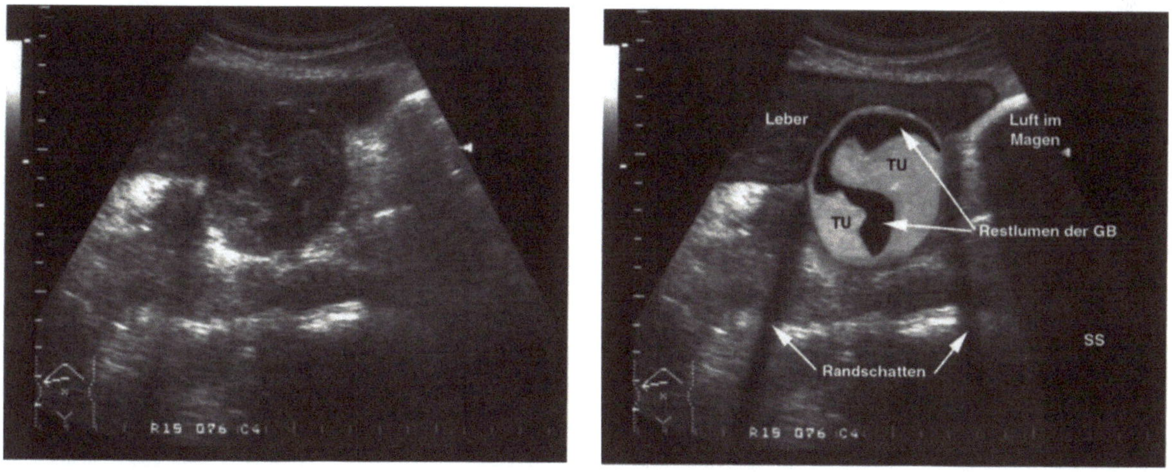

Abbildung 2.111

Karzinom der Gallenblase. Das Gallenblasenlumen wird fast komplett ausgefüllt von einem echoinhomogenen polypös unscharf begrenztem Tumor (histologisch: T2-Karzinom)

2.2.6.7 Maligne Tumoren der Gallenblase

Bösartige Gallenblasentumoren sind fast ausschließlich Karzinome. Leiomyosarkome, Lymphome oder ein metastatischer Befall der Gallenblasenwand stellen Raritäten dar und sind sonographisch nicht vom Karzinom abzugrenzen.

Das Gallenblasenkarzinom ist eine Erkrankung des höheren Lebensalters und steht bei der Frau an 5. und bei den Männern an 8. Stelle aller Karzinomleiden [23]. Eine Koinzidenz von Gallenblasenkarzinom und Cholezystolithiasis bzw. Cholezystitis besteht bei über 90% der Fälle. Die sonographische Darstellung eines resektablen Gallenblasenkarzinoms ist die Ausnahme. Zumeist handelt es sich bereits um fortgeschrittene, die Umgebung infiltrierende Befunde. Auf der anderen Seite werden trotz konsequenter präoperativer Ultraschalluntersuchung vor Cholezystektomie Gallenblasenkarzinome der Stadien I und II in der Regel erst als Zufallsbefund in der histologischen Aufarbeitung des Präparates gesichert. Deshalb gilt es im Sinne einer optimalen Therapieplanung, permanent auf sonographische Zeichen einer neoplastischen Wandveränderung zu achten.

Der sonographische Befund wird bei Tumoren der Stadien I und II durch die unterschiedlichen makroskopischen Wachstumsformen charakterisiert [15]. Bei vornehmlich endovesikalem Wachstum finden sich polypöse in das Lumen ragende und dieses in Einzelfällen

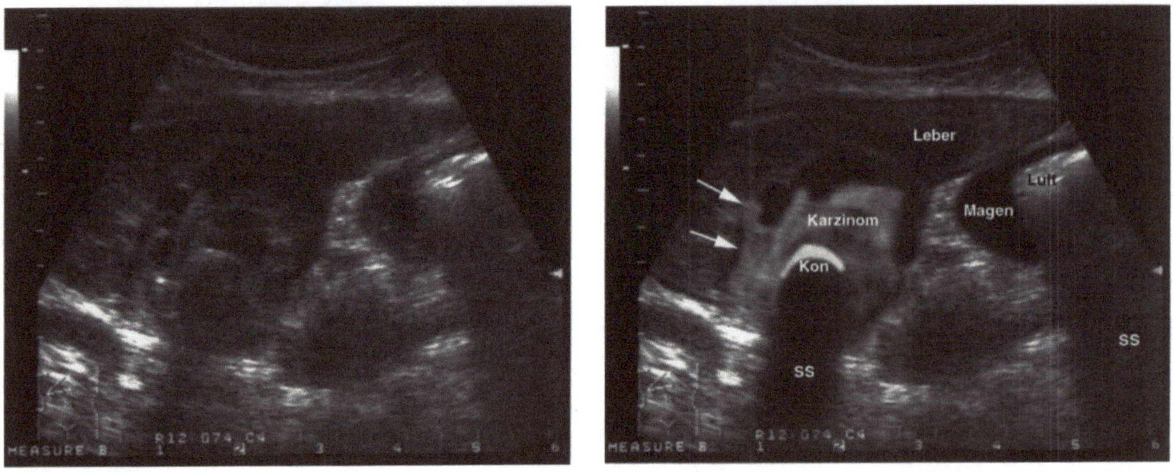

Abbildung 2.112

T3-Karzinom der Gallenblase mit Wandüberschreitung (*Pfeile*) (Leber nicht mehr als 2 cm infiltriert) und zentral eingemauerten Konkrementen

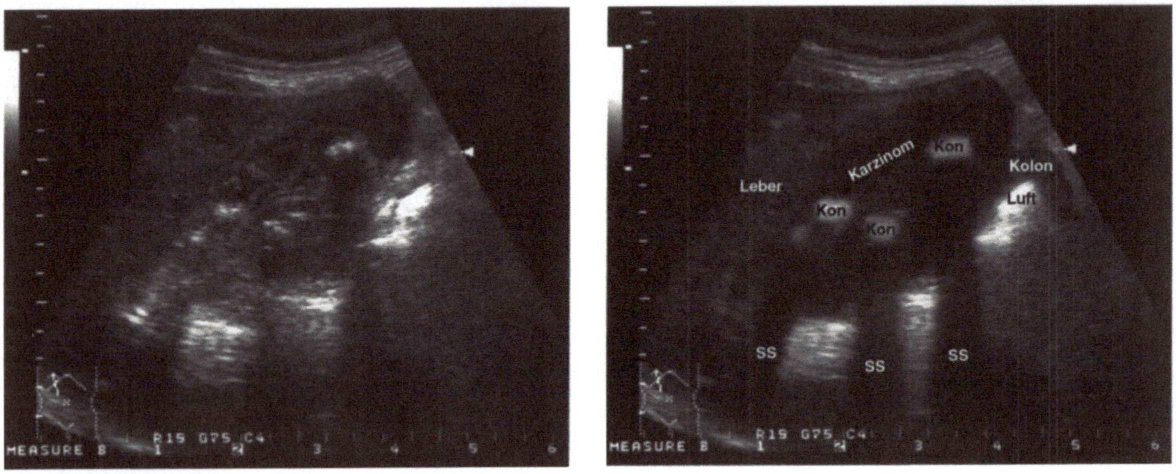

Abbildung 2.113

Fortgeschrittenes Gallenblasenkarzinom, das sich als echoinhomogene, polzyklische, unscharf abgegrenzte Raumforderung an typischer Lokalisation darstellt (T4, da Leber und Kolon infiltriert)

komplett ausfüllende echoarm-inhomogene Tumormassen mit einer unregelmäßig strukturierten Oberfläche (Abb. 2.110 u. 2.111). Sehr häufig lassen sich echoreiche Reflexe mit dorsalen Schallschatten als Korrelat in die Tumormassen einbezogener Konkremente nachweisen, die dadurch ihre Lagevariabilität verloren haben (Abb. 2.112). Bei mehr intramuralem Tumorwachstum imponiert eine inhomogene echoarme Wandauftreibung mit unterschiedlicher Ausdehnung.

Durch Einsatz hochfrequenter Ultraschallköpfe gelingt der Nachweis einer wandüberschreitenden Infiltration bzw. die differentialdiagnostische Abgrenzung zu anderen echoarmen Wandverdickungen [26]. Fortgeschrittenes Tumorwachstum manifestiert sich in einer polyzyklisch bis unscharf begrenzten, echoarm-inhomogenen Raumforderung, die eine eigentliche Gallenblase oftmals nicht mehr erkennen läßt (Abb. 2.113). In Abhängigkeit von der primären Tumorlokalisation kann eine Umgebungsinfiltration insbesondere der Leber, aber auch von Kolon und Duodenum sonographisch darstellbar sein (s. Abb. 2.112, 2.113). Sie charakterisiert, wie auch der Nachweis einer bevorzugt hepatogenen Fernmetastasierung bzw. eines fortgeschrittenen Lymphknotenbefalls und einer Peritonealkarzinose mit Aszites, die Inkurabilität mit einer mittleren Überlebenszeit von 4–6 Monaten.

Da in Einzelfällen eine Abgrenzung gegenüber lokal fortgeschrittenen Karzinomen der rechten Kolonflexur schwierig sein kann, sollte in jedem Fall eine histologische Diagnosesicherung angestrebt werden. Weitere diagnostische Maßnahmen sind nur bei Vorliegen eines begleitenden Ikterus im Sinne einer ERC mit gleichzeitiger palliativer Gallenwegsdrainage indiziert.

2.2.6.8 Differentialdiagnose von Gallenblasenwandverdickungen

Eine Gallenblasenwandverdickung liegt definitionsgemäß bei Zunahme des Wanddurchmessers auf mehr als 3 mm vor. Entscheidend für die differenzierte Zuordnung der Befunde ist das Wissen um die zahlreichen auslösenden und beeinflussenden Faktoren. Neben den häufigsten Ursachen wie Cholezystitis oder Karzinom, können sich verschiedene systemische Erkrankungen an der Gallenblase durch eine sonographisch faßbare Wandverdickung manifestieren. Rechtsherzinsuffizienz und portale Hypertension führen zu einer venösen

Tabelle 2.2. Sonographische Differentialdiagnostik der Gallenblasenwandverdickung

Diagnose Echoarme Wandverdickungen	Befund
Akute Cholezystitis (*Cave:* akute Cholezystitis schließt Tumor nicht aus und umgekehrt!)	Wandverdickung in der Regel über 6 mm, Wand häufig laminär geschichtet (3-Schicht-Phänomen), perifokaler Randsaum, fast immer mit Cholezystolithiasis vergesellschaftet, akalkulöse Cholezystitis bei HIV und Intensivpatienten!, Gallenblasenhydrops häufig, Klinik und Paraklinik! (positives Murphy-Zeichen, Leukozytose)
Tumor	Vor allem in der Anfangsphase bei intramuralem bzw. wandinfiltrativem Wachstum, häufig buntes Bild einer lokal schlecht abgrenzbaren Raumforderung, nach weiteren Tumorzeichen suchen (Leberfiliae), Wandüberschreitung, Lymphome, Cholezystolithiasis häufig, Klinik! (schmerzlos, Gewichtsverlust)
Herzinsuffizienz	Murphy-Zeichen negativ, klinische (auch sonographisch!) nachweisbare Zeichen einer Rechtsherzinsuffizienz (Pleura- und Perikarderguß, gestaute V. cava inferior), Einsatz des Farbdopplers!
Portale Hypertension	Klinische/sonographische Zeichen der portalen Hypertension (s. Kap. 2.1.7.8.1)
Lokal bei Adenomyomatose	Lokalisiert, Wandverbreiterung relat. homogen, Pseudodivertikel!, Cholesterolose!, Röntgenkontrastmitteldarstellung zur Differenzierung anstreben
Diagnose Echoreiche Wandverdickungen	**Befund**
Postprandial	Gallenblase klein, kontrahiert mit geringem Lumen, Wand auf 3–4 mm verdickt und vornehmlich echoreich zum Teil mit 3-Schichtung, Patient nach Nahrungsaufnahme befragen!, Magen/Duodenum gefüllt
Chronische Cholezystitis	Echoreiche Wandverbreiterung auf z.T. >6 mm, Gallenblase normal groß oder geschrumpft bis zu völlig fehlendem Nachweis eines Gallenblasenlumens, Cholezystolithiasis, Klinik!, zusätzlicher echoarmer Randsaum bei akutem Schub möglich!
Cholesteatose/Cholesterolose	Vornehmlich echoreiche Wandeinlagerungen mit nur diskreter Wandverbreiterung, dorsale Reverberationsechos, Klinik oft diskret
Adenomyomatose	Fokal und generalisiert möglich, z.T. Nachweis echoarmer intramuraler Sinus (Pseudodivertikel), Cholesterolose, Cholangiographie anstreben
Hypalbuminämie	Nachweis von Aszites, Größe und Form der Gallenblase ansonsten unauffällig, Murphy-Zeichen negativ, entsprechende Klinik und Paraklinik
Virushepatitis	Auf etwa 6 mm verbreiterte Gallenblasenwand bei ansonsten hinsichtlich Form und Größe unauffälliger Gallenblase, Klinik und Paraklinik der akuten Hepatitis

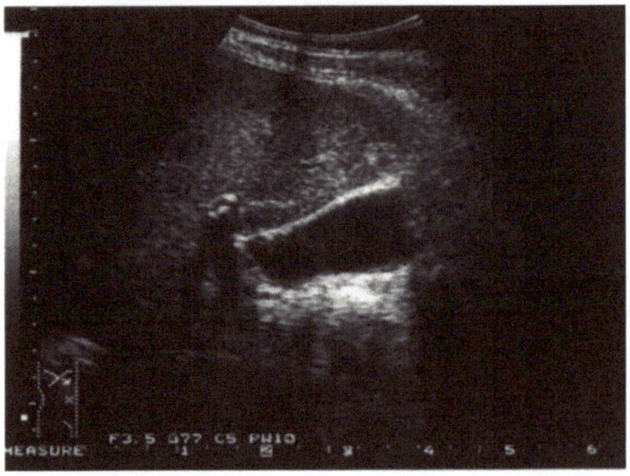

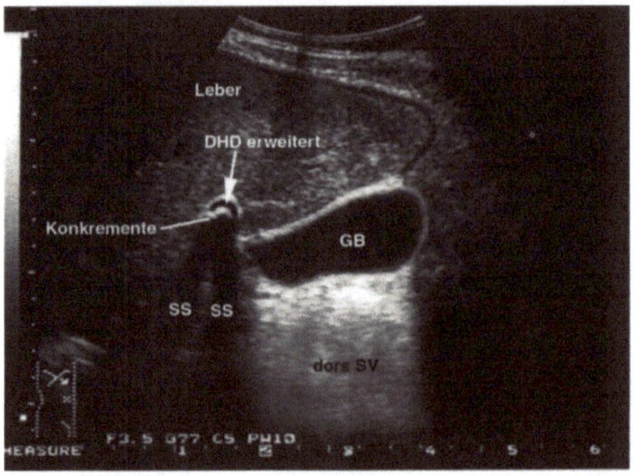

Abbildung 2.114

Intrahepatische Cholangiolithiasis

Stauung der lokalen Venengeflechte und sind wie ödematöse Wandverquellungen bei Aszites mit Hypalbuminämie durchaus passager und unter entsprechender Therapie rückläufig. Nicht selten findet sich eine entzündliche Mitreaktion der Gallenblasenwand bei akuter Virushepatitis. Arterielle wie hypervaskularisationsbedingte Wandverdickungen lassen sich vereinzelt mit der Farbdopplersonographie nachweisen. Häufig gelingt eine Abgrenzung insbesondere echoarmer Wandverdickungen nur durch klinische Befundwertung (z. B. dolente Sonopalpation bei akuter Cholezystitis). Nochmals hingewiesen werden sollte auf den Kontraktionszustand der Gallenblase und die Geräteeinstellung, da bei Nichtbeachtung dieser Faktoren eine pathologische Wandverbreiterung vorgetäuscht werden kann (Tabelle 2.2).

2.2.7 Sonopathologie der Gallenwege

Sonographische Kriterien einer Gallenwegspathologie sind im wesentlichen

- die gemessene Weite des Gallenganglumens,
- der Nachweis intraluminärer Strukturen (Konkremente, Tumoren) und
- die Wandintegrität bzw. -beschaffenheit (Stenosen, Verletzungen, Entzündungen).

2.2.7.1 Choledocholithiasis, Choledochusstenosen

Häufigste Erkrankung des biliären Systems ist das Vorliegen intraluminärer Konkremente, die heftigste Koliken, Inkarzerationen mit konsekutiver Cholestase und eine Begleitpankreatitis verursachen können. Intrahepatische Gallengangskonkremente stellen in unseren Breitengraden eine Rarität dar und sind von kleinen intraparenchymalen Leberverkalkungen nur dann eindeutig abzugrenzen, wenn der Befund reproduzierbar in einem flüssigkeitsgefüllten, wandbegrenzten kanalikulären Gebilde lokalisierbar ist (Abb. 2.114).

Ein auf mehr als 6 mm erweiterter Gallengang (Abb. 2.115 u. 2.116) muß immer an eine extrahepatische Cholestase, meist verursacht durch ein oder mehrere Gallengangskonkremente, denken lassen. Sonographisch ist ein Gallengangskonkrement als intraluminär gelegener, echoreicher Reflex mit typischerweise dazugehörendem dorsalem Schallschatten charakterisiert. Eine sichere Darstellung gelingt, wenn die Konkremente im dilatierten Gangsystem von Galle umspült werden (Abb. 2.117).

Bei sonographischer Darstellung eines der ventralen Choledochuswand unmittelbar anliegenden echoreichen Reflexes mit dorsalem Schallschatten muß neben Konkrementen, die das Lumen komplett ausfüllen (Abb. 2.118), auch eine Aerobilie in Erwägung gezogen werden (Abb. 2.119). Zur Differentialdiagnose s. Kap. 2.2.7.4, Hämobilie und Aerobilie.

Bei kleinen cholesterin- oder nur wenig kalkhaltigen Steinen kann ein dorsaler Schallschatten ebenso wie auch eine Gallengangserweiterung, die zwar bei einer Choledocholithiasis in 80–90 % der Fälle nachweisbar ist, fehlen [4].

Folge des Rückstaus bis in die intrahepatischen Gallenwege ist deren pathologische Erweiterung, so daß die parallel zu den Pfortadergefäßen verlaufenden Gallen-

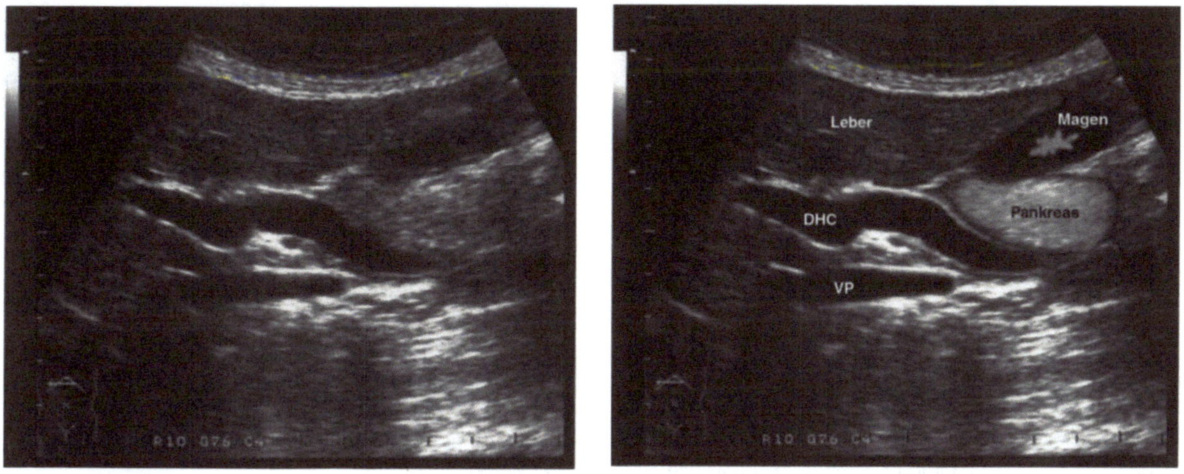

Abbildung 2.115

Mit 10 mm diskret dilatierter DHC; Ursache: Papillensklerose

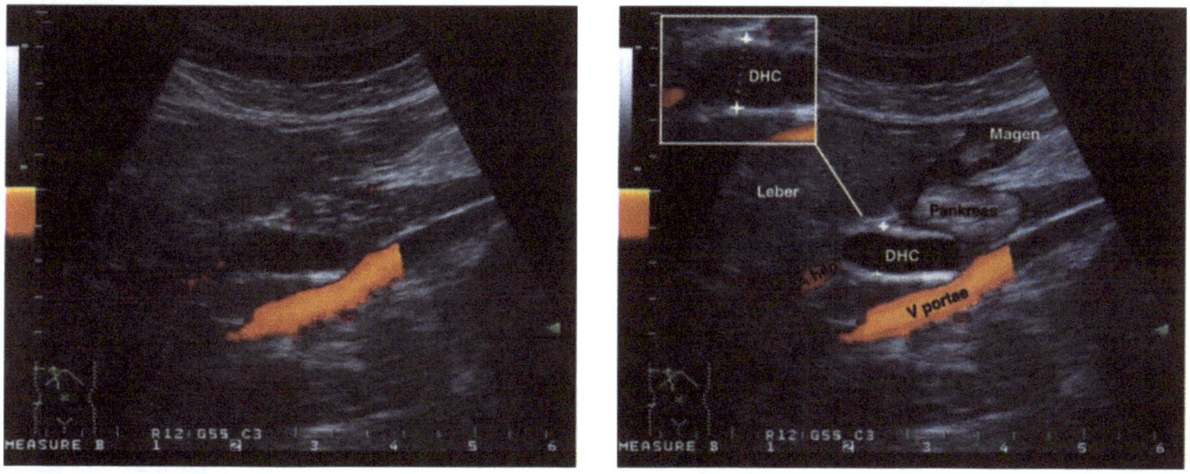

Abbildung 2.116

Pathologisch erweiterter DHC (1,3 cm) mit farbdopplersonographischer Abgrenzung der V. portae, korrekte Positionierung der Meßkreuze siehe Insert

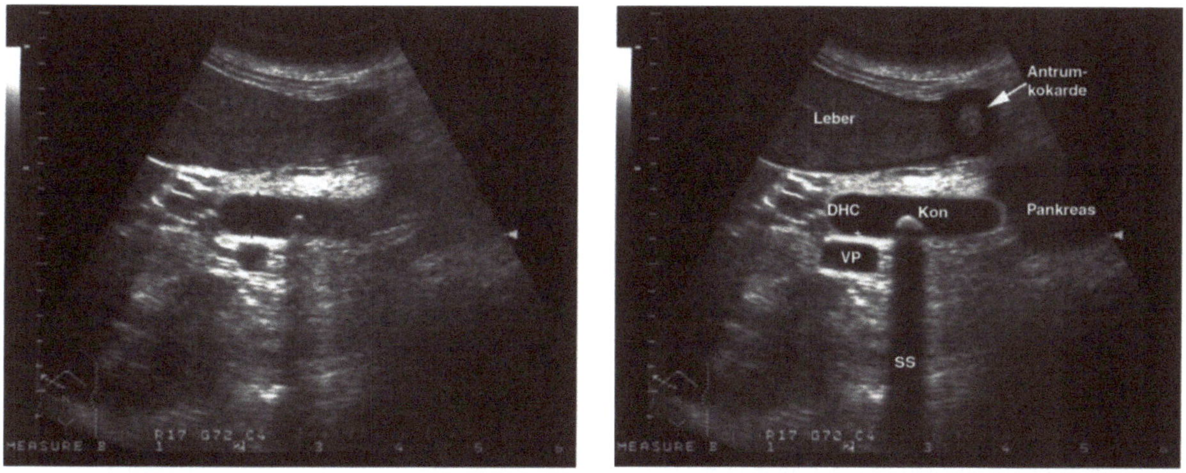

Abbildung 2.117

Choledocholithiasis. Deutlich dilatierter DHC (1,5 cm) sowie Nachweis eines intraluminär gelegenen kleinen Konkrementes. Aufgrund des ventral abgrenzbaren Lumens läßt sich eine Aerobilie ausschließen

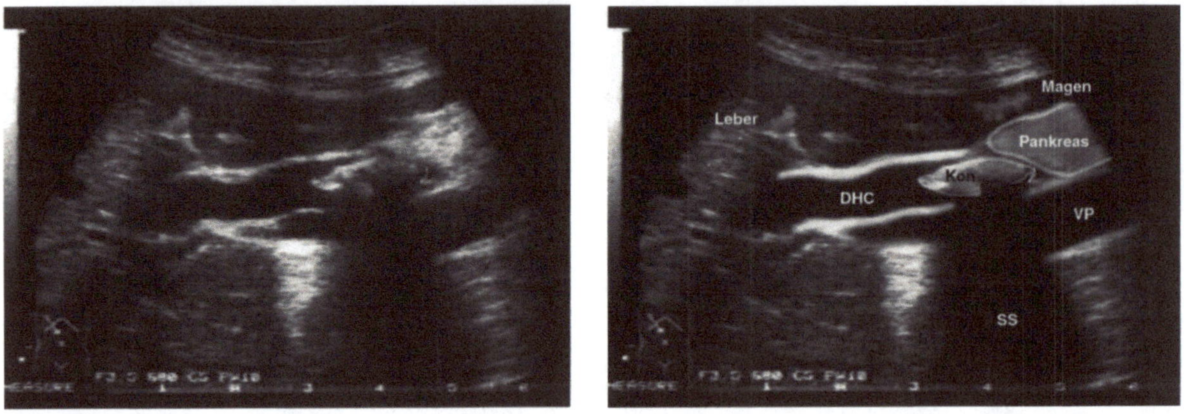

Abbildung 2.118

Kompletter Lumenverschluß des DHC durch ein großes inkarzeriertes Konkrement

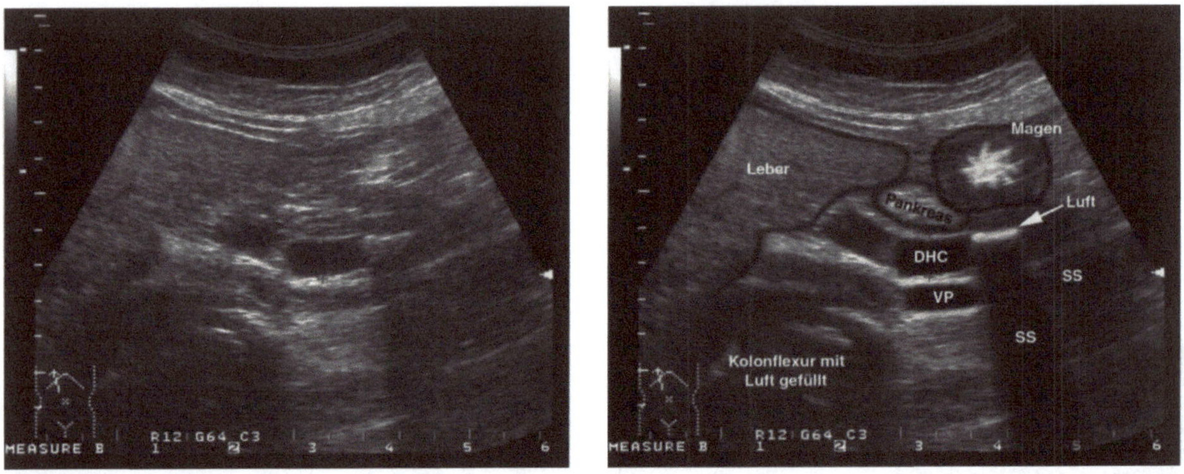

Abbildung 2.119

Aerobilie bei Z. n. ERCP und Steinextraktionen. Der einer Luftblase entsprechende echoreiche Reflex mit dorsaler Schallauslöschung läßt sich in diesem Bild von einem Choledochuskonkrement sonographisch nicht differenzieren!

wegsäste ein sog. „Doppelflintenphänomen" hervorrufen (Abb. 2.120). Bei mehr zentralem sonographischen Schnitt im Bereich der Leberpforte ergibt sich oft ein hirschgeweihähnliches Bild (Abb. 2.121).

Während die Darstellbarkeit intraluminärer Konkremente in den supraduodenalen Choledochusabschnitten mit hoher Sensitivität und Spezivität gelingt, ist die transkutansonographische Beurteilbarkeit des retroduodenalen Gallengangabschnitts deutlich problematischer. Die Wertigkeit der Sonographie in der Diagnostik von Gallengangskonkrementen ist, wie die gesamte sonographische Gallengangsdiagnostik, wesentlich von der Untersucherkompetenz, daneben auch vom verwendeten Sonographieequipment und den Untersuchungsbedingungen abhängig. So liegt die Sensitivität des sonographisch-transkutanen Steinnachweises bei erfahrenen Untersuchern bei über 80 %, und die Spezivität des sonographischen Ausschlusses einer Choledocholithiasis bei Vorliegen einer extrahepatischen Cholestase um 90 % [39].

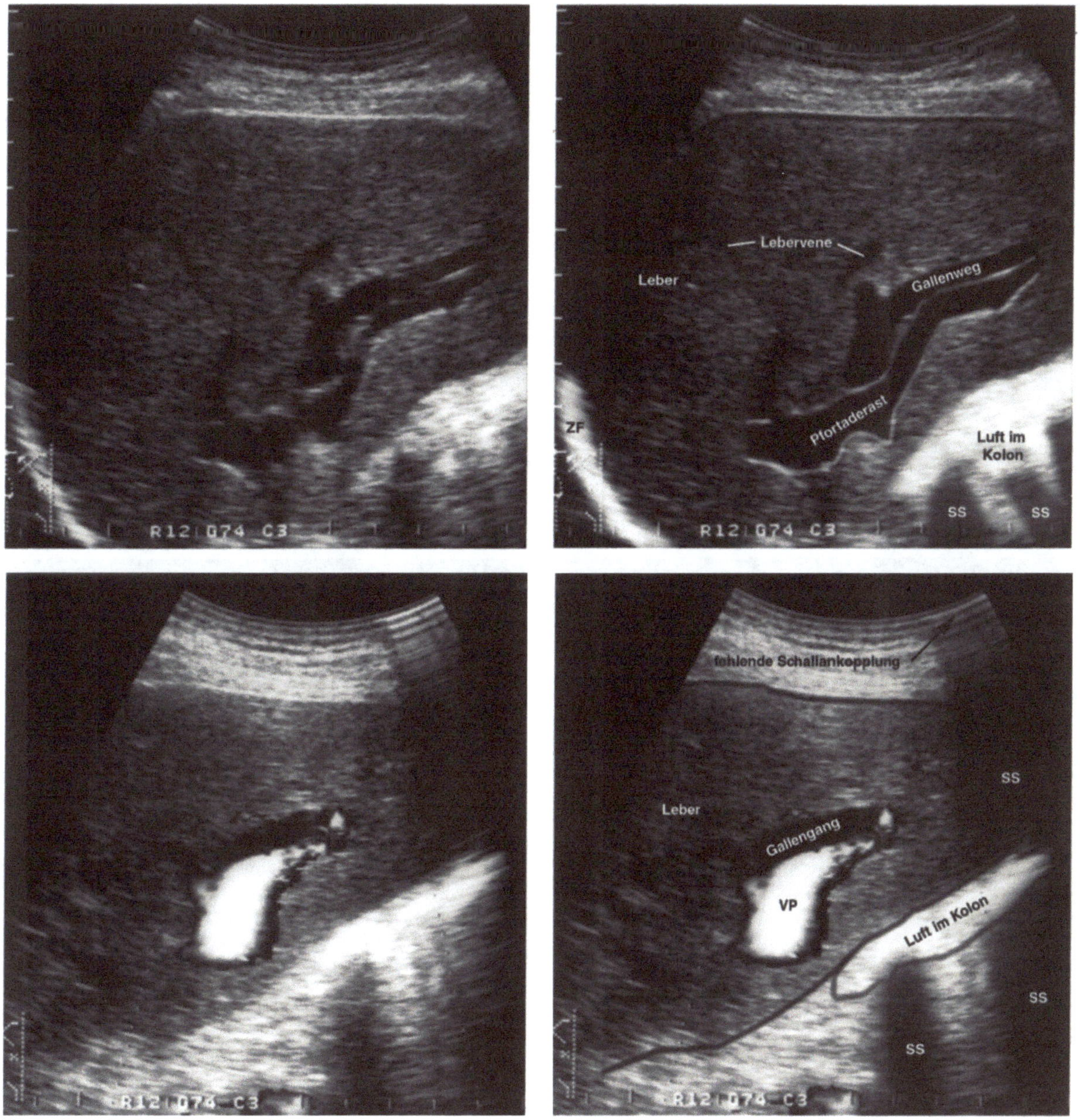

Abbildung 2.120

Doppelflintenphänomen bei Aufstau der intrahepatischen Gallenwege; *unten:* farbdopplersonographischer Nachweis des Blutflusses in den Portalgefäßen (schwarz-weiß Ausdruck)

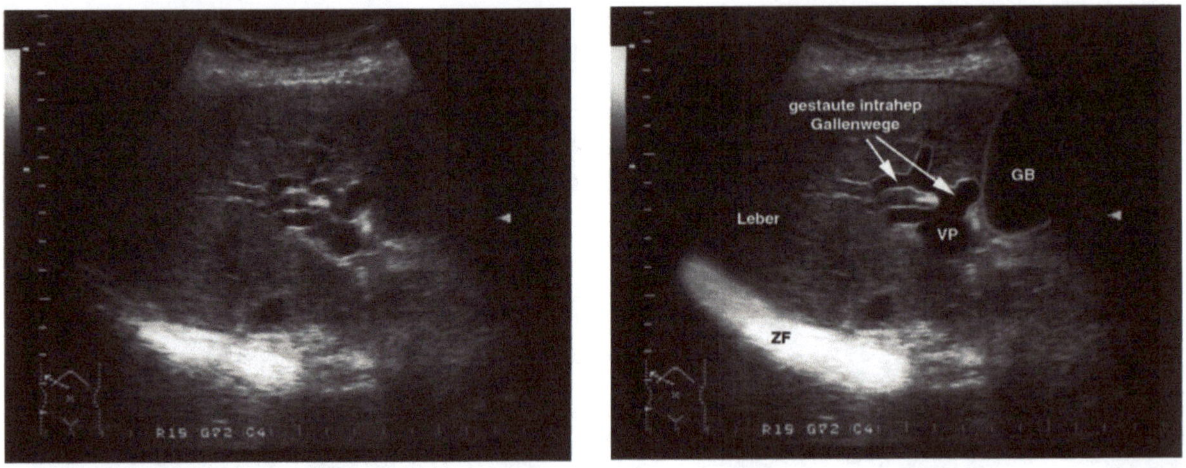

Abbildung 2.121

Hirschgeweihartiges Bild bei Dilatation der zentralen intrahepatischen Gallenwege

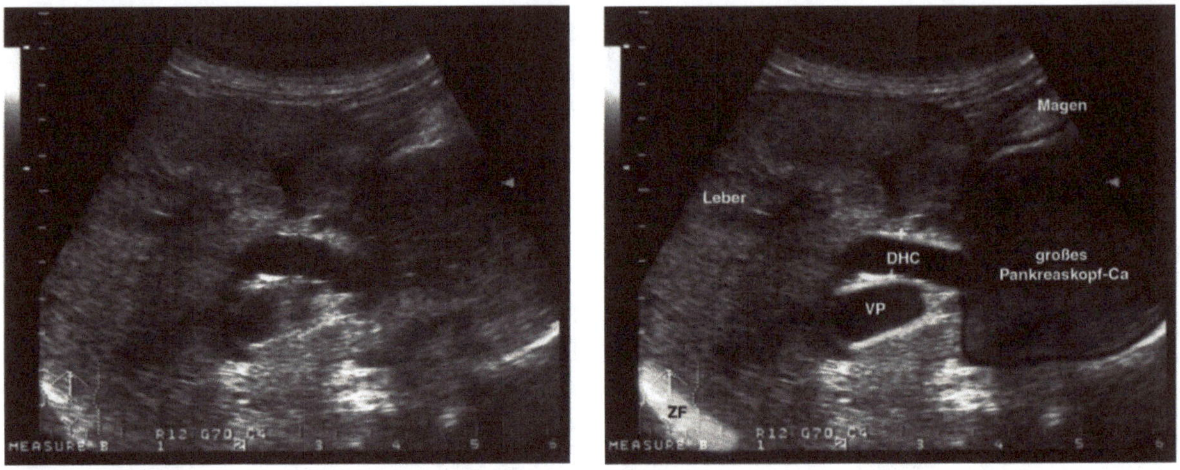

Abbildung 2.122

Extrahepatische Cholestase bei von Umgebung schwer abgrenzbarem Pankreaskopfkarzinom

2.2.7.2 Mirizzi-Syndrom

Die häufigste Ursache einer Stenosierung des DHC ist eine extraluminäre Tumorkompression durch Malignome des Pankreaskopfes. Sonomorphologisch ist dieser Befund durch einen dilatierten DHC charakterisiert, der in einer echoarmen, unscharf begrenzten Raumforderung abbricht (Abb. 2.122). Auch Karzinome der Gallenblase und des distalen Magens sowie Lymphome des Lig. hepatoduodenale können den DHC komprimieren bis total verschließen (Abb. 2.123). Bei vorausgegangener Operation und dem sonographischen Nachweis einer umschriebenen Gallenwegsstenose mit prästenotischer Dilatation muß an eine iatrogene Gallenwegsverletzung gedacht werden (s. Kap. 2.2.8.3, Iatrogene Gallengangs- und Gefäßläsionen). Das sonomorphologische Bild einer hilusnahen Stenosierung mit echoreicher Umgebungsreaktion und prästenotischer Dilatation ist ebenso typisch für das Mirizzi-I-Syndrom. Beim Mirizzi-II-Syndrom läßt sich zusätzlich das die Stenosierung direkt, oder aber durch entzündliche Umgebungsreaktion auslösende und im Ductus cysticus bzw. Gallenblaseninfundibulum inkarzerierte Konkrement anhand seiner typischen sonographischen Kriterien nachweisen (Abb. 2.124).

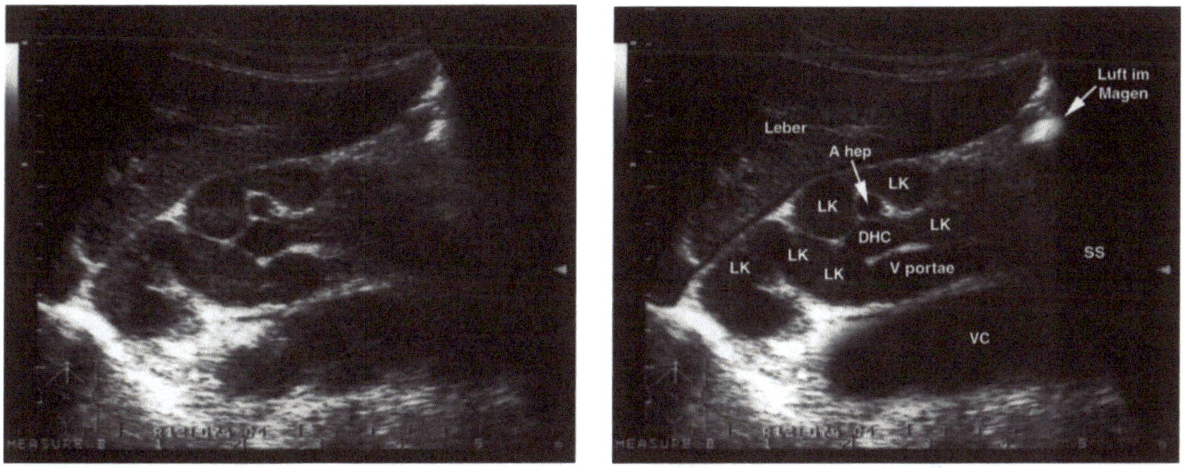

Abbildung 2.123

Extraluminäre Kompression des DHC durch Lymphome im Lig. hepatoduodenale (hier Darstellung des prästenotisch dilatierten Anteils des DHC)

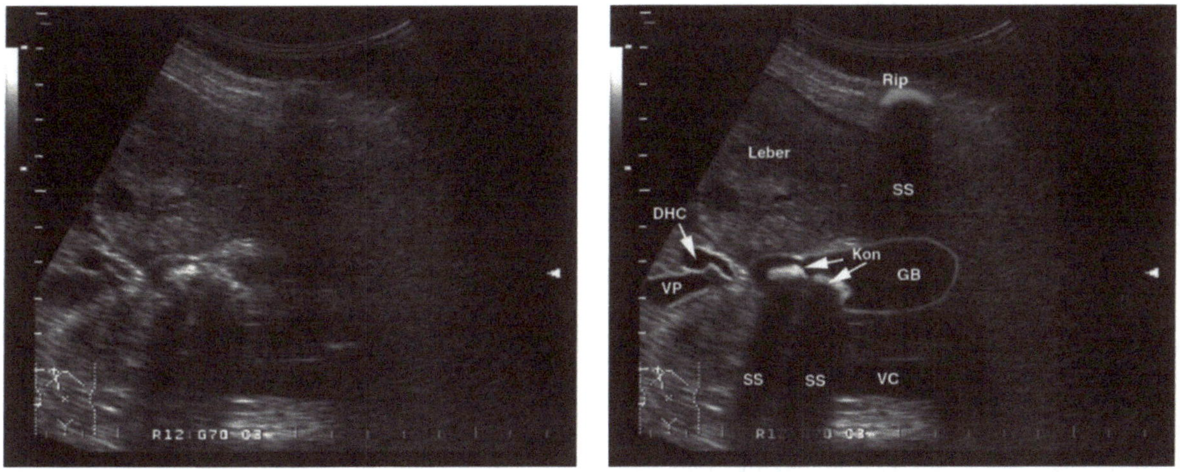

Abbildung 2.124

Mirizzi-Syndrom (*Pfeile*: den DHC komprimierende Infundibulumkonkremente)

2.2.7.3 Cholangitis

Die akute eitrige Cholangitis ist keine Domäne der Sonographie, sondern vielmehr anhand der typischen Charcot-Trias: Fieber, rechtsseitiger Oberbauchschmerz und Ikterus zumeist klinisch diagnostizierbar. Gleichwohl findet sich nicht selten eine sehr unregelmäßig begrenzte Gallengangswand, zum Teil mit echoarmem Wandödem und intraluminärem Sludgenachweis als direktes sonographisches Korrelat (Abb. 2.125).

Die primär sklerosierende Cholangitis (PSC) imponiert sonographisch durch irreguläre, echoreiche zum Teil perlschnurartige Gallengangswandverdickungen mit vorzugsweise in der Peripherie gelegenen zirkumskripten dilatierten und stenotischen Gangabschnitten [37]. Die chronische nichteitrige destruierende Cholangitis als präzirrhotisches Frühstadium der primären biliären Zirrhose (PBC) läßt sich sonographisch nicht erfassen [4].

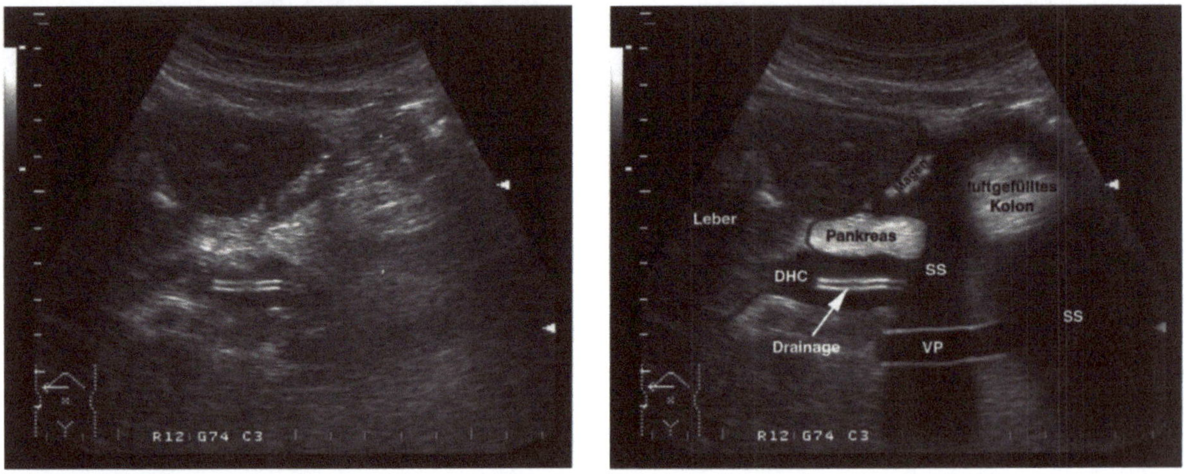

Abbildung 2.125

Cholangitis bei liegender nasobiliärer Sonde

2.2.7.4 Hämobilie und Aerobilie

Eine Blutung in das biliäre System führt zu Symptomen, die bereits durch Glisson 1654 beschrieben wurden [13]. Kolikartige abdominelle Schmerzen, Meläna/Hämatemesis und ein Ikterus bilden die pathognomonische Symptomentrias der Hämobilie. Die Bedeutung der sonographischen Diagnostik bei Verdacht auf Hämobilie liegt weniger im direkten Nachweis der echoarm bis echoreich, unscharf begrenzten intraluminären Koagel, zumal ein breites Spektrum von Differentialdiagnosen besteht, als vielmehr in der Suche nach der Blutungsquelle [3]. In einer Sammelstatistik von 545 Patienten fand sich die Blutungsursache in 53% innerhalb der Leber, in 22% in den Gallengängen, in 23% in der Gallenblase, und in 2% im Pankreas [29]. Während in dieser z.T. historischen Zusammenstellung traumatische und infektiöse Ursachen noch 2/3 der Fälle ausmachten, muß man gegenwärtig davon ausgehen, daß die Hämobilie zum überwiegenden Teil iatrogene Folge invasiver diagnostischer und therapeutischer Methoden ist.

Wesentlich häufiger ist der Befund der Aerobilie, der auf z.T. schwerwiegende Gallengangserkrankungen (Cholangitis mit gasbildenden Keimen, biliodigestive Fistel, Sphinkterinsuffizienz nach Steinpassage) hinweisen kann. Bei Zustand nach ERC bzw. operativer Gallengangsrevision sowie operativ angelegten biliodigestiven Fisteln (s. Abb. 2.132), kommt dem Luftnachweis keine Krankheitsbedeutung zu.

Das kurzzeitige „Aufblitzen" von Kometenschweifartefakten (Abb. 2.126) ist ebenso wie die Reflexwanderung entgegen der Schwerkraft an der ventralen Wand der Gallenwege nach Patientenumlagerung pathognomonisch. Diese typischen Phänomene sind je nach Ausprägung der Aerobilie bis in die Leberperipherie und z.T. auch in der Gallenblase (s. Abb. 2.103) nachweisbar.

In der täglichen sonographischen Routine gilt es differentialdiagnostisch vor allem die Cholelithiasis in der Gallenblase bzw. den Gallenwegen von der Aerobilie abzugrenzen.

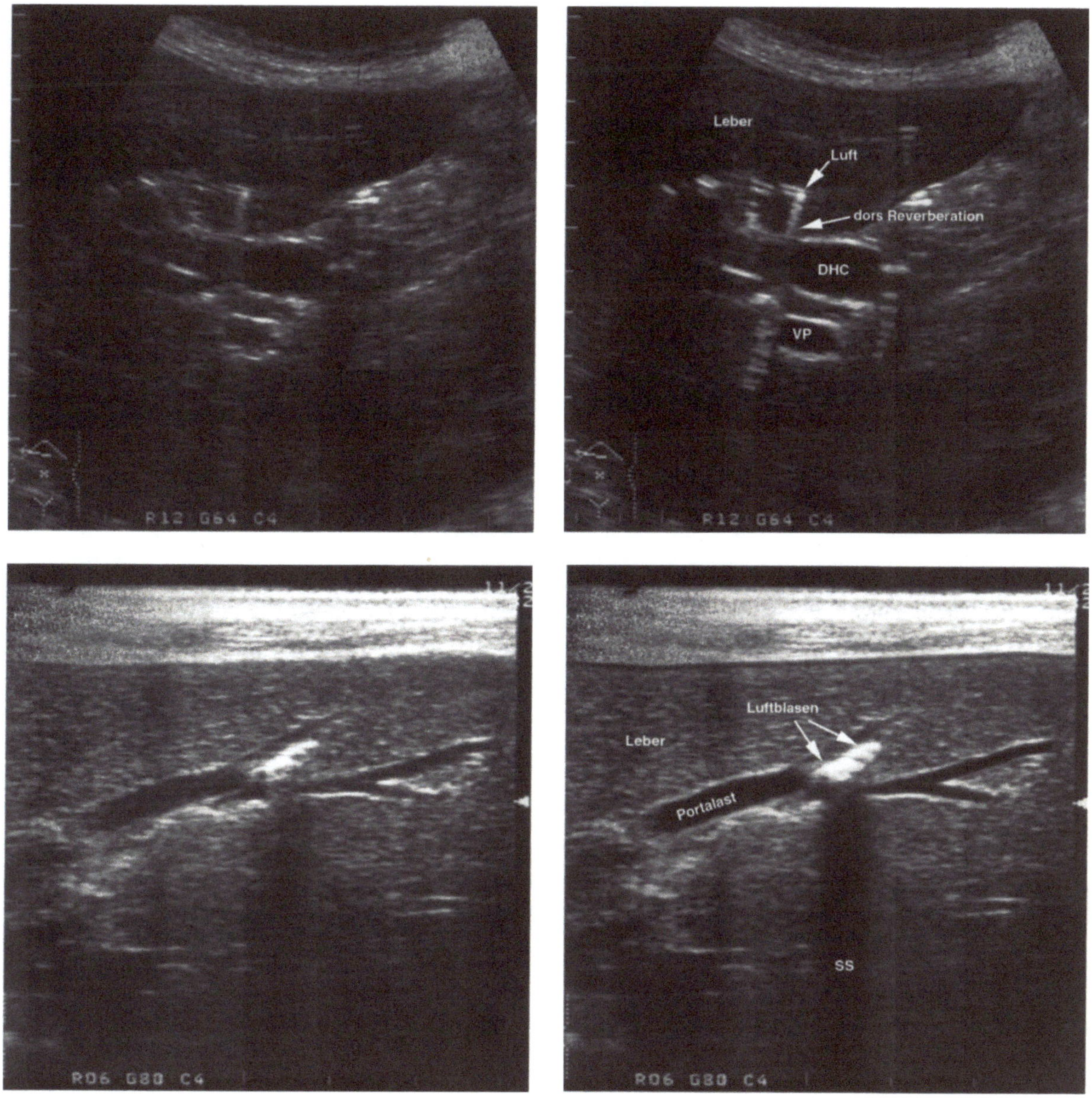

Abbildung 2.126

Aerobilie mit Nachweis von multiplen Luftblasen in den intra- und extrahepatischen Gallenwegen

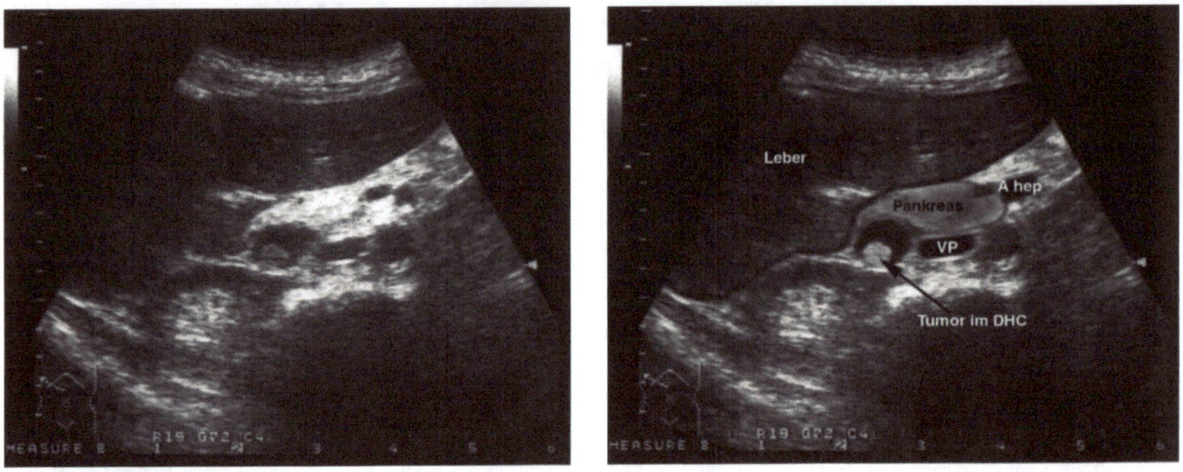

Abbildung 2.127

Auf 1,5 cm dilatierter DHC bei kleinem distalem Choledochuskarzinom

2.2.7.5 Choledochuszysten, Caroli-Syndrom

Bei den Choledochuszysten handelt es sich um seltene, kongenitale, zystische Erweiterungen der abführenden Gallenwege. Es werden 4 Formen mit zum Teil unterschiedlicher Morphologie und Ätiologie unterschieden. Klinischer Verlauf und Prognose sind ebenfalls z.T. erheblich different. Bei solitären Zysten, die sich sonographisch als umschriebene Erweiterung bzw. divertikelartige Ausstülpung des Gallengangs darstellen, kann nach radikaler Exstirpation – zur Prophylaxe einer karzinomatösen Entartung – Heilung erzielt werden [38].

Die angeborene segmentale Erweiterung der intrahepatischen Gallenwege wird als Caroli-Syndrom bezeichnet. Ätiologisch werden wie beim Typ 2 der Choledochuszysten persistierende, embryonale Divertikel als Verursacher angesehen. Häufig kommt die Erkrankung in einer Kombination mit weiteren angeborenen Fehlbildungen vor. Sonomorphologisch präsentiert sich das Krankenbild als Aneinanderreihung von ektatischen intrahepatischen Gangabschnitten, wobei das Lumen durch mehr oder weniger eingedickte echoreiche Galle bzw. intraluminäre Konkremente ausgefüllt sein kann.

2.2.7.6 Gallengangstumoren

Gutartige Tumoren der Gallenwege sind selten, aber aufgrund ihres das Lumen obliterierenden Wachstums und ihres Status einer fakultativen Präkanzerose (Adenom) bzw. durch unsichere Differenzierbarkeit von malignen Gallengangstumoren in jedem Fall chirurgisch anzugehen. Im frühen, das Gallenwegssystem noch nicht überschreitenden Stadium lassen sie sich nicht von den häufigeren Gallengangskarzinomen differenzieren. Letztere werden entsprechend ihrer Lokalisation klassifiziert, wobei etwa 50 % im proximalen Drittel und jeweils 25 % im mittleren und distalen Drittel lokalisiert sind [17].

In Abhängigkeit von ihrer Lokalisation manifestieren sich Gallengangskarzinome durch einen schmerzlosen Ikterus mit oder ohne Courvoisier-Zeichen. Insgesamt wachsen sie relativ lange intramural, führen dabei zu röhrenförmigen Stenosen und infiltrieren bzw. metastasieren erst spät in die Umgebung. Die Tumoren manifestieren sich sonographisch als unscharf begrenzte intraluminäre Raumforderung unterschiedlicher Echogenität mit oder ohne Wandinfiltration (Abb. 2.127). Neben der Diagnosestellung ist ein exaktes Staging des Tumors sowohl hinsichtlich der lokalen Ausdehnung als auch des Nachweises bzw. Ausschlusses von Lymphknoten- und Fernmetastasen das entscheidende Ziel der präoperativen Ultraschalluntersuchung. Bei rein intraluminärem Tumorwachstum gelingt mit Hilfe neuester Gerätetechnik eine sichere Beurteilung mit der Sonographie, die gerade bei kleinen Tumoren unter 1 cm Durchmesser der CT überlegen ist [25] (s. Abb. 2.127). Bei wandüberschreitendem Tumorwachstum ist die Möglichkeit einer korrekten Beurteilung der Umgebungsinfiltration wesentlich vom Echomuster des Tumorgewebes abhängig. Röntgenologische Schnittbildverfahren bzw. das

MRT besitzen immer dann Vorteile, wenn das Tumorgewebe sich im Vergleich zur Leber isoechogen verhält. Zur Evaluation der großen abdominellen Gefäße, insbesondere im Lig. hepatoduodenale hinsichtlich einer Tumorinfiltration, hat sich die Farbduplexsonographie als sehr hilfreich erwiesen [25].

Obligater Bestandteil jedes präoperativen Tumorstagings ist die Suche nach vergrößerten Lymphknoten. Ein LK-Nachweis ist jedoch nicht prinzipiell mit einer lymphatischen Tumormetastasierung gleichzusetzen, da aufgrund der peritumorösen Entzündungsreaktion auch unspezifisch entzündlich vergrößerte Lymphknoten vorliegen können. In Abhängigkeit von der sicheren, fraglichen oder unmöglichen Einschätzung von Tumorlokalisation und Ausdehnung ist die Indikation zu weiterführender Diagnostik (CT, ERC, MRT, Angiographie, Endosonographie, diagnostische Laparoskopie usw.) zu stellen.

2.2.7.7 Sonographische Differentialdiagnose der Cholestase

Als Cholestase wird die Stagnation von Gallenflüssigkeit in den Gallenwegen mit Retention gallenpflichtiger Substanzen im Blut bezeichnet. Von entscheidender therapeutischer Implikation und zugleich wichtigstes Ziel der sonographischen Cholestasediagnostik ist die Differenzierung zwischen intra- und extrahepatischer Cholestase einschl. der Verschlußursache und Verschlußlokalisation. Unter intrahepatischer Cholestase wird im engeren Sinne nur die primäre Störung der Gallesekretion z. B. bei entzündlicher Lebererkrankung, medikamentöser oder bakteriell toxischer Hepatozytenschädigung verstanden. Im weiteren Sinne ist jedoch auch eine intrahepatisch lokalisierte Obstruktion der Gallenwege (cholangiozelluläres Karzinom, Leberfiliae, Gallengangsarthresie, primär sklerosierende Cholangitis, usw.) dazuzurechnen. In der Diagnostik der im wesentlichen durch Choledocholithiasis, Tumorobstruktion und Gallengangsstrikturen nach iatrogener Verletzung bedingten extrahepatischen Cholestase kommt der Sonographie eine hervorragende Bedeutung zu. Bei der Unterscheidung des intra- vom posthepatischen Ikterus ist die Sonographie hochspezifisch, allen anderen diagnostischen Verfahren überlegen und stets als primäres Untersuchungsverfahren einzusetzen. Differenzierungskriterium dafür sind der Nachweis oder Ausschluß dilatierter intra- bzw. extrahepatischer Gallenwege [4].

Bei Vorliegen einer extrahepatischen Cholestase kommt der Lokalisation der Obstruktion für die weitere Planung des therapeutischen Vorgehens entscheidende Bedeutung zu. Ausmaß und Beteiligung der einzelnen Abschnitte des biliären Systems an der pathologischen Dilatation lassen sich sonographisch in der Regel exakt erfassen und erlauben indirekte Rückschlüsse auf die Verschlußhöhe (Abb. 2.134). Oftmals ist auch die direkte sonographische Darstellung des obstruktiven Agens (Stein, Tumor, Clip etc.) möglich.

In der Erkennung der Verschlußlokalisation ist der Nachweis bzw. Ausschluß eines Gallenblasenhydrops hilfreich, darf aber aufgrund mehrerer Faktoren nicht überbewertet werden. So ist die Einmündungshöhe des Ductus cysticus durchaus variabel, und eine weitgehende Obliteration des Ductus cysticus bzw. Gallenblaseninfundibulums aufgrund vorausgegangener Entzündungen kann trotz distaler Gallengangsobstruktion einen Aufstau der Gallenblase verhindern. Auf die problematische Beurteilung der Gallenblasengröße hinsichtlich ihrer interindividuellen, als auch, in Abhängigkeit des Funktionszustandes, intraindividuellen Variationsbreite, wurde bereits hingewiesen. Bei eindeutigem Gallenblasenhydrops spricht subjektive Beschwerdefreiheit eher für einen distalen Tumorverschluß, während bei OB-Schmerzen eine steinbedingte Zystikusobstruktion wahrscheinlicher ist.

2.2.8 Postoperative sonographische Befunde

Die postoperative Beurteilung der lokalen Oberbauchverhältnisse nach Eingriffen am biliären System zum Nachweis/Ausschluß von Komplikationen ist aufgrund der erwähnten methodischen Vorteile der Sonographie eine Domäne dieses Verfahrens.

2.2.8.1 Zustand nach Cholezystektomie

Um im Rahmen postoperativer Routinekontrollen nach Cholezystektomie oder bei entsprechendem klinischen Verdacht pathologische Befunde im Sonogramm abgrenzen zu können, ist die Kenntnis des sonomorphologischen Normalbefundes eine conditio sine qua non. Seit Einführung der minimal-invasiven Cholezystektomie werden in unserer Klinik alle Patienten am ersten und dritten postoperativen Tag routinemäßig sonographiert. Dabei zeigten sich verschiedene primär nicht pathologische Befundkonstellationen.

In etwa 40 % der Fälle imponierte das Gallenblasenbett als langgestrecktes, oval bis birnenförmig, zum Teil auch eckig begrenztes echoreiches Areal an typischer Lokalisation (Abb. 2.128). Als pathologisch-anatomisches Korrelat für dieses sonomorphologische Bild muß die Fibrinausschwitzung im Gallenblasenbett postuliert werden. In gleicher Häufigkeit fand sich das Gallenblasenbett mehr echoinhomogen mit der vorbeschriebenen birnenförmigen Struktur, allerdings vereinzelten punktförmigen hellen Reflexen und unterschiedlich großen echoarmen Arealen als Zeichen kleinster Flüssigkeitsareale (Abb. 2.129). Der Übergang zum Befund der sog. „Pseudogallenblase" [8], charakterisiert durch

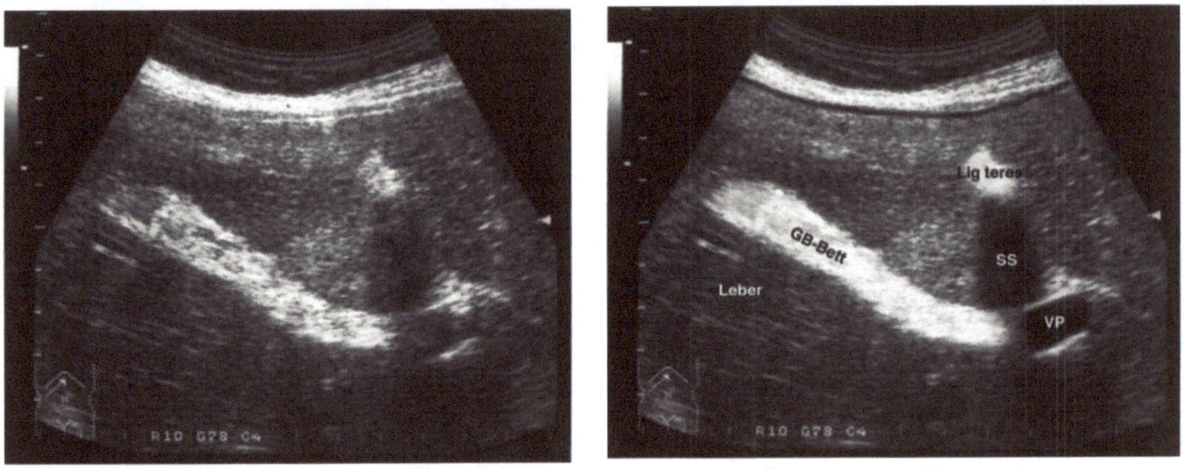

Abbildung 2.128

Z. n. laparoskopischer Cholezystektomie. Echoreiches Gallenblasenbett

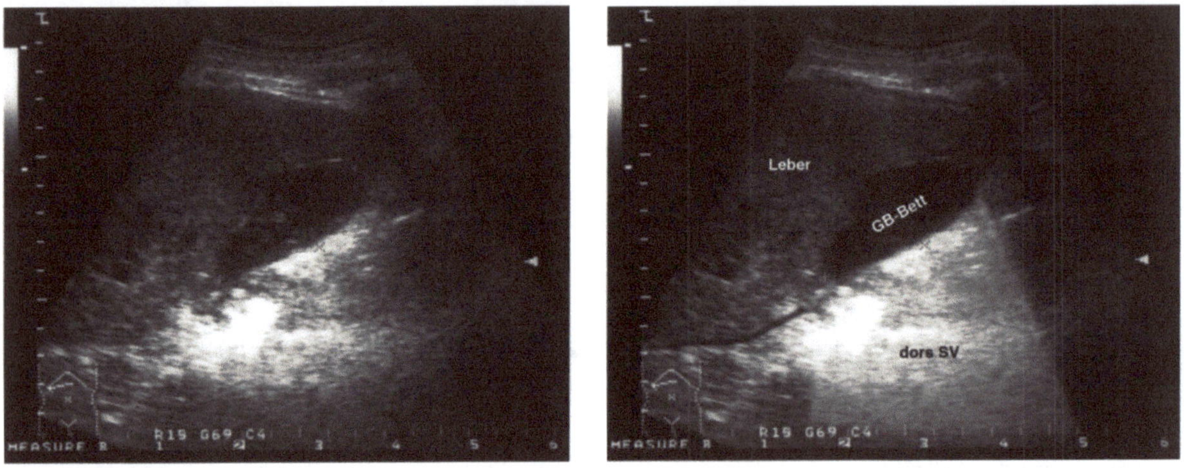

Abbildung 2.129

Z. n. laparoskopischer Cholezystektomie. Inhomogen echoarmes Gallenblasenbett

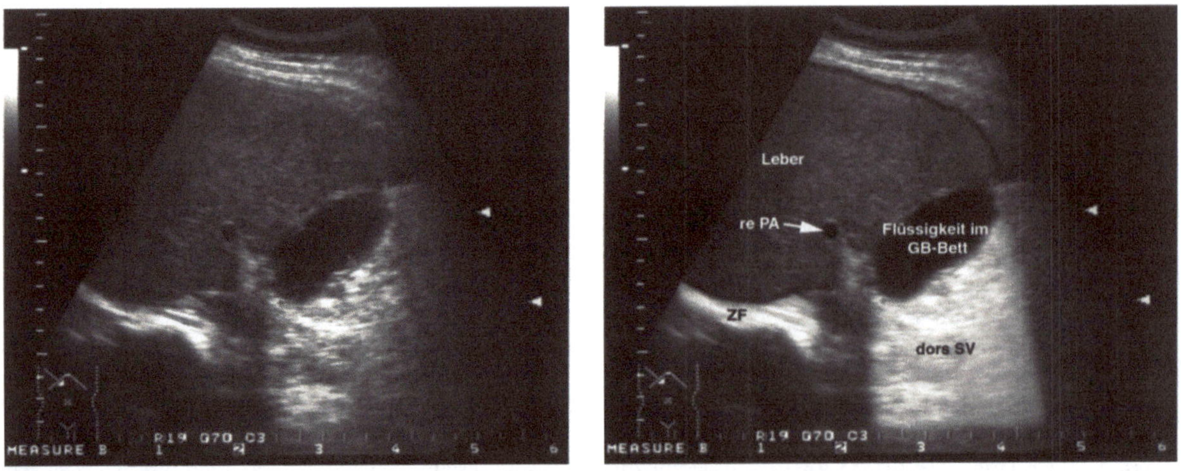

Abbildung 2.130

Z. n. laparoskopischer Cholezystektomie. Echoarmes Gallenblasenbett, typische „Pseudogallenblase“

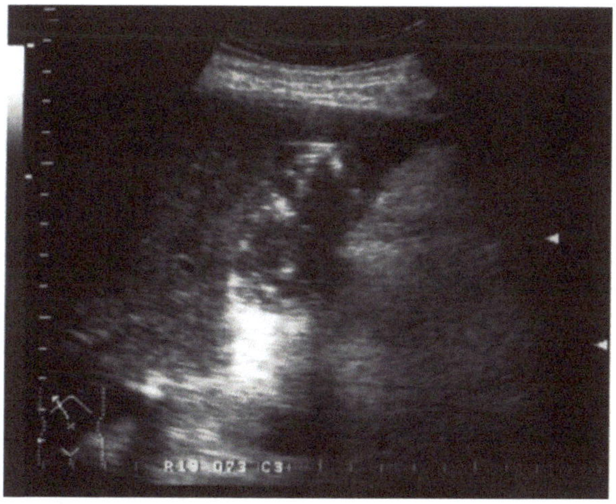

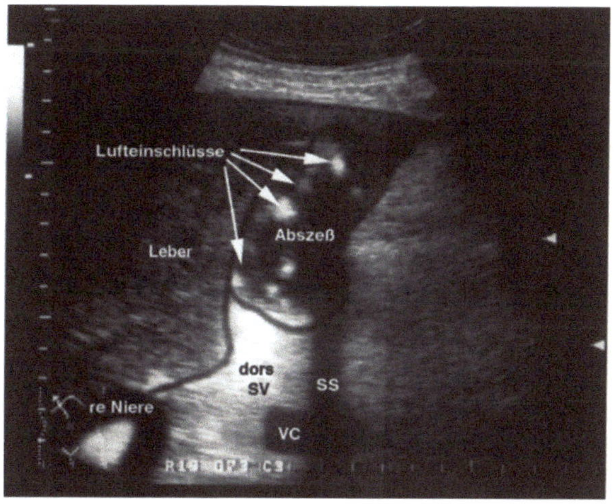

Abbildung 2.131

Subhepatischer Abszeß im Gallenblasenbett der Leber bei Z. n. laparoskopischer Cholezystektomie

das Bild eines echoarmen Areals im „Gallenblasenbett" (Abb. 2.130), ist fließend. Auch hier finden sich vereinzelt echoreiche Reflexe, die, ebenso wie die häufig nachweisbaren Clips im zentralen Anteil des Gallenblasenbettes, als „Pseudokonkremente" das Bild der Pseudogallenblase komplettieren.

Während zwischen den ersten beiden beschriebenen sonographischen Phänomenen keine Korrelation zur Operation, zum intraoperativen Befund bzw. zur Auslösungstechnik gefunden werden konnte, zeigte sich eine Pseudogallenblase signifikant häufiger nach Operation der akuten Cholezystitis bzw. bei der Notwendigkeit der intraoperativen Spülung des Gallenblasenbettes. Nachuntersuchungen nach einem Jahr konnten zeigen, daß diese Befunde komplett rückläufig waren. Das in der unmittelbar postoperativen Phase nachzuweisende zirkumskripte echoarme bis -freie Areal (Pseudogallenblase) stellt eine abgeklebte Flüssigkeitsansammlung dar, wobei eine Differenzierung zwischen Hämatom, Serom oder Biliom nicht sicher gelingt. Deshalb muß der Nachweis einer Pseudogallenblase engmaschige sonographische Verlaufskontrollen implizieren, und bei Größenzunahme des Befundes, bzw. bei Entwicklung einer auffälligen Klinik/Paraklinik, sollte das Areal sonographiegestützt punktiert und ggf. drainiert werden. Gleiches gilt bei Verdacht auf einen Abszeß, wobei dieses sonomorphologische „Chamäleon" am sichersten bei Vorliegen von Lufteinschlüssen (echoharte Reflexe, Abb. 2.131) zu diagnostizieren ist (s. Kap. 2.2.8, Postoperative sonographische Befunde). Auch die Beurteilung der Gallenwege selbst hinsichtlich einer pathologischen Dilatation ergibt Hinweise für das Vorliegen von Restkonkrementen bzw. iatrogenen Gallengangsverletzungen. Bauchwandhämatome bei Nachblutungen aus den Trokareinstichstellen manifestieren sich als echoarme Wandverbreiterungen (s. Kap. 2.9, Bauchwand und Leistenregion).

2.2.8.2 Zustand nach Eingriffen an den Gallenwegen

Trotz der hervorragenden Rolle der ERCP in der Diagnostik und Therapie von Gallengangssteinen besteht in Einzelfällen die Notwendigkeit zur intraoperativen Choledochotomie und Gallengangsrevision. Auch nach diesen Eingriffen ist bei jeglicher Abweichung vom komplikationslosen postoperativem Verlauf, insbesondere bei Anstieg der Cholestaseparameter, Schmerzen oder Entzündungszeichen, eine sonographische Diagnostik indiziert. Gallengangsdrainagen lassen sich ebenso wie nasobiliäre Sonden und Endoprothesen sonographisch darstellen (s. Abb. 2.125). Besondere Aufmerksamkeit gilt dem subhepatischen Raum, um Biliome im Operationsgebiet zu erfassen. Bei präoperativ erheblicher Gallengangserweiterung können engmaschige sonographische Lumenmessungen die Wirksamkeit der Drainage dokumentieren. Eine Drainagenobstruktion läßt sich durch Anspülung unter farbduplexsonographischer Kontrolle sicher ausschließen.

Biliodigestive Anastomosen sind bei guten Untersuchungsbedingungen sonographisch beurteilbar. Die Persistenz oder das erneute Auftreten einer Gallengangsdilatation sprechen für eine Anastomosenstenose (Abb. 2.132), wobei die sonographische Differenzierung zwischen narbiger und lokalrezidivbedingter Ursache nur in Ausnahmefällen gelingt. Eine gleichzeitig vorliegende Aerobilie kann die Untersuchbarkeit der Gallenwege einschränken.

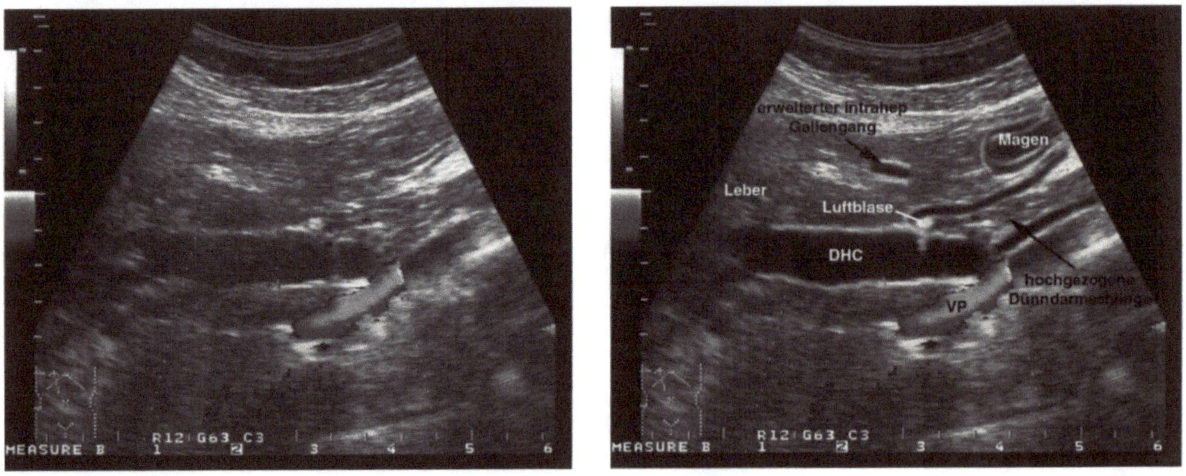

Abbildung 2.132

Z. n. Anlage einer biliodigestiven Anastomose. Die deutliche Erweiterung des DHC weist auf eine Anastomosenstenose hin; Aerobilie. Farbdopplersonographische Darstellung der V. portae (schwarz-weiß Ausdruck)

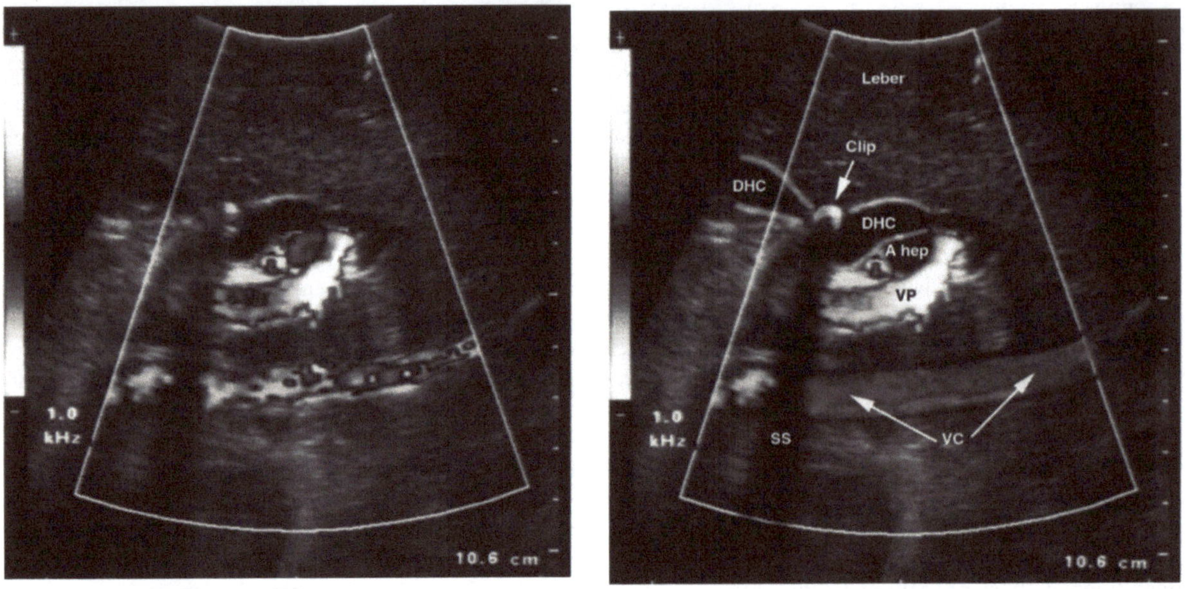

Abbildung 2.133

Iatrogene Gallengangsverletzung: subtotaler Verschluß des DHC durch Clip (*Pfeil*) bei Z. n. laparoskopischer Cholezystektomie, farbdopplersonographische Abgrenzung der Gefäße (schwarz-weiß Ausdruck)

2.2.8.3 Iatrogene Gallengangs- und Gefäßläsionen

Gallenwegsverletzungen sind eine gefürchtete, potentiell lebensbedrohliche Komplikation der biliären Chirurgie und führen für die Betroffenen oftmals zu schwerwiegenden Langzeitfolgen. Mittlerweile ist in großen Sammelstatistiken belegt, daß mit der Einführung der laparoskopischen Cholezystektomie nicht nur die Inzidenz iatrogener Gallengangsläsionen zugenommen hat, sondern auch deren Schweregrad deutlich angestiegen ist [35]. Trotz intraoperativer Diagnostik mittels Cholangiographie wird nur ⅓ der Verletzungen erkannt [7, 35, 27, 36]. Diagnose und Reparatur der Läsionen werden durch den unzureichenden intraoperativen Verletzungsnachweis bei ca. zwei Dritteln der Patienten signifikant verzögert, was zu einer Verschlechterung der Langzeitprognose führt. Deutlich bessere Ergebnisse liefert auch in diesen Fällen die bislang nur tierexperimentell überprüfte laparoskopische Sonographie, die alle relevanten Gallengangsverletzungen sicher darzustellen und zu diskriminieren in der Lage ist [2] (s. Kap. 6, Laparoskopische intraoperative Sonographie).

Auch die Darstellung und Differenzierung von Gefäßverletzungen im Lig. hepatoduodenale gelang bei Einsatz der Farbdopplersonographie im Tiermodell überzeugend.

In Abhängigkeit von Verletzungsmuster und -ausdehnung können bei iatrogenen Verletzungen der Gallenwege die postoperativen Manifestationen von völliger Beschwerdefreiheit mit nur diskretem Anstieg der Cholestaseparameter bis zur akuten galligen Peritonitis reichen. Intraabdominale Flüssigkeitsansammlungen lassen sich bei guten Untersuchungsbedingungen mit einem Clipverschluß mit prästenotischer Dilatation (Abb. 2.133) erfassen und sollten eine umgehende weiterführende Diagnostik im Sinne einer ERC bzw. sofortige operative Revision nach sich ziehen.

2.2.9 Methodenbewertung

Die Ultraschalluntersuchung ist das Verfahren der Wahl zur Erfassung bzw. zum Ausschluß pathologischer Veränderungen des biliären Systems und stets als erste bildgebende Methode einzusetzen. In Zeiten einer erheblichen Abnahme der verfügbaren Mittel kommt dem rationalen und rationellen Einsatz bildgebender Verfahren eine steigende Bedeutung zu, d.h. zusätzliche Diagnostik ist vor allem daran auszurichten, ob sie einen Informationsgewinn mit therapeutischer Option liefert, oder nur eine Bestätigung der bereits erhobenen Befunde erbringt [4]. Bei den meisten Krankheitszuständen von Gallenblase und Gallenwegen erlaubt die Sonographie eine definitive Diagnosestellung, so daß eine weiterführende Diagnostik unnötig wird bzw. nur gezielt eingesetzt werden kann. Pathologische Wandverdickungen der Gallenblase, die vor allem bei akuter und chronischer Cholezystitis auftreten, sind sonographisch mit einer Spezivität von 98 % zu erfassen [9].

Ebenfalls mit einer Sensitivität und Spezivität um 98 % ist sie die wichtigste Methode in der Diagnostik der Cholezystolithiasis [21, 22, 31] und damit allen Röntgenverfahren einschließlich moderner Schnittbilduntersuchungen deutlich überlegen. Eine hervorragende Bedeutung kommt der Sonographie auch bei der Differenzierung des hepatozellulären (intrahepatischen) vom obstruktiven (posthepatischen) Ikterus zu. Während sich die hepatozelluläre Schädigung nur unsicher im Sonogramm als diffuser Leberparenchymschaden dokumentieren läßt, liegt die Sensitivität beim Nachweis pathologisch dilatierter extrahepatischer Gallenwege bei 95 % [1]. Die Ursache der Cholestase läßt sich sonographisch in 60–90 % darstellen [1, 30]. Vorteil der Sonographie im Vergleich zur ERC, die die Gallenwege (mit Ausnahme der Gallenblase) am anatomiegerechtesten abbilden kann, ist die simultane Möglichkeit der Beurteilung auch extraluminärer Strukturen.

Eine exakte Höhenlokalisation von Gallenwegsobstruktionen gelingt sonographisch in über 95 % der Fälle aufgrund der für die Lokalisation typischen „Stauungsbilder" [4] (Abb. 2.134). Durch ein sorgfältiges sonographisches präoperatives Staging, ggf. unter Einsatz der farbkodierten Duplexsonographie, läßt sich die Inoperabilität bei fortgeschrittenem Tumorleiden bereits präoperativ erkennen, so daß dem Patienten eine diagnostische Laparotomie u. U. erspart bleibt.

Der Einsatz weiterführender Diagnostik ist wesentlich vom Ergebnis der primären Sonographie abhängig, und wird im weiteren durch die Befundkonstellation und das geplante therapeutische Vorgehen determiniert. Durch eine qualifizierte sonographische Untersuchung mit zeitgemäßer Ultraschalltechnik gibt es aus unserer Sicht kaum noch Indikationen sowohl zur oralen oder intravenösen Cholezysto-/Cholangiographie

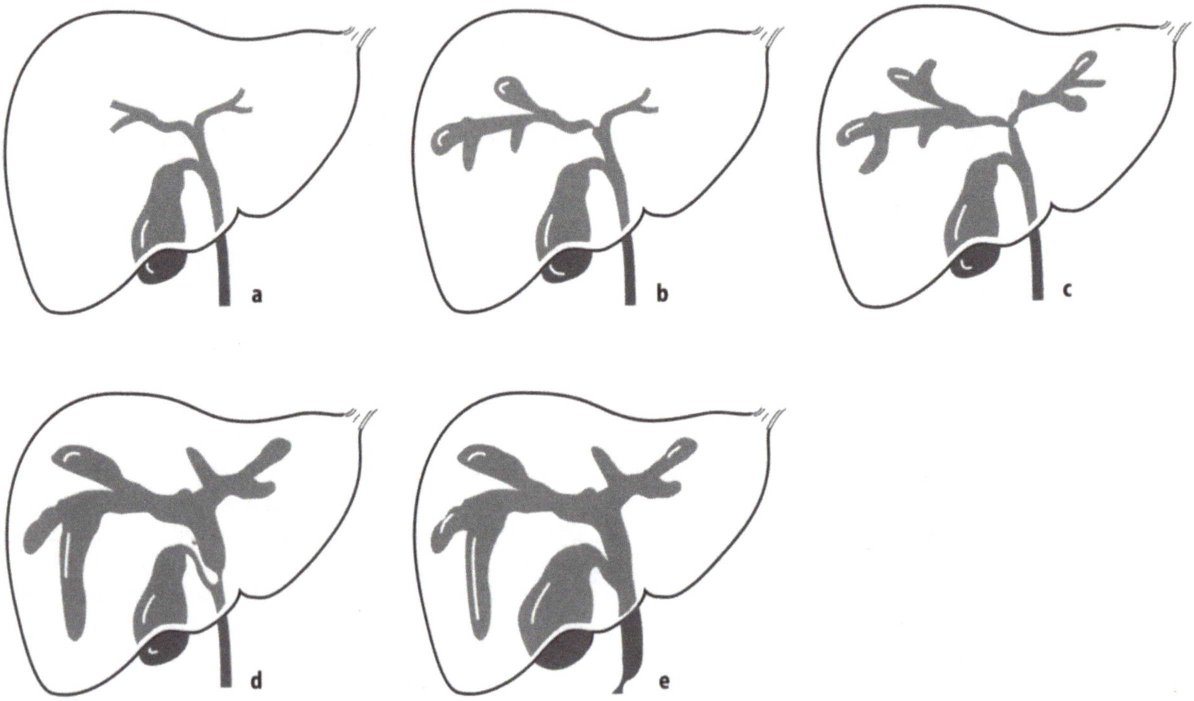

Abbildung 2.134a–e

Sonographische „Stauungsbilder" in Abhängigkeit von der Verschlußlokalisation. **a** Normalbefund. **b** Intrahepatischer Gallenwegsverschluß (hier Verschluß des Ductus hepaticus dexter). **c** Verschluß im Bereich der Hepatikusgabel. **d** Verschluß des Ductus hepaticus communis. **e** distaler Verschluß des Ductus choledochus

als auch zur hepatobiliären Sequenzszintigraphie. Die CT wird vor allem im präoperativen Staging biliärer Tumoren eingesetzt, ist weniger untersucherabhängig und erlaubt auch eine Beurteilung der retroduodenalen Choledochusabschnitte bei durch Gasüberlagerung bzw. Wunden und Drainagen eingeschränkter sonographischer Untersuchbarkeit.

Erhebliche Erwartungen richten sich gegenwärtig an die ultraschnelle MRT, insbesondere mit multiplanarer Rekonstruktion. Trotz der exzellenten Bildqualität und der Möglichkeit einer räumlichen Darstellung, auch extraluminärer Befunde, wird diese Methode aufgrund der eingeschränkten Verfügbarkeit und der hohen Kosten in naher Zukunft nur bei ausgewählten Indikationen zur Anwendung kommen.

Wichtigstes Diagnostikum neben der Sonographie ist die endoskopische retrograde Cholangiographie, zumal sie zugleich eine therapeutische Option besitzt. Im Rahmen des sog. „therapeutischen Splittings" stellt sie gegenwärtig das Verfahren der Wahl in der Behandlung der Choledocho-/Cholezystolithiasis dar. Erste prospektiv randomisierte Multizenterstudien konnten nachweisen, daß die laparoskopische Choledochusrevision im Vergleich zur ERC gleichwertige Ergebnisse liefern kann, so daß in Zukunft dem intraoperativen Steinnachweis, aus unserer Sicht vorzugsweise mittels laparoskopischer Sonographie (s. Kap. 6, Laparoskopische intraoperative Sonographie), wieder eine verstärkte Bedeutung zukommen wird.

Die Wertung des sonographischen Befundes und ggf. weiterer Diagnostik durch den indikationsstellenden Chirurgen unter Kenntnis des klinischen Bildes und im Kontext mit der Laborkonstellation bieten beste Voraussetzungen für die optimale Beurteilung pathologischer Zustände am biliären System.

Literatur

1. Banholzer P, Weigold B (1987) Gallenblase und Gallenwege. In: Kremer H, Dobrinsky W (Hrsg) Sonographische Diagnostik, Innere Medizin und angrenzende Gebiete. Urban & Schwarzenberg, München, S 83–100
2. Birth M, Carroll BJ, Delinikolas K, Eichler M, Weiser HF (1996) Recognition of laparoscopic bile duct injuries by intraoperative ultrasonography. Surg Endosc 10: 794–797
3. Birth M, Ortlepp J, Bontikous S, Amthor M, Heydrich V, Weiser HF (1999) Intermittent strain induced hemobilia caused by hemagioma. Digestive Surg (in press)
4. Braun B (1993) Biliäres System. In: Braun B, Günther R, Schwerk W (1983) Ultraschalldiagnostik. Lehrbuch und Atlas. Ecomed, Landsberg, München, Zürich, III.-1.1
5. Buchholz J, Heistermann P, Strosche H (1990) Die frühfunktionelle Sonographie des Ductus Choledochus und seine Aussagekraft bei der Choledocholithiasis. Stellenwert der Sonographie in der Chirurgie. TM-Verlag, S 25–30
6. Carroll BJ, Rosenthal RJ, Phillips EH, Bonet H (1995) Complications of laparoscopic cholecystectomy in HIV-and Aidspatients. Surg Endosc 9: 874–878
7. Carroll BJ, Birth M, Phillips EH (1998) Common bile duct injuries that result in litigation. Surg Endosc 12: 310–314
8. Doringer E, Forstner R, Hölbling N, Moritz E, Schmoller HJ (1991) Das sonographische Bild des Gallenblasenbettes nach Cholezystektomie in der unmittelbar postoperativen Periode. Ultraschall Med 1: 248–251
9. Engel JM, Deitch EA, Sikkema W (1980) Gallbladder wall thickness: sonographic accuracy in relation to disease. Am J Roentgenol 134: 907
10. Filly RA, Allen B, Minton MJ, Bernhoft R, Way LW (1980) In vitro investigation of the origin of echoes within biliary sludge. J Clin Ultrasound 8: 193
11. Fromm D (1997) Carcinoma of the gallbladder. Textbook of Surgery, 15th edn. Saunders, p 1148
12. Glasbrenner B, Malfertheiner P, Pieramico O, Klatt S, Ditschuneit H (1991) Sonographische Untersuchung der Gallenblasenfunktion: Exogene oder endogene Stimulation. Ultraschall Med 12: 172–175
13. Glisson F (1654) Anatomia Hepatis. Amsterdam
14. Goldstein A, Madrazo BL (1981) Slice-thickness artifacts in gray-scale ultrasound. J Clin Ultrasound 9: 365
15. Hauptmann S, Klosterhalfen B, Offner F, Mittermayer C (1990) The pathologic anatomy of proliferative processes in the hepatobiliary system. In: Schumpelick V, Winkeltau G, Treutner K-H (eds) Biliary surgery. Thieme, Stuttgart, p 5
16. Heyder N, Günther E, Giedl J et al. (1990) Polypoide Läsionen der Gallenblase. Dtsch Med Wochenschr 115: 243–247
17. Hirner A, Arens S, Göbel U (1991) Surgery of biliary carcinoma: results. In: Schumpelick V, Winkeltau G, Treutner K-H (eds) Biliary surgery. Thieme, Stuttgart, p 255
18. Imhof M, Teetzmann A, Ohmann C (1992) Sonomorphologie der Streßcholezystitis. Ultraschall Med 13: 96–101
19. Jakobeit C, Rebensburg S, Greiner L (1992) Sonographische Gallensteinmorphologie. Z Gastroenterol 30: 594–597
20. Jüttner HU, Ralls PW, Quinn MF, Jenney JM (1982) Thickening of the gallbladder wall in acute hepatitis: ultrasound demonstration. Radiology 142: 465
21. Kellner H (1989) Gallenblase und Gallenwege, Teil I. Bildgebung/Imaging 56 [Suppl 1]: 32–36
22. Kellner H (1989) Gallenblase und Gallenwege, Teil II. Bildgebung/Imaging 56 [Suppl 1]: 37–43
23. Konradt J, Kaminski M (1988) Gallenblase und Gallenwege. In: Häring R, Zilch H (eds) Lehrbuch der Chirurgie mit Repititorium. de Gruyter, Berlin New York, S 592
24. Laing FC, Jeffrey RB (1980) The pseudodilated common bile duct: ultrasonographic appearence created by the gallbladder neck. Radiology 135: 405
25. Looser C, Triller J, Baer HU, Blumgart LH (1993) Präoperative Diagnostik proximaler Gallengangskarzinome mit Ultraschall und Duplexsonographie. Dtsch Med Wochenschr 118: 505–510
26. Lu MD, Hirata T, Nishihara K, Yamasaki K, Nakayama F (1991) Improved delineation of the gallbladder wall with ultrasonography: its value in assessment of the depth of carcinoma invasion. J Clin Ultrasound 19 (8): 171–177
27. Northover JM, Terblanche J (1979) A new look at the arterial supply of the bile duct in man and ist surgical implications. Br J Surg 66 (6): 379–84
28. Raja LA, Rothenberg RE, Odom JW et al. (1989) The incidence of intra-abdominal immunodeficiency syndrome: a statistical review of 904 patients. Surgery 105: 175
29. Sandblom P, Saegesser F, Mikovitch V (1984) Hepatic hemobilia: hemorrhage from the intrahepatic biliary tract: a review. World J Surg 8: 41
30. Sauerbrei EE, Cooperberg PL, Gordon P, Li D, Cohen MM, Burhenne HJ (1980) The discrepancy between radiographyc and sonographic bile duct measurements. Radiology 137: 751
31. Seitz K (1985) Ultraschalldiagnostik bei Erkrankungen der Gallenwege. Dtsch Med Wochenschr 110: 1539–1542
32. Seitz K, Hege-Blank U, Holzinger H (1987) 10 Jahre sonographische Gallenblasensteindiagnostik – Was lehrt die Operationsstatistik hinsichtlich ihrer Zuverlässigkeit? Ultraschall 8: 121–125
33. Sherlock S, Dooley (1993) Diseases of the liver and biliary system, 9th edn. Blackwell, S. 211
34. Shinizu M, Miura J, Tanaka T et al. (1989) Porcelain gallbladder: relation between its type by ultrasound and incidence of cancer. J Clin Gastroenterol 11: 471
35. Simeone JF, Mueller PR, Ferucci JT, von Sonnenberg E, Hall DA, Wittenberg J et al. (1982) Sonography of the bile ducts after a fatty meal: an aid in detection of obstruction. Radiology 143: 211
36. Strasberg SM, Hertl M, Soper NJ (1995) An analysis of the problem of biliary injury during laparoscopic cholecystectomy. J Am Coll Surg 180: 101–125
37. Terblanche J, Allison HF, Northover JMA (1983) An ischemic basis of biliary strictures. Surg 94: 52
38. Wagner S, Gebel M, Lange P, Bleck J, Manns M (1992) Charakterisierung der sonographischen Merkmale der primär-sklerosierenden Cholangitis (PSC). Ultraschall Klin Prax 7: 157 (abstr)
39. Waldschmidt J (1988) Kinderchirurgie. In: Häring R, Zilch H Hrsg) Lehrbuch der Chirurgie mit Repititorium. de Gruyter, Berlin New York, S 729
40. Wermke W (1992) Farbdoppler-Sonographie bei Gallenblasenvarizen. Ultraschall Med 13: 246–254
41. Yang HL, Sun YG, Wang Z (1992) Polypolid lesions of the gallbladder: diagnosis and indications for surgery. Br J Surg 79: 227

2.3 Pankreas

H.-F. Weiser und M. Birth

2.3.1 Indikation zur Sonographie des Pankreas

Mit Sonographie, CT und MRT stehen nichtinvasive Untersuchungsverfahren zur Beurteilung morphologischer Pankreasveränderung zur Verfügung. Der sonographischen Pankreasuntersuchung kommt als gefahrloses, beliebig wiederholbares, kostengünstiges Verfahren mit hoher morphologischer Aussagekraft nach der klinischen Untersuchung besonderer diagnostischer Stellenwert zu. Vorteile gegenüber der CT und MRT sind die nahezu unbegrenzten Möglichkeiten, das Organ in verschiedenen Schnittebenen und beliebig häufig z. B. im Rahmen von Verlaufskontrollen zu untersuchen. Nachteilig wirkt sich bei der sonographischen Darstellung des Pankreas vornehmlich seine aus Ultraschallsicht ungünstige Lage im Retroperitoneum aus. Vor allem Darmgasüberlagerungen bei unzureichend vorbereiteten Patienten, aber auch die Adipositas erschweren die Beurteilung der Drüse.

Dem geschulten Untersucher bieten sich bei genauer Kenntnis der Lagebeziehungen des Pankreas zu seinen Nachbarorganen, insbesondere zu den großen Oberbauchgefäßen, gute topographische und morphologische Darstellungsmöglichkeiten, die sich bei Nutzung der Farbdopplersonographie weiter verbessern lassen. Aus viszeralchirurgischer Sicht ist deshalb zu fordern, daß eine gezielte Pankreasdiagnostik stets mit der perkutanen Sonographie beginnt. In Abhängigkeit vom klinischen Bild ergeben sich die in der Übersicht aufgeführten Indikationen zur Pankreassonographie.

Indikationen zur Pankreassonographie

- Unklarer Oberbauchschmerz
- Abklärung palpabler Raumforderungen im Oberbauch
- Nachweis/Ausschluß und Staging von Pankreasmalignomen
- Nachweis/Ausschluß und Lokalisation endokriner Pankreastumoren
- Primärdiagnostik bei Verdacht auf akute/chronische Pankreatitis
- Verlaufskontrolle bei akuter/chronischer Pankreatitis
- Abklärung eines Ikterus
- Verlaufskontrolle nach endoskopischer oder minimal-invasiver Intervention am Pankreas
- Postoperative Beurteilung und Verlaufskontrolle bei Z. n. resezierenden bzw. drainierenden Operationsverfahren
- Nachweis/Ausschluß von Pankreasverletzungen bei stumpfem Bauchtrauma
- Sonographiegestützte Punktion von Pankreaszysten/Pankreaspseudozysten

2.3.2 Topographische Anatomie

Das Pankreas ist eine multilobuläre Drüse mit einer Gesamtlänge von 14–16 cm und einer kraniokaudalen Ausdehnung im Kopfbereich von 3 bis maximal 6 cm. Von rechts nach links lateral-kranial ziehend nimmt das Organ die Form eines quergestellten, nach links lateral schlanker werdenden Keiles an. Das Pankreas ist in Hö-

Tabelle 2.3. Anatomische Begrenzung des Pankreas

Begrenzungsrichtung	Anatomie
Kranial	Truncus coeliacus, Pylorus
Kaudal	Duodenum, Colon transversum, V. renalis sinistra
Ventral	Linker Leberlappen, Bursa omentalis (ohne Flüssigkeit nicht darstellbar), Magen, Bulbus duodeni, Colon transversum
Dorsal	Pankreaskopf – V. cava inferior Incisura Pankreatis – V. mesenterica superior Pankreaskorpus – Aorta, Wirbelsäule, A. mesenterica superior Pankreasschwanz – V. lienalis, oberer linker Nierenpol, linke Nebenniere
Lateral/rechts	Duodenale C-Schlinge
Lateral/links	Milz

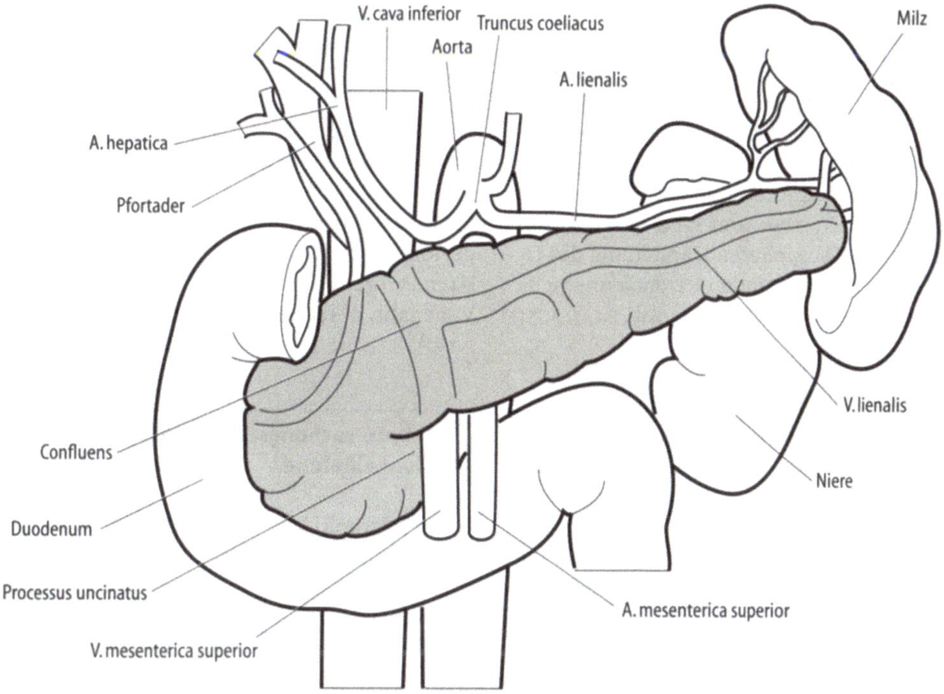

Abbildung 2.135

Topographische Anatomie des Pankreas mit Darstellung der für die sonographische Darstellung essentiellen vaskulären Leitstrukturen

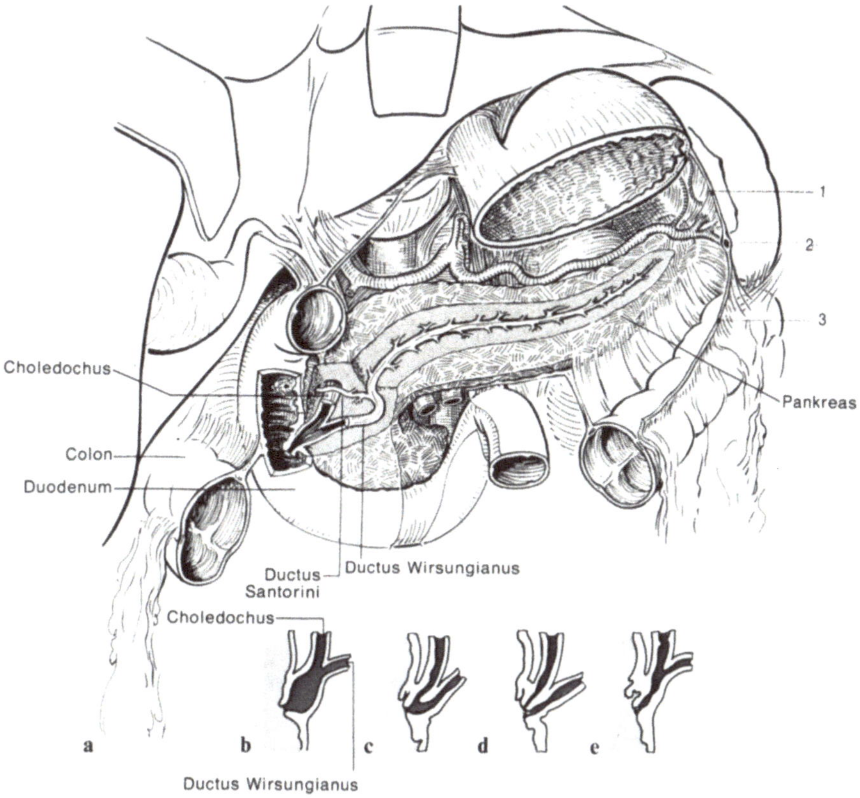

Abbildung 2.136

Topographische Anatomie des Pankreas, Darstellung der Nachbarschaftsbeziehungen, des Verlaufes des Ductus Wirsungianus sowie der möglichen Papillenverhältnisse (nach [30])

he des 2. und 3. Lendenwirbelkörpers retroperitoneal fixiert, lediglich nach ventral vom Peritoneum parietale überzogen. Das Pankreas ist ferner in komplexe anatomische Umgebungsstrukturen eingebettet, die insbesondere dem ungeübten Untersucher erhebliche Orientierungsschwierigkeiten bereiten. Bei genauer Kenntnis der sonographierelevanten Anatomie dienen diese Umgebungsstrukturen als Marker und sind von entscheidender Bedeutung bei der sicheren Darstellung des Organs bzw. der Abgrenzung gesunden Parenchyms zu pathologischen Strukturen (Tabelle 2.3; s. Abb. 2.135, 2.136, 2.140–2.143).

CAVE: Da die Drüse keine anatomisch definierte Kapsel aufweist, fehlt im Sonogramm ein klar umschriebener Konturreflex, zudem sind Anteile des Organs häufig von Gas in Magen und Kolon überlagert!

Die Ergebnisse der Pankreassonographie sind in besonderem Maße von optimalen Untersuchungsbedingungen und der Erfahrung des Untersuchers abhängig.

Auch sonographisch werden Pankreaskopf, -körper und -schwanz unterschieden. Der Pankreaskopf liegt ventral der V. cava inferior und unmittelbar der Konkavität der Duodenalschleife an. Intraparenchymatös oder dorsal des kranialen Pankreaskopfanteiles verläuft der präpapilläre Anteil des Ductus choledochus. Der kaudal gelegene Processus uncinatus verläuft rechts dorsal der V. mesenterica superior und bildet hier die Incisura pankreatis. Der quer und ventral der Wirbelsäule nach links verlaufende Pankreaskörper geht ohne Unterbrechung der äußeren Kontur in den konisch zulaufenden Pankreasschwanz über (Abb. 2.135 u. 2.136).

Der Ductus Wirsungianus durchzieht die Bauchspeicheldrüse in ihrer gesamten Längsausdehnung und ist meist im dorsalen Drittel des Pankreasparenchyms lokalisiert. Der Durchmesser des Ductus Wirsungianus beträgt 1–2 mm. In nahezu 75% der Fälle mündet der Ductus Wirsungianus gemeinsam mit dem Ductus choledochus in die Papilla duodeni major, in ca. 25% der Fälle liegen getrennte Papillenverhältnisse vor.

Die sonographisch relevanten Arterien des Pankreaskopfes entspringen dem Truncus coeliacus und der A. mesenterica superior, die Arterien des Pankreaskörpers und des Pankreasschwanzes der A. lienalis. Sie sind in der Regel sonographisch nicht oder nur mit hochauflösenden Duplexsonographiegeräten darstellbar. Die ebenfalls nicht oder extrem selten darstellbaren Venen des Pankreas münden in das sonographisch breite Venenband der V. lienalis und der V. mesenterica superior. Da die Gefäßversorgung des Pankreas starken individuellen Schwankungen unterliegt, können als sonographische Leitstrukturen lediglich die A. und V. lienalis sowie die A. und V. mesenterica superior herangezogen werden. Speziell die V. lienalis, die posterior des Pankreas parallel zum Organ verläuft, ist sowohl eine Leitstruktur zum Auffinden des venösen Zusammenflusses von V. mesenterica superior und V. lienalis zur V. portae als auch ein diagnostischer Marker zur Pankreasabbildung. Die Aorta abdominalis läßt sich dorsal der V. lienalis in Projektion auf das Pankreaskorpus meist als rundes großkalibriges Gefäß darstellen. Die V. cava zeigt sich mehr queroval rechts der Aorta abdominalis in Höhe des Pankreaskopfes. Der Querschnitt der A. mesenterica superior mit dem typischerweise echoreichen perivaskulären Fettgewebe findet sich zwischen der Aorta und der V. lienalis dorsal des Pankreaskorpus (s. Abb. 2.135 u. 2.136).

2.3.3 Untersuchungstechnik, Standardschnitte und Normalbefunde

Die sonographische Untersuchung des Pankreas erfolgt idealerweise am mindestens 12 h nüchternen Patienten nach vorausgegangener Applikation von Karminativa, um so dem wichtigsten Störfaktor bei der sonographischen Pankreasdarstellung, der Überlagerung durch Intestinalgas, vorzubeugen. In welchem Ausmaß der linke Leberlappen oder der Magen ventral des Pankreas liegen und den sonographischen Zugang erleichtern bzw. erschweren, ist unkalkulierbar.

Die Darstellbarkeit des Organs hängt im wesentlichen vom Habitus des Patienten, der Gasfüllung des Intestinums, der Patientenlagerung und nicht zuletzt von der Atemlage ab.

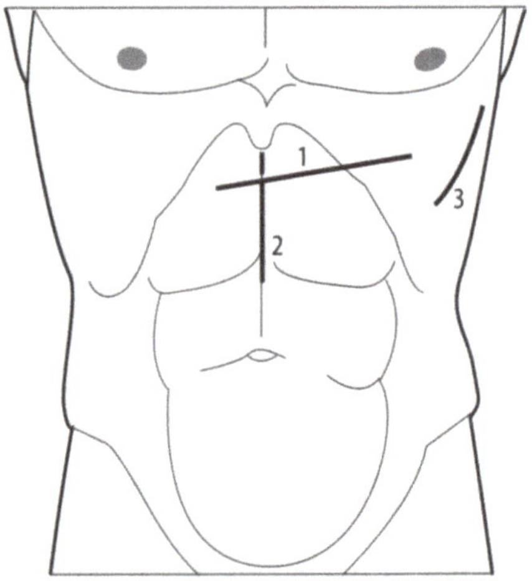

Abbildung 2.137

Schematische Darstellung der sonographischen Standardschnittebenen zur Darstellung des Pankreas. *1* Modifizierter Oberbauchquerschnitt = Pankreaslängsschnitt. *2* medianer Oberbauchlängsschnitt = Pankreasquerschnitt, *3* linksseitiger Interkostalschnitt zur translienalen Darstellung des Pankreasschwanzes

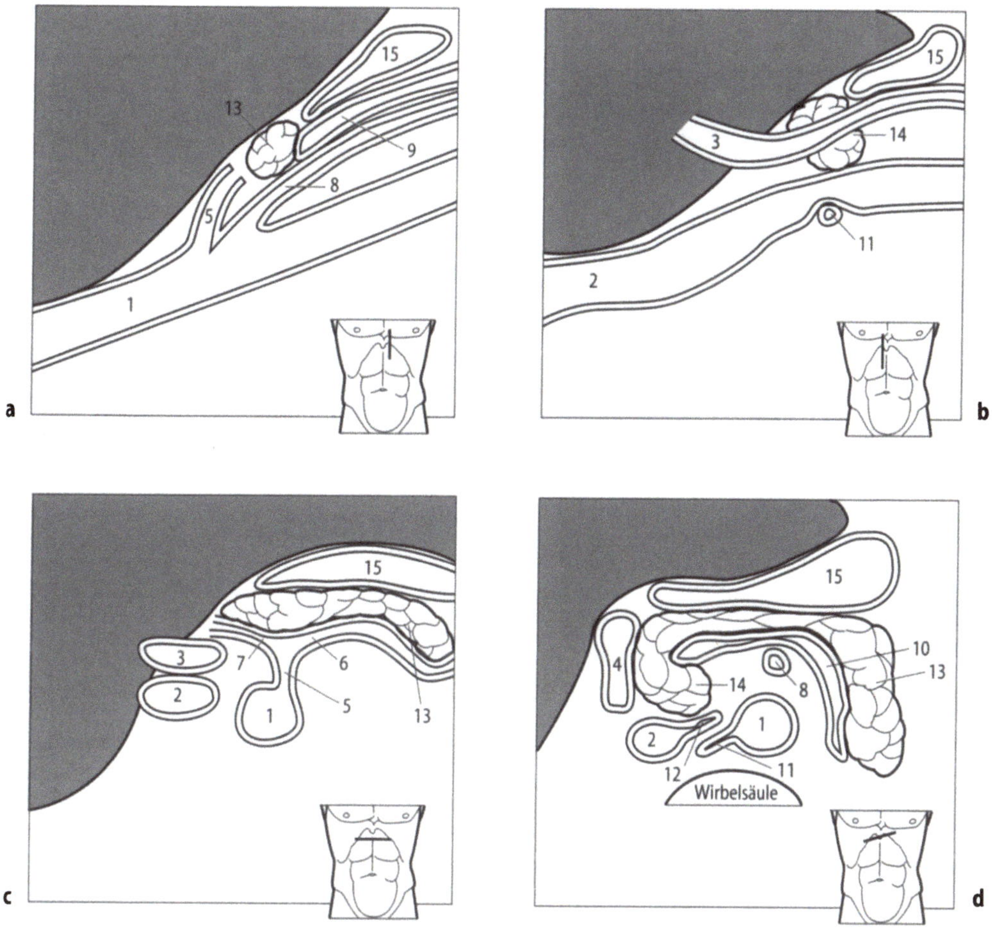

Abbildung 2.138 a–d

Abb. 2.138 a–d. Schematische Darstellung von Pankreas, vaskulären Leitstrukturen und Nachbarorgangen in den jeweiligen Standardschnittebenen. **a** Oberbauchlängsschnitt über der Aorta. **b** Oberbauchlängsschnitt über der V. cava inferior. **c** Oberbauchquerschnitt in Höhe des Truncus coeliacus. **d** Modifizierter Oberbauchquerschnitt in Längsrichtung des Pankreas. *1* Aorta, *2* V. cava inferior, *3* V. portae, *4* Duodenum, *5* Truncus coeliacus, *6* A. lienalis, *7* A. hepatica, *8* A. mesenterica superior, *9* V. mesenterica superior, *10* V. lienalis, *11* A. renalis, *12* V. renalis, *13* Pankreas, *14* Processus uncinatus, *15* Magen

Standardschnittebenen für die Darstellung des Pankreas sind der modifizierte Oberbauchquerschnitt, der Oberbauchlängsschnitt und der linksseitige Flankenschnitt (s. Abb. 2.137). Zur ersten Orientierung beginnt die Untersuchung mit einem Pankreaslängsschnitt (s. Abb. 2.140). Dazu wird der Schallkopf quer zur Körperlängsachse im Epigastrium aufgesetzt und entsprechend dem Pankreasverlauf linksseitig um wenige Zentimeter nach kranial verschoben (Abb. 2.137).

Um möglichst viel Lebergewebe und wenig Intestinalgas in den Schallweg einzubeziehen, wird der Schallkopf möglichst weit kranial im epigastrischen Winkel, d. h. direkt kaudal des Xiphoids, aufgesetzt und die Schallebene leicht nach kaudal abgewinkelt.

Zur Optimierung der Bildqualität als schalleitendes Fenster bietet sich der kranial und ventral gelegene linke Leberlappen an.

Unterstützt wird dieses Vorhaben durch tiefe Inspiration und dadurch bedingtes maximales Tiefertreten des linken Leberlappens. Zur gleichzeitigen Darstellung des in der Regel nach kranial aufsteigenden Pankreasschwanzes wird der Oberbauchquerschnitt durch Korrektur der Längsachse modifiziert (s. Abb. 2.138 u. 2.140). Ist eine ausreichende Abbildung des gesamten Drüsenkörpers transhepatisch nicht zu erzielen, können andere benachbarte Organe als innere Schallfenster zur Abbildung einzelner Pankreasabschnitte verwendet werden. Insbesondere die Darstellung des Pankreasschwanzes gelingt z.T. nur translienal über einen linksseitigen Flanken-/Interkostalschnitt (s. Abb. 2.137 u. 2.144) (Tabelle 2.4).

Tabelle 2.4. Schallfenster zur Abbildung unterschiedlicher Pankreasareale

Schallfenster	Pankreasareal
Linker Leberlappen	Caput, Corpus (s. Abb. 2.140–2.143)
Flüssigkeitsgefüllter Magen	Corpus, Cauda (s. Abb. 2.140)
Milz	Cauda (s. Abb. 2.144)

Da die Pankreasachse annähernd senkrecht zur Körperachse verläuft, liefern Oberbauchlängsschnitte Querschnittsbilder des Organs. Im medianen Oberbauchlängsschnitt findet man das quergeschnittene Pankreas zwischen Aorta und linkem Leberlappen (s. Abb. 2.141 u. 2.142), wobei kranial des Pankreaskorpus der Truncus coeliacus und kaudal die A. mesenterica superior verlaufen (Abb. 2.138; s. Abb. 2.140). Bei Verschieben der Schallebene nach rechts kommt die V. mesenterica superior als parallel zur Aorta verlaufendes Gefäß zur Darstellung. Sie liegt unmittelbar dorsal des Pankreaskorpus und vereinigt sich hier mit der V. lienalis zum Konfluens der Pfortader (s. Abb. 2.143). In Einzelfällen kann zudem der Processus uncinatus als die V. mesenterica superior umgebendes und zwischen Mesenterialvene und V. cava z.T. schwer abgrenzbares, homogenes, echoarmes Parenchymband zur Darstellung kommen (s. Abb. 2.138 u. 2.142).

Die individuellen Gegebenheiten müssen bei der sonographischen Untersuchung durch gezielte Änderungen der Untersuchungstechnik berücksichtigt werden. Das Auffinden eines schalleitenden Fensters, das freien Zugang zum Pankreas erlaubt, wird durch befundadaptierte Schallkopfführung erreicht. Des weiteren können systematische Änderungen der Patientenlage und der Atemtiefe sowie die Sonopalpation, d.h. die Gewebskompression durch den Schallkopf, und in seltenen Fällen die Flüssigkeitsfüllung des Magens die Untersuchungsbedingungen optimieren.

Um den Magen zu füllen, trinkt der Patient unter Verwendung eines Trinkhalms zur Vermeidung gleichzeitigen Luftschluckens ca. 0,5 l gasfreie wässrige Flüssigkeit. Um einer schnellen Magenentleerung vorzubeugen, kann ca. 5–10 min vor Flüssigkeitsaufnahme 1 ml Buscopan i.m. injiziert werden [19] (Abb. 2.139).

Im Gegensatz zur üblichen Untersuchungstechnik in Rückenlage wird das Pankreas nach Flüssigkeitsfüllung des Magens in halb sitzender Position untersucht, um so ein Aufsteigen der Magenblase in den Fundus zu gewährleisten.

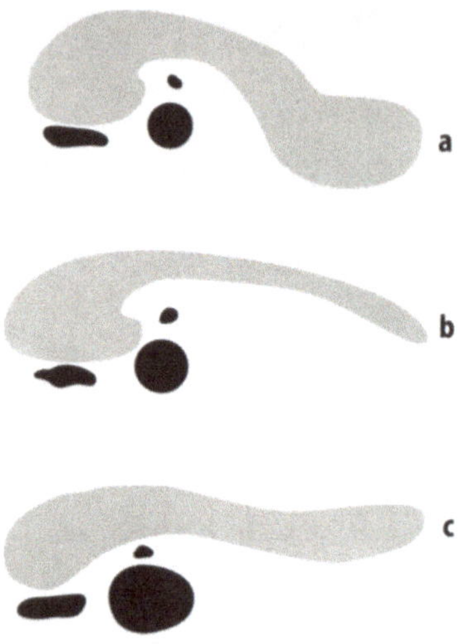

Abbildung 2.139 a–c

Schematische Darstellung der verschiedenen Konfigurationen des normalen Pankreas. **a** Hantelform, **b** Kaulquappenform, **c** Wurstform. (Nach Weill 1978 [37])

Zur besseren Darstellung des Pankreaskopfes wird der Patient zunächst kurzfristig in Rechtsseitenposition gebracht, um ein Übertreten von Magensaft oder Flüssigkeit aus dem Magen in das Duodenum zu ermöglichen. Nach Zurückdrehen in die Rückenlage oder geringe Linksseitenlage grenzt sich nunmehr der Pankreaskopf gegen das flüssigkeitsgefüllte duodenale C ab. Auf diese Weise können bei 85–90 % der Patienten zuvor gasüberlagerte Anteile des Pankreas unter Nutzung des flüssigkeitsgefüllten Magens als akustisches Fenster beurteilt werden [22, 19] (s. Abb. 2.140).

2.3.3.1 Normalbefunde

Sowohl die sonographische Beurteilung des normalen wie auch des pathologisch veränderten Pankreas basieren auf der Darstellung

- der Organform,
- der Organgröße,
- der Organkontur,
- der Parenchymstruktur,
- des Ductus pancreaticus,
- der Abgrenzbarkeit von Nachbarorganen.

Leitstruktur für die Darstellung der Bauchspeicheldrüse im Querschnitt ist die quergetroffene A. mesenterica superior mit dem typischerweise sehr echoreichen perivasculären Fett und der ventral davon gelegenen, längs geschnittenen V. lienalis. Das normale Pankreas imponiert im Oberbauchquerschnitt als sich der V. lienalis di-

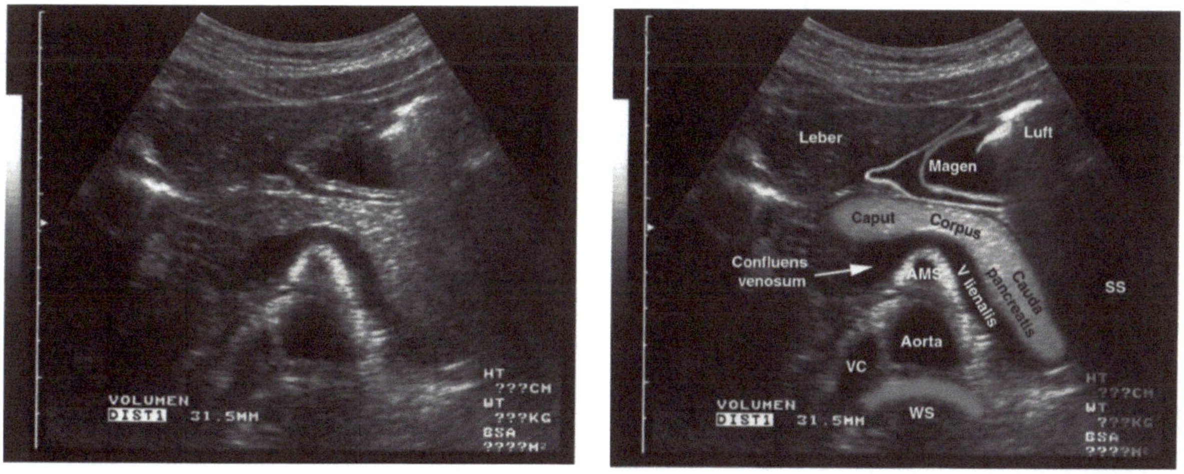

Abbildung 2.140

Darstellung des normalen Pankreas im modifizierten Oberbauchquerschnitt bei flüssigkeitsgefülltem Magen

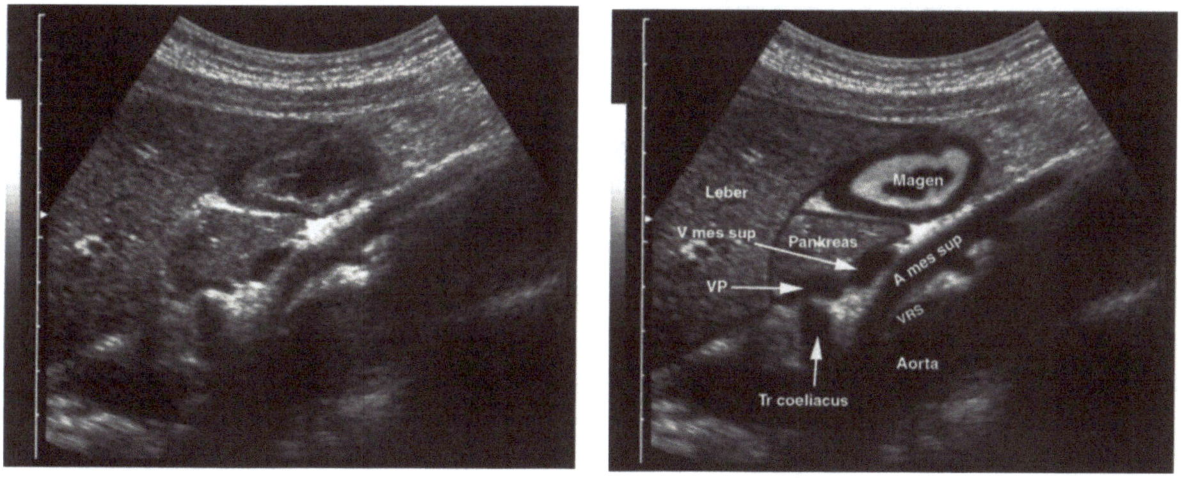

Abbildung 2.141

Darstellung des normalen Pankreas im Oberbauchlängsschnitt ventral der Aorta abdominalis

rekt ventral anschließend, unterschiedlich stark gebogene, bandförmige Struktur mit glatter und regelmäßiger Begrenzung und einem feinkörnigen, homogenen und mäßig echoarmen Binnenmuster (Abb. 2.140).

Wichtiger als die Organgröße, die in der Literatur für das Caput bis ca. 30 mm und für Korpus und Kauda bis ca. 25 mm angegeben werden, ist die Gesamtkonfiguration [15].

Im Organquerschnitt imponiert die Drüse in Abhängigkeit von der Lage des sonographischen Schnittes rundlich bis oval mit vorbeschriebenen Kontur- und Echogenitätskriterien (Abb. 2.141–2.144).

CAVE: Unterschiedliche Drüsenform und Organgröße weisen eine physiologische Schwankungsbreite auf und sind primär nur ein eingeschränkt zu verwertendes Maß zur Beurteilung physiologischer oder pathologischer Pankreasveränderungen!

Von erheblicher diagnostischer Bedeutung sind Kontur und Echomuster des Organs (Abb. 2.145). Das Echomuster des normalen Pankreas unterscheidet sich in Abhängigkeit von Alter und Konstitution mehr oder weniger deutlich von dem anderer Organe oder Gewebe, die die Drüse umgeben. Das Echomuster der normalen Bauchspeicheldrüse ist gleich oder diskret echoreicher als das der Leber. Voraussetzung ist allerdings, daß die Binnenstruktur von Leber und Pankreas in gleicher Schalltiefe verglichen werden (s. Abb. 2.141–2.143). Im Vergleich zum Echomuster des umgebenden retroperitonealen Fettgewebes ist die Binnenstruktur des nicht pathologisch veränderten Pankreas echoarm. Lediglich

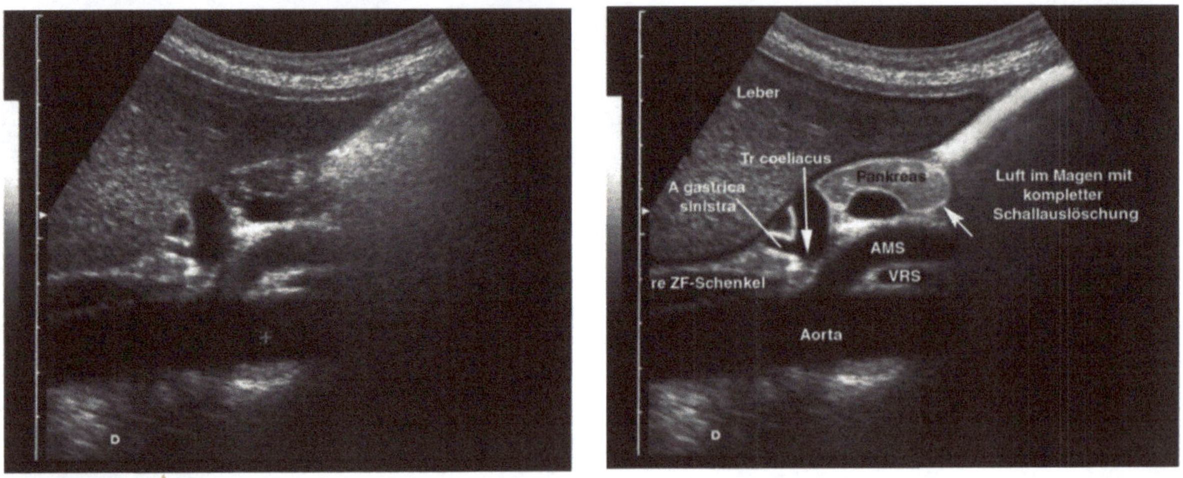

Abbildung 2.142

Gleicher Schnitt wie Abb. 2.141. Darstellung des Pankreascaput-Pankreaskorpus-Überganges ventral des Konfluens im Winkel zwischen Truncus coeliacus und A. mesenterica superior sowie des angeschnittenen Processus uncinatus (*Pfeil*) kaudal des Konfluens

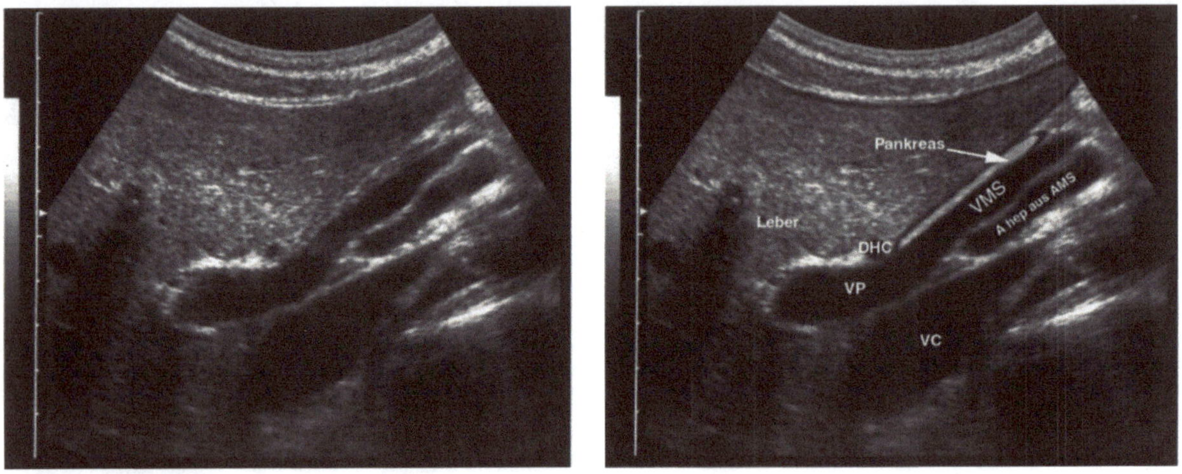

Abbildung 2.143

Leicht modifizierter Oberbauchlängsschnitt ventral über der V. cava inferior mit Darstellung eines sehr schmalen Pankreaskorpus ventral zwischen V. mesenterica superior und linkem Leberlappen sowie einer aus der A. mesenterica superior entspringenden und dorsal der V. mesenterica superior verlaufenden A. hepatica

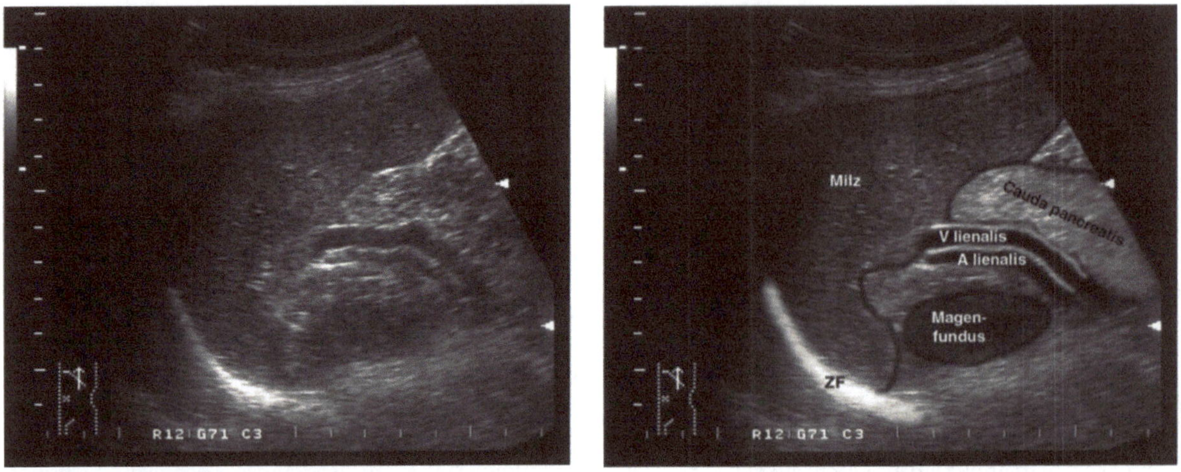

Abbildung 2.144

Translienale Darstellung des Pankreasschwanzes über einen linksseitigen Interkostalschnitt

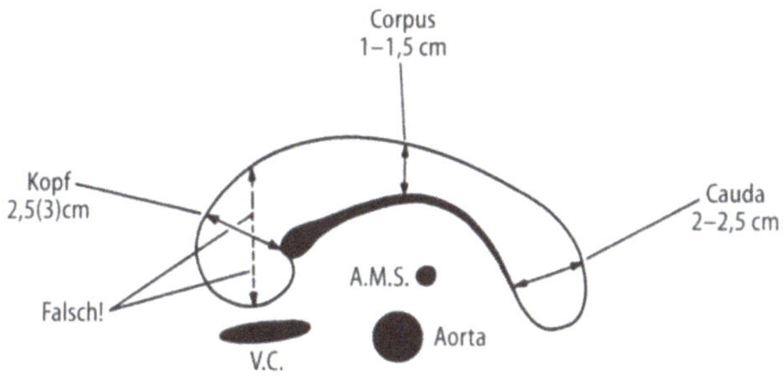

Abbildung 2.145

Richtige Vermessung des Pankreas im sagittalen Organdurchmesser bei Pankreaslängsschnitt mit Angabe der Normwerte nach Braun et al. [1]

bei Altersathrophie des Organs wird ein zunehmend reflexreicheres Binnenechomuster beobachtet (Abb. 2.146). Im Vergleich dazu ist das Parenchym des normalen Pankreas im Kindesalter sehr echoarm (s. Kap. 4.3, Kindliches Abdomen).

Mit zunehmendem Auflösungsvermögen moderner Sonographiegeräte rückt auch die Beurteilung des Ductus Wirsungianus sowie umschriebener Veränderungen des Pankreasganges in den Mittelpunkt der Interesses. Der Ductus Wirsungianus beginnt im Pankreasschwanz, durchzieht das Korpus und verläuft im Pankreaskopf nach inferior und posterior in Richtung auf die Papilla Vateri. Bei Verwendung der Milzvene als Leitstruktur findet sich der Pankreasgang mit kräftigen Wandreflexen ventral und kaudal des Gefäßes im Parenchym gelegen [31]. Die sonographisch gemessene Gangweite sollte 2 mm nicht überschreiten [5] (Abb. 2.147).

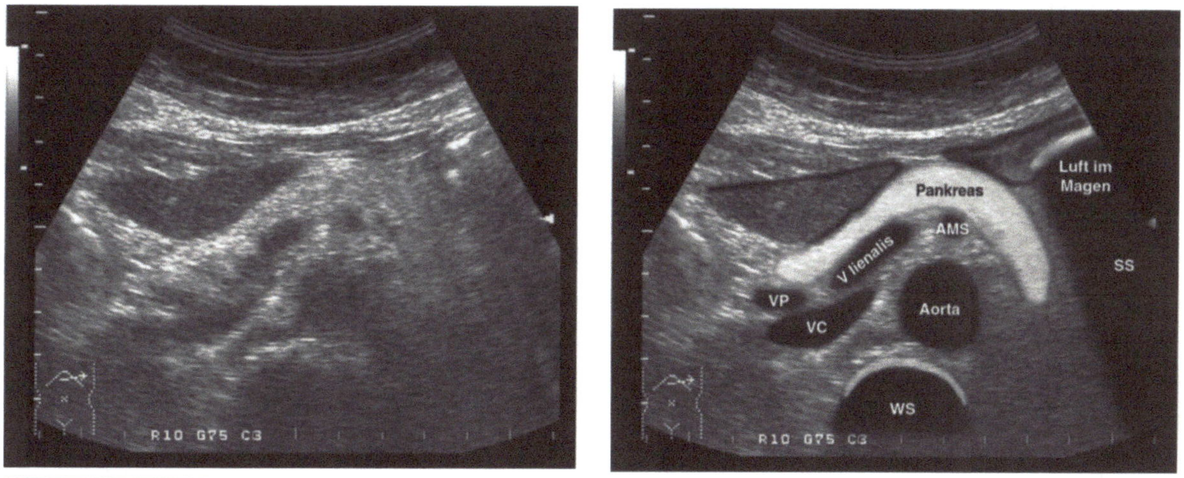

Abbildung 2.146

Abb. 2.146. Echoreiches Parenchymmuster bei Lipomatose des Pankreas im Alter

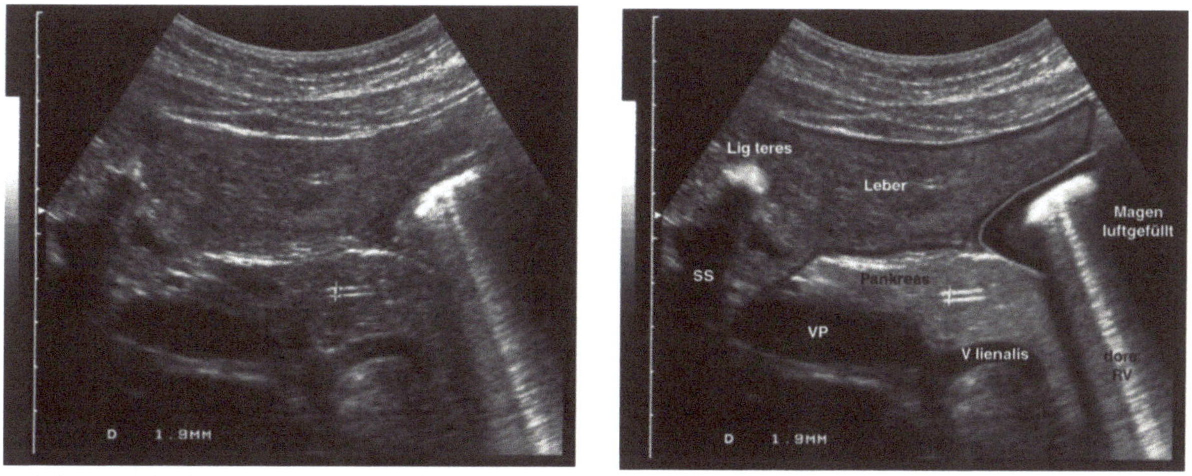

Abbildung 2.147

Darstellung des mit 1,9 mm normal weiten D. Wirsungianus im Pankreaskorpus bei modifiziertem Oberbauchquerschnitt

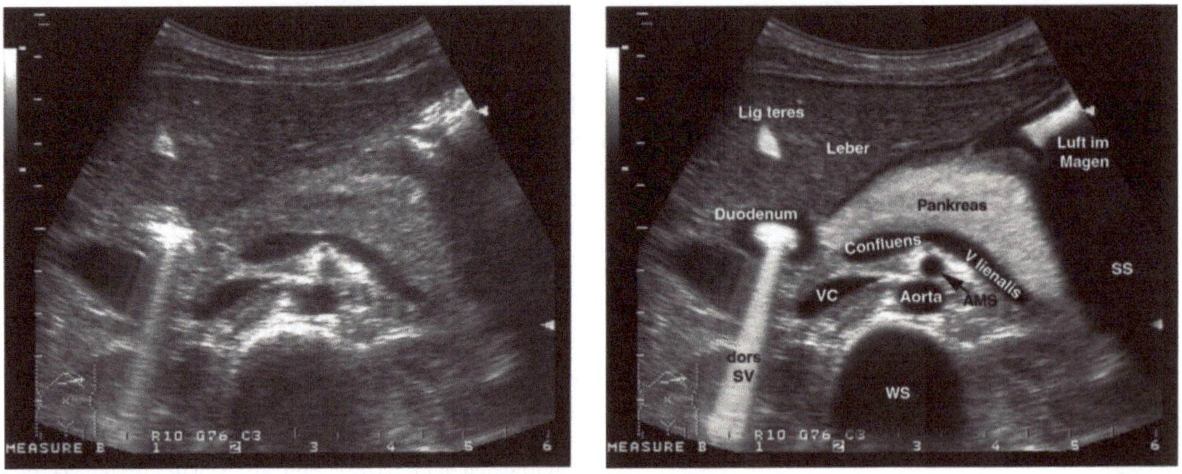

Abbildung 2.148

Echoreiches Pankreas mit etwas unruhiger Parenchymstruktur und unregelmäßiger Organoberfläche bei Alterslipomatose/-fibrose

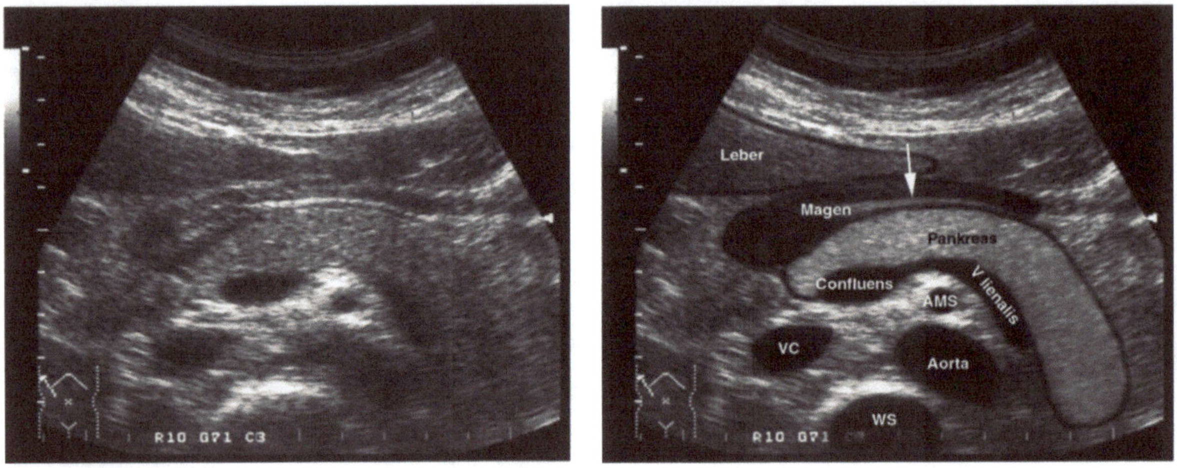

Abbildung 2.149

Pankreaslängsschnitt (modifizierter Oberbauchquerschnitt) mit der Pankreasvorderfläche ventral aufliegender Magenhinterwand (*Pfeil*). *Cave:* Verwechslung mit Ductus Wirsungianus!

2.3.4 Anatomische Varianten, Fehlermöglichkeiten

Lage und Form des Pankreas können stark variieren. Es kommen hantelförmige, kommaförmige, wurstförmige und kaulquappenförmige Bauchspeicheldrüsen zur Darstellung. Weist das Pankreas die Form einer Hantel auf, sind Caput und Kauda echobetont, während das Korpus meist dünn und schwach reflektierend ist. Kommaförmige Pankreata kommen dann zur Darstellung, wenn die Hauptmasse des Pankreasgewebes im Pankreaskopf lokalisiert ist. Das wurstförmige Pankreas ist durch ein gleichmäßig breites Drüsenband, das vom Kopf bis zum Pankreasschwanz reicht, charakterisiert.

In der Darstellungshäufigkeit muß in 24 % mit wurstförmigen, in 34 % mit hantelförmigen und in 43 % mit komma- oder kaulquappenartigen Pankreata gerechnet werden [34] (s. Abb. 2.139).

Die auffallende Echoarmut des Pankreas im Kindesalter darf nicht zur Fehldiagnose einer ödematösen Pankreatitis Anlaß geben. Die im Alter fortschreitende Fibrose und Lipomatose sowie Atrophie des Organs erschweren zum Teil die Abgrenzbarkeit von der Umgebung. Auch eine Vergröberung des Parenchyms und eine etwas unregelmäßigere Oberfläche werden zum Teil beobachtet und können dem Bild einer chronischen Pankreatitis ähneln (Abb. 2.148). Auf der anderen Seite ist eine fokale Echoarmut umschriebener Pankreasareale, insbesondere des Processus uncinatus, in der Literatur

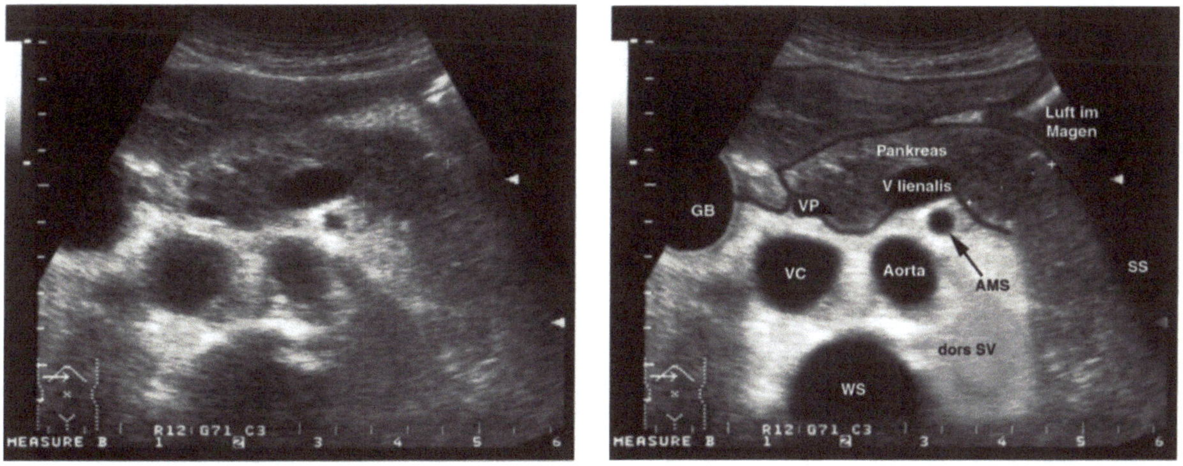

Abbildung 2.150

Beginnende ödematöse Pankreatitis mit nur geringen sonomorphologischen Veränderungen. Hinweisend sind eine ganz diskrete Echoarmut und eine Verbreiterung des Pankreasschwanzes, die sich jedoch nur anhand des Vergleiches mit Voruntersuchungen diagnostizieren ließ

beschrieben und kann zur Fehldiagnose einer Pankreasraumforderung führen [3].

Nebenmilzen, die einzeln oder multipel vor allem am Milzhilus oder entlang der Milzgefäße auftreten können, sind besonders bei der translienalen Beurteilung vom Pankreasschwanz abzugrenzen und auch in die Differentialdiagnose peripankreatischer Lymphknotenvergrößerungen einzubeziehen (Abb. 2.185).

Die der Pankreasvorderfläche direkt ventral anliegende Magenhinterwand stellt sich bei Verwendung höherauflösender Schallsonden mit ihrer typischen 3-Schichtung dar und darf nicht mit dem Ductus pancreaticus verwechselt werden (Abb. 2.149).

Bei der Vermessung des Caput pancreatis kann die z.T. schwierige Abgrenzung vom Duodenum, aber auch das nicht korrekt sagittale Anlegen der Meßlinie zu einer zu großen Vermessung des Pankreaskopfes führen [5, 12] (s. Abb. 2.145).

Zusätzliche Probleme bereiten die häufigen Gefäßvarianten von Truncus coeliacus und A. mesenterica superior bzw. ihren Ästen, die eine Orientierung an den „vertrauten" Leitstrukturen erschweren (s. Abb. 2.143).

2.3.5 Sonopathologie des Pankreas – entzündliche Erkrankungen

2.3.5.1 Akute Pankreatitis

Trotz umfangreicher tierexperimenteller und klinischer Studien wird die Pathogenese der akuten Pankreatitis kontrovers diskutiert. Neben der intrapankreatischen Aktivierung von Verdauungsenzymen und der Verminderung der Membranstabilität der Acinuszellen scheinen verändert ablaufende intrazelluläre Prozesse mit Bildung von membran- und zelltoxischen sauerstoffreichen Radikalen Verlauf und Schweregrad der Pankreatitis zu bestimmen.

Die akute Pankreatitis ist mit ca. 15/100 000 Einwohnern eine insgesamt eher seltene Erkrankung. Übermäßiger Alkoholgenuß und das Gallensteinleiden stellen zusammen etwa 90–95 % der Ursachen in westlichen Ländern dar.

Die akute Pankreatitis umfaßt nach pathologisch-anatomischen Gesichtspunkten 3 Krankheitsformen:

- **Ödematöse Pankreatitis:** Sie ist durch ein entzündlich-interstitielles Ödem gekennzeichnet. Der klinische Verlauf ist in der Regel mild und selbst limitierend, selten letal. Diagnostisch ist bei Pankreatitisverdacht nach der klinischen und laborchemischen Untersuchung die Sonographie des Oberbauches als erste apparative Maßnahme anzustreben. Sonomorphologisch ist die ödematöse Pankreatitis neben der typischen echoarmen Auflockerung des Parenchyms durch eine Zunahme des Transversaldurchmessers um ca. 40–50 % bei erhaltener Organform charakterisiert (s. Abb. 2.151). Während bei blander Entzündung die Organgrenzen noch scharf sind (Abb. 2.150), werden die Organgrenzen bei Übergriff der Entzündung auf das peripankreatische Fettgewebe verwaschen und stellen sich unscharf zu angrenzenden Umgebungsstrukturen dar [5] (Abb. 2.151). Häufig ist die Sonographie jedoch wegen ausgeprägtem Meteorismus erschwert. In diesen Fällen muß alternativ auch im Initialstadium der Erkrankung ein Computertomogramm zur Befundinterpretation und -dokumentation herangezogen werden.

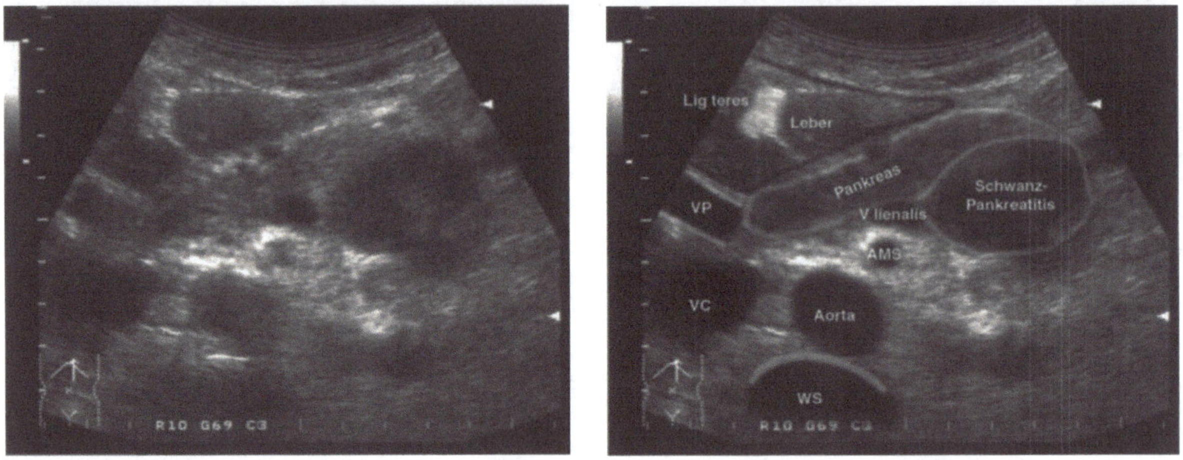

Abbildung 2.151

Akute ödematöse Schwanzpankreatitis: deutliche echoarme Schwellung, beginnend am Übergang von Pankreaskorpus und Pankreasschwanz. Die Organgrenzen imponieren etwas verwaschen, sind jedoch noch darstellbar. Die Parenchymstruktur stellt sich weitgehend homogen dar

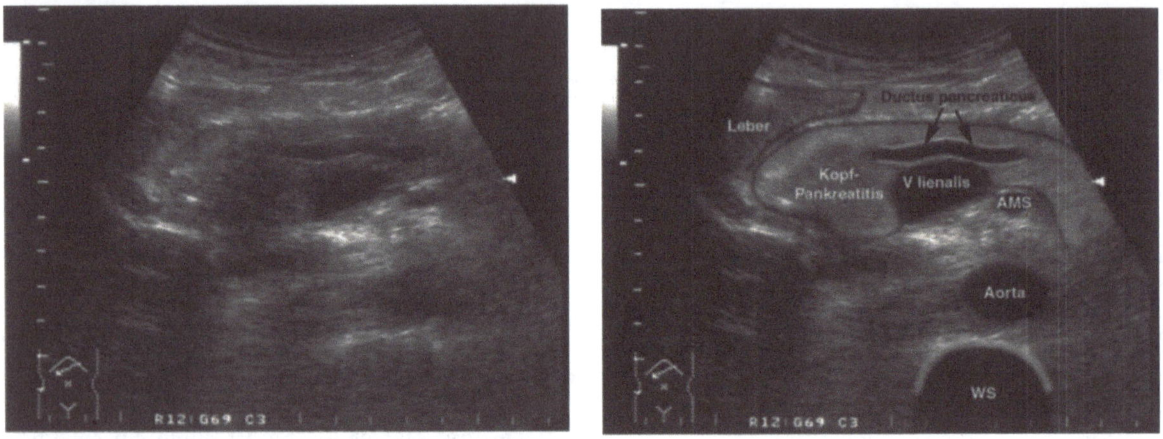

Abbildung 2.152

Ödematöse Pankreatitis mit besonderer Beteiligung des Pankreaskopfes bei Z. n. ERCP. Auffallend ist die echoarme Vergrößerung des Pankreaskopfes mit teilweise inhomogenen echoreichen Einschlüssen als Hinweise für beginnende Teilnekrosebildung. Mit 7 mm deutlich dilatierter Ductus Wirsungianus

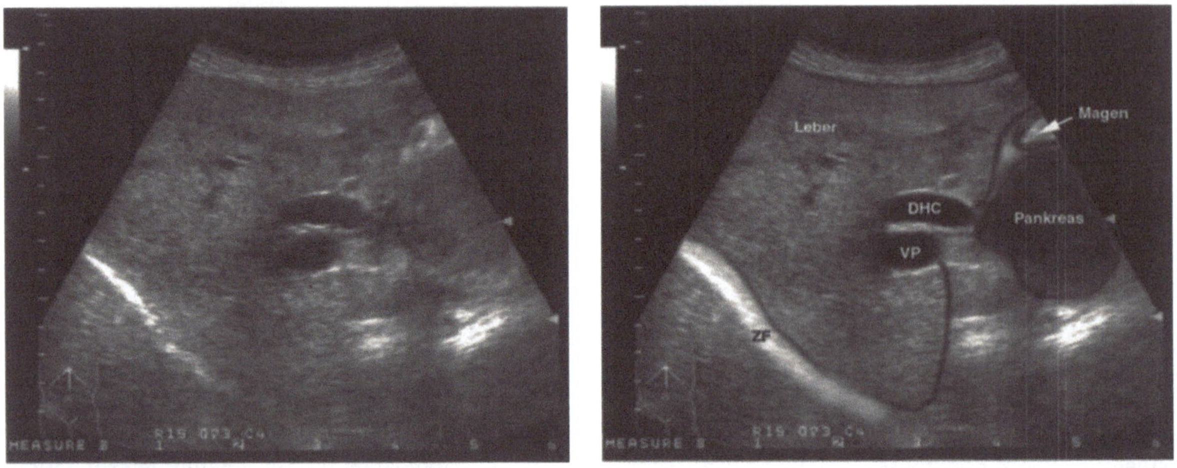

Abbildung 2.153

Ausgeprägte ödematöse Pankreatitis mit massiver Auftreibung des Pankreaskopfes und deutlicher Dilatation des DHC. Die beginnenden echoarmen, zum Teil echoinhomogenen Areale weisen auf eine Teilnekrosebildung hin. Nachweis von peripankreatischem Exsudat

a

b

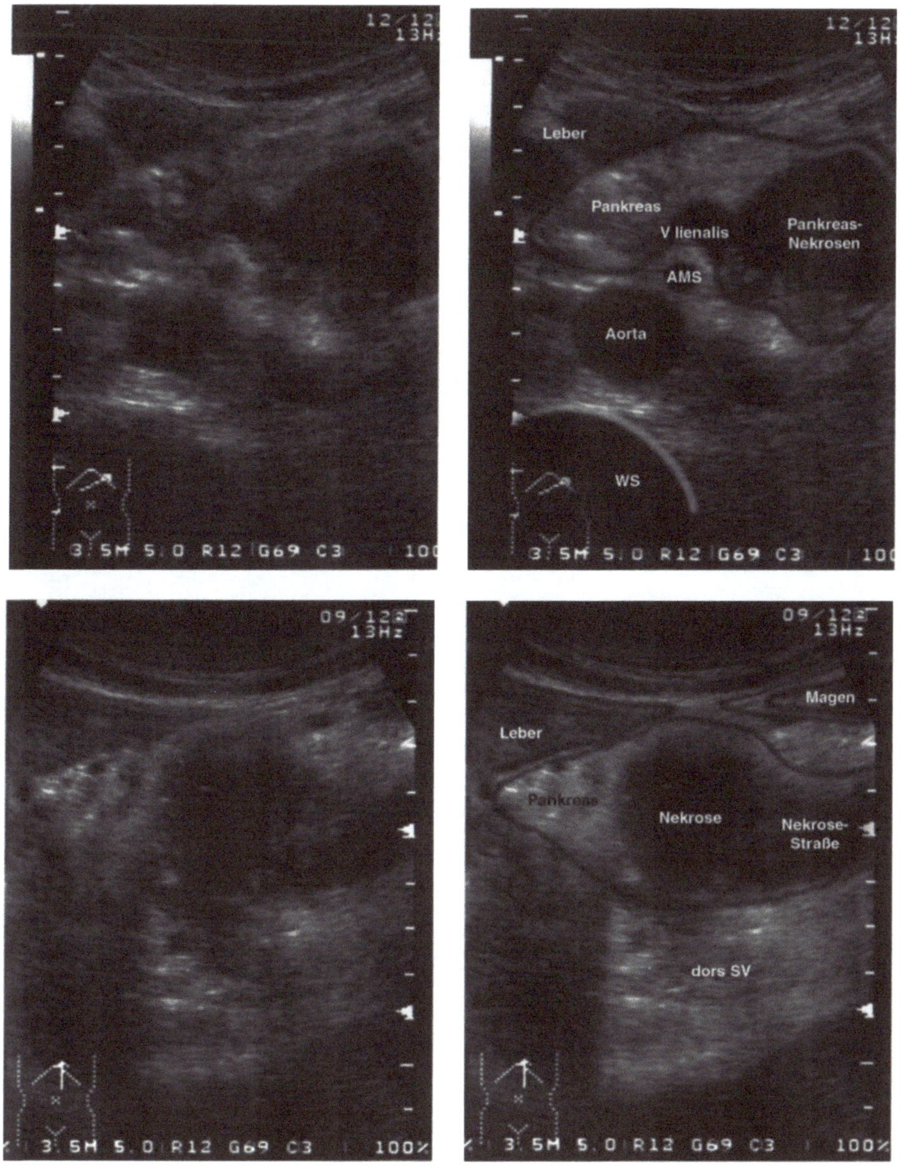

Abbildung 2.154 a, b

Hämorrhagisch nekrotisierende Pankreatitis mit beginnender liquider Organdestruktion und Übergriff der Nekrosen auf die Mesenterialwurzel. **a** Im modifizierten Oberbauchquerschnitt, **b** im Längsschnitt

- **Ödematöse Pankreatitis mit Teilnekrosebildung:** In diesem Stadium der beginnenden, umschriebenen liquiden Verflüssigung, d. h. Teilnekrosebildung innerhalb des ödematös aufgetriebenen Organs, kommt es zu einer sich fortsetzenden Schwellung sowie zu vereinzelten Einblutungen in Nekrosebezirke (Abb. 2.152). Derartige Nekroseareale imponieren deutlich echoärmer als das sie umgebende ödematös aufgetriebene Parenchym. Sie erscheinen inhomogen mit echoreichen Einschlüssen. Charakteristisch für dieses Entzündungsstadium sind zudem ein fortschreitender Formverlust des Organs sowie die Zunahme des peripankreatischen Exsudats (Abb. 2.153).
- **Hämorrhagisch nekrotisierende Pankreatitis:** Die totale, hämorrhagisch nekrotisierende Pankreatitis mit beginnender bzw. völliger liquider Organdestruktion ist sonomorphologisch charakterisiert durch den völligen Verlust der Organstruktur. Es zeigen sich zunehmend echoarme bis echofreie unregelmäßig konturierte nekrotische/liquide Bezirke in der Pankreasloge (Abb. 2.154 u. 2.155).

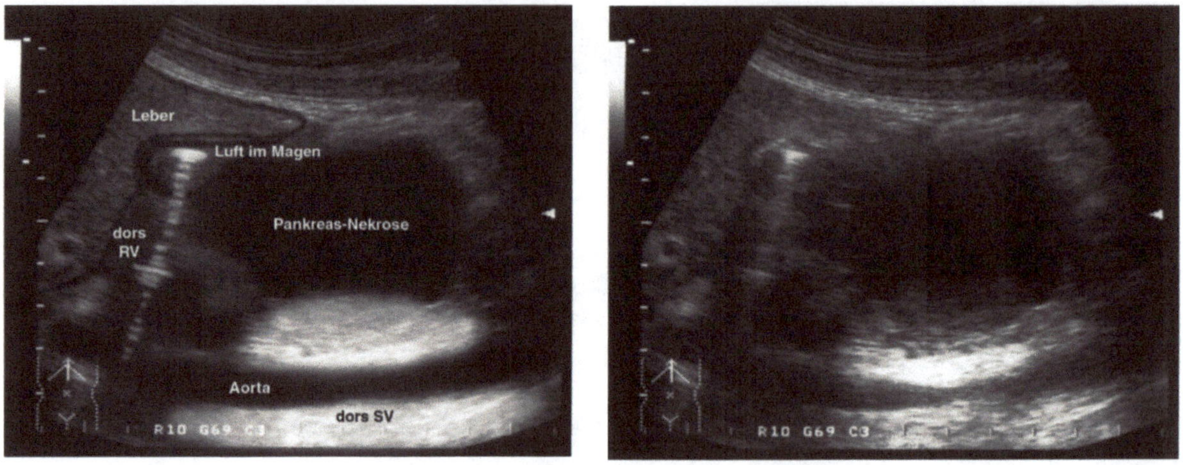

Abbildung 2.155

Totale hämorrhagisch nekrotisierende Pankreatitis mit vollständiger liquider Organeinschmelzung und ausgedehnter Nekrosestraße in die Mesenterialwurzel

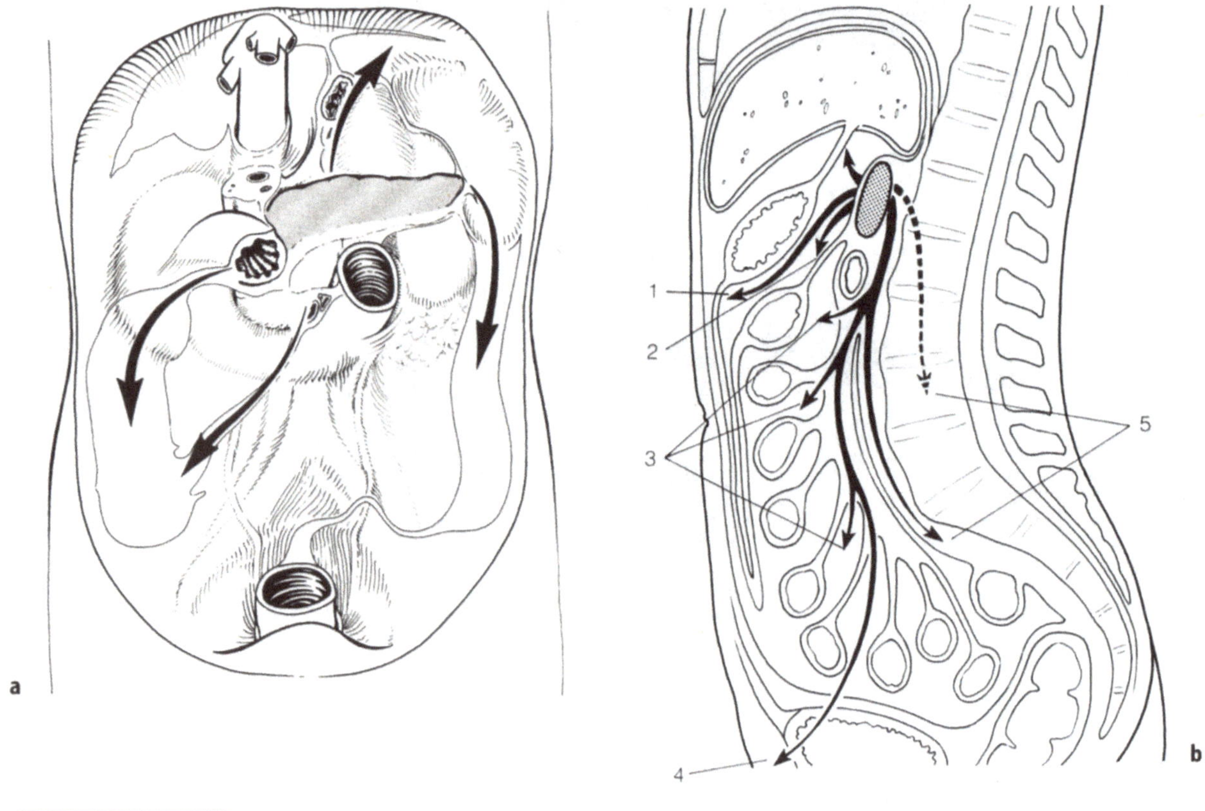

Abbildung 2.156 a, b

Ausbildung der Nekrosestraßen im Horizontal- (**a**) und Sagittalschnitt (**b**) (*1*) in Bursa omentalis, (*2*) ins Mesocolon transversum, (*3*) ins Dünndarmmesenterium und die freie Bauchhöhle, (*4*) ins kleine Becken und Douglas, (*5*) ins Retroperitoneum, Infektion der Wirbelsäule. (Nach [30])

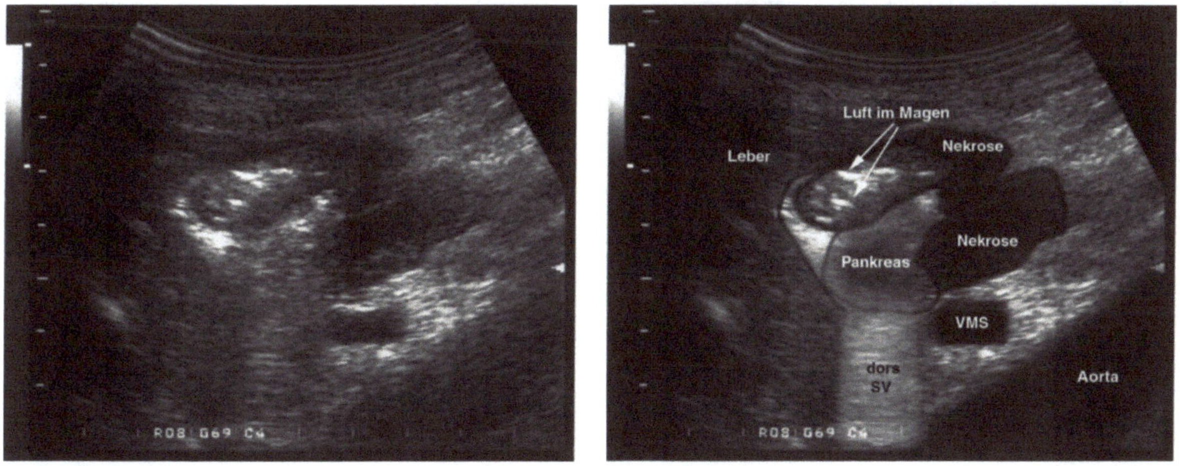

Abbildung 2.157

Hämorrhagisch nekrotisierende Pankreatitis mit Ausbildung von Nekrosestraßen in die Bursa dorsokaudal des Magens, und in die Mesenterialwurzel

Durch Austreten des Pankreassekrets bilden sich zudem unterschiedlich ausgeprägte Fettgewebsnekrosen in der Umgebung des Organs. Derartige Nekrosen konfluieren in Abhängigkeit von Quantität und Qualität des austretenden Sekrets zu sog. Nekrosestraßen, die sich vornehmlich perisplenisch bis linkssubdiaphragmal und beidseits retroperitoneal in der rechts- und linksparakolischen Rinne sowie den Pararenalräumen bis hin in das kleine Becken ausbreiten (Abb. 2.156). Bei Schwerstverläufen dehnen sich die Nekrosestraßen zudem nach ventrokaudal in Richtung Mesenterialwurzel aus. Zum sonographischen Nachweis von in das Mesenterium reichenden Nekrosestraßen dient die A. mesenterica superior als Leitstruktur (Abb. 2.157).

Sonomorphologisch stellen sich die Nekrosestraßen als inhomogen-echoarm bis fast echofreie Bänder, häufig mit innenliegenden streifigen echodichten Zonen dar (s. Abb. 2.154). Differentialdiagnostisch müssen Nekrosestraßen von Darmanteilen, Fettschichten, Gefäßen und Abszessen abgegrenzt werden. Insbesondere die vom Pankreasschwanz ausgehenden Nekrosen, die zwischen unterem Milzpol und linkem oberen Nierenpol hindurch in den Bereich der Fascia gerota und die linksparakolische Rinne absinken, sind leicht mit flüssigkeitsgefüllten Darmabschnitten zu verwechseln.

Zusätzlich kompliziert wird die hämorrhagisch nekrotisierende Pankreatitis durch endogene oder exogene bakterielle Infektionen der Nekrosen und der damit verbundenen Ausbildung von Pankreasabszessen. Diese stellen sich sonographisch als echofreie bis gemischt echogene unregelmäßig begrenzte Massen dar (Abb. 2.158). Selten kommt es zur Ausbildung einer sonographisch darstellbaren Abszeßwand. Im Vergleich dazu imponieren infizierte Pankreaspseudozysten echogen mit deutlicher, die Zyste begrenzender Wandstruktur.

In diesem Stadium lassen sich häufig ein begleitend auftretendes hämorrhagisches Exsudat in der freien Bauchhöhle und ein linksseitiger Pleuraerguß nachweisen.

Gelegentlich kommt es auch zu einer entzündlichen Mitbeteiligung der Pfortaderwand und damit zur Thrombose der V. portae und ihrer Zuflüsse. Sehr frische Thromben können sonographisch extrem echoarm sein, so daß sie sich der konventionellen B-Bild-Sonographie weitgehend entziehen. Indirekte Zeichen wie mangelnde Komprimierbarkeit der Pfortader sind in diesen Fällen richtungsweisend, beweisend ist ausschließlich der fehlende Flußnachweis in der Dopplersonographie (s. Kap. 2.7.7, Abb. 2.285).

Da die unterschiedlichen Stadien der akuten Pankreatitis jeweils ein schweres Krankheitsbild mit unterschiedlichen Verlaufsformen darstellen, sind nach Abschluß der klinischen, laborchemischen, sonographischen und ggf. computertomographischen Primärdiagnostik im Rahmen der Verlaufsbeurteilung neben Klinik und Labor engmaschige sonographische Kontrollen indiziert. Des weiteren erlauben regelmäßige sonographische Untersuchungen in der postakuten Krankheitsphase und anschließend in 3monatigen Abständen nach Ausheilung der Entzündung Spätfolgen zu dokumentieren. So kommt es bei mehr als 10 % der Patienten mit hämorrhagisch nekrotisierender Pankreatitis zur Ausbildung von Pseudozysten, die sich entweder spontan rückbilden oder einer sonographiegestützten Punktion bzw. bei Ausbildung einer ausreichenden Pseudozystenwand einer endosonographiegestützten transgastralen Doppel-pigtail-Drainage oder alternativ einer Drainageoperation zugeführt werden können [5, 23, 28] (Abb. 2.159).

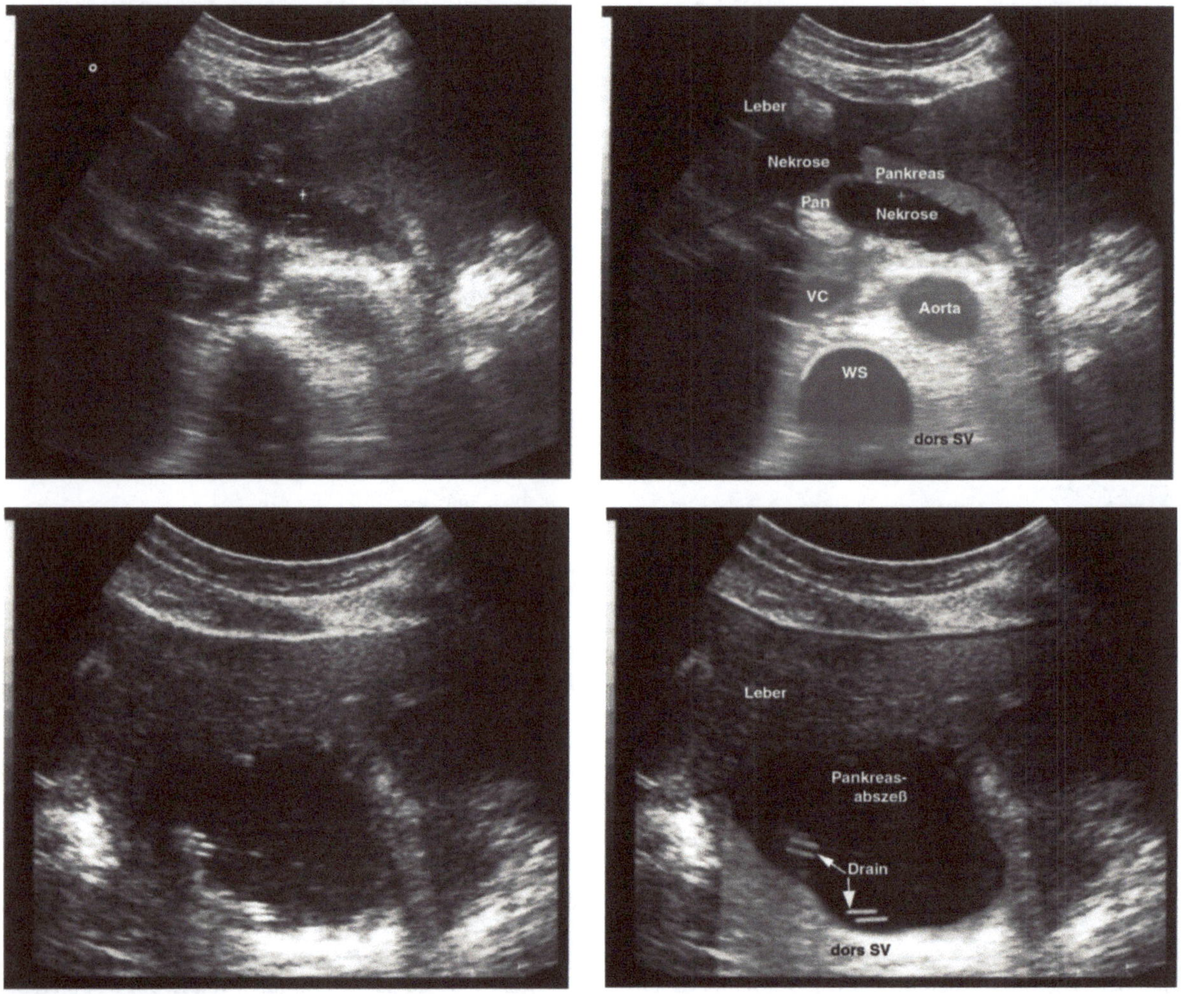

a

b

Abbildung 2.158 a, b

Pankreasabszeß in Oberbauchquerschnitt (**a**) und Oberbauchlängsschnitt (**b**), hier mit liegender Drainage

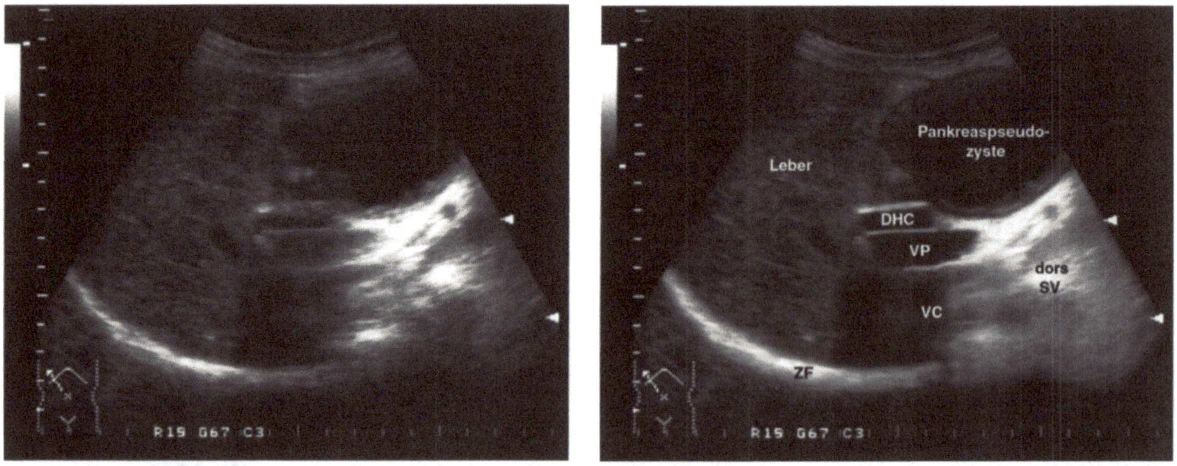

Abbildung 2.159

Etwa 5 cm durchmessende Pankreaspseudozyste im Kopfbereich bei Z. n. hämorrhagisch nekrotisierender Pankreatitis

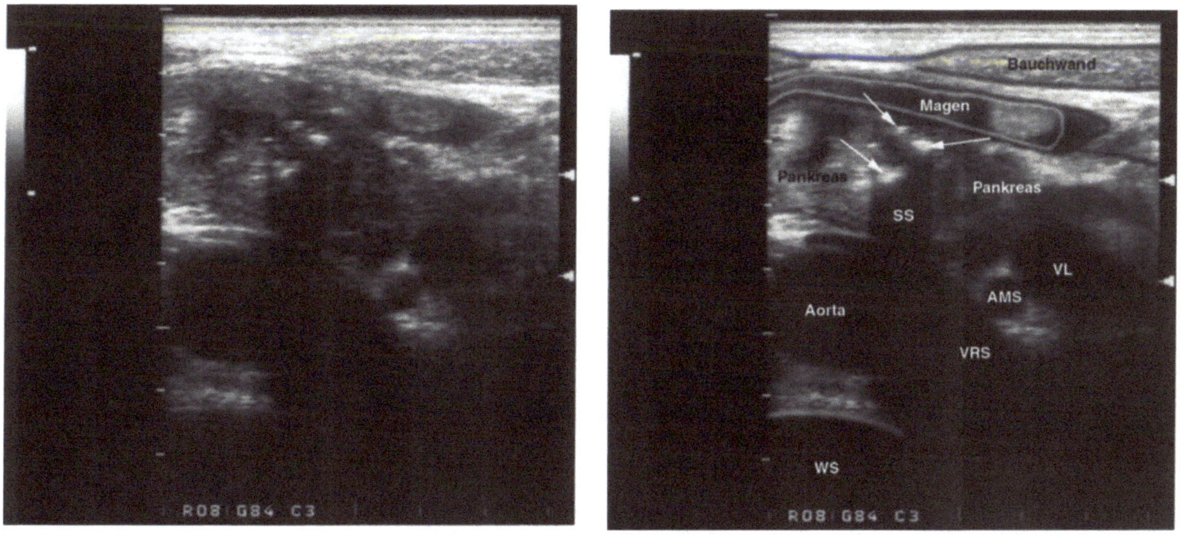

Abbildung 2.160

Chronische Pankreatitis mit fokalen Nekrosen und Fibrosen. Auffallend ist die Parenchyminhomogenität mit echoarmen und echoreichen Arealen als Ausdruck der beginnenden Fibrosierung bzw. Kalzifizierung (*Pfeile*) des Organs

2.3.5.2 Chronische Pankreatitis

Bei der chronischen Pankreatitis können sowohl das gesamte Organ wie auch nur Teile davon betroffen sein. Mit einer segmentären chronischen Entzündung ist in bis zu 45% der Fälle zu rechnen [31].

Basierend auf den dominierenden Strukturveränderungen werden unterschieden [20]:

- die chronische Pankreatitis mit fokaler Nekrose,
- die chronische Pankreatitis mit segmentaler oder diffuser Fibrose,
- die chronische Pankreatitis mit oder ohne Kalzifikation/Steine.

Eine Sonderform der chronischen Pankreatitis ist die obstruktive Verlaufsform, die durch eine Erweiterung des zentral der Obstruktion gelegenen Hauptganges sowie durch eine diffuse Atrophie der Acini und eine gleichförmige diffuse Fibrose gekennzeichnet ist [20]. Verkalkungen sind selten, im Gegensatz zur nichtobstruktiven chronischen Pankreatitis stellt die endoskopische bzw. operative Beseitigung der Obstruktion eine ausgezeichnete Therapieoption dar und führt in aller Regel zu eindeutigen Verbesserungen der Organfunktion.

Der auffallendste sonomorphologische Befund bei der chronischen Pankreatitis ist die Änderung der Parenchymstruktur. Bedingt durch Verkalkungen und Parenchyminhomogenitäten kommt es zu Änderungen von Echoamplitude und Reflexmuster (Abb. 2.160). Abhängig vom Stadium und der Aktivität der Erkrankung ergibt sich dadurch eine Vielfalt sonographischer Befunde. Unregelmäßig in das Grundmuster eingestreute intensive Einzelechos erscheinen je nach Ausmaß der Fibrosierung oder Kalzifizierung des Organs feinkörnig oder grobschollig und lassen in Einzelfällen Schallschatten mit dorsalem Auslöschphänomen erkennen. Im Gegensatz dazu erscheint die chronisch sklerosierende Pankreatitis sonographisch eher echoarm bis mäßig echogen mit feinkörnigem Parenchymmuster. Liegt eine kalzifizierende Pankreatitis vor, so sind die kalzifizierungsbedingten Echos in aller Regel als echodichte Formationen mit dorsaler Schallauslöschung nachweisbar. Bei geringerer Ausprägung können sie jedoch auch von ähnlicher Intensität wie die des umgebenden retroperitonealen Fett- und Bindegewebes sein [19]. Hinter dieser Echogleichheit kann sich röntgenologisch eindeutig nachweisbarer Kalk der sonographischen Untersuchung entziehen (Abb. 2.161).

Bei überwiegend entzündlicher Komponente kann das chronisch entzündlich veränderte Pankreas normal groß bis vergrößert sein und in Einzelfällen bei fokalbetonter chronischer Pankreatitis zur Verwechslung mit tumorös aufgetriebenen Pankreasanteilen Anlaß geben. Mit zunehmender Fibrosierung und Vernarbung des Organs kommt es zur Parenchymschrumpfung mit teilweise bizarrer Einziehung der Außenkontur (Abb. 2.162).

Von besonderer Bedeutung bei der sonographischen Beurteilung des chronisch entzündlich veränderten Pankreas ist die Darstellung und Beurteilung des Ductus pancreaticus. Bei einem Durchmesser von >2 mm ist dies als relativ sicheres Zeichen für ein Abflußhindernis zu werten [5, 25] (s. Abb. 2.161). Vereinzelt lassen sich sonographisch auch Konkremente im Pankreasgang mit

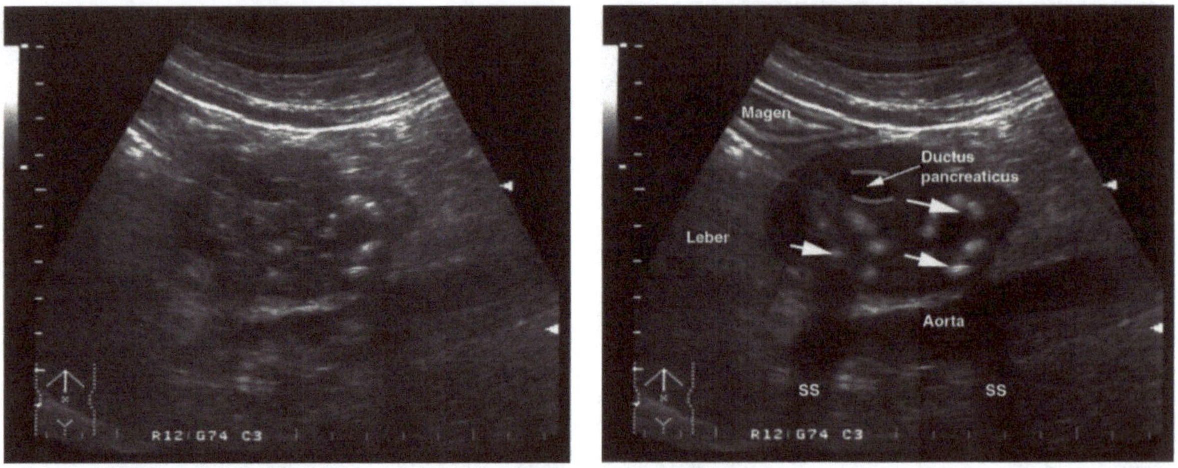

Abbildung 2.161

Chronisch kalzifizierende Pankreatitis. Beachte die echoreichen Areale mit dorsaler Schallauslöschung (*Pfeile*) und die deutliche Aufweitung des Ductus pancreaticus

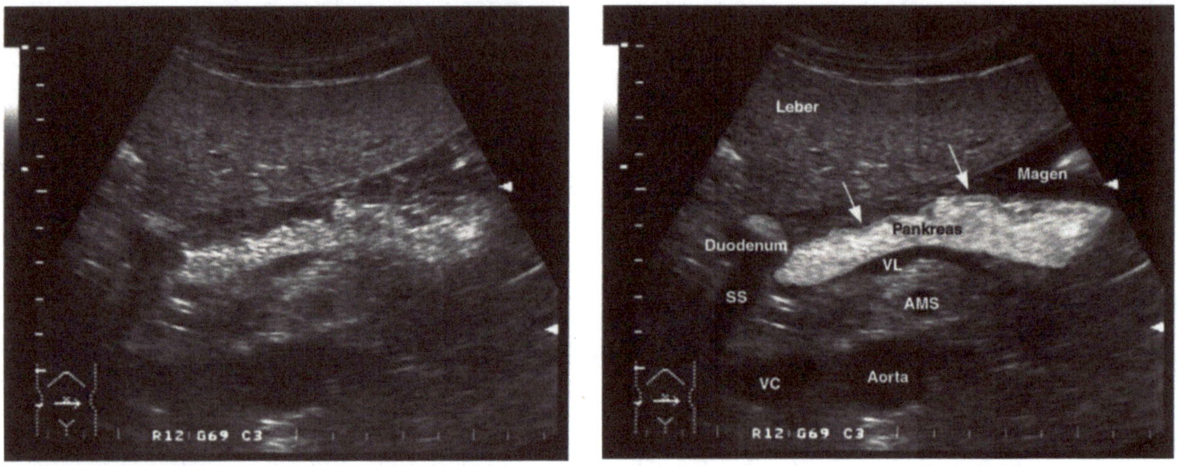

Abbildung 2.162

Chronisch persistierende („ausgebrannte") Pankreatitis mit ausgeprägter Parenchymschrumpfung und bizarrer Außenkontur

entsprechendem Schallschatten oder ein zentral der Obstruktion deutlich aufgeweiteter, peripher der Obstruktion abbrechender Pankreasgang nachweisen. Neben dem erweiterten Pankreasgang müssen aus viszeralchirurgischer Sicht auch organspezifische Befunde im Sinne von Begleitkomplikationen wie z. B. Veränderungen im Bereich der intra- und extrahepatischen Gallenwege sonographisch überprüft und dokumentiert werden.

2.3.5.3 Pankreaszysten und -pseudozysten

Ätiologisch lassen sich die zystischen Pankreasveränderungen nach Becker [1] unterteilen in:

- Pseudozysten (tryptisch-nekrotisch, posttraumatisch) (s. Abb. 2.159),
- Retentionszysten (infolge Gangobstruktion),
- dysontogenetische Zysten,
- neoplastische Zysten (Zystadenom, Zystadenokarzinom),
- parasitäre Zysten (Echinokokkose).

Nach akuter nekrotisierender Pankreatitis ist in 2–8 % der Fälle mit der Entwicklung von Pseudozysten, im

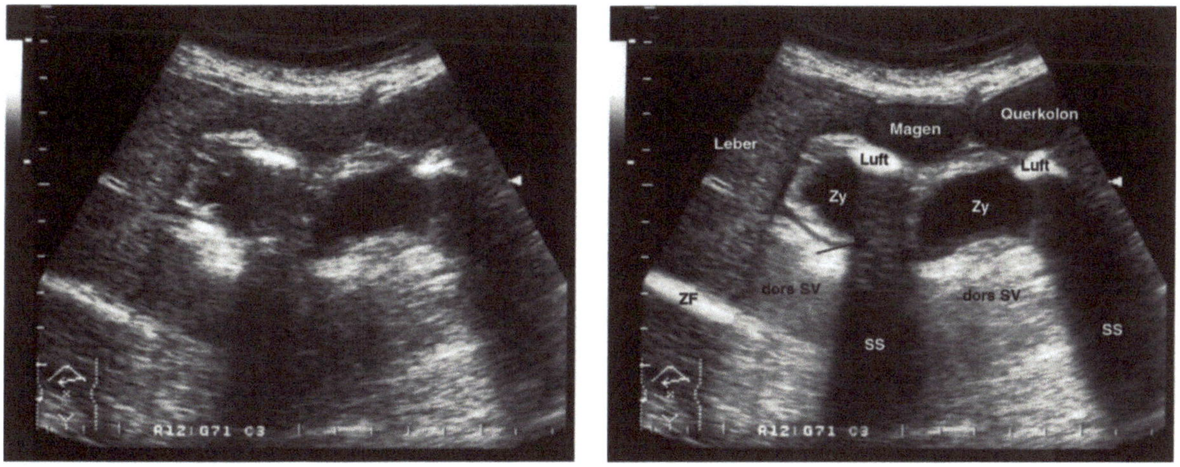

Abbildung 2.163

Infizierte Pankreaspseudozysten (*Zy*) bei pseudozystojejunaler Fistel. Nachweis von Luft durch echoreiche, gleißende Schallreflexe mit dorsaler Schallauslöschung bzw. Reverberationsechos (*Pfeil*)

Rahmen der chronischen Pankreatits infolge rezidivierender entzündlich nekrotischer Schübe in 20–50 % der Fälle mit der Ausbildung von Pseudozysten zu rechnen [1, 6].

Die Pseudozysten unterscheiden sich pathologisch-anatomisch von echten Zysten durch die fehlende Epithelauskleidung bei allerdings identischem sonographischem Erscheinungsbild, d.h. einer zumeist vom Pankreasparenchym ausgehenden rundlichen bis ovalären, echoarmen bis freien Raumforderungen mit einer unterschiedlich stark ausgeprägten echoreichen Wandbegrenzung und obligaten „Zystenkriterien" (dorsale Schallverstärkung, Zystenrandschatten) (s. Abb. 2.159).

Die Pseudozyste, die anfangs häufig mit blutigem Detritus, später infolge resorptiver Vorgänge mit klarer Flüssigkeit gefüllt ist, entsteht auf dem Boden einer konsolidierten, intra- und extrapankreatisch gelegenen und sich sonographisch echoarm darstellenden tryptischen Nekrose. Seltener kommt es zur Ausbildung von Pseudozysten nach Pankreastraumen.

Sonographisch lassen sich sowohl die echten Pankreaszysten wie auch die Pankreaspseudozysten in mehr als 90 % der Fälle darstellen.

Die postpankreatischen Pseudozysten sind in ca. 70 % der Fälle in der Pankreasloge, in ca. 30 % extrapankreatisch im Bereich tryptischer Nekrosestraßen lokalisiert [26, 27].

Pseudozysten entwickeln im zeitlichen Verlauf eine therapeutisch kaum zu beeinflussende Eigendynamik [20]. Zunächst kommt es durch Einsickern von Drüsensekret bzw. Einblutungen zu einer kontinuierlichen Volumenzunahme mit homogenen oder inhomogenen, diffus verteilten, echoreichen Binnenstrukturen, die von flüssigen, echoarmen Arealen unterbrochen werden.

CAVE: Lassen sich grobe und intensiv aufleuchtende helle Schallreflexe mit fakultativer Schallauslöschung nachweisen, muß das Vorhandensein gasbildender Bakterien oder die Kommunikation zum Darmlumen vermutet werden [20] (Abb. 2.163)!

Im Stadium der Zystenklärung wird der Zysteninhalt zunehmend echofrei. Vereinzelt sind Inseln von Zelldetritus, die sich als echogene Plaques deutlich von der ansonsten weitgehend echofreien Binnenstruktur der Zyste abheben, darstellbar [20]. Mit zunehmender Reifung der Pseudozyste wird die Abgrenzung zur Umgebung schärfer; es entsteht ein deutliches Wandecho, das als indikatorische Entscheidungshilfe vor Drainageoperationen herangezogen werden kann. Ab einer Wandstärke von ca. 2 mm ist die Pseudozyste operativ drainagefähig (Abb. 2.164).

In 8–20 % der Fälle gewinnen entzündlich bedingte Pseudozysten im Verlauf der Zystenreifung Anschluß an das Pankreasgangsystem oder benachbarte Hohlorgane [26, 2]. In diesen Fällen kommt es zur spontanen Rückbildung des Befundes. Indikation zur Sonographie ist hier die Verlaufskontrolle. Deutlich seltener kommt es zur freien Zystenperforation und Entleerung des Zysteninhaltes in die Bauchhöhle [6]. Sonomorphologisch ist dieses Krankheitsbild neben der akuten Klinik durch das plötzliche Auftreten eines pankreatogenen Aszites charakterisiert.

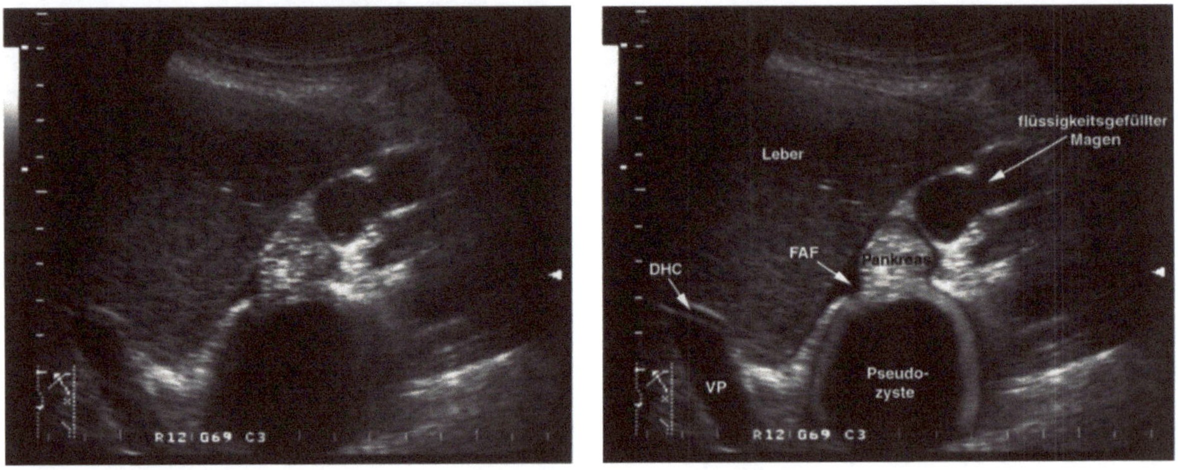

Abbildung 2.164

Reife Pankreaspseudozyste mit 3–4 mm Wandstärke; operative Drainagefähigkeit gegeben

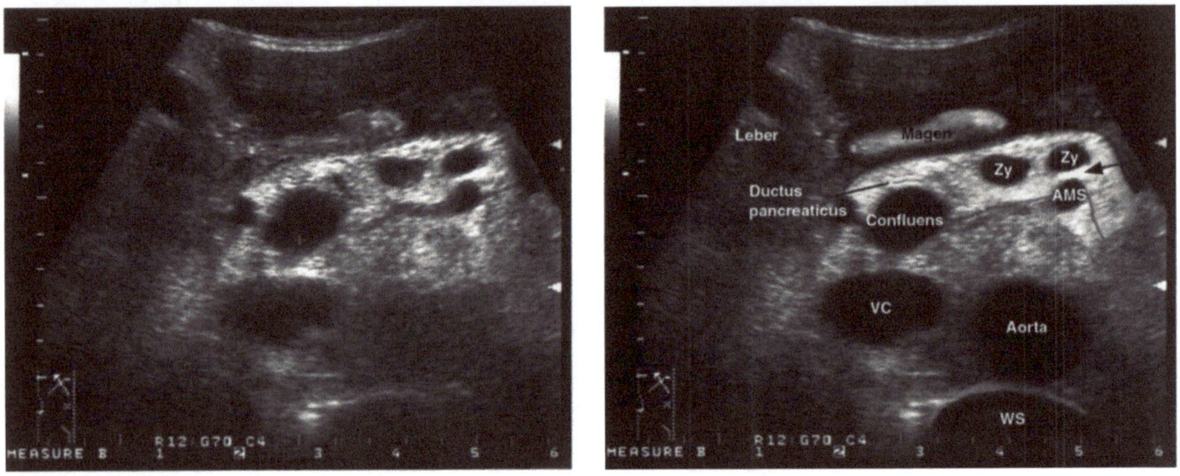

Abbildung 2.165

Chronische Pankreatitis mit Darstellung von 2 kleinen Retentionszysten (*Zy*) im Pankreaskorpus. Die laterale Zyste weist im dorsalen Areal eine fokale Wandkalzifikation auf (*Pfeil*)

Die chronische Pankreatitis führt neben akuten tryptischen Schüben mit ihren morphologischen Folgeerscheinungen im Rahmen des häufig langjährigen Verlaufes auch zu okklusionsbedingter Dilatation umschriebener Gangabschnitte und damit zur Entwicklung von Retentionszysten [6]. Diese zeigen sich je nach Lokalisation sonomorphologisch als rundlich bis ovaläre, meist solitäre Raumforderungen, die sich den anatomischen Grenzen des Organs anpassen. Die Zystenwand ist in der Regel glatt, selten sind Wandkalzifikationen nachweisbar (Abb. 2.165). In der sonomorphologisch echofreien Zyste liegender, nicht resorbierter Zelldetritus flottiert oder sedimentiert lageabhängig in der Zystenflüssigkeit. Häufig können in der echofreien Zyste Pankreassequester dargestellt werden, die sich sonomorphologisch nicht oder nur schwer von frischen Einblutungen, älteren Koageln oder Abszedierungen unterscheiden lassen. Meist findet sich ein relativ gleichförmiges Bild diffus verteilter, echoreicher Binnenstrukturen, die sich mit echoarmen Arealen abwechseln. Regelmäßig lassen sich Eintritts- und Austrittsechos sowie eine dorsale Schallverstärkung nachweisen [20].

Dysontogenetische, neoplastische und parasitäre Zysten sind differentialdiagnostisch von Pseudozysten und Retentionszysten zu trennen, jedoch insgesamt eher selten. Ihre Häufigkeit liegt bei 10–15 % aller zystischen Pankreasprozesse [35]. Insbesondere bei den seltenen Echinokokkuszysten lassen sich spezifische aus der Lebersonographie bekannte sonomorphologische Befunde erheben (Abb. 2.166–2.168).

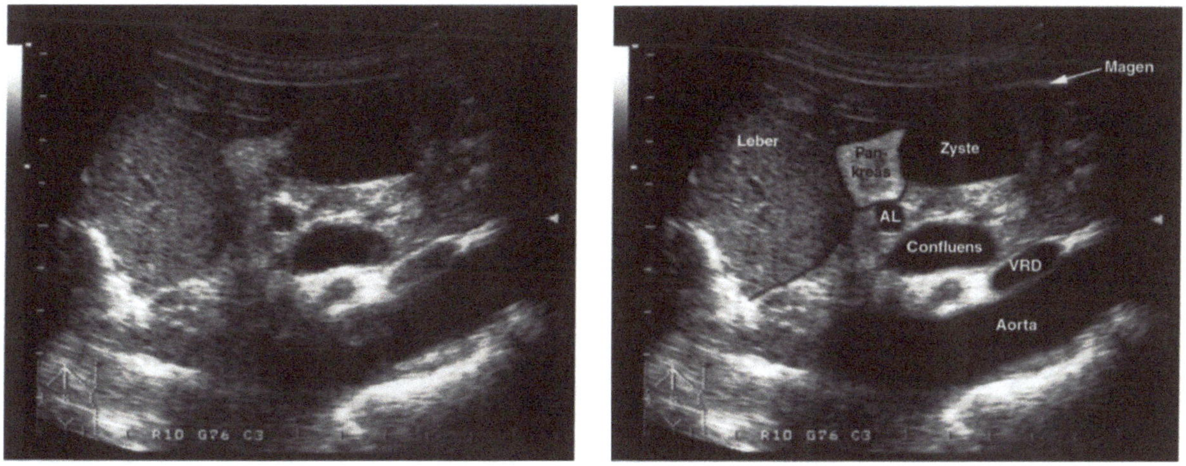

Abbildung 2.166

Oberbauchlängsschnitt, dysontogenetische Pankreaszyste am Kopf-Korpus-Übergang

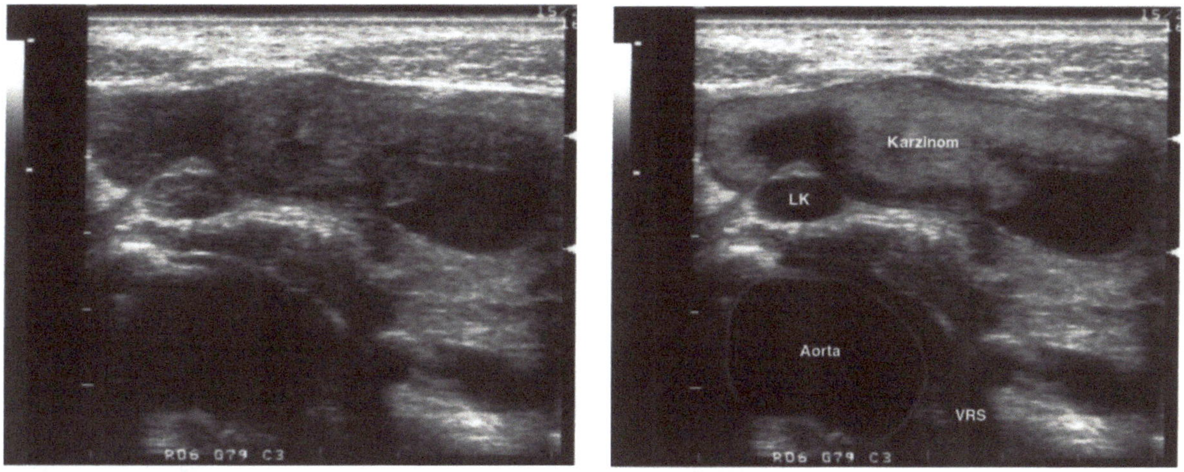

Abbildung 2.167

Zystadenokarzinom des Pankreas, inhomogene Auftreibung des Pankreaskorpus mit zystischen Arealen im lateralen Bereich des Tumors. Präaortal kommt ein Lymphom zur Darstellung

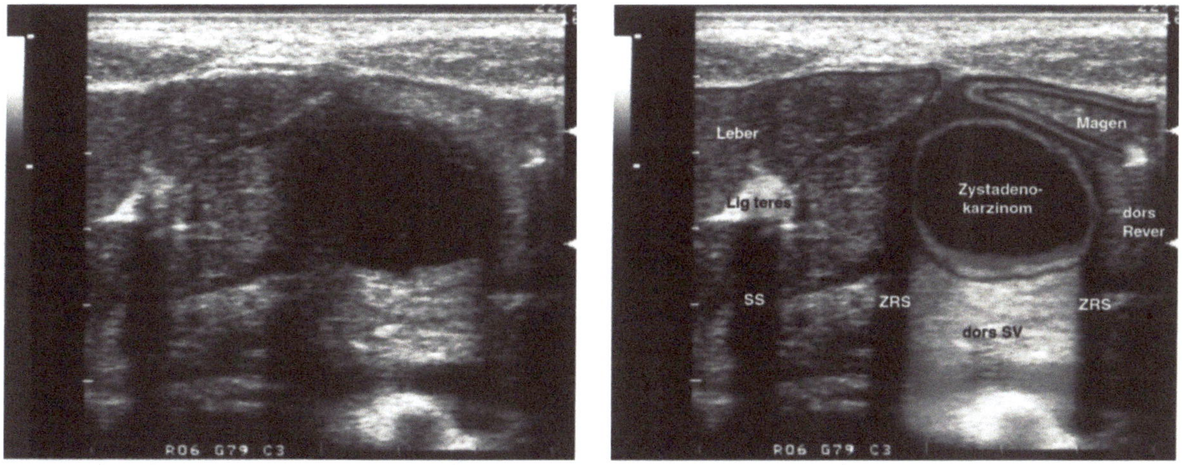

Abbildung 2.168

Neoplastische Pankreaszyste. Histologisches Ergebnis: Zystadenokarzinom des Pankreas

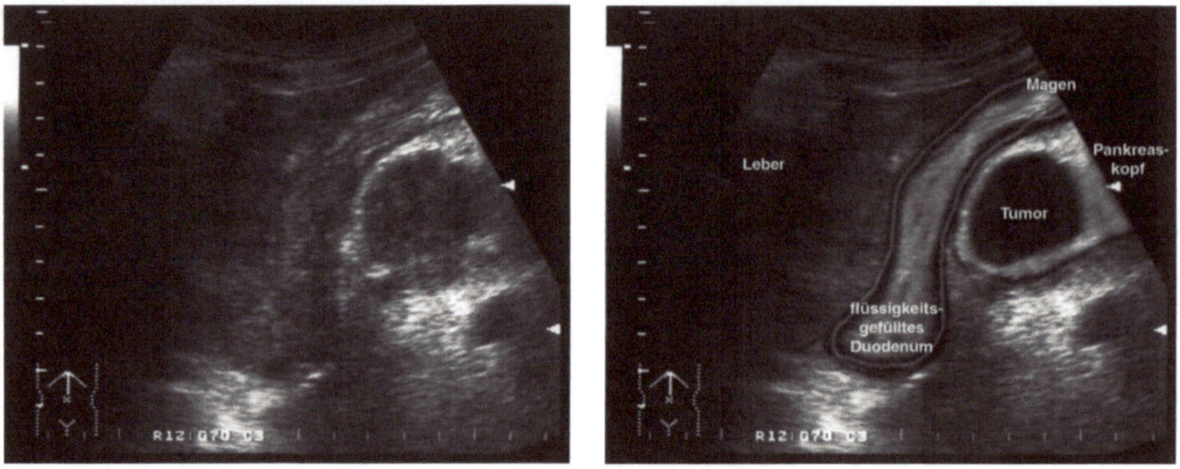

Abbildung 2.169

Echoarme, etwas inhomogene, noch glatt begrenzte Raumforderung im Pankreaskopf, kein Nachweis einer Organüberschreitung. Histologisches Ergebnis: Pankreaskopfkarzinom

2.3.6 Sonopathologie des Pankreas – Neoplasien

2.3.6.1 Pankreaskarzinom

Solide Pankreasneoplasien sind in der überwiegenden Mehrzahl maligne, in ca. 90 % der Fälle handelt es sich um Adenokarzinome der Gangepithelien [19].

Zwei Drittel der Tumoren sind im Pankreaskopf lokalisiert und sonomorphologisch leichter faßbar als vergleichbare, häufig von Intestinalgas überlagerte Tumoren im Korpus- und Schwanzbereich [19]. Trotz der guten sonomorphologischen Exposition von Pankreaskopfneoplasien gelingt die Früherkennung des Bauchspeicheldrüsenkrebses nur in seltenen Fällen (Abb. 2.169), da die Erkrankung im Frühstadium meist keine oder nur unspezifische Symptome verursacht. Eine Ausnahme bildet lediglich das kleine Papillenkarzinom, das aufgrund der relativ früh eintretenden Cholestase auffällt (s. Abb. 2.172). Symptome wie Oberbauchschmerz, Gewichtsverlust, häufig kombiniert mit zunehmendem Ikterus, sind in aller Regel Spätfolgen eines dann inkurablen Tumorleidens.

Eindeutige und reproduzierbare sonographische Diagnosekriterien existieren für das Pankreaskarzinom nicht. Sonographisch wird das Pankreaskarzinom in erster Linie an den direkt nachweisbaren Veränderungen der Pankreasmorphologie erkannt. Zu beachten sind allerdings auch Sekundärbefunde an Leber, Lymphknoten und dem peripankreatischen Gefäßsystem, die ebenfalls auf die Malignität eines Pankreasprozesses hinweisen können.

Sonomorphologisch stellt sich das Pankreaskarzinom in der Regel als echoarme, unscharf und unregelmäßig polizyklisch begrenzte Struktur im Pankreas dar (s. Abb. 2.171). Bei hoher Geräteauflösung lassen sich vereinzelt pseudopodienartige Ausläufer in das gesunde Pankreasparenchym erkennen [19]. Bei zunehmender Tumorgröße werden echoreiche Einschlüsse als Ausdruck regressiver Veränderungen gefunden. Große, organüberschreitende Tumoren sind charakterisiert durch ausgeprägte Vorwölbung bzw. Unterbrechung der Organkontur (Abb. 2.170 u. 2.171). Tumoren, die vornehmlich eine kraniokaudale Wachstumsrichtung zeigen, können sich im Pankreaslängsschnitt der sonographischen Diagnose entziehen und müssen in systematischen Pankreasquerschnitten abgebildet werden.

Eine Steigerung der sonographischen Treffsicherheit gelingt unter Berücksichtigung sog. indirekter Zeichen wie umschriebene Strukturveränderung und Konturvorwölbung. Bedingt durch Verlegung oder Verdrängung kommt es in der Bauchspeicheldrüse selbst zur Erweiterung des Ductus pancreaticus, der bei einem Durchmesser von >3 mm als hochgradig pathologisch angesehen werden muß. Papillennahe Karzinome führen in frühen Stadien zu einer posthepatischen Cholestase mit Erweiterung der extra- und intrahepatischen Gallenwege (Abb. 2.172; s. Abb. 2.170). Unterscheidet sich die sonomorphologische Struktur des Tumors nur gering von der des umgebenden Gewebes, können zur besseren Differenzierung Verlagerung, Kompression oder Okklusion von Leitgefäßen herangezogen werden.

Des weiteren dienen regionäre Lymphome, Leberfilae und Aszites als indirekte Tumorzeichen. Bei fortgeschrittenen Tumoren kann im Einzelfall ein flüssigkeitsgefüllter Retensionsmagen infolge Duodenalstenose auf ein organüberschreitendes Pankreaskarzinom hinweisen.

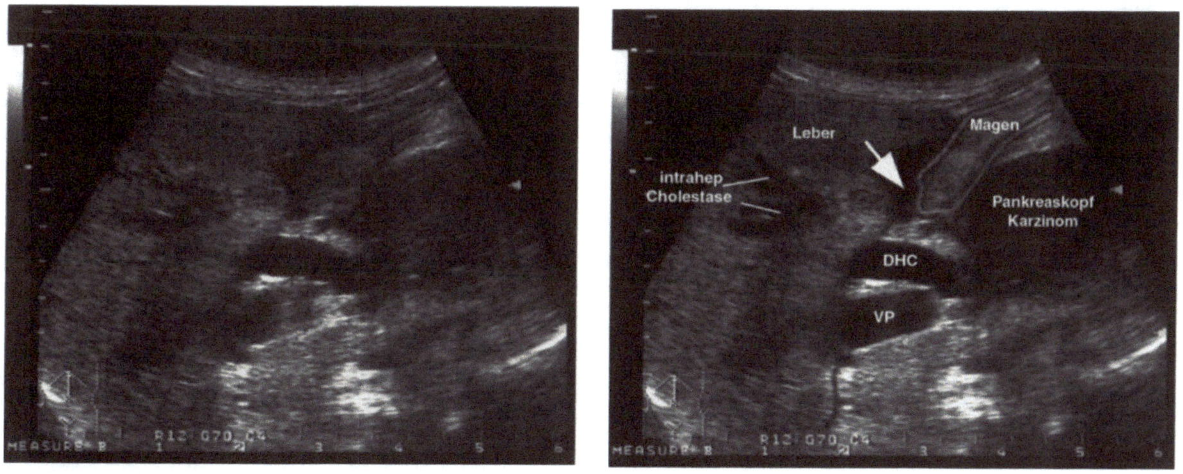

Abbildung 2.170

Großes Pankreaskopfkarzinom mit Kompression und pathologischer Aufweitung des DHC. Der subhepatisch darstellbare Aszites (*Pfeil*) wies bei der sonographiegestützten Punktion maligne Zellen auf, so daß Inoperabilität gegeben war

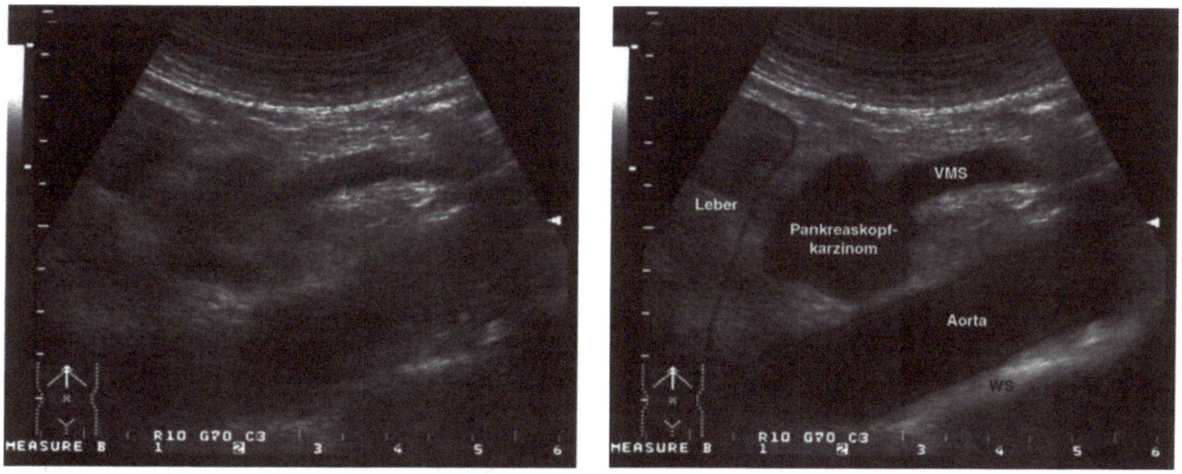

Abbildung 2.171

Echoarm verwaschene Raumforderung im Pankreaskopf mit Aufweitung der V. mesenterica superior bei bekannter chronischer Pankreatitis. In der sonographiegestützten Feinnadelaspirationsbiopsie wurde die Diagnose eines Adenokarzinoms gesichert

CAVE: Sonographische Befunde sind lediglich *Hinweise* auf ein Pankreaskarzinom, aber nie Beweise!

Differentialdiagnostisch kommt bei einer echoarmen Strukturveränderung, ggf. mit Konturvorwölbung und Unterbrechung, in erster Linie eine segmentäre chronische Pankreatitis in Betracht. Hier können Anamnese und sonographische Zusatzbefunde wie z. B. Verkalkungen eine der beiden Diagnosen wahrscheinlich machen.

Eine sichere Unterscheidung zwischen segmentärer Pankreatitis und Karzinom ist auch unter Heranziehung aller sonomorphologischen Befunde und zusätzlicher indirekter Sonokriterien nicht möglich.

In allen Zweifelsfällen sollte deshalb eine ultraschallgestützte Feinnadelbiopsie der Pankreasraumforderung durchgeführt werden. In geübter Hand stellt die Punktion eine effektive und sehr sichere Methode dar, die mit einer Sensitivität und Spezifität von über 90 % zur definitiven Diagnose führt [13, 11].

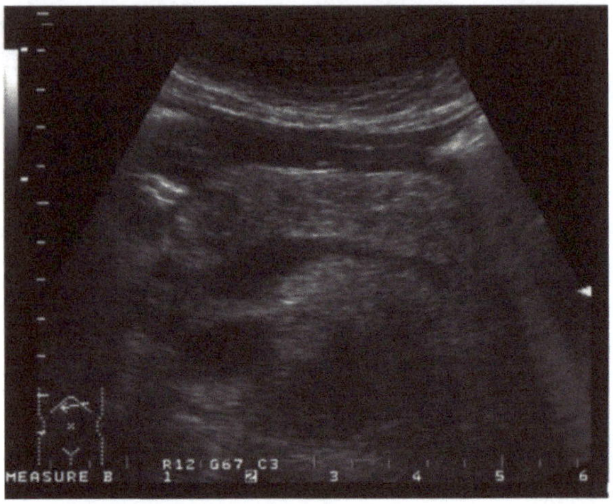

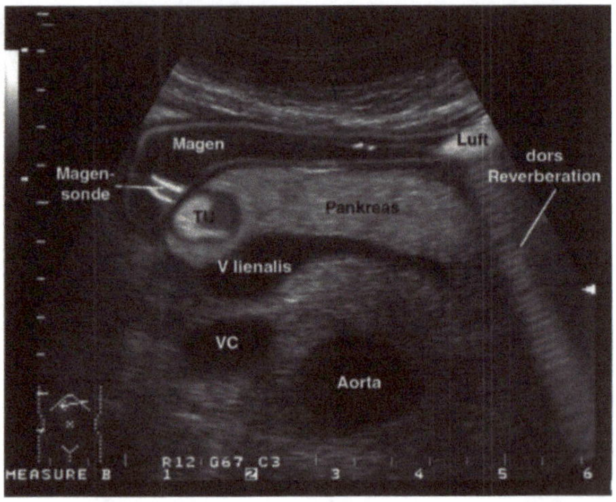

Abbildung 2.172

Kleines Papillenkarzinom, das durch eine frühzeitige extrahepatische Cholestase aufgefallen war. Sicherung des Befundes durch OP nach Whipple-Kausch. Histologisches Tumorstadium: T1 N0

Auch in der Differentialdiagnostik zystischer Raumforderungen ist die sonographiegestützte Punktion Mittel der Wahl [33]. Zwar sind sonomorphologische Aspekte beschrieben, die bei der Differenzierung von Zystadenomen, Zystadenokarzinomen und anderen zystischen Pankreasläsionen hilfreich sind, eine eindeutige Diagnosestellung ist jedoch nur anhand zytologischer bzw. histologischer Aussagen möglich [7].

Ist die Diagnose eines Pankreaskarzinoms gesichert, hängt das therapeutische Vorgehen von der lokalen Tumorausdehnung und der Metastasierung ab.

Therapiebestimmendes Tumorstaging ist deshalb die Hauptaufgabe der Sonographie.

Die Indikation zur partiellen Duodenopankreatektomie, zur duodenumerhaltenden Pankreaskopfresektion oder zu unterschiedlich ausgedehnten Pankreaslinksresektionen stellt sich ausschließlich bei R-0-resezierbaren Tumoren.

Die lokale Resezierbarkeit hängt entscheidend vom infiltrativen Wachstum und der Tumorbeziehung zu den Leitgefäßen ab. Als Kriterium für technische Inoperabilität gelten Infiltration des Leberhilus mit Ummauerung der Pfortader, das Einwachsen des Tumors in die Mesenterialwurzel mit Infiltration von A. und V. mesenterica superior sowie die tumoröse Ummauerung des Truncus coeliacus (Abb. 2.173). Bezüglich der Infiltration von relevanten peripankreatischen Gefäßen hat die Sonographie durch den Einsatz der farbkodierten Dopplerdarstellung eine entscheidende Bereicherung erfahren (s. Kap. 2.7, Intraabdominelle Gefäße).

Die Darstellung des Flußverhaltens in A. und V. mesenterica superior, lienalis und der V. portae erlaubt in vielen Fällen eindeutige Aussagen zum Ausmaß der Gefäßbeteiligung, so daß dem Patienten die invasive Angiographie erspart werden kann.

Sonomorphologisch imponiert die Gefäßbeteiligung als „Changing" vom laminären zum turbulenten Flow bzw. als kompletter Abbruch des farbkodierten Blutflusses (s. Abb. 2.173).

Die Tumorausdehnung in Richtung Milzhilus mit Stauung oder Thrombose der Milzvene und Splenomegalie sowie die Cholestase bei papillennahen Gangverschlüssen sind per se kein Hindernis zur R-0-Resektion. Peripankreatische Lymphknoten sind meist klein und entgehen häufig dem sonographischen Nachweis, allerdings spricht auch ein sonographisch positiver peripankreatischer Lymphknotennachweis bei der standardmäßig zu fordernden systematischen Lymphadenektomie nicht generell gegen einen sanierenden Eingriff im Sinne der R-0-Resektion (s. Abb. 2.167).

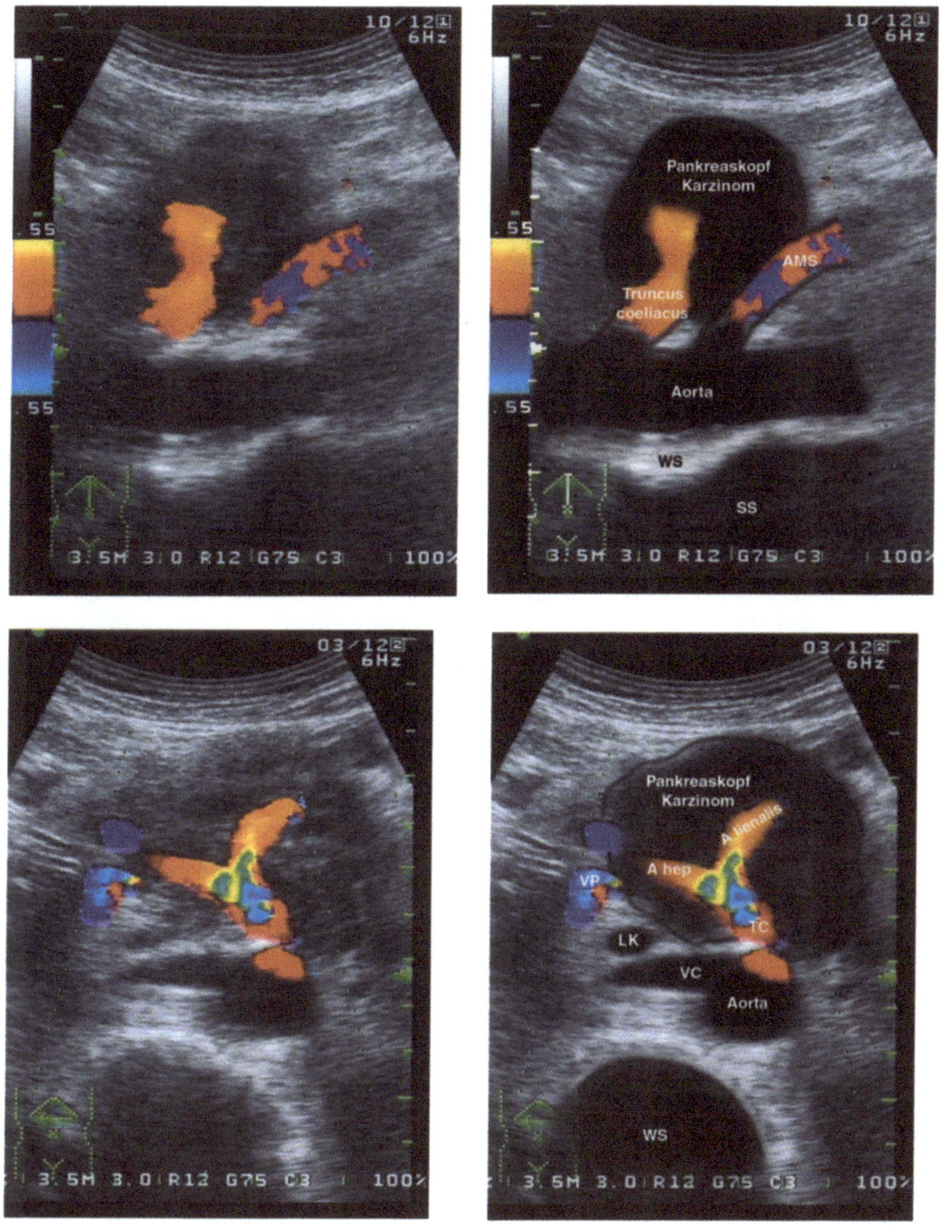

Abbildung 2.173

Pankreaskopfkarzinom mit Ummauerung von Truncus coeliacus (*TC*) und A. mesenterica superior. Aufgrund von Gefäßverdrängung und Einengung kommt es zu einem turbulenten Flußmuster, das sich in der farbkodierten Dopplersonographie darstellen läßt; es besteht lokale Inoperabilität

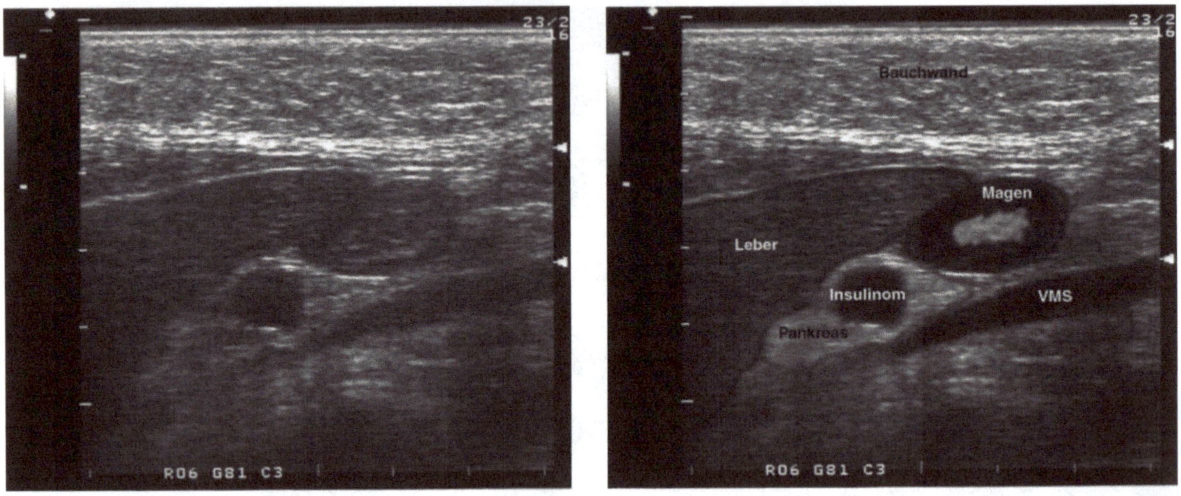

Abbildung 2.174

Knapp 1 cm großes Insulinom am Pankreaskopf-Korpus-Übergang

2.3.6.2 Endokrine Pankreastumoren

Endokrine Tumoren des Pankreas verursachen entsprechend ihrer hormonellen Aktivität unterschiedliche Krankheitsbilder. Dem Hypoglykämiesyndrom liegt ursächlich das Insulinom, dem Zollinger-Ellison-Syndrom das Gastrinom, dem Glukagonomsyndrom - das Glukagonom und dem Werner-Morrison-Syndrom - das VIP-om und PP-om zugrunde.

Die genannten Tumorentitäten unterscheiden sich hinsichtlich ihrer Häufigkeit, ihrer Dignität, ihrer Lokalisation, ihrer Zahl und Größe [16]. Klinisch inapparente endokrine Tumoren des Pankreas werden in 0,4–1,5% bei nichtselektionierten Autopsien gefunden. In 70% aller Fälle handelte es sich um Insulinome (Abb. 2.174), beim Rest hauptsächlich um Gastrinome; extrem selten sind Vipome und Glukagonome (s. Abb. 2.150 u. 2.164). Der diagnostische Beitrag der Sonographie besteht vornehmlich in der präoperativen Tumorlokalisation. Allerdings kann selbst bei laborchemisch gesicherten endokrinen Tumoren die sonographische Lagebestimmung äußerst schwierig sein, da die Tumoren in der Regel klein und häufig im schwer einsehbaren Pankreaskorpus- und -schwanzbereich angesiedelt sind. Hinzu kommt speziell beim Gastrinom die in 20–40% zu erwartende Multizentrizität mit extrapankreatischer Tumormanifestation [10, 18] (s. Abb. 2.175).

Erfolgversprechend ist die Sonographie endokriner Pankreastumoren nur bei außerordentlich guter Vorbereitung der Patienten, d. h. 12stündiger Nahrungskarenz und vorausgegangener Gabe von Karminativa [16].

Zur Untersuchung sollte ein Konvexscanner mit möglichst 5 MHz Ultraschallfrequenz zur Anwendung kommen, um eine entsprechende Auflösung zu garantieren. Die Untersuchung wird im Standardlängs- und -querschnitt des Organs vorgenommen. Wegen des zu erwartenden geringen Befunddurchmessers sollten suspekte Strukturen durch Bildvergrößerung eindeutig identifiziert und regelhaft in 2 Ebenen dargestellt werden. Endokrine Pankreastumoren imponieren ähnlich wie das Pankreaskarzinom als echoarme Strukturveränderungen innerhalb der Drüse, ihre Kontur ist jedoch meist glatt begrenzt (Abb. 2.175 u. 2.176; s. Abb. 2.174). Im Gegensatz zum Pankreaskarzinom sind sie jedoch nicht bevorzugt im Kopfbereich lokalisiert, sondern treten mit gleicher Wahrscheinlichkeit in allen Bereichen des Organs auf.

Besonders schwierig darzustellen sind kleine extrapankreatische oder der kaudalen Kontur des Pankreas anliegende Tumoren.

CAVE: Endokrine Tumoren lassen sich nicht eindeutig abgrenzen von peripankreatischen Lymphknoten (s. Abb. 2.176), der Mikroadenomatose des Pankreas und der Inselzellhyperplasie [16]!

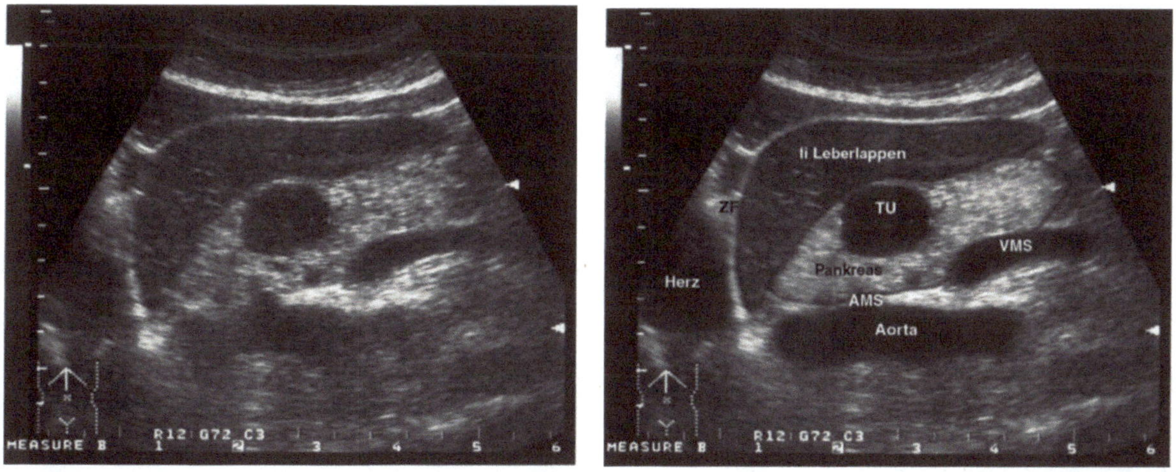

Abbildung 2.175

Abb. 2.175. Schräg nach rechts lateral gestellter Oberbauchmedianschnitt. 2,5 cm große echoarme, glatt begrenzte Raumforderung im Pankreaskopf. Histologische Diagnose: Gastrinom

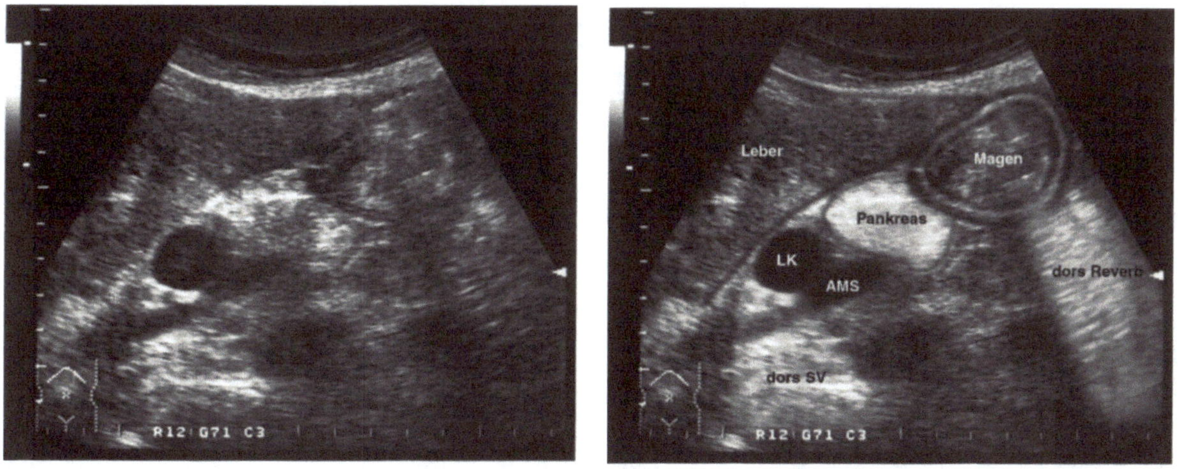

Abbildung 2.176

Peripankreatischer Lymphknoten als Differentialdiagnose zu endokrinen Pankreastumoren. Beachte die gleiche Sonomorphologie (Echoarmut, geringe Größe und glatte Kontur)!

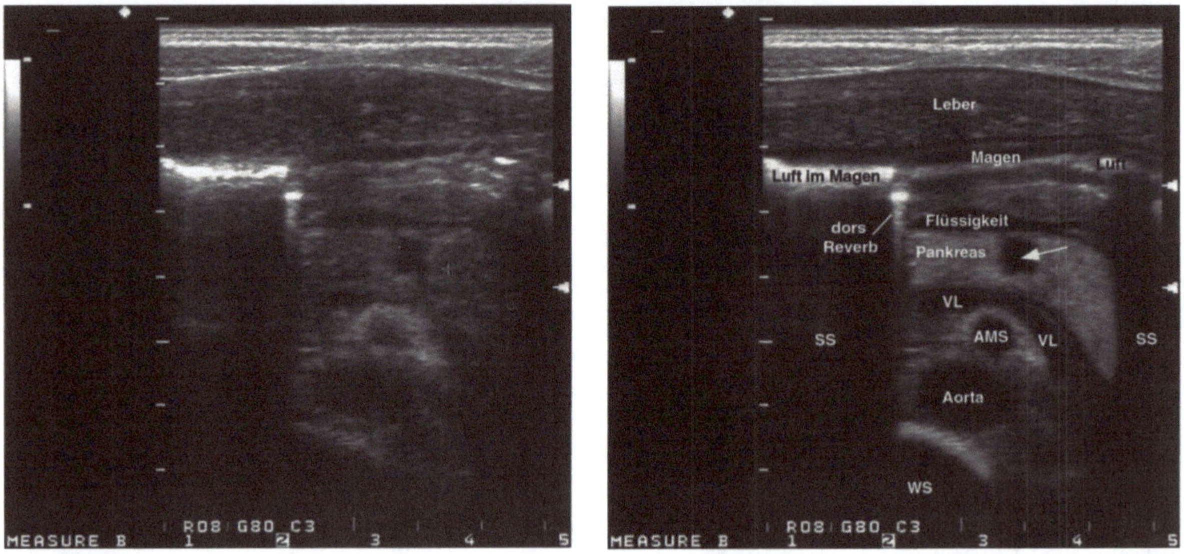

Abbildung 2.177

Schmaler präpankreatischer Flüssigkeitssaum und kleines intraparenchymales Hämatom (*Pfeil*) bei Z. n. Fahrradlenkertrauma

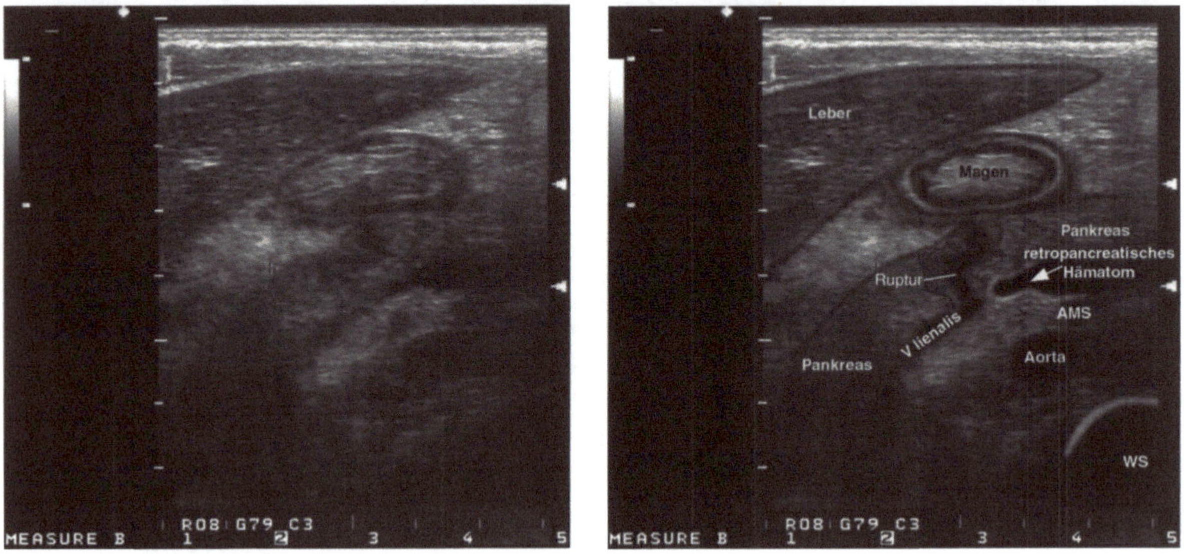

Abbildung 2.178

Atypischer Oberbauchquerschnitt. Subtotale traumatische Pankreasruptur. Beachte den deutlichen Kontursprung der ventralen Pankreasfläche, den echoarmen Rupturspalt sowie das dorsale Hämatom

2.3.7 Sonopathologie des Pankreas – traumatisch bedingte Veränderungen

Retroperitoneal gelegene Organe, insbesondere Pankreas und Duodenum, sind bei stumpfen Bauchtraumen gefährdet. Typisch ist das Lenkertrauma beim Sturz vom Fahrrad, wie es häufig bei Kindern vorkommt, oder die Verletzung des Organs im Rahmen von Kfz-Rasanztraumen und inkorrekter Beckengurtposition. Aufgrund der Organlage vor der Wirbelsäule kommt es zu Quetschungen und Einblutungen bis hin zur partiellen oder kompletten Abscherung des Pankreas links lateral der Wirbelsäule. Sonomorphologisch imponiert das leichtere Quetschtrauma des Pankreas durch einen echofreien peripankreatischen Flüssigkeitssaum, häufig einhergehend mit einer eher echoarmen Auflockerung der Parenchymstruktur im Sinne der Organschwellung. Vereinzelt können zudem intra- oder peripankreatische Hämatome, die in der Akutphase ein diskretes Binnenechomuster aufweisen, zur Darstellung kommen (Abb. 2.177).

Ausgetretenes Pankreassekret bei Komplettrupturen oder Verletzungen des Pankreasganges führen rasch zu tryptischen Nekrosehöhlen und zu pankreatogenem Aszites. Bei kompletten Rupturen des Pankreas läßt sich die Distanzierung beider Organanteile in der Regel links lateral der Wirbelsäule sowie ein meist flüssigkeitsgefüllter Spalt zwischen beiden Organanteilen nachweisen (Abb. 2.178).

Größere Duodenalhämatome lassen sich durch Wandschwellung und typische Binnenechos darstellen. Selten kommt es infolge eines stumpfen Bauchtraumas hämatombedingt zur Entwicklung einer Galleabflußstörung mit sonographisch nachweisbarer Lumenerweiterung des Ductus hepatocholedochus. Letztlich kann auch die Entwicklung einer posttraumatischen Pankreaspseudozyste sowie deren Dynamik ultrasonographisch beobachtet und ggf. die Indikation zur weiterführenden Therapie gestellt werden.

2.3.8 Postoperative sonographische Befunde

Für die postoperative Verlaufskontrolle nach resezierenden bzw. organerhaltenden Pankreaseingriffen ist die Sonographie sowohl als Bed-Side-Methode zum Nachweis akuter Komplikationen, wie auch in der langfristigen postoperativen Nachsorge ein konkurrenzloses Verfahren. Unter Beachtung der Sterilität lassen sich direkt postoperativ Patienten mit Drainagen und Verbänden auch im Wundbereich und vor allem zu jedem Zeitpunkt und an jedem Ort der Klinik untersuchen.

In der langfristigen postoperativen Verlaufskontrolle besteht die Hauptaufgabe der Sonographie im möglichst frühen Nachweis bzw. Ausschluß von Tumorrezidiven und evtl. sekundär auftretenden Leber- und Lymphknotenmetastasen. Indirekte Zeichen für einen Rezidivtumor sind nach sonomorphologisch unauffälligem postoperativem Intervall erneut auftretende Gallenwegsdilatationen, Gefäßveränderungen und Aszitesbildung (s. Abb. 2.181).

Die unmittelbar postoperative Ultraschalluntersuchung wird allerdings nicht nur durch Drainagen und Verbände, d.h. eingeschränkte Schallfenster behindert, auch der postoperative sonographische Situs unterscheidet sich häufig wesentlich vom präoperativen Bild und erfordert einen in der Viszeralchirurgie erfahrenen Sonographeur.

> Die genaue Kenntnis des durchgeführten Eingriffes und seiner möglichen Varianten ist wichtige Voraussetzung für eine erfolgreiche Bed-side-Diagnostik.

Durch Resektion und Rekonstruktion veränderte Organkontur und Organlage müssen dem Untersucher bekannt und vertraut sein. Nur so kann unter Einbeziehung des klinischen Befundes eine dem aktuellen postoperativen Status angepaßte sonographische Diagnostik sachgerecht durchgeführt werden (s. Kap. 3.2).

2.3.8.1 Zustand nach partieller Duodenopankreatektomie (OP nach Kausch-Whipple)

Bei der partiellen Duodenopankreatektomie erfolgt regelhaft die Resektion des Pankreaskopfes unter Einbeziehung von mindestens 50 % des Pankreaskörpers, d.h. die Entfernung des Organs bis links lateral der V. portae. Der Eingriff beinhaltet weiterhin die totale Duodenektomie, die partielle Resektion des Ductus hepaticus mit Cholezystektomie, die Resektion der Flexura duodenojejunalis, die distale Magenresektion, und letztendlich die regionäre Lymphadenektomie. Entsprechend finden sich spezifische postoperative sonomorphologische Befunde sowohl bei regelhaftem wie auch bei kompliziertem postoperativen Verlauf (Abb. 2.179–2.181). Frühpostoperativ erscheint das Restpankreas im intraindividuellen Vergleich mit dem Leberparenchym echoärmer. Die Rarifizierung des Echobesatzes kann die gesamte Restdrüse oder umschriebene Pankreasareale umfassen. Das Restpankreas ist meist zusätzlich von einem schmalen Saum entzündlichen Exsudats umgeben, dessen Ausdehnung sich subhepatisch zwischen rechtem und linkem Leberlappen sowie nach links kranial aufsteigend zwischen linkem Leberlappen und Zwerchfell darstellt.

Problematisch gestaltet sich die frühpostoperative Beurteilung der Leberpforte, der biliodigestiven und der pankreatikojejunalen Anastomose. Bedingt durch die entweder im ehemaligen Duodenalbett bzw. retrokolisch in den Oberbauch verlagerte abführende Jejunalschlinge können diese Strukturen sonographisch oft nur unsicher beurteilt werden. Weiter eingeschränkt wird die Beurteilbarkeit von Leberpforte und Anastomosen durch Luftüberlagerung des paralytischen Intestinums sowie die regelhaft einsetzende frühpostoperative ödematöse Schwellung des interponierten Darmes. Ein meist eindeutiges Bild zeigt das Gallenblasenbett, das sich echoreich bis echoarm und in Abhängigkeit vom Ausmaß der Wundsekretion verschieden groß bis hin zur sog. „Pseudogallenblase“ darstellen kann (s. Kap. 2.2, Gallenblase und Gallenwege). Kommt es zu diffusem Auftreten von Binnenechos, muß unter Hinzuziehung der klinischen und laborchemischen Befunde an die Ausbildung eines subhepatischen Abszesses gedacht werden, was die frühzeitige Diagnostik durch Feinnadelpunktion indiziert. Auch die Beurteilung der Lage und Funktion von Drainagen ist nach einer Kausch-Whipple-Operation von Bedeutung. Vornehmlich die dorsal der biliodigestiven bzw. pankreatikojejunalen

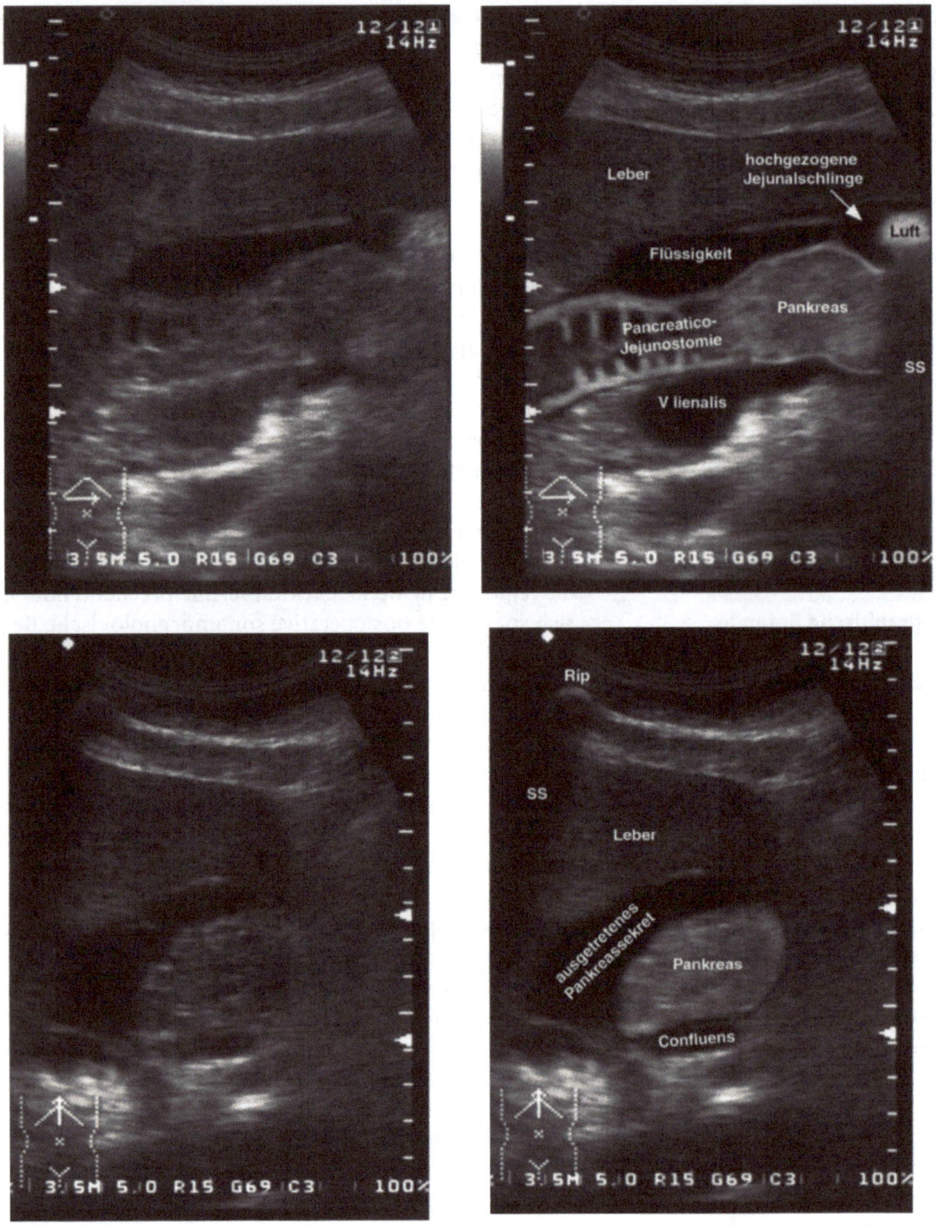

Abbildung 2.179

Z. n. Whipple-OP mit partieller Insuffizienz der Pankreatikojejunostomie und entsprechender Ansammlung von Pankreassekret im Bereich der ehemaligen Bursa bzw. ventrokranial der Anastomose

Anastomose liegenden und in der Regel nach rechts lateral ausgeführten Drainagen lassen sich sonographisch als echoreiches gefäßartiges Band gut verfolgen, und Sekretverhalte im Bereich des Drainageendes bei möglicher Anastomoseninsuffizienz sicher nachweisen (s. Abb. 2.183). Regelhaft findet sich weiterhin nach partieller Duodenopankreatektomie eine ausgeprägte Aerobilie (s. Kap. 2.2, Gallenwege). Vornehmlich im Leberhilus erscheinen dann parallel zu den Portalgefäßen verlaufende perlschnurartige Reflexstränge mit dorsaler Schallauslöschung.

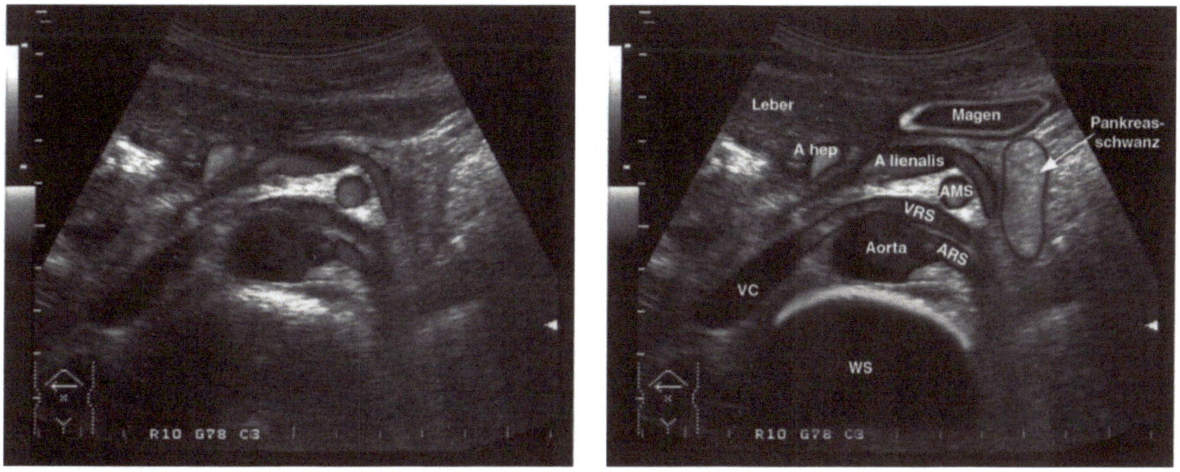

Abbildung 2.180

Z. n. subtotaler Pankreasresektion mit Pankreasblindverschluß. Der Einsatz der farbkodierten Duplexsonographie erleichtert die Erfassung der veränderten Sonoanatomie (schwarz-weiß Darstellung)

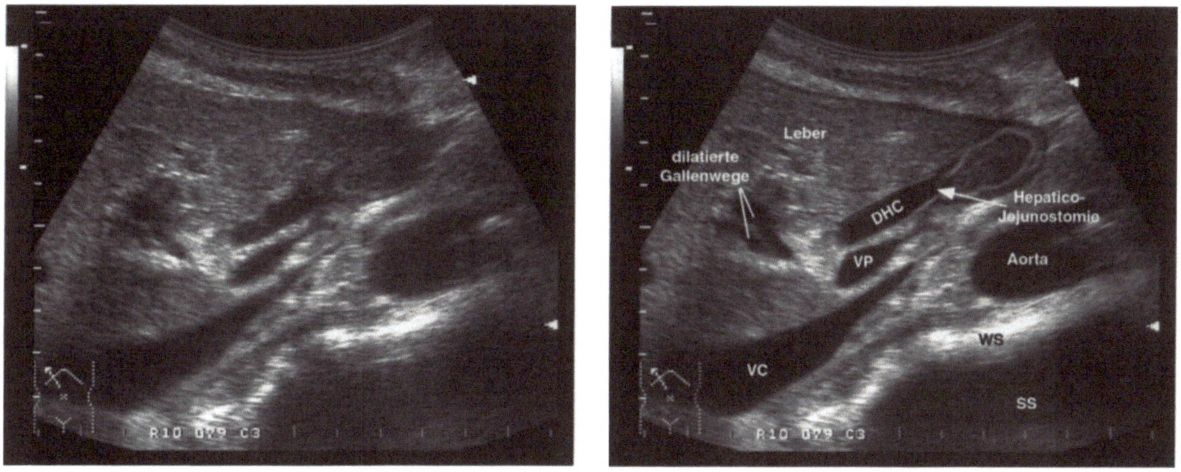

Abbildung 2.181

Modifizierter Oberbauchlängsschnitt 6 Monate nach Whipple-Operation. Darstellung eines diskret dilatierten DHC als Hinweis auf ein Anastomosenrezidiv, das im Verlauf bestätigt wurde

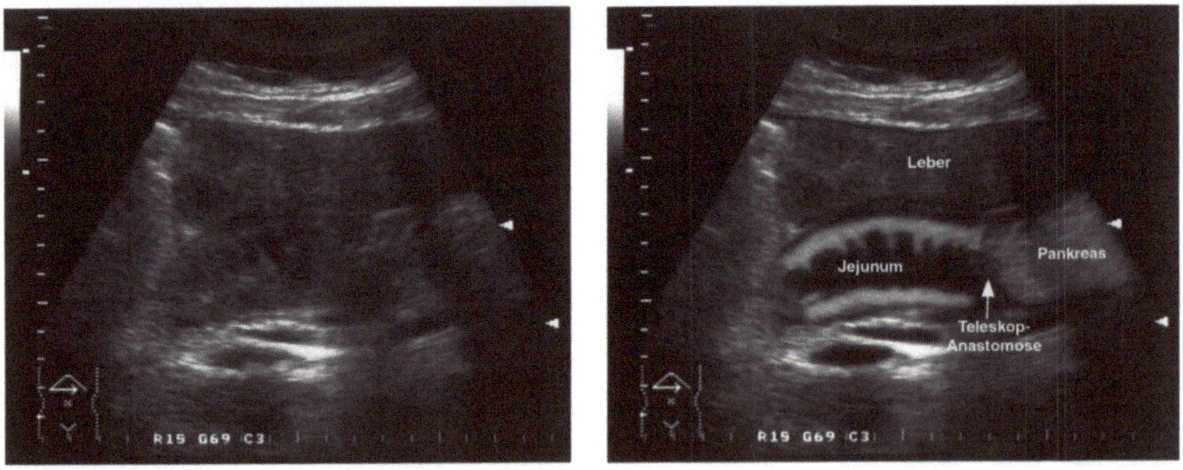

Abbildung 2.182

Oberbauchquerschnitt mit Darstellung einer unauffälligen Pankreatikojejunostomie nach duodenumerhaltender Pankreaskopfresektion

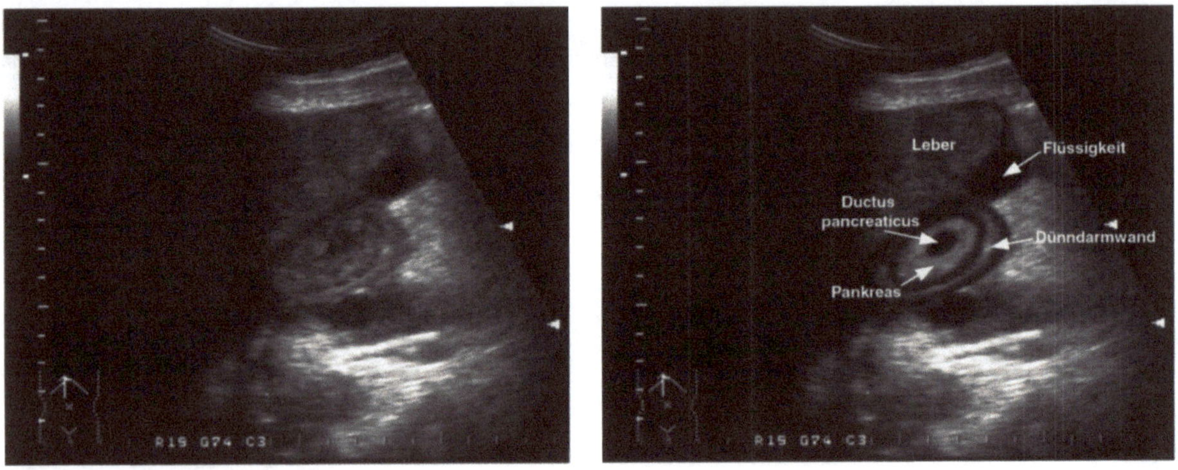

Abbildung 2.183

Flüssigkeitsansammlung in der Bursa omentalis und im Anastomosenbereich bei partieller Insuffizienz der Pankreatikojejunostomie; Oberbauchlängsschnitt mit Darstellung der Teleskopanastomose. Beachte den zentral im Pankreas deutlich erweiterten Pankreasgang (bei chron. Pankreatitis)

2.3.8.2 Zustand nach duodenumerhaltender Pankreaskopfresektion und Drainageoperationen

Spezifische sonomorphologische Befunde nach duodenumerhaltender Pankreaskopfresektion ergeben sich aus der Art der Rekonstruktion (Abb. 2.182 u. 2.183). Magen, Gallenwege und Duodenum-Jejunum bleiben erhalten. Der durch die Resektion entstandene Defekt im Pankreaskopfbereich wird durch ein retrokolisch in den Oberbauch geführtes Jejuninterponat überbrückt. Wird die Anastomose im Pankreaskopf End-zu-Seit, im linken Pankreas End-zu-End durchgeführt, läßt sich in der frühpostoperativen Phase neben umschriebenen oder diffusen Flüssigkeitsansammlungen vornehmlich das linksseitige Pankreas beurteilen. Kommt bei stenosiertem Pankreasgang die Versorgung des linksseitigen Pankreas nach Gangeröffnung in Seit-zu-Seit-Technik im Sinne der Pankreatikojejunostomie zur Anwendung, ist die sonographische Beurteilung des Restparenchyms infolge Überlagerung der Drüse durch die frühpostoperativ ödematös geschwollene Jejunalwand häufig erschwert. Sonographisch gelingt dann zumeist nur eine flaue Darstellung des Parenchyms mit einer weitgehend aufgehobenen Echostruktur. Lediglich der regelhaft postoperativ auftretende schmale Saum entzündlichen Exsudates läßt sich sicher sonographisch abbilden.

Abgeheilte und funktionstüchtige biliodigestive Anastomosen, meist in Form der Hepatikojejunostomie stellen sich durch stark reflektierende Aerobilie bei normal weiten Gallengängen dar.

Zu allgemeinen frühpostoperativen Veränderungen wie mögliche Blutungen oder infektiöse Komplikationen s. Kap. 3.2.

Unterschiedlich zur Kausch-Whipple-Operation findet sich bei der duodenumerhaltenen Pankreaskopfresektion in der Regel keine Aerobilie, da die Dekompression des stenosierten intrapankreatischen Choledochussegmentes meist ohne Eröffnung des Ductus choledochus gelingt. Nur wenn die Wand des Ductus choledochus irreversibel verengt ist, wird der Gallengang über ca. 2 cm eröffnet und halb zirkulär anastomosiert. In diesen Fällen findet sich das typische perlschnurartige Aerobiliebild (s. Kap. 2.2, Gallenblase und Gallenwege).

Sonographische Verlaufskontrollen nach palliativen biliodigestiven Anastomosen setzen eine exakte Bestimmung der prätherapeutischen Tumorausdehnung voraus. Zu fordern ist die Bestimmung des Tumordurchmessers sowohl im Longitudinal- wie auch im Transversalschnitt. In seltenen Fällen von partieller Tumorremission oder Tumoreinschmelzung nach adjuvanter Radiochemotherapie gelingt der sonographische Nachweis von nahezu echofreien bzw. extrem echoarmen Randsäumen um den Ausgangsbefund.

2.3.8.3 Zustand nach Pankreaslinksresektion

Bei der chirurgischen Entfernung von Corpus und Cauda pancreatis einschließlich der Milz liegt die Resektionsgrenze über der Pfortader, bei subtotaler Linksresektion am intrapankreatischen Choledochussegment. Entsprechend findet sich sonomorphologisch ein flüssigkeitsgefülltes und echoarmes Pankreaslager, das sich bei der obligatorischen Splenektomie in ein bis subphrenisch reichendes linksseitiges, keulenförmiges echoarmes Areal ausweitet. Schwierig gestaltet sich die Abgrenzung von einem subphrenischen Abszeß. Sie gelingt erst durch den Nachweis abszeßtypischer Binnenechos bzw. durch Lufteinschlüsse mit dorsalem Auslöschphänomen. Im Zweifel empfiehlt sich eine diagnostische Punktion entsprechender Areale, die bei Abszeßnachweis zur therapeutischen Drainageeinlage in Seldinger-Technik erweitert werden kann.

2.3.9 Methodenbewertung

Mit Hilfe moderner Sonographiemethoden ist es vergleichsweise einfach möglich, das Pankreas morphologisch direkt zu beurteilen. Untersuchungen in unterschiedlichsten Schnittebenen sowie beliebig häufige Wiederholungsuntersuchungen zur Verlaufskontrolle bei hoher diagnostischer Aussagekraft und günstiger Kosten-Nutzen-Relation sind eindeutige Vorteile der Sonographie im Vergleich zu anderen bildgebenden Verfahren. Andererseits sind die Ergebnisse der Sonographie in außergewöhnlichem Maße von der akustischen Zugänglichkeit des Pankreas und damit vom Geschick des Untersuchers abhängig. Vor allem die aus schalltechnischer Sicht ungünstige Lage im Retroperitonealraum schränken bei Adipositas und Meteorismus die diagnostischen Möglichkeiten ein. Bei guter Untersuchungstechnik, genauer Kenntnis der anatomischen Verhältnisse und entsprechender Erfahrung des Sonographeurs leistet die Sonographie jedoch in mehr als 90% der Fälle einen verläßlichen diagnostischen Beitrag zu viszeralchirurgischen Fragestellungen.

Gezielte morphologische Pankreasdiagnostik wird deshalb stets mit der Sonographie beginnen und erst nach gemeinsamer Wertung von Klinik und Laborbefunden gezielt durch CT, ERCP oder MRT ergänzt.

Angesichts der daraus resultierenden diagnostischen Möglichkeiten haben andere Untersuchungen wie Angiographie, Pankreasszintigraphie oder konventionelle Röntgenuntersuchungen ihre Bedeutung verloren. Welchen Stellenwert die dynamische MRT, insbesondere bei der Beurteilung pathologischer Veränderungen des Pankreasganges sowie der Pankreasleitgefäße, einnehmen wird, kann beim derzeitigen Stand der Technik und der beschränkten diagnostischen Erfahrung noch nicht abgeschätzt werden.

Das verbesserte Auflösungsvermögen moderner Ultraschallgeräte hat die Detailerkennbarkeit morphologischer Veränderungen erheblich verbessert. So konnte gezeigt werden, daß z.B. in nahezu 90% der Fälle zumindest Anteile des nicht pathologisch veränderten Ductus pancreaticus mit einem mittleren Durchmesser von 1–2 mm dargestellt werden können [4, 24]. Einschränkungen erfährt die Methode bei der Akutdiagnostik und Verlaufskontrolle der akuten Pankreatitis. Bei zunehmendem Schweregrad der Entzündung, insbesondere bei beginnenden nekrotisierenden Verlaufsformen, kommt es zu einem Abfall der Aussagesicherheit auf ca. 65% [29]. Überlagerung durch Darmgase bei gleichzeitig bestehendem paralytischem Ileus reduziert bei dieser Patientengruppe die Wertigkeit der sonst leistungsstarken und leicht verfügbaren Methode entscheidend, so daß eine befundadaptierte Ergänzung der sonomorphologischen Diagnostik durch Endoskopie oder weiterführende bildgebende Verfahren erforderlich werden kann. Bedingt durch die ausgezeichnete Darstellbarkeit von Flüssigkeiten lassen sich dagegen im Verlauf der Pankreatitis auftretende Komplikationen in Gestalt von Pseudozysten und Pankreasabszessen sonographisch sicher nachweisen. Lediglich bei der sonographischen Erfassung von Nekrosestraßen ist die CT regelhaft überlegen, da sie auch hinter lufthaltigem Darm versteckte pathologische Veränderungen abbilden kann [5].

Für das Pankreaskarzinom existieren keine eindeutigen und reproduzierbaren sonographischen Diagnosekriterien. Trotzdem lassen sich mit 5 MHz-Schallköpfen, hochauflösenden Geräten und bei guten Untersuchungsbedingungen Raumforderungen ab etwa 1 cm Größe nachweisen, so daß eine Treffsicherheit der sonographischen Diagnostik beim Pankreaskarzinom von >80 % erreicht werden kann [21]. Die Diagnose kurativ operabler Tumoren dieser Größenordnung (T1-Tumoren) stellt jedoch nach wie vor die Ausnahme dar. Schwierig ist allerdings auch in derartigen Fällen der sonographische Tumornachweis bei Tumorlokalisation nahe der Duodenalwand bzw. in der Cauda pancreatis. Bei diesen Lokalbefunden ist die CT der Sonographie in der Regel überlegen. Sonographisch wird das Pankreaskarzinom in erster Linie an den direkt nachweisbaren Veränderungen der Pankreasmorphologie erkannt. Unter Beachtung von sonographischen Sekundärbefunden an Leber, Lymphknoten und dem peripankreatischen Gefäßsystem ergeben sich jedoch oft indirekte Hinweise auf die Malignität eines Pankreasprozesses.

Von besonderer Bedeutung sind sonographische Befunde, die zur Klärung der technischen Operabilität beitragen, wie z.B. lokale Tumorausbreitung, Gefäßinvasion und Tumorinfiltration von Nachbarstrukturen. Therapiebestimmendes Tumorstaging ist deshalb Hauptaufgabe der Sonographie. Publizierte sonographische Erstdiagnoseraten sowie Daten zum präoperativen Tumorstaging für das Pankreaskarzinom schwanken zwischen 73 und 94%. In einer prospektiven Untersuchung an klinisch vorselektionierten Patienten wurde für die sonographische Diagnostik des Pankreaskarzinoms eine Sensitivität von 94 % und eine Spezifität von 99 % erreicht, wobei insbesondere auch die hohe ökonomische Wertigkeit der Sonographie für die Ausschlußdiagnose hervorgehoben wurde. Einen entscheidenden Auftrieb hat die sonographische Beurteilung der lokalen Operabilität, daß heißt in erster Linie den Nachweis bzw. Ausschluß einer Gefäßbeteiligung (A. und V. mesenterica superior) durch die Einführung der Farbdopplersonographie erlangt [14, 8]. Die rasante Entwicklung der Ultraschalltechnik, wie Einführung des Power-Doppler-Modes und Einsatz von Ultraschallkontrastmitteln läßt hier weitere Verbesserungen erwarten bzw. hat sie schon angezeigt [14]. So ist für die Beurteilung des portalvenösen Systems unter Gabe von Ultraschallkontrastmitteln bereits eine Verbesserung der diagnostischen Confidence von 35,3 auf 89,7 % und damit eine Überlegenheit zum dynamischen CT auch unter prospektiv-randomisierten Bedingungen nachgewiesen [14].

Durch eine dreidimensionale farbkodierte Darstellung der Tumor-Gefäß-Beziehung läßt sich eine weitere Verbesserung der topographisch-anatomischen Befundpräsentation und eine Objektionierung des Ultraschallbefundes erreichen [9].

Neben der bildlichen Darstellung von Pankreasraumforderungen bietet die Sonographie die Möglichkeit des dynamischen „Guiding" einer Feinnadelbiopsie und damit der Herbeiführung einer definitiven Diagnose. Mit Ausnahme der chronischen Pankreatitis (Histologie > Zytologie) erlaubt die Feinnadelaspirationszytologie pathologische Veränderungen des Pankreas mit einer Sensitivität, Spezifität und Genauigkeit von über 90 % zu diagnostizieren [13, 11]. Die Komplikationen lagen in einer Multizenterstudie an 510 Patienten bei 5 % und umfassen im wesentlichen Schmerzen, vasovagale Reaktionen und die fast immer nicht behandlungsbedürftige Nachblutung bzw. Hämatombildung [13].

Von entscheidender Bedeutung ist die Sonographie bei der Beurteilung von traumatisch bedingten Pankreasläsionen, insbesondere können abscherungsbedingte Komplettrupturen der Drüse sonographisch sicher nachgewiesen werden. Von ähnlicher Bedeutung ist die perkutane Sonographie bei der postoperativen Verlaufskontrolle nach resezierenden organerhaltenden Pankreaseingriffen im Sinne der schnell zur Verfügung stehenden bettseitig anwendbaren Methode. Hier ist die Sonographie zum Nachweis akuter Ereignisse wie auch in der längerfristigen postoperativen Nachsorge ein konkurrenzloses Verfahren. In der langfristigen postoperativen Verlaufskontrolle besteht die Hauptaufgabe der Sonographie im möglichst frühen Nachweis bzw. Ausschluß von Tumorrezidiven und eventuell sekundär auftretenden Leber- und Lymphknotenmetastasen.

Literatur

1. Becker V (1973) Bauchspeicheldrüse. Inselapparat ausgenommen. In: Doerr A, Seifert D, Uehlinger S (Hrsg) Spezielle pathologische Anatomie. Springer, Berlin Heidelberg New York, S 583
2. Bradley III EL, Clements JL, Gonzales AG (1979) The natural history of pancreatic pseudocysts: a unified concept of management. Ann J Surg 137: 135
3. Brambs HJ (1996) Pitfall: decreased echo contrast of the processus uncinatus in ultrasound. Roentgenpraxis 49 (6): 139–140
4. Brandt M, Gebel M (1981) Darstellung und Beurteilung des Ductus pankreaticus im Ultraschall. In: Rettenmaier G, Loch E-G, Hansmann M, Trier HG (Hrsg) Ultraschalldiagnostik in der Medizin. Thieme, Stuttgart New York, S 62
5. Braun B, Kuhn FP, Günther R (1983) Pankreas, 1. Teil: Grundlagen, Normalbefund, Pankreasveränderungen, Akute Pankreatitis. In: Braun B, Günther R, Schwerck WB (Hrsg) Ultraschalldiagnostik III, 1.3. Ecomed, Landsberg, München, Zürich, S 1–30
6. Bretholz A, Knoblauch M, Ammann R, Largiader F, Linder E, Deyhle R et al. (1979) Pseudocysten und Retentionscysten bei akuter Pankreatitis. Dtsch Med Wochenschr 104: 89
7. Bunk A, Herzog KH, Kunze P, Braun S (1995) Sonographisch-differentialdiagnostische Aspekte beim Cystadenom des Pankreas. Ultraschall Med 16 (5): 210–217
8. Bunk A, Konopke R, Buchcik R, Nagel M, Saeger HD (1998) Darstellung von Farbdopplerflußspektren im Pfortadersystem bei Pankreastumoren. Aussagewert in der präoperativen Planung zur Tumorresektion. Ultraschall Med 19: 24
9. Bunk A, Stoelben E, Konopke R, Buchcik R, Nagel M, Saeger HD (1998) Vergleich von Farbdopplersonographie und 3D-Technologie in der Planung operativer Eingriffe an Gefäßen, der Leber und dem Pankreas. Ulltraschall Med 19: 23
10. Creutzfeld W (1980) Endocrine tumors of the pancreas: clinical, chemical and morphological findings. In: Fitzgerald PJ, Morrison AB (eds) The pancreas. Williams & Wilkins, Baltimore, p 208
11. Das DK, Bhambhani S, Kumar N, Chachra KL, Prakash S, Gupta RK, Tripathi RP (1995) Ultrasound guided percutaneous fine needle aspiration cytology of pancreas: a review of 61 cases. Trop Gastroenterol 16 (2): 101–109
12. De Graaff CS, Taylor KJW, Simonds BD, Rosenfield AT (1978) Grayscale echography of the pancreas: re-evaluation of normal size. Radiology 129: 157
13. Di Stasi M, Lencioni R, Solmi L, Magnolfi F, Caturelli E, De Sio I, Salmi A, Buscarini L (1998) Ultrasound-guided fine needle biopsy of pancreatic masses: results of a multicenter study. Am J Gastroenterol 93 (8): 1329–1333
14. Gebel M, Caselitz M, Bowen-Davies PE, Weber S (1998) A multicenter, prospective, open label, randomized, controlled phase IIIb study of SH U 508 A (Levovist) for Doppler signal enhancement in the portal cascular system. Ultraschall Med 19: 148–156
15. Gresser U (1989) Pankreas. Bildgebung/Imaging 56 [suppl 1]: 44–47
16. Günther RW, Gehl HB (1993) Pankreas, 4. Teil: Endokrine Pankreastumoren. In: Braun B, Günther RW, Schwerck WB (Hrsg) Ultraschalldiagnostik, 12. erg. Lfg. Ecomed, Landsberg, München, Zürich, S 1–7
17. Hollender LF, Marrie A (1990) Anatomie des Pankreas. In: Siewert JR, Harder F, Allgöwer M, Blum AL, Creutzfeldt W, Hollender LF, Peiper H-J (Hrsg) Chirurgische Gastroenterologie. Spinger, Berlin Heidelberg New York, S 1585–1726
18. Klöppel G (1983) Pathologie des endokrinen Pankreas. In: Kümmerle F, Rückert K (Hrsg) Chirurgie des endokrinen Pankreas. Thieme, Stuttgart, S 1
19. Kremer H, Dobrinski W (1987) Sonographische Diagnostik: Innere Medizin und angrenzende Gebiete. Urban & Schwarzenberg, München, S 101–117
20. Kuhn FP, Malms J (1992) Pankreas, 2. Teil: Chronische Pankreatitis. In: Braun B, Günther R, Schwerck WB (Hrsg) Ultraschalldiagnostik, 11. erg. Lfg. Ecomed, Landsberg, München, Zürich, S 1–38
21. Kuhn FP, Malms J (1992) Pankreas, 3. Teil: Pankreasneoplasie. In: Braun B, Günther R, Schwerck WB (Hrsg) Ultraschalldiagnostik, 11. erg. Lfg. Ecomed, Landsberg, München, Zürich, S 1–27
22. Laing FC, Gooding GAW, Brown T, Leopold GR (1979) Atypical pseudocysts of the pancreas: an ultrasonographic evaluation. J Clin Ultrasound 7: 27
23. MacErlean DP, Bryan PJ, Murphy JJ (1980) Pancreatic pseudocyst: management by ultrasonically guided aspiration. Gastrointest Radiol 5: 255
24. Parnlekar SG (1980) Ultrasonic evaluation of the pancreatic duct. J Clin Ultrasound 8: 457
25. Parnlekar SG (1980) Ultrasound evaluation of the pancreatic duct. Official proceedings of the 25th annual concention. American Institute of Ultrasound in Medicine 34
26. Sankaran S, Walt AJ (1975) The natural an unnatural history of pancreatic pseudocysts. Br J Surg 62: 37
27. Sarles H, Sahel J (1976) Pathology of chronic calcifying pancreatitis. Am J Gastroenterol 6: 117
28. Sarti DS (1977) Rapid development and spontaneous regression of pancreatic pseudocysts documented by ultrasound. Radiology 125: 789
29. Schönborn H (1973) Intensivmedizin bei akuter Pankreatitis. Intensivmedizin 10: 299
30. Hollender F, Manie A (1990) Anatomie des Pankreas. In: Siewert JR et al. Chirurgische Gastroenterologie. Springer, Berlin, Heidelberg, New York, S. 1585–1592
31. Stolte M (1984) Chronische Pankreatitis, Morphologie, Pankreatographie, Differentialdiagnose. Perimed, Erlangen
32. Strohm WD, Classen M (1982) Endoskopische Ultraschallsonographie im oberen Gastrointestinaltrakt. Internist (Berlin) 23: 556–564
33. Torresan F, Casadei R, Solmi L, Marrano D, Gandolfi L (1997) The role of ultrasound in the differential diagnosis of serous and mucinous cystic tumours of the pancreas. Eur J Gastroenterol Hepatol 9 (2): 169–172
34. Weill FS (1978) Ultrasonography of digestive diseases. Mosby, St. Louis
35. Wolfman NT, Ramquist NA, Karstaedt N, Hopkins MB (1982) Cystic neoplasms of the pancreas: CT and sonography. Am J Roentgenol 138: 37

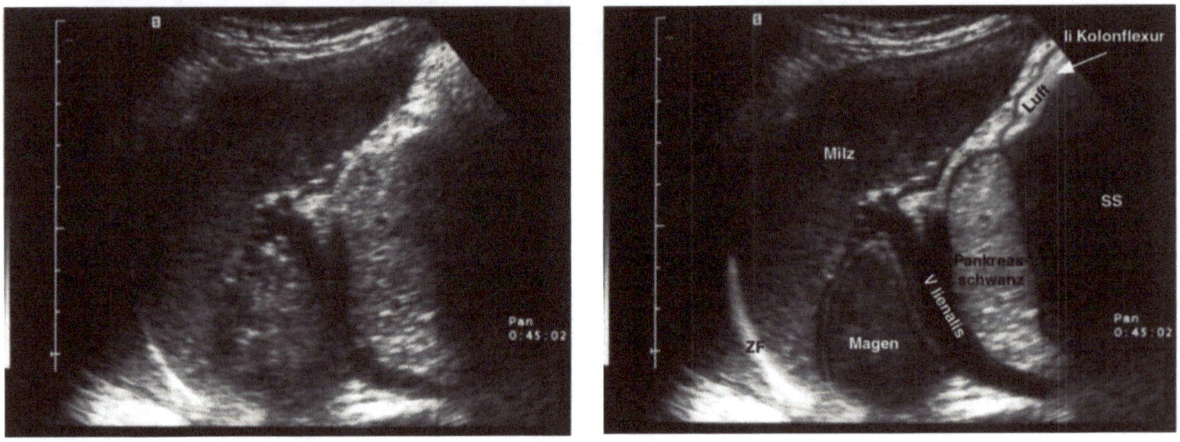

Abbildung 2.184

Abb. 2.184. Milz mit Gefäßstiel im Flankenschnitt. Auf der Milzvene Darstellung der Cauda pancreatis

2.4 Milz

J. Bernhardt

2.4.1 Indikationen zur Sonographie der Milz

Gezielte Fragestellungen zur Untersuchung der Milz ergeben sich bei hämatologischen Systemerkrankungen, bei Verdacht auf traumatische Milzläsionen und bei unklaren linksseitigen Oberbauchbeschwerden oder septischem Krankheitsbild.

2.4.2 Topographische Anatomie

Als intraperitoneales Organ liegt die Milz im linken Oberbauch, in ihrer Längsachse etwa dem Verlauf der 10. Rippe folgend. Wichtig sind die vielfältigen Nachbarschaftsbeziehungen; nach kranial und lateral grenzt die Milz mit der konvexen Fläche an das Zwerchfell und die laterale Bauchwand. Die konkave Fläche der Milz steht in enger Nachbarschaftsbeziehung zum Magen, zur linken Kolonflexur, dem Pankreasschwanz, und kaudal zum oberen Pol der linken Niere. Die zuführenden Gefäße erreichen die Milz im Hilus und teilen sich in meist 3 Gefäßstämme auf, was einen segmentalen Aufbau der Milz bewirkt.

2.4.3 Untersuchungstechnik und Normalbefunde

Die Untersuchung erfolgt bei über den Kopf gelegten Arm zur Öffnung der Interkostalräume in Rücken- oder Rechtsseitenlage. Aufgrund der Fixierung der Milz durch die zahlreichen Haltebänder im linken Oberbauch ist eine Untersuchung in Exspiration meist günstiger, da sich dann keine belüfteten Lungenabschnitte im Sinus phrenicocostalis sinistra befinden. Die Schallkopfposition kann dem 10. Interkostalraum folgend eingenommen werden, oder auch longitudinal im Bereich der hinteren Axillarlinie. Nach der „Brüggemann-Regel" in der Richtung der in die Hosentaschen gesteckten Hände.

Das wichtigste Maß zur Größenbestimmung ist die Milzdicke, vom Scheitelpunkt der Konvexität zum Milzhilus gemessen. Sie beträgt im Regelfall 4 cm und gibt hinreichend Auskunft über die Gesamtvergrößerung des Organs. Die Länge der Milz beträgt etwa 11 cm, die Breite 7 cm. Der untere Milzpol überragt etwa das obere Drittel der linken Niere. Das Reflexmuster ist ähnlich der Leber, in der Echogenität etwas echoärmer aufgrund des größeren Blutreichtums. Die Milzvene ist mit 0,5–1 cm Durchmesser deutlich kaliberstärker als die Arterie, und verläuft gradliniger als letztere (Abb. 2.184).

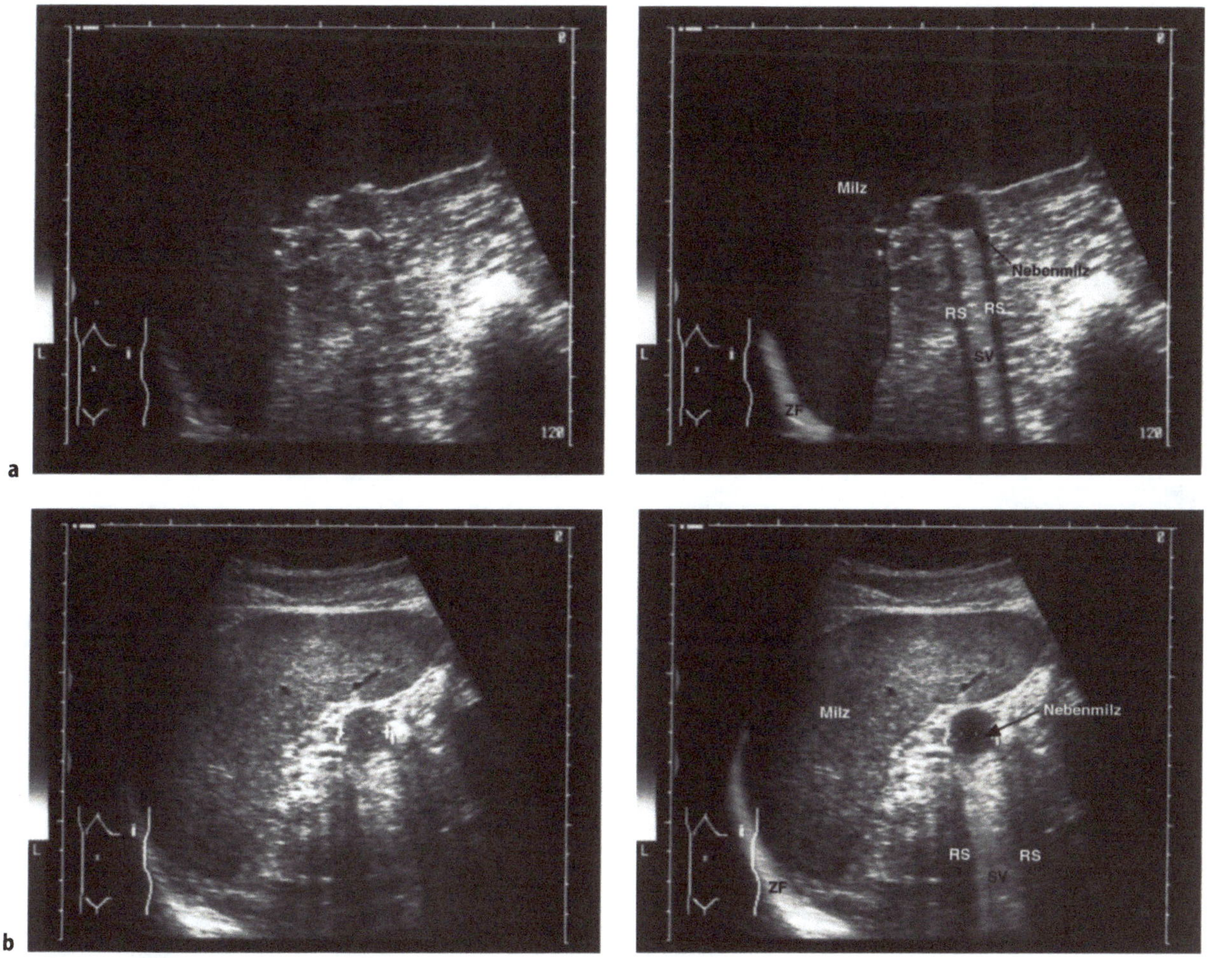

Abbildung 2.185 a, b

Kleine runde Nebenmilzen (*Pfeil*) im Hilusbereich am Übergang zum kaudalen Milzdrittel. Es zeigt sich jeweils ein identisches Echogenitätsmuster mit der Milz

2.4.4 Anatomische Varianten und Fehlermöglichkeiten

Eine Aplasie der Milz ist sehr selten, gelegentlich finden sich hypoplastische Organe. Die häufigsten Varianten sind in etwa 20–30% der Fälle auftretende Nebenmilzen, die typischerweise im Hilus am Beginn des kaudalen Drittels lokalisiert sind. Die Echogenität entspricht der der Milz, wodurch eine Abgrenzung zu Lymphomen problemlos ist (Abb. 2.185). Mitunter finden sich eine persistierende kindliche Milzlappung oder Einkerbungen des Milzrandes. Sie sind funktionell unbedeutend, können aber beim Abdominaltrauma zu differentialdiagnostischen Schwierigkeiten gegenüber Kapseleinrissen führen [2].

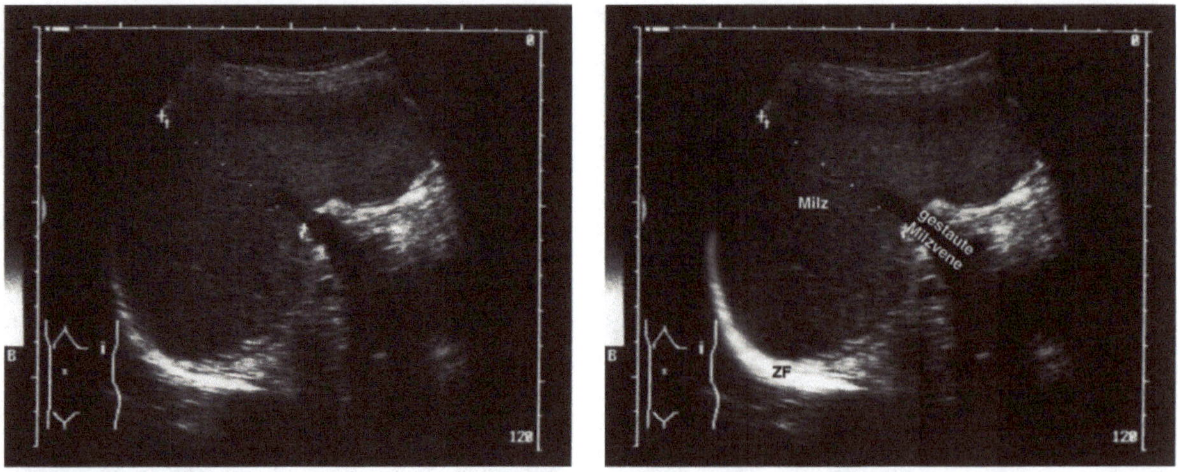

Abbildung 2.186

Diffuse Milzvergrößerung bei Pfortaderthrombose

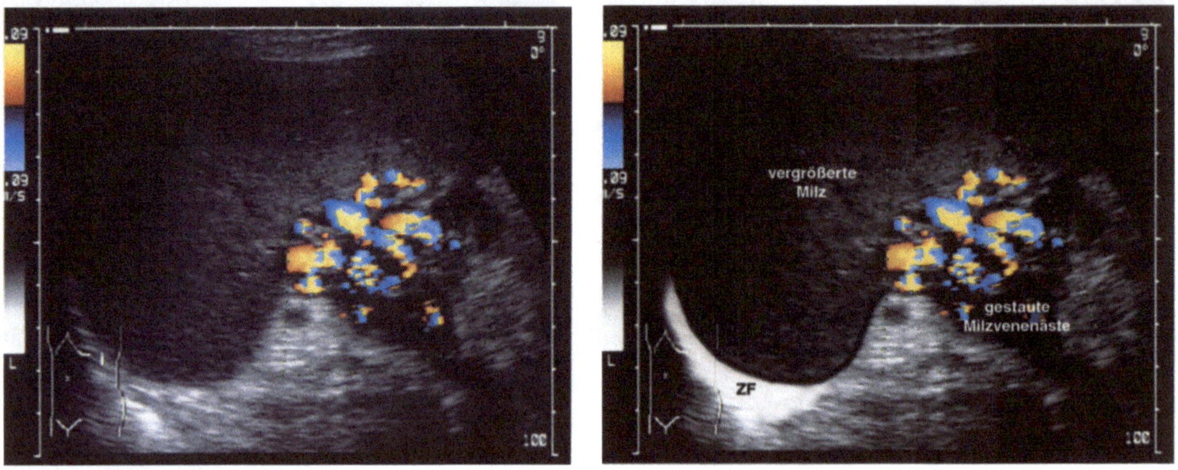

Abbildung 2.187

Gefäßkonvolut im Milzhilus als Ausdruck von Umgehungskreisläufen bei portaler Hypertension

2.4.5 Disseminierte Parenchymveränderungen – Splenomegalie

Als gemeinsames Merkmal aller diffusen Parenchymveränderungen tritt die Splenomegalie auf. Ursachen hierfür können Entzündungen, Systemerkrankungen oder ein disseminierter Lymphombefall sein [4, 7]. Für chirurgische Belange bedeutungsvoll ist vor allem die Splenomegalie im Rahmen einer portalen Hypertension. Auffallend sind hier neben der Kaliberzunahme der V. lienalis häufig ausgeprägte Kollateralkreisläufe vom Milzhilus ausgehend (Abb. 2.186–2.188).

Von der Echotextur lassen sich keine verläßlichen Rückschlüsse auf die Art der Parenchymveränderung schließen. Die Stauungsmilz erscheint echoärmer, beim disseminierten Lymphombefall ist das Reflexmuster meist vergröbert.

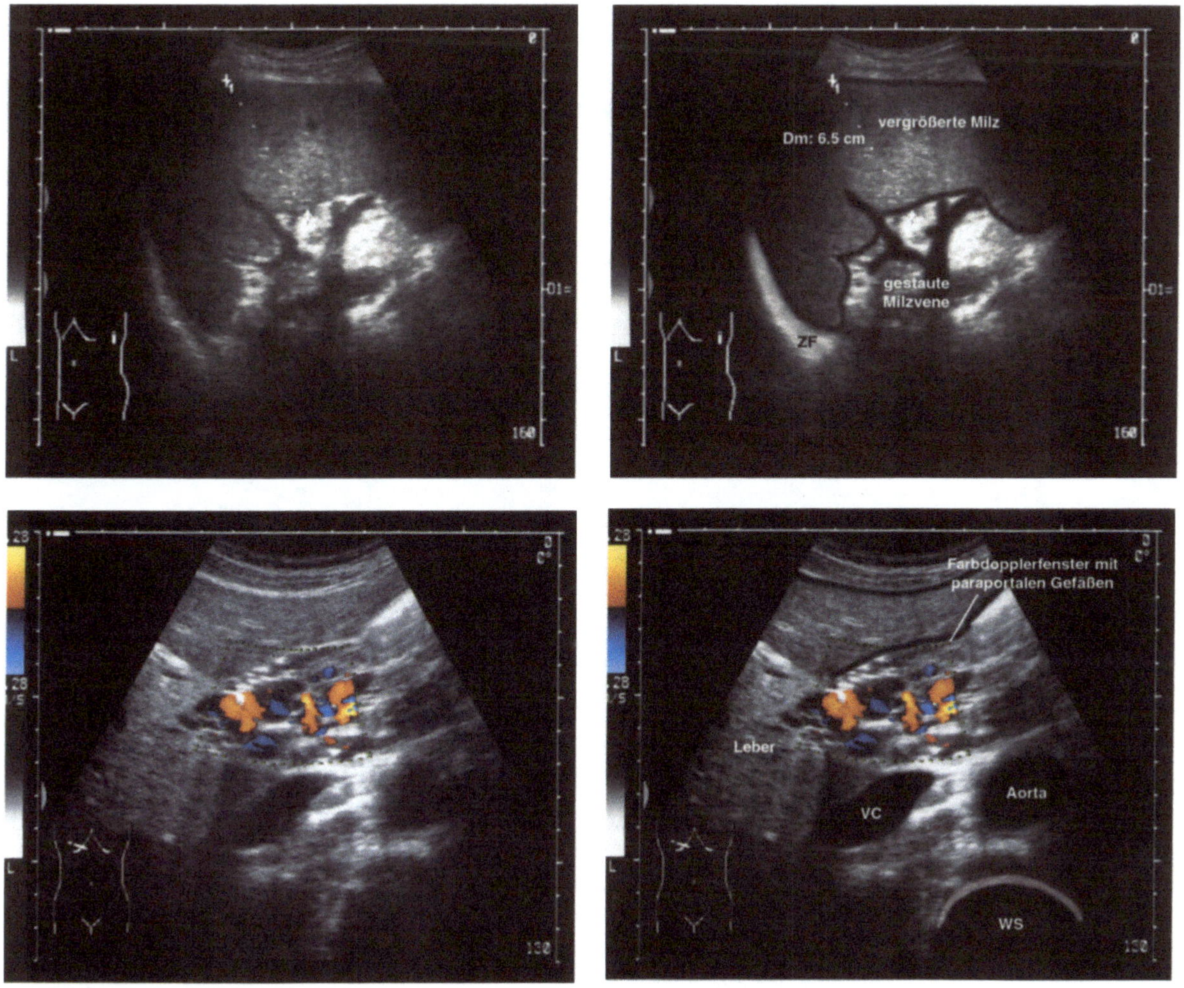

Abbildung 2.188 a, b

Pfortaderthrombose. **a** Splenomegalie, **b** kavernöse Transformation paraportaler Gefäße im Leberhilus

2.4.6 Fokale Parenchymveränderungen

2.4.6.1 Zysten

Wir finden in der Milz sowohl dysontogenetische Zysten, Echinokokkuszysten als auch posttraumatische Zysten. Die Inzidenz liegt bei etwa 1 % [5]. Während letztere wohl den größten Anteil haben, kommen erstere relativ selten vor. Operationsindikationen ergeben sich, wenn die Zyste die gesamte Organdicke einnimmmt sowie bei symptomatischen oder infizierten Zysten. Es kann zu untypischen Oberbauchbeschwerden und Druckgefühl mit Kompression auf die benachbarten Hohlorgane kommen [5]. Seltener treten Pseudozysten der Milz im Rahmen einer Pankreatitis auf. Pathogenetisch werden hier direkte Enzymwirkungen als auch verflüssigte Infarkte diskutiert [11] (Abb. 2.189 u. 2.190).

Sonographisch findet sich das typische echofreie Aussehen mit scheinbarer dorsaler Schallverstärkung. Sonomorphologisch ist die Genese nicht immer abzuklären; hier bedarf es unter anderem auch einer genauen Erhebung der Anamnese. Echinokokkuszysten weisen ein identisches Erscheinungsbild wie in der Leber auf, ein Mitbefall der Leber ist obligat.

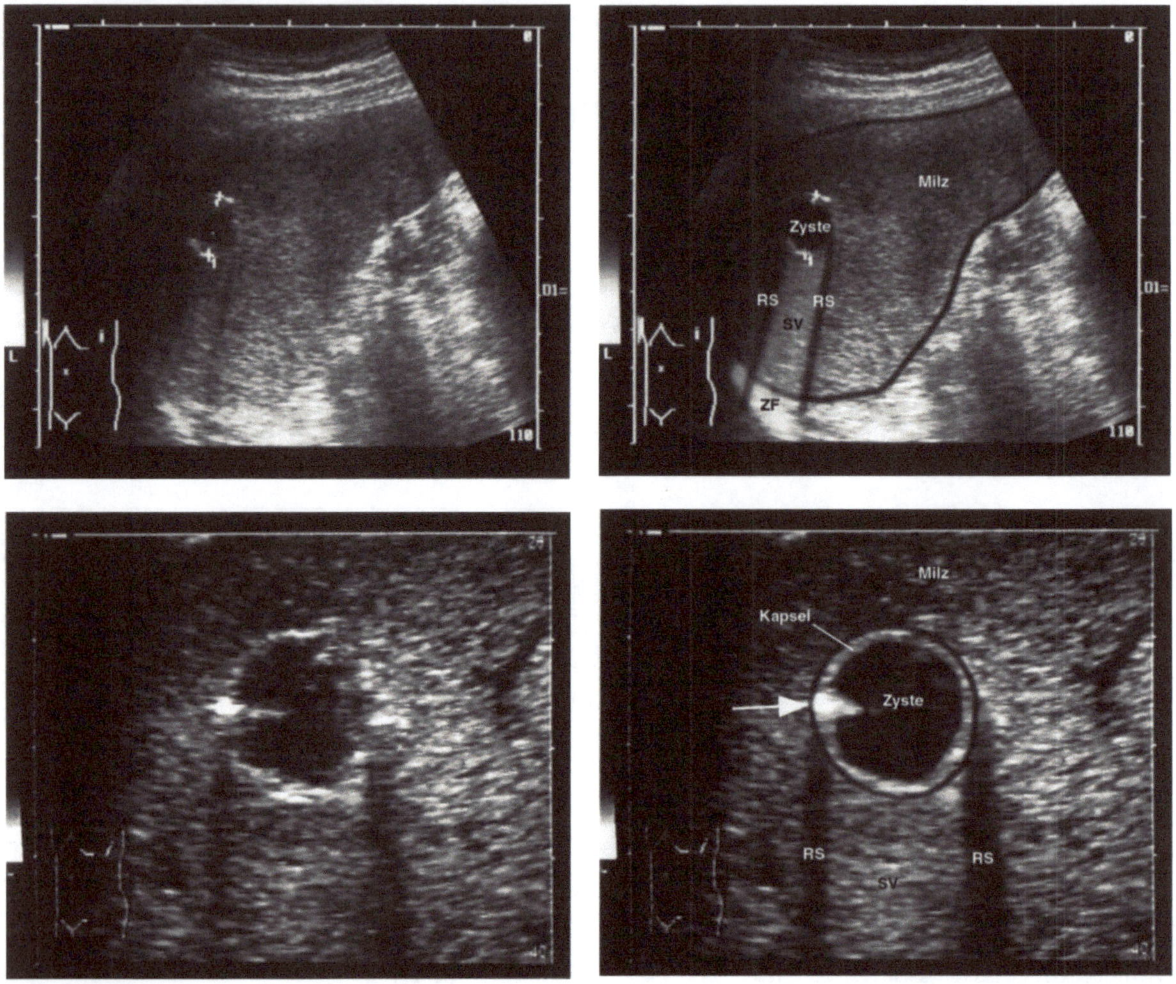

a

b

Abbildung 2.189 a, b

Milzzyste. **a** Kleine Milzzyste mit schwacher scheinbarer Schallverstärkung und Schatten an der tangential getroffenen Zystenwand (*RS* Randschatten). **b** Die Ausschnittsvergrößerung zeigt eine deutliche Kapselbildung mit beginnender Verkalkung (*Pfeil*), was häufig für eine posttraumatische Zyste spricht

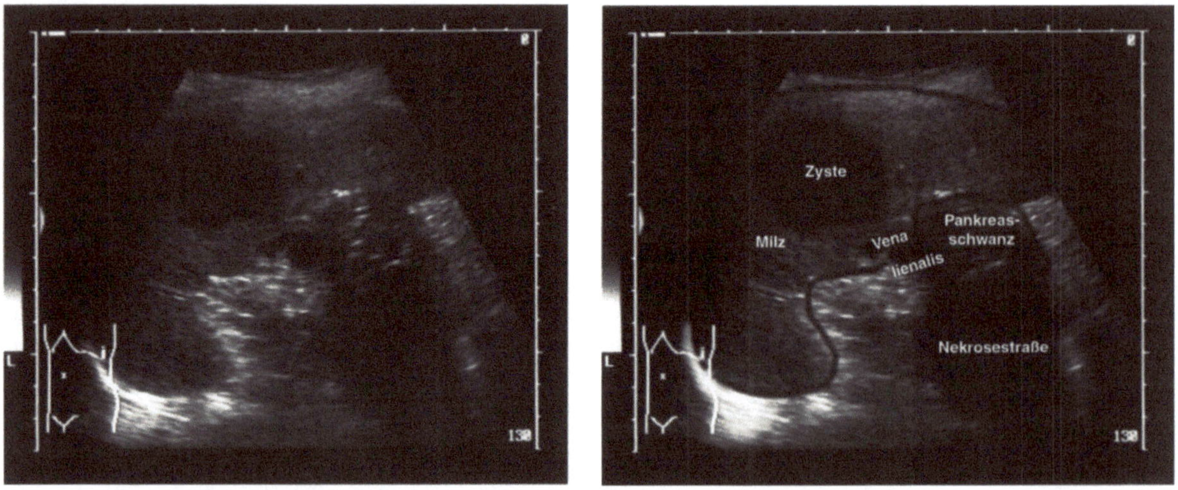

Abbildung 2.190

Abb. 2.190. Größere Zyste im mittleren Drittel bei einem Patienten mit akuter Pankreatitis

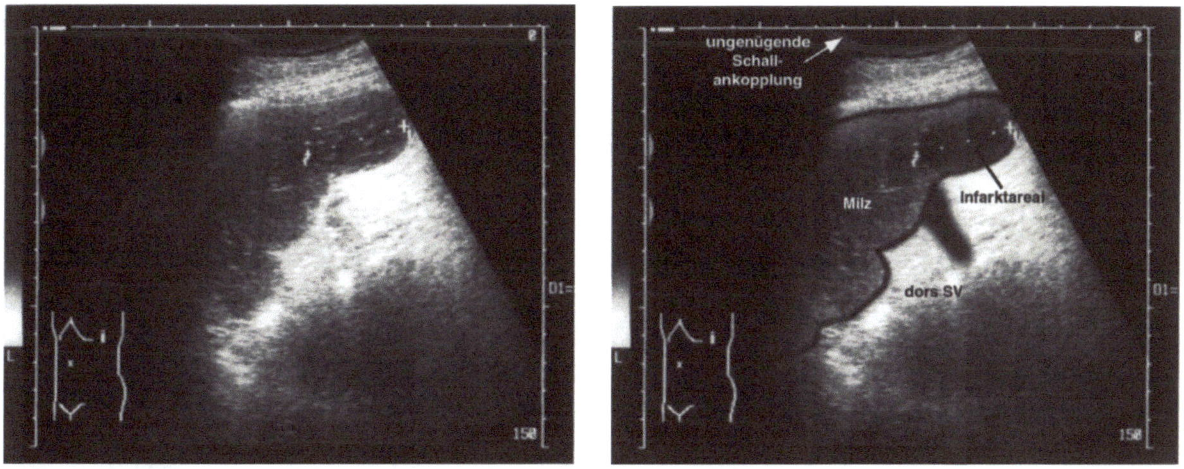

Abbildung 2.191

Milzinfarkt. Echoarmes Milzareal im unteren Milzpol bei einem Patienten mit Schmerzen in der linken Flanke

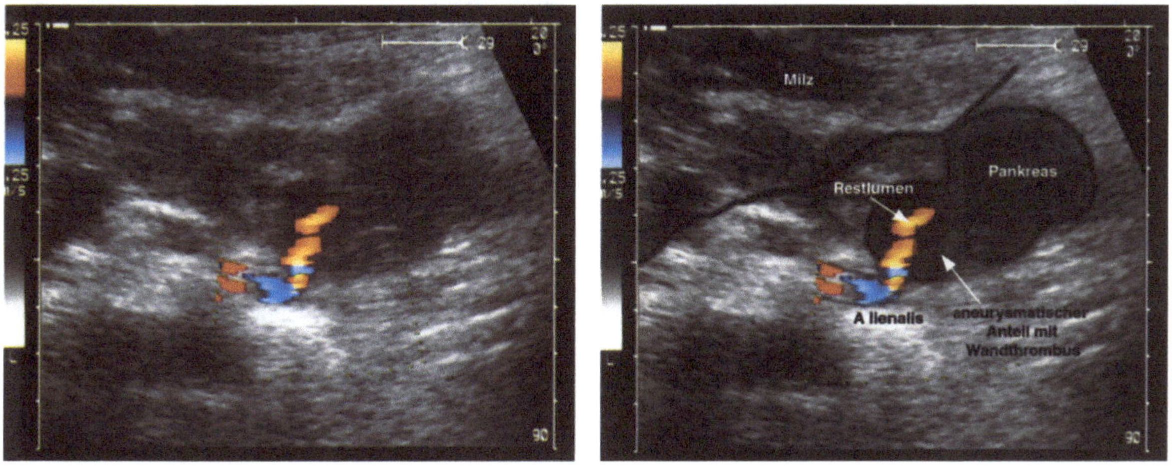

Abbildung 2.192

Aneurysma der A. lienalis im Rahmen einer chronischen Pankreatitis mit Thrombosierungen

2.4.6.2 Infarkt

Infarkte setzen eine Störung der Hämodynamik voraus. Zugrundeliegende Erkrankungen können kardialen oder hämatologischen Ursprungs sein. Weiterhin kommen Pankreatitiskomplikationen und Aneurysmen der A. lienalis in Betracht (Abb. 2.191–2.193).

Die Infarktzonen liegen meist peripher und zeigen ein unscharf abgegrenztes echoarmes Bild. Eine typische Dreiecksform ist regelrecht nicht immer nachweisbar. Im späteren Verlauf kommt es zu narbigen Ausheilungen und einem echoreicheren Bild. Verkalkungen im Infarktbereich sind möglich. Größere Infarkte sollen auch zystisch ausheilen können [5].

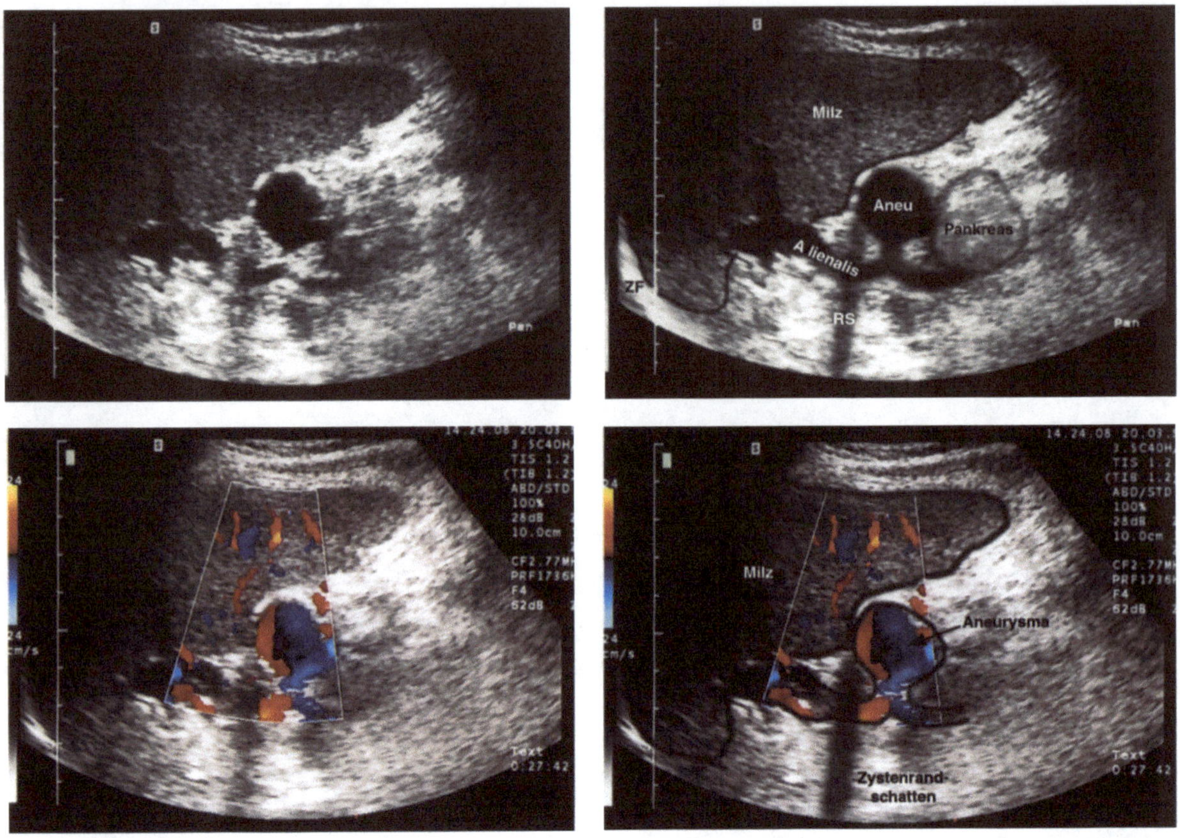

a

b

Abbildung 2.193 a, b

Gestieltes, sakkuläres Aneurysma der A. lienalis ohne Thrombosierung. **a** Darstellung einer zystischen Struktur nahe dem Milzhilus, der Aneurysmastiel ist zu vermuten. **b** Beweis des Aneurysmas durch die Farbduplexsonographie mit Turbulenzen im Aneurysma

2.4.6.3 Abszesse

Abszesse entstehen meist durch hämatogene Aussaht, prädisponiert sind Hämatome und Infarktzonen. Aber auch im Rahmen septischer Krankheitsbilder sind Abszesse möglich. Sie können solitär oder auch multilokulär auftreten [8]. Die Abgrenzung zu Hämatomen kann mitunter schwierig sein, vor allem nach einem abdominellen Trauma und nachfolgendem septischem Krankheitsbild. Immer ist nach einem sympatischen Pleuraerguß zu suchen.

Sonographisch entspricht das Bild dem bekannten Auftreten in der Leber. Es finden sich meist echoarme und gemischt echogene Läsionen mit möglichen Gaseinschlüssen. Die Therapie richtet sich nach dem Ausbreitungsgrad; neben der Splenektomie als Standardverfahren wird auch über erfolgreiche Punktionen und Drainagen berichtet [9] (Abb. 2.194 u. 2.195).

2.4.6.4 Verkalkungen

Verkalkungen sind zumeist Ausdruck zuvor abgelaufener Parenchymerkrankungen. Sie finden sich nach Abszessen, Hämatomen, Infarkten oder nach einer Miliartuberkulose.

Es handelt sich meist um wenige Millimeter große echoscharfe Einzelreflexe, die je nach Größe einen dorsalen Schallschatten aufweisen (Abb. 2.196).

2.4.6.5 Primäre Milztumoren

Primäre Tumoren der Milz sind selten. Als benigne Tumoren kommen Hämangiome und Harmatome in Betracht. Sie sind selten größer als 2 cm. Hämangiome sind in der Regel echoreich [1], und Hamartome zeigen ein gemischtes Reflexmuster.

Primäre maligne Milztumoren wie das maligne Endotheliom oder Sarkome stellen eine Rarität dar, es handelt sich meist um gemischt echogene Tumoren mit möglicher zentraler Nekrose. Lymphome treten mei-

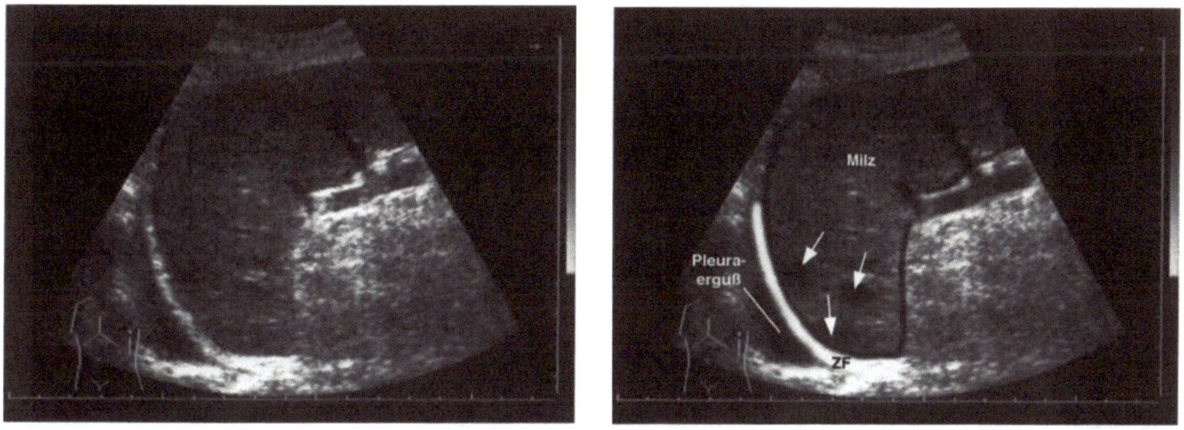

Abbildung 2.194

Septisches Syndrom bei Sternumosteomyelitis nach Sternotomie. Es finden sich eine Vergrößerung der Milz sowie septische Einschmelzungen (*Pfeile*) im oberen Milzpol. Kleiner sympatischer Pleuraerguß

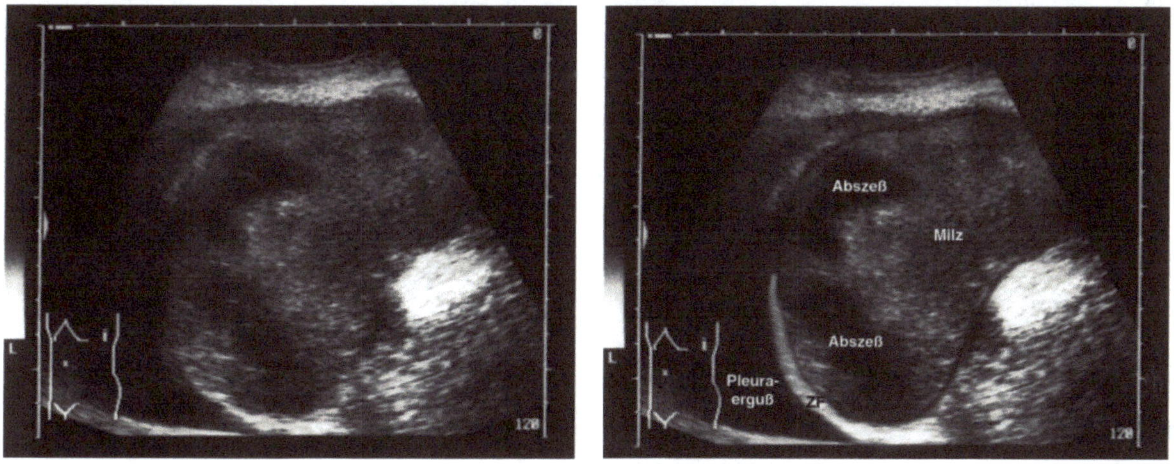

Abbildung 2.195

Milzabszesse bei einer Patientin nach Hirnabszeßausräumung und septischem Syndrom. Punktionspflichtiger sympatischer Pleuraerguß

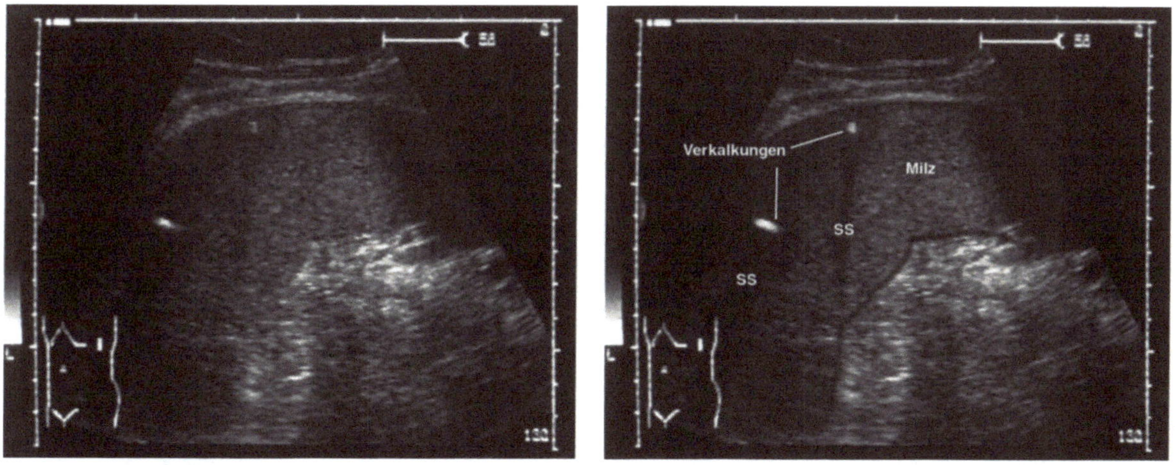

Abbildung 2.196

Kleine Parenchymverkalkung mit Schallschatten

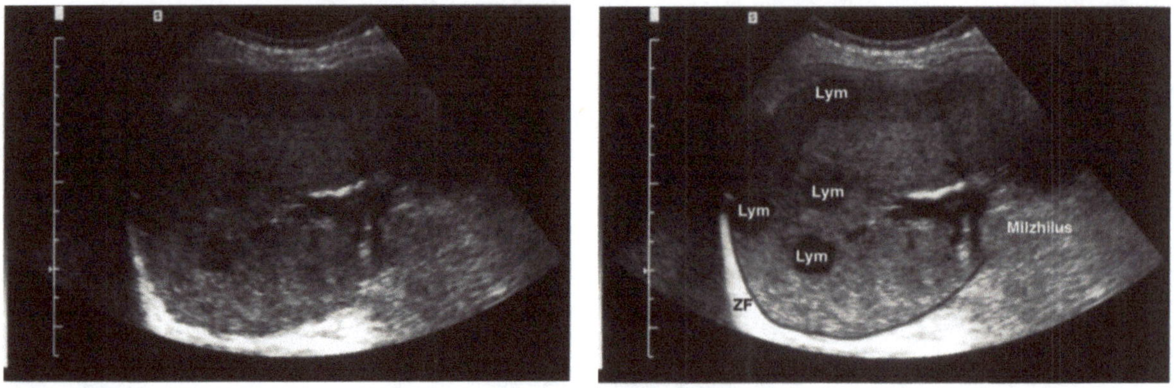

Abbildung 2.197

Primärer herdförmiger Milzbefall bei einem Non-Hodgkin-Lymphom

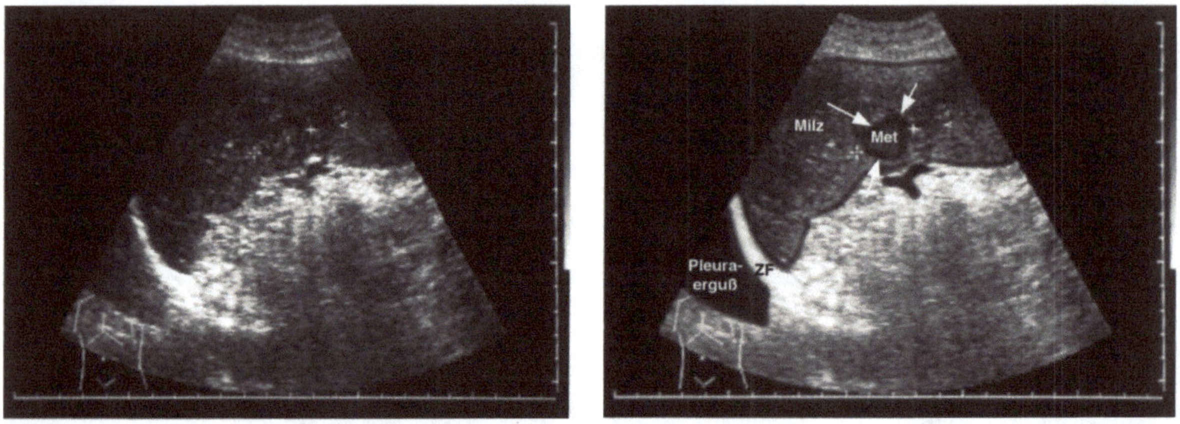

Abbildung 2.198

Metastase im Milzhilus als Folge eines malignen Melanoms

stens als Mitbefall bei Hodgkin oder Non-Hodgkin-Lymphomen auf [4]. Auch ein isoliertes Lymphom der Milz ist möglich (Abb. 2.197). Es handelt sich um echoarme, meist unscharf begrenzte Areale, die oft mit einer Splenomegalie einhergehen.

2.4.6.6 Metastasen

Die Milz stellt kein bevorzugtes Organ der Metastasenabsiedlung dar. Wir haben lediglich beim malignen Melanom häufiger Absiedlungen in der Milz gefunden. Weiterhin sollen gelegentlich Malignome des Genitaltraktes, Gastrointestinaltraktes sowie Bronchial- und Mammakarzinome in die Milz metastasieren können. Die Metastasen zeigen meist einen echoarmen Halo und ähneln denen der Leber (Abb. 2.198).

2.4.7 Traumatisch bedingte Milzveränderungen

Der Ablauf der Diagnostik entspricht dem der Leber. Häufig ist die freie Flüssigkeit perisplenisch einziger Hinweis auf eine Milzruptur. Größere Kapseldefekte können sonographisch sichtbar gemacht werden [2].

Milzhämatome erscheinen als echoarme Raumforderung und können zystisch imponieren. Unmittelbar nach der Verletzung läßt sich in der farbkodierten Duplexsonographie gelegentlich ein Einstrom erkennen. Subkapsuläre Hämatome finden sich meist auf der Konvexität und passen sich in Ihrer Ausdehnung der gegebenen Form an, bei vollständiger Darstellung der Organkontur. Ihre Gefährlichkeit liegt in einer zweizeitigen Ruptur (Abb. 2.199 u. 2.200). Auf die Möglichkeit einer Spontanruptur im Rahmen einer Systemerkran-

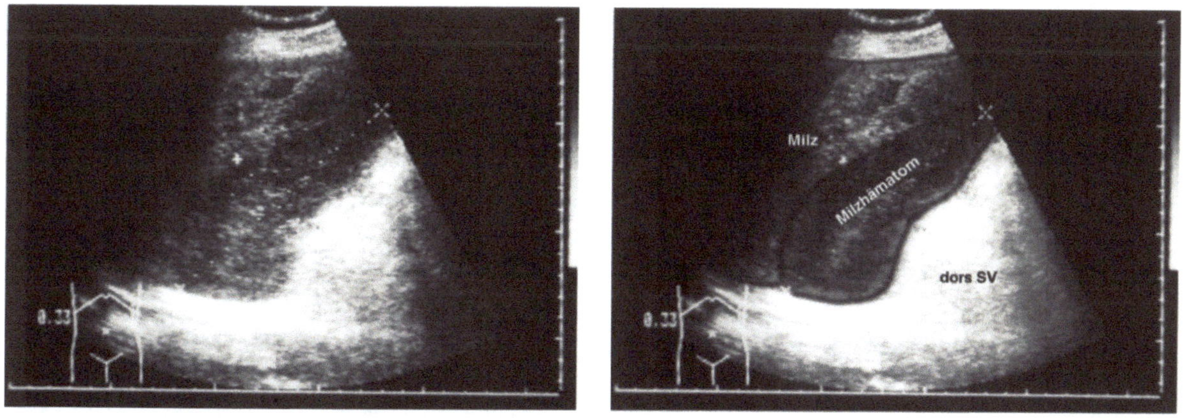

Abbildung 2.199

Hämatom der Milz, etwa einem Drittel der Milzgröße entsprechend. Konservative Ausheilung

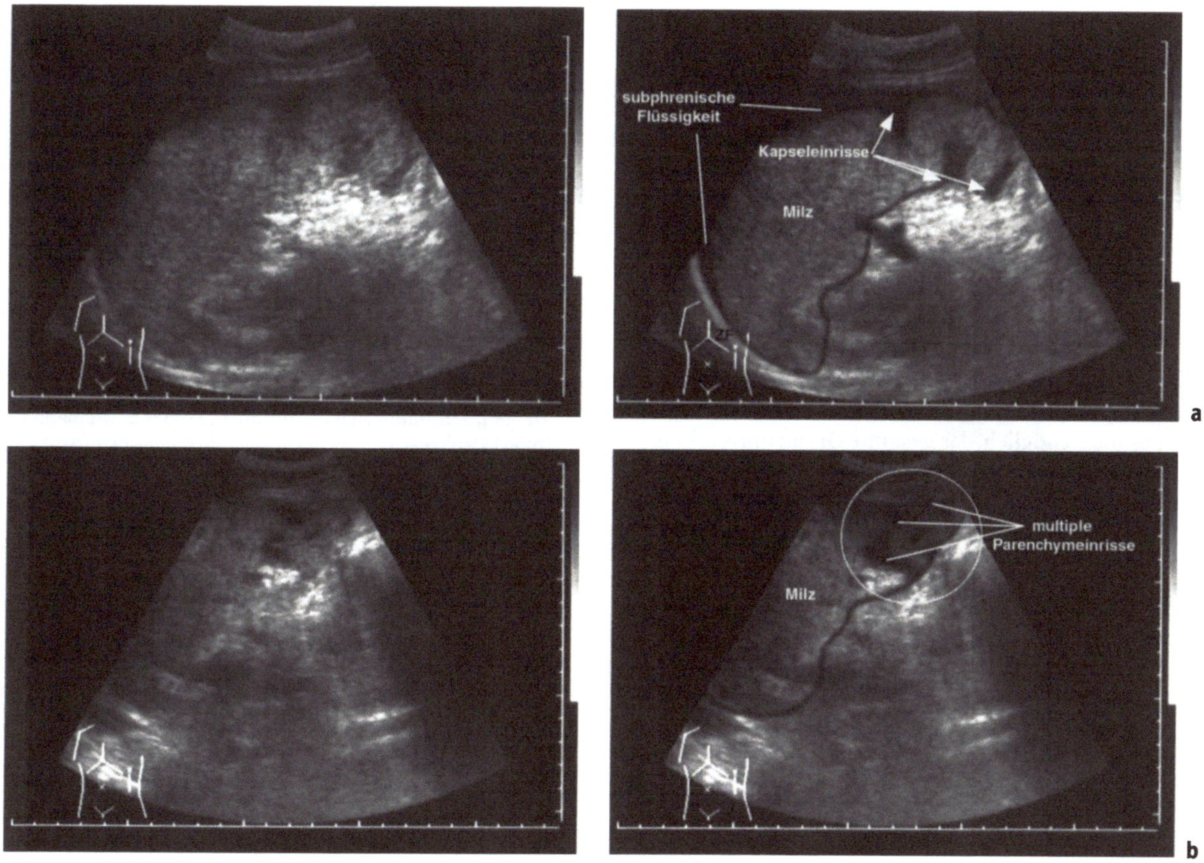

Abbildung 2.200 a, b

Zweizeitige Milzruptur. **a** Mehrfache Kapseleinrisse, **b** Zertrümmerung des unteren Milzpols kung und körperlicher Anstrengung sei hingewiesen [3].

Bei nicht unmittelbar operationspflichtigen Läsionen stellt der Ultraschall die geeignete Kontrollmethode beim konservativen Vorgehen und in der Nachsorge dar [6, 10, 11].

2.4.8 Postoperative Befunde

Nach organerhaltenden Eingriffen bietet die Sonographie die Möglichkeit der weiteren Überwachung. Duplexsonographisch ist die Erhaltung der Hämodynamik gut nachweisbar.

Nach Splenektomie sind subphrenische Hämatome nicht selten. Sie sind abzugrenzen von intragastraler Flüssigkeit und der linken Kolonflexur, was durch die Beobachtung der Peristaltik oder eine kurze Luftinsufflation über die ohnehin meist liegende Magensonde gelingt. Die Übergänge in einen Abszeß sind fließend und sonographisch nicht sicher bestimmbar, zumal eine Leukozytose meist regelrecht vorliegt und klinsche Parameter weniger hilfreich sind. Die Punktion und ggf. Drainage bringen hier schnelle Klärung und gleichzeitigen therapeutischen Ansatz. Ein größerer sympatischer Pleuraerguß sollte gleichzeitig behandelt werden.

2.4.9 Methodenbewertung

Als parenchymatöses Organ bietet die Milz gute Voraussetzungen zur sonographischen Beurteilung. Mitunter ist es nicht möglich, das gesamte Organ einzusehen. Fokale Läsionen lassen sich deutlich abgrenzen, posttraumatisch stellt die Sonographie die Methode der ersten Wahl dar. Nicht regelrecht gelingt der Ausschluß von Verletzungen des linksseitigen Zwerchfells.

Literatur

1. Börner N, Blank W, Bönhof J, Frank K et al. (1990) Echoreiche Milzprozesse-Häufigkeit und Differentialdiagnose. Ultraschall Med 11: 112
2. El Mouaaouy A, Zittel TT, Becker HD (1991) Stumpfes Bauchtrauma: Milzlappung als Differentialdiagnose einer Milzruptur. Ultraschall Med 12: 91
3. Görg C, Barth P, Weide R, Schwerk WB (1994) Spontaneous splenic rupture in acute myeloid leukemia: sonographic follow-up study. Bildgebung 61: 37
4. Görg C, Weide R, Schwerk WB (1997) Malignant splenic lymphoma: sonographic patterns, diagnosis and follow-up clinical. Radiology 52: 535
5. Klee FE, Osswald BR, Wysocki S (1996) Die Milzzyste – klassischer „Nebenbefund"? Zentralbl Chir 121: 805
6. Lynch JM, Meza MP, Newman B, Gardber MJ, Albanese CT (1997) Computed tomography grade of splenic injury is predictive of the time required for radiographic Healing. J Pediatr Surg 32: 1093
7. Messinezy M, Macdonald LM, Nunan TO, Westwood NB et al. (1997) Spleen sizing by ultrasound in polycythaemia and thrombocythaemia: comparison with SPECT. Br J Haematol 98: 103
8. Quintero-Del-Rio AI, Trujillo M, Fink CW (1997) Actinomycotic splenic abscesses presenting with arthritis. Clin Exp Rheumatol 15: 445
9. Schäberle W, Eisele R (1997) Percutane sonographisch gesteuerte Drainage großer Milzabszesse. Chirurg 68: 744
10. Waninger J, Haag K, Kohlberger E, Specht S (1994) Duplexsonographische Untersuchungen nach organerhaltendem Eingriff bei traumatischer Milzruptur. Zentralbl Chir 119: 104
11. Wasvary H, Howells G, Villalba M, Madrazo B et al. (1997) Nonoperative management of adult blunt splenic trauma: a 15-year experience. Am Surg 63: 694
12. Weber J, Schmüdderich W, Harloff M, Kohler B, Riemann JF (1990) Pankreatitisinduzierte Pseudozysten der Milz: Eine seltene Komplikation. Ultraschall Med 11: 123

2.5 Magen-Darm-Trakt

M. Wüstner und M. Birth

2.5.1 Indikationen zur Sonographie des Magen-Darm-Trakts

Die Sonographie bietet dem Untersucher die Möglichkeit, sowohl die Organmorphologie, d. h. den Wandaufbau, als auch den intraluminären Inhalt und die peristaltische Aktivität zu beurteilen. Deshalb wird bei *akuter* abdomineller Beschwerdesymptomatik unmittelbar im Anschluß an die körperliche Untersuchung des Patienten die Sonographie des Abdomens durchgeführt, die als obligaten Teil die sonographische Durchmusterung des Magen-Darm-Traktes (MDT) beinhaltet [8, 39].

In der *Routinediagnostik* bestehen speziell in der Verlaufsbeurteilung entzündlicher Darmerkrankungen, der Tumornachsorge sowie der präoperativen Suche nach Adhäsionen zwischen Darm und Bauchwand weitere Indikationen zur MDT-Sonographie.

Postoperativ ist die Sonographie hilfreich zur Erkennung von Komplikationen, insbesondere zur Differenzierung zwischen Atonie und Frühileus, der Verlaufsbeurteilung peritonitischer Wandverdickungen und der Differentialdiagnose freier Flüssigkeit.

Keine Standardindikation zur transkutanen Sonographie stellen kleine umschriebene Wandveränderungen (z. B. das nichtperforierte Ulkus, intestinale Polypen oder kleine Tumoren) dar, die sich meist aufgrund der typischen Gasartefakte des Magen-Darm-Inhaltes der sonographischen Diagnostik entziehen. Nur unter Zuhilfenahme einer ausreichenden Flüssigkeitsfüllung intestinaler Lumina kann hier die Aussagekraft der Sonographie verbessert werden (Abb. 2.201).

2.5.2 Topographische Anatomie

Die unterschiedliche anatomische Fixierung der Abschnitte des Magen-Darm-Trakts bestimmt wesentlich

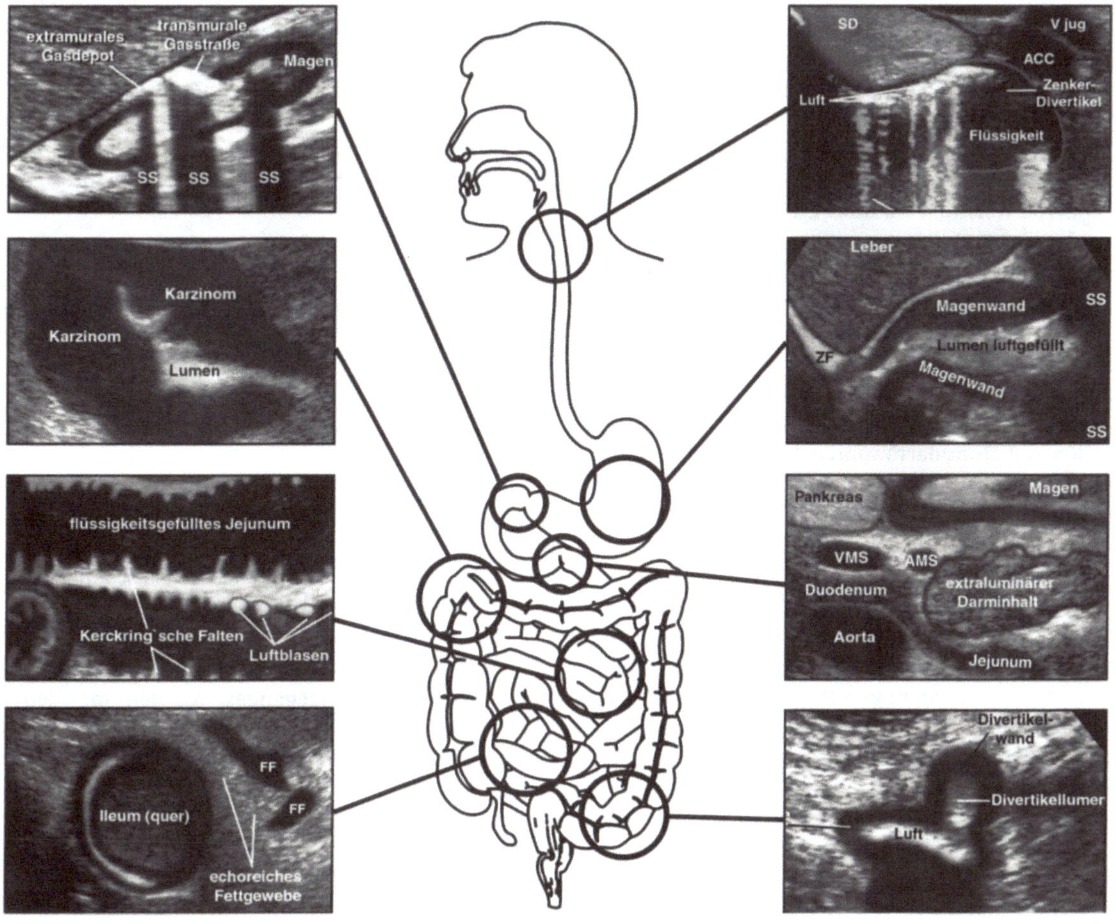

Abbildung 2.201

Typische songraphische Befunde am Magen-Darm-Trakt

die Möglichkeit der sonographisch-topographischen Orientierung:

- *Gute topographische Definiertheit:* Ösophagus, Kardia und Magenfundus, Antrum, Duodenum, Colon ascendens und descendens, Rektum.
- *Mittlere topographische Definiertheit:* Magenkorpus, terminales Ileum, Zökum, Querkolon mit Flexuren.
- *Schlechte topographische Definiertheit:* Dünndarm und Sigmaschlingen.

2.5.3 Untersuchungstechnik, Standardschnitte und Normalbefunde

Technische Voraussetzungen

Die orientierende Untersuchung wird mit einer Abdominalstandardsonde (3,5 MHz) durchgeführt. Sofern die Eindringtiefe dies zuläßt, schließt sich eine Detailbeurteilung, insbesondere der Wandschichtung, mit einer höherauflösenden Sonde (5–10 Mhz) an. Spezielle, die Durchblutung betreffende Fragestellungen werden mit Farbdopplerduplextechnik bearbeitet.

Patientenvorbereitung

Die Routinediagnostik erfolgt am nüchternen Patienten in Rückenlage. Die Beeinträchtigung der sonographischen Beurteilbarkeit des Gastrointestinaltrakts durch seinen Gasgehalt kann durch folgende Maßnahmen weiter reduziert werden:

1. Gabe von Karminativa oder Entschäumern am Vortag der Untersuchung.
2. Flüssigkeitsfüllung:
   Durch Trinken von 400–500 ml gasfreier Flüssigkeit per Trinkhalm (vermindert Luftschlucken) kann die Darstellbarkeit der Magenwand und bei Trinkmengen >1 l nach entsprechender Wartezeit auch die Füllung und damit die sonomorphologische Beurteilbarkeit der Dünndarmwand entscheidend verbessert werden [55].
   Ebenfalls erheblich verbesserte Ergebnisse lassen sich mit der *Hydrokolonsonographie nach Limberg* [29] erzielen, bei der das gereinigte Kolon durch hohen Einlauf flüssigkeitsgefüllt und damit die gesamte Kolonwandzirkumferenz sonographisch beurteilbar wird.
3. Manuelle Untersuchungstechnik:
   Mit den folgenden manuellen Untersuchungstechniken zur Umgehung von Gasartefakten können auch in der Notfalldiagnostik nicht vorzubereitender Patienten valide diagnostische Erkenntnisse am Magen-Darm-Trakt gewonnen werden:
   - Kompression:
     Für eine aussagefähige Ultraschalldarstellung des Intestinums ist die Verdrängung des Gases aus dem Abbildungsbereich durch ggf. kräftige Kompression mit der Schallsonde ebenso unerläßlich wie bei retrointestinalen Organen (z. B. Pankreas).
   - Unterwandern:
     Durch Schallsondenpositionierung dorsal des in Rückenlage nach ventral aufsteigenden Gases kann z. B.
     - der von ventral oft schlecht einsehbare Magenkorpus durch Nutzung der Milz als Schallfenster von der linken Flanke aus dargestellt werden;
     - eine Beurteilung der Korpuswand auch bei ventraler Schallsondenposition erreicht werden, indem der Patient aufgerichtet wird, wodurch das Magengas sich nach kranial in den Fundus verlagert und sich Korpus und Antrum mit den nicht gasförmigen Anteilen des Mageninhalts füllen;
     - bei einem Ileus mit Dünndarmmeteorismus durch die Untersuchung von den Flanken aus unter dem Gas hindurch die Darstellung der hier rein flüssigkeitsgefüllten distendierten Darmschlingen ermöglicht werden.

Obwohl Darmgas einerseits einen Störfaktor bei der Sonographie darstellt, darf nicht vergessen werden, daß der in den verschiedenen Abschnitten recht charakteristisch unterschiedlich angeordnete Gasgehalt an sich schon einen Befund darstellt, bei dem teilweise weite physiologische Schwankungen ebenso wie eindeutig pathologische Abweichungen sonographisch differenziert werden können.

> Ultraschalluntersuchungen müssen grundsätzlich *vor* anstehenden Endoskopien oder Doppelkontraströntgenuntersuchungen durchgeführt werden, da Gasartefakte danach extreme Ausmaße annehmen.

Standardschnitte

Nur in den topographisch fixierten Abschnitten des Magen-Darm-Trakts sind Standardschnitte anwendbar. Kardia, Antrum, Querkolon und Rektum erscheinen in den mittelliniennahen Längs- und Querschnitten des Standarduntersuchungsganges. An den mobilen Abschnitten des MDT ergeben sich Längs- und Querschnitte durch befundadaptierte Schallsondenpositionen.

Normalbefunde

Die sonographische Befundbeschreibung berücksichtigt an allen Abschnitten des MDT folgende Gliederung:

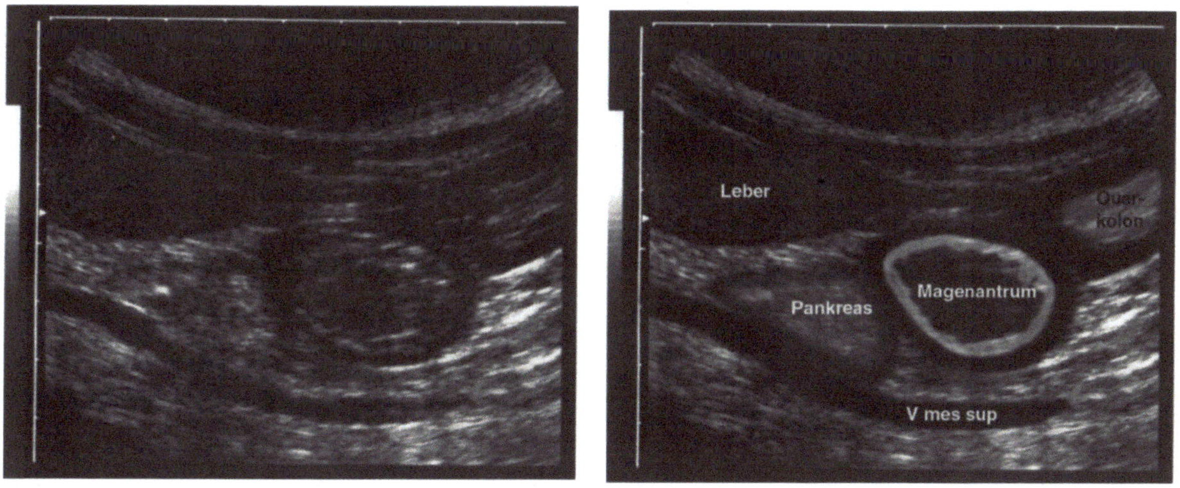

Abbildung 2.202

Antrumkokarde mit Wandschichtung, Oberbauchlängsschnitt

1. Wand (Dicke, Echogenität, Schichtaufbau, Verformbarkeit, Abgrenzbarkeit und Verschieblichkeit gegen Nachbarorgane)
2. Inhalt (Menge/Durchmesser, Echostruktur/Zusammensetzung)
3. Peristaltik (Aktivität, Richtung, im Wesentlichen nur am Dünndarm relevant)
4. Schmerzangabe bei Schallsondendruck (Sonopalpation)

Unter physiologischen Bedingungen imponiert jeder Abschnitt des MDT sonographisch als tubuläre Struktur, die in 2 Ebenen dargestellt und durch Verschieben oder Angulieren der Schallsonde in ihrem Verlauf verfolgt werden kann. Sie verformt sich je nach Abschnitt spontan durch Peristaltik oder zumindest unter dem Druck von Schallsonde oder im Schallfeld palpierendem Finger. Im Lumen findet sich für die einzelnen Abschnitte des MDT jeweils charakteristischer Inhalt, dessen Vorhandensein oder Fehlen ebenso wie seine Menge und Zusammensetzung semiquantitativ-deskriptiv befundet und durch charakteristische Standbilder dokumentiert wird.

Wand. Die Wanddicke beträgt am Magen je nach Füllungszustand 2–6 mm, im Bereich von peristaltischen Muskelwülsten und dem Pylorus bis zu 10 mm, am Ösophagus, Dünn- und Dickdarm in Abhängigkeit von Dehnung oder Kontraktion 1–3 mm.

Im Längsschnitt läßt sich ein z.T. charakteristisches Faltenrelief nachweisen, d.h. Kerckring-Falten auf der Innenseite des Dünndarmes bzw. die Haustrierung der Kolonwand. Am Magenkorpus lassen sich die längsverlaufenden Schleimhautfalten der Magenstraße im Querschnitt radiär getroffen darstellen. (s. Abb. 2.204b) Der Ösophagus stellt ein „faltenfreies Rohr" dar, das zervikal in quer-platter Form beginnt und abdominell einen runden Querschnitt aufweist.

In der Wand des gesunden MDT läßt sich auch transkutan sonographisch eine allen Abschnitten gemeinsame *Schichtung* darstellen. Die Zahl der unterscheidbaren Schichten ist von der Ultraschallfrequenz und den Untersuchungsbedingungen abhängig. Im typischen Fall sind

- Mukosa (innere echoarme Schicht),
- Submukosa (mittlere echoreiche Schicht) und
- Muscularis propria (äußere echoarme Schicht)

unterscheidbar. An der inneren Oberfläche der Mukosa und der äußeren der Muscularis propria kann abhängig von den angrenzenden Medien meist zusätzlich je eine echoreiche Linie als Korrelat der akustischen Grenzflächen dargestellt werden. Die innere echoreiche Linie kann aufgrund der „samtartigen" Struktur der Schleimhautoberfläche eine beträchtliche Dicke bis zu mehreren mm aufweisen. Die Grenzflächenechos werden im Sprachgebrauch der Sonographieliteratur meist mitgezählt (Fünfschichtung), obwohl sie nicht anatomischen Schichten entsprechen. Aufgrund dieser darstellbaren Schichtenanordnung entstehen im sonographischen Querschnittbild des Intestinums konzentrische Ringe, eine sog. „Kokarde" (Abb. 2.202).

Der Begriff *Kokarde* ist ein sonographieinterner Terminus technicus, der in der Befundbeschreibung zugunsten anatomischer Begriffe vermieden werden sollte.

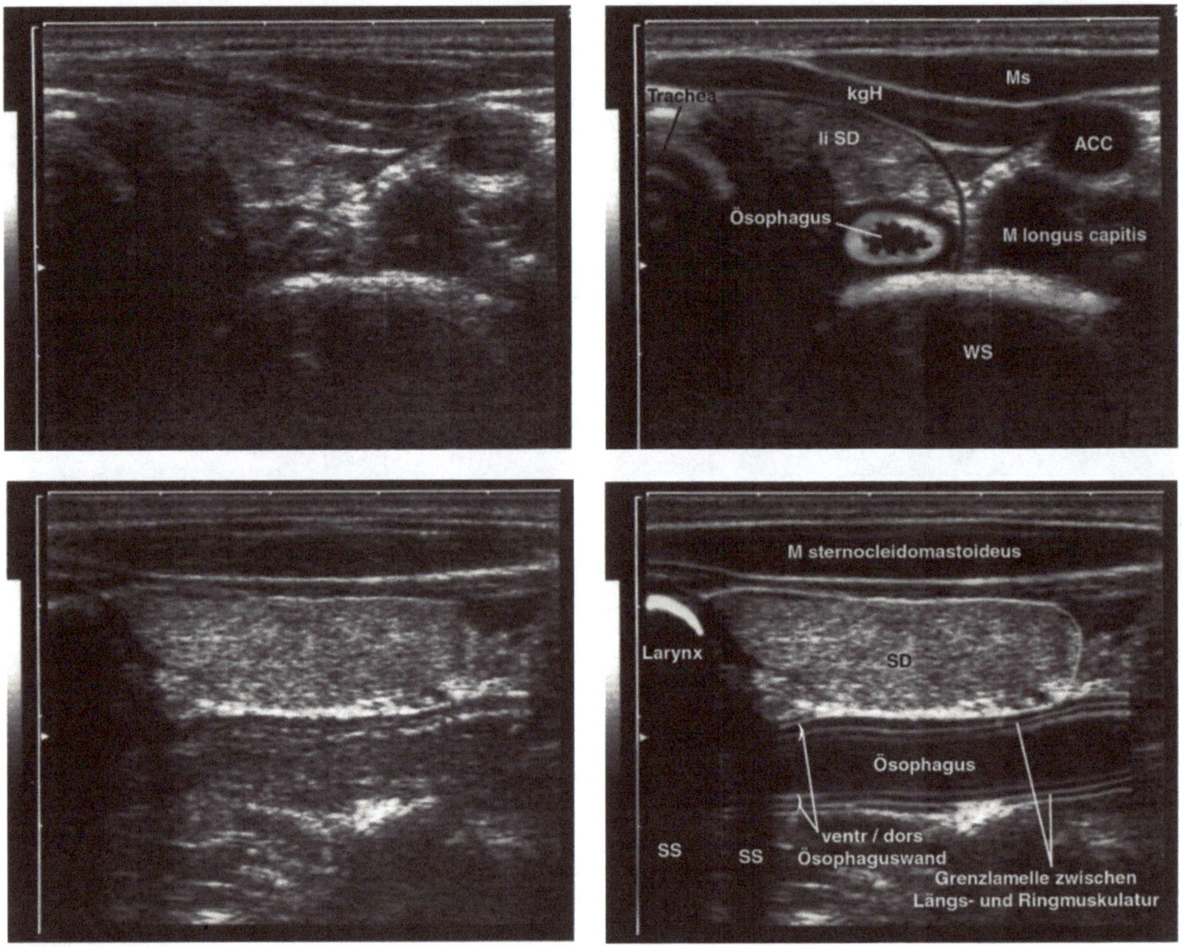

a

b

Abbildung 2.203 a, b

Normaler Ösophagus. **a** Quer-, **b** Längsschnitt

Inhalt und Peristaltik. Der gesunde *Ösophagus* ist leer. Peristaltik tritt nur in Form des bewußt eingeleiteten Schluckaktes auf, bei dem die Propulsion eines Ingestionsbolus sonographisch nachvollzogen werden kann (Abb. 2.203).

Die *Magenfüllung* variiert hinsichtlich Art und Menge in weiten Grenzen. Auch im Nüchternzustand finden sich Flüssigkeit und Gas in unterschiedlicher Menge. Unter physiologischen Bedingungen laufen etwa 3 Peristaltikwellen/min über dieses Reservoirorgan (Abb. 2.204a, b).

Der *Dünndarm* enthält physiologischerweise in den oberen Abschnitten aufgrund der kurzen Passagezeit wenig (Leerdarm) und in den unteren mehr Inhalt. Feste Anteile finden sich im Dünndarm selten. Aufgrund der großen Verdauungssekretmenge stellt sich der Inhalt sonographisch meist echoarm flüssig dar. Eine Prallfüllung kommt physiologisch nicht vor. Gas und feste Partikel stellen sich durch in der Flüssigkeit in Schwebe gehaltene, harte Reflexe dar. Peristaltik läßt sich am gesunden Dünndarmkonvolut sonographisch immer nachweisen, wenn mit der Sonde für wenige Sekunden in einer Bildeinstellung verharrt wird (Abb. 2.205).

Im *Kolon* tritt aufgrund der geringen peristaltischen Aktivität eine Entmischung von Gas- und Nichtgasphase bei zusätzlicher Gasproduktion durch die Bakterienflora im Inneren der Fäzes auf. Deshalb ist das Kolon von ventral mit 3,5 MHz auch unter Kompression meist nur als wandbegrenzter Gasraum darstellbar, der aber anhand seiner charakteristischen Haustrierung sicher sonographisch identifiziert werden kann. Mit höherauflösenden Schallsonden findet sich das Lumen des rechten Hemikolons regelhaft mit feindispers mit harten Gasechos durchsetztem echoarmem pastösem Stuhl gefüllt. Im linken Hemikolon ist die Füllmenge bei guter Defäkationsfunktion wesentlich geringer als rechts. Das orale Sigma stellt sich häufig als leerer und deshalb ganzwandig einsehbarer Tubulus von kaum mehr als 1 cm Durchmesser dar (Abb. 2.206).

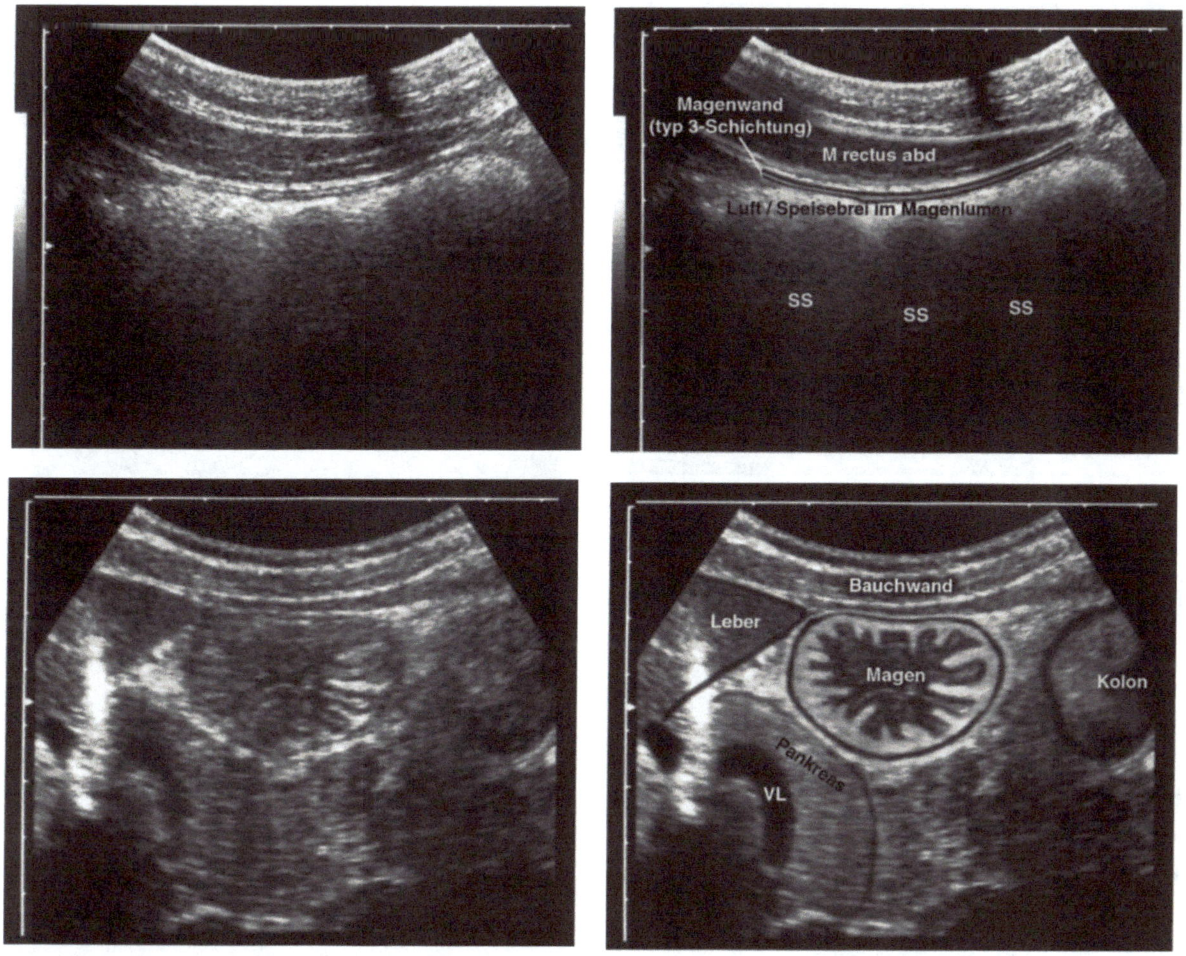

Abbildung 2.204 a, b

a Postprandial gefüllter Magen, **b** leerer Magen mit radiären Schleimhautfalten (modif. Oberbauchquerschnitt)

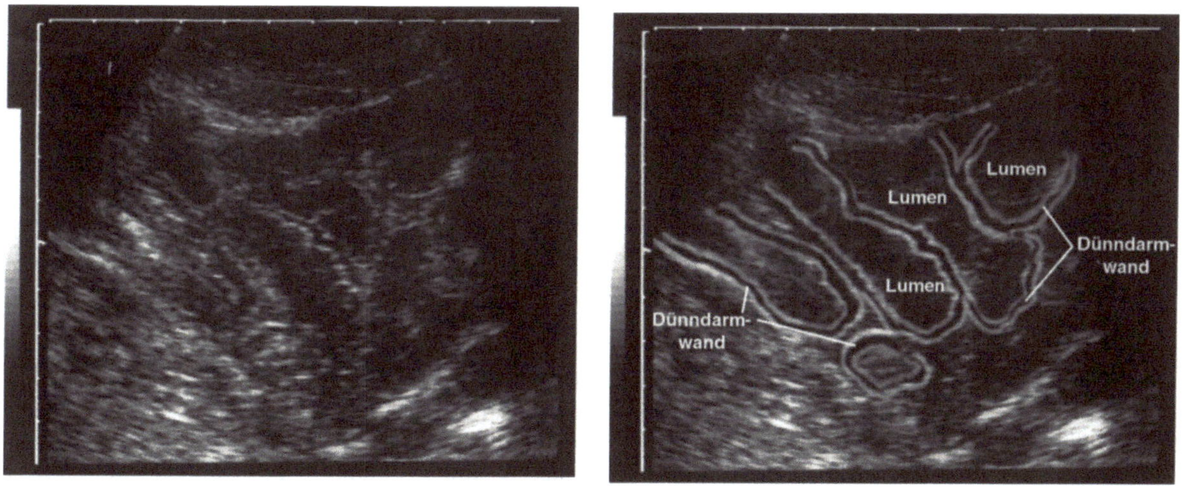

Abbildung 2.205

Normaler, fast leerer Dünndarm

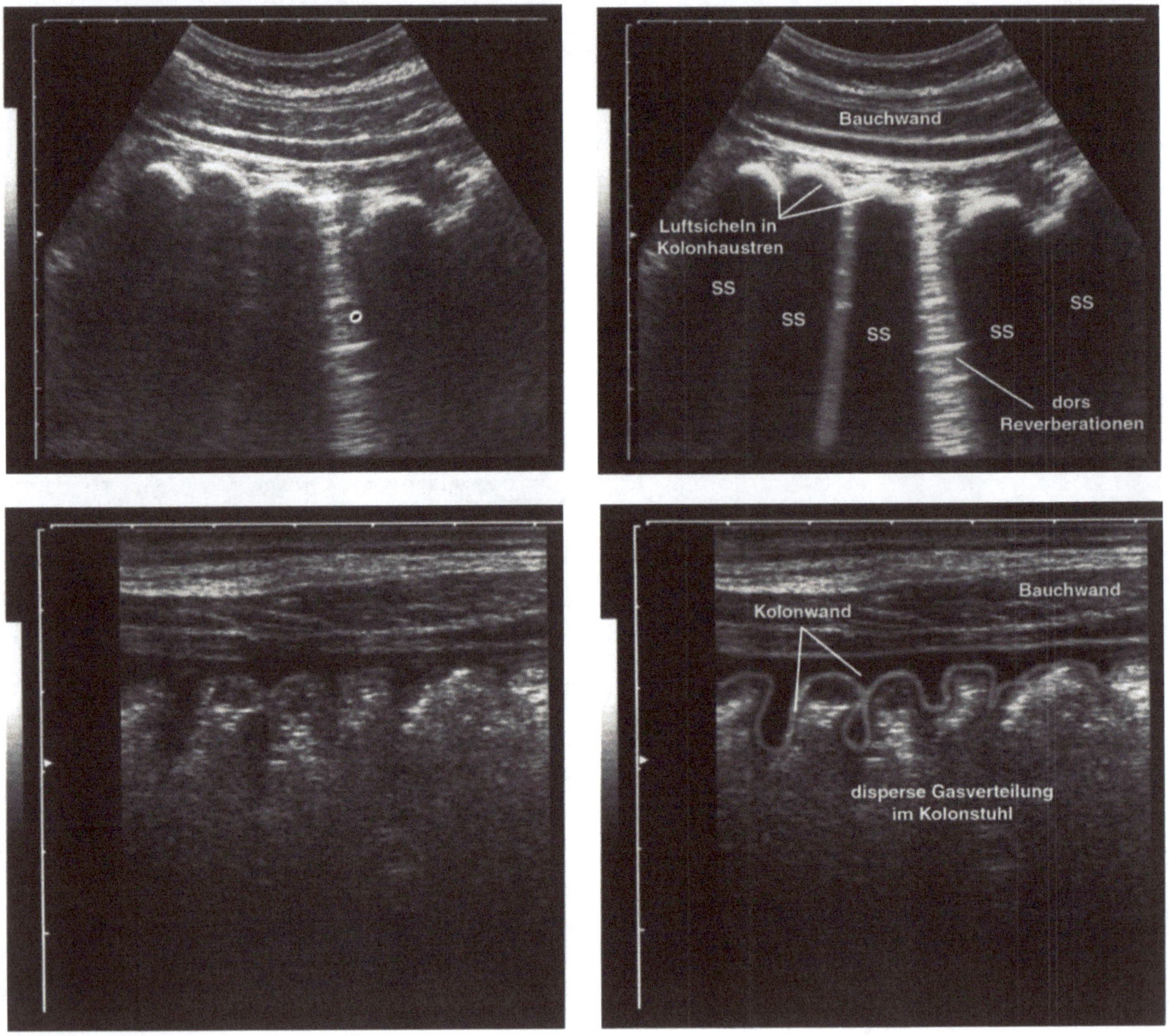

a

b

Abbildung 2.207

Normales Kolon. **a** 3,7 MHz, **b** 10 MHz

2.5.4 Krankheitsbilder und Syndrome, die den MDT insgesamt betreffen

2.5.4.1 Ileus

Untersuchungstechnik

Um den beim Ileus im Vordergrund des diagnostischen Interesses stehenden Füllungszustand des MDT systematisch sonographisch zu erfassen, empfehlen wir folgenden *Untersuchungsgang*:

1) Flankenschnitt links, Zielorgan Magen. Einstellen der Milz bei linksseitiger interkostaler Schallsondenposition und translienales Aufsuchen des Magens. Orientierung: beim Kippen der Schallsonde von dorsal nach ventral erscheint zunächst der kraniale Nierenpol im kaudalen Bildbereich. Weiter ventral wird die Ebene von Milzgefäßen und Pankreasschwanz passiert, bevor noch weiter ventral der Magen schallsondenfern angeschnitten wird. Bei nicht komplett gasdurchmischtem Mageninhalt läßt sich durch Flächenausmessung des angeschnittenen Magenabschnittes ein semiquantitativer Eindruck über sein Füllungsvolumen gewinnen.

2) Flankenschnitt links, Zielorgan Jejunum. Die Schallsonde wird im Bereich der linken Flanke weiter nach kaudal und dort soweit nach ventral verschoben, daß bei entsprechender Kippung ventral des Colon descendens (s. unten) das Dünndarmkonvolut ins Bild rückt. So kann das physiologischerweise im linken Oberbauch liegende Jejunum in befundadaptierten Schnittebenen

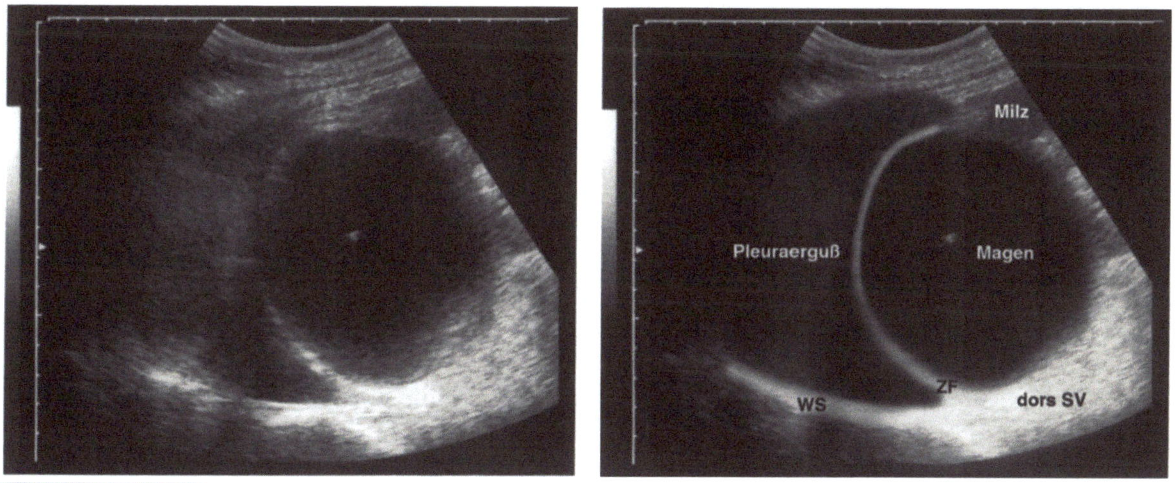

Abbildung 2.207

Prall gefüllter Magen bei Ileus

hinsichtlich Füllung (Ausmessen des maximalen Durchmessers!) und Peristaltik beurteilt werden.

3) Unterbauchschnitt rechts, Zielorgan Ileum. Die Sonde wird von ventral auf dem rechten Unterbauch aufgesetzt, das Zökum im Querschnitt eingestellt und die Einmündung des terminalen Ileums aufgesucht (s. Kap. „Akute Appendizitis"), bzw. allgemein lokal nach leerem Dünndarm gefahndet.

4) Flächenhaftes Abscannen des restlichen Darmbauches von ventral. Bei Nachweis eines Kalibersprunges zwischen Position 2 und 3 wird im restlichen Dünndarmkonvolut die Ileusursache bzw. zumindest eine semiquantitative Einschätzung der Höhenlokalisation gesucht.

Pathologische Befunde

ad 1)

Klare Grenzwerte können für das Füllungsvolumen des Magens bzw. für seine sonographisch zu ermittelnden Maße nicht angegeben werden. Sonographische Korrelate einer Stase im Magen sind:

- die Prallfüllung des Korpus (runder Querschnitt) und
- der auffallend echoarme flüssige Inhalt, der durch Verschiebung von Ingesta (echokomplex) zu Sekret und durch Phasentrennung des Gases bei fehlender peristaltischer Durchmischung entsteht (Abb. 2.207).

Für die Wertung ist der anamnestische Zusammenhang sehr wichtig, da postprandial eine Prallfüllung natürlich normal sein kann.

Leerer Magen bei Erbrechen spricht für *Krampferbrechen* z. B. bei Gastroenteritis.
Prallvoller Magen bei Erbrechen spricht dagegen für *Überlauferbrechen* bei Passagestörung (ggf. Magensonde berücksichtigen!).

ad 2), 3) und 4)

Darminhalt. Eine gering bis mäßig vermehrte Füllung des Dünndarmes (segmental oder bandförmig, Durchmesser <3,5 cm) kann sowohl Ausdruck einer mukosainfektbedingten Hypersekretion (Enteritis) als auch einer Atonie oder mechanischen Passagebehinderung sein. Beim *frühen mechanischen Ileus* ist die Füllungsvermehrung noch lokal und betrifft den dem Hindernis direkt vorangehenden Darmabschnitt am stärksten, muß sich also noch nicht im linken Oberbauch zeigen. Mit zunehmender Exsudation dehnt sich ein ununterbrochenes Füllungsband von der Stenose immer weiter nach oral aus, was bei hypersekretorischer Enteritis ohne Passagehindernis nicht beobachtet wird. Bei weiterer Ileusdekompensation überschreitet der Dünndarmdurchmesser den Wert von 3,5 cm zunächst stenosennah. Im Dünndarminhalt treten dann feste Anteile zugunsten der sezernierten Flüssigkeit ganz in den Hintergrund. Bei diesem Vollbild finden sich sonographisch die typischen durchgehend echoarm flüssigkeitsgefüllten Dünndarmanschnitte, die die Bauchhöhle mäanderförmig ausfüllen.

Längs getroffen zeigen sie das gut echoreich abgrenzbare Innenprofil der Kerckring-Falten (Klaviertastenphänomen) oder bei darmparamedianem Längsschnitt das ebenfalls durch diese hervorgerufene *Strickleiterbild* (Abb. 2.208).

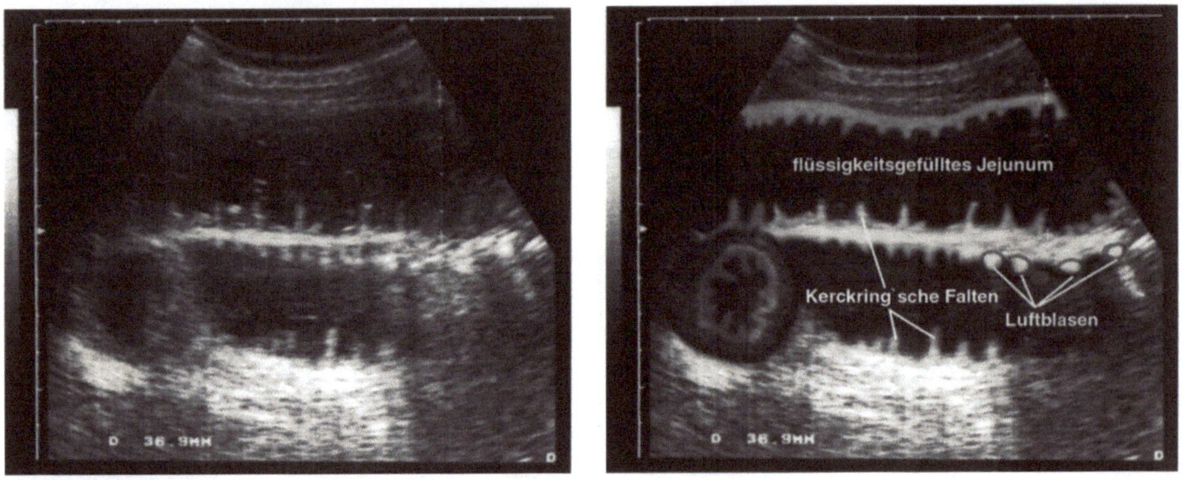

Abbildung 2.208

Distendiertes Jejunum, quer- und längsgetroffen

> Im Gegensatz zum Magen weist der *Dünndarm* des Erwachsenen einen auch durch Konstitutionsunterschiede kaum beeinflußten typischen *Prallfüllungsdurchmesser* von ca. *3,5 cm* auf. Dies ist der wichtigste numerische Parameter, der für die Ileusbeurteilung beachtet werden muß.

Peristaltik. Die Peristaltikinterpretation stellt im Rahmen der Ileusdiagnostik neben dem meß- und dokumentierbaren Füllungszustand des Darmes eine subjektive, aber wichtige Zusatzinformation dar. Die Sonographie erlaubt besser als das Stethoskop die Zuordnung zu einem der nacheinander abfolgenden Stadien der akuten Ileuskrankheit:

- *Frühstadium:* in der Real-time-Untersuchung lebhaft vermehrte Aktivität besonders im direkt prästenotischen Darmabschnitt („Waschmaschinenphänomen"), durchschnürende Peristaltik bei noch mäßiger Füllungsvermehrung (Durchmesser <=3,5 cm), u. U. noch Propulsion erkennbar, d. h. Peristaltik kann die relative Stenose noch überwinden (Korrelat der auskultatorischen „Preßstrahlgeräusche").
- *Fortgeschrittenes Stadium:* verminderte Aktivität, nicht mehr durchschnürend bei Füllungsdurchmesser bis 3,5 cm, keine Propulsion, sondern *Pendelperistaltik.*
- *Spätstadium:* Aperistalsis nach Erschöpfung der gefügedilatierten Darmwandmuskulatur, Dünndarmdurchmesser übersteigt 3,5 cm (auskultatorisch terminale „Totenstille"), im weiteren Verlauf Darmwandverdickung.

CAVE: Fehlinterpretation atem- oder herzaktionsabhängig mitgeteilter passiver „Schwappbewegungen" des flüssigen Darminhaltes als aktive Pendelperistaltik im 3. aperistaltischen Stadium vermeiden!

Abweichungen von dieser Abfolge kommen v. a. beim *chronischen Ileus* bei relativer Passagebehinderung vor. Bei einer über längere Zeit bestehenden relativen Passagebehinderung kann es als funktionelle Anpassung zu einer exzentrischen Darmwandmuskelhypertrophie kommen. Dann kann auch an über 3,5 cm Durchmesser dilatierten Dünndarmabschnitten noch mehr oder weniger lebhafte peristaltische Aktivität beobachtet werden.

Darmwand. Die Darmwand wird durch die Passagestörung primär nicht verdickt. Abschnittsweise Wandverdickungen müssen als Hinweis auf Strangulation ernstgenommen werden. Auf der anderen Seite ist an eine primäre Wandverdickung unterschiedlicher Genese als Ileusursache zu denken.

Aszites. Aszites = echofreie extraluminäre Flüssigkeit ist ein unspezifischer Begleitbefund. Er kann beim Ileus ebenso entstehen wie bei Enteritis, Atonie oder nichtintestinalen Ursachen. Lediglich seine Mengenzunahme ist als sensitives Zeichen eines Krankheitsprozesses zu werten.

ad 3)

Hat man an anderer Lokalisation oder auch im rechten Unterbauch pathologisch vermehrt gefüllten Dünndarm darstellen können, bleibt die Frage nach einem *Kalibersprung* als entscheidendem Korrelat eines chir-

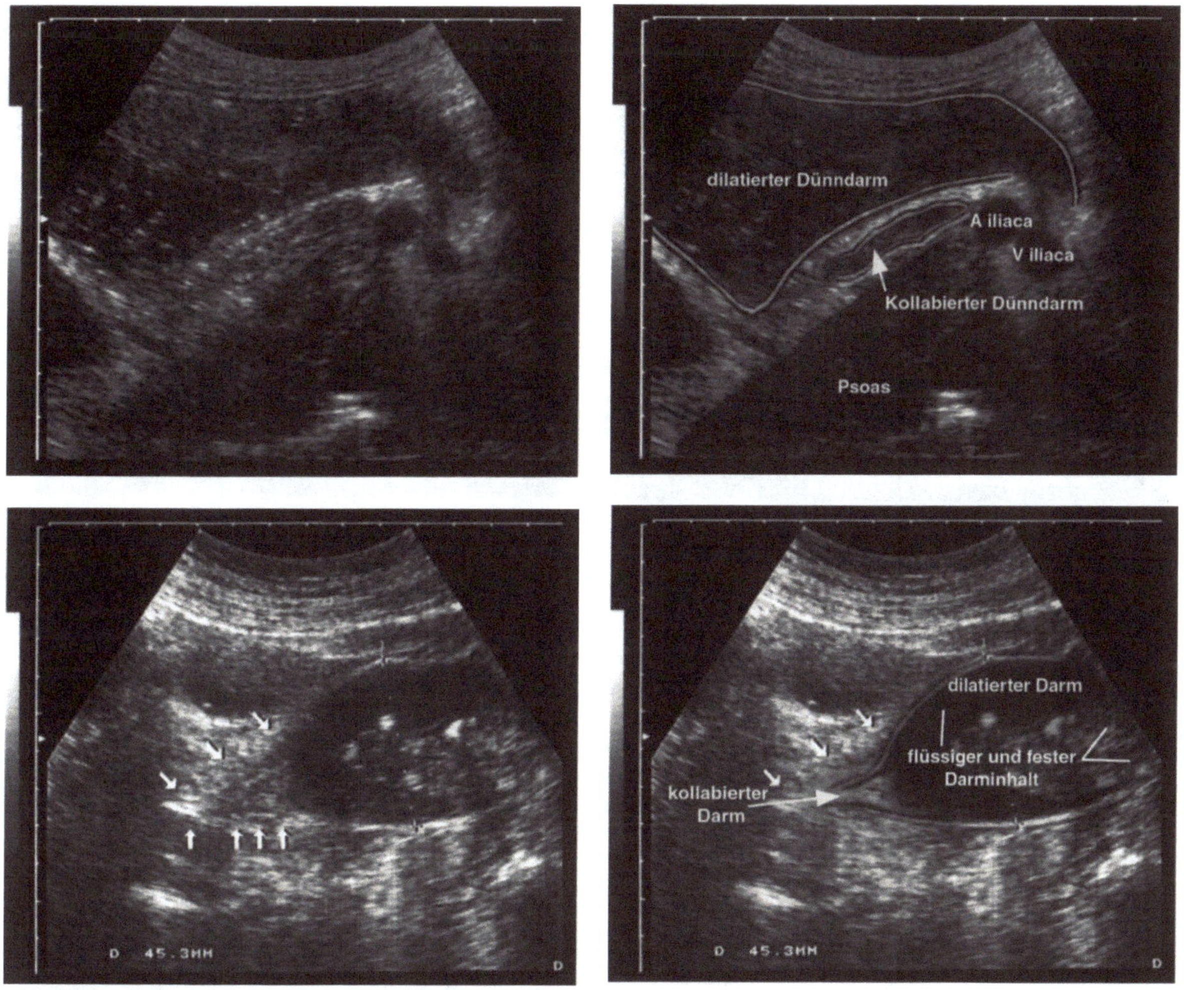

Abbildung 2.209 a, b

Dünndarmileus. **a** Kollabierter neben dilatiertem Dünndarm, **b** direkte sonographische Darstellung des Kalibersprungs bei Bridenileus

urgischen Krankheitsbildes. Finden wir einen poststenotischen *leeren Hungerdarm neben dilatiertem Dünndarm*, zeigt das eine mechanische Passagebehinderung an.

Da leerer Dünndarm sich sonographisch oft nur als inhomogen echoreiches weich-solides Gewebevolumen darstellt, das kaum vom umgebenden Gewebe unterschieden werden kann, ist seine Standbilddokumentation ohne günstige Umstände wie z. B. kontrastierenden Aszites häufig nicht überzeugend möglich. In der Realtime-Untersuchung gelingt die Identifikation aber häufig durch die hier erhaltene Peristaltik (Abb. 2.209 a, b).

Die Indentifikation von Hungerdarm ist auch deswegen schwierig, weil sein *Volumen* im Verhältnis zu dem der gestauten Schlingen verschwindend geringer ist, als es seinem *Längenanteil* entspricht. Bauhin-Identifikation!

5) Untersuchung des Kolonrahmens. Wurde bis zur Bauhin-Klappe durchweg dilatierter Dünndarm gefunden, wird der Kolonrahmen hinsichtlich seiner Füllung beurteilt. Beginnend mit dem Aszendens wird mittels Kompressions- oder „Unterwanderungstechnik“ das Kolon in Passagerichtung durchgescannt. Der Abbruch einer eventuellen Dilatation zeigt die Lokalisation des Passagehindernisses [26].

Bei manifestem Dickdarmileus findet sich als gestauter Inhalt typischerweise weitgehend verflüssigtes, sonographisch relativ homogenes, mittelechogen feingra-

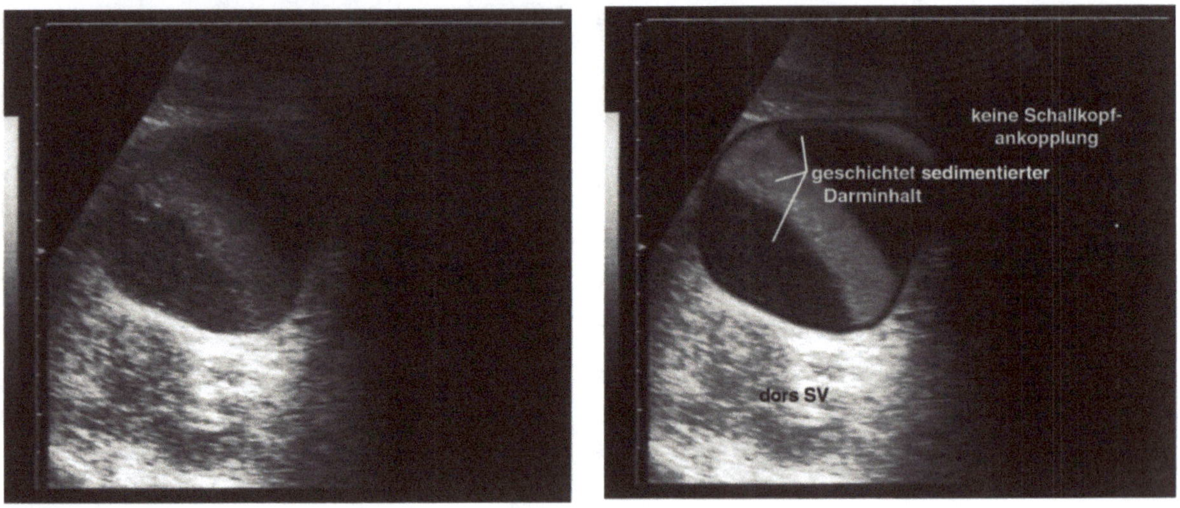

Abbildung 2.210

Ileusdickdarm mit dreiphasig sedimentiertem flüssigem Gas-Stuhl-Gemisch im Querschnitt

nuläres Material. Dieses kann wie bei Anschnitt eines parenchymatösen Organs erscheinen und erst unter Bewegungsprovokation durch Schallsondendruck seine breiig-flüssige Konsistenz offenbaren. Der derart „markierte" Kolonrahmen läßt sich, ähnlich wie bei der Hydrokolonsonographie, sonographisch gut darstellen und kontinuierlich verfolgen.

Der *Prallfüllungsdurchmesser* des Kolons ist individuell variabler als am Dünndarm und variiert auch über den Kolonverlauf: *Zökum ca. 6 cm, Kolonrahmen ca. 4–5 cm* (Abb. 2.210).

CAVE: Spontanberstungsgefahr des Zökums ab Überdehnung auf 10 cm. Fehlinterpretation der gefüllten linken Flexur als Magen vermeiden.

6) Suche nach der Ileusursache. Kann auf die oben beschriebene Weise ein Kalibersprung im Darmverlauf nachgewiesen werden, wird mit gesteigerter Akribie der Darmbereich zwischen den bereits dargestellten gefüllten und leeren Abschnitten durchgemustert, um hier über den *qualitativen Ileusnachweis* hinaus auch die *Ileusursache* zu identifizieren (s. Übersicht).

Ein Strang- oder Bridenileus stellt bezüglich des Sonokorrelates eine „Minimalform" des Ileus dar, bei der sich u. U. keinerlei weitere Veränderungen außer dem bloßen Kalibersprung darstellen lassen. Da dessen direkte sonographische Darstellung häufig schwierig ist, bleibt der „Verdacht auf Verwachsungsstrang" bei nachgewiesenem Kalibersprung eine sonographische Ausschlußdiagnose bei Patienten mit vorausgegangenen Laparotomien und fehlender Darstellung „raumfordernder" Ileusursachen (vgl. Abb. 2.211).

Ileusursachen mit charakteristischem Sonokorrelat

- Darmwandverdickung durch
  - Tumor (Abb. 2.211),
  - Entzündung,
  - Einblutung,
  - Invagination;
- Darmlumenverlegung durch
  - Polyp,
  - Gallenstein,
  - Bezoar,
  - Fremdkörper;
- Darmkompression durch
  - Inkarzeration in äußerer Hernie,
  - extraintestinale Raumforderungen.

Ileusursachen mit schwieriger interpretierbarem Sonokorrelat

- Volvulus
- Inkarzeration in innerer Hernie,
- Verwachsungen/Strang/Briden (Abb. 2.209b).

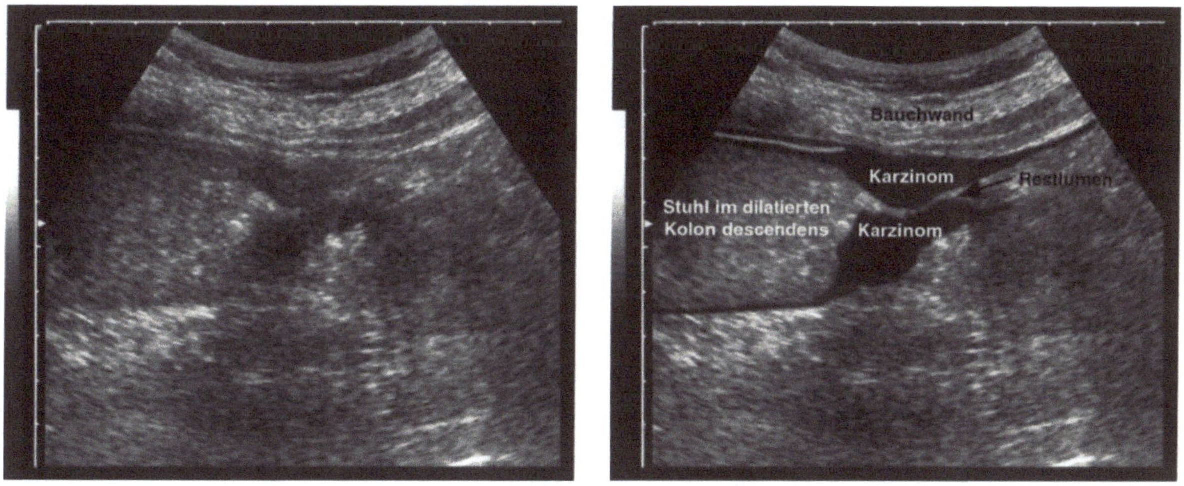

Abbildung 2.211

Stenosierendes Deszendenskarzinom mit prästenotischer Dilatation

Läßt sich *kein Kalibersprung*, aber eine *pathologisch vermehrte Füllung des gesamten Magen-Darm-Traktes bei fehlender Peristaltik* nachweisen, lautet die sonographische Verdachtsdiagnose: *Atonie bzw. paralytischer Ileus.*

CAVE: Fehldiagnose „primäre Darmatonie" bei paralytischem Spätstadium des Dickdarmileus bei sonographisch nicht erkannter Rektumstenose!

Methodenbewertung. Die Ileusdiagnostik per Sonographie stellt eine der wesentlichsten Bereicherungen für die Viszeralchirurgie dar [38]. Gegenüber der radiologischen Diagnostik besitzt die Sonographie folgende Vorteile:

1. Sie ist nicht auf das Vorhandensein und die Phasentrennung von Gas im Dünndarm angewiesen, sondern gestattet bei jeder Art von Darminhalt Aussagen, auch schon in frühen Stadien der Darmpassagestörung, was die überlegene Sensitivität der sonographischen Ileusdiagnostik erklärt [32]. Der Ileus wird früher „sonogen" als „röntgenogen"!
2. Die Sonographie stellt neben dem Darminhalt auch die Darmwand und extraintestinale für die Ileusdiagnose relevante Strukturen dar und erbringt weitere Zusatzinformationen, z. B. über Aszites.
3. Der gesamte Informationsgewinn erfolgt einzeitig, während radiologisch nur durch zusätzliche Kontrastmitteluntersuchungen nach vorausgegangener Leeraufnahme partielle Darmanteile darstellbar sind.

2.5.4.2 Peritonitis

Da das Peritoneum fast dem gesamten MDT einschließlich seiner Mesenterien aufliegt, kommt es im Rahmen der Peritonitis neben einer ausgeprägten intraabdominellen und -intestinalen Flüssigkeitssequestration auch zu einer ödematösen Verdickung der betroffenen Darmwände, verbunden mit einer ausgeprägten Ausschwitzung von Fibrin. Dieses lagert sich den inneren Oberflächen meist flächig auf, kann aber auch Teile der Peritonealhöhle räumlich ausfüllen.

Entsprechend zeigt sich eine Peritonitis in der Schnittbilddiagnostik u. a. als *Wandverdickung* des Darmes mit typischerweise betonter echoarmer Außenschicht als Ausdruck des subserösen Ödems. Echostruktur und Schichtung können aber völlig uneinheitlich sein. Charakteristisch für die peritonitische Genese ist gerade ein „buntes" Bild von Darmwandverdickungen unterschiedlichster Ausprägung und Konfiguration. Das Verteilungsmuster hält sich dabei nicht an anatomische Darmabschnitte, sondern ist eher bestimmt durch Entfernung und topographische Verbindungen (Ausbreitungsstraßen) zum Fokus der Entzündung.

Der Darm weist darüber hinaus regelhaft eine *Atonie* (Aperistalsis, vermehrte Flüssigkeitsfüllung) auf (Abb. 2.212).

Weitere Merkmale der Peritonitis sind die obligate *freie Flüssigkeit* (ausgetretener Hohlorganinhalt, Pus oder echofreier Aszites). Von besonderer Bedeutung ist die Erkennung *interenterischer Abszeßformationen.* Gegebenenfalls muß *freie Luft* als Zeichen einer Hohlorganperforation gesucht werden.

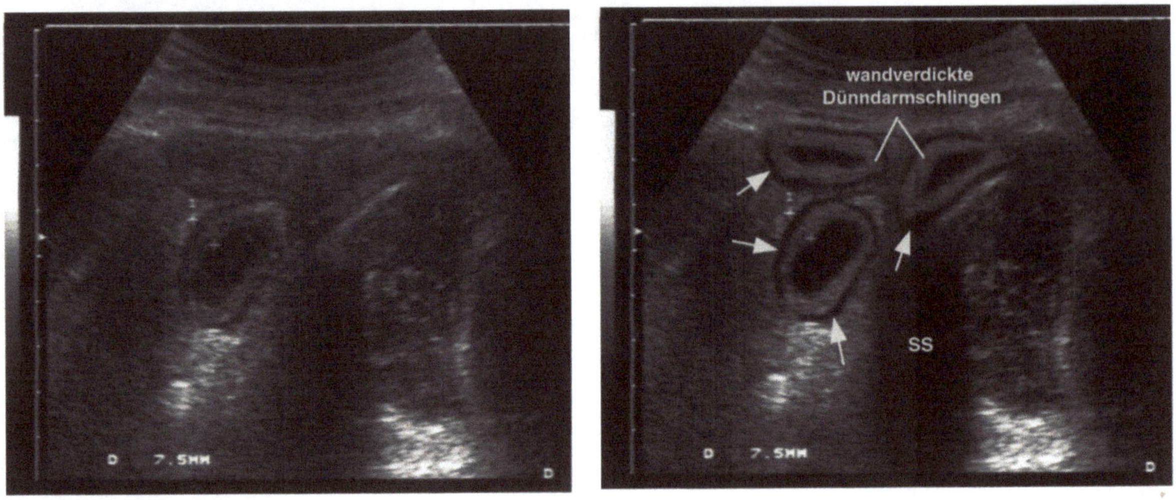

Abbildung 2.212

Wandverdickte Darmquerschnitte mit echoarm betonter Außenschicht als Peritonitis-Korrelat (*Pfeile*)

Sonographisch darstellbare Peritonitisursachen

- Perforiertes gastroduodenales Ulkus
- Appendizitis
- Perforierte Tumoren
- Morbus Crohn/Colitis ulcerosa
- Toxisches Megakolon
- Divertikulitis
- Gangränöse oder perforierte Cholezystitis
- Darmgangrän
- Abszeßformationen im Bereich insuffizienter Darmanastomosen

Bei klinisch und/oder sonographischem Peritonitisverdacht schließt sich immer die Suche nach dem auslösenden Fokus an (s. Übersicht).

Bei Diskrepanz zwischen Klinik und Sonobefund Diagnose „Peritonitis" absichern! Erste Maßnahme: sonogezielte Aspiration pathologischer extraluminärer Flüssigkeit!

2.5.4.3 Gastrointestinale Blutung

Da jede stärkere GI-Blutung die notwendige Endoskopie erheblich beeinträchtigt, ist die primäre sonographische Suche nach der Blutungsquelle bzw. ihrer Höhenlokalisation gerechtfertigt. Bei massiver aktiver Blutung besteht eine gute Chance, die Quelle oder Höhenlokalisation zu erkennen bzw. wichtige extraintestinale Zusatzinformationen zu sammeln.

Sonographische Korrelate von Blutungsquellen

- Darmwandverdickung durch
  - Tumoren,
  - Entzündungen,
  - lokalisierte Wandeinblutung (medikamentöse Antikoagulation?).
- Ösophagogastrale Varizen bei portaler Hypertension:
  - Leberstatus: Pfortader offen? Milzgröße? Aszites? Umgehungskreisläufe darstellbar?
- Seltenere extraintestinale Blutungsursachen:
  - Aneurysmapenetration,
  - Tumoren/Entzündungen,
  - Pankreas,
  - hepatobiliäres System.

Bei unklarer oberer GI-Blutung kommt der Sonographie hauptsächlich die Aufgabe zu, Zeichen einer portalen Hypertonie, wie Splenomegalie, Dilatation und Flußminderung/-umkehr im Portalsystem, Kollateralgefäße, Zirrhoseleber, Aszites, als Indizien für eine Ösophagusvarizenblutung zu sichern oder auszuschließen.

Bei unterer GI-Blutung untersucht man vom Rektum oralwärts. Dabei wird zunächst geklärt, ob sich eine pathologische Flüssigkeitsfüllung nur auf das Kolon oder auch auf den Dünndarm erstreckt. Im Falle fehlenden Hämatinnachweises im Magensondenaspirat kann so die Entscheidung zwischen nachfolgender Duodenoskopie oder anderen diagnostischen Maßnahmen, die den aboralen Darmtrakt betreffen (Koloskopie, Erythrozytenszintigraphie etc.), getroffen werden (s. Übersicht).

CAVE: Zu tiefe Höhenlokalisation der Blutungsquelle aufgrund peristaltisch weitertransportierter Blutfüllung bei zwischenzeitlich sistierter Blutungsaktivität!

2.5.4.4 Darminfarkt

Der durch *mesenterialarteriellen* oder seltener durch *mesenterialvenösen Verschluß* ausgelöste Darminfarkt stellt in seiner akuten Form eines der ungelösten diagnostisch-therapeutischen Probleme der Viszeralchirurgie dar. Auch wenn die Sonographie dieses Problem letztlich nicht lösen kann [3], kann eine entsprechende, die speziellen Aspekte dieser Erkrankung berücksichtigende sonographische Untersuchung zu einer raschen Diagnosestellung beitragen.

Im *frühen Stadium* der frischen noch reversiblen Ischämie müssen auch hinsichtlich der Sonomorphologie die ischämische (Arterienverschluß) und die seltene hämorrhagische Form (Venenverschluß) unterschieden werden. Nur die letztere führt im Frühstadium zu einer stauungsbedingten ödematösen Darmwandverdickung mit früher Flüssigkeitssequestration nach intra- und extraluminär. Dagegen zeigen sich beim ischämischen Infarkt an der Darmwand zunächst keine sonomorphologischen Veränderungen. Unspezifische Frühzeichen sind lediglich eine Verminderung der Peristaltik und eine Vermehrung flüssigen und gasförmigen Inhalts in den betroffenen Dünndarmabschnitten. In beteiligten Dickdarmabschnitten fehlen selbst diese schwer interpretierbaren Veränderungen.

Entscheidender Ansatzpunkt für eine Frühdiagnose sind die Mesenterialgefäße selbst. Bei entsprechendem Verdacht sollten mit Hilfe der Duplexsonographie der Stamm der A. mesenterica superior ebenso wie der zentrale Abschnitt der V. mesenterica superior dopplersonographisch hinsichtlich ihres Blutflusses untersucht werden.

> Zur venösen Blutstromanalyse läßt sich durch die plötzliche Dekompression nach längerem Valsalva-Manöver ein kurzfristig verstärkter, duplexsonographisch besser registrierbarer Flow erzeugen.

Besonders im venösen System muß immer an die Möglichkeit des Sekundärverschlusses durch einen komprimierenden raumfordernden Prozeß oder eine primär hepatogene Erkrankung gedacht werden, nach deren sonomorphologischen Zeichen entsprechend zu suchen ist.

Die Darstellung der A. mesenterica inferior sollte angestrebt werden, gelingt aber nur in Einzelfällen.

Im *fortgeschrittenen Stadium* des Darminfarktes kommt es aufgrund der fortschreitenden Darmwandnekrose zur Durchwanderungsperitonitis, die sich als peritonitische Darmwandverdickung evtl. mit intramuralen Gaseinschlüssen und Gas im Portalsystem [1] sowie freier Flüssigkeit und Zeichen einer Atonie bzw. eines Ileus darstellt.

Methodenbewertung. Da die betroffenen Patienten wegen vermehrter Darmgasüberlagerung häufig schlechte Voraussetzungen für eine zuverlässige Darstellung der Gefäßdurchblutung in den Mesenterialgefäßen bieten, kann ausschließlich ein positiver sonographischer Befund verwertet werden. Da periphere Darmgefäßverschlüsse duplexsonographisch auch bei optimalen Untersuchungsbedingungen nicht sicher ausgeschlossen werden können, kann zum Ausschluß des Mesenterialinfarktes derzeit neben der Laparotomie oder Laparoskopie nur die Angiographie herangezogen werden [3].

2.5.4.5 Fremdkörperingestion

Prinzipiell können nicht nur röntgendichte, sondern alle festen Fremdkörper im Magen-Darm-Trakt als hart reflektierendes Konturbild sonographisch dargestellt werden [41]. Hauptsächliche Verweilorte sind der Pylorus und die Flexura duodenojejunalis sowie später die Valva ileocoecalis. Kann die Lokalisation des Fremdkörpers noch vor dem Pylorus, also im sonographisch gut darstellbaren Antrum ausgeschlossen werden, ist ein endoskopischer Bergungsversuch vermeidbar. Bei sicherer Ingestionsanamnese und einer therapeutisch relevanten Ingestatgröße ist eine unmittelbare sonographische Fremdkörpersuche sinnvoll. Eine Röntgendarstellung des Ingestats kann die sonographische Lokalisation durch Kenntnis des „Was" und „Wo" natürlich wesentlich erleichtern (Abb. 2.213).

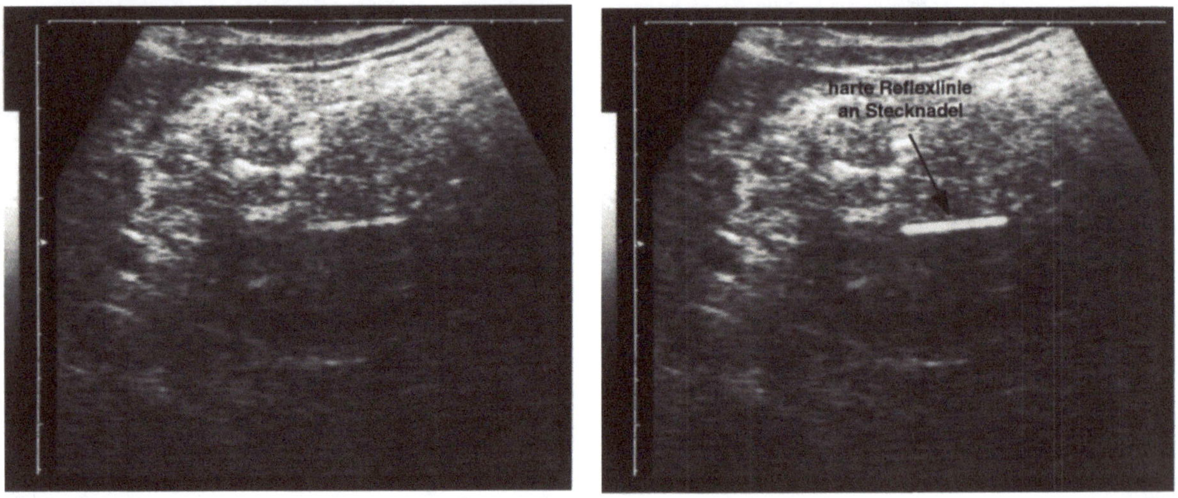

Abbildung 2.213

Zierkopfstecknadel sonographisch noch im Magenlumen identifiziert

2.5.4.6 Verletzungen des Magen-Darm-Traktes

Bei *penetrierenden Verletzungen* am Rumpf können Eindringtiefe und Beteiligung intraperitonealer Strukturen allein durch die klinische Untersuchung oft nicht ausreichend beurteilt werden. Die Sonographie kann für die Indikationsstellung zur operativen Revision wertvolle Hinweise liefern.

Erstes Augenmerk gilt Ausmaß, Verlauf und Eindringtiefe des eingebluteten Stichkanals, der sich sonographisch in der Regel als echoarmes Areal detektieren und hinsichtlich seiner Richtung und Tiefenausdehnung beurteilen läßt. In Fällen, in denen das Peritoneum durch keinen Stichkanal erreicht wird, kann so eine intraabdominelle Verletzung sicher ausgeschlossen werden (ggf. Absicherung durch Sondierung unter Sonokontrolle).

Im zweiten Schritt ist nach intraabdominellen Fortsetzungen der Stichkanäle und freier Flüssigkeit zu fahnden. Ist eine Magen-Darm-Eröffnung durch den Stichkanalverlauf nicht sicher auszuschließen, muß umgehend laparotomiert/laparoskopiert werden.

Bei *stumpfen Traumen* ist die Situation noch schwieriger. Hohlorganverletzungen müssen v.a. unter folgenden Konditionen kalkuliert werden:

- bei Rasanztraumen mit abdominellen Verletzungsmarken, insbesondere bei umschriebener Gewalteinwirkung (Gurt!),
- bei lokalisierten abdominellen Schmerzen, konstanter Intensität bzw. bei lokalisiertem abdominellem Druckschmerz/Abwehrspannung.

Nach dem „Dran denken" sind für die Sonographie *zwei untersuchungstaktische Überlegungen wichtig:*

1) Lokalisation. Auch wenn eine komplette Darstellung des gesamten Magen-Darm-Verlaufes nicht möglich ist, sollten in jedem Fall beurteilt werden:

- die Darmvolumina unter den äußeren Verletzungsmarken bzw. im Bereich der lokalisierbaren Beschwerden,
- anatomische Prädilektionsstellen für Darmrupturen, wie:
  - die Übergänge von freien zu fixierten Darmabschnitten (Kardia, Pylorus, Flexura duodenojejunalis, Bauhin-Region),
  - alle in der Mittellinie vor der Wirbelsäule liegenden Darmabschnitte (Kardia, Antrum, Duodenum und mittleres Querkolon), die bei frontaler Gewalteinwirkung der stärksten Quetschungsgefahr ausgesetzt sind.

2) Qualität der freien Flüssigkeit. Wenn nicht bereits primär eine Operationsindikation besteht, sollte freie Flüssigkeit nach einem Trauma grundsätzlich sonographiegezielt punktiert und aspiriert werden (s. Kap. 8). Ist das Aspirat nicht schon makroskopisch trüb oder stuhlig, schließt sich eine mikroskopische und Laboruntersuchung auf Peritonitiszeichen und Kennsubstanzen von Hohlorganinhalten an (Leukozyten, Pflanzenfasern, Amylase, Bilirubin, Kreatinin). Liegen mehrere Flüssigkeitsdepots weit voneinander entfernt, müssen zum Ausschluß unterschiedlicher Quellen auch mehrere Punktionen durchgeführte werden.

Die folgenden sonographischen Befunde müssen als Hinweise für eine Darmruptur gewertet werden: a) umschriebene, echoarme Darmwandverdickung als Ausdruck einer lokalisierten Einblutung, besonders bei Quetschmechanismus, b) lokalisierte perimurale Flüs-

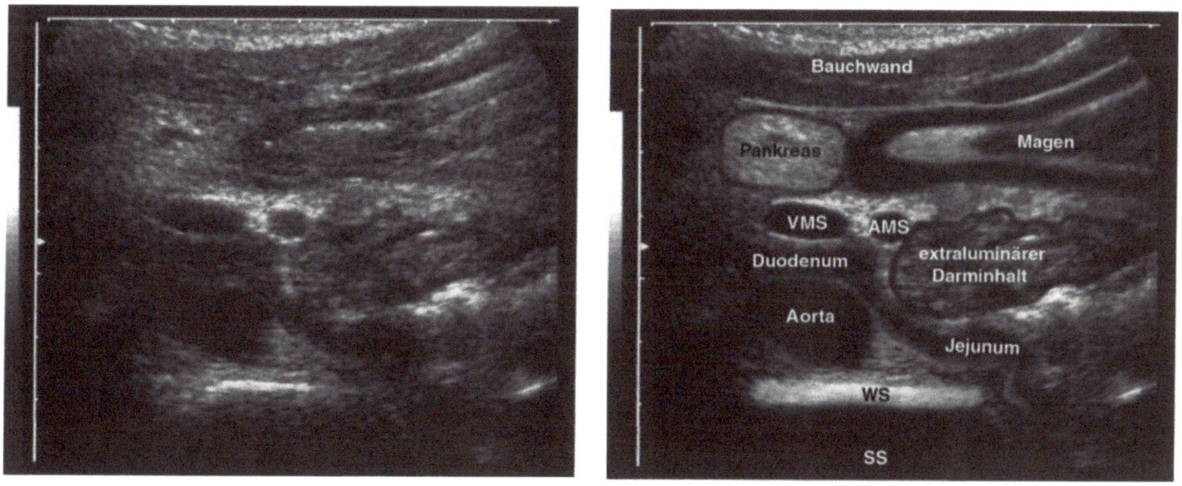

Abbildung 2.214

Extraluminär echoarm-inhomogener Darminhalt bei Dünndarmruptur am Treitz-Band

sigkeitsansammlungen, besonders retroperitoneal-paravertebral, bei Duodenalruptur (Abb. 2.214).

Methodenbewertung. Bei sonographischer Aufdeckung einer Darmverletzung durch Bildzeichen oder Punktatqualität immer Laparotomieindikation. Ausschlußdiagnostik ist sehr viel problematischer und nur vom Erfahrenen unter strenger Beachtung der angegebenen diagnostischen Rationale zu vertreten. Beide diagnostischen Richtungen bekommen ihren Sinn nur im Rahmen einer qualifizierten allgemeinen Traumasonographie mit der Option der konservativen Therapie von Verletzungen parenchymatöser Organe (s. Kap. 3.1.1).

2.5.4.7 Enteritis (Gastroenteritis und Enterokolitis)

Nach oralem Infektionseintritt enteropathogener Keime beginnt die hypersekretorische, minderresorptive und dysperistaltische Symptomatik je nach Virulenz und Disposition bereits im Magen oder erst in tieferen Darmabschnitten. Entsprechende Symptome reichen von Erbrechen über krampfartige Schmerzen bis zur Diarrhö.

Typische Ultraschallbefunde bei Gastroenteritis

- Zunahme der Flüssigkeitsfüllung in den von der Infektion betroffenen Magen-Darm-Abschnitten,
- Hyperperistaltik des Dünndarmes,
- fakultativ:
  - Aszites,
  - mesenteriale Lymphknotenvergrößerungen,
  - Peristaltikreduktion bis zur Aperistalsis (Abb. 2.215).

Daß sowohl der Magen in einer Phase rezidivierenden dysperistaltischen Krampferbrechens (im Gegensatz zum Überlauf-Erbrechen im Ileus), als auch das Kolon während einer ausgeprägten Durchfallsymptomatik leer „angetroffen" werden können, erschwert die sonographische Diagnosestellung „Enteritis", wobei keiner der erwähnten klinischen oder Ultraschallbefunde eine akute Appendizitis ausschließt.

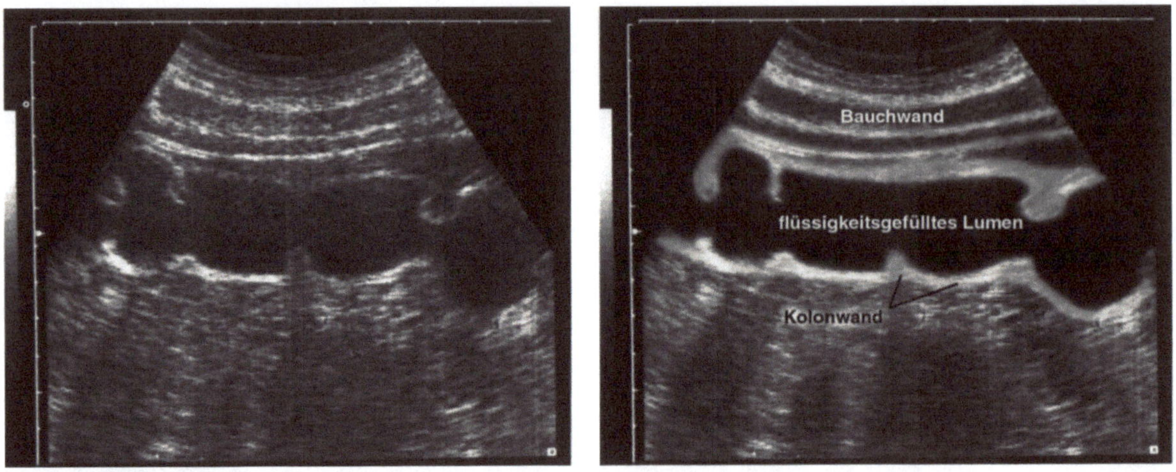

Abbildung 2.215

Flüssigkeitsfüllung des Kolons bei Diarrhö

2.5.5 Lokalisierte Erkrankungen des Magen-Darm-Trakts

2.5.5.1 Ösophagus

Indikationen zur transkutanen Sonographie des zervikalen Ösophagus

Der zervikale Ösophagus ist transkutan sonographisch gut einsehbar und wegen der geringen Weichteildecke hochauflösenden Schallsonden zugänglich. Deshalb sollte bei Globusgefühl und jeder Art zervikal lokalisierter Schluckstörungen vor Röntgen und Endoskopie immer sonographiert werden, zumal die Ultraschalluntersuchung den wesentlichen Vorteil der Differenzierungsmöglichkeit zwischen ösophagogenen und benachbarten Ursachen (z. B. Schilddrüse) bietet [24].

Topographische Anatomie

Der zervikale Ösophagus liegt dorsal der Trachea, ventral der HWS bzw. der prävertebralen Muskulatur und wird seitlich jeweils (von ventral nach dorsal) von der Schilddrüse, dem zervikalen Gefäßbündel und dem M. sternocleidomastoideus bedeckt.

Untersuchungstechnik, Standardschnitte und Normalbefunde

Die Untersuchung erfolgt am liegenden Patienten bei rekliniertem Kopf, zur Beurteilung des Schluckaktes auch am sitzenden Patienten. Aufgrund der Zugangseinschränkungen von dorsal (HWS) und ventral (Trachealluft) wird beidseits über dem ventrolateralen Hals angekoppelt. Durch Kopfwendung nach rechts tritt der Ösophagus so hinter der Trachea hervor, daß er bei Untersuchung von der linken Halsseite problemlos beurteilt werden kann [9]. Im Querschnitt erscheint der Ösophagus als leere, im proximalen Anteil platte „Kokarde" mit der typischen sonographischen Wandschichtung des GIT. Sicher unterscheidbar sind Mukosa (echoarm), Submukosa (echoreich) und Muskularis (echoarm) bei echoreichem zentralem Lumenreflex und echoreicher Außenkontur. Im Längsschnitt stellt sich der Ösophagus als entsprechende Anordnung paralleler Schichten („Sandwich") dar. Die Wanddicke beträgt am leeren Organ 3 bis 4 mm. Spontanperistaltik ist sonographisch nicht nachweisbar (s. Abb. 2.203 a, b).

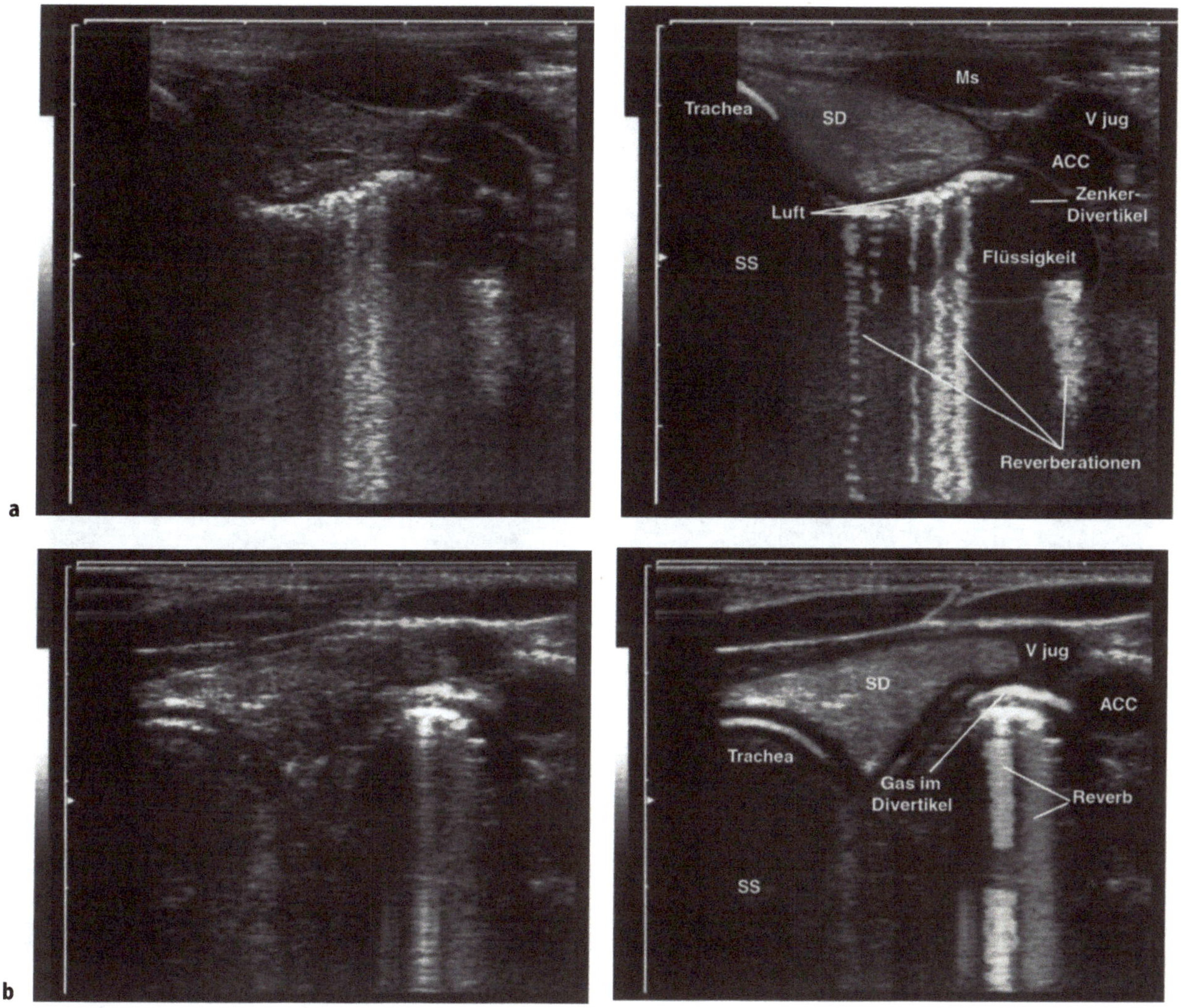

Abbildung 2.216 a, b

Zenker-Divertikel in 2 Ebenen. **a** Längsschnitt, **b** Querschnitt, jeweils von links zervical mit Gas- und Flüssigkeitsphase

Sonopathologie des Ösophagus

Zenker-Divertikel

Dieses fällt im Längsschnitt als linksseitig dorsal der Schilddrüse gelegene Ausstülpung der Ösophaguskontur auf. Große Divertikel mit Speichel- oder Speiseretention weisen bei Untersuchung im Sitzen häufig eine Spiegelbildung auf. Sonographisches Korrelat ist der typisch hart reflektierende Gasblasenreflex mit dorsalen Artefakten (Reverberationsechos oder/und Schallschatten) im oberen Anteil sowie der flüssige oder sedimentierte untere Anteil.

Im Querschnitt fällt beim Abfahren von kranial her ein plötzlicher Übergang des kollabierten Ösophagus in einen erweiterten Querschnitt mit dem beschriebenen Inhalt auf (Abb. 2.216, [24]).

Tumor

Solide im typischen Fall echoarme Wandverdickung des Ösophagus. Ist bei Untersuchung von links bei zervikaler Dysphagie kein pathologischer Befund darstellbar, sollte der Ösophagus auch von rechts bei nach links gewendetem Kopf untersucht werden [9]. Bezüglich der prinzipiell möglichen Tiefeninfiltrations-Beurteilung im Sonobild s. Abschnitte „Endosonographie" und „Magenkarzinom" (Abb. 2.217).

a

b

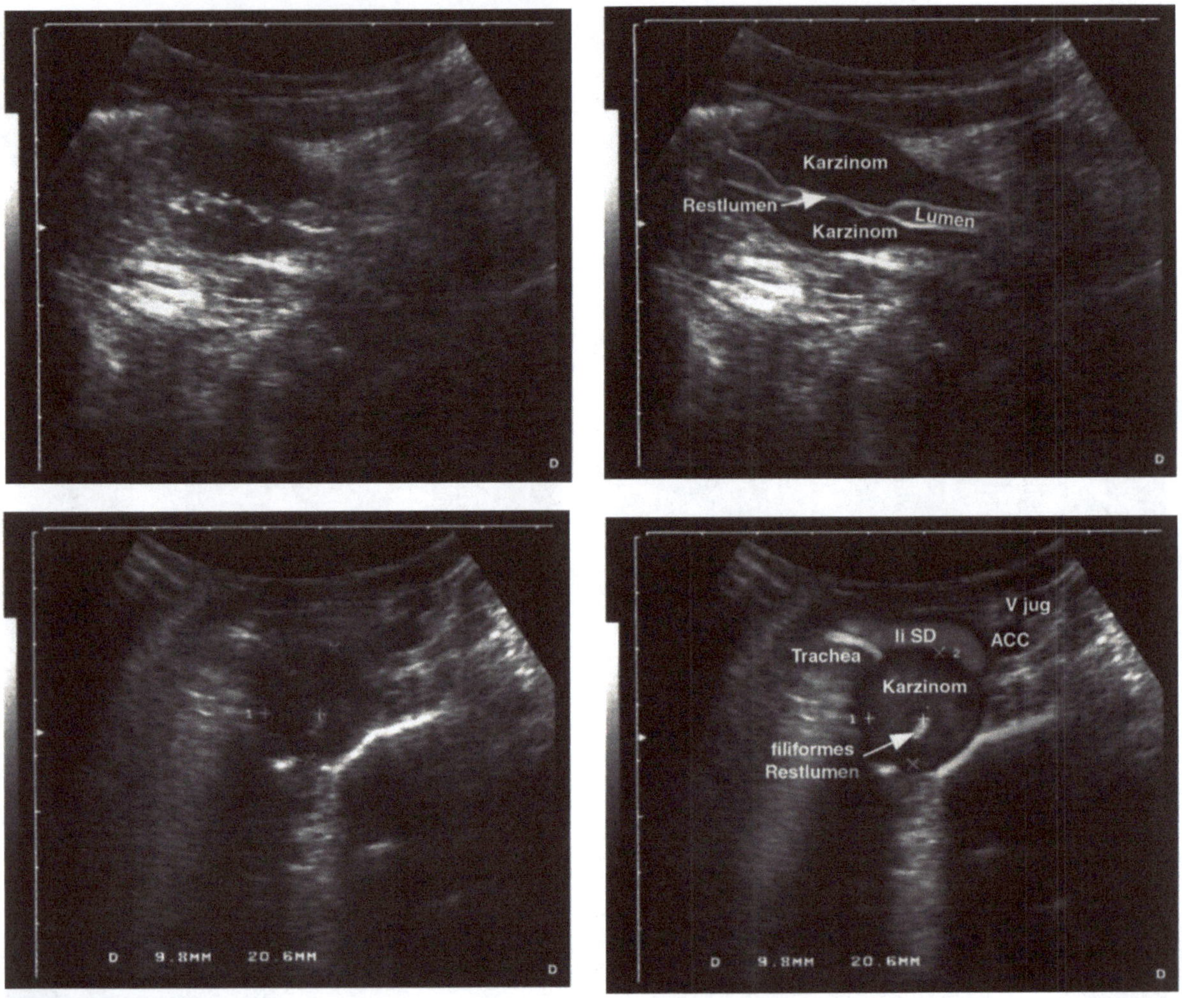

Abbildung 2.217 a, b

Zervikales Ösophaguskarzinom in 2 Ebenen. **a** Längs-, **b** Querschnitt. Apfelbißartig das Lumen filiform einengender echoarmer Tumor. (Abb. Dr. A. Brüggemann, Kassel)

2.5.5.2 Magen und Duodenum

Indikationen zur transkutanen Sonographie des Magens

Bei jedem „akuten Abdomen" ist neben der Beurteilung der „etablierten Ultraschallzielorgane": Leber, Galle, Pankreas und Milz auch die von Magen und Duodenum zu fordern. *Ulkusperforationen und* größere *Tumoren*, zumindest des distalen Magens lassen sich so schon sonographisch detektieren. Bei massiven Ulkusblutungen können differentialdiagnostisch wichtige Lokalisationshinweise gewonnen werden. Unabhängig von der Schmerzlokalisation ist die Beurteilung des Füllungszustandes des Magens obligat und für die Diagnose einer *Magenausgangsstenose* und die *Ileus*beurteilung ebenso bedeutsam, wie bei jedem v. a. notfallmäßig operationsbedürftigen Patienten zur Einschätzung der Aspirationsgefahr bei Narkoseeinleitung.

Zur präoperativen Routinediagnostik von Patienten mit Magenneoplasien gehört neben der sonographischen Suche nach Leber- bzw. Lymphknotenmetastasen auch die Darstellung des Magens selbst. Ergeben sich dabei Hinweise auf ein organüberschreitendes Wachstum, ist, abhängig von der Verfügbarkeit neoadjuvanter Therapiemodalitäten, eine weiterführende Diagnostik (CT, ggf. Laparoskopie, Abdominallavage etc.) indiziert.

Postoperativ rechtfertigt jeder „nicht glatte" Verlauf den Einsatz der Sonographie als Suchmethode insbesondere nach *pathologischen Flüssigkeitsansammlungen* intraabdominell, intrapleural und in der Bauchwand als Zeichen chirurgischer und septischer Komplikationen (s. Kap. „Postoperative Sonographie").

Topographische Anatomie

Von folgenden Nachbarorganen läßt sich der Magen sonographisch abgrenzen: – kranial vom Zwerchfell mit darüber gelegenem Herz, – dorsal von Aorta und Pankreas bzw. der Bursa omentalis (im physiologischen Fall nicht darstellbar), – ventral vom linken Leberlappen und der ventralen Bauchwand (abhängig von Magenfüllung und individueller Anatomie), – rechts vom linken Leberlappen und – links von der Milz bzw. der linken Kolonflexur. Das Antrum liegt als einziger Magenteil zumeist direkt der Bauchwand im mittleren Oberbauch an.

Der kranial des Pankreaskopfes liegende Bulbus duodeni kann als muskulär deutlich dünnwandigerer Darmabschnitt vom Magenantrum postpylorisch abgegrenzt werden. Das kraniale Duodenalknie wird von dem nach rechts ansteigenden Ligamentum hepatoduodenale hinterkreuzt. Die Pars descendens duodeni steigt dorsolateral des Pankreaskopfes nach kaudal ab und liegt meist direkt an der links benachbarten Gallenblase. Die Pars horizontalis inferior kreuzt kaudal des Pankreaskopfes (Processus uncinatus) zwischen dorsal liegender Aorta bzw. V. cava inferior und der ventral liegenden Mesenterialwurzel mit V. und A. mesenterica superior wieder in den linken Oberbauch.

Untersuchungstechnik, Standardschnitte und Normalbefunde

Untersuchungstechnik, Standardschnitte

Die Untersuchung sollte am nüchternen Patienten erfolgen. Zur Verbesserung der Untersuchungsbedingungen s. Hinweise unter 3. und in [55]. Im Routineuntersuchungsgang wird unter Anwendung einer linksseitigen interkostalen Schallsondenposition mit großer Eindringtiefe und tiefer Fokussierung die Beurteilung von Fundus und Korpus angestrebt. Eine sonographische Darstellung der gesamten Wandzirkumferenz ist durch den beschränkten interkostalen Zugang in der Regel nicht möglich.

Eine Sektorsonde ermöglicht hier eine freiere Schnittebenenwahl als eine Arraysonde. Im Epigastrium kann anschließend im Längsschnitt subhepatisch die echoarm dickwandige Antrumkokarde identifiziert und in beide Richtungen verfolgt werden. Die Befunddokumentation sollte in auf die Organachse bezogen exaktem Längs- und Querschnitt erfolgen, wobei anatomische Varianten wie z. B. eine ausgeprägte Magenptose zu berücksichtigen sind. Bedingt durch die Lage im linken Oberbauch mit Überlagerung durch knöchernen Thorax, kaudale Lungenanteile und lufthaltiges Querkolon lassen sich Korpus, Fundus, Kardia und abdominaler Ösophagus von ventrolateral oft nur begrenzt einsehen.

Eine Beurteilung wird hier meist bei Schallsondenposition kranial direkt am linken Rippenbogen spätestens dann möglich, wenn sich der Patient aufrecht stellt und die Magenwand vom Antrum ausgehend kontinuierlich verfolgt wird. Zur Identifizierung von Kardia und abdominellem Ösophagus verfolgt man die Aorta so weit nach kranial, bis sie ventral von der entsprechenden ovalen, etwa 1 cm dicken Kokarde überkreuzt wird. Nach Identifizierung dieses Abschnittes kann man auch bei schwierigen Verhältnissen regelhaft die Wand der periösophagealen Kardiaregion beurteilen [47].

Normalbefund

Je nach füllungsbedingtem Dehnungszustand mißt die Magenwand 2–6 mm Dicke, im Bereich peristaltischer Antrumeinschnürungen und des Pylorus sogar bis 1 cm. Die Dreischichtung („Fünfschichtung") ist in Abhängigkeit von der eingesetzten Ulltraschallfrequenz und Untersuchungsbedingungen zumindest im Antrum sicher darstellbar. Bei Querschnittsdarstellung des leeren Magens stellt sich besonders im Korpus die Mukosa als weit radial ins Lumen eingefaltet dar (Magenstraße) (siehe Abb. 2.204 b), wobei die Faltendicke bei etwa 4 mm liegt. Bei physiologischer Aktivität sind etwa 3 Kontraktionen pro Minute zu beobachten. Wo erreichbar, ist die normale Magenwand durch Schallsondendruck verformbar.

Sonopathologie des Magens

Gastroparese

Die medikamentös therapieresistente Gastroparese rückt aufgrund aktueller Berichte über erfolgreiche Behandlung durch Schrittmacherimplantation erneut ins Gesichtsfeld der Viszeralchirurgie. Neben dem Nachweis der übermäßigen Magenfüllung erlaubt die gute sonographische Darstellbarkeit der Antrumregion prinzipiell auch eine Beurteilung der Entleerungsfunktion. Dazu wird die Pylorusregion in der Organlängsachse eingestellt und die Frequenz der bolusweisen transpylorischen Propulsion nach Standardmahlzeit registriert. Als physiologisch gelten etwa 3 Kontraktionen pro Minute.

Methodenbewertung. Nicht jeder sonographisch einfach zu erkennende übervolle Magen ist obstruktiv bedingt. An Differentialdiagnose denken! Sonographische Entleerungsmessung aufgrund langer Untersuchungsdauer schwierig in chirurgischen Alltag zu integrieren. Standarddiagnostik bleibt szintigraphische Magenentleerungsmessung, ergänzt durch elektrophysiologische Registrierung der Magenaktivität.

Magenausgangsstenose und Retentionsmagen

Bei Patienten mit unklarem Erbrechen sollte die Magenfüllung immer sonographisch überprüft werden. Dies erfolgt vornehmlich durch Korpuseinblick von translienal. Je nach Gasgehalt ist die pathologische Magenfül-

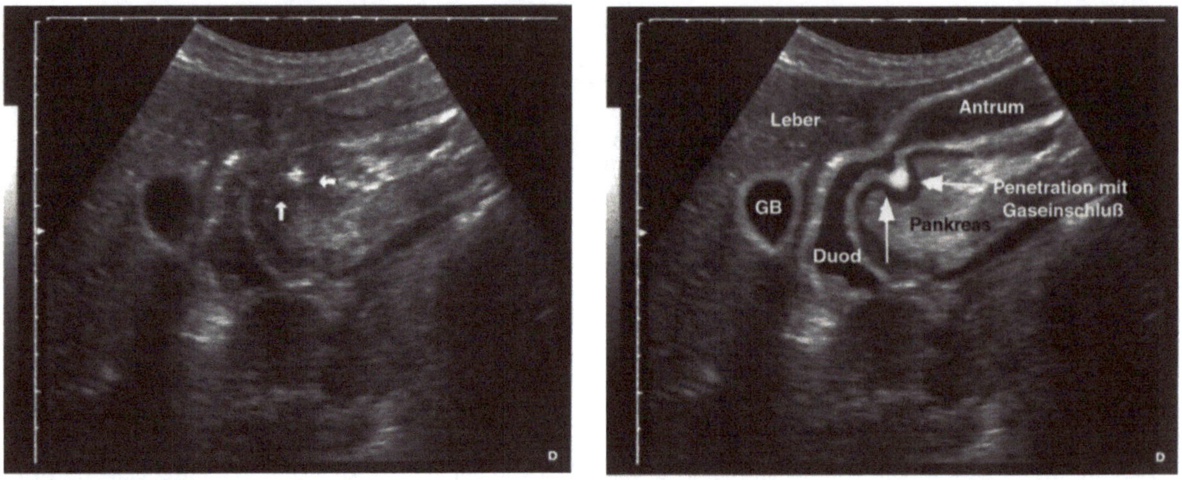

Abbildung 2.218

In den Pankreaskopf penetriertes Ulcus duodeni. (Abb. Dr. A. Brüggemann, Kassel)

lung insbesondere beim sitzenden Patienten auch von Epigastrium aus darstellbar. Bei Überlauf-Erbrechen stellt sich der Retentionsmagen prall gefüllt mit typischerweise relativ homogenem flüssigem Inhalt dar, so daß die sonographische Messung des Magendurchmessers möglich wird. Normwerte sind aufgrund der variablen Magenform und -lage nur schwer festlegbar. Ab einem Querdurchmesser 6 cm muß an einen pathologischen Füllungszustand gedacht werden. Häufig findet sich zusätzlich ein echoreicher, zur Flüssigkeit scharf begrenzter Bodensatz.

Als nächster Schritt erfolgt die sonographische Überprüfung der Dünndarmfüllung. Ist der Dünndarm nicht dilatiert, rückt zunächst die Pylorusregion in den Mittelpunkt des sonographischen Interesses. Ein lumenobliterierender Tumor dieser Lokalisation ist mit hoher Sensitivität als echoarme Wandverdickung darstellbar. Im Gegensatz dazu ist bei einer rein peptisch-narbig bedingten Magenausgangsstenose kein sicheres sonographisches Korrelat nachweisbar.

Methodenbewertung. Einfache Ultraschalldiagnose! Die Frage der Magenfüllung kann schnell und sicher sonographisch beantwortet werden, so daß in der Notfallsituation die Indikation zur Einlage einer Magensonde umgehend gestellt werden kann. Vorstehende Differentialdiagnose bedenken!

Ulcus ventriculi und duodeni

Das *unkomplizierte Ulkus* ist nur selten sonographisch darstellbar. Eine erhebliche ödematöse oder kallöse Umgebungsreaktion kann als sonographisch nachweisbare Wandverdickung indirekt auf ein Ulkus hinweisen.

Das *blutende Ulkus* ist im Gegensatz zur Endosonographie (farbdoppler-gestützte Darstellung des blutenden Gefäßstumpfes) transkutansonographisch nicht ausreichend beurteilbar. Allenfalls der durch echoarmen Inhalt dilatierte Magen bei Tamponade durch Koagelmassen kann als typisches Sonokorrelat einer oberen gastrointestinalen Blutung gelten [13].

Das *penetrierte Ulkus* verursacht in der Regel eine ödematös-entzündliche und damit auch sonographisch erkennbare Raumforderung im penetrierten Gewebe. Pathognomonisch ist dabei die sonographische Darstellung eines Wanddefektes mit in die angrenzenden Strukturen reichender kontinuierlicher Darstellung des Mageninhalts, insbesondere von hart reflektierendem Gas im Zentrum der „Raumforderung" [36].

Da die Penetration typischerweise die Hinterwand von Antrum oder Bulbus duodeni betrifft, kann die sichere Beurteilung jedoch durch intraluminale Gasüberlagerungen eingeschränkt sein (Abb. 2.218).

Das *perforierte Ulkus* ist demgegenüber transkutansonographisch eher besser darstellbar, da der Vorderwandbefund nicht durch intraluminales Gas verdeckt wird. Aufgrund des Gasgehaltes im Magen stellt sich der Wanddefekt gut reproduzierbar als *echoharte transmurale Perforationsstraße* dar, die gegenüber der in der Umgebung echoarm verdickten Pyloruswand kräftig kontrastiert. Im typischen Fall verbindet sie den gashaltigen Lumeninhalt mit einem lokalen extraluminären Depot gleichen Materials, so daß im Ultraschallbild eine echoharte Figur in Form eines liegenden, z.T. inkompletten „H" entstehen kann (Abb. 2.219). Das extraluminäre Depot liegt typischerweise subhepatisch. Im Einzelfall läßt sich bei sehr gasarmem Mageninhalt eine nur schwach kontrastierende *transmurale Flüssigkeitsstraße* als Perforationskorrelat nachweisen.

Hindurchperlende echoharte Gasbläschen können den Defekt in diesen Fällen deutlicher erkennbar machen [56]. Zusätzlich kann an der höchsten Stelle der Peritonealhöhle, d.h. bei Rückenlagerung prähepatisch,

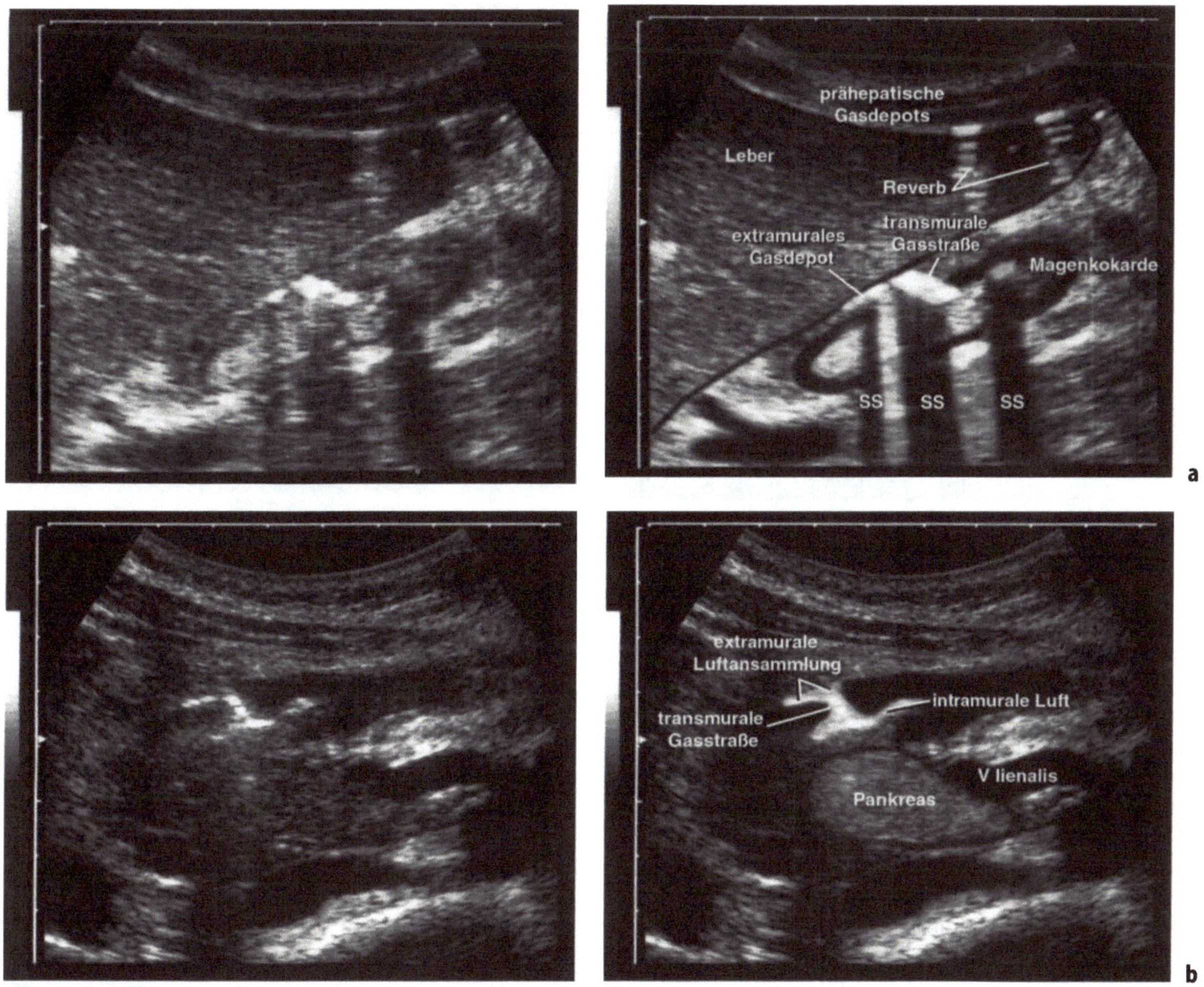

Abbildung 2.219 a, b

Abb. 2.219a,b. a Transmurale Gasstraße durch Pyloruskokarde und 2 kleine Depots freier Luft prähepatisch bei Ulkusperforation. **b** Gasstraße durch echoarm verdickte Wand der Pylorusregion bei anderem Patienten mit Ulkusperforation

häufig „freie Luft" dargestellt werden. Da in der Frühphase nach Perforation häufig erst kleine Gasmengen ausgetreten sind, die zunächst in Form von „schaumigem" Magensaft vorliegen und nicht sofort zur „Röntgenluftsichel" konfluieren, lassen sich diese Frühbefunde sonographisch mit höherer Sensitivität und Spezifität diagnostizieren als im Röntgenbild [33].

Selbst ein noch *gedeckt perforiertes Ulkus* kann bei guten Schallverhältnissen als *transmurale Gasnische* erkannt werden [56].

Wenn trotz ausreichender Erfahrung des Untersuchers die sonographische Beurteilbarkeit der peripylorischen Region an einer zu großen Menge freien Gases scheitert, muß an eine Kolonperforation gedacht werden.

Neben diesen durch extraluminäres Gas hervorgerufenen Sonoeffekten findet sich bei der Ulkusperforation auch der ausgetretene flüssige Mageninhalt meist in größerer Menge als charakteristisch echogene bis gasdurchsetzte freie Flüssigkeit („Schneegestöber" im Sonobild) in mindestens einer der typischen Lokalisationen, wo sie bei Interpretationsproblemen einfach sonokontrolliert punktiert werden kann.

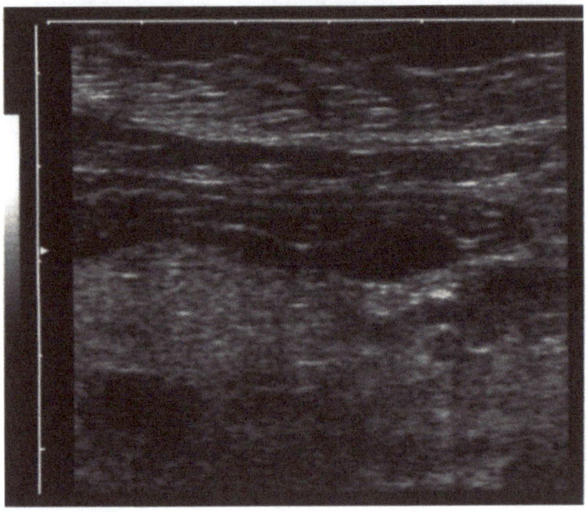

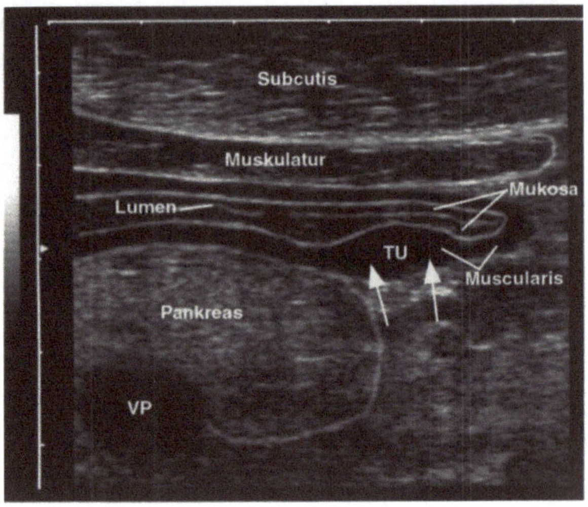

Abbildung 2.220

Kleines Leiomyom der Antrumhinterwand

Methodenbewertung. Neben dem sonographischen Nachweis freier Luft ist auch die direkte sonographische Detektion destruierender Ulkuskomplikationen vergleichsweise einfach, da das Sonokorrelat meist sehr gut kontrastiert (gleißend helle Gasreflexe in echoarmer Wand). Obwohl das perforierte Ulkus meist ein klinisch sehr charakteristisches Krankheitsbild darstellt, kann der schnelle direkte Ultraschallnachweis einen erheblichen Zeitgewinn und damit einen prognostischen Vorteil bedeuten. Die für die Festlegung des weiteren Vorgehens, z. B. laparoskopische Übernähung, nicht unerhebliche diagnostische Sicherheit ist gegenüber dem wenig sensitiven und unspezifischen Röntgennachweis freier Luft deutlich erhöht. Auf eine belastende Gastroskopie kann verzichtet werden.

Benigne Tumoren

Mukosapolypen sind als einzelne Gebilde nur in Ausnahmefällen sonographisch darstellbar, während die Polyposis bei flächenförmiger Anordnung als Wandverdickung erkannt werden kann. Der gastrale Stromatumor und seltenere benigne Neoplasien wie *Neurinome, Lipome* u. a. gehen entweder von der Submukosa oder der Muscularis propria aus und imponieren sonographisch als umschriebene rundliche bis spindelförmige Wandverdickung, die gegen die echoarme Mukosa durch eine echoreiche Schicht abgegrenzt ist. Echogenität und Echostruktur sind uncharakteristisch (Abb. 2.220, [34]).

Methodenbewertung. Im Bereich der gut einsehbaren Magenabschnitte ist eine Schichtzuordnung entsprechender Befunde und damit eine Planung des weiteren diagnostischen Vorgehens möglich. Bei Verwendung hochfrequenter Schallsonden ist damit zu rechnen, daß derartige Magenwandverdickungen häufiger als sonographischer Zufallsbefund entdeckt werden und dann endoskopisch-bioptisch bzw. chirurgisch abgeklärt werden müssen.

Karzinom

Die exzentrische Wandverdickung der Antrumkokarde durch ein Karzinom ist ein klassischer pathologischer Ultraschallbefund am Magen (Abb. 2.221).

Mit differenzierter Untersuchungstechnik können aber auch karzinomatöse Wandverdickungen aller Magenregionen, besonders des gastroösophagealen Übergangs, diagnostiziert werden (Abb. 2.222).

Mit der „Übersichtsschallsonde" und in den weniger gut einsehbaren Magenwandbereichen stellt sich das Karzinom als umschriebene, in der Regel echoarme globale Wandverdickung dar. Nach Optimierung der Untersuchungsbedingungen läßt sich häufig die Schichtzugehörigkeit klären. Dazu müssen besonders die Randbereiche des Tumors beachtet werden. Dort läßt sich der Beginn der Verdickung in der inneren echoarmen Schicht, der Schleimhaut, darstellen.

Liegt die Schnittrichtung vom Rand zum Tumorzentrum hin, so läßt sich unter günstigen Bedingungen die Tiefeninfiltration darstellen und nach den aus der Endosonographie bekannten Kriterien den UICC-Infiltrationsstadien zuordnen Mittlere echoreiche Schicht/Submukosa vom echoarmen Tumor unterbrochen >= uT2. Da eine Peritonealinfiltration sonographisch nicht zu erkennen ist, ist eine sichere Differenzierung zwischen T2 bis T4 nicht möglich (Abb. 2.223).

Hinsichtlich der Erkennung der Infiltration in Nachbarstrukturen (=uT4) hat die Sonographie als Realtime-Verfahren den entscheidenden Vorteil, daß durch Manipulationen (Schallsondendruck, Atembewegun-

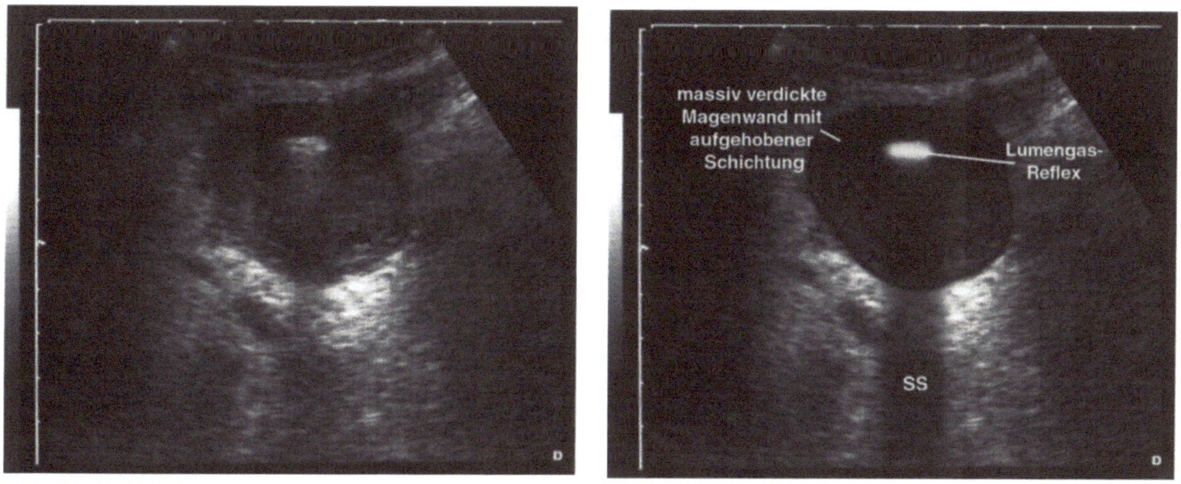

Abbildung 2.221

Durch ein Karzinom exzentrisch wandverdickte Magenkokarde (hier Korpus)

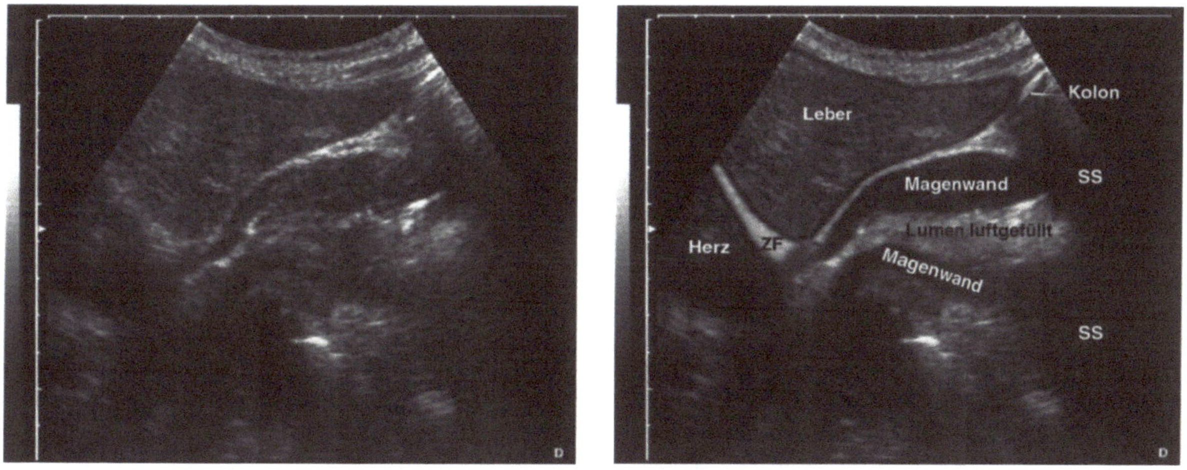

Abbildung 2.222

Durch ein Karzinom massiv wandverdickter proximaler Magen (insbesondere Vorderwand)

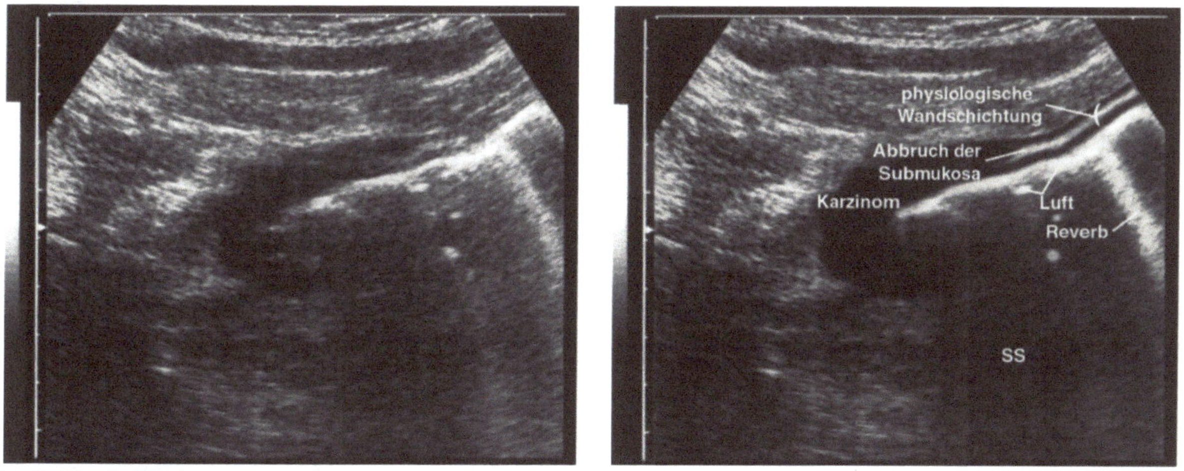

Abbildung 2.223

Magenkarzinom: Abbruch der Submukosa im Tu: $\geq$uT2

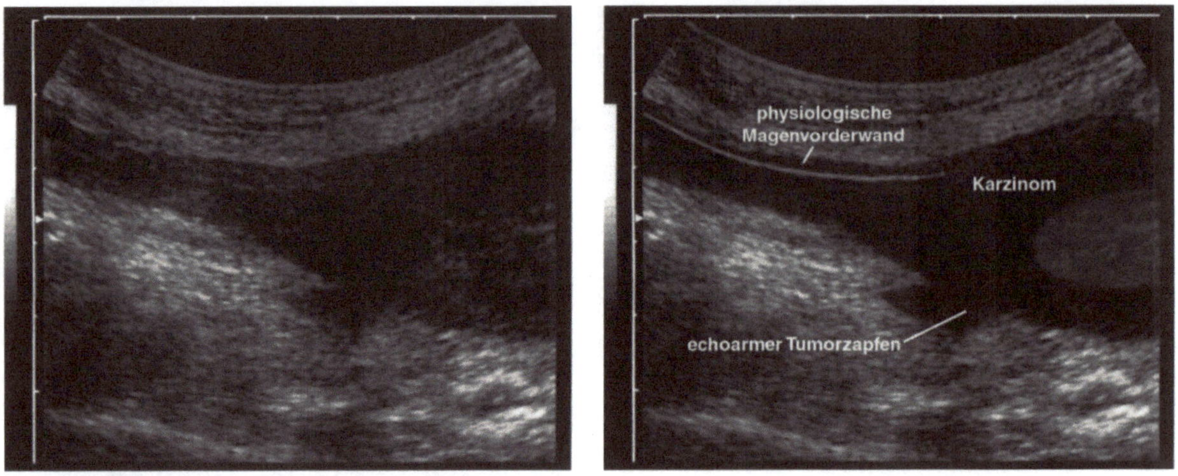

Abbildung 2.224

Magenkarzinom: von der Hinterwand ausgehende zapfenartige Infiltration ins retrogastrale Fettgewebe (≥uT3)

gen, Fingerdruck) oft sicher geklärt werden kann, ob schwer voneinander abgrenzbare Strukturen mechanisch aneinander fixiert oder gegeneinander verschieblich sind. Eine sichere Differenzierung zwischen Tumorinfiltration und peritumoröser Entzündung gelingt jedoch nicht (Abb. 2.224).

Sowohl bei gesichertem Magenkarzinom wie bei sonographischer Darstellung noch nicht endoskopisch abgeklärter umschriebener Wandverdickungen ist die Suche nach regionären und hepatischen Raumforderungen sowie nach Aszites als Ausdruck einer Peritonealbeteiligung obligat.

Selbstverständlich kann allein anhand sonographischer Kriterien die Malignität nicht bewiesen werden. Bei nachgewiesenem Magenkarzinom ist es jedoch sinnvoll und gerechtfertigt, bei ausreichend gut sonographisch dargestellten Befunden in der Befundformulierung neben der Beschreibung von anatomischer Lage und metrischen Ausdehnungsangaben eine Stagingzusammenfassung in der Form „uTx, uNy, uMz" anzugeben.

Methodenbewertung. Sonographie obligate Stagingmethode bezüglich Metastasierung. Sensitivität und Spezifität erreichen die des CT. Abhängig von der Befundlokalisaton und den allgemeinen Untersuchungsbedingungen ist auch eine Beurteilung der Infiltrationstiefe des Primärtumors transkutansonographisch prinzipiell möglich. Vorteil des Real-time-Verfahrens ist insbesondere die Abgrenzung von T4-Tumoren; unzureichende Sensitivität für Tumoren in frühen Stadien.

MALT-Lymphom

Auch das MALT-Lymphom (Neoplasie des „mucosa-associated lymphatic tissue") des Magens stellt sich als umschriebene, in der Regel echoarme Wandverdickung dar. Sichere sonographische Unterscheidungskriterien zum Karzinom können nicht angegeben werden. Jede Abweichung vom typischen Karzinombefund wie:

- mehr flächiges als kompaktes Wachstum,
- atypische Schichtinvasion, d.h. keine Randzone mit erhaltener Schichtung,
- jede Lokalisation nicht an Antrum, kleiner Kurvatur oder Kardia

sollte an ein Lymphom denken lassen [16].

Methodenbewertung. Bedeutung v.a. für Staging und Verlaufskontrolle bekannter Lymphome.

Mesenchymale Malignome

Keine charakteristischen Unterscheidungsmerkmale zu den beiden vorgenannten Malignomen bekannt [51].

2.5.5.3 Dünndarm

Indikationen zur transkutanen Sonographie des Dünndarms

In der *Notfallsituation* stellen insbesondere jeder Verdacht auf einen Darmverschluß bzw. entzündliche Darmerkrankungen aber auch jeder abdominelle Schmerz, für den sich primär keine andere Ursache finden läßt, eine Indikation zur Durchmusterung des Dünndarmes dar.

In der *Routinediagnostik* stellt die Verlaufsbeurteilung des Morbus Crohn die wesentliche Indikation zur systematischen Dünndarmsonographie dar [39]. Prä-

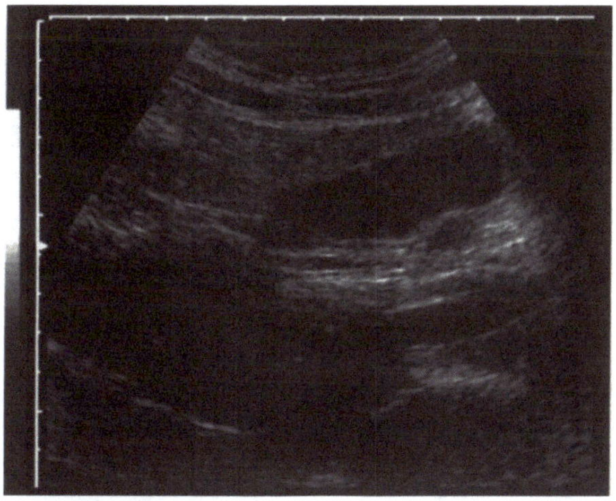

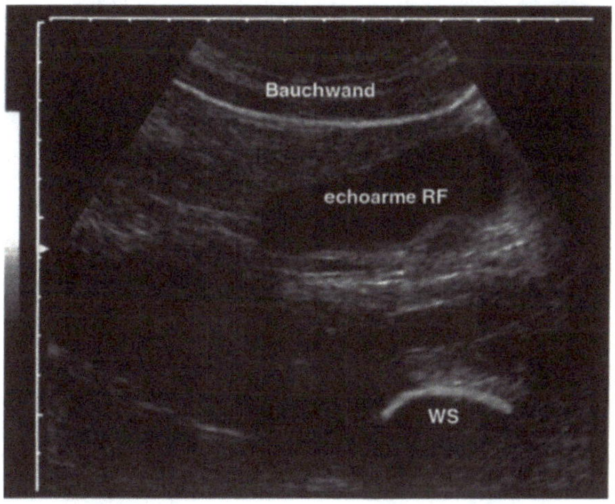

Abbildung 2.225

Meckelitis: druckschmerzhafte sacculäre echoarme Raumforderung interenterisch

operativ sollten bei *voroperierten* Patienten v. a. bei geplanter minimal-invasiver Intervention Verwachsungen von Dünndarmabschnitten zur ventralen Bauchwand nachgewiesen bzw. ausgeschlossen werden.

Topographische Anatomie

Der Dünndarm stellt den lagevariabelsten Abschnitt des MDT dar und kann hinsichtlich der sonographischen Darstellbarkeit als ungeordnetes Tubuluskonvolut betrachtet werden. Lediglich proximales Jejunum und terminales Ileum haben eine anatomisch definierte Lage. Anatomische Grenzen des freien Dünndarmkonvolutes sind ventral das Omentum majus bzw. die Bauchdecke, dorsal die Strukturen des Retroperitoneums, insbesondere der zentrale „First" der Wirbelsäule mit den großen Gefäßen, die Nieren, die Iliopsoasmuskulatur und das Kreuzbein, kranial und lateral der Kolonrahmen und kaudal die Strukturen des kleinen Beckens, insbesondere ventral die Harnblase.

Untersuchungstechnik, Standardschnitte und Normalbefunde

Zur *orientierenden Darstellung des Dünndarmkonvolutes* werden zunächst die beidseitigen Paraumbilikalregionen durch Verschieben der quer gehaltenen Schallsonde von kranial nach kaudal mit 3,5 MHz durchgescannt. Bei Untersuchung von ventral hilft Schallsondendruck den Einblick ins Zielvolumen durch Verdrängen intraluminärer Gase zu verbessern und erlaubt die Identifizierung wandverdickter Dünndarmabschnitte. Hinsichtlich des sonographischen Dünndarm-Normalbefundes s. oben. Das *terminale Ileum* läßt sich dadurch identifizieren, daß es bei Sondenkompression im rechten Unterbauch nicht zwischen Bauchwand und Psoas wegverlagert werden kann, wenn das Zökum lateral der Schallsonde liegt.

Die *Flexura duodenojejunalis* und erste Jejunumschlinge sind als Fortsetzung des aboralen Duodenum zwischen A. mesenterica superior und Aorta hindurchziehend im linken Oberbauch kaudal des Pankreas zu finden. Durch kräftige Kompression „erarbeitet" sich der Untersucher ein geeignetes Schallfenster, das je nach individueller Anatomie und intestinalem Gasgehalt zwischen Magen und Querkolon, seltener kaudal des Querkolons liegt. Bei Meteorismus werden im Längsschnitt über der Aorta zunächst die genannten Lücken zwischen den gashaltigen Hohlorganen lokalisiert und hier die Schallsonde unter Bauchdeckenkompression bis zur ausreichenden Beurteilbarkeit gedreht oder verschoben.

Sonopathologie des Dünndarms

Meckel-Divertikel

Das Meckel-Divertikel unterscheidet sich im reizlosen Zustand zuwenig vom tubulären Dünndarm, als daß eine sonographische Identifizierung möglich wäre. Nur Meckelitis und Invagination führen zu einem sonographisch faßbaren Korrelat [4, 7]. Zu dessen Interpretation liegen aufgrund der Seltenheit und anatomischen Varianz nur wenig exakte und validierte sonomorphologische Angaben vor. Lediglich das bewährte Prinzip der Sonopalpation ermöglicht eine Anhaltsdiagnose.

Bei entsprechender Klinik und Paraklinik muß jede umschriebene, echoarme Struktur im „Darmbauch", der sich der Druckschmerz zuordnen läßt, als mögliches Meckelitis-Korrelat gelten (Abb. 2.225).

a

b

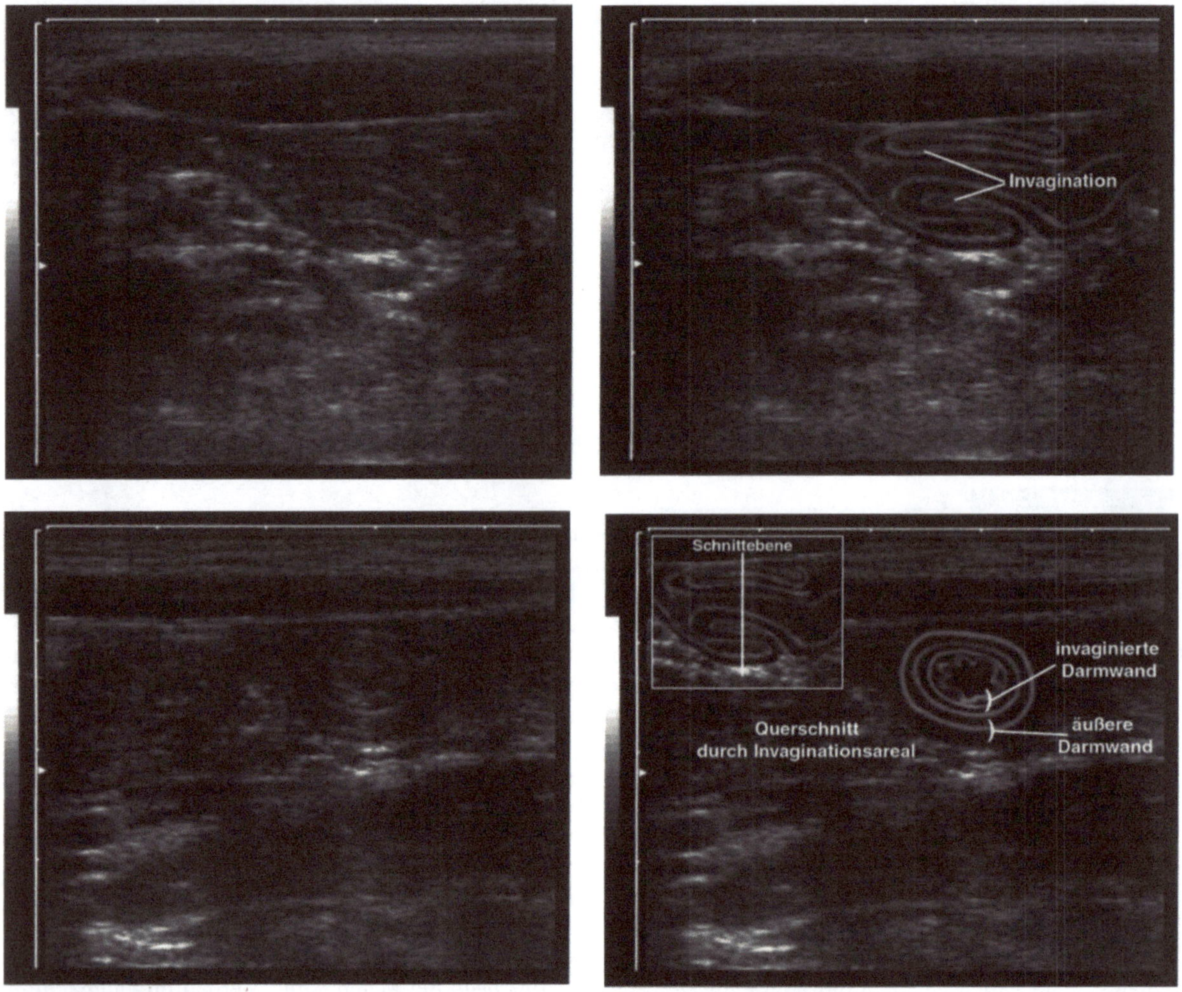

Abbildung 2.226 a, b

Invagination bei 6jährigem Jungen in 2 Ebenen: ileoileale Minimalform, die sich spontan reponierte (s. auch [48])

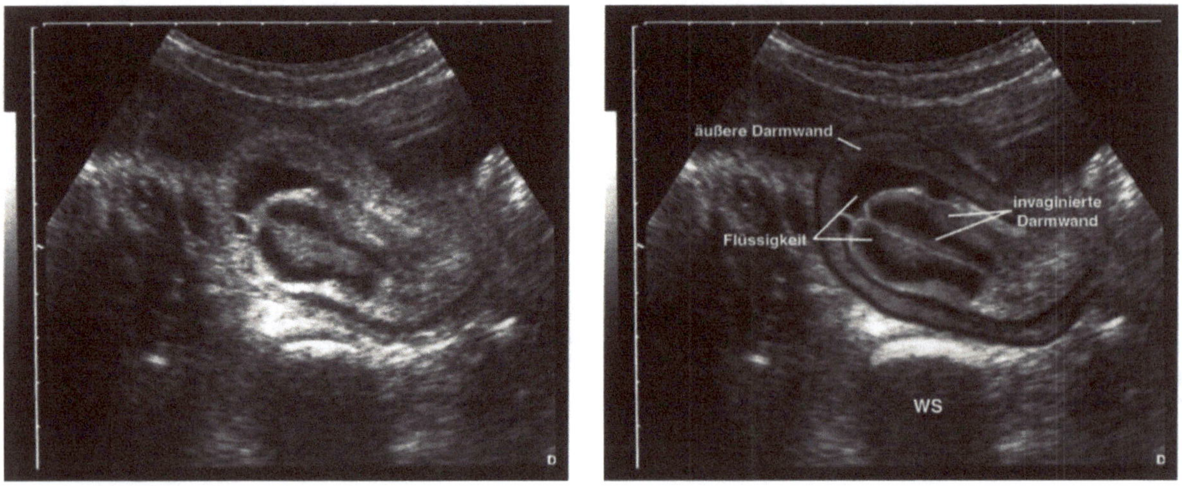

Abbildung 2.227

Atypischer Schrägschnitt: Ileo-ileale Invagination: ausgeprägter, länger (als in Abb. 2.226) bestehender Befund mit zwischen den invaginierten Ileumwänden gefangener Flüssigkeit (s. auch [6])

Invagination

Der klassische Fall der Invagiation tritt bei Säuglingen und Kleinkindern meist im Rahmen einer Enteritis auf [43]. Das Ileum stülpt sich unterschiedlich weit – bis hin zum analen Austritt – in den aboralen Dünndarm oder das Kolon ein. Als Schrittmacher dieser „Autopropulsion" der Darmwand werden z.B. entzündlich hypertrophierte Peyer-Plaques angesehen. Seltener treten Invaginationen in anderer Lokalisation und auch bei Erwachsenen auf [42, 57], verursacht durch Polypen, Tumoren, Mesenteriallymphome oder Meckel-Divertikel [4, 12, 23].

Als Ultraschallkorrelat findet sich eine aus 6 konzentrischen Schichten aufgebaute tubuläre Struktur, die sich in den Darm einordnen läßt [19]. Bei genauer Sonoanalyse lassen sich 3 um ein innerstes filiformes Restlumen angeordnete Darmwände jeweils mit wandinterner Schichtung differenzieren. Bei dem charakteristischen Querschnitt spricht man auch vom „Kokarde-in-Kokarde-Phänomen". An den Übergängen des invaginierten Darmsegmentes ist aboral die Suche nach einem die Invagination auslösenden Prozeß und oralwärts nach Ileuszeichen obligat.

Zur weiteren Umfeldabklärung gehört die Suche nach weiterenTumormanifestationen ebenso wie nach Peritonitiszeichen (Abb. 2.226 und 2.227).

Methodenbewertung. Sonographie alleinige Diagnostik der ersten Wahl! Die Invagination läßt sich grundsätzlich sonographisch erkennen. Die Op.-Indikation bedarf beim Erwachsenen mit entsprechender Akutsymptomatik *keiner* weiteren Diagnostik [43, 45, 50]. Bei Kindern ist ein konservativer Repositionsversuch durch hohen Einlauf unter sonographischer Kontrolle gerechtfertigt [52].

Yersinien-Ileitis und Campylobakter-Ileokolitis (Lymphadenitis mesenterialis)

Beide Infektionserkrankungen spielen wegen ihrer umschriebenen entzündlich schmerzhaften Manifestation im rechten Unterbauch in der Appendizitis-Differentialdiagnostik eine große Rolle. Klinisch kann sich ein „typisches Appendizitisbild" bieten, häufig allerdings mit längerer Beschwerdedauer oder Durchfallanamnese. Als gemeinsames Merkmal finden sich sonopalpatorisch dolente vergrößerte Lymphknoten im rechten Unterbauch. Als indirekter Appendizitisausschluß kann jedoch nur der zusätzliche Nachweis charakteristischer Darmwandbefunde gelten [40].

Die Infektion durch Yersinia enterocolitica führt typischerweise zu einer deutlichen Wandverdickung des terminalen Ileums inkl. Bauhin-Klappe, die sich sonographisch prominent darstellt. Schichtung und Verformbarkeit sind erhalten, die Peristaltik erscheint im betroffenen Darmabschnitt vermindert. Die obligate Lymphadenitis ist im typischen Fall zahlen- wie größenmäßig sehr ausgeprägt (größter Lymphknotendurchmesser um 1,5 cm und mehr; s. Abb. 2.228).

Die Infektion durch Campylobacter jejuni dagegen führt zur Wandverdickung von terminalem Ileum und rechtem Hemikolon, ebenfalls mit erhaltener Wandschichtung und Verformbarkeit. Die auch hier prominent darstellbare Bauhin-Klappe kann sich durch eine mit krampfartigen Schmerzsensationen einhergehende lebhafte Peristaltik auffällig weit ins Zökum vorstülpen. Die zugehörigen Lymphknoten sind typischerweise nur in geringerer Zahl und Größe darstellbar als bei der Yersiniose (Abb. 2.229).

Darmtuberkulose

Die Tuberkulose wird in den letzten Jahren auch in unserem geographischen Raum wieder zunehmend häufiger angetroffen. Sie kann bei Darmbeteiligung eine lokalisierte abdominelle Beschwerdesymptomatik verursachen.

Die häufigste Lokalisation ist der Ileozökalbereich. Wie beim M. Crohn können aber auch mehrere segmental begrenzte Abschnitte von Dünn- oder Dickdarm druckschmerzhaft wandverdickt mit oder ohne darstellbarer Schichtung befallen sein. Im Gegensatz zum M. Crohn findet sich im Ultraschallbild zumeist eine sehr ausgedehnte Lymphadenitis oder als typisches Frühzeichen eine Verdickung der echoreichen Gewebelagen des Mesenteriums über 15 mm [20, 21].

Morbus Crohn

Die Konfrontation des Viszeralchirurgen mit dem M. Crohn erfolgt entweder bei unbekannter Diagnose im Rahmen eines akuten Abdomens bzw. Fistelleidens, oder aber bei bekanntem Crohn-Leiden und Vorliegen chirurgisch relevanter Komplikationen.

Die Diagnosefindung ist aufgrund der Breite des möglichen klinischen Bildes nicht selten verzögert. Hier kann die Sonographie des Darmkonvolutes, besonders im Sinne der Sonopalpation, eine wesentliche Hilfestellung leisten. Denn die Darstellung der segmental wandverdickten Darmabschnitte gelingt mit hoher Sensitivität [46].

Die Wandverdickung beim M. Crohn betrifft begrenzte Darmabschnitte unterschiedlicher Länge. Der Übergang von befallener zu gesunder Darmwand ist scharf begrenzt. Aufgrund der in weiten Bereichen variierenden Akuität des Crohn-Befalles gibt es über die Segmentalität hinaus *keine pathognomonische Sonomorphologie*. Obwohl der M. Crohn eine primär transmurale, granulomatöse Darmwandentzündung ist, ist die sonographische Wandschichtung häufig nicht nur erhalten, sondern quasi verstärkt, da sich zwischen ödematös betonter innerer und äußerer echoarmer Schicht eine verdickte mittlere echoreiche Schicht als Ausdruck der flächig angeordneten Granulome findet. Die befallene Darmwand kann sich aber auch ungeschichtet homo-

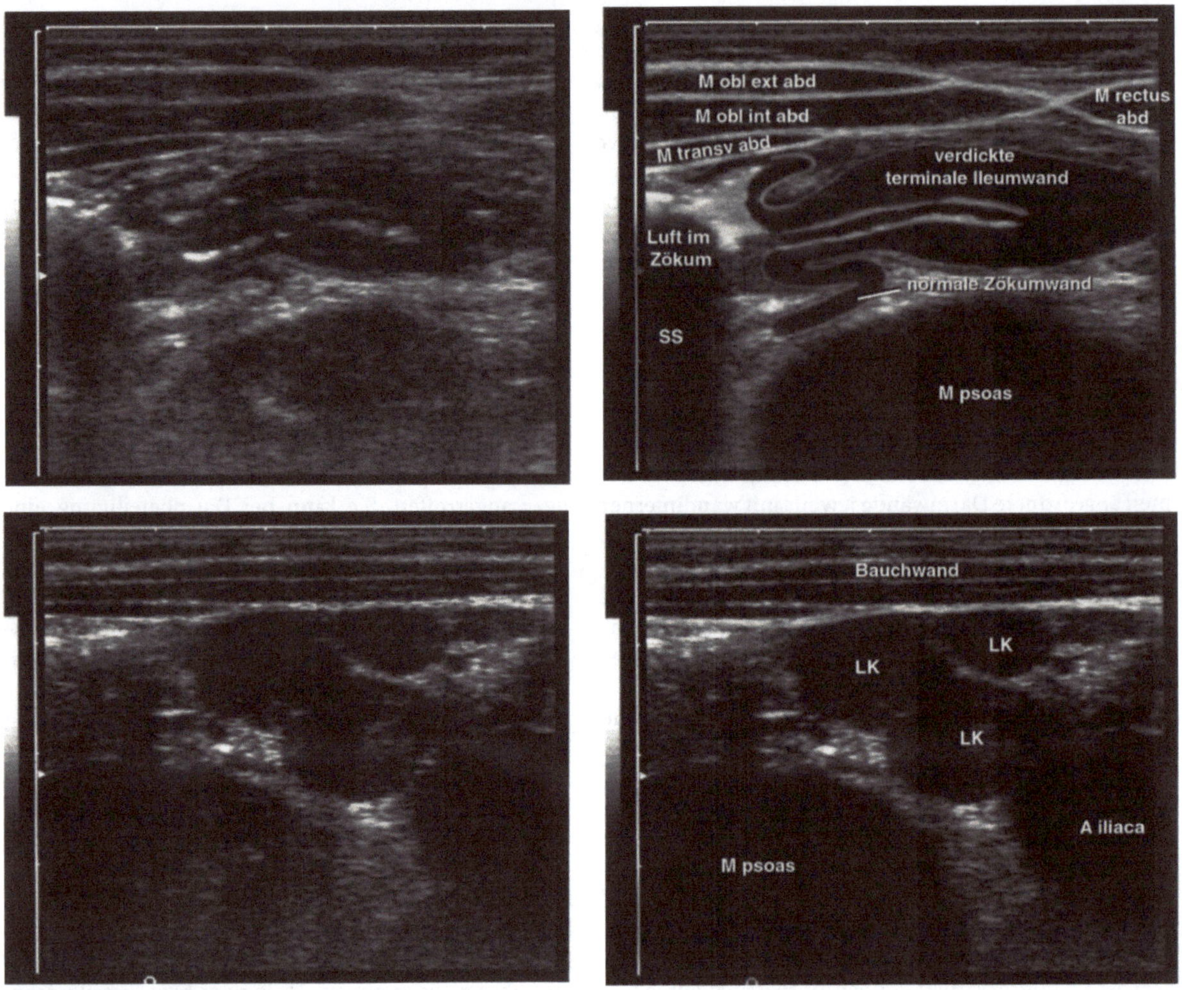

Abbildung 2.228 a, b

a Längsschnitt durch isoliert wandverdicktes terminales Ileum bei Yersiniose; **b** zugehörige druckschmerzhafte Lymphadenitis mesenterialis

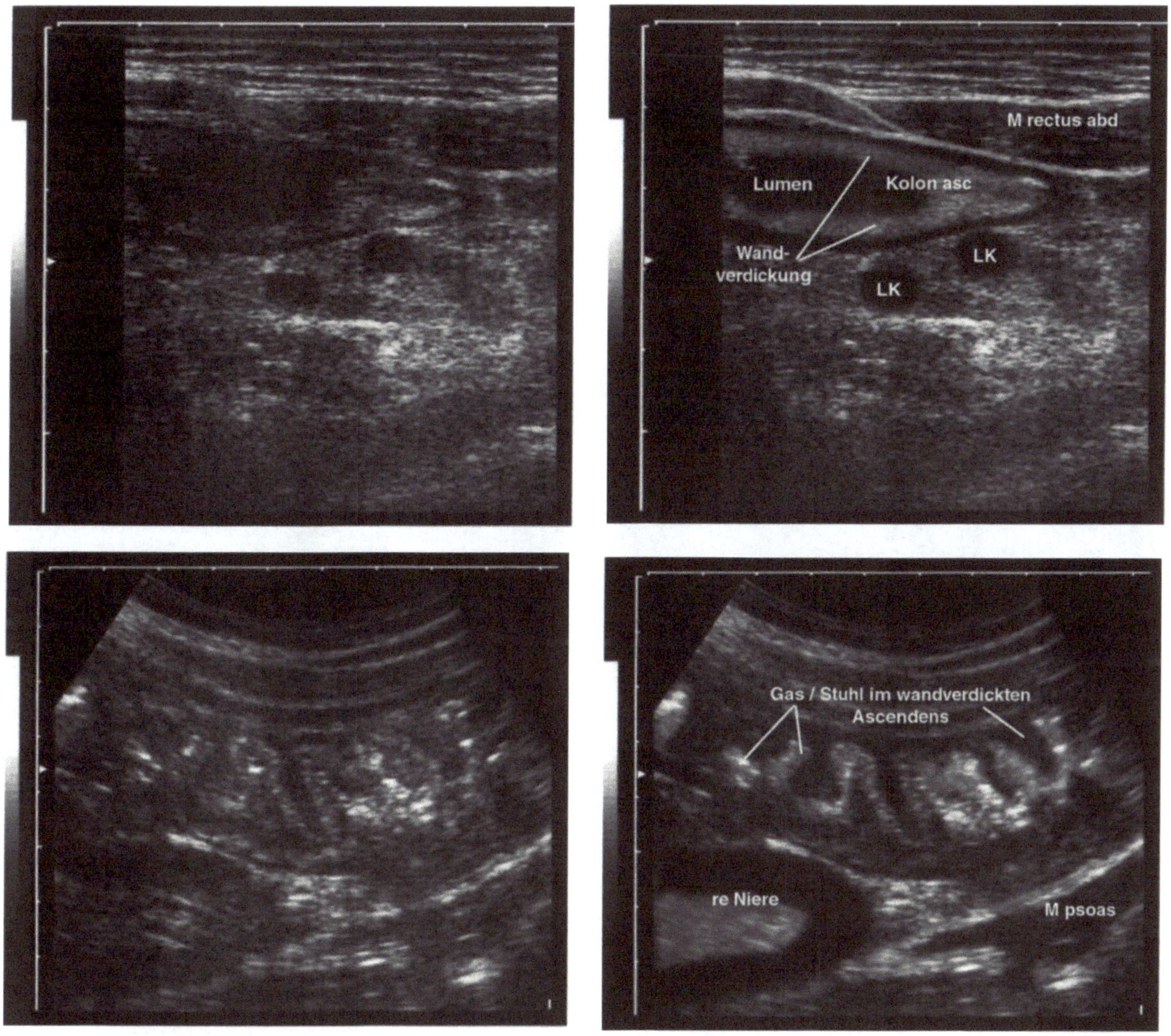

a

b

Abbildung 2.229 a, b

a Aszendenswandverdickung und gering vergrößerte Lymphknoten bei Campylobacterinfektion; **b** im Längsschnitt erhaltene Haustrierung der verdickten Wand des leeren Aszendens bei anderem Patienten

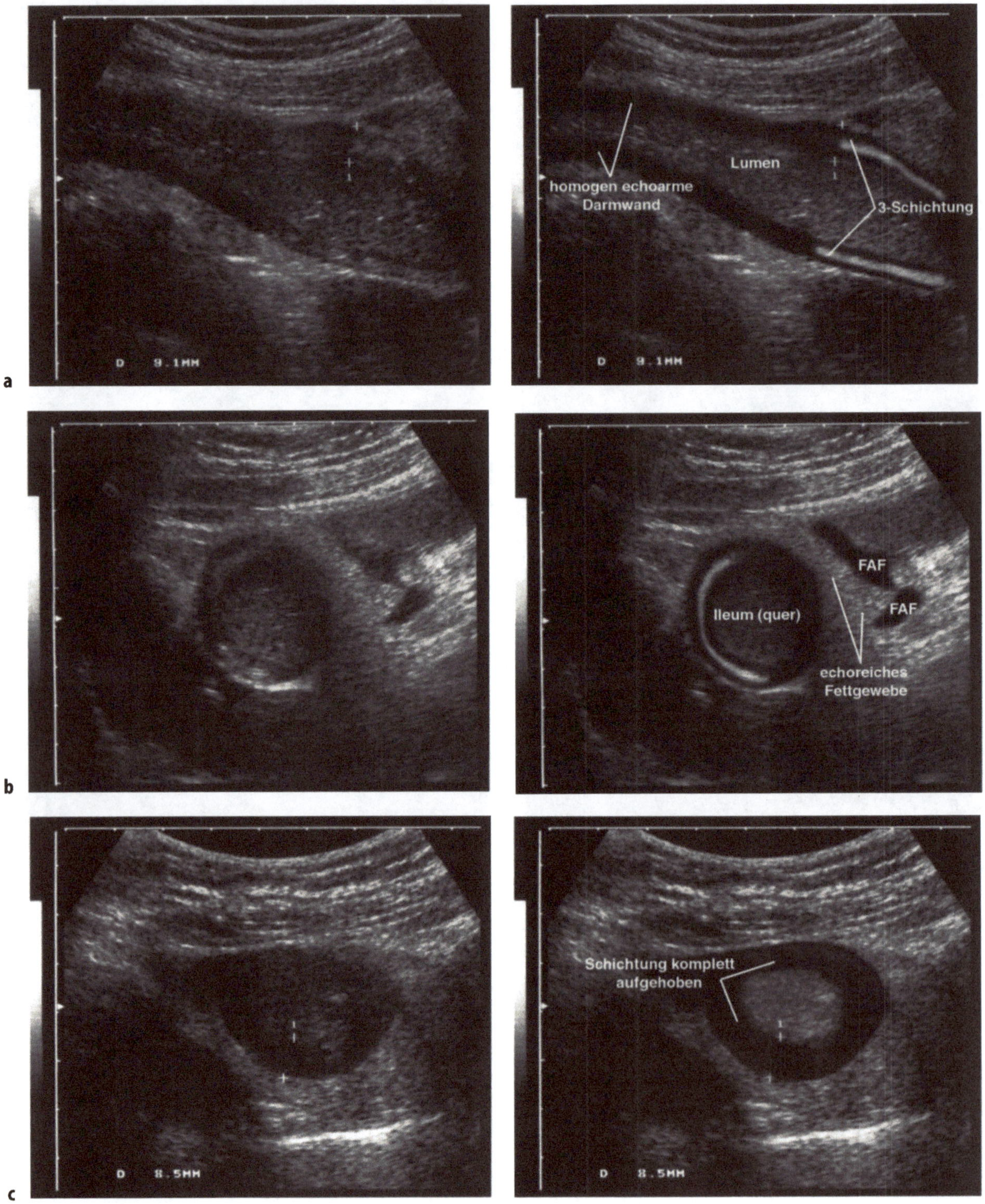

Abbildung 2.230 a–c

Akute Ileitis terminalis Crohn. **a** Im Längsschnitt massive Wandverdickung mit deutlicher Schichtung im rechten und homogen echoarm im linken Bildteil; **b** Querschnitt im rechten (geschichteten), **c** Querschnitt im linken (homogen echoarmen) Teil des Ileumsegments von **a**

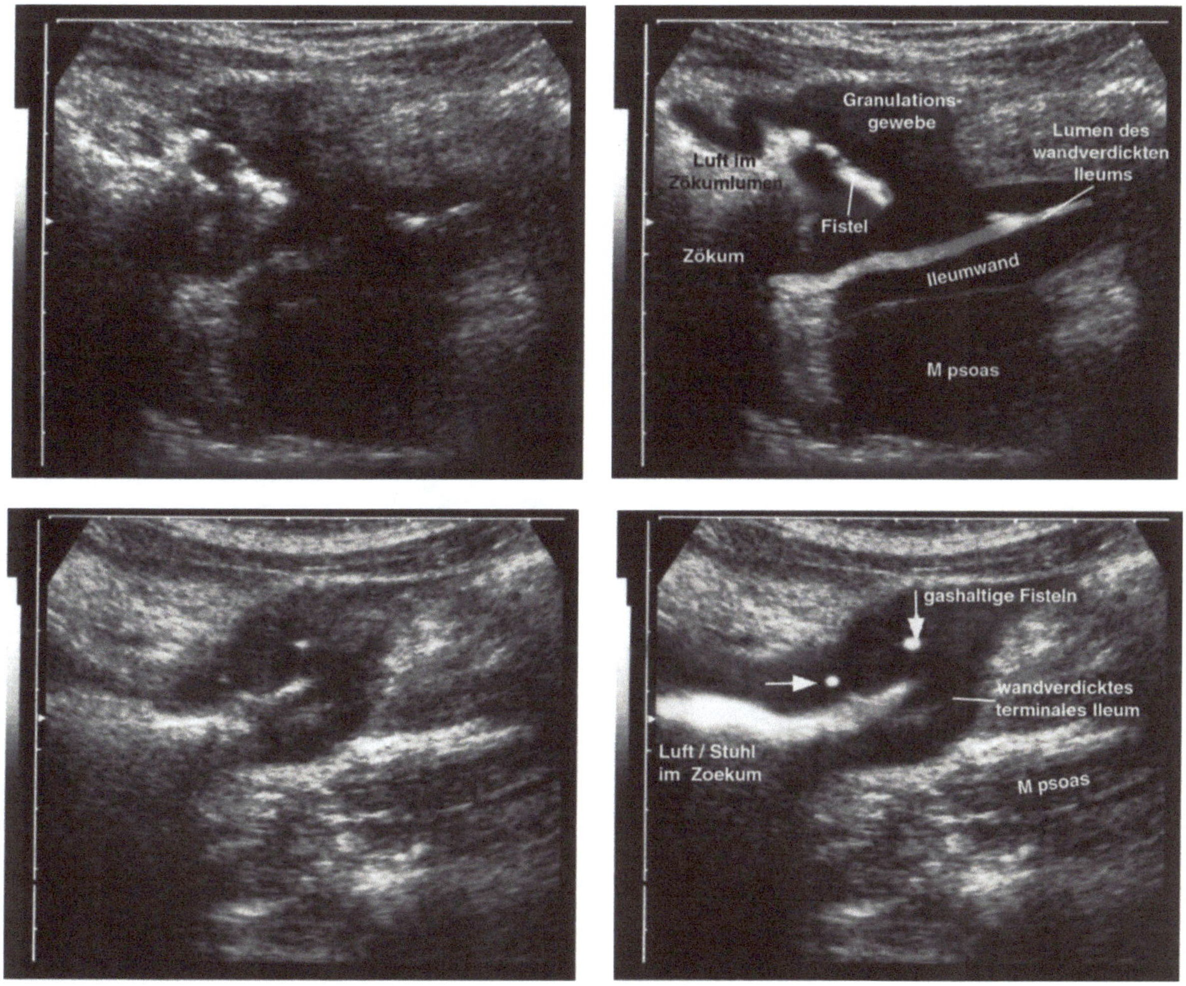

a

b

Abbildung 2.231 a, b

Fisteln bei M. Crohn. **a** Längsschnitt: Vom echoarm wandverdickten terminalen Ileum durch echoarmes Granulationsgewebe zum Zökum verlaufende Fisteln (filiforme echoreiche Gasstraße); **b** derselbe Befund im Querschnitt

gen sowohl echoarm, als auch echoreich darstellen. Darüber hinaus ist zumindest im hochakuten Stadium das Crohn-Segment *vermindert peristaltisch aktiv, eingeschränkt kompressibel und farbduplexsonographisch vermehrt durchblutet* [31]. Der Nachweis vergrößerter *Lymphknoten* ist fakultativ und trägt nicht zur Differentialdiagnose bei. Da der M. Crohn *pluritop* auftreten kann, sollte auch nach Entdeckung eines wandverdickten Darmsegmentes der Restdarm systematisch nach weiteren Manifestationen durchgemustert werden.

Zur Dokumentation des Ultraschallbefundes bei M. Crohn gehören je ein typisches Längs- und Querschnittsbild des betroffenen Darmabschnittes mit Angaben zur anatomischen Lage im Darmverlauf, zur Druckschmerzhaftigkeit, zur Länge des befallenen Segmentes, zur Wanddicke und Wandmorphologie (Echogenität, Schichtung), zur Lumenweite, Peristaltik und Verformbarkeit (Abb. 2.230).

Bei Auftreten typischer *M.-Crohn-Komplikationen* wie Abszessen, Fisteln und Ileus können die entsprechenden Ultraschallkorrelate hinzu- oder auch ganz in den Vordergrund treten.

Bei sonographischem *Abszeßnachweis* unklarer Genese ist der M. Crohn immer in das Spektrum möglicher Ursachen einzubeziehen, so daß nach benachbarten wandverdickten Darmsegmenten gesucht werden muß.

Mit dem Darm kommunizierende *Fisteln* zu unterschiedlichen „Zielstrukturen" (Peritonealhöhle/Abszeß, anderer Darmabschnitt, Harntrakt, Genitaltrakt, Haut) können sich im Sonogramm in folgenden beiden Formen abbilden:

1. als zentral durch Gas *hart echogen* markierte, von echoarmem ödematös-entzündlichem Fistelgewebe umscheidete *tubuläre* Strukturen (offenes, Darminhalt „förderndes" Lumen) oder

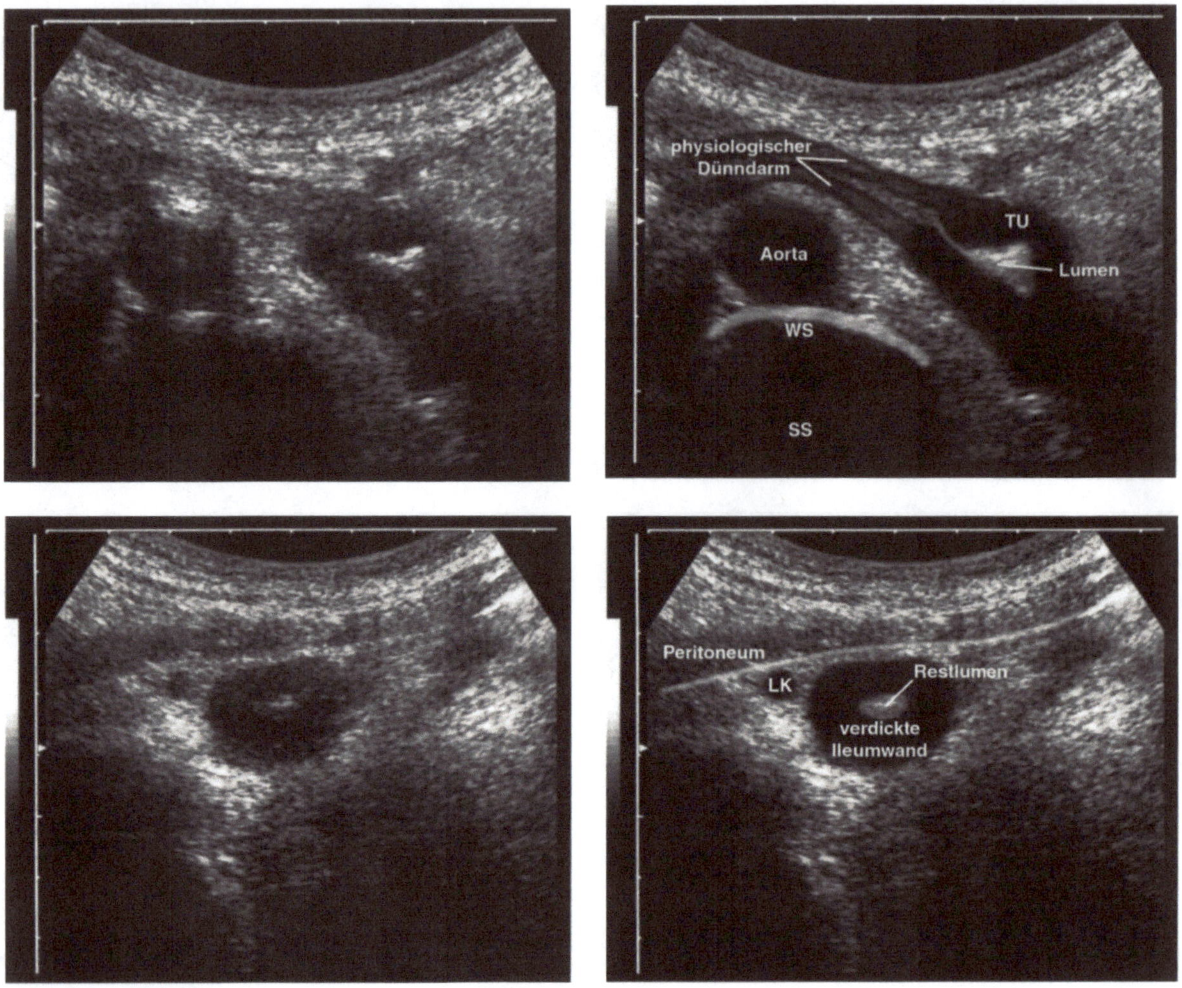

Abbildung 2.232 a, b

Sonographisch entdecktes und durch sonogeführte Stanzbiopsie gesichertes primäres Dünndarmkarzinom direkt hinter dem Treitzschen Band. **a** Im Längsschnitt, **b** im Querschnitt mit paratumoralem Lymphknoten

2. als rein *echoarme strangförmige* Gebilde, welche Korrelat sowohl echter, als auch inaktiver Fisteln (lumenlose Fistelgewebsstränge) sein können Abb 2.231).

Methodenbewertung. Sonographie ideale diagnostische Methode für die meist jüngeren betroffenen Patienten. Sowohl qualitativer Nachweis des Befalls, als auch Erkennung von chirurgisch relevanten Komplikationen mit hoher Treffsicherheit möglich [46].

Tumoren

Schleimhautpolypen, Karzinome, Karzinoide und mesenchymale Tumoren kommen am Dünndarm nur selten vor. Auch die Häufigkeit des Lymphombefalls nimmt vom Magen nach aboral ab. Zur Sonomorphologie s. unter Kolontumoren. Abweichend von diesen werden Dünndarmneoplasien nicht selten durch Invagination symptomatisch (Abb. 2.232, [22, 44]).

2.5.5.4 Dickdarm

Indikationen zur transkutanen Sonographie des Dickdarms

Da ein Großteil der *notfallmäßig* zur Vorstellung kommenden Kolonerkrankungen (Divertikulitis, Kolitiden, Tumoren, Invagination und deren Komplikationen wie Ileus und Perforation) sonographisch erfaßt und im typischen Fall auch differenziert werden können, ist das Durchmustern des Kolonrahmens obligater Bestandteil jeder sonographischen Beurteilung eines akuten oder unklaren Abdomens.

In der *Routinesonographie* sind Verlaufsbeurteilungen aller Arten von Kolitiden gute Indikationen, die zur Vermeidung von Röntgenuntersuchungen oder Koloskopien beitragen können [14, 27]. Bei bekanntem Kolontumor sollte neben der Suche nach vergrößerten Lymphknoten auch ein uT-Staging angestrebt werden. Besondere Aufmerksamkeit gilt einer möglichen Tumorinfiltration in Nachbarstrukturen, die eine weiterführende Diagnostik erforderlich macht.

Zur postoperativen Verlaufskontrolle s. Kap. 2.5.5.5 „Postoperative Sonographie".

Topographische Anatomie

Bei der sonographischen Beurteilung des Kolon „rahmens" müssen mögliche anatomische Varianten berücksichtigt werden. Insbesondere das Sigmakolon kann hinsichtlich Länge und Lage stark variieren. Auch Zökum (Länge, Fixiertheit) und Querkolon (Ptose, zusätzliche Flexuren) sind nicht streng anatomisch determiniert.

Zökum und Kolon aszendens liegen der dorsolateralen Rumpfwandmuskulatur direkt auf, wobei Ersteres zu den Beckengefäßen, rechtsseitigem Ureter und z.T. zur rechten Adnexe direkten Kontakt aufweist. Medial findet sich das Dünndarmkonvolut, dorsal der *rechten Kolonflexur* die rechte Niere, kranial der rechte Leberlappen mit der Gallenblase. Die Lageabweichung der rechten Flexur nach parahepatisch-subphrenisch ist als *Chilaiditi-Syndrom* bekannt.

Das *Querkolon* ist neben Antrum und der dorsal der Mesenterialwurzel gelegenen Pars transversa inferior (III) des Duodenums die einzige Darmstruktur, die das Retroperitoneum quer überspannt und nicht durch Manipulationen aus der Mittellinie verdrängt werden kann. Die Höhenlokalisation ist aber sehr variabel: von ventral des Magens bis in das kleine Becken hinab.

Die *linke Flexur* liegt dorsal der linken Niere, dorsokranial Milz und Pankreasschwanz, kraniolateral dem Zwerchfell und mediokranial dem Magenkorpus benachbart. Ihre sonomorphologische Beurteilbarkeit kann durch überlagernde Luft der Lungenbasis eingeschränkt sein. Nachbarorgane von Kolon deszendens, sigmoideum und Rektum sind der linke M. iliopsoas, die Ureteren, die Harnblase sowie die inneren Genitalien. Nicht fixierte Sigmaschlingen können unterschiedlich weit in andere abdominelle Regionen reichen.

Untersuchungstechnik, Standardschnitte und Normalbefunde

Eine systematische Kolonsonographie beginnt mit dem Aufsuchen von Zökum und Colon ascendens. Diese werden als der rechten Niere direkt ventral benachbarter Darmabschnitt identifiziert. Durch kontinuierliche Verfolgung des Kolonrahmens mit der Gel-gleitenden Schallsonde wird nun eine vollständige Beurteilung vorgenommen, wobei die Flexuren meist nur über zusätzliche Flankenschnitte einstellbar sind. Auf einem dorsalen Widerlager mit der Schallsonde komprimierbare Kolonanteile (ascendens, descendens) lassen sich besser beurteilen als Kolonanteile im kleinen Becken (Sigma, langes Zökum, tiefes Transversum) oder im Subphrenium (linke Flexur). Entscheidende Einschränkungen kann die sonographische Beurteilbarkeit durch den Gasgehalt des Kolons erfahren.

Das Gas zeigt sich besonders bei ventrodorsaler Schallrichtung meist in Form einer zusammenhängenden harten Reflexlinie mit Wiederholungsechos oder dorsaler Schallauslöschung, bei hochauflösender Darstellung dagegen eher als echoarmes Material mit multiplen punktförmigen hart reflektierenden Gaseinschlüssen bis hin zu diffus echoreicher Darstellung (organoide oder pseudohepatische Echotextur) bei feindisperser Gasverteilung im Stuhl. Im Längsschnitt erkennt der Untersucher auch bei Gasfüllung regelhaft die Haustrierung jeweils als wenige cm lange, außen konvexe Vorwölbungen der Darmsilhouette (Abb. 2.206).

Seltener gelingt es, im Querschnitt die durch die Tänien hervorgerufene typische Kleeblattform des Kolons darzustellen (Abb. 2.233).

Das rechte Hemikolon ist großlumiger und meist stärker gefüllt als das linke. Ein Füllungsdurchmesser des Zökums bis 6 cm ist physiologisch. Das Deszendens weist auch stuhlgefüllt ein deutlich geringeres Lumen auf. Bei guter Defäkationsfunktion sind Deszendens und Sigma nach der Defäkation leer und zeigen einen Durchmesser von kaum über 1 cm.

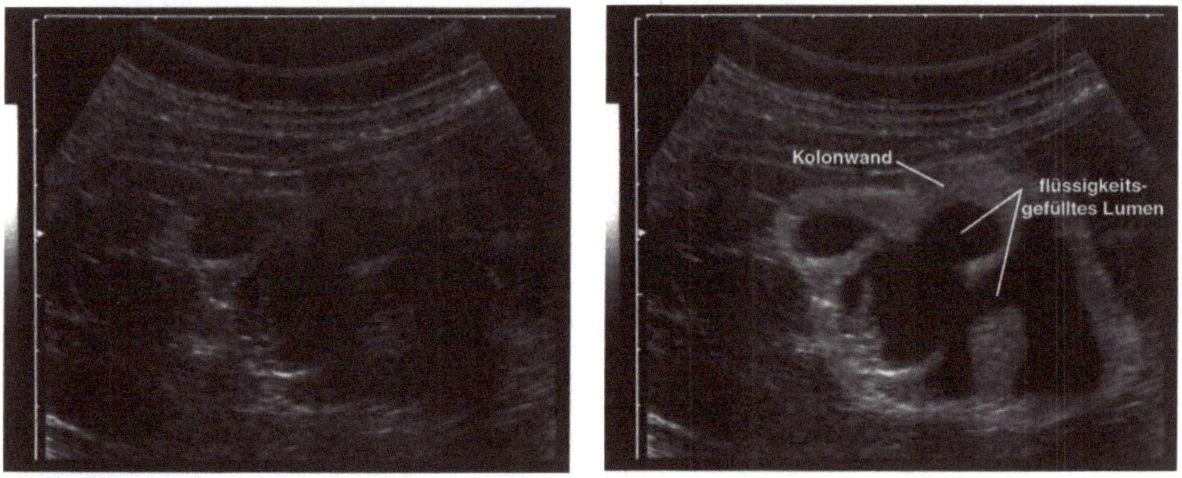

Abbildung 2.233

Kolonquerschnitt mit flüssigem Inhalt bei banaler Diarrhö

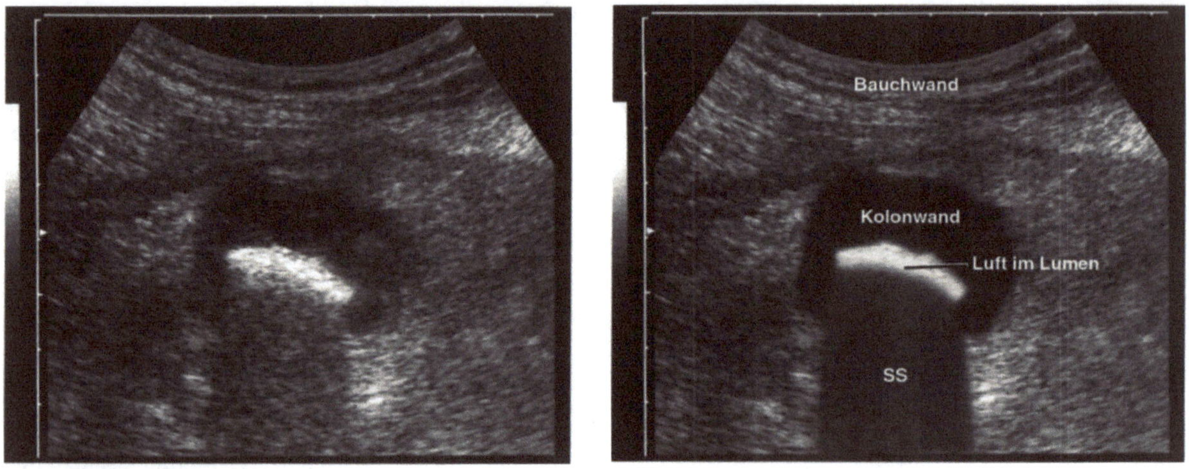

Abbildung 2.234

Pseudomembranöse Kolitis (hier: C. difficile): druckschmerzhafte echoarm bis auf 1,5 cm verdickte Wand des Kolon aszendens im Querschnitt

Sonopathologie des Dickdarms

Pseudomembranöse Kolitis

Sonographisches Charakteristikum der antibiotikainduzierten pseudomembranösen Kolitis ist eine meist druckschmerzhafte echoarme Wandverdickung des gesamten Kolorektums, die oral am stärksten ausgeprägt ist und nach aboral kontinuierlich abnehmen kann. Diese Veränderungen sind auch ohne Klinik nachweisbar, gehen also der klinischen Manifestation voraus. Echogenität und Wandschichtung können sich dabei unterschiedlich darstellen.

Ein abweichender Befund schließt die Erkrankung nicht aus. Der positive Befund muß jedoch Anlaß zur bakteriologischen Abklärung sein. Eine Koloskopie ist bei Nachweis typischer Erreger in der Stuhlkultur vermeidbar (Abb. 2.234, [10, 37]).

Andere infektiöse Kolitiden

Zum uncharakteristischen Sonobild und den chirurgischen Konsequenzen bei neutropenischer Typhlitis, èosinophiler und sonstiger Kolitis s. unter Dünndarm (Tbc, Yersinien, Campylobakter etc.), Crohn-Kolitis/Colitis ulcerosa und in [11, 35].

Crohn-Kolitis/Kolitis ulzerosa

Neben der Ausdehnung und anatomischen Lokalisation befallener Kolonabschnitte sollen zur Aktivitätsbeurteilung Dicke, Echostruktur, Schichtung und möglichst die Durchblutung der betroffenen Darmwand (semiquantitativ per „power-Duplex-mode“) dokumentiert werden.

Differentialdiagnostisch verwertbare Hinweise lassen sich sonographisch weniger anhand der lokalen Morphologie der entzündlich verdickten Kolonwand,

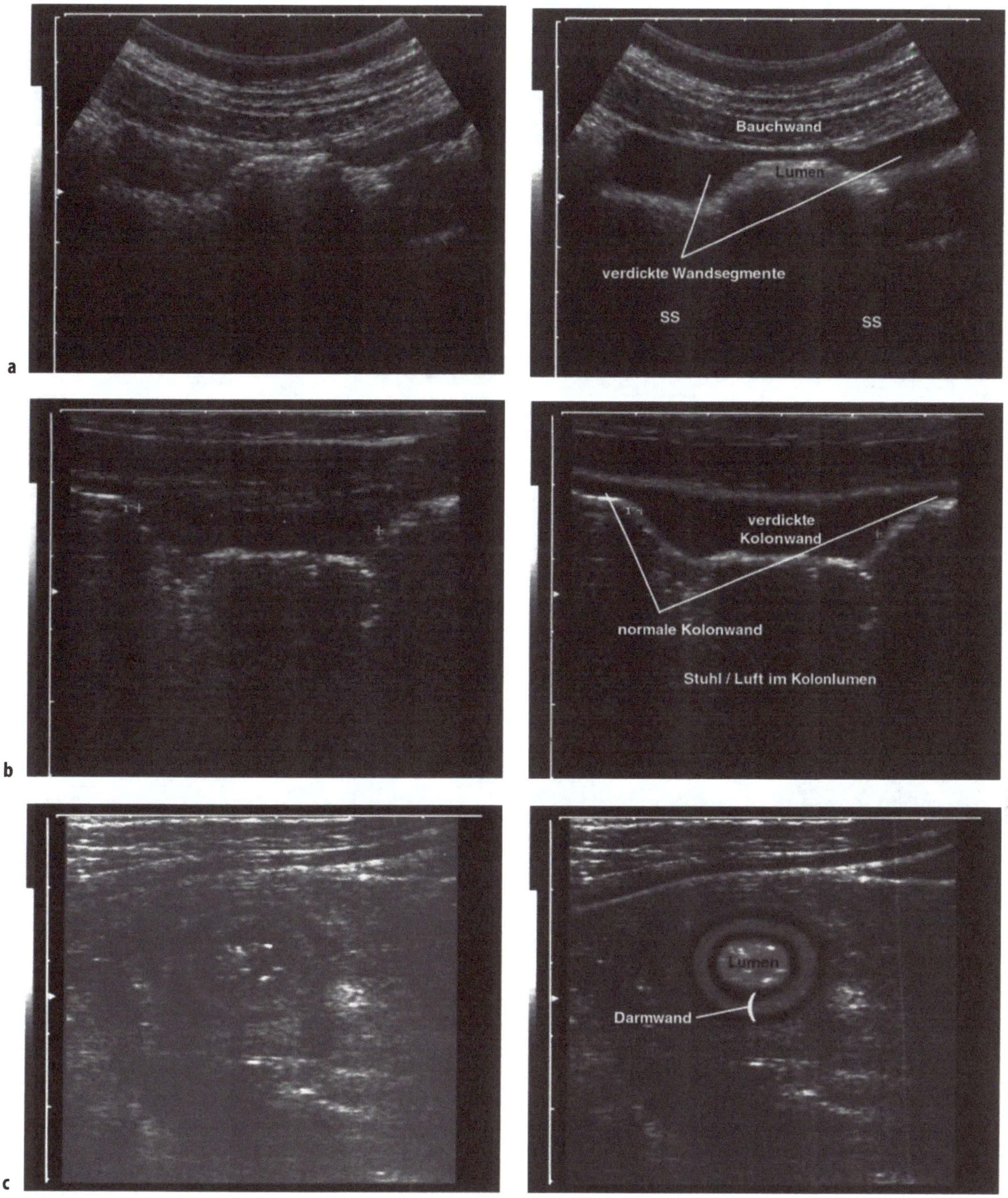

Abbildung 2.235 a–c

Bisegmental streng begrenzte Aszendenskolitis; **a** im Längsschnitt, **b** das kaudale Segment längsgeschnitten und **c** die kraniale Läsion im Querschnitt bei 10 MHz herausgezoomt: Wandschichtung erhalten. Sonodiagnose: Crohn-Kolitis

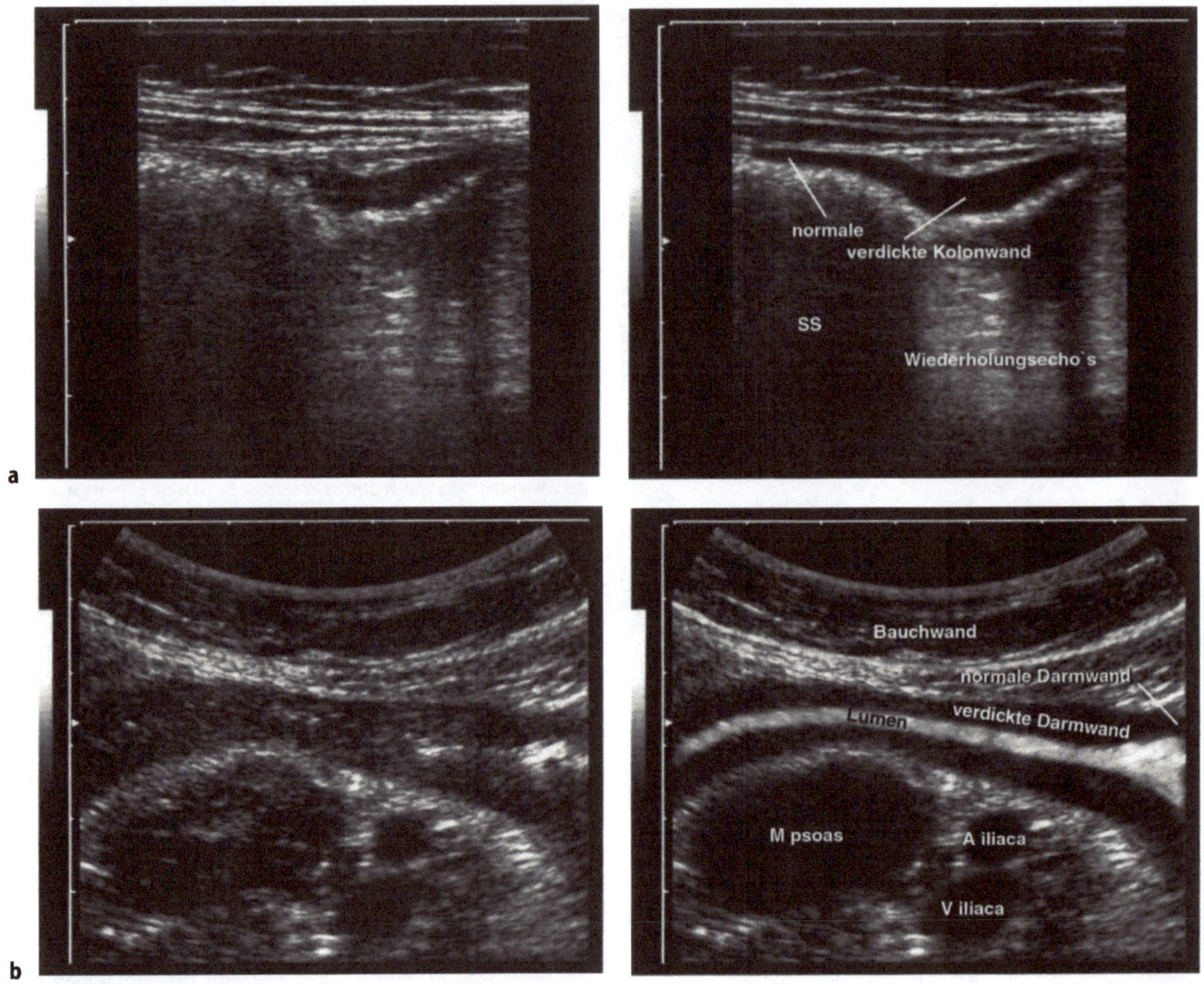

Abbildung 2.236 a, b

Segmentale Deszendenskolitis mit **a** kranial und **b** kaudal im Längsschnitt darstellbarem Übergang in normale Kolonwand. Sonodiagnose: Crohn-Kolitis

Crohn-Kolitis	**Kolitis ulzerosa**
Auch Dünndarm betroffen, Kolitis ulzerosa Ausschluß)	Ausschließlich Kolon betroffen
Segmentaler Befall	Kontinuierlicher Befall
Aboral Normalbefund, Kolitis ulzerosa Ausschluß, Fisteln häufig	Vom Rektum nach oral Fisteln selten
Wandkonsistenz eher vermehrt	Wandkonsistenz eher normal
Lumen eher stenosiert	Lumen eher weit bis zum toxischen Megakolon
Wandschichtung eher aufgehoben	Wandschichtung eher erhalten

als aus dem Befallsmuster und Begleitbefunden gewinnen (s. Übersicht sowie Abb. 2.235–2.237).

Methodenbewertung. Sonographische Beurteilung von Aktivität und Komplikationen mit guter Treffsicherheit möglich. Bevorzugter Einsatz der Ultraschalldiagnostik zur Reduktion der Strahlenexposition der oft jungen Patienten hier besonders zu fordern. Anhand der oben genannten Kriterien sonographischer Crohn-Beweis im Einzelfall auch im Gegensatz zur histologischen Diagnose aus Schleimhautbiopsie möglich [17, 25, 30].

Divertikulitis

Die sonographische Darstellung des Sigmakolon bei linksseitigen Unterbauchbeschwerden erfolgt ähnlich der Zökumsonographie, indem die Bauchwand mit der quer aufgesetzten Schallsonde ventrodorsal auf den Iliopsoasmuskelkomplex eingedrückt wird, wodurch bis auf den fixierten Anteil des Sigma alle anderen Darm-

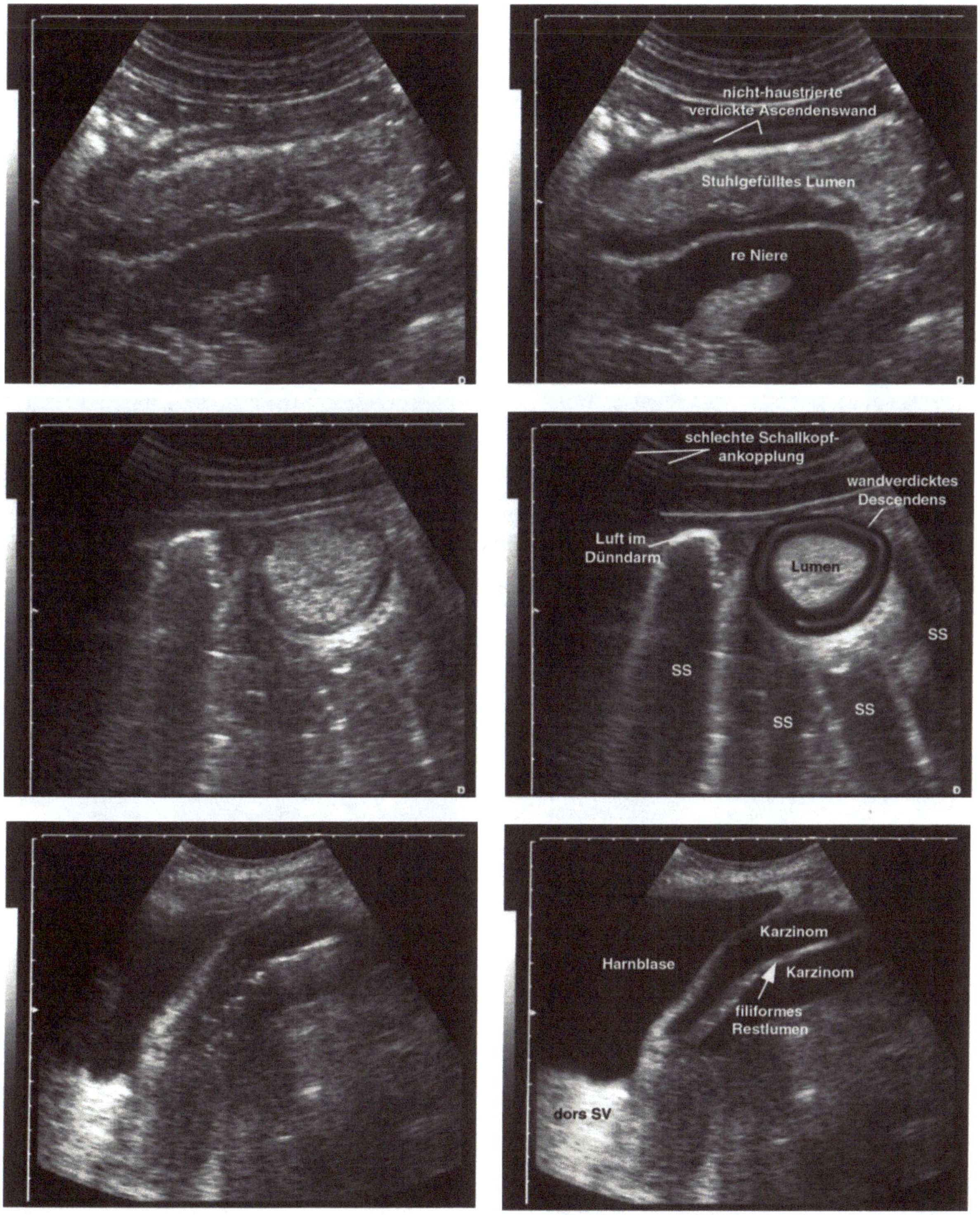

Abbildung 2.237 a–c

Patient mit langjähriger Kolitis ulzerosa. **a** Längsschnitt durch weitlumiges und wandverdicktes Zökum/Aszendens mit erhaltener Wandschichtung und auffällig homogen echogenem Stuhl. Gleichartiger Befund kontinuierlich bis zum Sigma darstellbar. **b** Deszendens im Querschnitt: Dreischichtung erkennbar. **c** Unterbauchquerschnitt, Längsschnitt des Sigmas: das Lumen stenosierende, homogen echoarme Wandverdickung: Sigmakarzinom als Spätkomplikation der Kolitis ulzerosa

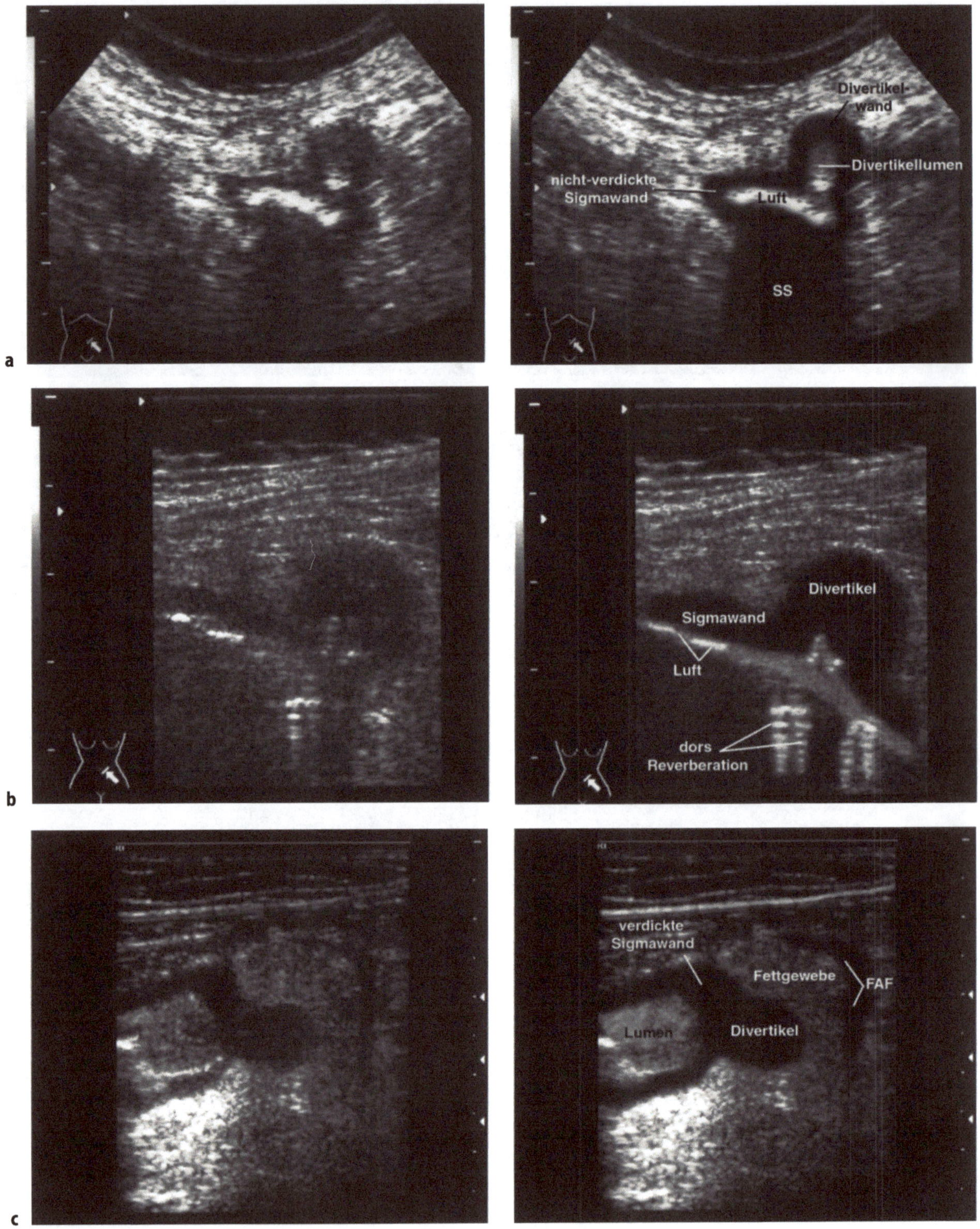

Abbildung 2.238a–c

Minimalform der „Monodivertikulitis" ohne wesentliche Alteration der umgebenden Kolonwand: Sigmaquerschnitt mit anhängender kugelförmiger Raumforderung mit gashaltigem Zentrum. **a** Im 3,5-MHz-Sonogramm und **b** im 7,5-MHz-Sonogramm. **c** Rein echoarmes, entzündetes Divertikel mit echoreicher Peridivertikulitis im lokalen Fettgewebe und schmalem Flüssigkeitssaum, hier auch benachbarte Sigmawand deutlich echoarm verdickt

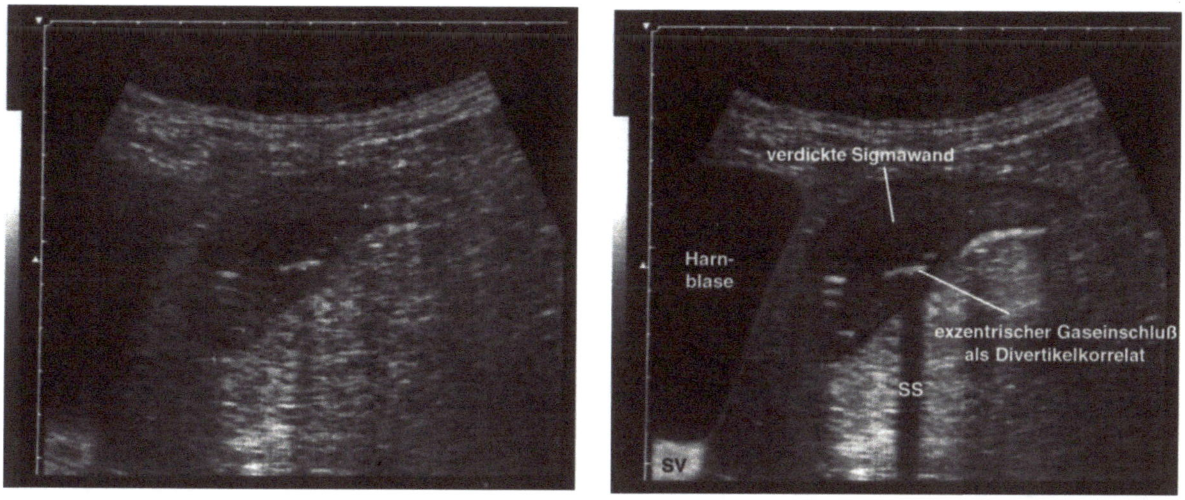

Abbildung 2.239

Abb. 2.239. Druckschmerzhafte segmentale, unregelmäßig begrenzte echoarme Sigmawandverdickung im Längsschnitt mit echoharten intramuralen Gaseinschlüssen als Divertikelkorrelat bei ausgedehnterer Divertikulitis

abschnitte verdrängt werden. Die entscheidende Zuordnung des Druckschmerzes zum wandverdickten Kolonsegment gelingt so mit Hilfe der Sonopalpation. Adipositas des typischen Divertikulitispatienten und Meteorismus bei entzündlich bedingter Darmparalyse schränken die Beurteilbarkeit häufig ein.

Sonomorphologischer Leitbefund bei der Divertikulitis ist die echoarme, leicht unregelmäßige Wandverdickung bei meist aufgehobener Wandschichtung mit umschriebenen, hart reflexogenen Gaseinschlüssen als Korrelat der ursächlichen Divertikellumina.

Die Erkrankung betrifft meist einen eng umschriebenen bis segmentalen Wandabschnitt. Der Übergang in die gesunde Kolonwand ist meist allmählich. Weitere indirekte Entzündungskriterien sind die auffällig echoreiche Struktur des umgebenden entzündlich infiltrierten Fettgewebes und der Aszites (Abb 2.238 und 2.239).

Komplikationen der Divertikulitis sind v. a. die gedeckte und freie Perforation sowie die Blutung.
Bei der *gedeckten Perforation* stehen neben den oben genannten Sonozeichen der Divertikulitis abszeßartige Formationen, oder aber als Korrelat der Umgebungsgewebsreaktion irregulär geformte echokomplex strukturierte solide Formationen als Korrelate von Konglomerat- oder Pseudotumoren im Vordergrund.

CAVE: Fehlinterpretation eines kleinen perikolischen Abszesses bei gedeckter Perforation als intaktes Divertikel.

Bei der freien Perforation des Kolons tritt freie Luft typischerweise in weit größerer Menge auf, als bei der Ulkusperforation. Sie sonographisch prähepatisch als solche zu erkennen, erfordert zunächst einmal, daran zu denken. Die bei der freien Perforation darstellbare freie Flüssigkeit kann bei peritonitischer „Anschoppung" echogen erscheinen. Wenn sie punktiert wird und die Punktatqualität makroskopisch nicht eindeutig ist, muß der mikroskopische Nachweis von Pflanzenfasern als pathognomonisch für Darminhalt angestrebt werden!

Methodenbewertung. Sonographie Standarddiagnostik. Kontrasteinlauf-Röntgenuntersuchung und CT nur bei unklarem Sonobefund oder Verdacht auf Komplikation erforderlich [53, 58].

Polypen

Bedingt durch gashaltigen Darminhalt sind nicht nur an der schallsondenfernen Darmzirkumferenz lokalisierte Polypen gasüberlagert. Auch an der Vorderwand gelegene Polypen sind meist durch echokomplexen Darminhalt „maskiert". Bei Flüssigkeitsfüllung des Kolons treten Polypen als echogene Gebilde hervor. Diesen Umstand macht sich die *Hydrokolonsonographie* zunutze. Dabei wird das gereinigte Kolon in einem durch hohen Einlauf erzeugten Zustand der Flüssigkeitsfüllung systematisch sonographiert. Der Vorbereitungsaufwand zu dieser Untersuchung ist derselbe wie für die konventionelle Dickdarmdiagnostik. In der Literatur wird die Treffsicherheit der Methode kontrovers diskutiert [2, 49]. Nachteile, die eine Verbreitung dieser strahlenfreien diagnostischen Alternative behindern, liegen im erhöhten logistischen und zeitlichen Aufwand am Ultraschalluntersuchungsplatz.

Karzinom

Das kolorektale Karzinom stellt sich mit der „Übersichtssonde" sonographisch als meist *echoarme, nicht*

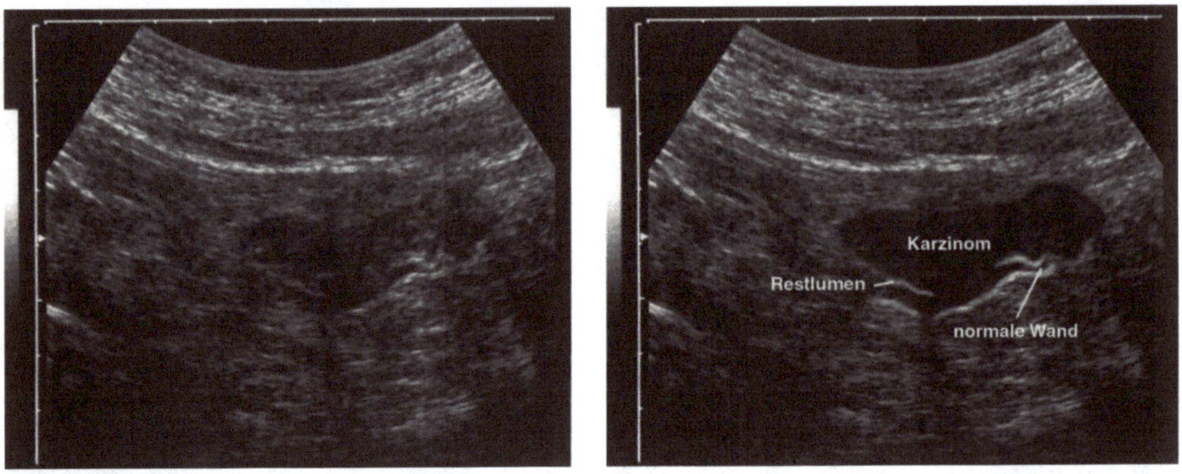

Abbildung 2.240

Segmentale echoarme Sigmawandverdickung im Längsschnitt: keine Wandschichtung, aber auf die Wand begrenzter Befund bei Sigmakarzinom

druckdolente Wandverdickung dar. Die Verformbarkeit unter dem Druck der Schallsonde ist *aufgehoben.* Die originäre Wandschichtung wird abhängig von der Tiefeninfiltration des Tumors beeinträchtigt. Nach Optimierung der Untersuchungsbedingungen (evtl. hochauflösende Sonde, Hydrokolonsonographie) läßt sich die Schichtzugehörigkeit der Wandverdickung häufig klären. Bei Schnittrichtung vom Rand zum Tumorzentrum hin läßt sich unter günstigen Bedingungen der Ausgang der Wandverdickung von der inneren echoarmen Schicht und die Schichtpenetration darstellen und nach den aus der Endosonographie bekannten Kriterien den UICC-Infiltrationsstadien zuordnen (mittlere echoreiche Schicht/Submukosa vom echoarmen Tumor unterbrochen >uT1).

Da eine Peritonealinfiltration sonographisch nicht zu erkennen ist, ist eine sichere Differenzierung zwischen T2 bis T4 beim intraperitonealen Kolonkarzinom nicht möglich. Hinsichtlich der Erkennung der Infiltration in Nachbarstrukturen (=uT4) hat die Sonographie als Real-time-Verfahren den entscheidenden Vorteil, daß durch Manipulationen (Schallsondendruck, Atembewegungen, Fingerdruck) oft sicher geklärt werden kann, ob schwer voneinander abgrenzbare Strukturen mechanisch aneinander fixiert oder gegeneinander verschieblich sind.

Eine sichere Differenzierung zwischen Tumorinfiltration und peritumoröser Entzündung gelingt jedoch nicht. Sowohl bei gesichertem Kolonkarzinom als auch bei sonographischer Darstellung noch nicht endoskopisch abgeklärter umschriebener Wandverdickungen ist die Suche nach regionären und hepatischen Raumforderungen sowie nach Aszites als Ausdruck einer Peritonealbeteiligung und bei entsprechender Lokalisation die Suche nach einer Dilatation der Nierenbecken-Kelch-Systeme obligat, welche eine präoperative Ureterschienung erfordert (Abb. 2.240).

Allein anhand sonographischer Kriterien kann die Malignität nicht bewiesen werden. Relatives sonomorphologisches Charakteristikum des Karzinoms zur Abgrenzung von Kolonwandverdickungen anderer Genese ist eine *sehr irreguläre Form,* insbesondere der inneren Oberfläche. Bei fortgeschrittenem Kolonkarzinom kann oftmals erst an echoharten Gasreflexen im Inneren der echoarmen Raumforderung erkannt werden, daß das Gebilde dem Darmverlauf zugehört.

Bei nachgewiesenem Kolonkarzinom ist es gerechtfertigt, bei ausreichend gut sonographisch dargestellten Befunden in der Befundformulierung neben der Beschreibung von anatomischer Lage und metrischen Ausdehnungsangaben eine Stagingzusammenfassung in der Form „uTx, uNy, uMz" anzugeben (Abb. 2.241).

Methodenbewertung. Sonographie obligate Stagingmethode bezüglich Metastasierung. Sensitivität und Spezifität erreichen die des CT. Abhängig von der Befundlokalisaton und den allgemeinen Untersuchungsbedingungen ist auch eine Beurteilung der Infiltrationstiefe des Primärtumors transkutansonographisch prinzipiell möglich. Vorteil des Real-time-Verfahrens ist insbesondere die Abgrenzung von T4-Tumoren; unzureichende Sensitivität für Tumoren in frühen Stadien (s. Polypen; [15, 18, 28]).

a

b

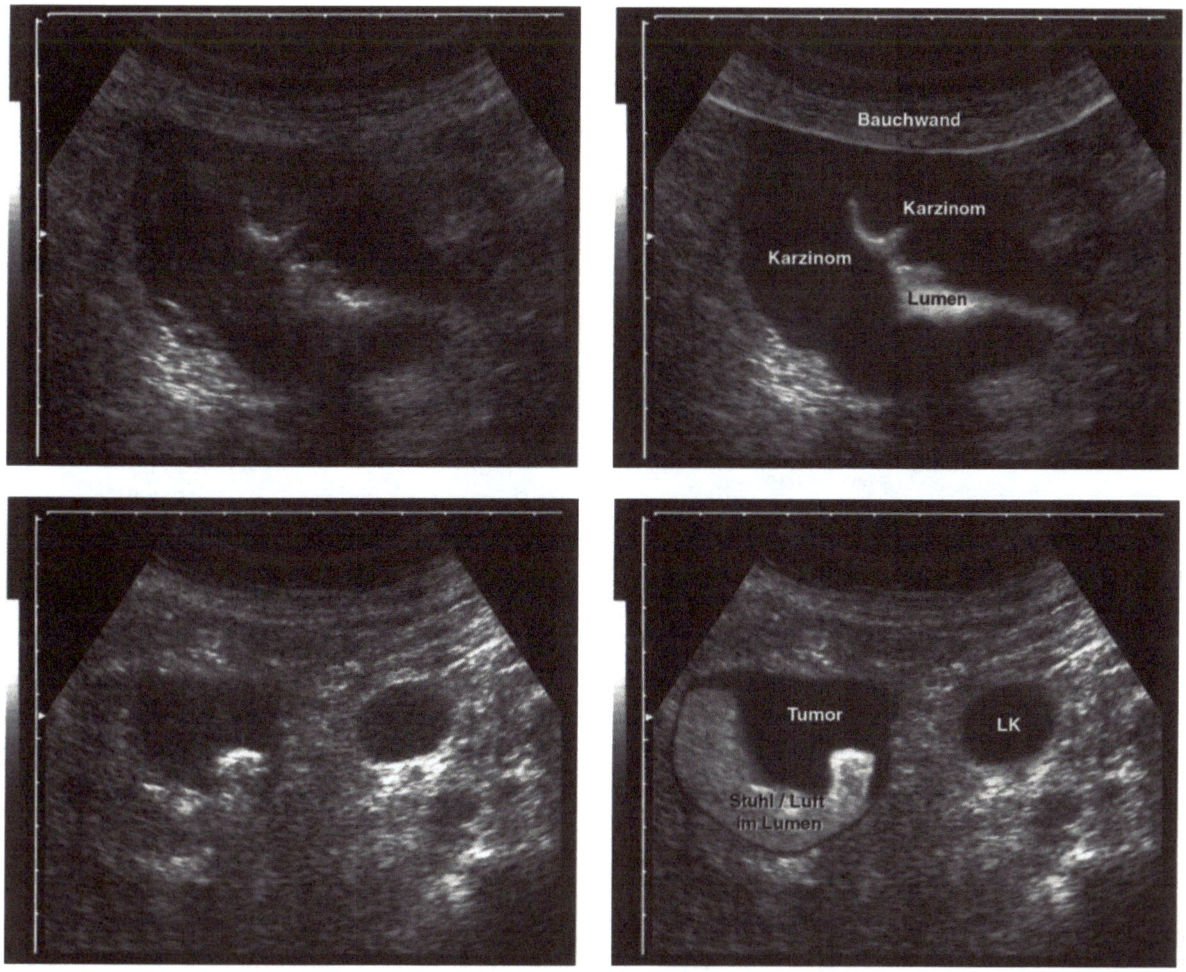

Abbildung 2.241 a, b

Fortgeschrittenes Karzinom der rechten Flexur. **a** Große echoarme Raumforderung im rechten Oberbauch mit zentral irregulär angeordneten Gasreflexen; **b** peritumoröses, 2,3 cm großes Lymphom (uN+)

2.5.5.5 Postoperative sonographische Befunde

Als Ausdruck der mechanischen peritonitischen Reizung durch intraoperative Manipulationen finden sich sonographisch unmittelbar post laparotomiam am Darm eine regionale oder ubiquitäre Wandverdickung sowie eine unterschiedlich ausgeprägte Atonie und freie Flüssigkeit.

Über akute Fragestellungen im Rahmen des postoperativen Managements hinaus lassen sich auch bestimmte dauerhaft operativ veränderte anatomische Verhältnisse am Magen-Darm-Trakt sonographisch nachvollziehen.

Der Magenhochzug nach Ösophagusresektion führt, ebenso wie die B-I-Resektion, lediglich zu einer sonographisch schwierig zu erkennenden intraabdominellen Verkleinerung des Magens. B-II-Resektion und Gastrektomie sind dagegen an den zur Rekonstruktion kranial des Transversums liegenden, insbesondere *antekolisch* hochgezogenen Dünndarmschlingen besser erkennbar. Ähnliches gilt auch für die biliodigestive Anastomose oder die Rekonstruktion nach enteral drainierenden Pankreaseingriffen.

Dünndarmresektionen sind sonographisch nicht zu erkennen. Das Fehlen des rechten Hemikolons ist dagegen durch das Fehlen von haustrisch geformtem Darm in der rechten Flanke zu erkennen. Allerdings besteht aufgrund des fehlenden Rückschlagventils der Ileozökalklappe eine durchgehend ausgeprägte Gasfüllung, die die sonographische Identifizierung der Anastomosenregion erschwert.

Die Transversumresektion ist sonographisch schwieriger zu erkennen, da sie nichts an der Lage des gerafften „Neotransversums" zu den Nachbarstrukturen ändert. Gleiches gilt für Resektionen am linken Kolon und

Rektum, da die prinzipielle Lage des Kolons links dorsolateral auch bei Mobilisation der linken Flexur erhalten sein kann.

2.5.5.6 Differentialdiagnose sonographischer Befunde

Differentialdiagnose der Darmwandverdickung [55]

Ohne Druckschmerz	Besondere Kennzeichen
Karzinom	Kurzstreckig, irregulär, in Frühstadium nicht zirkulär
Magen-Darm-Lymphom	Großflächiger, oft sehr ausgeprägte Lymphknotenvergrößerungen
Karzinoid, Sarkom etc.	Ggf. extramukosale Lage erkennbar
Peritonealkarzinose	Irregulär, Aszites
Wandeinblutung	Echoarm, homogen, gleichmäßig ausgeprägt
Darminfarkt	Progredienz in Stunden, Atonieentwicklung
Strahlendarm	Regionär in ehemaligen Bestrahlungsfeldern
Postoperativ	Nicht darmsegmental, sondern abdominalregionär

Druckschmerzhaft	Besondere Kennzeichen
Divertikulitis	Oft gashaltige Divertikel in echoarmer Wandverdickung, bei fortgeschrittenem Befall Umgebung echoreich
Kolitis ulzerosa	Kolon vom Rektum her unisegmental befallen
Morbus Crohn	(DD zu Colitis ulcerosa s. dort)
Tuberkulose	Meist ileozökal, ausgeprägte Lymphadenitis
Yersinienileitis	Nur terminales Ileum
Campylobakterileozökitis	Terminal Ileum und rechtes Hemikolon, mäßige Lymphknotenvergrößerung
Pseudomembranöse Kolitis	Wanddicke typischerweise vom Zökum nach aboral abnehmend
Invagination	Kokarde in Kokarde, Ileus
Peritonitis	Darmwandbild bunt, abdominalregionär, interenterisch echogenes Material

Differentialdiagnose der vermehrten Flüssigkeitsfüllung des Darmes

	Besondere Kennzeichen
Atonie	Gesamter Magen-Darm-Trakt, keine Peristaltik (postoperativ, Pankreatitis, Harnsteinkolik, Opioide ...)
Ileus	Prallfüllung, Kalibersprung, Peristaltik kann vermehrt bis erloschen sein
Gastroenterokolitis	Unterschiedliche Hauptlokalisation, Peristaltik kann vermehrt bis erloschen sein
Massive gastrointestinale Blutung	Höhe der Flüssigkeitsfüllung während aktiver Blutung, Höhenlokalisationshinweis
Postprandial	Anamnese!

2.5.5.7 Methodenbewertung

Die sonographische Untersuchung des Magen-Darm-Traktes wird immer noch erheblich unterbewertet. Aufgrund des mehr oder weniger ausgeprägten Gasgehalts des MDT galt dieser lange Zeit als der sonographischen Diagnostik kaum zugänglich. Gasbedingte Einschränkungen werden jedoch überbewertet. Der Gasgehalt verhindert lediglich:

1. in durch Kompression nicht auflösbaren mehrlagigen Darmregionen die Beurteilung der dorsal liegenden Darmabschnitte (kleines Becken, Adipositas) und
2. die systematische Darstellung des gesamten Wandumfangs durch Überlagerung der Hinterwand, so daß umschriebene, auf Teile der Zirkumferenz beschränkte Wandveränderungen übersehen werden können.

Im Vergleich mit Röntgenleeraufnahme und allen anderen differenzierteren bildgebenden Verfahren ist die Sonographie jedoch die einzige Methode, mit der durch das Prinzip der dynamischen Untersuchung (Real-time-Verfahren) und in unbegrenzter Schnittebenenflexibilität und Reproduzierbarkeit Wand, originärer Inhalt und Funktion (peristaltische Aktivität, Füllungszustand) des Magen-Darm-Traktes *simultan* beurteilt werden können. Trotzdem können wir die Sonographie als Chirurgen eigenhändig unmittelbar in direktem Patientenkontakt in den Rahmen der körperlichen Untersuchung integrieren.

Die Sonographie stellt somit *die* zeitgemäße Erweiterung der körperlichen Untersuchung dar, die uns insbesondere bei der Einordnung klinisch erhobener Befunde durch „Sonopalpation" einen viel weitreichenderen Einblick in Anatomie und Pathologie des Patienten ermöglicht als unsere blind tastenden Finger.

Literatur

1. Bloom RA, Craciun E, Jurim O, Lebensart PD (1988) Sonographic demonstration of hepatic venous gas in mesenteric arterial thrombosis. J Clin Gastroenterol 10/2: 226–228
2. Chui DW, Gooding GA, McQuaid KR, Griswold V, Grendell JH (1994) Hydrocolonic ultrasonography in the detection of colonic polyps and tumors [see comments]. Comment in: N Engl J Med 322/23: 1581–1582; N Engl J Med 331/25: 1685–1688
3. Czerny M, Trubel W, Claeys L et al. (1997) Die akute mesenteriale Ischämie. Zentralbl Chir 122/7: 538–544
4. Daneman A, Myers M, Shuckett B, Alton DJ (1997) Sonographic appearances of inverted Meckel diverticulum with intussusception. Pediatr Radiol 27/4: 295–298
5. Das DK, Pant CS (1994) Fine needle aspiration cytologic diagnosis of gastrointestinal tract lesions. A study of 78 cases. Acta Cytol 38/5: 723–729
6. Del Pozo G, Gonzalez Spinola J, Gomez Anson B et al. (1996) Intussusception: trapped peritoneal fluid detected with US-relationship to reducibility and ischemia. Radiology 201/2: 379–383
7. Demharter J et al. (1997) Das sonomorphologische Spektrum der Meckel Divertikulitis. Ultraschall Med 18 [Suppl]: 28
8. Dinkel E, Grosser G, Beck A, Brambs HJ (1986) Sonographische Diagnostik des Gastrointestinaltraktes. Radiologe 26/3: 144–153
9. Doldi SB, Lattuada E, Zappa MA et al. (1997) Ultrasonographic imaging of neoplasms of the cervical esophagus. Hepatogastroenterology 44/15: 724–726
10. Downey DB, Wilson SR (1991) Pseudomembranous colitis: sonographic features. Radiology 180/1: 61–64
11. Ettinghausen SE (1993) Collagenous colitis, eosinophilic colitis, and neutropenic colitis. Surg Clin North Am 73/5: 993–1016
12. Eustace S, Murray JG, O'Connell D (1993) Sonographic diagnosis of colonic lipoma-induced intussusception. J Clin Ultrasound 21/7: 472–474
13. Farin P, Janatuinen E (1997) Sonographic detection of intragastric blood clot. Eur Radiol 7/2: 262–263
14. Federmann G (1988) Sonographische Darstellung und Stadieneinteilung von Colontumoren. Chirurg 59/8: 541–546
15. Federmann G, Penschuck C (1987) Sonographische Befunde entzündlicher und tumoröser Colonerkrankungen. Chirurg 58/4: 289–292
16. Goerg C, Schwerk WB, Goerg K (1990) Gastrointestinal lymphoma: sonographic findings in 54 patients. Am J Roentgenol 155/4: 795–798
17. Hata J, Haruma K, Suenaga K et al. (1992) Ultrasonographic assessment of inflammatory bowel disease [see comments]. Am J Gastroenterol 87/4: 443–447. Comment in: Am J Gastroenterol 87/12:1889–1890
18. Hernandez-Socorro CR, Guerra C, Hernandez-Romero J et al. (1995) Colorectal Carcinomas: diagnosis and preoperative staging by hydrocolonic sonography. Surgery 117/6: 609–615
19. Holt S, Samuel E (1978) Multiple concentric ring sign in the ultrasonographic diagnosis of intussusception. Gastrointest Radiol 3/3: 307–309
20. Jain R, Sawhney S, Bhargava DK, Berry M (1995) Diagnosis of abdominal tuberculosis: sonographic findings in patients with early disease. Am J Roentgenol 165/6: 1391–1395
21. Kedar RP, Shah PP, Shivde RS, Malde HM (1994) Sonographic findings in gastrointestinal and peritoneal tuberculosis. Clin Radiol 49/1: 24–29
22. Kelm C, Padberg W, Zimmermann T, Hurtgen M, Buhr J (1994) Maligne Tumoren des Dünndarms. Zentralbl Chir 119/9: 639–644
23. Kojima Y, Tsuchiyama T, Niimoto S, Nakagawara G (1992) Adult intussusception caused by cecal cancer and diagnosed preoperatively by ultrasonography. J Clin Ultrasound 20/5: 360–363
24. Kumar A, Aggarwal S, Pham DH (1994) Pharyngoesophageal (Zenker's) diverticulum mimicking thyroid nodule on ultrasonography: report of two cases. J Ultrasound Med 13/4: 319–322
25. Lim JH, Ko YT, Lee DH, Lim JW, Kim TH (1994) Sonography of inflammatory bowel disease: findings and value in differential diagnosis. Am J Roentgenol 163/2: 343–347
26. Lim JH, Ko YT, Lee DH, Lee HW, Lim JW (1994) Determining the site and causes of colonic obstruction with sonography. Am J Roentgenol 163/5: 1113–1117
27. Limberg B (1986) Diagnostik entzündlicher und tumoröser Dickdarmveränderungen durch Kolonsonographie. Dtsch Med Wochenschr 111/34: 1273–1276
28. Limberg B (1992) Diagnosis and staging of colonic tumors by conventional abdominal sonography as compared with hydrocolonic sonography [see comments]. Comment in: N Engl J Med 327/20:1459; discussion pp 1459–1460. N Engl J Med 327/2: 65–69
29. Limberg B (1993) Diagnose von Dickdarmtumoren und chronisch entzündlichen Dickdarmerkrankungen durch Hydrokolonsonographie. Radiologe 33/7: 407–411
30. Limberg B, Osswald B (1994) Diagnosis and differential diagnosis of ulcerative colitis and Crohn's disease by hydrocolonic sonography. Am J Gastroenterol 89/7: 1051–1057
31. Limberg B (1998) Persönliche Mitteilung
32. Meiser G, Meissner K (1985) Zum Stellenwert der sonographischen Ileusdiagnostik. Chirurg 56/1: 46–49
33. Meiser G, Meissner K (1986) Die klinische Relevanz der Sonographie in der Akutdiagnostik perforierter Gastroduodenalulcera. Langenbecks Arch Chir 368/3: 197–207
34. Miyamoto Y, Tsujimoto F, Tada S (1988) Ultrasonographic diagnosis of submucosal tumors of the stomach: the „bridging layers" sign. J Clin Ultrasound 16/4: 251–258
35. Moir CR, Scudamore CH, Benny WB (1986) Typhlitis: selective surgical management. Am J Surg 151/5: 563–566
36. Mostbeck G, Mallek R, Gebauer A, Tscholakoff D (1990) Hepatic penetration by duodenal ulcer: sonographic diagnosis. Case report. J Clin Ultrasound 18: 726–729
37. Oei TK, Engelshoven JM van (1992) Pseudomembranous colitis: an ultrasound diagnosis. Eur J Radiol 15/2: 154–156
38. Ogata M, Mateer JR, Condon RE (1996) Prospective evaluation of abdominal sonography for the diagnosis of bowel obstruction [see comments]. Ann Surg 223/3: 237–241
39. Pozniak MA, Scanlan KA, Yandow D, Mulligan G (1990) Current status of small-bowel ultrasound [published erratum appears in Radiologe 1990, 30/12: 597]. Radiologe 30/6: 254–265
40. Puylaert JB, Van der Zant FM, Mutsaers JI (1997) Infectious ileocecitis caused by yersinia, campylobacter, and salmonella: Clinical, radiological and US findings. Eur Radiol 7/1: 3–9

41. Rioux M, Langis P (1994) Sonographic detection of clinically unsuspected swallowed toothpicks and their gastrointestinal complications. J Clin Ultrasound 22/8: 483–490
42. Röthlin M, Hug U, Sege D (1990) Invagination des linksseitigen Colons beim Erwachsenen. Chirurg 61/8: 603–604
43. Rohrschneider W (1997) Invagination. Radiologe 37/6: 446–453
44. Sener RN, Kumcuoglu Z, Elmas N, Oyar O, Tugran C (1991) Peutz-Jeghers syndrome: CT and US demonstration of small bowel polyps. Gastrointest Radiol 16/1: 21–23
45. Shanbhogue RL, Hussain SM, Meradji M et al. (1994) Ultrasonography is accurate enough for the diagnosis of intussusception. J Pediatr Surg 29/2: 324–327, discussion 327–328
46. Solvig J, Ekberg O, Lindgren S, Floren CH, Nilsson P (1995) Ultrasound examination of the small bowel: comparison with enteroclysis in patients with Crohn disease. Abdom Imaging 20/4: 323–326
47. Stringer DA, Daneman A, Brunelle F, Ward K, Martin DJ (1986) Sonography of the normal and abnormal stomach (excluding hypertrophic pyloric stenosis in children). J Ultrasound Med 5/4: 183–188
48. Swischuk LE, John SD, Swischuk PN (1994) Spontaneous reduction of intussusception: verification with US. Radiology 192/1: 269–271
49. Tenner S, Van Dam J (1995) Hydrocolonic ultrasonography: should still waters run deep? Gastroenterology 109/3: 1014–1015
50. Verschelden P, Filiatrault D, Garel L et al. J (1992) Intussusception in children: reliability of US in diagnosis – a prospective study [see comments]. Comment in: Radiology 184/3: 601–602 and 741–744
51. Walther H, Rath M, Leidl L, Filler RD (1996) Leiomyosarkom des Magens. Leber Magen Darm 26/2: 104 und 107–108
52. Wang GD, Liu SJ (1988) Enema reduction of intussusception by hydrostatic pressure under ultrasound guidance: a report of 377 cases. J Pediatr Surg 23/9: 814–818
53. Wilson SR, Toi A (1990) The value of sonography in the diagnosis of acute diverticulitis of the colon. Am J Roentgenol 154/6: 1199–1202
54. Worlicek H (1986) Sonographische Diagnostik des flüssigkeitsgefüllten Magens. Ultraschall Med 7/6: 259–263
55. Worlicek H (1988) Sonographie von Dünn- und Dickdarm – Differentialdiagnose der Wandverdickung. Bildgebung 56/1: 27–34
56. Wüstner M (1997) Ulkusperforation – direkte sonographische Darstellung bei 7 Fällen. Ultraschall Med 18 [Suppl]: 31
57. Zielke A, Forster R, Klotter HJ, Nies C, Rothmund M (1991) Ileokolische Invagination bei Erwachsenen. Sonographische Charakteristika. Dtsch Med Wochenschr 116/38: 1424–1427
58. Zielke A, Hasse C, Nies C et al. (1997) Prospective evaluation of ultrasonography in acute colonic diverticulitis. Br J Surg 84/3: 385–388

2.6 Appendix

M. Birth, M. Wüstner und H.-F. Weiser

Die wichtigste Erkrankung der Appendix vermiformis ist deren akute Entzündung. Sie stellt zugleich den häufigsten Anlaß für notfallmäßige chirurgische Interventionen in den Industrieländern dar, obwohl die Anzahl durchgeführter Appendektomien in den letzten Jahren rückläufig war [13, 26]. Trotz der Häufigkeit des Krankheitsbildes (Inzidenz etwa 1:1000) und der damit zu erwartenen Erfahrung bei der Indikationsstellung zur operativen Therapie ist die Appendizitis mit der höchsten Rate präoperativer Fehldiagnosen und damit oftmals unnötiger (negativer) Laparotomien belastet [26]. Diese liegt nach prospektiven Untersuchungen bei etwa 20–30 %, wobei auch deutlich höhere Angaben – insbesondere bei Frauen im gebährfähigen Alter – im Schrifttum belegt sind [7, 13, 17]. Spezielle anatomische „Einrichtungen" der zellulären Abwehr wie die Peyer-Plaques des terminalen Ileums, die Appendix vermiformis (Darmtonsille) selbst und regionäre Lymphknoten lösen fast regelhaft bei mikrobiologischer Fehlbesiedlung des Intestinums Schmerzsensationen aus und machen den rechten Unterbauch zur abdominellen „Schlechtwetterecke" schlechthin. Die topographische Nachbarschaft zu anderen Organsystemen, insbesondere von Harnleiter, Tube und Adnexen, bringen den Chirurgen zusätzlich in ein therapeutisches Dilemma (Abb. 2.242). Bei großzügiger Op-Indikationsstellung steigt die Rate negativer Laparotomien mit dem Risiko von „Folgepathologien" (Brideníleus bis 10 %), bei restriktiver Indikationsstellung erhöht sich das Risiko komplizierter Verläufe, z. B. der komplikationsträchtigen Perforation. Anamnese und Klinik sowie Leukozytenzählung oder CRP-Gehalt sind differentialdiagnostisch wenig hilfreich. Da die akute Appendizitis schon aufgrund der anatomischen Lagevariabilität (Abb. 2.243) in ihren Verlaufsvarianten ein deutlich breiteres Erscheinungsspektrum aufweist als die Entzündung eines topographisch besser definierten Organs (z. B. der Gallenblase), ist es nicht verwunderlich, daß verschiedene Scoresysteme mit einer Systematisierung präoperativer Befunde das Problem der Indikationsstellung zur Appendektomie nicht lösen konnten [11]. Besondere Schwierigkeiten ergeben sich bei Kindern, älteren Patienten und Schwangeren wegen der zusätzlichen Abweichung von der durchschnittlichen pathophysiologischen Reaktivität des Körpers sowie bei Lageanomalien der Appendix [18]. Somit ist die Diagnose „Akute Appendizitis" nach wie vor das Ergebnis einer subjektiven Wertung aller Einzelbefunde [16]. Mit der hochauflösenden Real-time-Sonographie steht erstmals eine nichtinvasive Methode zur Objektivierung der Erkrankung durch direkte Darstellung des entzündeten Wurmfortsatzes zur Verfügung.

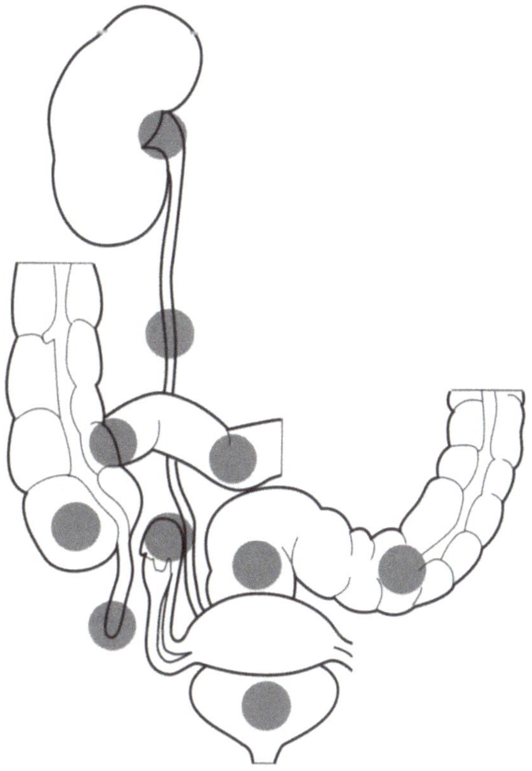

Abbildung 2.242

„Schlechtwetterecke" rechter Unterbauch mit Darstellung der topographischen Beziehungen differentialdiagnostisch zu berücksichtigender Organe

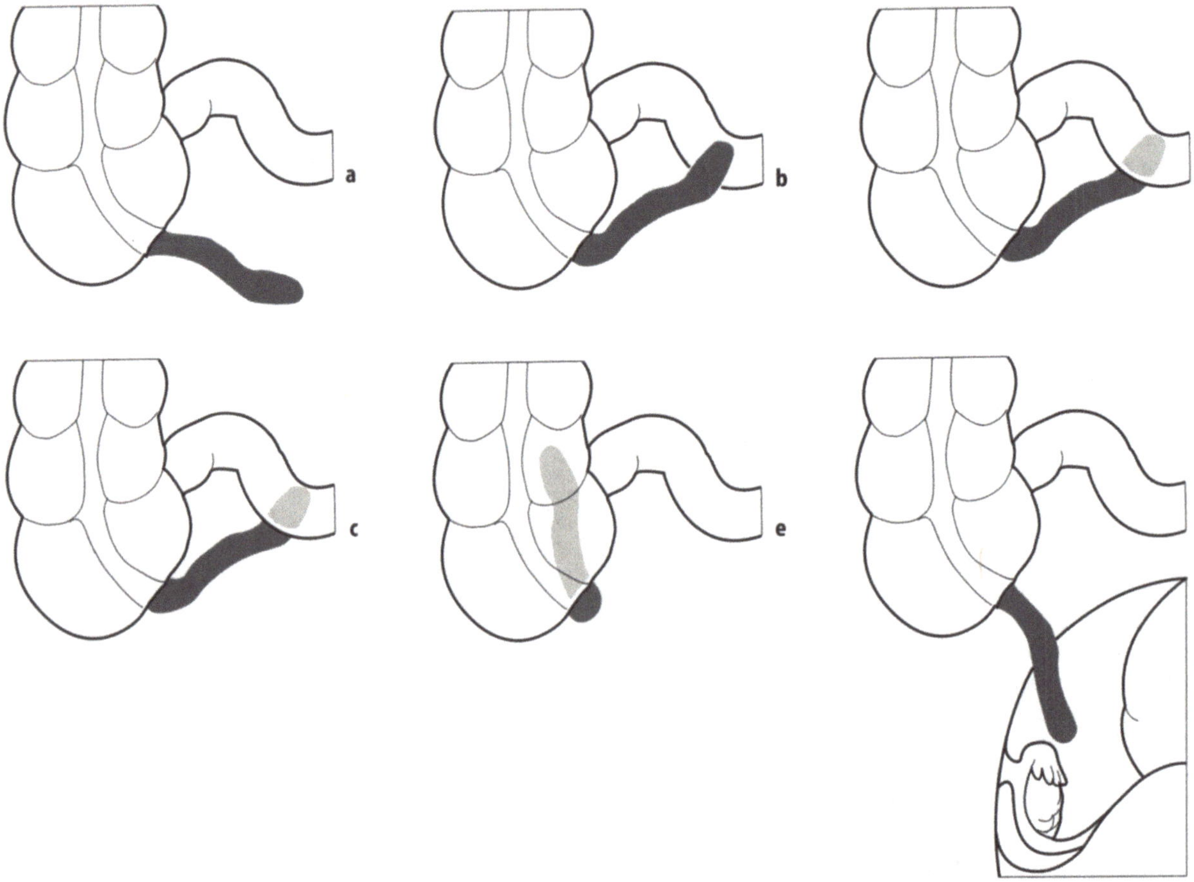

Abbildung 2.243 a–f

Lagevarianten der Appendix bei regelhafter Zökumlokalisation. **a** „Normallage"; **b** parazökal medial, ventral des terminalen Ileums; **c** parazökal medial, dorsal des terminalen Ileums; **d** parazökal lateral, teilweise retrozökal; **e** retrozökal hochgeschlagen; **f** ins kleine Becken hängend

2.6.1 Indikationen zur Sonographie der Appendix

Jeder Verdacht auf eine akute Appendizitis stellt wie das akute Abdomen generell eine absolute Indikation zur Sonographie dar.

> Da mit hochauflösenden Sonographiesonden aktueller Technik bei günstigen Untersuchungsbedingungen die normale Appendix häufig darstellbar ist, ist speziell in diesen Fällen eine definitive Ausschlußdiagnose der akuten Appendizitis erlaubt.

Bei fehlender Appendixdarstellung kann die Sonographie durch Ausschluß oder Nachweis von Differentialdiagnosen zusätzliche, oft entscheidende diagnostische bzw. therapierelevante Beiträge erbringen. Aus dem Nachweis abnormer Appendixlagen oder ähnlichen Nebeninformationen können direkte Implikationen bzgl. der Operationsmethode oder Schnittführung abgeleitet werden.

Auch bei Patienten mit unklaren, subakuten und/oder rezidivierenden abdominellen Beschwerden sollte die Perizökalregion sonographisch hinsichtlich einer entzündeten Appendix exploriert werden.

> Keine Indikation zur Appendektomie ohne präoperative Sonographie!

2.6.2 Untersuchungstechnik und Standardschnitte

Aufgrund der häufig direkten Übereinstimmung des sonographischen Befundes mit dem umschriebenen maximalen Druckschmerz ist bei Verdacht auf Appendici-

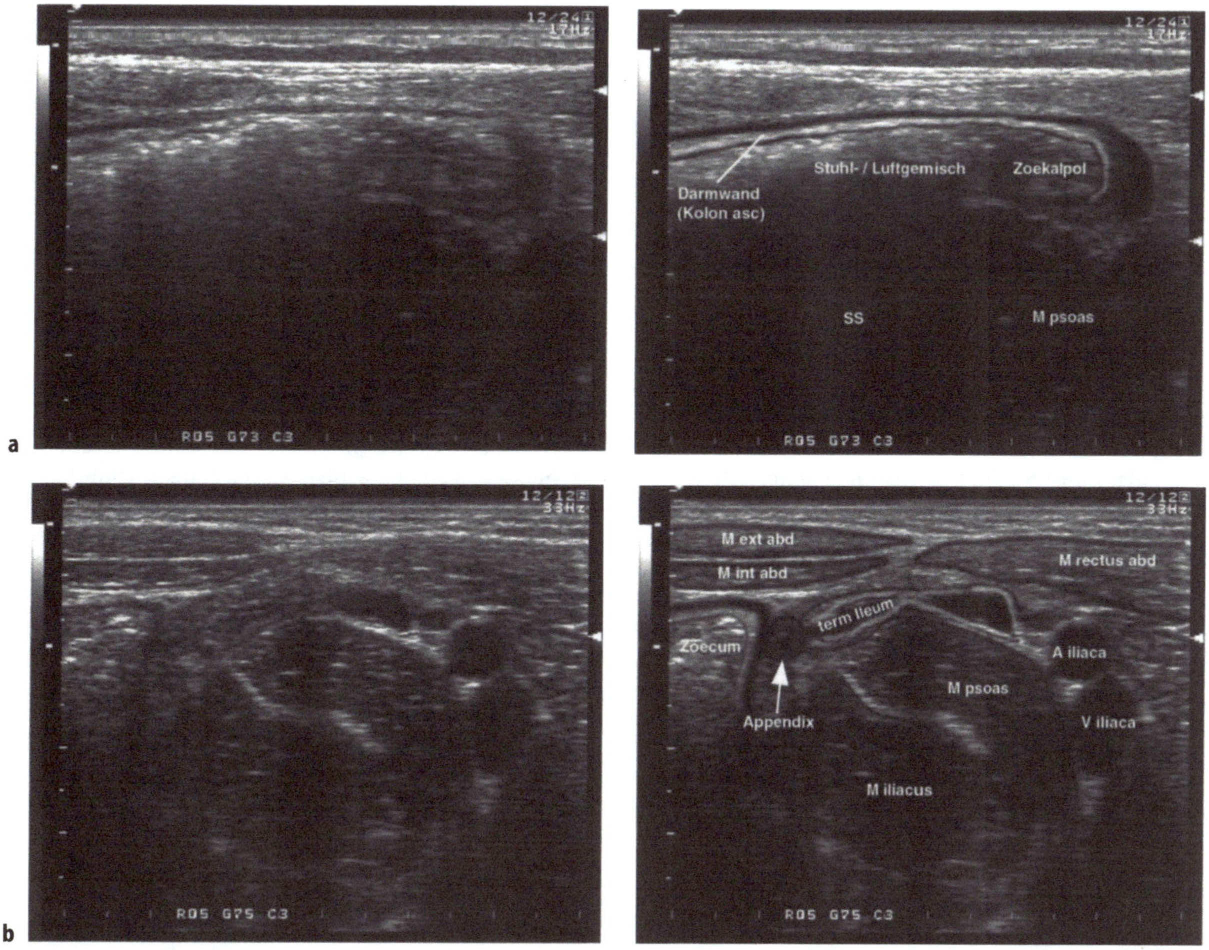

Abbildung 2.244 a, b

Zökum im Längsschnitt (**a**) und rechter Unterbauch mit M. iliacus und M. psoas, Zökum und terminalem Ileum im Querschnitt (**b**)

tis acuta ein primärer Beginn am „point of interest" unter Nutzung des Prinzips der *Sonopalpation* gerechtfertigt.

In Rückenlage des Patienten erfolgt dazu die „sonopalpatorische" Untersuchung am Punctum maximum des Druckschmerzes, wobei man in Einzelfällen den Patienten um das anfängliche Aufsetzen der Schallsonde bitten kann. Im günstigsten Fall ist die entzündlich verdickte Appendix vermiformis augenblicklich nach Aufsetzen der Schallsonde unter der Bauchdecke zu erkennen. Gelingt diese Art der sonographischen „Blickdiagnose" nicht, muß der nachfolgend beschriebene systematische Weg beschritten werden.

Regionale anatomische Orientierung

Das rechte Hemikolon bildet die Leitschiene, die zur Appendix führt. Es wird zunächst mit der 3,5 MHz-Abdomen-Übersichts-Konvexsonde als am weitesten rechts laterodorsal liegender in der Regel gashaltiger Darmabschnitt identifiziert (Abb. 2.244 a). Im Längsschnitt kann meist auch die Haustrierung als Unterscheidungsmerkmal zum Dünndarm erkannt werden. Der Zökalpol wird als kaudales Abbrechen des rechtsseitigen Kolongasreflexes im Längs- und Querschnitt identifiziert. Auf dieser Höhe wird mit der Schallsonde die Bauchdecke vorsichtig nach dorsal gedrückt, so daß zwischen ventraler und dorsaler Bauchwand nur ein kapillärer Spaltraum verbleibt. Im Querschnitt erscheint das charakteristische Bild des „kommaförmig" vor dem harten Beckenschaufelreflex liegenden Psoas-Iliakus-Muskelkomplexes direkt hinter der Bauchwand (Abb. 2.244 b).

Weggedrückt werden dabei die mobilen Strukturen Dünndarm, Netz und Sigma. Im Spaltraum verbleiben ggf. die fixierten Strukturen des Kolons mit Zökum, Bauhin-Klappe und Appendixbasis.

Das terminale Ileum ist oftmals dadurch erkennbar, daß es als einziger Dünndarmabschnitt nicht aus dem rechten unteren Quadranten weggedrückt werden kann. Bei komprimierender querer Schallsondenführung von kranial nach kaudal über das rechte Hemikolon „springt" es vielmehr medial des Kolons durch den kapillären Spaltraum zwischen Bauchwand und Psoas.

Wird in querer Schallkopfposition von kranial nach kaudal über den Zökalpol gestrichen, so liegt beim Abbrechen des Reflexes des gashaltigen Lumens die quergeschnittene Appendixbasis im Bild, und ist, falls akut entzündet, als echoarme inkompressible „Kokarde" zu erkennen. Durch individuelle, lageabhängige Transducerführung ist die Appendix in ihrem Verlauf verfolgbar.

Gelingt die Appendixdarstellung mit diesem Vorgehen trotz optimierter Tiefen-, Fokus- bzw. Zoomeinstellung nicht, wird der nunmehr lokalisierte Perizökalbereich nochmals mit einer hochauflösenden Sonde (7,5 MHz) untersucht. Der Gebrauch einer solchen höherauflösenden Sonde ist zum einen unabdingbare Voraussetzung für die Darstellung der nicht pathologisch veränderten Appendix, und zum anderen die bessere Beurteilung von Appendix und perityphlitischer Region.

Unabhängig vom Ergebnis der Appendixsonographie wird die Untersuchung nie ohne eine orientierende Durchmusterung des gesamten Abdomens mit einer 3,5–5 MHz-Abdominalsonde beendet. Dabei gilt es bei negativer Appendixdarstellung vor allem mögliche Differentialdiagnosen nachzuweisen oder auszuschließen. Bei positivem Appendizitisnachweis dürfen für das weitere therapeutische Vorgehen relevante Nebendiagnosen (z.B. Aortenaneurysma, Begleitileus, Adhäsionen etc.) nicht übersehen werden.

2.6.3 Anatomische Lagevarianten und Fehlermöglichkeiten

Falls das sonographische Standardvorgehen nicht zur Darstellung der entzündlich veränderten Appendix führt, wird der gesamte mögliche Appendixlageraum unter besonderer Beachtung des maximalen Schmerzpunktes durchgescannt. Zur Erfassung einer retrozökalen Appendixlage ist eine mehr horizontale Schalleinstrahlung von einem rechtslateralen Flankenschnitt oftmals hilfreich. Seltenere Lagevarianten sind bei der sonographischen Exploration stets zu berücksichtigen (s. Abb. 2.243). Hier gilt es individuell befund- und lokalisationsbezogen zu untersuchen.

Im positiven Fall wird durch eine behutsame Verstärkung des Schallkopfauflagedruckes die Korrelation des sonographischen Befundes mit dem umschriebenen Druckschmerz überprüft.

Gelingt mit der oben beschriebenen Vorgehensweise weder die Appendixdarstellung noch der Nachweis, die

Tabelle 2.5. Fehler bzw. Probleme und Lösungsmöglichkeiten bei der Appendizitissonographie

Problem	Lösungsvorschlag
1. Appendix nicht im präpsoatischen Spaltraum einstellbar	
– Appendixposition außerhalb des kompressiblen Bereiches	Gesamten möglichen Lagebereich absuchen
– Bei sehr langem Zökum: Appendix im kleinen Becken: Darmgasüberlagerung häufig	Volle Blase hilfreich (ggf. retrograd auffüllen)
2. Spaltraum nicht ausreichend herstellbar	
– Wegen Abwehrspannung Bauchwand nicht bis auf Psoas eindrückbar	Zökum als Leitschiene nutzen
– Bei sehr adipösen Verhältnissen zusätzliche Gewebsmassen im Untersuchungsvolumen	s. unter Punkt 5
3. Entzündliches Korrelat nicht dem Ursprung aus dem Zökalpol zuordbar (segmentale Appendizitis mit Aussparung eines längeren Basissegmentes)	Durch Untersuchung mit hochauflösender Sonde entsprechende Zuordung versuchen Im Zweifelsfall OP-Indikation stellen
4. Identifikation des Zökalpols unmöglich bei unzureichend wegdrückbarer Darmgasüberlagerung [Sigma im re. UB, Gas im Ileum bei (lokaler) Passagestörung oder schwerer Enteritis, vorbestehende Verwachsungen]	Umlagerung des Patienten, Untersuchung von lateral versuchen, (Unterwanderungstechnik s. Kap. 2.5.1.3) Ggf. Untersuchung kurzfristig wiederholen
5. Allgemeine Einschränkungen der sonographischen Untersuchbarkeit	
– Adipositas: schlechtere Auflösung, unsicherere Lokalisation und größeres Zielvolumen	Versuch der Bildoptimierung (Zoomfunktion) 2,5-MHz-Schallsonde

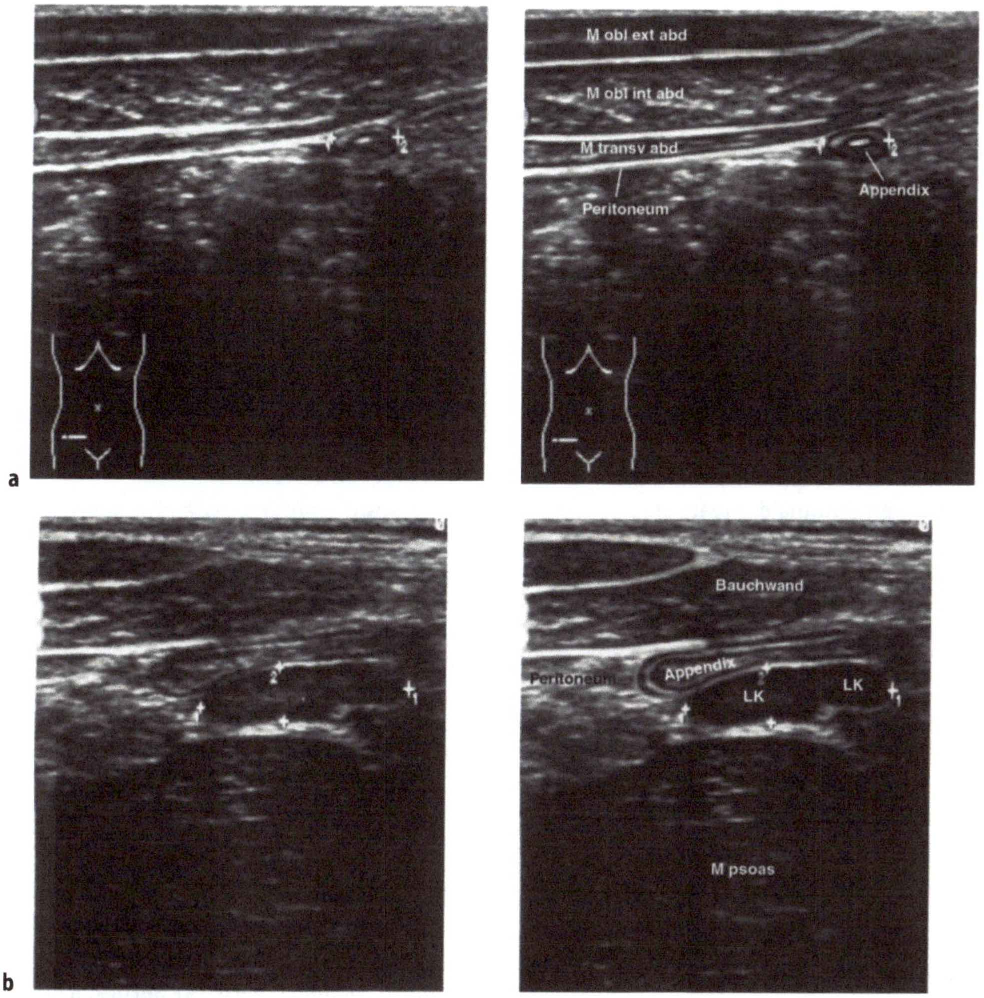

Abbildung 2.245 a, b

„Normale" Appendix im Quer- (**a**) und im Längsschnitt (**b**). Sonographischer Ausschluß einer akuten Appendizitis und zugleich Klärung der Schmerzursache (entzündlich vergrößerte Lymphknoten)

akute Symptomatik erklärender Organpathologien, können zusätzliche Maßnahmen wie Patientenumlagerung oder Blasenfüllung schließlich doch zum Erfolg führen (Tabelle 2.5). Im Zweifelsfall muß die Untersuchung nach kurzer Zeit wiederholt oder die Indikation zur diagnostischen Laparoskopie/-tomie gestellt werden.

2.6.4 Sonopathologie der Appendix

2.6.4.1 Akute Appendizitis

Die weit verbreitete Auffassung, die nicht entzündete Appendix sei nicht oder nur in Ausnahmefällen sonographisch nachweisbar [27], kann mit neuen hochauflösenden Sondengenerationen als nicht mehr zutreffend bezeichnet werden. Vielmehr wird bei ausreichender Untersuchererfahrung eine Darstellbarkeit auch der gesunden Appendix von um die 40 % erreicht (Abb. 2.245). Voraussetzung sind allerdings gute Untersuchungsbedingungen, d.h. insbesondere keine Adipositas, so daß die mit 7,5 MHz zu erreichenden Eindringtiefen eine entsprechende Exploration gestatten. Somit verwundert es nicht, daß für die nicht entzündete, kindliche Appendix Darstellbarkeiten von 30–70 % angegeben werden [23].

Die akute Appendizitis schreitet aufgrund der speziellen Myoarchitektur des rudimentären Organs beim Menschen rasch voran [30]. Als Folge der Entzündung führen die histomorphologischen Wandveränderungen zu charakteristischen, mit dem zunehmenden Entzündungsstadium gut korrelierenden, sonomorphologischen Phänomenen (s. Übersicht „Sonomorphologie der Appendicitis acuta"). Die als makroskopischer Ausdruck der katarrhalischen Entzündung zu findende Gefäßinjektion, verbunden mit Mukosaschwellung und Lumenexsudation entgeht der sonographischen Diagnostik allerdings nicht selten [9]. Bei günstigen Untersuchungsbedingungen lassen sich die beginnende Strukturtransformation der Appendixwand und die Lumendistension nachweisen [27, 31] (Abb. 2.246). Eine Darstellung von Koprolithen in der Appendixlichtung (umschriebene, echodichte, intraluminale Areale mit unterschiedlich starker distaler Schallauslöschung) erleichert die Diagnosefindung [9, 20] (s. Abb. 2.246).

Sonomorphologie der Appendicitis acuta

- Querschnitt: „pathologische Kokarde" mit typischer Wandschichtung (target sign)
- Längsschnitt: tubuläre Struktur mit blind endender Spitze
- Durchmesser im typischen Fall: 9–14 mm
- Inkompressibel
- Aperistaltisch
- Häufig: echoreiche Peri-Appendizitiskappe
- Druckschmerzzuordnung (Sonopalpation)
- Fakultativ:
  - echoreicher, intraluminaler Kotstein
  - Nachweis mesenterialer Lymphome
  - freie Flüssigkeit
  - Zeichen eines Ileus (paralytisch oder mechanisch!)

Kommt es zum Fortschreiten des Entzündungsprozesses mit phlegmonöser Wandinfiltration und Ausbildung einer Periappendizitis, bietet sich dem Untersucher bei quergeschnittener Appendix das klassische Targetphänomen (Abb. 2.247):
- echoarmes Zentrum: Lumenexsudat, Mukosaschwellung;
- echoreiche innere Schicht: Tunica submucosa;
- echoarme äußere Schicht: Tunica muscularis propria;
- echoreiche äußere Schicht (fakultativ): Grenzflächenreflex, entzündliche Periappendizitis.

Diese Schichtung der Appendixwand kann bis auf den äußeren Grenzflächenreflex auch ex vivo (z. B. im Wasserbad) gut nachvollzogen werden (Abb. 2.248). Auf der anderen Seite finden sich v. a. bei gangränöser Wanddestruktion durchaus verschiedene Schichtungsvarianten bis zur Darstellung einer echoarmen tubulären Struktur mit vollständigem Verlust der Wandschichtung (Abb. 2.249 und 2.250).

Nicht selten ist die Appendix entzündlich gebogen fixiert, so daß 2 Querschnitte in einem Scan abgebildet werden können (Abb. 2.251, s. Abb. 2.249).

Im Längsschnitt imponiert der Wurmfortsatz als tubuläre, blind endende Struktur mit oben beschriebenem, mehr oder weniger typisch ausgeprägtem Wandmuster (s. Abb. 2.246, 2.247 und 2.249). Aperistaltik und Inkompressibilität sind obligat. Häufig findet sich als Ausdruck der transmuralen Entzündungsausbreitung und Netzmigration eine verstärkte Umgebungsechogenität (echogener Halo). Sie entspricht der dem Chirurgen gut bekannten Netzkappe („Glückshaube") und gestattet oftmals die besonders akzentuierte Appendixdarstellung (Abb. 2.252; s. Abb. 2.249 und 2.250).

Der Durchmesser der „pathologischen Kokarde" ist interindividuell unterschiedlich und differiert in Abhängigkeit von der Entzündungsausbreitung naturgemäß auch im Verlauf der Appendix selbst. Während Werte unter 6 mm gegen eine Entzündung sprechen, finden sich im typischen Fall Durchmesser zwischen 9 und 14 mm. Schwerk et al. maßen bei 130 Patienten in vivo Appendixdurchmesser zwischen 7 und 22 mm (Mittelwert: 11,4 ± 3,2 mm) [29]. Gerade bei größeren Meßwerten sollten relevante Differentialdiagnosen (Morbus Crohn des terminalen Ileums !) verstärkt Berücksichtigung finden (s. Kap. 2.5).

Der Nachweis von entzündlich vergrößerten, mesenterialen Lymphomen ist fakultativ. Wenn auch Anzahl und Größe nicht selten gewisse Wertungen erlauben, ist eine sonographische Differentialdiagnostik allein auf dieser Basis nicht zulässig (s. Abb. 2.245 und 2.254).

Bei Kindern wird über einen dopplersonographisch nachweisbaren, erhöhten Blutfluß in der A. appendicularis berichtet [23]. Diese Angaben sind gegenwärtig noch nicht ausreichend reproduziert und müssen für alle Entzündungsstadien in Frage gestellt werden, denkt man an die bei fortgeschrittener Entzündung nicht selten schon weitgehend thrombosierte A. appendicularis.

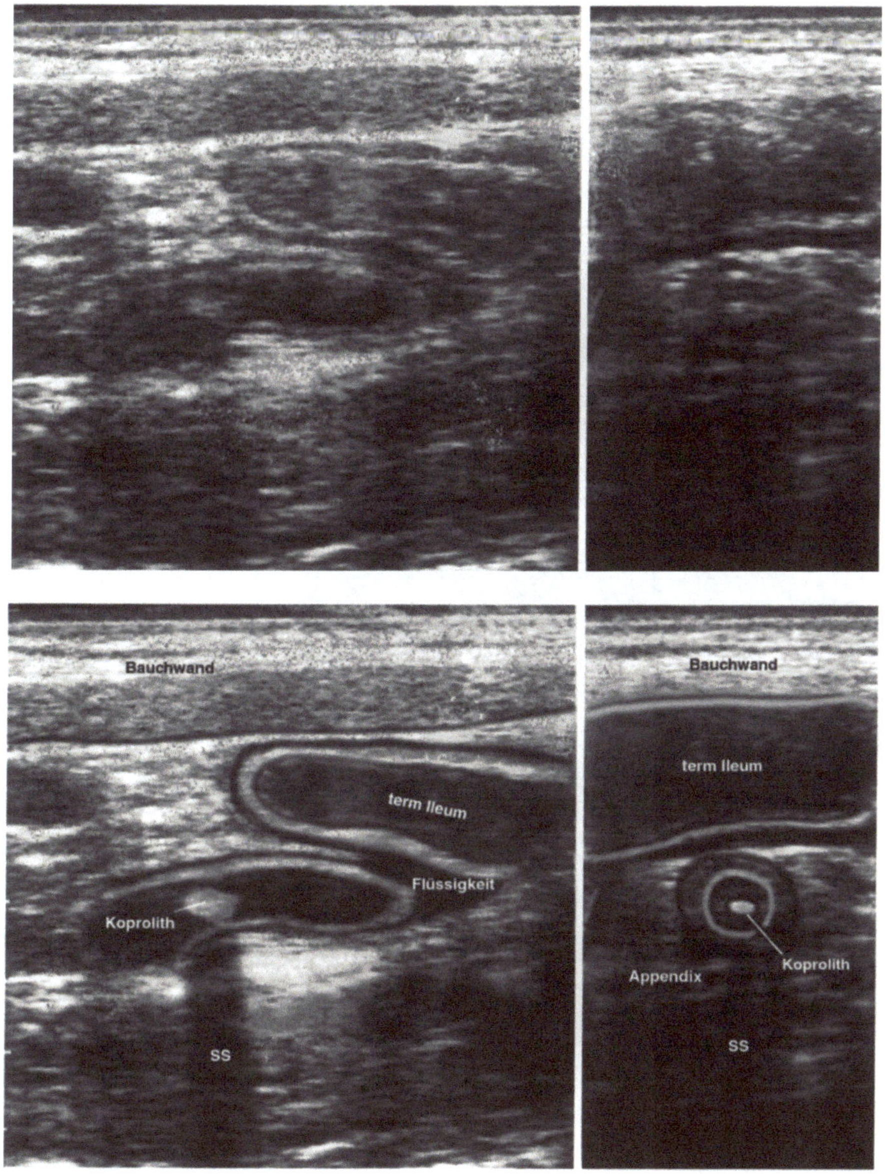

Abbildung 2.246 a, b

Katarrhalische Appendizitis mit Lumendistension distal eines Koprolithen. **a** Im Längsschnitt, **b** im Querschnitt

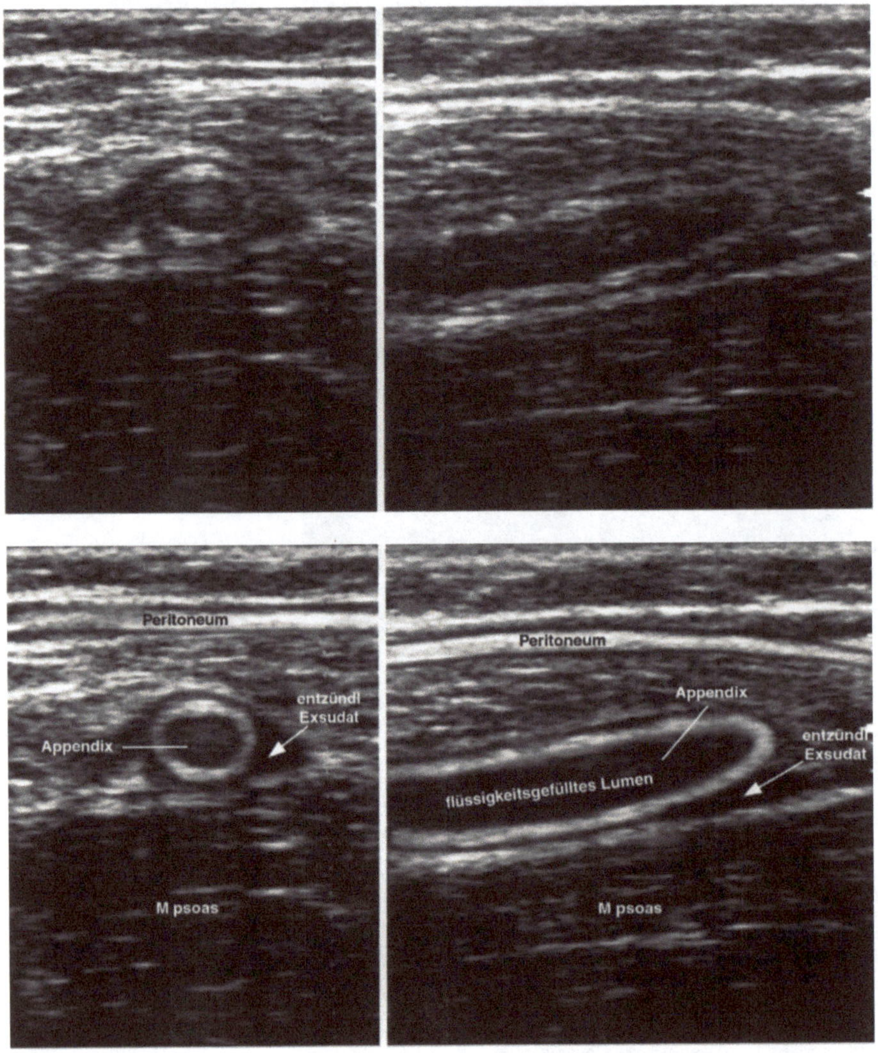

a b

Abbildung 2.247 a, b

Phlegmonöse Appendizitis. **a** Klassische Target-Zeichen im Querschnitt, **b** blind endende tubuläre Struktur im Längsschnitt

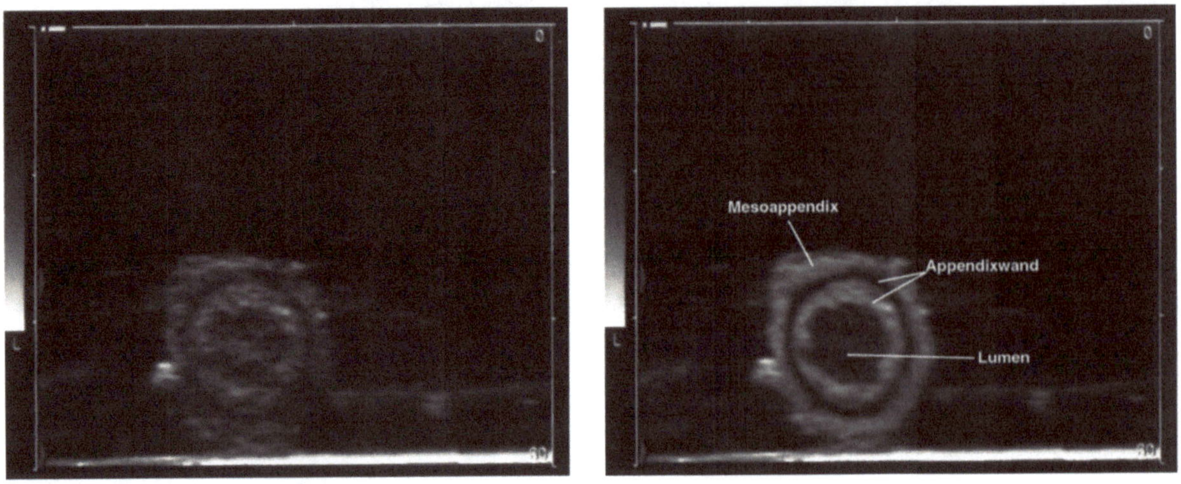

Abbildung 2.248

Sonographische Querschnittsdarstellung der Wandschichtung bei akuter, phlegmonöser Appendizitis im Wasserbad

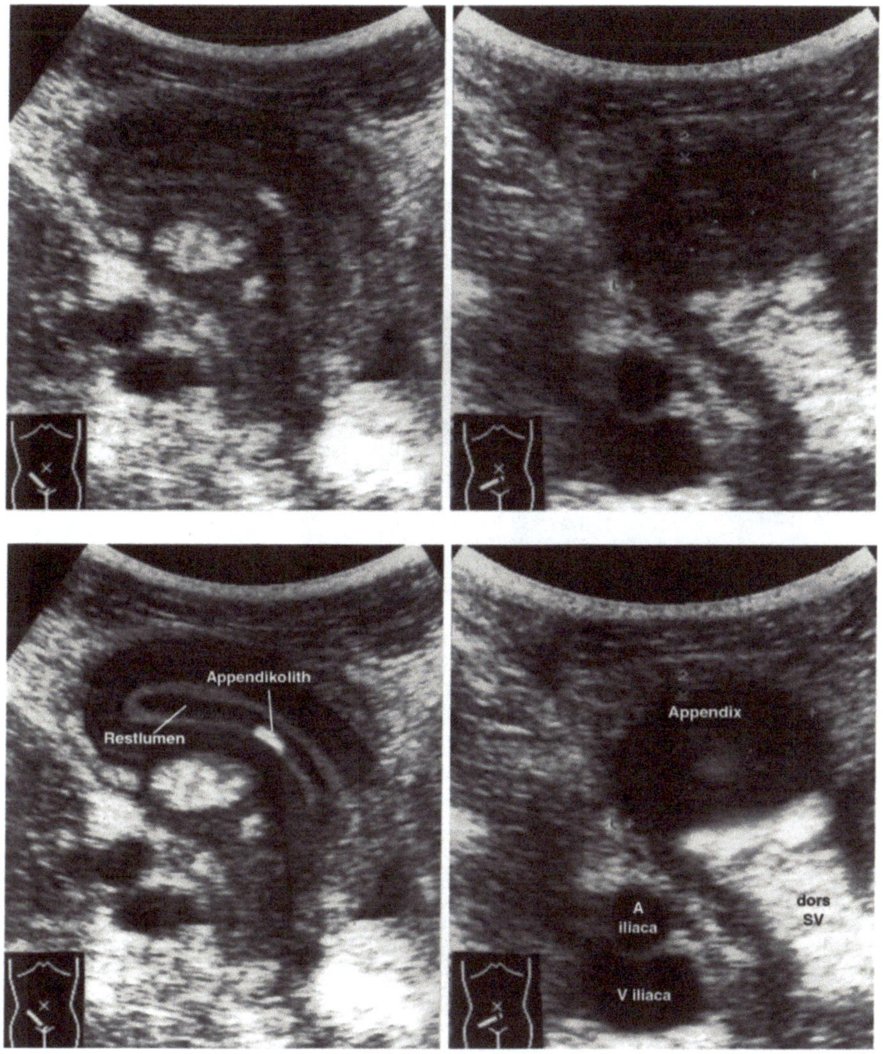

Abbildung 2.249

Gangränöse und perforierte Appendizitis mit Entzündungsausbreitung in die Umgebung, echoreicher Appendikolith im Längsschnitt

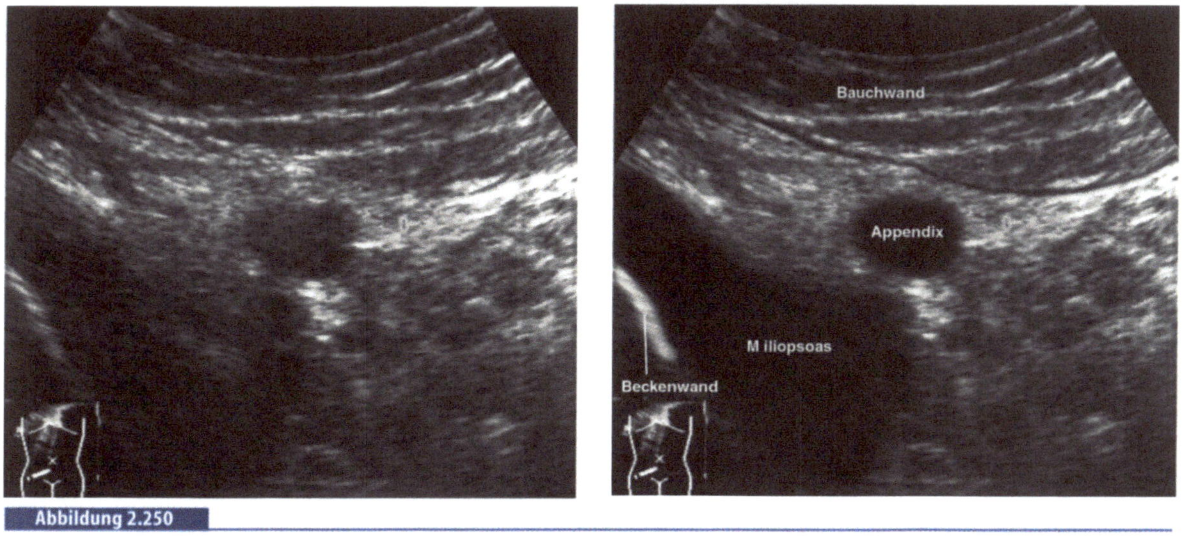

Abbildung 2.250

Gangränöse Appendizitis mit vollständigem Verlust der Wandschichtung

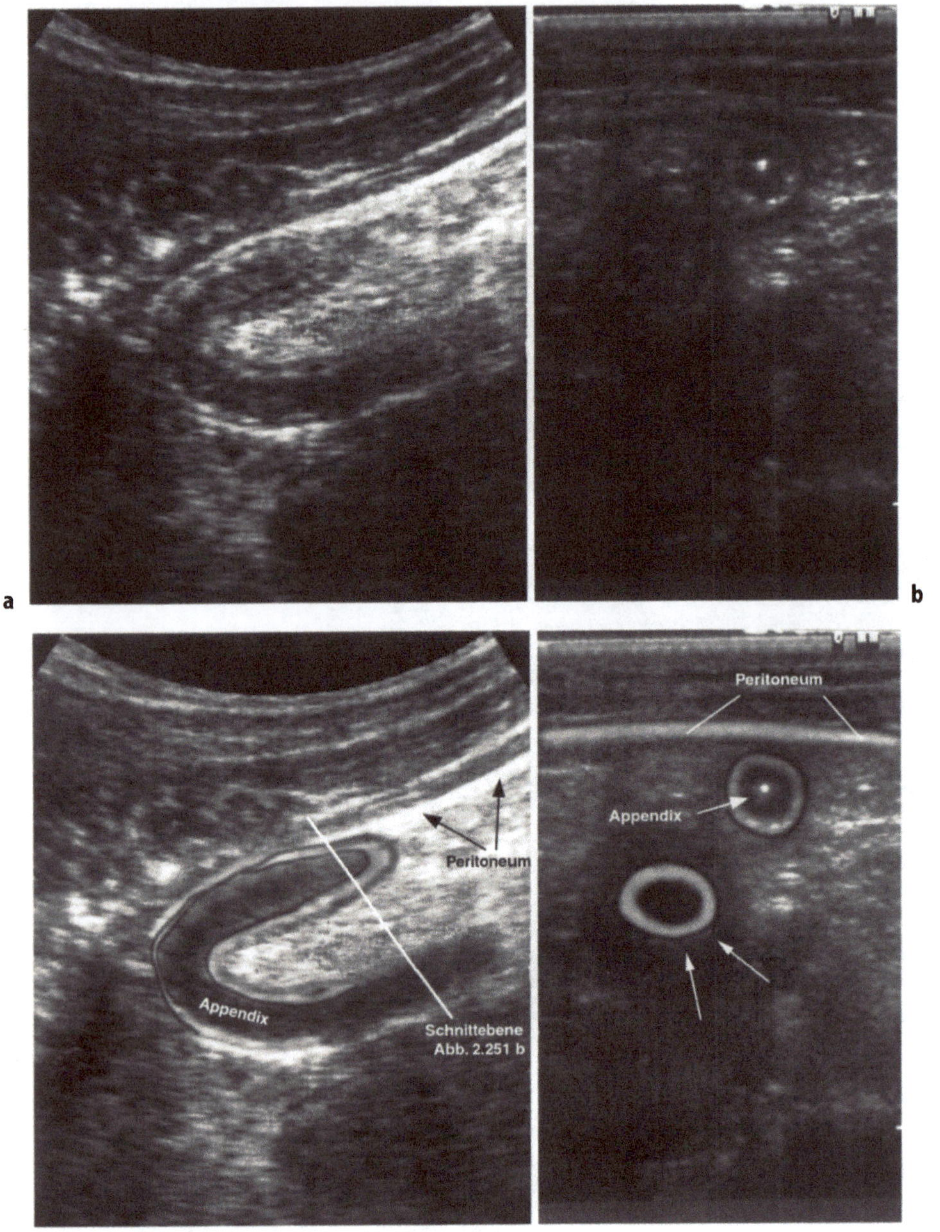

Abbildung 2.251 a, b

Entzündlich gebogene Appendix im Längsschnitt (**a**), Darstellung zweier „pathologischer" Kokarden im Querschnitt (**b**)

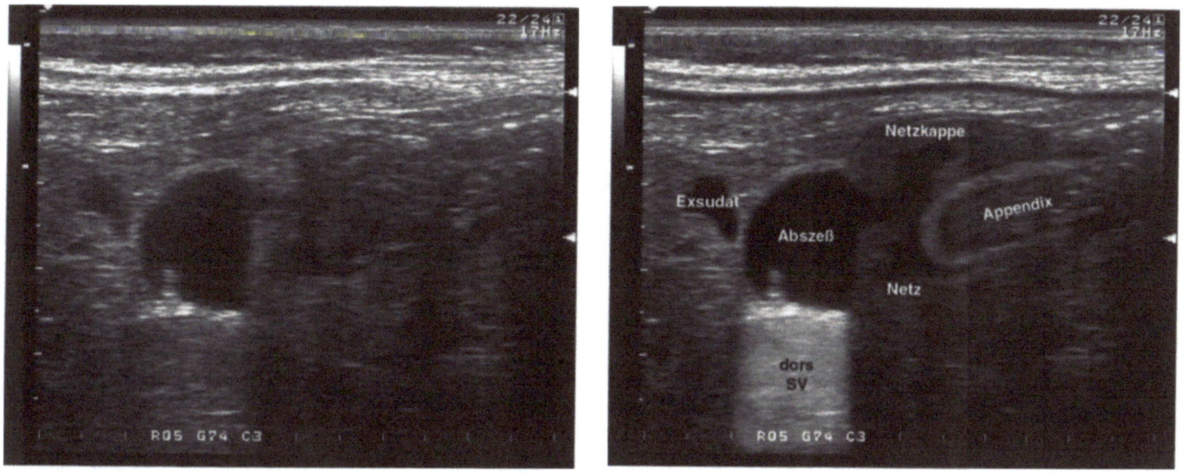

Abbildung 2.252

Appendicitis acuta perforata mit entzündlicher Netzhaube und perityphlitischem Abszeß

Appendicitis perforata und weitere Komplikationen

Fortschreitende Wanddestruktion verbunden mit einer intraluminären Druckerhöhung führen im weiteren Entzündungsverlauf unausweichlich zur - zumeist gedeckten - Perforation. So liegt die Perforationsrate durchschnittlich bei etwa 20 %, klettert bei Kindern aufgrund häufigerer perakuter Verläufe sowie bei älteren und „Problempatienten“ (schwierige Diagnosestellung wegen blander Symptomatik und fehlender Leukozytose) auf das doppelte bis dreifache [10, 26].

Selten ist die lokale Wandzerstörung direkt sonographisch zu erfassen, fast ausschließlich erfolgt die Diagnosestellung anhand sekundärer Veränderungen (s. Übersicht „Sonomorphologie der Appendizitis perforata“), die jedoch nicht pathognomonisch und teilweise auch bei fortgeschrittener Appendicitis nonperforata nachweisbar sind (Abb. 2.253).

Häufigste Folge und Komplikation der perforierten Appendizitis ist die Ausbildung eines perityphlitischen Abszesses. Das entsprechende sonomorphologische Korrelat variiert erheblich sowohl hinsichtlich Form (rundlich-oval und glattbegrenzt bis unregelmäßig ausgezogen mit interenterischen Ausläufern) als auch bezüglich dem Binnenechomuster (völlig echofrei, gemischt echogen bis echoreich). Nicht selten umfließt dieser eine sonographisch kaum noch diskriminierbare, völlig „aufgebrauchte“ Appendix (Abb. 2.254).

Der Nachweis freier Flüssigkeit muß immer an eine Perforation denken lassen, spricht aber (neben anderen Ursachen) allgemein nur für einen fortgeschrittenen intraabdominellen Entzündungsprozeß. Nach bakterieller Besiedlung des Exsudates kann ein Douglas-Abszeß resultieren. Dieser stellt sich bei gefüllter Harnblase als glatt berandete, retrovesikal gelegene und fortgesetzt nach kaudal reichende Raumforderung dar. Auch hier gilt hinsichtlich der Binnenstruktur das für den perityphlitischen Abszeß Gesagte analog.

Sonomorphologie der Appendizitis perforata

- „Pathologische Kokarde“ mit lokal fehlendem Wandnachweis (s. Abb. 2.249)
- Perityphlitischer Abszeß, Douglas-Abszeß (Abb. 2.254; s. Abb. 2.252 u. 2.253)
- Zeichen einer Entzündungsausbreitung in die Umgebung (ausgeprägte Netzkappe, Wandverdickung benachbarter Darmabschnitte)
- Nachweis reichlich freier Flüssigkeit
- Mechanischer/paralytischer Ileus

Dünndarmadhäsionen im Bereich der entzündeten Unterbauchregion führen nicht selten zu einem mechanischen Ileus (s. Kap. 3.1.5, „Ileus“), der die klinische Symptomatik bestimmen kann. Sonographische Zeichen eines paralytischen Ileus müssen immer an eine Appendicitis perforata mit diffuser Peritonitis denken lasssen.

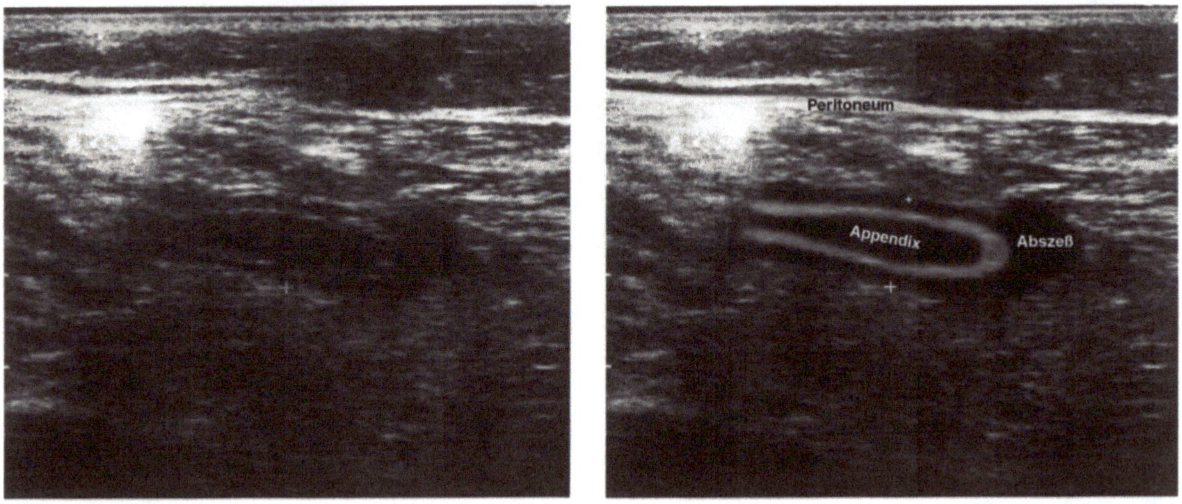

Abbildung 2.253

Kleiner perityphlitischer Abszeß; im Spitzenbereich eine phlegmonös entzündeten Appendix

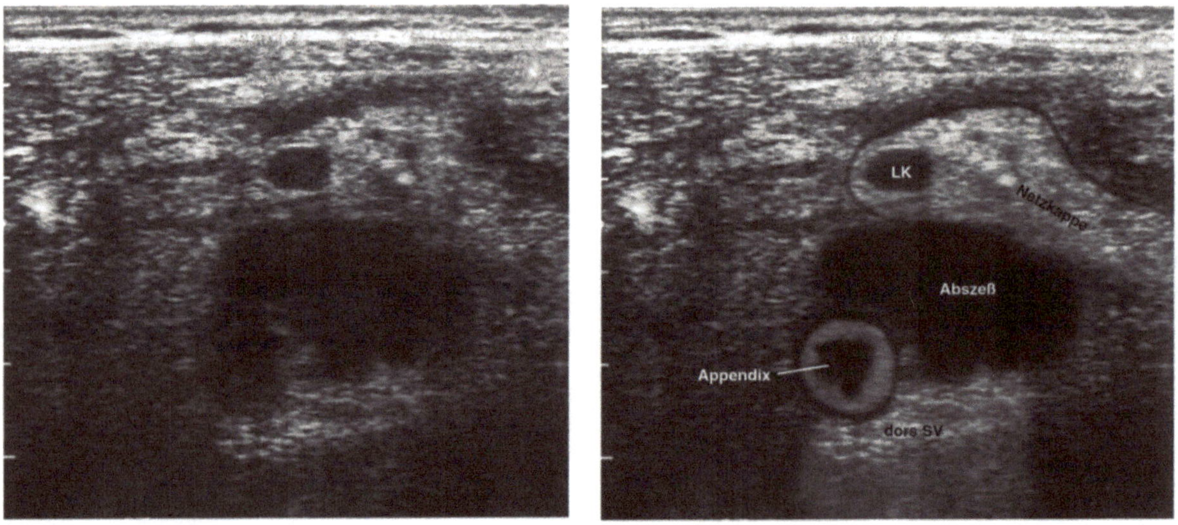

Abbildung 2.254

„Aufgebrauchte" Appendix bei verschleppter Appendicitis perforata mit perityphlitischem Abszeß und Netzkappe; kleiner Lymphknoten im Omentum majus

Chronisch-rezidivierende Appendizitis

Bei „subakuten" Appendizitiden bzw. chronisch-rezidivierenden Verläufen ist eine chirurgisch abwartende Haltung zumeist nicht gerechtfertigt. Zum einen erleiden 50 % der Patienten rezidivierende Schmerzattacken, was bei immerhin 20 % zu einer Appendektomie im weiteren Krankheitsverlauf führt; auf der anderen Seite bleiben fast alle Patienten nach „negativer" Appendektomie dauerhaft beschwerdefrei [3, 9, 14]. Entsprechende morphologische Veränderungen wie Fibrose und Vernarbung sind jedoch nur histologisch nachweisbar und sonographisch kaum zu erfassen, so daß für dieses Krankengut von der Sonographie keine wesentliche Entscheidungshilfe erwartet werden kann [9, 14].

Appendicitis Crohn

Die akute entzündliche Beteiligung der Appendix bei Morbus Crohn bietet das oben beschriebene typische Bild und läßt sich von der unspezifischen Appendicitis acuta sonomorphologisch kaum differenzieren. Lediglich sekundäre Hinweise wie eine sonographisch nach-

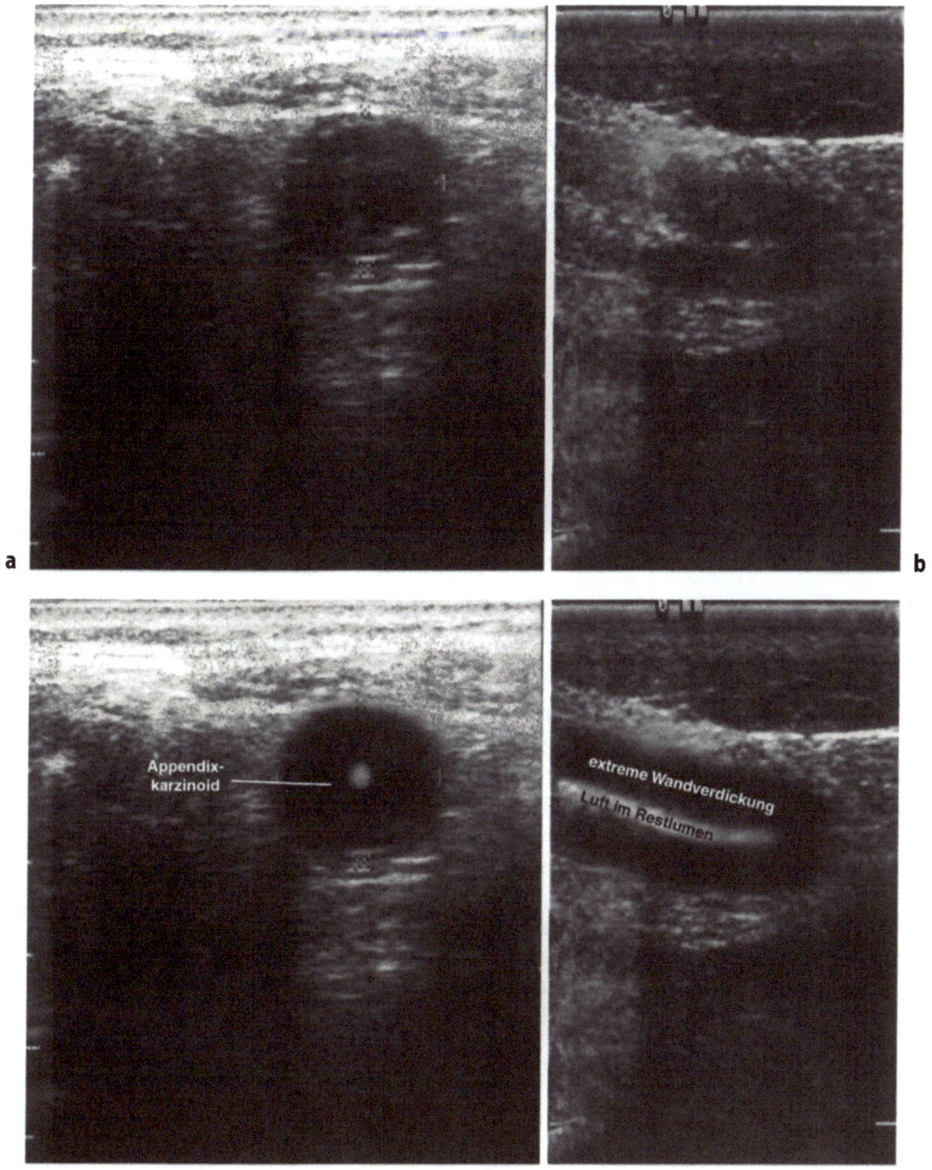

Abbildung 2.255 a, b

Karzinoid der Appendix im Quer- (**a**) und im Längsschnitt (**b**)

weisbare Wandverdickung vor allem im Bereich des terminalen Ileums bzw. des Zäkums können auf eine Appendicitis Crohn hinweisen, wobei ähnliche Befunde auch im Rahmen einer fortgeschrittenen Perityphlytis nicht selten sind. Im Zweifel sollte eine Koloskopie die Diagnose sichern, um die nicht indizierte Appendektomie zu vermeiden.

2.6.4.2 Karzinoid

Das Appendixkarzinoid führt im typischen Fall zu einer segmentalen, echoarmen Wandverdickung. Der Übergang vom gesunden zum semimalignen Gewebe ist zum Teil so scharf, daß im Längsschnitt ein regelrechter Kalibersprung dargestellt werden kann (Abb. 2.255).

Häufig führt jedoch die Lumenobstruktion wieder zu einer Appendicitis acuta mit dem vorbeschriebenen sonographischen Bild. Demzufolge ist die spezifische sonographische Diagnosestellung die Ausnahme; zumeist wird der Verdacht erst intraoperativ gestellt oder vom Pathologen als Zufallsbefund gesichert.

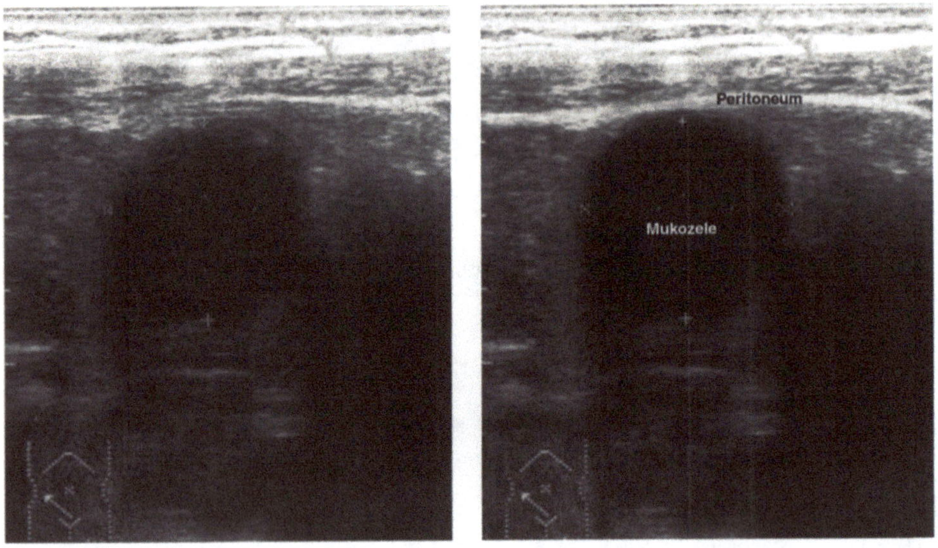

Abbildung 2.256

Mukozele der Appendix

Mukozele

Die Appendix sezerniert unter physiologischen Bedingungen täglich 2–3 ml Mukus [9]. Bei kompletter Lumenobstruktion, zumeist auf Basis eines Appendikolithen, ist das nur wenige Milliliter betragene Appendixvolumen somit rasch ausgefüllt [9]. Bei dem seltenen Krankheitsbild der Mukozele der Appendix wird zusätzlich über eine vermehrte Schleimproduktion berichtet. Warum es allerdings im Einzelfall zu einer sackartigen Erweiterung ohne akute Entzündung kommt, ist letztlich ungeklärt. Die echofreie, glattberandete Raumforderung mit nur diskreter Wandbegrenzung (Abb. 2.256) darf nicht mit einem perityphlitischen Abszeß verwechselt werden.

Bei einer Ruptur der Mukozele kann eine die Prognose verschlechternde Pseudomyxoma peritonei resultieren [15].

Differentialdiagnostik der Appendicitis acuta

Zahlreiche „chirurgische" wie auch nicht operationspflichtige Erkrankungen können das bei akuter Appendizitis zu erwartende klinische Bild (akuter rechter Unterbauch) ununterscheidbar imitieren (Tabelle 2.6). Gerade in der differentialdiagnostischen Abgrenzung rechtsseitiger Unterbauchbeschwerden kommt der Sonographie in erfahrener Hand eine hervorragende Bedeutung zu, so daß nach Puylaert [25] mit Recht gilt: *„When in doubt, sound it out!"*

2.6.5 Postoperative sonographische Befunde

Persistierende oder erneute abdominelle Beschwerden im postoperativen Verlauf nach Appendektomie stellen ebenso wie Fieber und/oder Leukozytose eine Indikation zur sonographischen Verlaufskontrolle dar. In Abhängigkeit vom intraoperativen Primärbefund (perityphlitischer Abszeß bzw. Peritonitis), dem durchgeführten Eingriff (z. B. bei unsicherer Stumpfversorgung) und patientenindividuellen Risikofaktoren (z. B. fehlende Möglichkeit der Kooperation bzw. Befindlichkeitserfassung) sind darüber hinaus programmierte postoperative Sonographiekontrollen sinnvoll.

Ziel der Untersuchung ist der Ausschluß typischer Komplikationen wie z. B. intraabdomineller Abszedierungen, wobei diese bevorzugt im Douglas (Abb. 2.257), parazökal bzw. interenterisch auftreten. Konstante oder zunehmende Flüssigkeitsmengen sind oftmals Ausdruck einer peritonealen Entzündungsreaktion und sollten engmaschige Kontrollen und ggf. eine interven-

Tabelle 2.6. Differentialdiagnosen der akuten Appendizitis

DD	Sonographische Leitbefunde
„Banale" Enteritis	Flüssigkeitsgefüllter, hyperperistaltischer Dünndarm ohne Wandverdickung
Lymphadenitis mesenterialis	Druckdolente, vergrößerte Lymphknoten, abdominell generalisiert
Unspezifische Ileitis terminalis (Yersinien, Campylobacter etc.)	Wandverdickung der Ileozökalregion, ausgeprägte Lymphadenitis, zumeist intraluminäre Flüssigkeit
Adnexprozesse	Ggf. parauteriner Tumor im kleinen Becken mit unterschiedl. Größe und Echomuster (Zysten, EU, solide Tumoren) Kein Korrelat bei Adnexitis
Appendizitis Meckel	Begrenzte, echoarme Struktur im Darmbauch, der sich der Druckschmerz zuordnen läßt
Harntraktpathologien	Dilatiertes Nierenbeckenkelchsystem, ggf. Darmparalyse, kein Korrelat bei Zystitis
Morbus Crohn	Segmentale, inkompressible, aperistaltische, bei der Sonopalpation druckdolente Darmwandverdickungen vornehmlich des terminalen Ileums, ggf. Fistelnachweis
Colitis ulcerosa, Colitis Crohn, pseudomembranöse und sonstige Kolitiden	Unterschiedlich langstreckige, druckdolente Kolonwandverdickungen, mit z.T. erhaltener Verformbarkeit
(Perforiertes) Kolon-Ca	Irregulär begrenzte, große „path." Kokarde, ggf. freie Luft
Darmtuberkulose	Diffuse ausgeprägte Lymphadenitis, segmentale Darmwandverdickungen
Invagination	„Kokarde-in-Kokarde-Phänomen"
Cholezystitis bei tiefstehender GB	Wandverdickte GB, perifokaler echoarmer Saum, „Dreischichtphänomen", GB-Hydrops
Pankreatitis	Echoarme Organvergrößerung. Aszites unterschiedlicher Echogenität
Peritonitis anderer Ursache	„Buntes" Bild inhomogener Darmwandverdickungen
Divertikulitis	Oft gashaltige Divertikel in echoarmer Wandverdickung
Ileus	Dilatierte, flüssigkeitsgefüllte Darmschlingen, „Klaviertastenphänomen", „Strickleiterphänomen"
Lokale Verwachsungsbeschwerden	Verschieblichkeit zwischen Peritoneum parietale der ventralen Bauchwand und lokalem Inhalt der Peritonealhöhle aufgehoben

tionelle Abklärung nach sich ziehen. Eine sonographische Überprüfung von Lage und Effizienz intraabdomineller Drainagen ist möglich (Abb. 2.258).

Frühpostoperative, mechanisch oder paralytisch - bedingte intestinale Passagestörungen sind sonographisch bereits im Anfangsstadium zu erfassen (s. Kap. 3.1.5, „Ileus").

Mit einer Inzidenz von etwa 10% ist der Bauchdeckenabszeß bzw. die infektiöse Wundheilungsstörung häufigste postoperative Komplikation nach offener Appendektomie. Subfasziale Abszedierungen werden v.a. bei adipösen Patienten nicht selten erst spät klinisch relevant. Die Sonographie kann auch kleine Flüssigkeitsansammlungen (zumeist echoarme bis -freie, durch die entsprechenden Bauchwandschichten begrenzte Areale) frühzeitig erfassen. Durch eine therapeutische sonographiegestützte Intervention von Hämatomen lassen sich potentielle Entzündungsherde beseitigen.

Die Punktion und Drainage von Douglasabszessen erfolgen vorzugsweise von perineal/transvaginal unter transrektaler, endosonographischer Führung (Abb. 2.259)

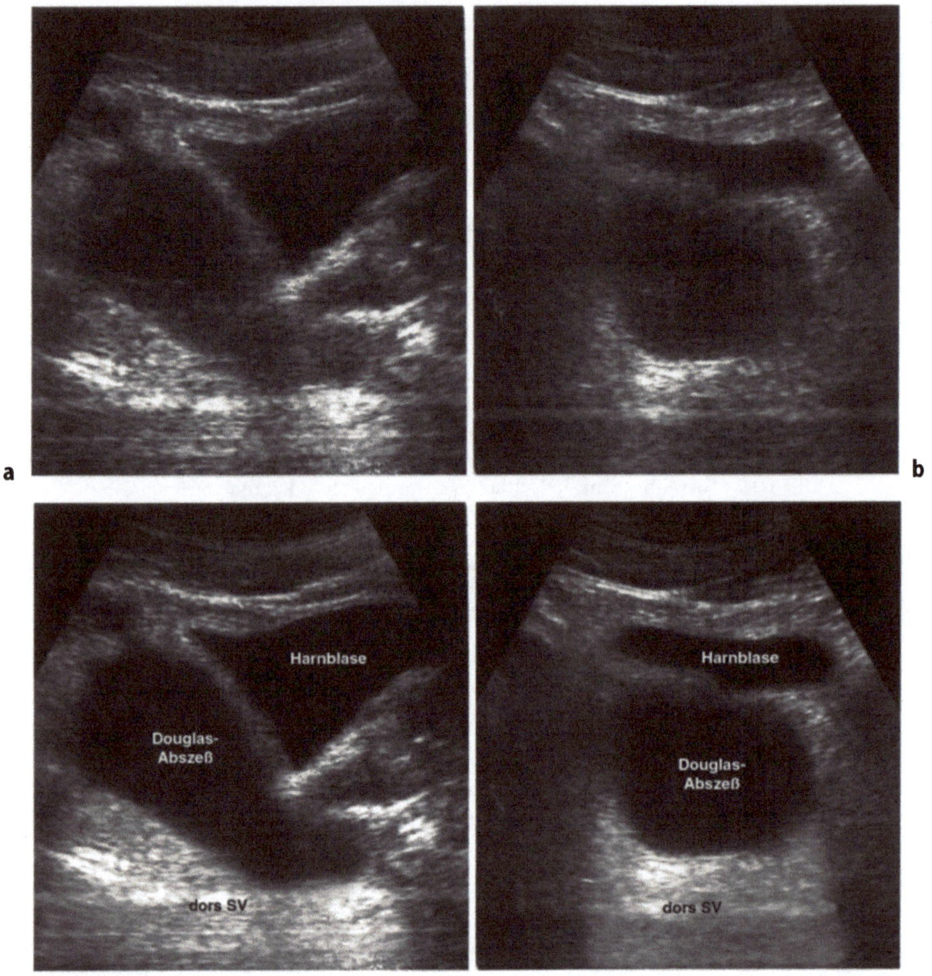

Abbildung 2.257 a, b

Postoperativer Douglas-Abszeß im suprapubischen Längs- (**a**) und Querschnitt (**b**)

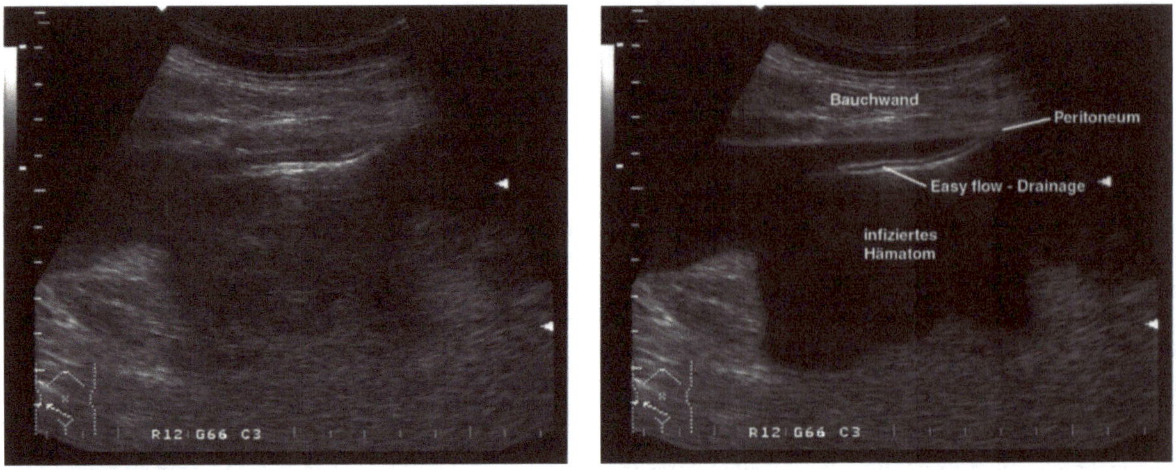

Abbildung 2.258

Infiziertes intraabdominelles Hämatom trotz liegender Easy-flow-Drainage

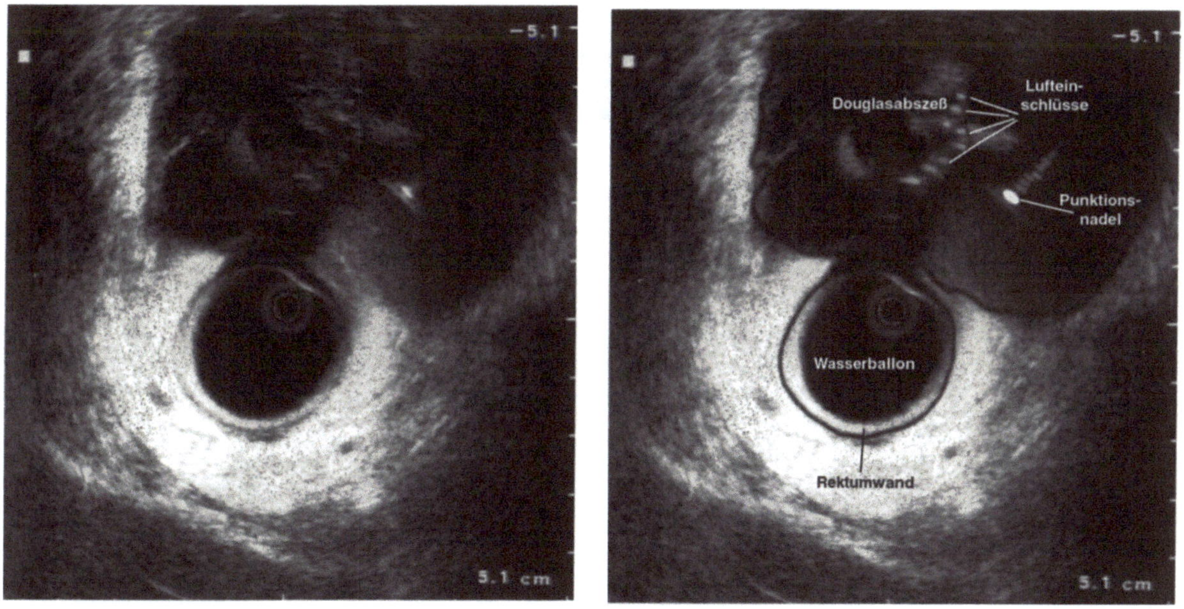

Abbildung 2.259

Transperineale Punktion und Drainage eines Douglas-Abszesses unter transrektaler endosonographischer Führung

2.6.6 Methodenbewertung

Aufgrund der unterschiedlichen anatomischen Lokalisation der Appendix vermiformis (z. B. vorhandener oder fehlender Kontakt zum Bauchwandperitoneum) sowie einer differenten Krankheitsentwicklung, ist das klinische Bild der akuten Appendizitis so variabel, daß die klinische und paraklinische Diagnostik ohne Bildgebung nur mit einer Sensitivität von etwa 70 % einhergeht [26, 13, 7, 17]. Auch hinsichtlich der Spezifität erreicht die nicht bildunterstützte Diagnostik keine bessere Aussagekraft, da zahlreiche Erkrankungen das bei akuter Appendizitis erwartete klinische Bild („akuter rechter Unterbauch") ununterscheidbar imitieren können.

Unter Berücksichtigung dieser Problematik ist bei jedem Verdacht einer akuten Appendizitis, wie beim akuten Abdomen generell, eine abdominalsonographische Untersuchung obligat und forensisch gefordert [18].

Die Sonographie ist die einzige diagnostische Methode, die mit vertretbarem Aufwand einen direkten bildgebenden Nachweis der entzündlich veränderten Appendix vermiformis ermöglicht. Darüber hinaus können eine Reihe von relevanten Differentialdiagnosen mit der Sonographie sicher nachgewiesen bzw. ausgeschlossen werden.

Nach Literaturangaben liegt die Sensitivität des sonographischen Appendizitisnachweises zwischen 80 und 90 % (Spanne: 49–93 %) (Tabelle 2.7). Für die Spezifität finden sich Angaben zwischen 84 und 100 %, wobei von den meisten Autoren mehr als 95 % erreicht wurden (s. Tabelle 2.7).

Bei entsprechender Erfahrung der Untersucher gelingt der Nachweis einer phlegmonösen Appendizitis mit über 85 %, noch höher liegt die Sensitivität beim perityphlitischen Abszeß [9, 31]. Deutlich unbefriedigender sind dagegen die Ergebnisse bei der chronisch rezidivierenden, aber auch katarrhalischen Appendizitis mit einer Sensitivität um 20–30 %.

Welche therapeutischen Konsequenzen sind aus dem Ultraschallbefund zu ziehen?

Weiterhin gilt, daß dem klinischen Untersuchungsbefund das Primat bei der Indikationsstellung zur Laparotomie/-skopie zukommt. Unter Berücksichtigung einer negativen Sonographierate von 10–20 % auch bei erfahrenem Untersucher, darf das fehlende sonographische Korrelat nicht Anlaß sein, die auf einer eindeutigen Symptomatik basierende Therapieentscheidung zu revidieren, da ansonsten ein Anstieg komplizierter Befunde und Verläufe droht. In diesen Fällen bietet sich ein laparoskopisches Vorgehen an, das neben dem diagnostischen Potential eine anschließende Appendektomie ebenso gestattet wie die Wahl der optimalen Laparoto-

Tabelle 2.7. Ergebnisse der Sonographie bei akuter Appendizitis (Auswahl mit mind. 100 Patienten). Vsw = Vorhersagewert

Autoren	Ersch.-Jahr	n	Akute App.-Prävalenz	Sensitivität [%]	Spezifität [%]	Positiver Vsw	Negativer Vsw
Puylaert [24]	1987	325	44	83,9	91,8	88,9	87,9
Jeffrey [12]	1988	250	37,6	85,1	96,2	93	91,46
Doringer [8]	1988	103	21,4	82	97	84,2	93,7
Schwerk [27]	1989	523	24,9	88,5	98	94,5	96,3
Amland [2]	1989	110	25,4	86	89	73	96
Beyer [4]	1989	558	15,4	87,2	96,6	82,4	97,6
Braun [6]	1989	208	31,25	91,5	96,4	92,9	95,7
Meiser [21]	1989	335	65,7	82,7	87,8	92,9	72,7
Bloching [5]	1989	150	32	73	96	86	88
Dreuw [9]	1990	100	69	49	97	97	46
Zielke [34]	1991	366	23,2	78,8	97,5	90,5	93,8
Ma [19]	1993	142	71,8	93,1	?	?	?
Wade [32]	1993	110	?	85,5	84,4	88,3	80,1
Nguyen [22]	1994	465	40,4	70	95	89,9	83,5
Amgwerd [1]	1994	302	39,4	92	95	91,6	94,2
Wüstner [33]	1998	249	26,5	78,8	96,2	88,1	92,6

Tabelle 2.8. Indikation zur OP

Klinik	Sonographie	Entscheidung
+	+	OP
+	-	OP (laparoskopisch)
?	+	OP
-	-	Verlaufskontrolle

mie zur Behandlung unerwarteter, konventionell operationsbedürftiger Befunde.

Auf der anderen Seite muß im Falle einer sonographischen Appendizitisdarstellung - auch bei uncharakteristischer Klinik - umgehend die Indikation zur Operation gestellt werden, da bereits mit einem fortgeschrittenen Entzündungsstadium zu rechnen ist.

Bei sonographischem Nachweis einer weit von der Standardlokalisation abweichenden Appendixlage sollte vorzugsweise laparoskopiert werden, da so unnötige Schnitterweiterungen vermeidbar sind (Tabelle 2.8).

Der routinemäßige Einsatz der Sonographie bei Appendizitisverdacht kann durch direkte Darstellung der nicht entzündeten Appendix, aber auch im Sinne einer konsequenten Ausschlußdiagnostik, zu einer deutlichen Senkung der negativen Laparotomierate führen [20, 28]. Das bedeutet, daß bei sonographischem Nachweis anderer, nicht operationspflichtiger Erkrankungen zunächst eine weiterführende Diagnostik angestrebt wird. Bei unsicherer Klinik wird statt der primären Operation engmaschig klinisch und sonographisch kontrolliert und das weitere Procedere vom entsprechenden Verlauf abhängig gemacht.

Literatur

1. Amgwert M, Röthlin M, Candinas D, Schimmer R, Klotz HP, Largiader F (1994) Appendizitissonographie durch Chirurgen - Erfahrungssache? Eine prospektive Studie. Langenbecks Arch Chir 379 (6): 335–340
2. Amland PF, Skaane P, Rönningen H, Nordshus T, Solheim K (1989) Ultrasonography and parameters of inflammation in acute appendicitis. Acta Chir Scand 155: 185–189
3. Amsler PF, Hell K (1980) Appendicitisverdacht: zurückhaltende Operationsindikation - ein Vorteil? Langenbecks Arch Chir 351: 193
4. Beyer D, Rieker O, Kaiser C, Horsch S (1989) Real-time-Sonographie bei akuter Appendizitis. Ultraschall Klin Prax 4: 124
5. Bloching H, Colakoglu Z, Reuß J, Seitz K (1989) Routinesonographie bei Verdacht auf Appendizitis. Ultraschall 10: 177
6. Braun B, Blank W (1989) Ultraschall-Diagnostik der akuten Appendizitis. Ultraschall 10: 170
7. DeDombal FT (1979) Diagnose und Operationsindikation bei der akuten Appendicitis. Wieviele „Irrtümer" sind vermeidlich? Chirurg 50: 291–296
8. Doringer E, Feurstein M (1988) Was bringt die Ultraschalluntersuchung der akuten Appendizitis (bei dosierter Kompression)? Ultraschall Med 9: 185–188
9. Dreuw B, Truong S, Riesener K-P, Füzesi L, Schumpelick V (1990) Stellenwert der Sonographie bei der Diagnostik der Appendicitis. Eine prospektive Studie an 100 Patienten. Chirurg 61: 880–886
10. Hale DA, Molloy M, Pearl RH, Schutt DC, Jaques DP (1997) Appendectomy. A contemporary appraisal. Ann Surg 225: 252–261
11. Izbicki JR, Wilker DK, Mandelkow HK, Müller K, Siebeck M, Geissler K, Schweiberer L (1990) Retro- und prospektive Untersuchung zur Wertigkeit klinischer und laborchemischer Daten bei der akuten Appendicitis. Chirurg 61: 887–894

12. Jeffrey RB, Laing FC, Townsend RR (1988) Acute appendicitis: sonographic criteria based on 250 cases. Radiology 167: 327
13. Käufer C, Franz I, Löblich HJ (1989) Appendicitis – Wandel des Krankheitsbildes? Chirurg 60: 501
14. Kern E, Kujath P (1989) Die Appendektomie im Erwachsenenalter. Chirurg 60: 508
15. Landen S, Bertrand C, Maddern GJ, Herman D, Pourbaix A, de Neve A, Schmitz A (1992) Appendiceal mucoceles and pseudomyxoma peritonei. Surg Gynecol Obstet 175 (5): 401–404
16. Lauschke G (1986) Indikation zur Appendektomie. Zentralbl Chir 111: 761
17. Lewis FR, Holcroft W, Boey J, Dunphy J (1975) Appendicitis. A critical review of diagnosis and treatment in 1000 cases. Arch Surg 110: 677–683
18. Lorenz D (1990) Kommentar auf Anforderung der Schriftleitung. Chirurg 61: 894–895
19. Ma YL (1993) B-mode ultrasonography in the diagnosis of appendicitis. Chung Hua Wai Ko Tsa Chih 31 (9): 539–541
20. Meiser G, Meissner K, Sattlegger P (1987) Ultraschalluntersuchung bei „Akuter Appendicitis", Kür oder Pflicht in der Allgemeinchirurgie: Eine prospektive Studie. Ultraschall 8: 197
21. Meiser G, Meissner K, Sattlegger P (1989) Experimentelle Ultraschallanalyse der Appendix. Chirurg 60: 172–177
22. Nguyen QK, Nguyen VD, Nguyen VT, Huynh TT, Tran VK (1994) Diagnostic echographique de l'appendicite. Interet et limites. J Radiol 75 (10): 537–539
23. Peters H (1990) Magen-Darm-Trakt. In: Deeg K-H, Peters H, Schumacher R, Weitzel D (Hrsg) Die Ultraschalluntersuchung des Kindes, 2. Aufl. Springer, Berlin Heidelberg New York, S: 274–284
24. Puylaert JBCM et al. (1987) A prospective study of ultrasonograpy in the diagnosis of appendicitis. N Engl J med 317 (11): 666–669
25. Puylaert JB (1994) When in doubt, sound it out. Radiology 191: 320–321
26. Rüedi T (1990) Appendicitis. In: Siewert JR, Harder F, Allgöwer M, Blum AL, Creutzfeldt W, Hollender LF, Peiper H-J (Hrsg) Chirurgische Gastroenterologie. Bd. II. Springer, Berlin Heidelberg NewYork, S 1103–1107
27. Schwerk WB (1989) Akute Appendizitis. In: Braun B, Günther R, Schwerk WB (Hrsg) Ultraschalldiagnostik, Lehrbuch und Atlas. Ecomed, 7. Ergänzungslieferung, S 78
28. Schwerk WB, Wichtrup B, Maroske D, Rüschoff J (1988) Sonographie bei akuter Appendicitis. Dtsch Med Wochenschr 113: 493–99
29. Schwerk WB, Wichtrup B, Rothmund M, Rüschoff J (1989) Ultrasonography in the diagnosis of acute appendicitis: a prospective study. Gastroenterology 97: 630–639
30. Stelzner F, Lierse W (1972) Über die Ursache der Appendizitis. Langenbecks Arch Chir 330: 273
31. Takada T, Yasuda H, Uchijama K, Hasegawa H, Shikata J (1986) Ultrasonographic diagnosis of acute appendicitis in surgical indication. Int Surg 71: 9
32. Wade DS, Marrow SE, Balsara ZN, Burkhard TK, Goff WB (1993) Accuracy of ultrasound in the diagnosis of acute appendicitis compared with the surgeon's clinical impression. Arch Surg 128 (9): 1039–1044, discussion 1044–1046
33. Wüstner M, Horst F, Neufang P, Becker H (1998) Einfluß der Sonographie auf Laparoskopiefrequenz und Appendektomie. Langenbecks Arch Chir (Suppl.) 1210
34. Zielke A, Malewski U, Lindlar R, Förster R, Klotter HJ, Rüschoff J, Sitter H, Rothmund M (1991) Sonographie bei Verdacht auf akute Appendizitis: Möglichkeit oder Notwendigkeit für den Chirurgen. Chirurg 62: 743–749

2.7 Retroperitoneum, retroperitoneale und intraabdominelle Gefäße

H. Simanowski und M. Brandt

2.7.1 Indikationen zur Sonographie des Retroperitoneums, der retroperitonealen und intraabdominellen Gefäße

Die Sonographie ermöglicht als nichtinvasives Untersuchungsverfahren ohne die Gabe von Kontrastmitteln und ohne Patientenvorbereitung eine direkte Darstellung der großen Gefäße des Bauchraumes sowie umgebener Veränderungen, die zur Verlagerung oder Ummauerung der Gefäße führen. Zusätzlich bietet die Sonographie als dynamische Untersuchung den Vorteil, Veränderungen der Gefäße in Abhängigkeit von Herzschlag und Atmung sowie bei Kompression von außen zu erfassen. Neben einer morphologischen Beurteilung ist durch die (farbkodierte) Duplexsonographie auch eine funktionelle Beurteilung möglich.

> Bedeutsam sind die abdominellen Gefäße auch als topographische Orientierungshilfen zum Auffinden von Organen und besonders von Lymphknotengruppen.

Auch zur Erkennung vergrößerter abdomineller Lymphknoten und deren Verlaufskontrolle z.B. nach einer Chemotherapie besitzt die Sonographie große Bedeutung.

Im Abdomen werden parietale und viszerale Lymphknoten unterschieden. Die parietalen Lymphknoten liegen retroperitoneal und drainieren die Beine, die Organe des kleinen Beckens und des Retroperitoneums. Die viszeralen Lymphknoten drainieren das Abflußgebiet des Pfortadersystems und sind im Mesenterium bzw. im Hilus der Organe lokalisiert. Die Lymphknoten liegen jeweils in Nachbarschaft der größeren Gefäße, die somit als Leitstruktur zum Aufsuchen der Lymphknoten dienen.

2.7.2 Untersuchungstechnik, Standardschnitte, topographische Anatomie und Normalbefunde

Zur Untersuchung des Gefäßsystems sollte ein 5 MHz-Linear- oder Konvexschallkopf verwendet werden, wobei zur Erreichung der erforderlichen Eindringtiefe bei adipösen Patienten auch geringere Untersuchungsfrequenzen einzusetzen sind.

Zur Darstellung in den obligaten Gefäßlängs- und querschnitten müssen die standardisierten Schnittebenen häufig verlassen werden. Die Abbildung der retroperitonealen Gefäße kann gelegentlich durch Luftüberlagerung schwierig sein; durch dynamischen Druck und langsames Verschieben des Schallkopfes von kranial nach kaudal gelingt es jedoch meist, luftgefüllte Darmschlingen zu verschieben. Andernfalls sollte versucht werden, von den Körperflanken aus – die parenchymatösen Organe als Schallfenster benutzend – zentral die großen Gefäße zu beurteilen.

> Als Kriterien zur Beurteilung der Gefäße gelten Nachweisbarkeit, Verlauf, Durchmesser, Wandbeschaffenheit, Pulsationen und atemabhängige Kaliberveränderungen.

Die Gefäße stellen sich als echofreie bzw. echoarme tubuläre Strukturen dar. Arterien sind in der Regel rund

Tabelle 2.9. Sonographische Gefäßbeurteilung

	Arterien	Venen	Portalgefäße
Normalbefunde	Echofrei bzw. echoarm Häufig feine Binnenstruktur Rund Harte Pulsation Kaum/nicht komprimierbar	Echofrei bzw. echoarm Ovalär Weiche, doppelschlägige Pulsation (zentral) Leicht komprimierbar	Echofrei bzw. echoarm Ovalär Komprimierbar
Pathologische Befunde	Lage- und Normvarianten Aneurysma und Dilatation Thrombosen Arteriosklerotische Plaques, Stenosen, Verschlüsse Dissektion	Lage- und Normvarianten Dilatation Thrombosen Kompression	Normvarianten Dilatation Thrombosen Kompression Portale Hypertension mit Kollateralen, Flußumkehr, portokavale Shunts

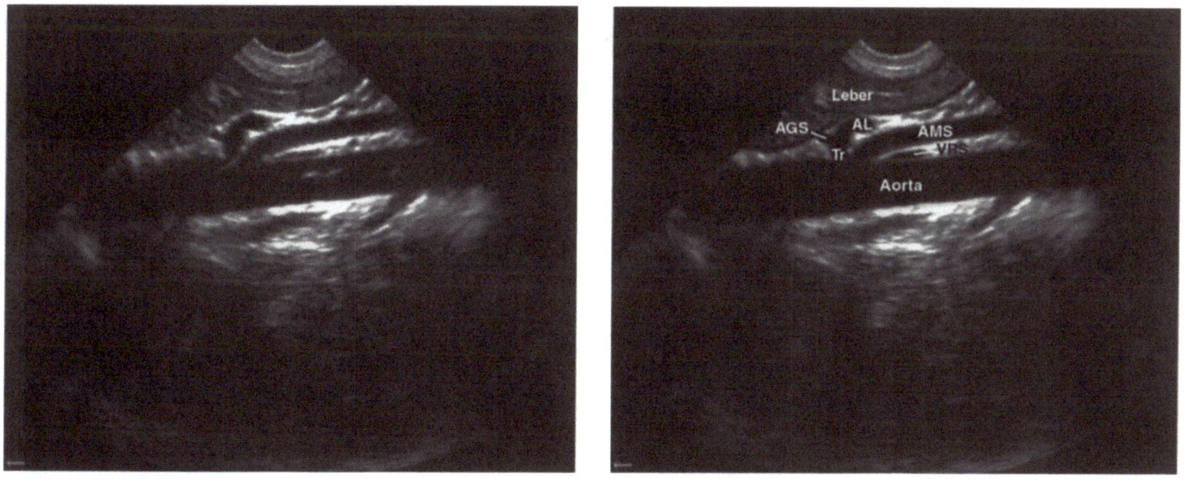

Abbildung 2.260

Die Aorta und ihre viszeralen Äste im Längsschnitt

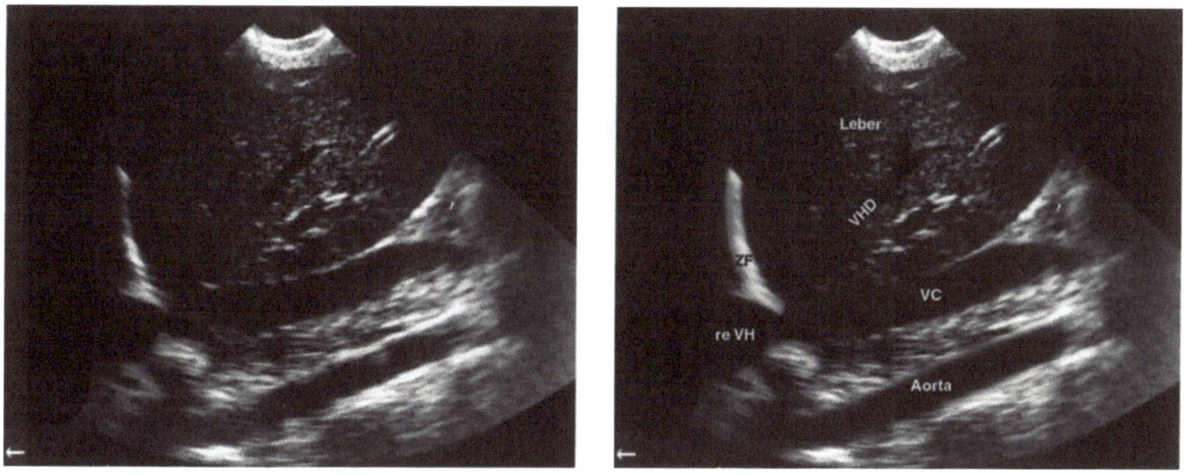

Abbildung 2.261

Transhepatische Längsdarstellung von V. cava inferior und Aorta als Behelfsdarstellung, wenn sich nicht wie gewöhnlich der kraniale Anteil dieser Gefäße – insbesondere bei tiefer Inspiration – von ventral gut darstellen läßt

und zeigen eine harte Pulsation. Venen sind ovalär und zeigen zentral eine weiche doppelschlägige Pulsation.

CAVE: Während sich Arterien kaum bis gar nicht komprimieren lassen, ist dieses bei Venen leicht und vollständig möglich. Die Imkompressibilität entsprechender Venenabschnitte ist immer als pathologische Veränderung zu werten und weist auf eine Thrombose oder Stauung hin.

Die Arterien weisen aufgrund ihrer Wandbeschaffenheit häufig eine feine Binnenstruktur, und unter Verwendung hochauflösender Schallköpfe, eine Dreischichtung der Wand auf. Der Abstand der 2 hellen Linien und der zentralen echoarmen Schicht korreliert in histologischen Messungen mit der Intima-/Mediadicke (Tabelle 2.9).

Sonographisch stellt sich die Aorta als weitgehend echofreies Band mit einer typischen harten „Pulsation" dar. Im Gegensatz zur V. cava inferior weist die Aorta keine atemabhängige Kaliberschwankung auf und ist mit dem Schallkopf nicht komprimierbar. Sie tritt etwa in Höhe des 12. Brustwirbelkörpers durch den Hiatus aorticus des Zwerchfells in den Bauchraum ein und verläuft unmittelbar ventral bzw. links lateral der Wirbelsäule bis zu ihrer Aufteilung in die Iliakalarterien in Höhe des 4. Lendenwirbelkörpers. Das Kaliber nimmt von kranial nach kaudal etwa von 25 auf 20 mm (obere Normwerte

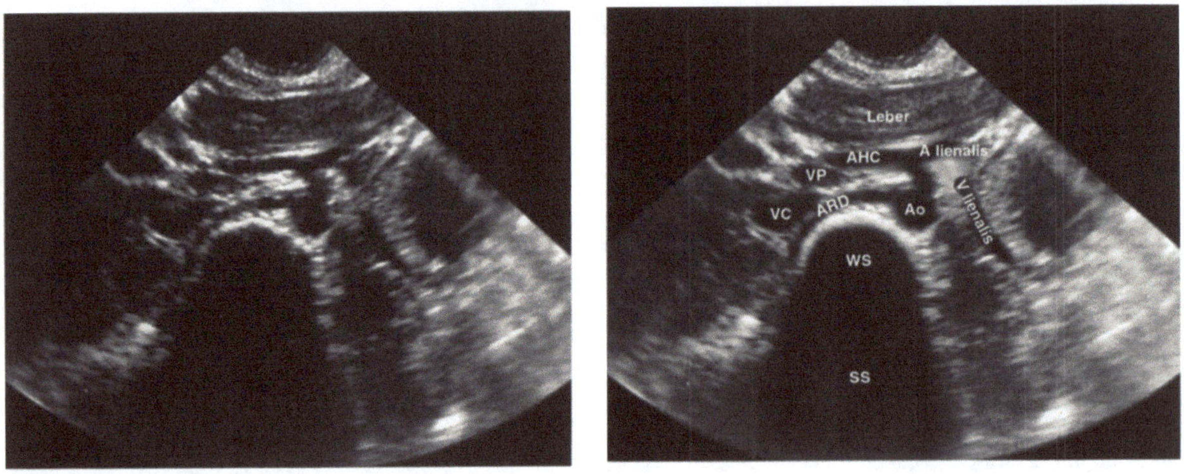

Abbildung 2.262

Der Truncus coeliacus und seine arteriellen Äste im Oberbauchquerschnitt (palmenwedel-/schwalbenflügelartig)

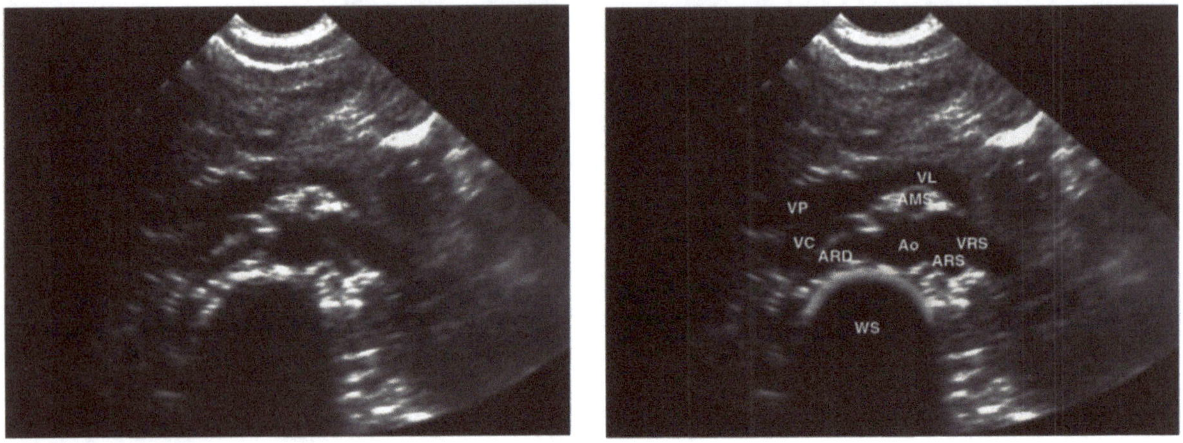

Abbildung 2.263

Aorta, A. mesenterica superior, Aa. renales, V. lienalis, V. portae, V. renalis sinistra und V. cava inferior im Oberbauchquerschnitt.Seltene Abbildungsvariante mit allen diesen Gefäßen auf einem Bild. Beachte die Lagebeziehung der Gefäße zueinander

für Erwachsene) ab. Der kraniale Teil der abdominellen Aorta läßt sich durch das Schallfenster der Leber – insbesondere bei tiefer Inspiration – gut darstellen (Abb. 2.260 u. 2.261). Durch dynamische Kompression und Wegschieben luftgefüllter Darmschlingen läßt sich die Aorta auch im kaudalen Anteil fast immer beurteilen. Durch Ankoppeln des Schallkopfes im rechten Mittelbauch – etwa eine Handbreit lateral des Nabels – und schräge, etwa 45°-Schallrichtung in Richtung Aorta gelingt die Darstellung der Aortenbifurkation im Längsschnitt.

Die Iliakalarterien lassen sich auf einer gedachten Verbindungslinie zwischen Nabel und Mitte des jeweiligen Leistenbandes abbilden. Hierbei liegt die Arterie ventral der zugehörigen Vene.

Unmittelbar unterhalb des Hiatus aorticus entspringt der Truncus coeliacus in Höhe des ersten Lendenwirbelkörpers ventral aus der Aorta (s. Abb. 2.260) und teilt sich bald nach seinem Abgang in seine 3 Äste auf: A. gastrica sinistra, A. hepatica communis und A. lienalis. Während die palmen- oder schwalbenflügelartige Aufzweigung des Truncus coeliacus in die A. hepatica communis und die A. lienalis konstant darstellbar ist (Abb. 2.262), gelingt dies bei der dünnerkalibrigen A. gastrica sinistra nur in ca. 50 %.

Die A. mesenterica superior entspringt unmittelbar distal des Truncus coeliacus in einem Winkel von etwa 30° ventral aus der Aorta. Sie verläuft ventral und parallel zur Aorta hinter dem Pankreas und läßt sich langstreckig sonographisch abbilden.

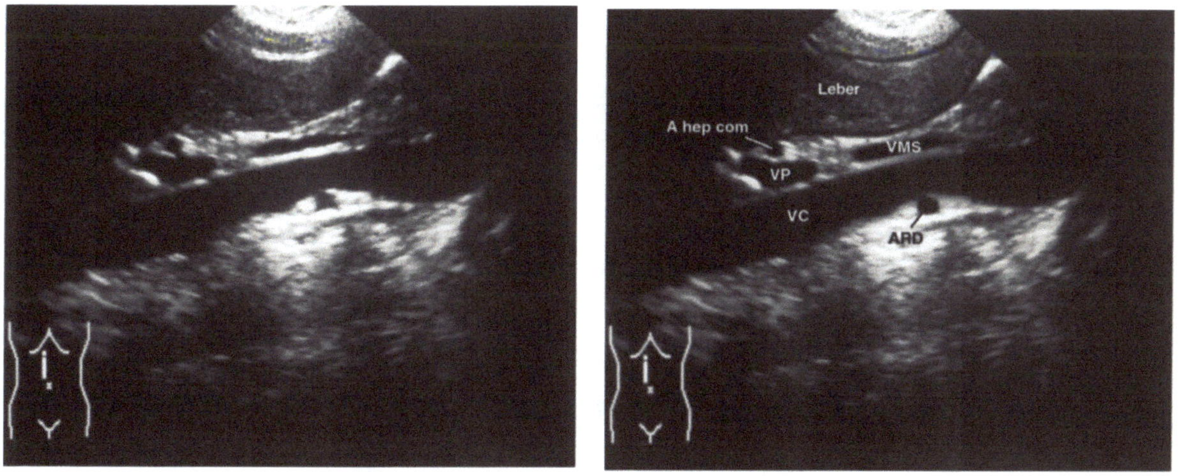

Abbildung 2.264

V. cava inferior im kaudalen Längsschnitt. Die rechte A. renalis unterkreuzt und imprimiert die V. cava inferior als pulsierende tubuläre Struktur

Der nur gelegentlich sonographisch nachweisbare Abgang der A. mesenterica inferior liegt 3–4 cm kranial der Aortenbifurkation.

Die Nierenarterien entspringen in Höhe des ersten oder zweiten Lendenwirbelkörpers dorsolateral rechtwinklig aus der Aorta und lassen sich am besten im Oberbauchquerschnitt sonographisch darstellen (Abb. 2.263). Die längere rechte Nierenarterie verläuft dorsal der V. cava inferior und ventral der Wirbelsäule zur rechten Niere. Sie ist im Längsschnitt der V. cava inferior fast immer an der Unterkreuzungsstelle im Querschnitt darstellbar (s. Abb. 2.264). Beide Nierenarterien teilen sich vor dem Hilus in einen ventralen und einen dorsalen Ast, die sich dann in die Segmentarterien verzweigen. Die Aufteilung der Hauptarterien in die Segmentarterien läßt sich im B-Bild in Einzelfällen erkennen. Die farbkodierte Duplexsonographie erlaubt die Beurteilung weiterer Aufzweigungen (Tabelle 2.10).

Die V. cava inferior verläuft rechts parallel zur Aorta abdominalis. Sie weist ausgeprägte, atem- und herzschlagabhängige Kaliberschwankungen auf und ist leicht komprimierbar. Während der frühen Inspiration kommt es durch den negativen intrathorakalen Druck zur Lumenabnahme bis zum -kollaps. Während der Exspiration ist der Durchmesser durch den erhöhten thorakalen Druck am größten. Deshalb sind Angaben zum Durchmesser, der in Höhe der Einmündung der Lebervenen bis 3 cm betragen kann, nur eingeschränkt aussagekräftig. Die V. cava inferior hat im Querschnitt eine ovaläre Form und stellt sich sonographisch meist reflexfrei dar. Zarte Binnenreflexionen sind vom strömenden Blut verursacht und werden „Erythrozytenrauschen“ genannt. Der typische Doppelschlag der V. cava inferior entsteht durch kurzzeitige kardialwärts gerichtete Flußspitzen zu Beginn der ventrikulären Systole sowie zum Zeitpunkt der Atrioventrikularklappenöffnung (Abb. 2.264–2.266).

Tabelle 2.10. Sonographisch darstellbare Äste der abdominellen Aorta

Abgang	Lokalisation	Darstellbarkeit	Durchmesser [mm]
Truncus coeliacus	Ventral, Höhe L1	++	11
A. mesenterica sup.	Ventral, Höhe L1/2	++	11
Aa. renales	Dorsolateral, Höhe L2	++	4,5
A. mesenterica inf.	Ventral, ca. 3 cm kranial der Aortenbifurkation	+	2,5
Aa. testiculares, Aa. ovaricae	Ventral, Höhe L2/3	(+)	0,8

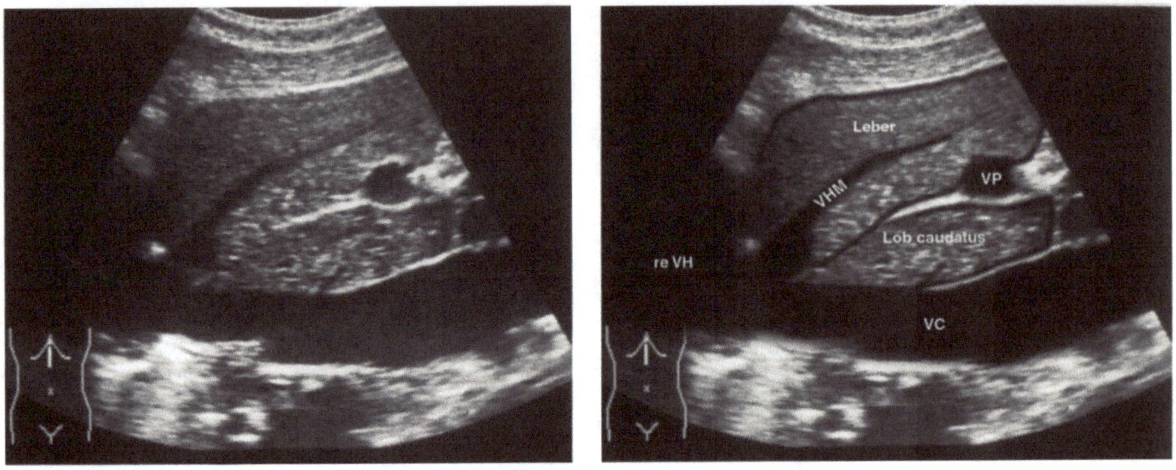

Abbildung 2.265

V. cava inferior und einmündende Lebervenen im kranialen Längsschnitt

Bei Rechtsherzinsuffizienz, Überwässerung (Dialysepatienten) und Perikarderguß ist der charakteristische Doppelschlag aufgehoben und der Gefäßquerschnitt wird zunehmend rund.

Bei Trikuspidalinsuffizienz kann ein pulssynchroner Venenpuls beobachtet werden. Gefäßanomalien sind selten. Die Iliakalvenen stellen sich dorsal der zugehörigen Arterien dar. Der Zusammenfluß der V. iliaca interna und externa zur V. iliaca communis läßt sich regelhaft abbilden.

CAVE: Die Venen sind leicht komprimierbar, so daß bei der Untersuchung kein zu großer Druck ausgeübt werden darf, da sonst eine Darstellung nicht gelingt.

Die rechte V. renalis mündet etwa in Höhe des ersten Lendenwirbelkörpers in die V. cava inferior. Die linke V. renalis verläuft im spitzen Winkel zwischen Aorta und A. mesenterica superior zur V. cava inferior (s. Abb. 2.260). Die Darstellung der linken V. renalis kann aufgrund ihrer Länge und ihres Verlaufs schwierig sein.

CAVE: Die dorsale Kompression der Vene durch die Aorta führt zu einer z. T. erheblichen präaortalen Aufweitung des Gefäßes, die nicht als pathologische Veränderung fehlgedeutet werden darf (s. Abb. 2.267).

Beide Nierenvenen können doppelt angelegt sein. Die 3 Leberhauptvenen (Vv. hepatica dextra, sinistra und media) münden als Lebervenenstern in die V. cava inferior. Als zusätzliche Abflüsse finden sich die Vv. hepaticae dorsales und die Vv. lobi caudati. Varianten, z. B. ein Fehlen der V. hepatica media oder Einmündung direkt in den rechten Vorhof, werden selten beobachtet.

Die V. portae wird aus dem Zusammenfluß von V. mesenterica superior, V. lienalis und V. coronaria ventriculi in Höhe des ersten Lendenwirbelkörpers (Konfluenz) gebildet. Im Lig. hepatoduodenale liegt sie am weitesten dorsal und verläuft hinter dem Pankreaskopf zum Leberhilus. Sie hat einen Durchmesser von 11 ± 2 mm, weist aber in Abhängigkeit von Atmung, Körperposition und Nahrungsaufnahme erhebliche Schwankungen auf.

Die V. mesenterica superior läßt sich rechts und ventral der gleichnamigen Arterie im Oberbauchquerschnitt darstellen. Die V. lienalis ist für die sonographische Pankreasdiagnostik als Leitstruktur von Bedeutung. Sie verläuft dorsal und kranial des Pankreas (Abb. 2.267).

Die V. coronaria ventriculi und die V. mesenterica inferior münden in der Regel in die V. lienalis, letztere gelegentlich auch direkt in den Konfluenz, sind in der Routinesonographie jedoch ohne Bedeutung und nur gelegentlich darstellbar.

Zur Untersuchung abdomineller *Lymphknoten* sollte möglichst ein 5 MHz-Schallkopf verwendet werden. Die parietalen Lymphknoten liegen unmittelbar neben und dorsal der großen Gefäße (Aorta abdominalis, V. cava inferior, Aa. bzw. Vv. iliacae communis) und werden in den entsprechenden Gefäßlängs- und -querschnitten aufgesucht. Unter Verwendung aktueller Ultraschalltechnik können mittlerweile Lymphknoten ab 5 mm Durchmesser dargestellt werden. Normal große, nicht krankhaft veränderte Lymphknoten lassen sich aufgrund der fehlenden Impedanzunterschiede zum umgebenden Fett- und Bindegewebe jedoch meist nicht abgrenzen. Pathologisch veränderte Lymphknoten stellen sich als echoar-

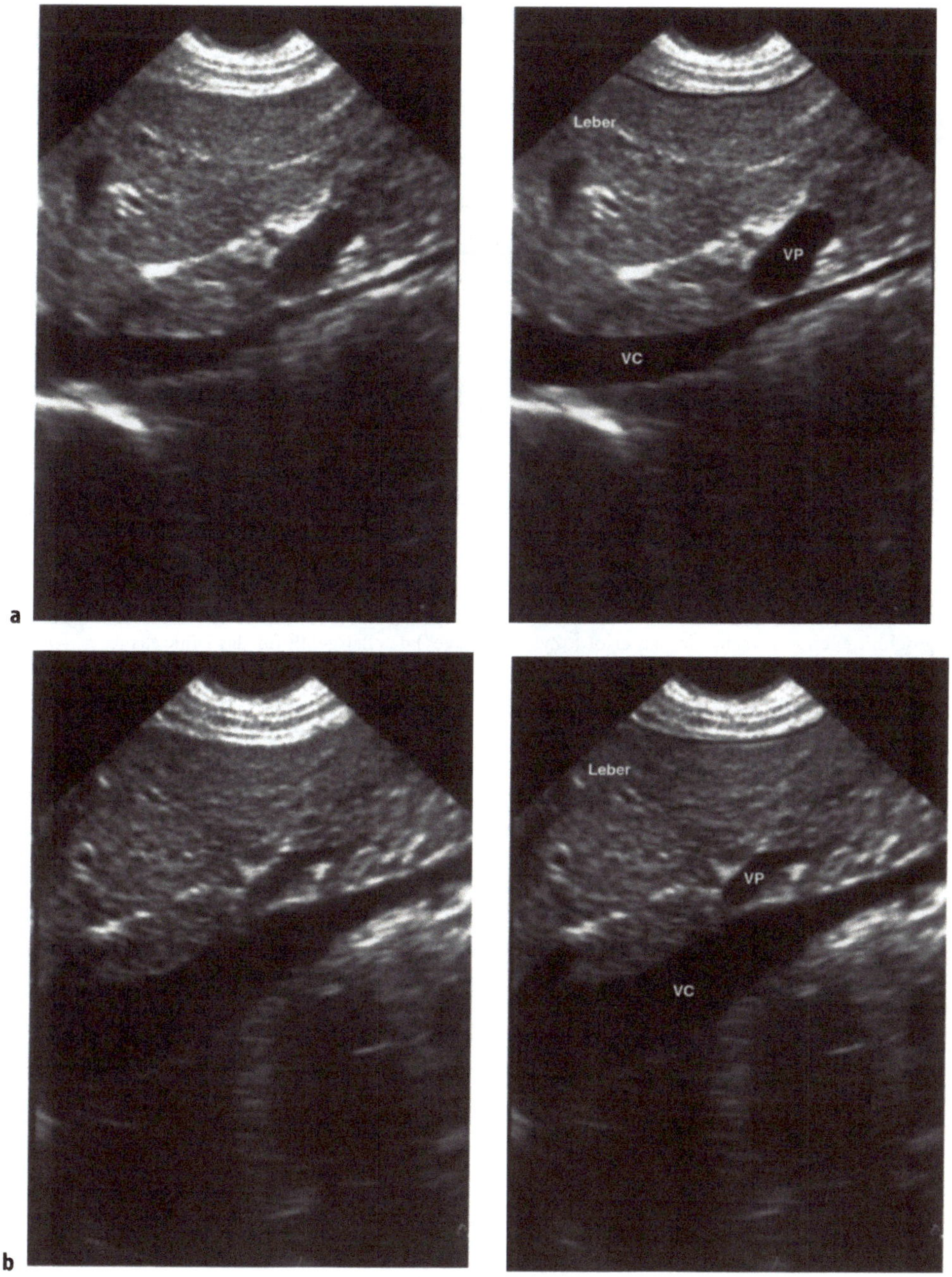

Abbildung 2.266 a, b

V. cava inferior im Längsschnitt: atemmodulierte Lumenweite in Abhängigkeit vom thorakalen Druck bei Inspiration (**a**) und Exspiration (**b**)

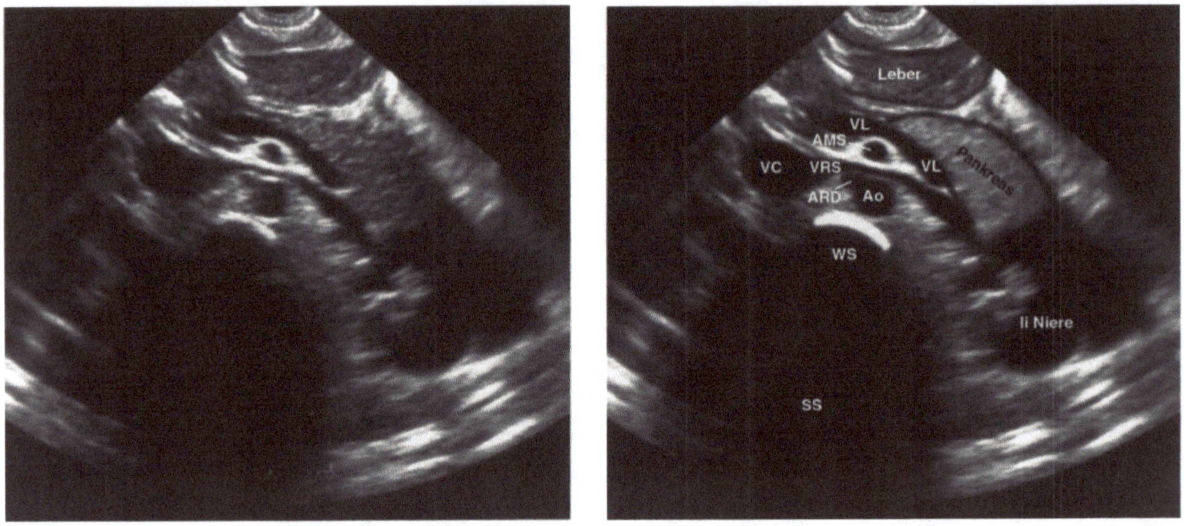

Abbildung 2.267

V. renalis sinistra und V. lienalis im Oberbauchquerschnitt. Die V. renalis sinistra drainiert sich ventral der Aorta in die V. cava. Durch die Kompression des Gefäßes von dorsal wird die V. renalis sinistra direkt vor der Aorta immer aufgeweitet. Die V. lienalis ist gemeinsam mit der quergeschnittenen A. mesenterica superior („Zyklopenauge") das Leitgefäß für das Pankreas

me, gut abgrenzbare, rundliche oder ovale Strukturen dar. Ödem und höherer Zellgehalt gelten als anatomisches Korrelat für die Echoarmut. Gelegentlich finden sich aber auch echoreiche pathologische Lymphknoten.

> Die Sonomorphologie der Lymphknoten im Abdomen erlaubt – trotz einzelner gegenteiliger Literaturmitteilungen – gegenwärtig noch keinen sicheren Rückschluß auf die Dignität.

Ist keine andere ursächliche Organpathologie diagnostizierbar, so ist zur Dignitätsbestimmung die sonographiegestützte Zytopunktion indiziert.

2.7.3 Farbdoppler- und farbkodierte Duplexsonographie

Beide Ausdrücke werden häufig synonym verwandt. Können bereits mit der nicht farbkodierten Duplexsonographie gegenüber der B-Bild-Sonographie qualitativ und quantitativ hämodynamische Aussagen getroffen werden, so ermöglicht die farbige Kodierung des Blutflusses der Gefäße mit einem Blick innerhalb des eingeblendeten Schallfensters Aussagen zur Flußrichtung und Flußgeschwindigkeit und somit Diagnosen wie Stenose, Verschluß/Thrombose, Umgehungskreislauf (s. Kap. 1.2.3). Die Farbkodierung erspart dadurch in der Praxis viel Untersuchungszeit. Das zusätzliche Ableiten einer Dopplerkurve (im engeren Sinne ist dieses die farbkodierte Duplexsonographie) ist sehr hilfreich, da aus dem normalen Spektrum auf die Art eines Gefäßes und seine normale Funktion bzw. der Veränderung des Spektrums auf vor-, orthotope oder nachgeschaltete Pathologie wie z. B. Stenosen oder Verschlüsse geschlossen werden kann. Wesentliche pathologische Befunde und ihre farbdopplersonographische Relevanz im Rahmen der Viszeralchirurgie werden im folgenden dargestellt; alles darüber hinaus würde den Rahmen dieses Buches sprengen, so daß auf die gefäßchirurgische und angiologische Literatur verwiesen sei.

2.7.4 Anatomische Varianten und Fehlermöglichkeiten

2.7.4.1 Anatomische Varianten

Anatomische Varianten sind im Gefäßsystem sehr häufig. Sie haben in der Regel keine direkten pathologischen Auswirkungen, können jedoch in operativer Hinsicht relevant und bei Nichtkenntnis komplikationsträchtig sein (Tabelle 2.11).

Die wichtigsten sind nachfolgend aufgeführt.

Truncus coeliacus. Anatomische Varianten treten in etwa 15% der Fälle auf. Als häufigste Variante finden sich ein gemeinsamer Abgang der A. lienalis und A. hepatica communis (Truncus hepaticolienalis, Abb. 2.268) mit einem isolierten Abgang der A. gastrica sinistra aus der

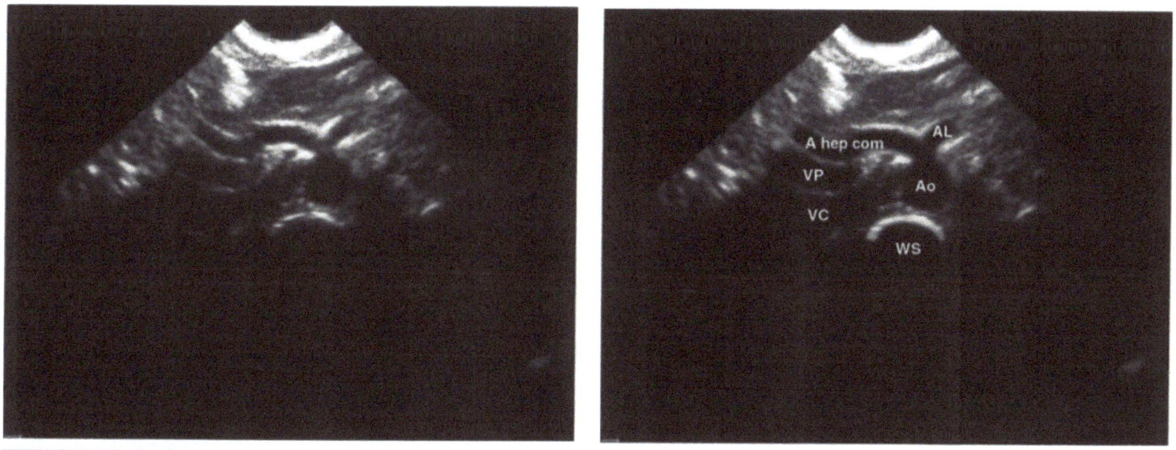

Abbildung 2.268

Truncus hepaticolienalis im Oberbauchquerschnitt

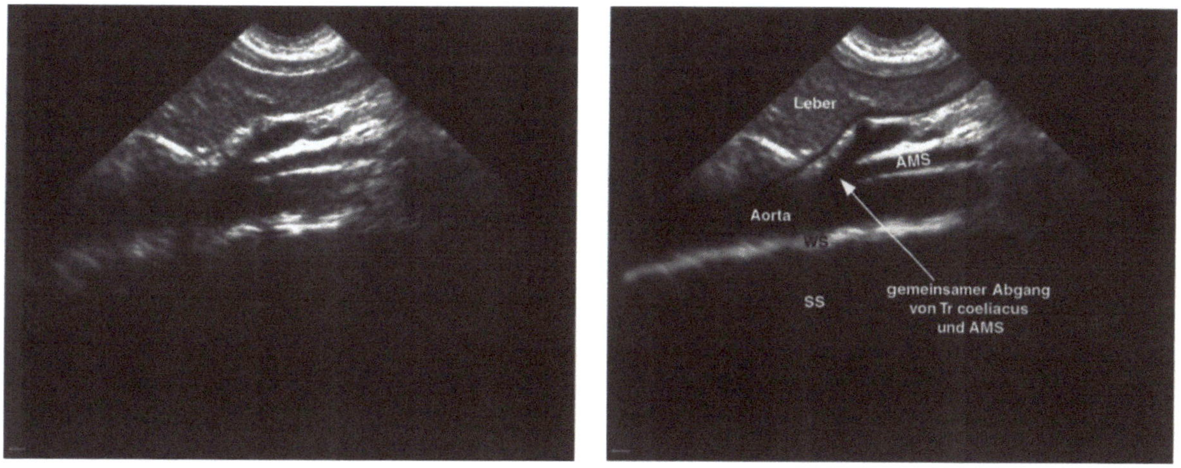

Abbildung 2.269

Truncus coeliacomesentericus im Oberbauchquerschnitt

Tabelle 2.11. Beispiele für unbekannte anatomische Gefäßvarianten und ihre möglichen klinischen Folgen

Unbekannte anatomische Gefäßvariante	Mögliche Folgen
Abgang der A. hepatica dextra aus der A. mesenterica superior	Leberchemotherapie via Port über die A. gastroduodenalis perfundiert nur die linke Leber
Doppelte Nierenarterienanlage	Probleme beim Aortenersatz
Retroaortale linke Nierenvene	Verletzung bei der Aortenklemmung

Aorta oder der A. mesenterica superior (s. auch Abb. 2.87, S. 97).

A. mesenterica superior. In 2 % der Fälle finden sich ein gemeinsamer Abgang des Truncus coeliacus und der A. mesenterica superior (Truncus coeliacomesentericus (Abb. 2.269). In 10 % geht die rechte A. hepatica aus der A. mesenteria superior ab.

Aa. renales. Bei 25 % der Patienten finden sich doppelt oder sogar mehrfach angelegte Nierenarterien.

Vv. renales. Die linke Nierenvene verläuft in ca 2 % der Fälle retroaortal. Auch die Nierenvenen können doppelt angelegt sein.

Weitere Varianten sind seltener, Aplasien eine Rarität; arterielle oder venöse Kurzschlüsse sind in der Regel mit der Sonographie nicht nachweisbar, bzw. wenn doch, hat häufig eine Pathologie zu der Betonung dieses Gefäßweges geführt.

CAVE: Bei muskulösen Patienten kann durch Spiegelartefakte der Mm. recti eine Dopplung der V. cava inferior vorgetäuscht werden.

Fehlermöglichkeiten. Fehlermöglichkeiten sind bei der Vielfalt der Gefäße im wesentlichen in der Benennung der Gefäße möglich.

Es gilt daher grundsätzlich, unbekannte Gefäße solange zu verfolgen, bis man zu einem bekannten Gefäß gelangt und sich von hieraus den möglichen Gefäßnamen abzuleiten.

Bei der Anwendung der (farbkodierten) Duplexsonographie sind noch wesentlich mehr als bei der B-Bild-Sonographie die physikalischen Möglichkeiten und Grenzen dieser Technik zu berücksichtigen (s. Kap. 1.2.3). So kann z. B. bereits die Untersuchung unter einem ungünstigen Ultraschalleintrittswinkel eine Gefäßthrombose vortäuschen.

2.7.5 Sonopathologie – Arterielles Gefäßsystem

2.7.5.1 Lageveränderungen der Aorta, Aortensklerose und Aortenstenose

Lageveränderungen der Aorta finden sich bei „Situs inversus", bei retroperitonealen Hämatomen, Lymphomen sowie beim „Kinking" der Aorta. Der Abstand zwischen Aorta und Wirbelsäule soll 5 mm nicht überschreiten, ansonsten muß nach retroaortalen pathologischen Veränderungen gefahndet werden. Im Rahmen der Arteriosklerose finden sich Wandverdickungen und Plaques, die sich als reflexdichte Verkalkungen mit kompletter oder inkompletter Schallauslöschung darstellen, aber auch zu einem Verrauschen des Bildes führen (Abb. 2.270). Bei größerem Ausmaß dieser Veränderungen resultieren Stenosierungen, die duplexsonographisch durch erhöhte Flußgeschwindigkeit und farbdopplersonographisch durch Farbumschlag nachweisbar sind. Fehlende Wandpulsationen der infrarenalen Aorta im B-Bild lassen – bei entsprechender Klinik – einen Aortenverschluß vermuten, jedoch ist erst der fehlende Fluß im Dopplerspektrum oder in der Farbdarstellung beweisend.

2.7.5.2 Aortenektasie, Aortenaneurysma und Aortendissektion

Das abdominelle Aortenaneurysma ist relativ häufig. Es findet sich statistisch bei 3 % aller Menschen, wobei die Inzidenz mit dem Alter und der Koinzidenz anderer arteriosklerotischer Veränderungen wie koronarer Herzkrankheit und peripherer arterieller Verschlußkrankheit ansteigt. Die meisten Aneurysmen liegen infrarenal (95–98 %) und sind fusiform. Sonographisch imponiert das Aortenaneurysma als umschriebene Erweiterung des Lumens. Die pathologische Unterteilung in ein Aneurysma verum mit Aussackung aller Wandschichten und ein Aneurysma spurium mit komplettem Fehlen der Wand an einer Stelle und sekundärer Anlage von Bindegewebe läßt sich auch sonographisch nachvollziehen.

Bei der Sonographie müssen die Form des Aneurysmas, seine Länge und Durchmesser, das Ausmaß der wandständigen Thrombosierung sowie die Lage und Größe des durchströmten Lumens beurteilt und dokumentiert werden.

Die Wand weist meist arteriosklerotische Plaques auf. Intraluminale Abscheidungsthromben stellen sich homogen, schwach echogen und randständig dar. Häufig

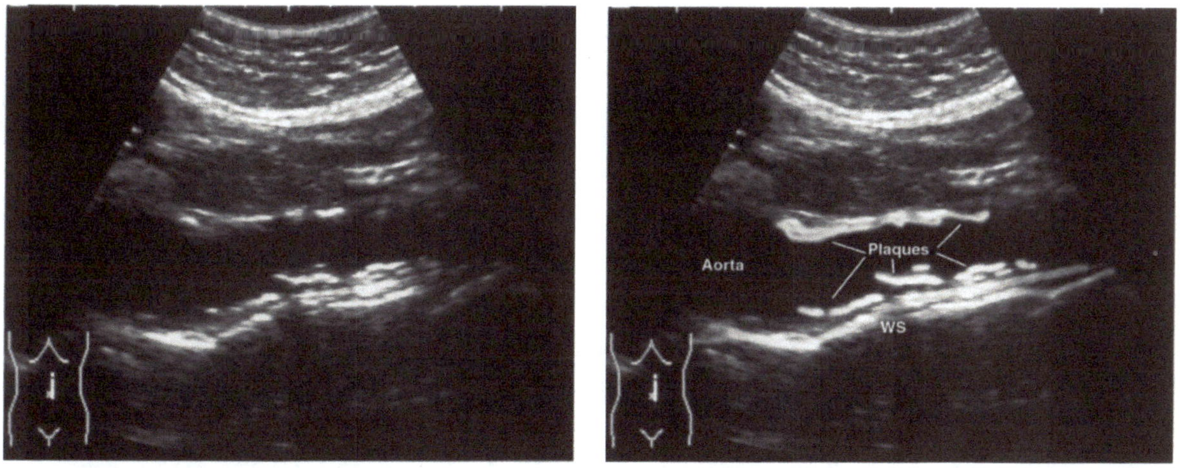

Abbildung 2.270

Aorta im Längsschnitt. Ausgeprägte Verkalkungen mit thrombotischen Anlagerungen

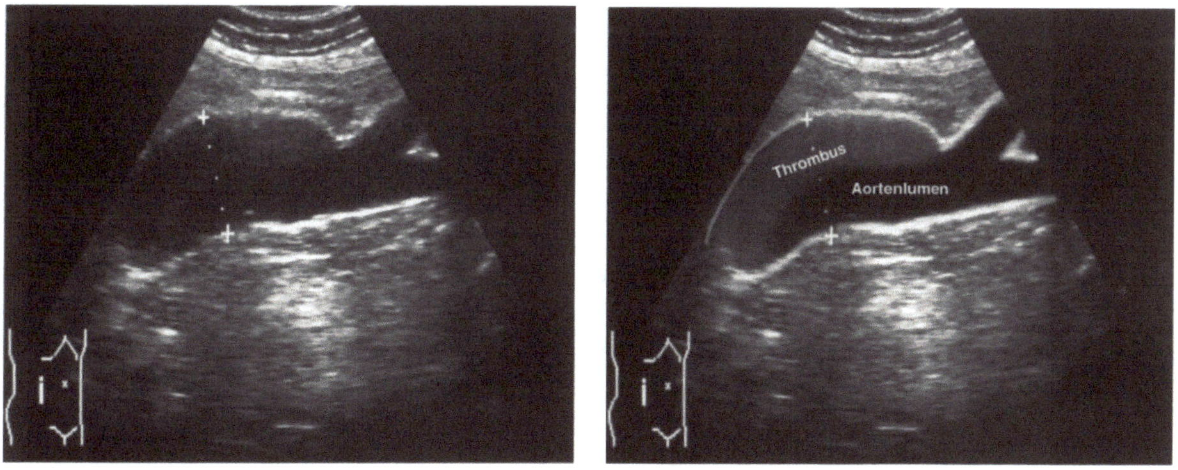

Abbildung 2.271

Kleines Bauchaortenaneurysma (maximaler Durchmesser 3,8 cm) im Längsschnitt. Die Iliakalarterien sind normalkalibrig. Beachte die Teilthrombosierung und das normalgroße, exzentrisch und frei durchströmte Lumen

ist der Thrombus zwiebelschalenartig geschichtet, wobei die Schichten eine unterschiedliche Echogenität aufweisen (Abb. 2.271–2.273).

CAVE: Eine Größe von mehr als 5 cm und ein exzentrisch gelegenes durchströmtes Lumen stellen ein erhebliches Rupturrisiko dar.

Bei einem Querdurchmesser von mehr als 5 cm oder bei erheblicher Größenzunahme in kurzer Zeit ist die Indikation zur Operation gegeben. Dilatationen der abdominellen Aorta (bis 3,5 cm Durchmesser) und kleine Aneurysmen (3,6–5 cm Durchmesser) sollten in 3monatigen Abständen sonographisch kontrolliert werden, um rechtzeitig einer operativen Therapie zugeführt werden zu können (Tabelle 2.12). Einmalig sollte zur genauen Lagebeziehung der Nierenarterienabgänge zum Aneurysma eine Kontrastmittel-Computertomographie durchgeführt werden.

Rupturen zeigen sich meist unter einer lokalisationsweisenden Klinik und erfolgen meist nach (links) retroperitoneal (ca. 70 %) oder in die freie Bauchhöhle (ca. 30 %), selten jedoch auch in benachbarte Darmabschnitte. Sonographische Zeichen der retroperitonealen Perforation sind eine Aortenwandunterbrechung nach dorsal und/oder ein echofreier Saum um das Aneurysma (Abb. 2.274). Zeichen der Perforation in die freie Bauchhöhle ist die freie abdominelle Flüssigkeit.

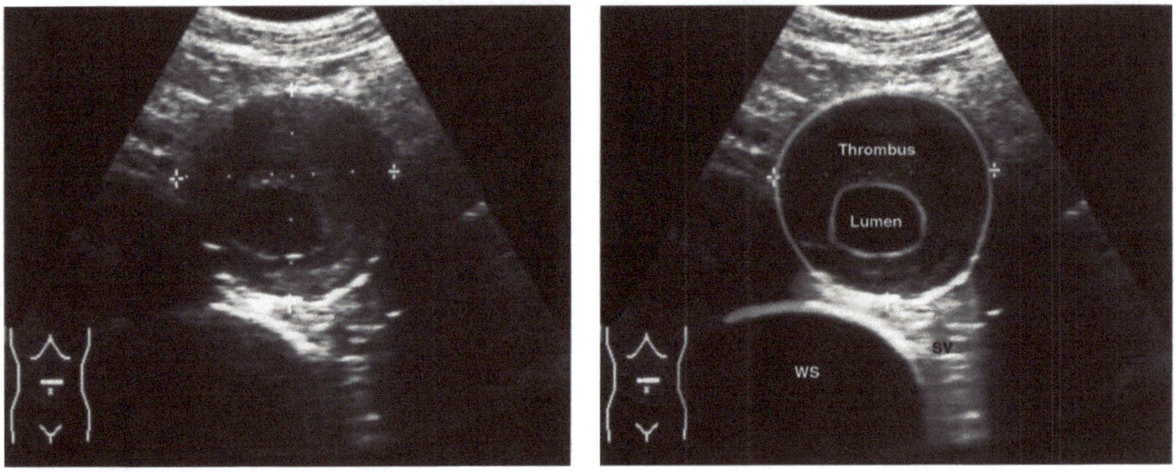

Abbildung 2.272

Großes Bauchaortenaneurysma (maximaler Durchmesser 5,2 cm) im Oberbauchquerschnitt. Beachte die erhebliche, zwiebelschalenartige Thrombosierung und das exzentrisch gelegene und frei durchströmte Lumen

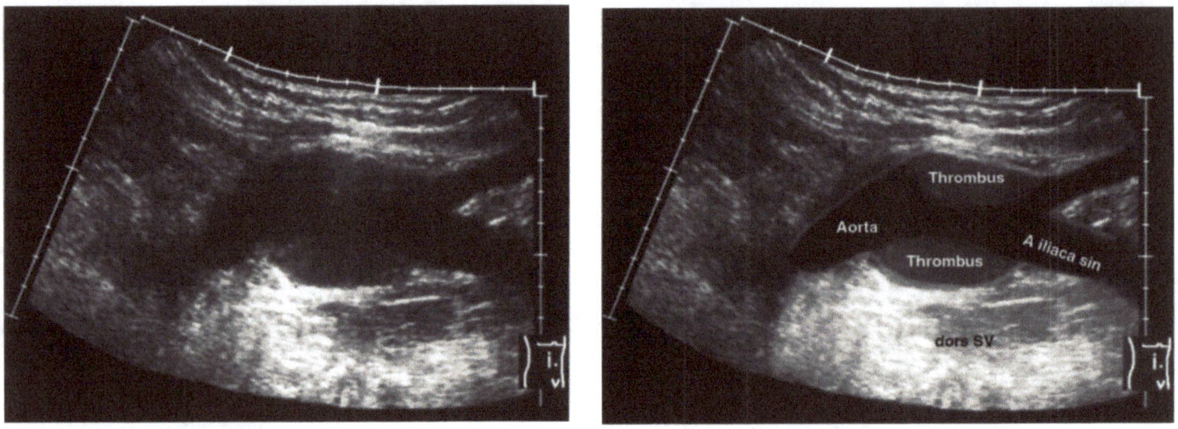

Abbildung 2.273

Großes infrarenales Aortenaneurysma (maximaler Durchmesser 5,0 cm) im Längsschnitt. Komplette Darstellung der Längsausdehnung mittels Sie-scape-Technik. Dilatation der linken A. iliaca communis

Tabelle 2.12. Normaler und pathologischer Aortendurchmesser bei Erwachsenen

	Durchmesser	Therapiekonsequenz
Normalbefund	Bis 2,5 cm	Keine
Dilatation	2,5–3,5 cm	Sonographische Kontrolle in 6monatigen Abständen
Aneurysma	3,5–5,0 cm	Sonographische Kontrolle in 3monatigen Abständen
Aneurysma	>5,0 cm	Dringliche Operationsindikation
Aneurysma mit klinischer Symptomatik	Jede Größe	Notfall-Operationsindikation

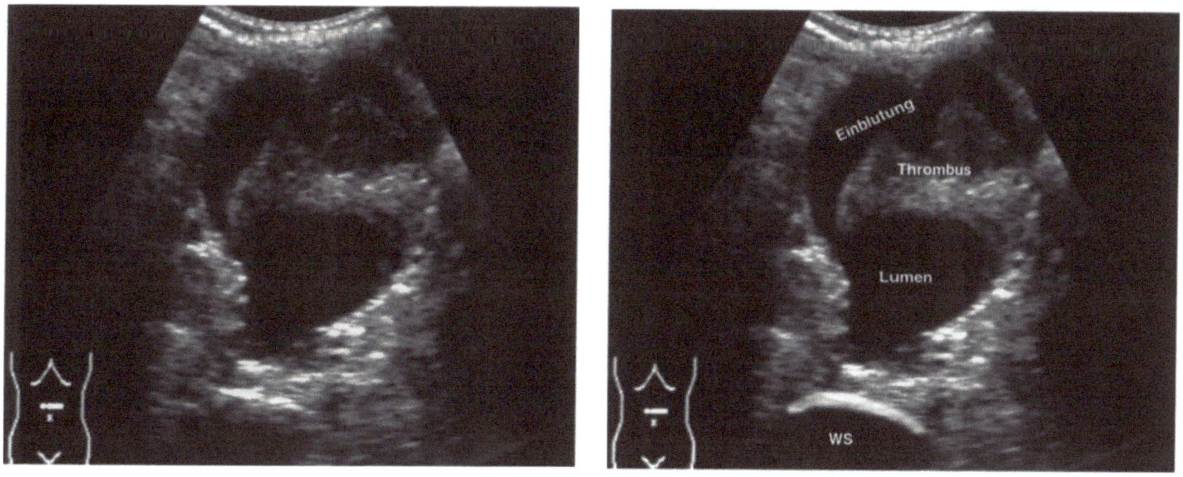

Abbildung 2.274

Auf die Wirbelsäule gedeckt perforiertes Bauchaortenaneurysma im Oberbauchquerschnitt. Beachte die liquiden aber nicht durchströmten Areale

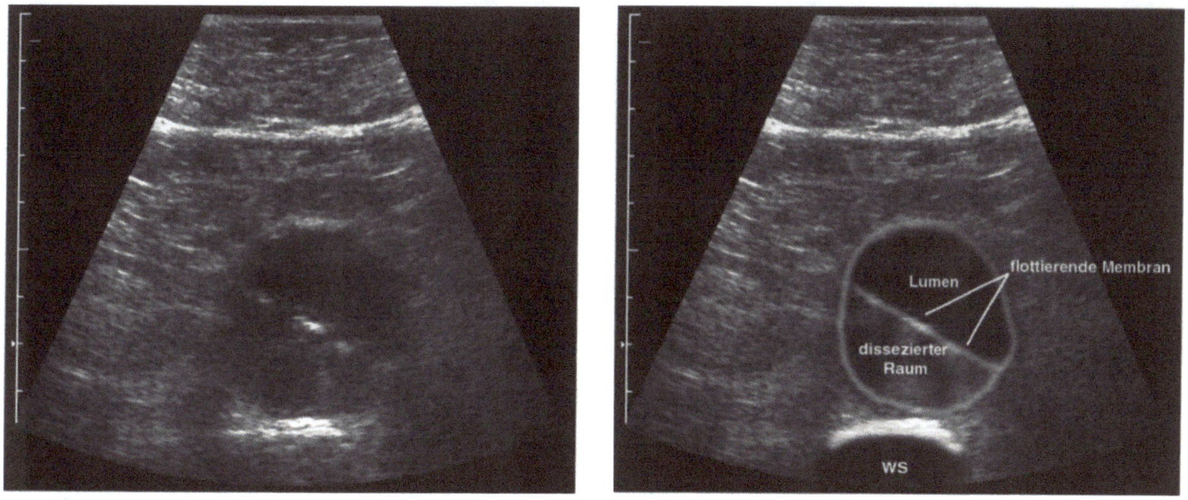

Abbildung 2.275

Aortendissektion im Oberbauchquerschnitt. Die flottierende Membran stellt sich im Lumen „atypisch" pulsierend dar

Differentialdiagnosen des abdominellen Aortenaneurysmas umfassen die retroperitoneale Fibrose, die Hufeisenniere, Lymphome und Darmtumoren. Wegweisend für die Differentialdiagnostik ist hier die Abgrenzung der Aortenwand.

Die Aortendissektion entsteht durch ein Einreißen der Intima – meist in der thorakalen Aorta. Von hier wühlt sich das Blut in der Aortenwand vor, so daß sich sonographisch die Tunica intima als die intraluminal flottierende, echoreiche Membran findet (Abb. 2.275–2.279). Sie sollte nicht mit in das Gefäß projezierten Bauchwandartefakten verwechselt werden. Klinisch werden solche Patienten häufig durch ischämisch bedingte, abdominelle Schmerzen auffällig. Beginnt die Dissektion an der Aortenklappe (Standford-Klassifikation Typ A) so besteht die Indikation zu einem Notfalleingriff in einem herzchirurgischen Zentrum; beginnt sie nach dem Abgang der linken A. subclavia (Typ B), so kann häufig zugewartet werden.

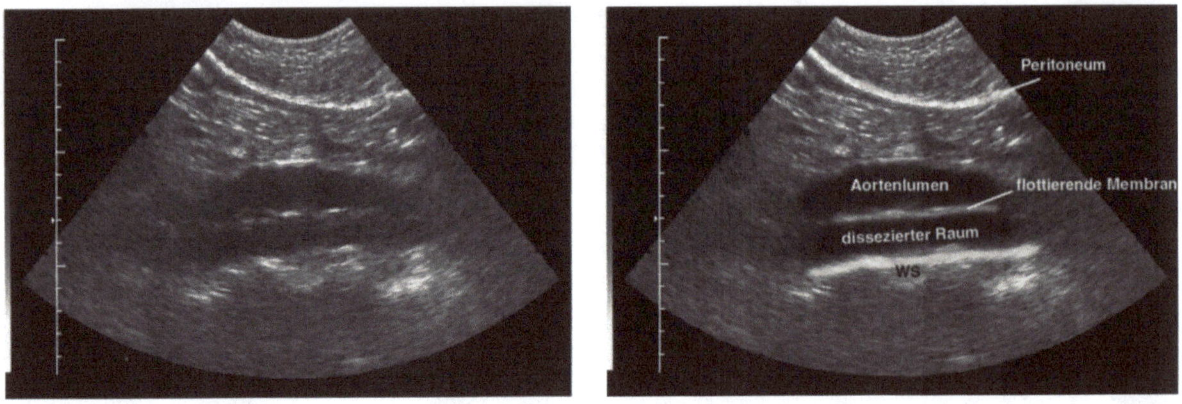

Abbildung 2.276

Aortendissektion im Oberbauchlängsschnitt. Die flottierende Membran stellt sich im Lumen „atypisch" pulsierend dar

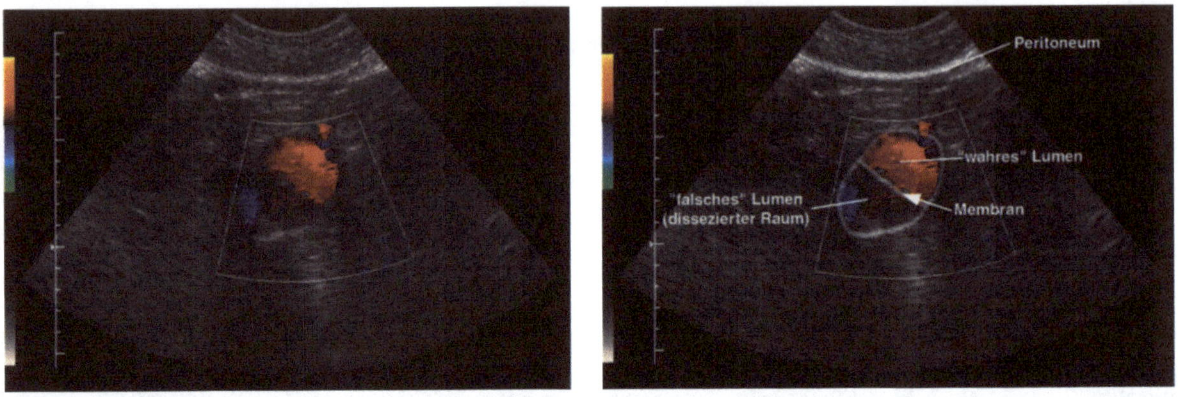

Abbildung 2.277

Aortendissektion im Oberbauchquerschnitt. Die Farbdarstellung ermöglicht die Unterscheidung zwischen „wahrem" und „falschem" Lumen. Während der Systole wird Blut vom „wahren" in das „falsche" Lumen gepreßt

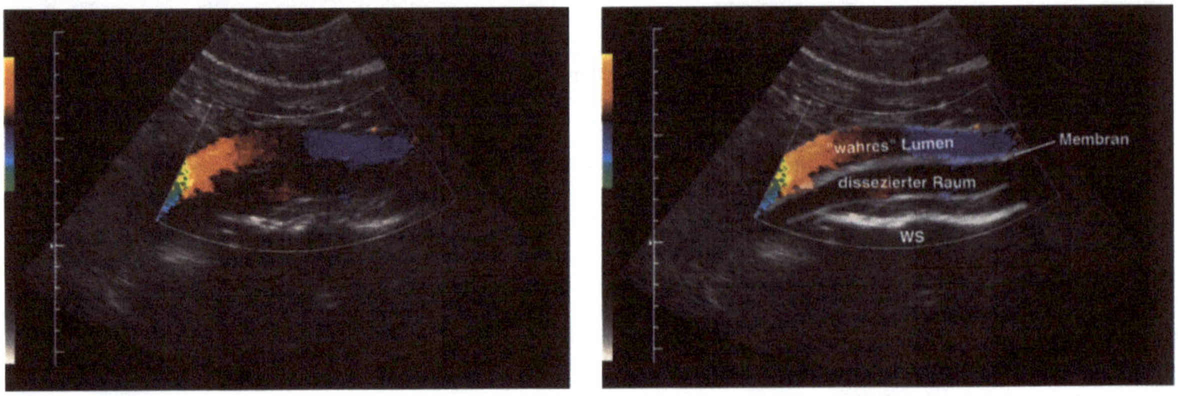

Abbildung 2.278

Aortendissektion im Oberbauchlängsschnitt. Die Farbdarstellung ermöglicht die Unterscheidung zwischen „wahrem" und „falschem" Lumen. Während der Systole ist das „wahre" Lumen gut durchblutet

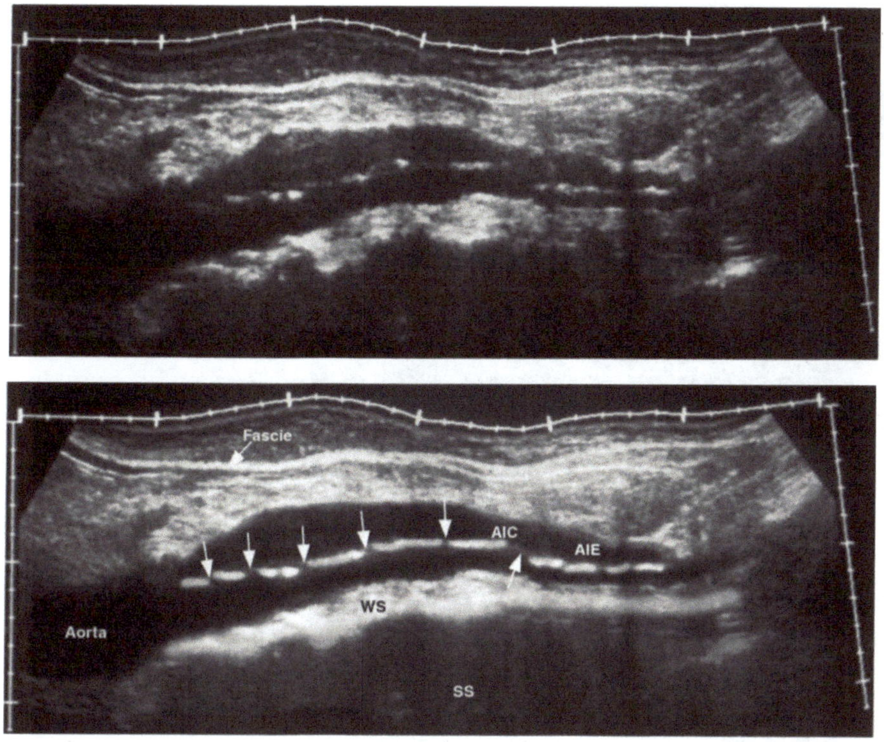

Abbildung 2.279

Aortendissektion im Längsschnitt. Komplette Darstellung der abdominellen Längsausdehnung vom Zwerchfell bis in die linke A. iliaca externa mittels Sie-scape-Technik. *Pfeile* perforierte Dissektionsmembran

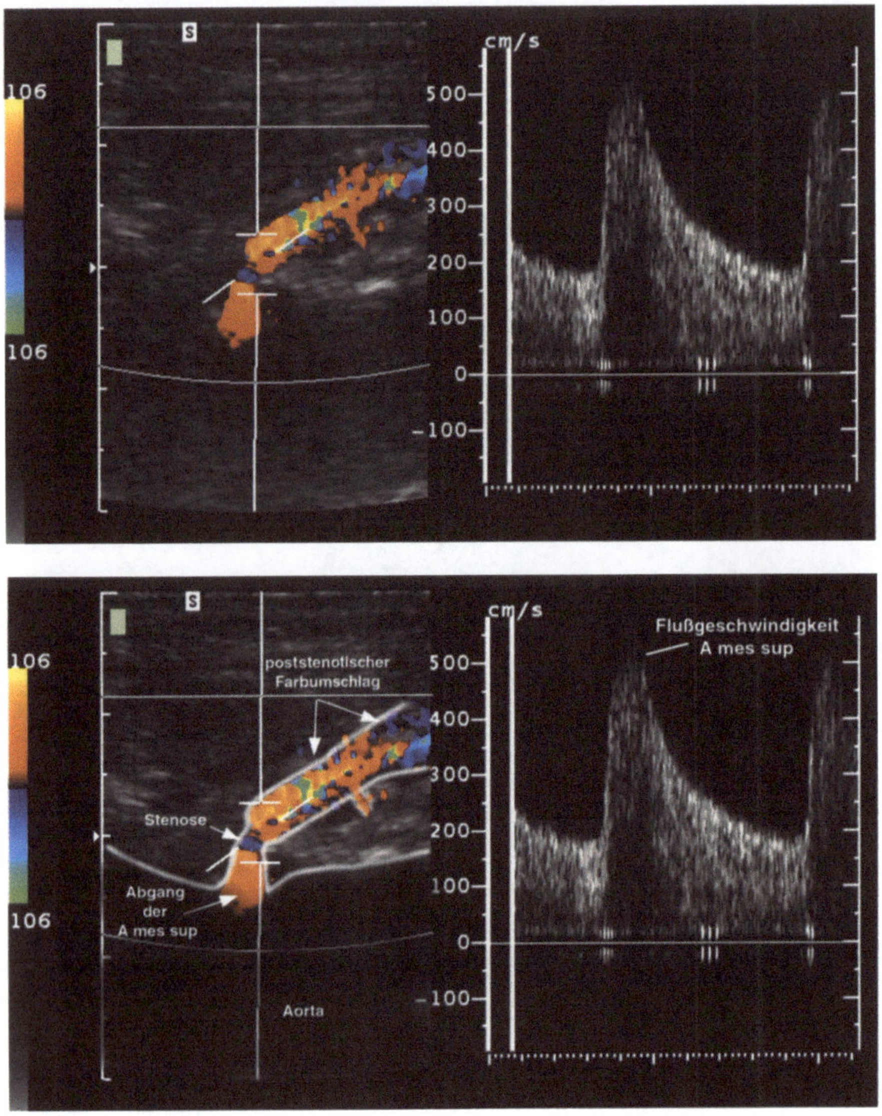

Abbildung 2.280

Hochgradige Abgangsstenose der A. mesenterica superior mit klinischer Symptomatik einer Angina abdominalis. Der Farbumschlag von rot in gelb weist bereits auf den ersten Blick auf eine wesentlich erhöhte, stenosebedingte Flußbeschleunigung hin, die Dopplerkurve beweist dieses mit einem gemessenen Fluß von knapp 500 cm/s

2.7.5.3 Äste der Aorta abdominalis

Viszeralarterien (Truncus coeliaeus, A. mesenterica sup. et inf.)

Stenosen und Plaques der Viszeralarterien lassen sich im B-Bild vermuten. Eine hämodynamische Relevanz läßt sich jedoch nur farbdopplersonographisch (oder angiographisch) beweisen und dann klinisch einordnen (Abb. 2.280). Aufgrund der meist guten Kollateralisierung kommt es jedoch in der Regel erst zu Beschwerden, wenn 2 der 3 viszeralen Arterien verschlossen oder stenosiert sind.

Aneurysmen der viszeralen Arterien sind selten und meist ein Zufallsbefund, wobei am häufigsten die A. lienalis betroffen ist.

Aa. renales

Stenosen der Nierenarterien lassen sich nur farbdopplersonographisch zuverlässig darstellen (Abb. 2.281 und 2.282). Während sich arteriosklerotische Stenosen vorwiegend im proximalen Abschnitt der Nierenarterie befinden, sind die fibromuskulären Stenosen der jünge-

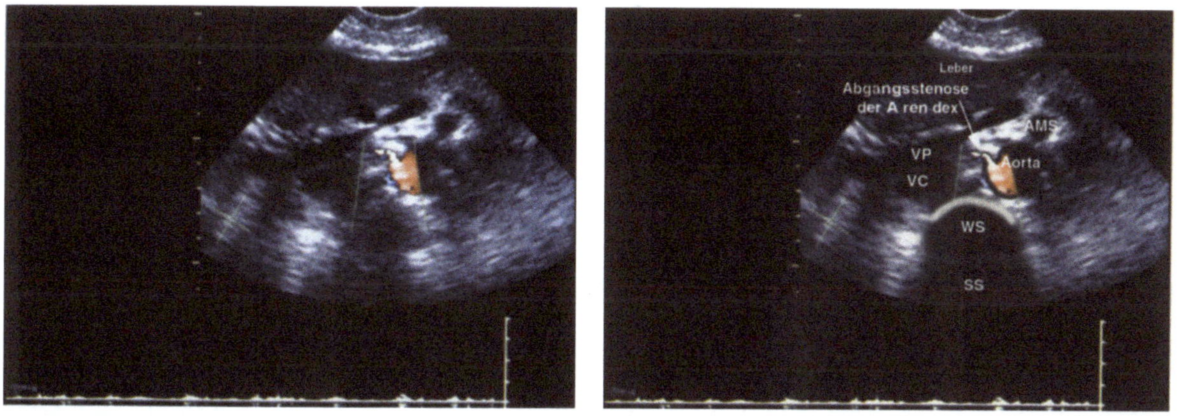

Abbildung 2.281

Hochgradige Abgangsstenose der A. renalis dextra im Oberbauchquerschnitt bei einer Patientin mit seit vielen Jahren bestehendem, bis dato ungeklärtem Hochdruck. Der Farbumschlag von rot nach weiß beweist bereits auf den ersten Blick eine wesentlich erhöhte, stenosebedingte Flußbeschleunigung

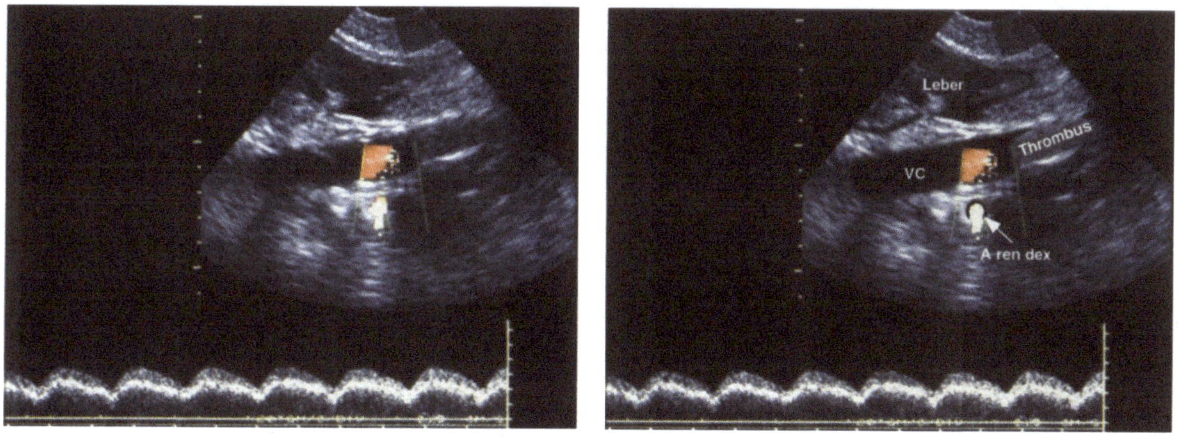

Abbildung 2.282

Vena cava inferior im Längsschnitt mit Thrombosierung im distalen Abschnitt, bei echoarmem Thrombus beweist erst der farbdopplersonographische Flußabbruch die Diagnose

ren Patienten im mittleren und distalen Drittel lokalisiert.

Bei der Nierenarterienembolie kann in Einzelfällen im B-Bild schwach echogenes intraluminäres Material nachgewiesen werden, jedoch sind nur duplexsonographisch erhobene Befunde beweisend. In der Frühphase nach Embolien stellt sich das Nierenparenchym noch unverändert dar. Nach Stunden lassen sich dann Infarkte oder Einblutungen nachweisen (s. Kap. „Urologie“).

Aa. iliacae

Isolierte Aneurysmen der Iliakalarterien sind selten. Meist treten sie im Zusammenhang mit infrarenalen Aortenaneurysmen auf (s. Abb. 2.274).

Arteriosklerotische Plaques imponieren als reflexdichte Verkalkungen mit kompletter oder inkompletter Schallauslöschung. Stenosierungen lassen sich duplexsonographisch durch die erhöhte Flußgeschwindigkeit nachweisen.

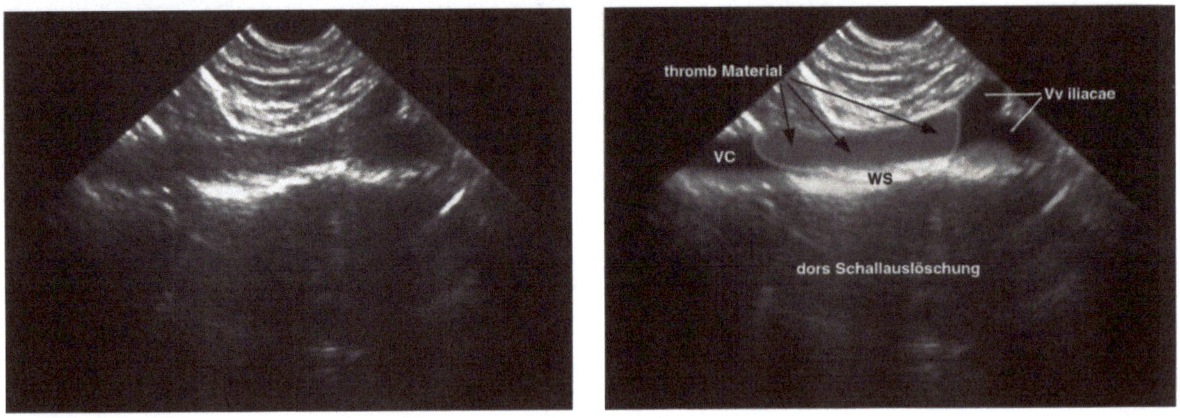

Abbildung 2.283

V. cava inferior mit kompletter Thrombosierung im Längsschnitt. Beachte das echoreiche Lumen

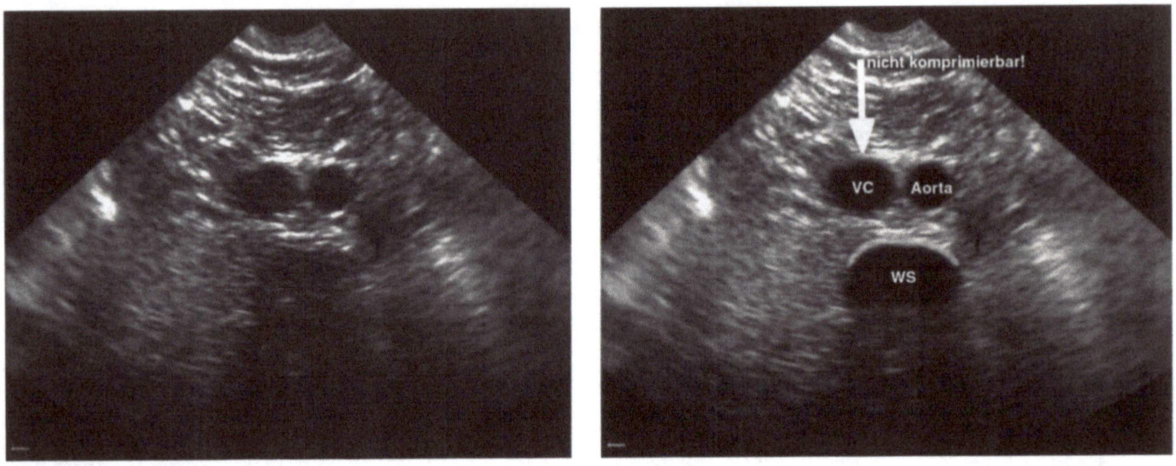

Abbildung 2.284

V. cava inferior im Oberbauchquerschnitt. Beachte das echofreie, aber runde Lumen. Trotz maximalen Drucks mit dem Schallkopf auf die Bauchdecke läßt sich die V. cava inferior nicht komprimieren (Thrombose!)

2.7.6 Sonopathologie – Venöses Gefäßsystem

V. cava inferior

Die Thrombose der V. cava inferior ist meist Folge einer aszendierenden Becken-Bein-Venenthrombose im Sinne eines Appositionsthrombus, kommt aber auch als ortsständige Thrombose nach abdominellen Operationen und Traumata bzw. als Folge einer Tumorinvasion oder -kompression des Gefäßes vor. Aszendierende Thrombosen enden häufig an der Einmündung der Nierenvenen aufgrund des hohen, seitlich eintretenden Flusses. Bei Thrombosen kranial der Nierenveneneinmündung muß an eine tumorbedingte Genese aus den Nieren, z. B. bei Nierenkarzinom, gedacht und ein adäquates Screening durchgeführt werden.

Während sich die normale V. cava ovalär darstellt und gut komprimierbar ist, wird sie bei einer Thrombosierung unabhängig von der Echogenität des Lumens meist rund und kann nicht komprimiert werden.

Frische Thromben sind meist echoarm bis echofrei und nicht selten schwer zu erkennen.

Durch die nach einigen Stunden einsetzende Hämolyse und Hyalinisierung wird die Struktur des Thrombus inhomogener. Im Laufe der weiteren Organisation des Thrombus nimmt die Echogenität in 90 % der Fälle zu (Abb. 2.283 und 2.284). In Einzelfällen kommt es in der Spätphase zu Verkalkungen. Eine beginnende Rekanalisierung läßt sich farbdopplersonographisch nachweisen. Im Vergleich zur Kavographie ist sonographisch die Abgrenzung des Thrombus nach kranial meist besser möglich. Außerdem gelingt sonographisch häufiger die Differenzierung zwischen thrombose- und kompressionsbedingten Abflußbehinderungen.

Vv. iliacae

Thrombosen der Iliakalvenen können sonographisch, insbesondere unter Benutzung des Farbdopplers, sicher diagnostiziert bzw. ausgeschlossen werden, wobei die Kriterien der Thrombosedarstellung denen der V. cava inferior entsprechen. Eine sonographische Verlaufskontrolle bei Lysetherapie ist obligat. Tumorzapfen von Nierenkarzinomen in den Vv. renales lassen sich aufgrund ihrer dem Lebergewebe ähnlichen Echogenität meist gut nachweisen. In diesem Bereich hat die Sonographie die Phlebographie und die Computertomographie weitgehend verdrängt.

2.7.7 Sonopathologie – Portales Gefäßsystem

Pfortaderthrombosen können bei unterschiedlichen intraabdominellen Erkrankungen auftreten. Sonographisch finden sich echoreiche Thromben im Lumen, eine Dilatation des thrombosierten und prästenostischen Pfortaderstromgebietes sowie duplexsonographisch ein fehlender Fluß und nachweisbare Kollateralkreisläufe (Abb. 2.285).

> Bei der portalen Hypertension kommt es zur Dilatation der V. portae, Aufhebung der respiratorischen Kaliberschwankungen, Darstellung portosystemischer Kollateralen und zur Splenomegalie.

Umgehungskreisläufe führen zumeist über extrem geschlängelte Venen, die nicht selten teilthrombosiert sind. Duplexsonographisch findet sich eine Abnahme der portalen Strömungsgeschwindigkeit oder eine Flußumkehr.

2.7.8 Retroperitoneale Raumforderungen

Häufigste retroperitoneale Raumforderungen sind Lymphome. Zur Abgrenzung von anderen retroperitonealen bzw. dem Retroperitoneum aufliegenden Strukturen ist deren Verfolgung im dynamischen Bild in der Regel wegweisend.

> Differentialdiagnosen paraaortaler Lymphome:
> - Aneurysma mit Teilthrombosierung,
> - Hufeisenniere,
> - retroperitoneale Fibrose,
> - flüssigkeitsgefüllte Darmschlingen,
> - Darmtumoren.

2.7.8.1 Maligne Lymphome

Bei der Behandlung maligner Lymphome ist ein exaktes Staging eine conditio sine qua non. Die Sonographie gilt hierbei als das primäre bildgebende Verfahren. Von besonderer Bedeutung ist neben dem Befall der Lymphknoten auch die Erkennung extranodaler Manifestationen in Milz, Leber und Gastrointestinaltrakt. In der Beurteilung des fokalen Organbefalls ist die Sonographie der Computertomographie überlegen, ein diffuser Befall ist jedoch mit beiden Verfahren schwer zu erfassen.

Befallene Lymphknoten weisen ein echoarmes, homogenes Binnenmuster auf, sind glatt begrenzt und können zu einer Ummauerung oder Verlagerung von Gefäßen führen. In etwa 20% besteht eine dorsale Schallverstärkung. Sie zeigen jedoch kein infiltratives Wachstum (Abb. 2.286). Häufig findet sich ein Befall multipler Lymphknotenstationen. Durch Feinnadelpunktionszytologie kann zwar die Diagnose eines malignen Lymphoms gestellt werden, eine therapierelevante Klassifikation ist jedoch nur im Rahmen einer histologischen und ggf. immunhistochemischen Untersuchung möglich. Eine definitive Differenzierung zwischen Hodgkin- und Non-Hodgkin-Lymphomen ist sonomorphologisch nicht möglich, jedoch kann das Verteilungsmuster des Lymphknotenbefalls Hinweise zur Unterscheidung geben. So sind z. B. die mesenterialen Lymphknoten beim Non-Hodgkin-Lymphom in der Hälfte der Fälle befallen, während dieses beim Hodgkin-Lymphom nur selten der Fall ist.

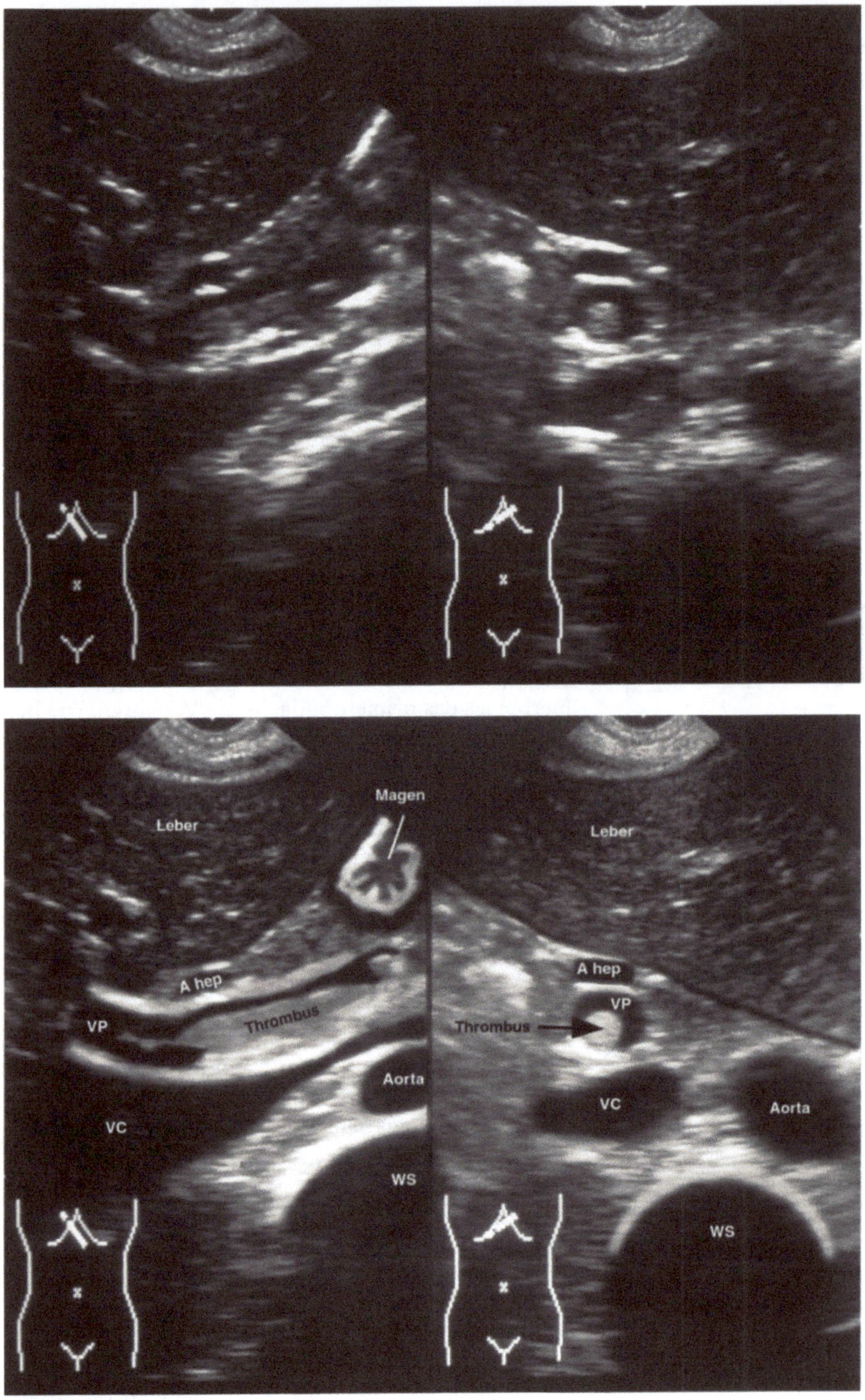

Abbildung 2.285

Teilthrombose der V. portae. Linkes Bild: V. portae im Längsschnitt, rechtes Bild: VP im Querschnitt. Unter therapeutischer Heparinisierung konnte im Verlauf eine vollständige Thrombolyse erreicht werden

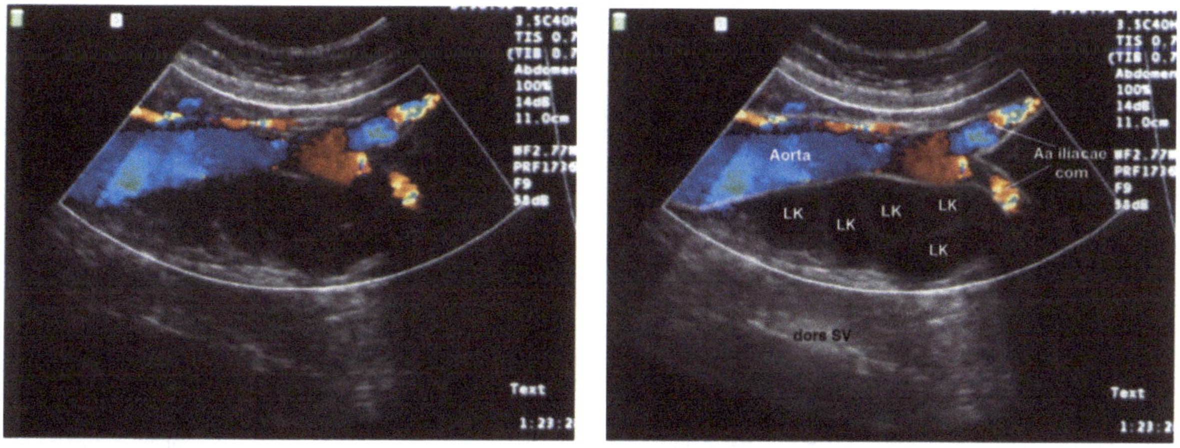

Abbildung 2.286

Malignes Non-Hodgkin-Lymphom mit Anhebung der Aorta und ihrer Bifurkation im Längsschnitt. Verdrängung, aber keine Infiltration der Gefäße

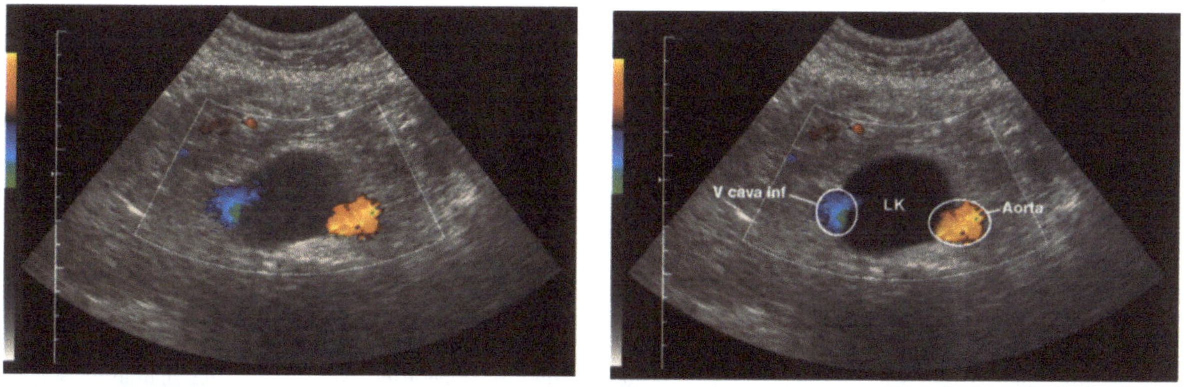

Abbildung 2.287

Sehr großes Lymphknotenpaket zwischen der Aorta und der V. cava inferior mit Verlagerung und Teilummauerung beider Gefäße im Oberbauchquerschnitt: durch sonographiegezielte Feinnadelpunktion zytologisch gesichertes Lymphknotenrezidiv nach Nephrektomie rechts wegen Hypernephrom und Teilersatz der V. cava inferior wegen Verdacht auf Tumorthrombosierung

2.7.8.2 Lymphknotenmetastasen

Lassen sich sonographisch Lmphome nachweisen, ist zunächst die Differenzierung zwischen Lymphknotenmetastasen und einem malignen Lymphom bedeutsam.

> Obwohl eine sichere sonographische Unterscheidung nicht möglich ist, kann das Erscheinungsbild und das Verteilungsmuster der Lymphome hinweisend sein.

Lymphknotenmetastasen finden sich meist nicht generalisiert, sondern im Verlauf der lokalisationsabhängigen Lymphdrainagestationen des Primärtumors. Sie stellen sich meist weniger echoarm dar und weisen eine unregelmäßige Begrenzung auf. Aufgrund ihres zum Teil infiltrativen Wachstums lassen sie sich von der Umgebung schlechter abgrenzen (Abb. 2.287). Während sich bei malignen Lymphomen häufig fokale Läsionen in der Milz finden, ist dies bei anderen Tumoren sehr selten.

2.7.8.3 Entzündliche Lymphknotenveränderungen

Entzündlich veränderte Lymphknoten finden sich häufig bei bakteriellen und viralen Lebererkrankungen im Leberhilus oder bei entzündlichen Darmerkrankungen in den regionalen Lymphknoten. Die Darstellung kann jedoch schwierig sein, da entzündliche Lymphknoten meist nur mäßig vergrößert sind und sich nicht so echoarm wie maligne Lymphome darstellen. Vom Echomuster sind sie eher mit Lymphknotenmetastasen ver-

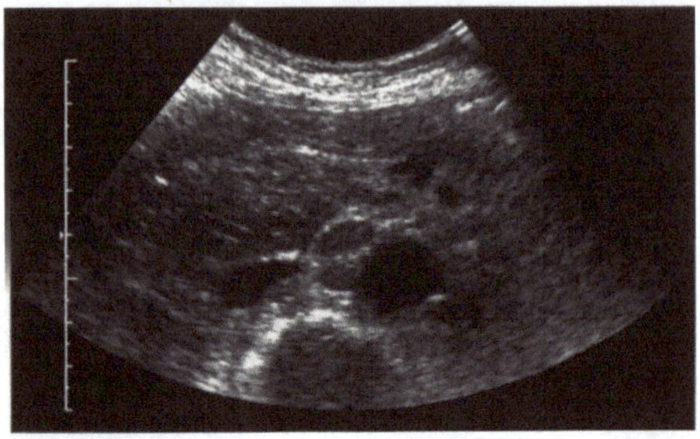

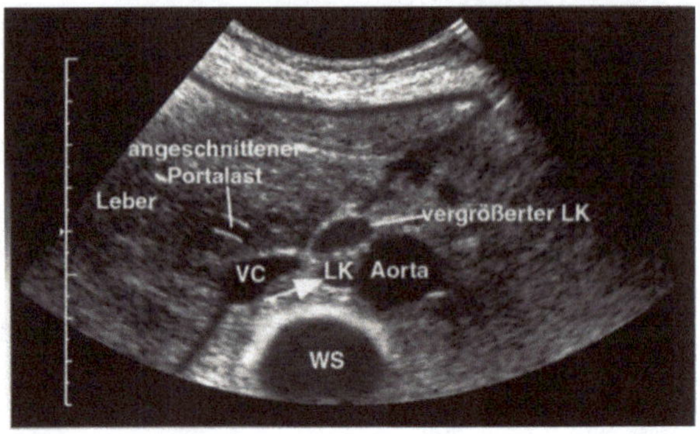

Abbildung 2.288

Vergrößerter und normalgroßer (*Pfeil*) Lymphknoten zwischen Aorta und V. cava im Oberbauchquerschnitt: 61jährige Patientin mit 15 kg Gewichtsverlust innerhalb von 2 Monaten. Im Ganzkörperscreening kein Primärtumor, 2fache Feinnadelzytologie des Lymphknotens: PAP II, mangels eines Primarius diagnostische Laparotomie und mehrfache Lymphknotenprobeentnahmen zur histologischen Begutachtung: entzündliche Veränderungen

gleichbar, zeigen aber kein infiltratives Wachstum (Abb. 2.288). Nach dem Abklingen der Entzündung bilden sich die vergrößerten Lymphknoten meist wieder zurück.

2.7.8.4 Retroperitoneale Fibrose (Morbus Ormond)

Die Ursache der primären Form der retroperitoneale Fibrose ist unbekannt. Sekundäre retroperitoneale Fibrosen können durch Medikamente, Bestrahlung, Entzündungen und Operationen verursacht werden. Sonographisch sieht man eine Ummauerung der großen retroperitonealen Gefäße mit homogenem, echoärmerem Gewebe. Dieses sollte nicht mit einem randständig thrombosierten Aneurysma verwechselt werden. Wegweisend ist hier die Lokalisation der Aortenwand (Abb. 2.289).

2.7.9 Sonopathologie – Traumatisch bedingte Veränderungen

Traumatisch bedingte Gefäßveränderungen wie Aneurysmen, Dissektionen und sekundäre Rupturen unterscheiden sich hinsichtlich ihres sonomorphologischen Erscheinungsbildes nicht von den Folgen chronischer Erkrankungen. Eine Differenzierung zwischen Trauma- oder Erkrankungsfolge kann nur unter Berücksichtigung der Anamnese als wahrscheinlich angenommen oder – und dieses stellt einen beim nichtoperativen Vorgehen vor praktisch-methodische Schwierigkeiten – histologisch bewiesen werden. Bei der primären Gefäßruptur steht das klinische Bild der inneren Blutung im Vordergrund. Ein direkter Nachweis der Gefäßläsion gelingt zumeist nicht, der sonographische Nachweis freier intraabdomineller Flüssigkeit und der anschließende direkte Nachweis freien Blutes mittels ultraschallgezielter Punktion sichern die Diagnose.

2.7.10 Postoperative sonographische Befunde

Für die Verlaufsbeobachtung nach gefäßchirurgischen Operationen, besonders nach Implantation einer Gefäßprothese, ist die Sonographie sowohl frühpostoperativ als auch im Langzeitverlauf sehr hilfreich. Gefäßprothesen weisen eine echoreiche Wand auf (Abb. 2.290).

CAVE: Nach der Implantation einer Prothese bei Aneurysmen findet sich regelhaft der über der Prothese verschlossene Aneurysmasack und ein Hämatom zwischen Prothesenwand und Aneurysmasack, das nicht mit einer erneuten Aneurysmabildung verwechselt werden darf.

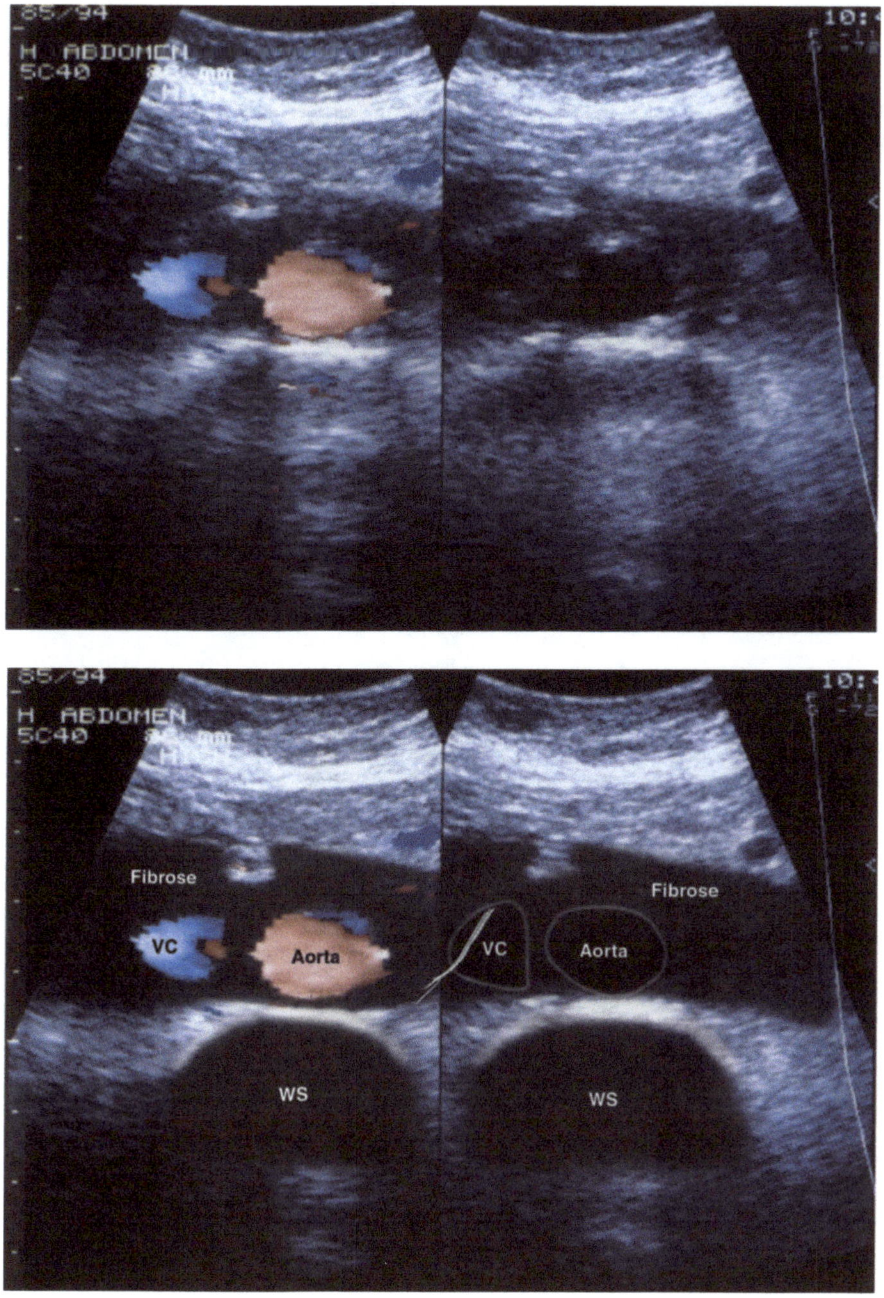

Abbildung 2.289

Retroperitoneale Fibrose (Morbus Ormond) im Oberbauchquerschnitt. Das fibrotische Gewebe ummauert sowohl die Aorta als auch die V. cava inferior. Im rechten Teilbild ist ohne Farbdarstellung die V. cava inferior nicht abgrenzbar. Im Gegensatz (Differentialdiagnose) zu einem Aneurysma besteht keine klare Abgrenzung um die Aorta. Das fibrotische Gewebe umwächst und engt sämtliche retroperitoneale Strukturen ein (*cave:* Ureteren)

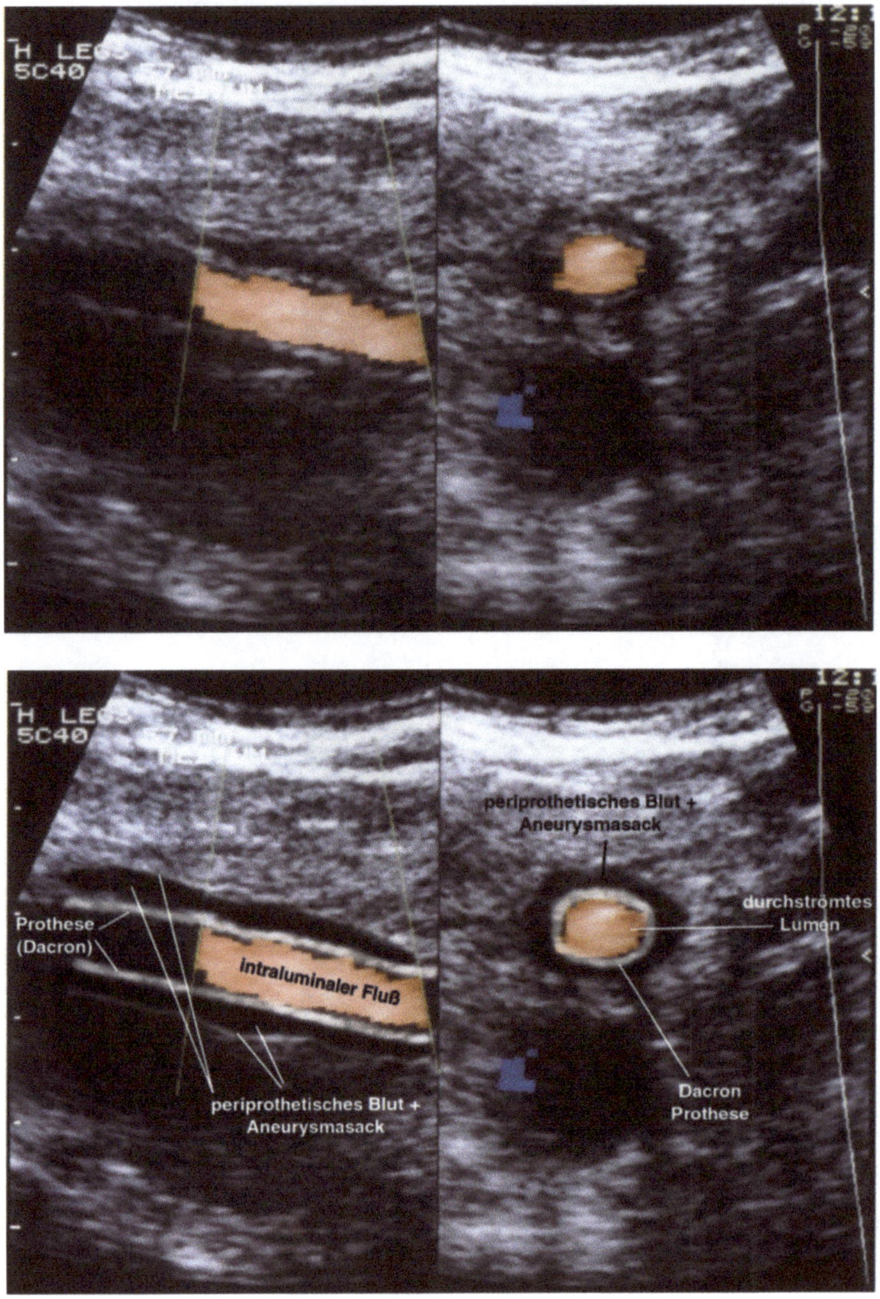

Abbildung 2.290

Regelrechter postoperativer Befund bei Z. n. infrarenalem Aortenersatz mittels einer Dacron-Rohrprothese und Graft inclusion mittels Aneurysmasackes. Die echoreiche Schicht um das durchströmte Lumen ist das Dacron, die echoärmere Schicht nach außen ist koaguliertes Blut und der einscheidende Aneurysmasack. Links: Längsschnitt, rechts: Querschnitt

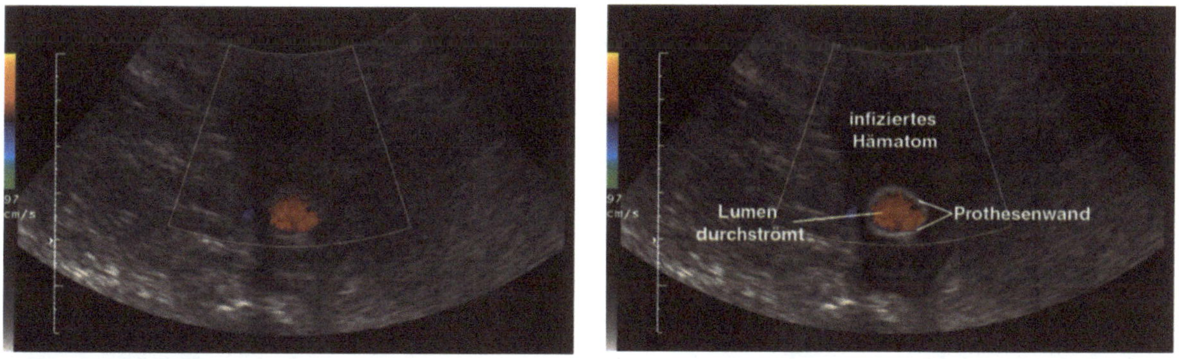

Abbildung 2.291

Protheseninfekt, Z. n. Y-Prothese. Rötung und Überwärmung in der rechten Leiste. Im Ultraschallquerschnitt echoärmere, unscharf begrenzte Raumforderung um die frei durchströmte Prothese

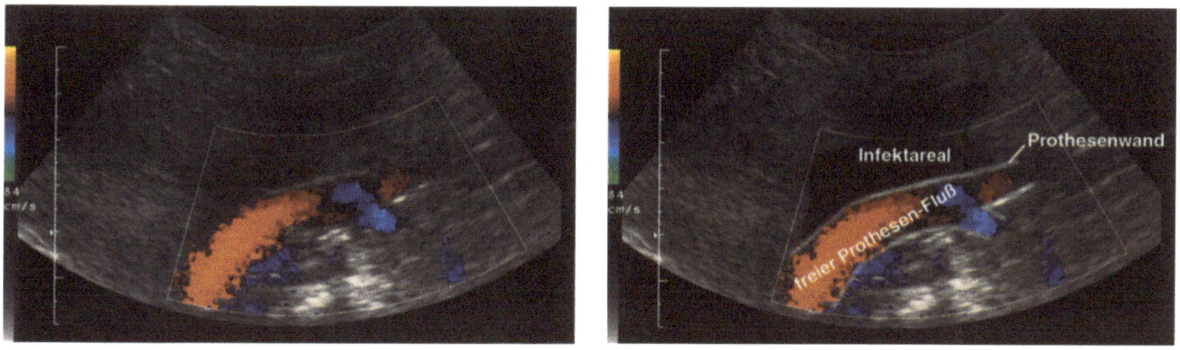

Abbildung 2.292

Protheseninfekt, Z. n. Y-Prothese. Klinisch Rötung und Überwärmung in der rechten Leiste. Im Ultraschallängsschnitt echoärmere, unscharf begrenzte Raumforderung um die frei durchströmte Prothese. In diesem Schnitt läßt sich die abdominelle Ausdehnung bestimmen: Überschreitung des Leistenbandes nach kranial, jedoch nicht die theoretische Höhe der A. iliaca interna erreichend

Bei sonographischem Nachweis echofreier Volumina um die Prothese kann nicht sicher zwischen Hämatom, Lymphozele und Abszeß differenziert werden. Die Kombination mit Laborwerten und klinischen Befunden ist jedoch zumeist diagnostisch wegweisend. Eine diagnostische Punktion ist ausschließlich bei klinischen und laborchemischen Infektzeichen zu erwägen. Sonographische Infektzeichen können eine unscharfe Begrenzung zur Umgebung und echoreichere Reflexe in einer ansonsten echoärmeren Raumforderung um eine Gefäßprothese sein (Abb. 2.291 und 2.292).

Fehlende Wandpulsationen und fehlende Flußsignale in der Duplexsonographie weisen einen akuten Verschluß der Prothese nach. Der frische Thrombus im Lumen läßt sich im B-Bild meist nicht erkennen, da er sich ebenfalls sehr echoarm darstellt. Gefürchtete Komplikationen sind Nahtaneurysmata. Sie lassen sich durch eine typische Erweiterung vor oder im Anschluß einer Gefäßprothese sicher sonographisch nachweisen (Abb. 2.293 und 2.294).

Im Rahmen der Verlaufskontrolle nach transfemoralen Stentprothesenimplantationen zur Stabilisierung eines Aortenaneurysmas gewinnt die Überprüfung der Dichtigkeit an den Verankerungsstellen zunehmend an Bedeutung. Hier lassen sich Lecks mit der Farbdopplersonographie reproduzierbar erkennen (Abb. 2.295).

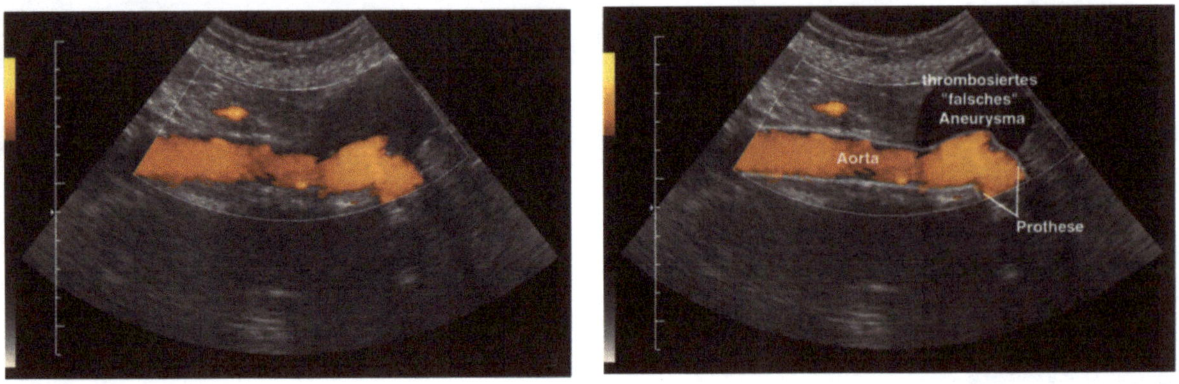

Abbildung 2.293

Proximales Anastomosenaneurysma nach End-zu-Seit angeschlossener Y-Prothese im Längsschnitt. Im Power-Mode am Übergang von der Aorta zur Dacron-Prothese eindeutiges, zum größten Teil thrombosiertes (falsches) Aneurysma

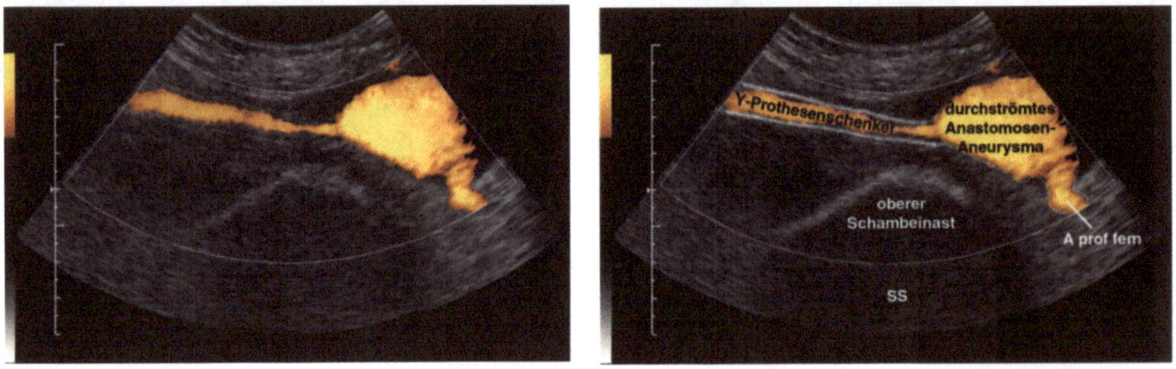

Abbildung 2.294

Distales Anastomosenaneurysma nach Y-Prothese im Längsschnitt. Klinisch deutlich Pulsation in der linken Leiste. Im Power-Mode am Übergang linker Prothesenschenkel zum Nativgefäß eindeutige, massive Erweiterung der A. femoralis communis. Aus dem Anastomosenaneurysma geht die A. femoris profunda ab

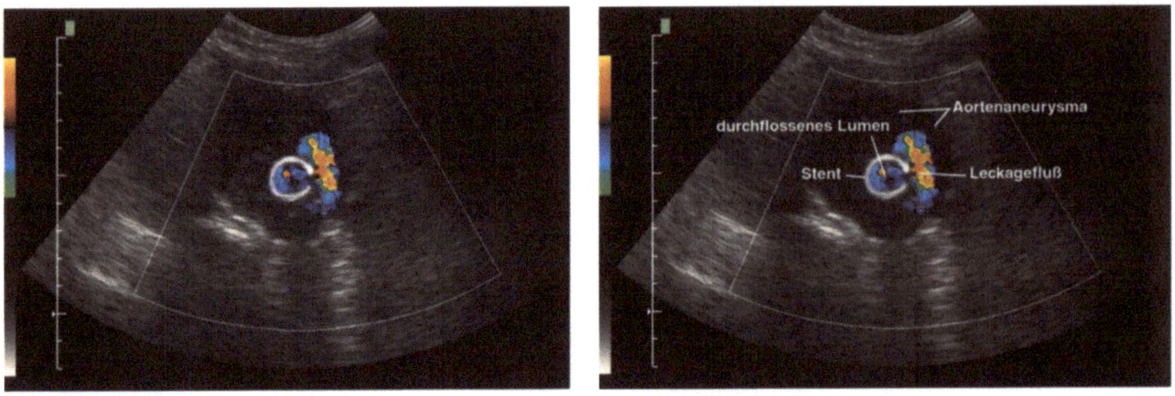

Abbildung 2.295

Z. n. Aortenstentversorgung eines infrarenalen Aortenaneurysmas im Oberbauchquerschnitt. Bei unverändert großem Aneurysmasack ist der Stent orthograd durchblutet. Linkslateral des sich zirkulär sehr echoreich darstellenden Stentmaterials zeigt die Farbkodierung eindeutig ein Flußsignal, daß eine durchströmte Leckage bei Aortenwandperforation beweist

2.7.11 Methodenbewertung

Mit der B-Bild-Sonographie können viele Gefäßerkrankungen grob und für Notfallentscheidungen, besonders bei der Frage nach gedeckter oder freier Perforation eines Bauchaortenaneurysmas, ausreichend und in einer vertretbaren Zeit diagnostiziert werden. Für eine zeitgerechte Gefäßdiagnostik ist jedoch der Einsatz der Farbdopplersonographie eine unabdingbare Voraussetzung. Dabei ist die Farbdopplersonographie gegenwärtig der technisch anspruchvollste Teil innerhalb der viszeralchirurgischen Sonographie. Sie bedarf gegenüber der reinen B-Bild-Sonographie eines wesentlich höheren Lernbedarfs. Technisch-wissenschaftlich betrachtet, sollte die qualifiziert durchgeführte Farbdopplersonographie in fast allen Bereichen der Gefäßdarstellung wegen ihrer bekannten Vorteile die radiologische Diagnostik verdrängt haben (s. Übersicht).

Berufspolitisch ist der routinemäßige Einsatz dieser Technik direkt durch die Verabschiedung der Bundesmusterweiterbildungsordnung 1993 und ihrer föderalen Umsetzung in den Bundesländern bis 1997 und der Forderung in ihr, daß jeder Viszeralchirurg umfassende Kenntnisse in dieser Technik nachweisen muß, festgeschrieben.

Besonders in der Echtzeitbeobachtung von Gefäßpathologien, z.B. Stenosen mit Flußerhöhungen, pulsatilen Verhalten von Dissektionsmembranen, flottierenden Thromben mit ihren mehr oder minder stabilen Wandadhärenzen, Lecks an Gefäßprothesen, Flußverhalten in Aneurysmata – besonders bei falschen und beginnenden Rupturen, Umgehungskreisläufen – auch in der Bauchdecke liegen die Stärken der Farbdopplersonographie. Anatomische Gefäßverläufe und -varianten wie auch pathologische Gefäßverläufe lassen sich besonders für die präoperative Planung problemlos im operativen Zielraum dreidimensional für das operative Vorgehen zuordnen.

Der transkutane Ultraschall der Lymphknoten kann in der Hand des Erfahrenen eine hohe Aussagekraft erreichen. Besonders beim Lymphknotenbefall im Oberbauch kann bereits präoperativ eine Tendenz zur Wahrscheinlichkeit der Ro-Resektion getroffen werden. Mit High-end-Geräten sind Lymphknotendarstellungen bis 5 mm – also bis weit in den Normbereich – möglich. Bei entsprechender Indikation lassen sich somit gemeinsam mit der sonographiegezielten Zytopunktion gute Aussagen zur Dignität und zum N-Stadium treffen.

Ultraschallsignalverstärker (Ultraschallkontrastmittel) ermöglichen zusätzliche Aussagen. Die Indikationen zur Staginglaparotomie besonders bei Magenkarzinomen und Lymphomen verlieren so zunehmend an Bedeutung.

Vorteile des Einsatzes der Farbdopplersonographie

- Aussagekräftig
- Kostengünstig
- Zu jeder Zeit und an jedem Ort wiederholbar
- Keine Strahlenbelastung
- Kein Kontrastmittelrisiko
- Keine Patientenbelastung
- Aussagen nicht nur zur Morphologie, sondern auch zur quantitativen und qualitativen Hämodynamik

Literatur

1. Czerny M, Trubel W, Claeys L, Scheuba C, Huk I, Prager M, Polterauer P (1997) Die akute mesenteriale Ischämie. Zentralbl Chir 122: 538–544
2. Merritt CR (1992) Doppler color imaging: abdomen. Clin Diagn Ultrasound 27: 141–194
3. Spaulding KA (1997) A review of sonographic identification of abdominal blood vessel and juxtavascular organs. Vet Radiol Ultrasound 38: 4–23
4. Strandness DE jr (1994) Diagnostic approaches for detecting deep vein thrombosis. Am J Card Imaging 8: 13–17
5. Vangnini FJ, Hill S, Puvogel J (1997) The use of multisite high resolution arterial imaging to assess arteriosclerosis. Angiology 48: 1023–1030
6. Wilmink AB, Hubbard CS, Quick CR (1997) Quality of the measurement of the infrarenal aortic diameter by ultrasound. J Med Screen 4: 49–53

2.8 Sonographie endokriner Organe

P. Würl, F. Weigmann, A. Bembenek und H. Dralle

2.8.1 Indikationen zur chirurgischen Sonographie endokriner Organe

2.8.1.1 Schilddrüse

Als gefahrloses, beliebig wiederholbares, kostengünstiges Verfahren mit hoher morphologischer Aussagekraft, kommt die Sonographie nach der klinischen Untersuchung als erste apparative Methode zum Einsatz [17]. Sie stellt im Bereich der Schilddrüse bzw. des Halses heute das wichtigste bildgebende diagnostische Verfahren dar [10]. Dem geschulten Untersucher bieten sich aufgrund der unendlichen Zahl möglicher Schnittebenen ideale topographische und morphologische Darstellungsmöglichkeiten, die mit Hilfe der Farbdoppler- und Duplexsonographie zusätzlich auch funktionelle Beurteilungen ermöglichen.

Hieraus ergeben sich folgende *Indikationen* zur Anwendung im Bereich der Schilddrüse:

- Screening von Schilddrüsenerkrankungen
- Abklärung von Beschwerden und Schwellungen in der Halsregion
- Differenzierung von Schilddrüsenvergrößerungen inklusive Knoten
- Morphologische Abklärung funktioneller Veränderungen
- Exakte topographische Zuordnung morphologischer Veränderungen
- Exakte Lokalisation und Führung von Feinnadelpunktionen
- Erfassung von Lymphknotenvergrößerungen bei Malignomverdacht
- Staging bei Patienten mit gesichertem Malignom
- Postoperative Befundkontrolle
- Verlaufskontrolle bei konservativen Therapieverfahren
- Verlaufskontrolle im Rahmen der Tumornachsorge

Die Anwendung der Sonographie ermöglicht dem Chirurgen in Ergänzung zur Anamnese, klinischem und szintigraphischem Befund, klare morphologiebezogene Operationsindikationen zu formulieren und exakt das operative Vorgehen zu planen.

2.8.1.2 Nebenschilddrüse

Vor Ersteingriffen wegen eines primären Hyperparathyreoidismus wird in der Regel keine Lokalisationsdiagnostik durchgeführt, da die Aussagekraft einer chirurgischen Exploration beim Primäreingriff durch kein Lokalisationsverfahren erreicht wird. Zur Beurteilung der Schilddrüse und orientierenden Situsdarstellungen kann eine präoperative Sonographie allerdings auch beim Ersteingriff sinnvoll sein.

Zervikale Reexplorationen gehen mit deutlich erschwerten operativen Voraussetzungen und höheren Komplikationsraten einher, so daß präoperativ Lokalisationsverfahren zur Anwendung kommen. Neben der selektiven venösen Blutentnahme (Stufenkatheter) werden Sonographie, MIBI-Szintigraphie und Schichtbildverfahren durchgeführt. Bei etwa gleicher Aussagekraft, aber deutlich geringeren Kosten und minimaler Patientenbelastung stellt die Sonographie das effizienteste der bildgebenden Verfahren dar, gefolgt von der MIBI-Szintigraphie und der MRT [14, 18, 4, 3].

Indikation zur sonographischen Nebenschilddrüsendiagnostik ist somit die Lokalisation von Nebenschilddrüsenvergrößerungen bei biochemisch gesichertem Hyperparathyreoidismus mit dem Ziel der orientierenden Situsdarstellung und Eingriffsminimalisierung, insbesondere bei Reeingriffen.

Für den Operateur ergibt sich dadurch die Möglichkeit, seine Vorgehensweise genauer auf die zu erwartenden Verhältnisse abzustimmen und, vor allem bei Verdacht auf eine Mehrdrüsenerkrankung, die Eingriffsausdehnung besser planen und mit dem Patienten besprechen zu können.

2.8.1.3 Nebenniere

Aufgrund der versteckten Lage des Organs im Retroperitoneum sind nichtvergrößerte Nebennieren insbesondere bei kräftigeren Patienten sonographisch nicht zuverlässig genug darstellbar. Somit beschränkt sich die Indikation zur Nebennierensonographie auf Veränderungen, die mit einer Vergrößerung des Organs einhergehen. Die Darstellbarkeitsgrenze von Organvergrößerungen wird wesentlich durch die anatomischen Gegebenheiten des Patienten mitbestimmt. Um die Methode nicht zu überfordern, ist es erforderlich zu wissen, bei welchen Erkrankungen sonographisch relevante Organvergrößerungen zu erwarten sind. Unter Berücksichtigung des Umstandes, daß tumoröse Organveränderungen rechts meist erst ab einer Größe von 1–1,5 cm und links ab 1,5–2 cm Durchmesser sonographisch nachweisbar sind, ergeben sich folgende *Indikationen*:

- Abklärung von Beschwerden in der Lenden- und Oberbauchregion
- Morphologische Abklärung endokriner Funktionsstörungen (z. B. Morbus Cushing, primärer Hyperaldosteronismus, Phäochromozytom)
- Hormoninaktive Nebennierenadenome
- Exakte Lokalisation und Führung von Feinnadelpunktionen
- Staging bei Patienten mit Nebennierenmalignom
- Staging und Verlaufskontrolle im Rahmen der Tumornachsorge bei Patienten mit primärem Nebennierenmalignom oder adrenal metastasierten Malignomen
- Postoperative Befundkontrolle

Hormoninaktive Nebennierenadenome stellen aufgrund ihrer Symptomarmut oder Symptomlosigkeit meist Zufallsbefunde dar. Die genaue Morphologie und Topographie mit Abklärung eines möglichen bilateralen Erkrankungsmusters sind neben der biochemischen Diagnose für den Chirurgen bezüglich der Wahl des operativen Verfahrens (offen oder minimal-invasiv) und der Operationsstrategie von entscheidender Bedeutung.

2.8.2 Topographische Anatomie

2.8.2.1 Schilddrüse

Die in der 3. Embryonalwoche in der Mittellinie des Mundbodens (2. und 3. Schlundtasche) entstehende Schilddrüse zeigt am Ende der Organentwicklung eine schmetterlingsähnliche Form. Vom rechten und linken Schilddrüsenlappen werden die Flügel gebildet, die meist in Höhe des 1.–3. Trachealknorpels durch den Isthmus verbunden sind. Regelmäßig findet man in Form eines Lobus pyramidalis einen „Schmetterlingskopf" (Abb. 2.296). Ein normaler Schilddrüsenlappen hat etwa eine Ausdehnung von 4–6 × 2 × 2 cm und ein Volumen von 8–12 ml [16]. Das Organ ist bis auf das lateral gelegene Gefäßnervenbündel (A. carotis communis, V. jugularis interna, N. vagus) und die in der Mittellinie beide Lappen trennende Trachea bzw. Kehlkopf und Ösophagus allseits von Muskulatur umgeben (ventral: M. sternohyoideus, M. sternothyreoideus und M. omohyoideus; ventrolateral: M. sternocleidomastoideus; dorsal: M. longus cervicis, M. longus capitis, M. scalenus anterior).

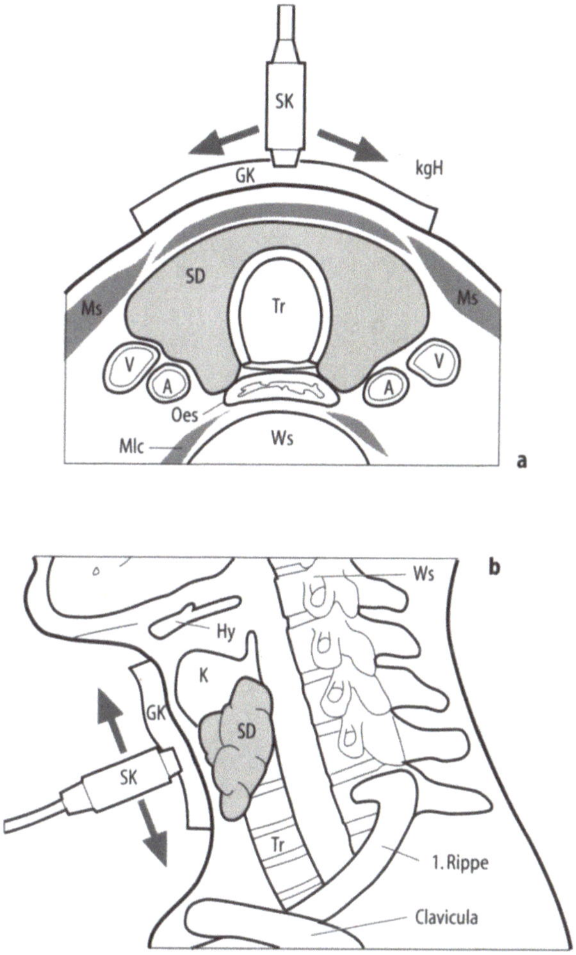

Abbildung 2.296 a, b

Schematische Darstellung der Schilddrüsenregion im Quer- (**a**) und Längsschnitt (**b**) mit den Standarduntersuchungsebenen und Bewegungsrichtungen des Schallkopfes. *SK* Schallkopf, *SD* Schilddrüse, *Tr* Trachea, *Oes* Ösophagus, *WS* Wirbelsäule, *Mlc* M. longus colli, *A* A. carotis communis, *V* V. jugularis interna, *Ms* M. sternocleidomastoideus, *GK* Gelkissen, *kgH* kurze gerade Halsmuskulatur, *Hy* Hyoid, *K* Kehlkopf

2.8.2.2 Nebenschilddrüse

Etwa 90 % aller Menschen besitzen 4 Nebenschilddrüsen, bei 5–13 % liegen numerische Variationen zwischen 2 und 8 (selten noch mehr) Epithelkörperchen vor, wobei überzählige Varianten (>4) häufiger sind als unterzählige (<4) [1, 16]. Normalerweise liegen die oberen Nebenschilddrüsen dorsokranial und die unteren ventrokaudal der Kreuzungsstelle von A. thyreoidea inferior und N. recurrens. Neben den numerischen Varianten ergeben sich aus der Embryogenese des Organs (Entwicklung der oberen Nebenschilddrüse aus der 4. und der unteren aus der 3. Schlundtasche) mit der Möglichkeit von Deszensusstörungen bei ca. 20 % z.T. er-

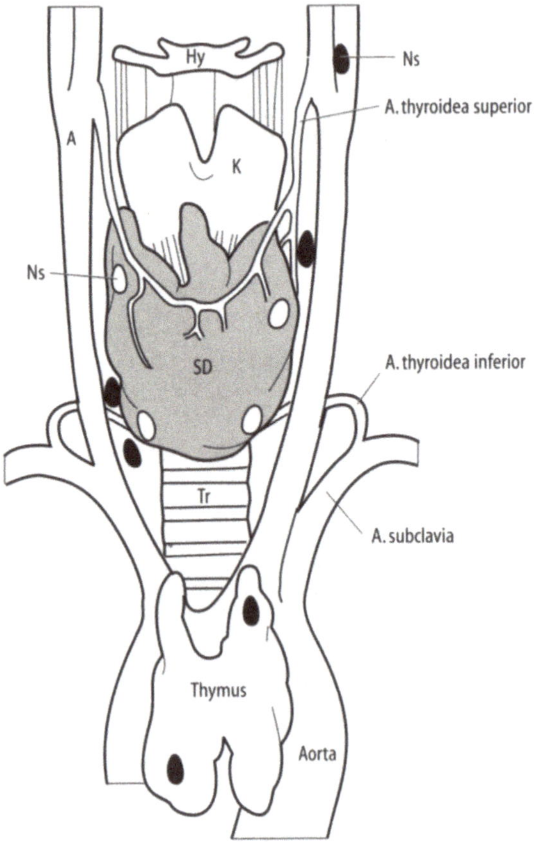

Abbildung 2.297

Schematische Darstellung des Halses und des vorderen Mediastinums mit normaler (*helle Markierungen*) Nebenschilddrüsenposition und ektopen (*dunkle Markierungen*) Lagevarianten. *NS* Nebenschilddrüse, *Tr* Trachea, *SD* Schilddrüse, *NS* Nebenschilddrüse, *A* A. carotis communis, *Hy* Hyoid, *K* Kehlkopf

hebliche Lagevarianten einer oder mehrerer Epithelkörperchen (Abb. 2.297). Sie können intra- oder perithymisch (10–15 %), parapharyngeal (3 %), intrathyreoidal (1–3 %), retroösophageal (1 %) oder in der Karotisscheide (1 %) lokalisiert sein [1, 16]. Das Durchschnittsgewicht eines einzelnen Epithelkörperchens wird mit etwa 35 mg angegeben.

2.8.2.3 Nebenniere

Die Nebenniere besteht genetisch und funktionell aus 2 Anteilen. Die Rinde entstammt dem mesodermalen Zölomepithel, das Mark der ektodermalen Sympathicusanlage. Eine gesunde rechte Nebenniere hat die Form einer Mitra und eine Ausdehnung von etwa 40 × 30 × 10 mm. Beide Organe haben ein Volumen von je ca. 5–7 ml und sitzen am Übergang des 11./12. Brustwirbelkörpers der Niere anteromedial auf (Abb. 2.298). Topographisch resultiert hieraus rechts eine Begrenzung nach dorsomedial durch die Pars lumbalis des Zwerchfells, nach ventrolateral durch den rechten Leberlappen, und nach medial durch die V. cava inferior. Die linke Nebenniere hat eine halbmondähnliche Form und wird ventral durch die Bursa omentalis und den Pankreasschwanz, dorsal durch die Pars lumbalis des Zwerchfelles, und anteromedial durch die Aorta begrenzt. Aufgrund ihrer Lage hinter dem Magen ist die linke Nebenniere sonographisch schwieriger darstellbar als die rechte.

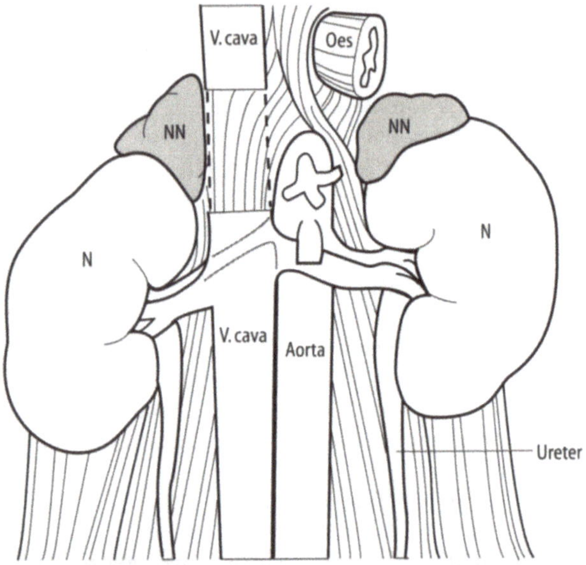

Abbildung 2.298

Schematische Darstellung der Nebennierenform und -position. *Oes* Ösophagus, *NN* Nebenniere, *N* Niere

2.8.3 Untersuchungstechnik, Standardschnitte und Normalbefunde

2.8.3.1 Schilddrüse

Aufgrund der oberflächlichen Lage des Organs und der damit verbundenen guten sonographischen Zugänglichkeit kommen hochfrequente Parallelschallköpfe zwischen 7 und 10 MHz (5 MHz möglich und manchmal nötig) mit einer Breite von mindestens 7 cm zum Einsatz. Derartige Schallköpfe verbinden gute anatomische Übersicht mit einem realen lateralen Auflösungsvermögen im Bereich weniger mm. Auf die Verwendung einer Vorlaufstrecke in Form von Wasser- oder Gelkissen sollte nicht verzichtet werden.

Zur Untersuchung befindet sich der Patient normalerweise in Rückenlage. Eine leichte Reklination des Kopfes und damit Dorsalflexion der Halswirbelsäule wird passiv durch eine unter die Schultern plazierte Rolle oder aktiv durch Aufforderung zum Nachoben-

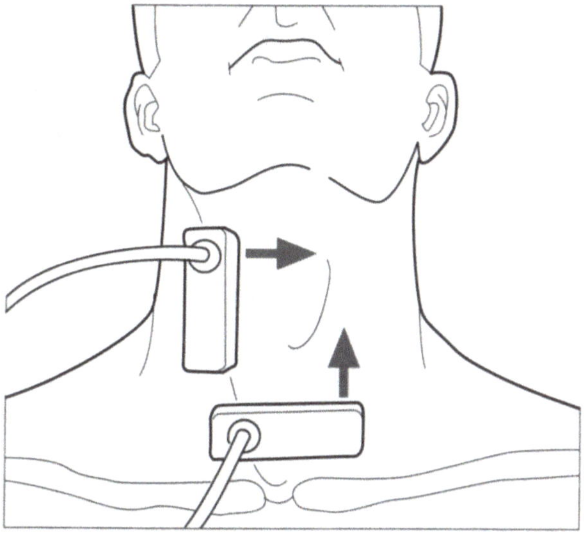

Abbildung 2.299

Schematische Darstellung der Untersuchungsposition des Patienten und der Bewegungsrichtungen des Schallkopfes bei der Untersuchung der Halsregion

strecken des Kinns erzielt. Bei dyspnoischen Patienten oder Auftreten von Schwindel kann auch im Sitzen untersucht werden. Die Dorsalflexion der Halswirbelsäule dient der Luxation des unteren Schilddrüsenpoles nach kranial und ist somit Voraussetzung für eine vollständige Organdarstellung in den Standardebenen (Abb. 2.299).

Im Bereich des Halses dienen Kehlkopf, Trachea, Halsgefäße und Wirbelsäule als Leitstrukturen der Sonographie. Als Orientierungshilfe bieten sich das Gefäßbündel und die Trachea mit ihrem im Querschnitt normalerweise mittelständigen bogenförmigen hellen Echo und dorsaler Schallauslöschung an.

Für die systematische Untersuchung der Schilddrüse sollte sich jeder Untersucher einen standardisierten Ablauf erarbeiten. Dieser muß als Mindestanforderung die Querschnittsuntersuchung des Halses im rechten Winkel zur Trachea sowie die Längsschnittuntersuchung parallel zur Trachea zwischen rechtem und linkem Trapeziusvorderrand sowie vom Kieferwinkel bis zum Jugulum beinhalten (s. Abb. 2.296 und 2.299).

Hierbei fallen beide lateralen Halsdreiecke, das zervikale Gefäß-Nerven-Bündel sowie die Submandibularregion ins Betrachtungsgebiet und können so bei jeder Schilddrüsenuntersuchung zumindest orientierend begutachtet werden. Die diagnostische Sicherheit wird durch dieses Vorgehen bei einem im Vergleich zur isolierten Schilddrüsenuntersuchung geringen Mehraufwand von wenigen Minuten beträchtlich erhöht. Zu den longitudinalen und transversalen Standardschnitten kann die Untersuchung durch beliebig viele Schnitte in den unterschiedlichsten Ebenen ergänzt werden. Der als Ergebnis der Untersuchung erhobene und dokumentierte Befund umfaßt analog anderen Lokalisationen eine topographische Zuordnung, eine morphologische Beschreibung sowie eine Differenzierung der sonographischen Bildeigenschaften wie Echogenität, Echostruktur oder Schattenphänomene.

Die normale Schilddrüse ist ohne Darstellbarkeit der Organkapsel zur Umgebung allseits gut abgrenzbar. Die ventral und dorsal liegende Muskulatur stellt sich echoarm dar. Die dorsolateral liegenden Gefäße lassen sich durch unterschiedliche Form, Größe und Komprimierbarkeit von einander abgrenzen (A. carotis communis: dorsolateral, rund, kleiner, nicht komprimierbar; V. jugularis interna: lateral, ovalär, größer, komprimierbar). Die Trachea liegt mittelständig zwischen beiden Schilddrüsenlappen. Der einzelne Lappen hat eine Länge von 4–6 cm, eine Sagittalausdehnung von bis zu 2 cm und einen Querdurchmesser von bis zu 2,5 cm (Abb. 2.300). Die Echogenität der normalen Schilddrüse ist, verglichen mit anderen parenchymatösen Organen, als mittelmäßig einzuschätzen. Das Organ hat eine sehr feine Echotextur mit homogener Echoverteilung.

Die Schilddrüse ist normalerweise sehr deutlich echoreicher als die umgebende Muskulatur!

Die sonographische Volumenbestimmung ist wesentlicher Bestandteil der Untersuchung.

In Anlehnung an die Formel zur Volumenberechnung von Ellipsoiden
($V = \pi/6 \times$ Länge $\times$ Breite $\times$ Tiefe)
läßt sich das Volumen des einzelnen Lappens ausreichend exakt und gut reproduzierbar nach der Formel
$V = 0{,}5 \times$ Länge $\times$ Breite $\times$ Tiefe
ermitteln [11, 22].

Der normalerweise kleine Isthmus wird bei der Gesamtvolumenberechnung des Organs vernachlässigt. Das Normalvolumen des gesamten Organs beträgt bei Frauen maximal 18 und bei Männern 25 ml. Überschreitet die Länge des Organs die Schallkopflänge, muß das entsprechende Maß addiert werden. Hierzu wählt man das Krikoid oder einen oberen Trachealknorpel als Fixpunkt, von dem aus dann die Organausdehnung nach kranial und kaudal gemessen wird.

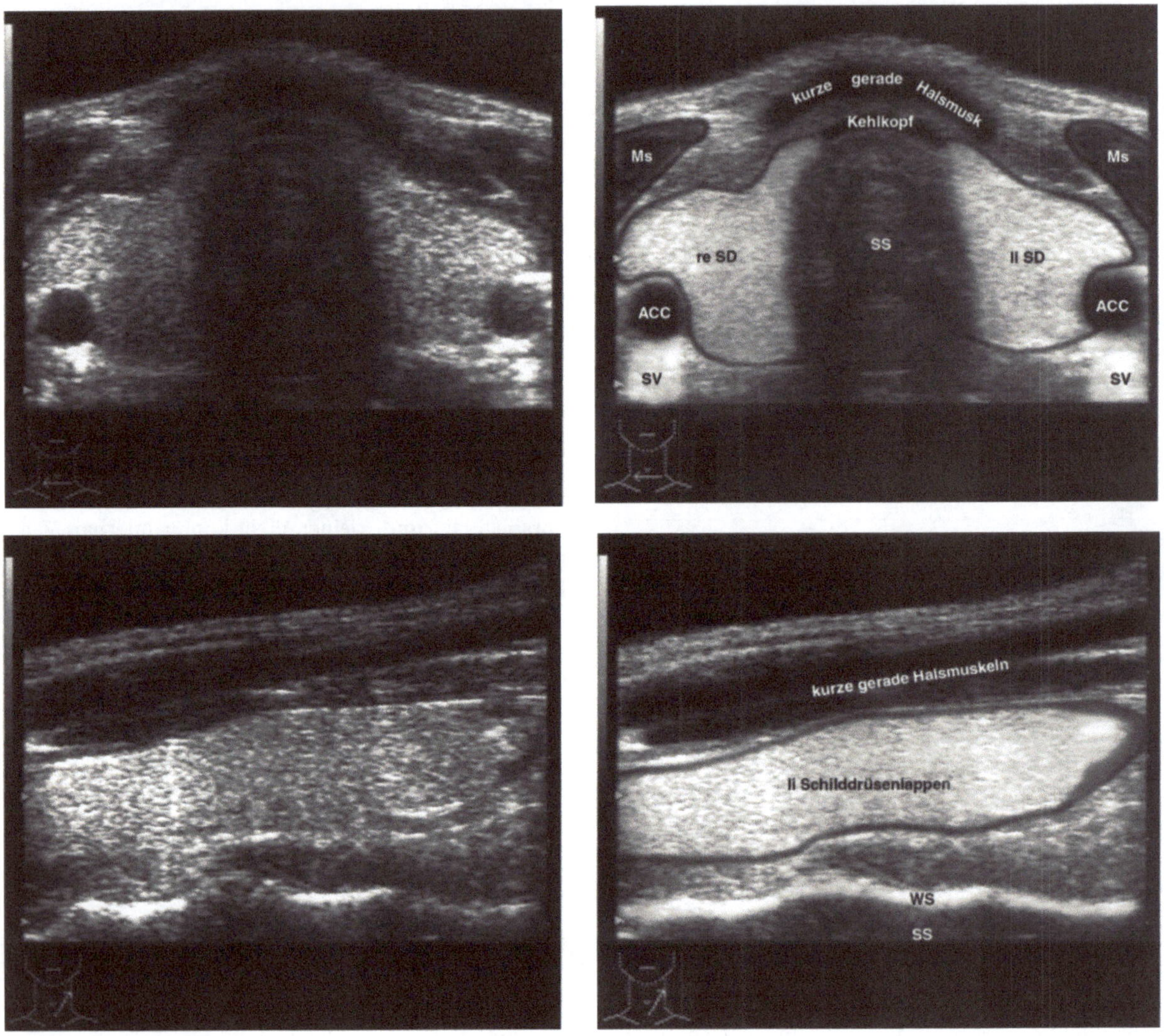

a

b

Abbildung 2.300 a, b

Schnitt (**a**) durch die mittlere Halsregion bei normaler Befundsituation sowie Längschnitt (**b**) durch den linken Schilddrüsenlappen des gleichen Patienten

2.8.3.2 Nebenschilddrüse

Für die Nebenschilddrüsendiagnostik ist die Verwendung von Parallelschallköpfen mit mindestens 7,5 MHz erforderlich. Die Lagerung entspricht derjenigen bei der Schilddrüsenuntersuchung.

Aufgrund ihres Durchmessers von 3–4 mm bei einem Gewicht von 35 mg ist die normale Nebenschilddrüse im Regelfall sonographisch nicht darstellbar.

Die gezielte Nebenschilddrüsensonographie wird also nur vor dem Hintergrund des Verdachtes auf eine Vergrößerung sinnvoll sein. Kehlkopf, Trachea, Halsgefäße, Wirbelsäule und vor allem die Schilddrüse dienen als sonographische Leitstrukturen. Die systematische Untersuchung des gesamten zervikozentralen Kompartments sowie der Gefäßnervenscheide ist bei Kenntnis der normalen Nebenschilddrüsenanatomie und ihrer Variationsmöglichkeiten Voraussetzung für eine erfolgreiche Diagnostik (s. Abb. 2.296 und 2.299). Dies bedeutet als Mindestanforderung die Querschnittsuntersuchung des Halses im rechten Winkel zur Trachea sowie die Längsschnittuntersuchung parallel zur Trachea zwischen Kieferwinkel und Jugulum sowie zwischen rechter und linker Gefäßscheide unter Einbeziehung derselben (Karotisscheide als Lokalisationsvariante).

Auf eine gründliche Untersuchung des zervikomediastinalen Überganges durch Kippung des am Jugulum aufsitzenden Schallkopfes nach kaudal ist aufgrund der Häufigkeit intraligamentärer Nebenschilddrüsenadenome besonderer Wert zu legen.

Der dokumentierte Befund enthält eine möglichst exakte topographische Zuordnung der vergrößert dargestellten Nebenschilddrüsen.

2.8.3.3 Nebenniere

Für die Nebennierendiagnostik werden abhängig von den anatomischen Voraussetzungen des Patienten 3,5 bzw. 5 MHz-Parallel- oder Konvexschallköpfe verwendet.

Als Standard zur Einstellung der *rechten Nebennierenregion* sind der interkostale bzw. subkostale Schrägschnitt im Bereich der hinteren Axillarlinie sowie der paramediane Längsschnitt anzusehen (Abb. 2.301). Im ersteren nutzt man die Leber und die Niere und im zweiten die Leber als Schallfenster. Von subkostal kommt die

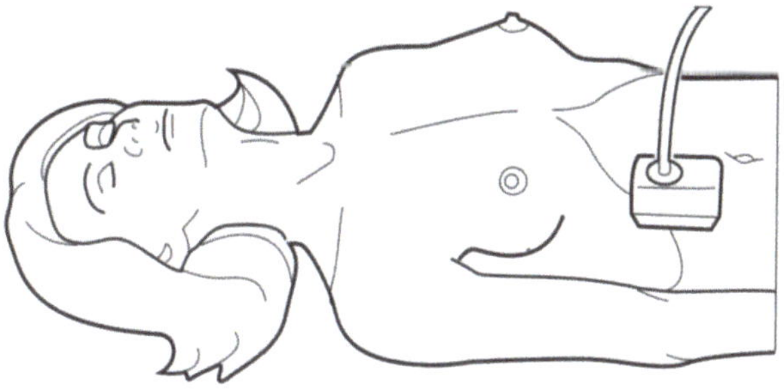

Abbildung 2.301

Schematische Darstellung der Schallkopfposition bei subkostalem paramedianem Längsschnitt zur Darstellung der rechten Nebenniere

Nebenniere medial des oberen Nierenpoles dorsolateral der V. cava inferior zur Darstellung. Von paramedian stellt sie sich in Höhe der Pfortadermündung in die Leber dorsolateral der V. cava dar (s. Abb. 2.301). *Linksseitig* bedient man sich eines inter- bzw. subkostalen Schrägschnittes von der mittleren oder hinteren Axillarlinie aus. Das Organ kommt hierbei medial des oberen Nierenpoles und lateral der Aorta zur Darstellung.

CAVE: Normalerweise sind die Nebennieren des Erwachsenen im Rahmen des Aufwandes von Routineuntersuchungen sonographisch nicht darstellbar. Pathologische Veränderungen im Sinne von Tumoren lassen sich in Abhängigkeit von der Anatomie des Patienten meist erst ab einem Durchmesser von ca. 2 cm reproduzierbar abbilden.

2.8.4 Anatomische Varianten und Fehlermöglichkeiten

Die Sonographie im Real-time-Verfahren ist eine *dynamische Untersuchung*, sie lebt von der Bewegung sowohl des Schallkopfes als auch des Untersuchungsgebietes. Nutzt man diesen gegenüber anderen bildgebenden Verfahren wesentlichen Vorteil, lassen sich Fehlinterpretationen vermeiden und zugleich wichtige Zusatzinformationen erheben.

Die Überprüfung der *Geräteeinstellung* inklusive Bildschirm und Printer vor jeder Benutzung gehört zur Routine, besonders wenn mehrere Untersucher an einem Gerät arbeiten. Abhängig von der jeweiligen Untersuchungsregion und der Anatomie des Patienten ist die *Auswahl des günstigsten Schallkopfes* eine weitere Voraussetzung für eine optimale Befunderhebung (3,5 MHz Sektorschallköpfe am Hals ungeeignet). Bei Patienten mit veränderter Oberflächenanatomie (z. B. Narben oder Gewebedefekten nach Voroperationen) ist zur Vermeidung von Ankopplungsproblemen und Artefakten, bedingt durch in Hautfalten befindliche Luft, eine Vor-

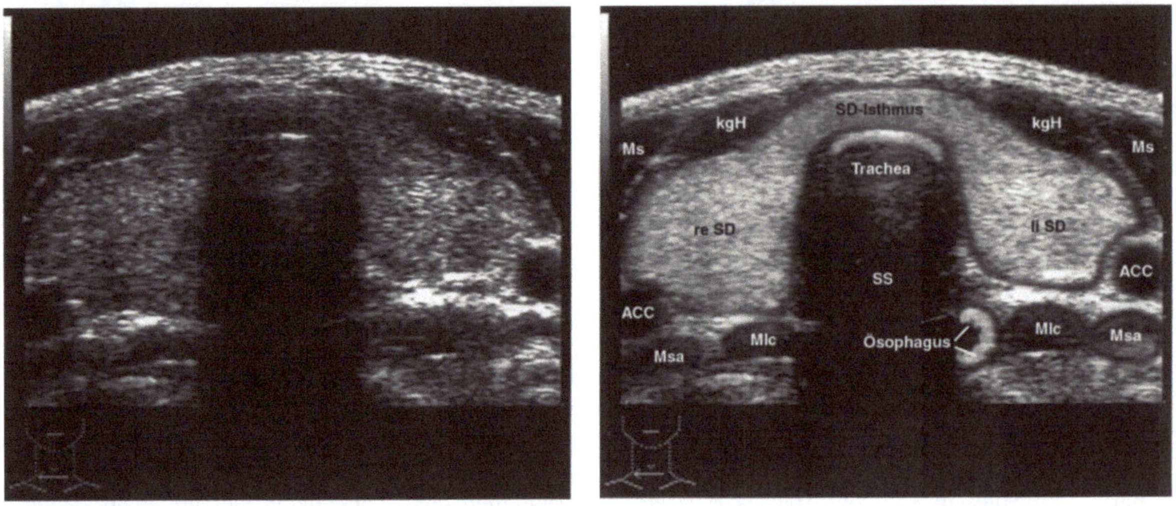

Abbildung 2.302

Normale Schilddrüse im Querschnitt mit partiell dargestelltem Ösophagus und beidseits kräftigem M. longus colli

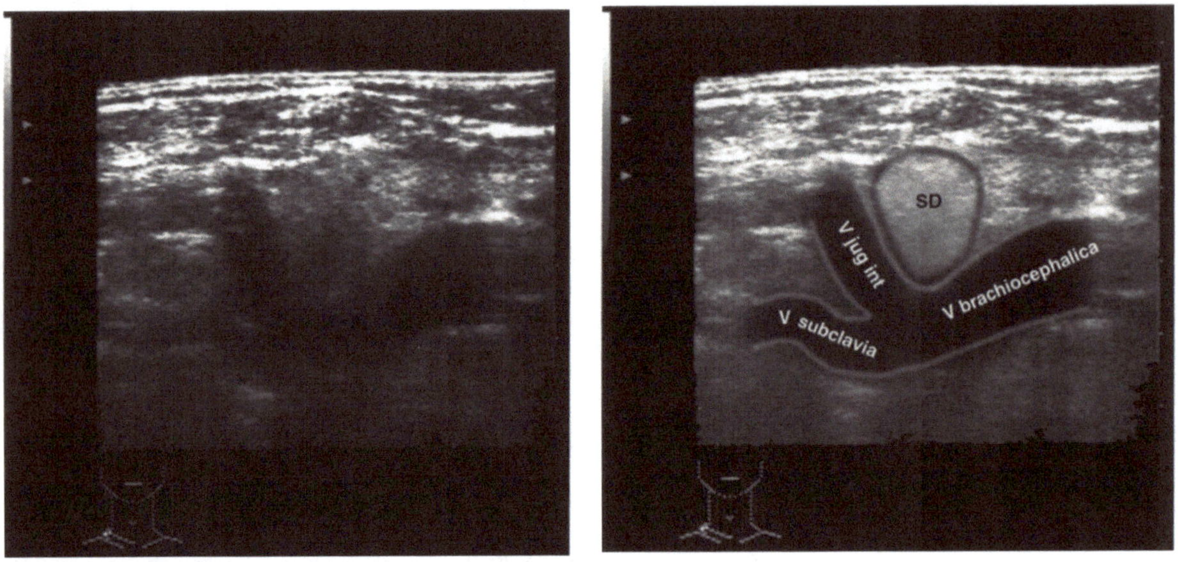

Abbildung 2.303

Darstellung des rechten Venenwinkels vom Hals aus mit bis dorthin reichendem unterem Schilddrüsenpol

laufstrecke zu benutzen. Diese verbessert auch die Übersicht bei der Beurteilung dicht unter der Haut befindlicher Strukturen.

Die Untersuchung der betreffenden Regionen und die Darstellung aller Befunde in wenigstens *2 möglichst senkrecht aufeinander stehenden Ebenen* ist eines der wesentlichen Prinzipien zur Vermeidung von Fehlinterpretationen. Die Systematisierung des Untersuchungsganges und der Dokumentation objektivieren die Befunderhebung und erleichtern die Vergleichbarkeit zwischen unterschiedlichen Untersuchern und Patienten sowie im Follow-up.

2.8.4.1 Schilddrüse

Die Fehldeutung eines etwas weiter kaudal gelegenen unteren Schilddrüsenpoles als *retrosternale Struma* läßt sich durch exakte Lagerung, d.h. gute Reklination des Kopfes, Lagebeurteilung des unteren Schilddrüsenpoles während des Schluckaktes sowie ausreichende Kippung des Schallkopfes vom Jugulum aus nach kaudal vermeiden. Stellt sich der untere Pol oberhalb der bei ausreichender Schallkopfkippung sichtbaren V. brachiocephalica dar, liegt keine retrosternale Struma vor.

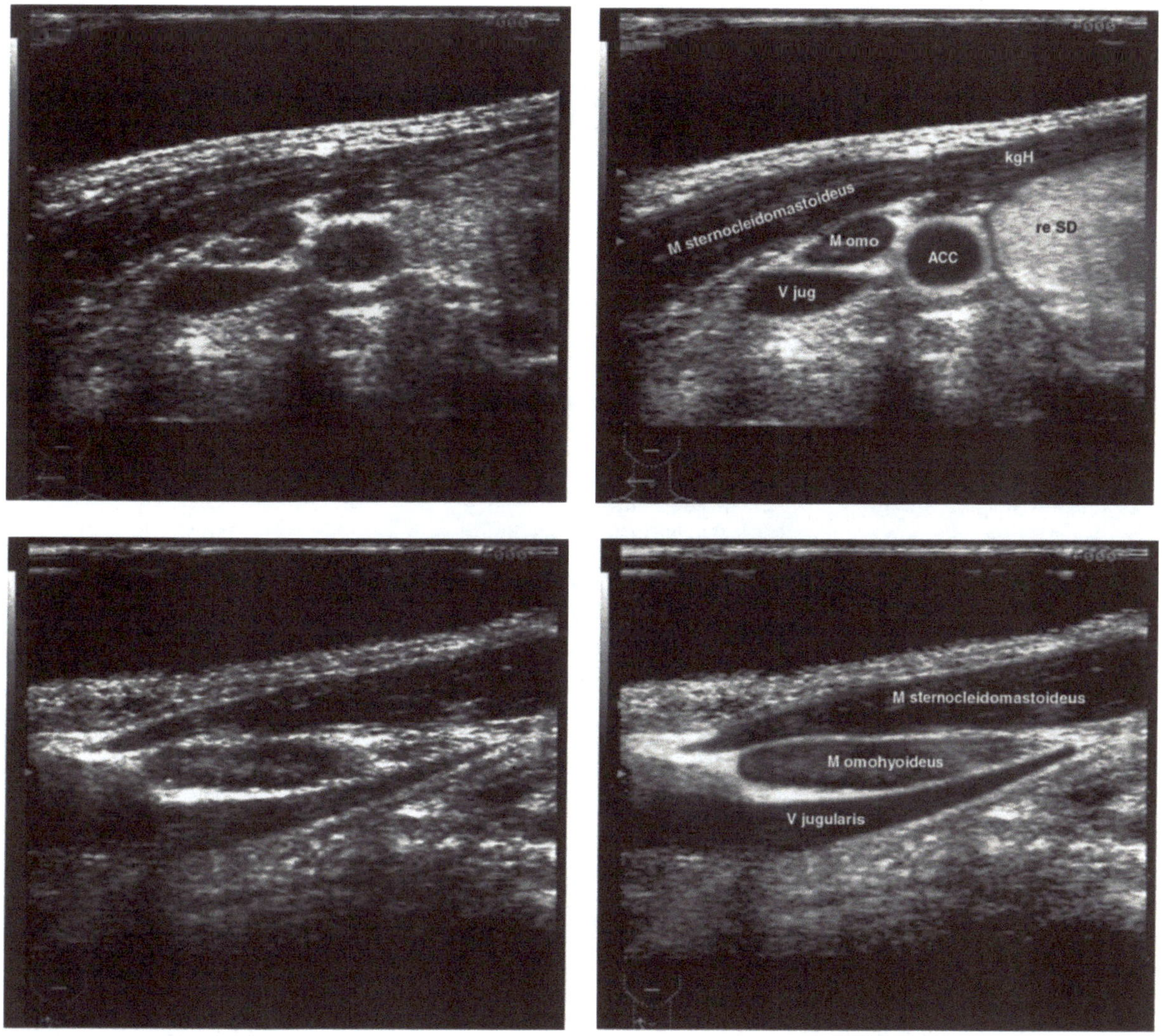

a

b

Abbildung 2.304 a, b

Querschnitt (**a**)und Schrägschnitt (**b**) der rechten mittleren Halsregion mit rechtem Schilddrüsenlappen, Gefäßnervenbündel und lateralem Halsdreieck sowie kräftigem M. omohyoideus (*M. omo*)

Ein *Lobus pyramidalis* kann im Querschnitt einen Lymphknoten vortäuschen. Eine Fehlinterpretation ist durch Darstellung in mindestens 2 möglichst rechtwinklig aufeinander stehenden Ebenen zu vermeiden.

Am linken Schilddrüsenlappen kann der *Ösophagus* im Querschnitt durchaus die Gefahr der Verwechslung mit einem dorsomedialen Knoten in sich bergen (Abb. 2.302). Auch hier bringt die zweite Schallebene meist Klarheit. Zusätzlich läßt sich der Ösophagus aber auch durch seine Schluckverschieblichkeit gegenüber der Schilddrüse und seinem luftbedingten kräftigen zentralen Schallreflex von einem Schilddrüsenknoten abgrenzen. Durch die Aufforderung zum Schlucken von Luft läßt sich dieser Reflex meist eindrucksvoll verstärken. Der Schluckakt kann sonographisch auch zur exakten Abklärung topographischer Beziehungen von der Schilddrüse oder Trachea benachbarten Strukturen genutzt werden, wobei zu beachten ist, daß sich während des Schluckens die gesamte zentrale Halsloge bewegt, die Verschieblichkeit gegeneinander jedoch das entscheidende Kriterium darstellt.

Die Übersicht bei der Untersuchung der lateralen Halsdreiecke und des zervikomediastinalen Überganges läßt sich verbessern, indem der reklinierte Kopf zur Gegenseite gedreht und von einer Hilfsperson leicht am Arm der zu untersuchenden Seite gezogen wird (Abb. 2.303).

Die Darstellbarkeit der meist gering gefüllten sowie leicht komprimierbaren *V. jugularis interna* kann verbessert werden, indem man den Patienten zum Pressen

Tabelle 2.13. Sonomorphologie umschriebener Veränderungen an der Schilddrüse und ihre häufigsten klinischen und histologischen Korrelate

Sonomorphologie	Korrelat
Echogenität	
- Echofrei	Zyste
- Echoarm	Hormoninaktives mikro- oder normofollikuläres Adenom
	Autonomes Adenom
	Malignom (Schilddrüsenkarzinom, Lymphom, Metastase)
	Zyste mit Einblutung, Nebenschilddrüsenadenom
- Echogleich/echoreich	Makrofollikuläres hormoninaktives Adenom
	Papilläres Karzinom
	Makrofollikuläres autonomes Adenom
	Zyste mit Einblutungen
Echomuster	
- Komplett homogen	Zyste ohne Einblutung
	Kleines Schilddrüsenadenom
	Kleines Malignom
	Kleines Nebenschilddrüsenadenom
- Komplett inhomogen	Schilddrüsenadenom
- Teils homogen/teils inhomogen	Zyste mit Einblutung
	Malignom mit Regression
	Nebenschilddrüsenadenom mit Regression
Randkontur	
- Scharf	Befund eher benigne
- Unscharf	Befund eher maligne
Komprimierbarkeit	
- Stark kompressibel	Liquide Struktur (Zyste)
- Schwach kompressibel	Solide elastische Struktur (Adenom, Lymphom)
- Nicht kompressibel	Solide derbe Struktur (Malignom)

auffordert oder ihn mit Hilfe der Untersuchungsliege in Kopftieflage bringt. Auch Beziehungen zu umgebenden Strukturen (Tumoren, Lymphknoten) lassen sich so exakter darstellen und bewerten (Abb. 2.304). Der Farbdoppler kann die Zuordnung erleichtern, ist aber für diese Unterscheidung nicht unbedingt erforderlich.

2.8.4.2 Nebenschilddrüse

Im Rahmen der Lokalisationsdiagnostik von vergrößerten Nebenschilddrüsen beim Hyperparathyreoidismus kann bei Vorliegen einer *multinodösen Struma* die Zuordnung von Knoten im Bereich der dorsalen Schilddrüse schwierig sein. Hier kann es hilfreich sein, darauf zu achten, daß Strumaknoten meist kugelförmig sind, Nebenschilddrüsenvergrößerungen dagegen nur sehr selten eine solche Form aufweisen. Gelegentlich kann die Farbdoppleruntersuchung zur Abgrenzung beitragen, da Nebenschilddrüsen meistens, Strumaknoten relativ selten (außer bei Vorliegen eines autonomen Adenomes), homogen durchblutet sind. Die Fehldeutung des *Ösophagus* als Nebenschilddrüse (s. Abb. 2.302) läßt sich mit den unter Kap. 8.4.1 gegebenen Erläuterungen vermeiden. Fehldeutungen des *M. longus colli* und des *M. omohyoideus* können durch Darstellung in mehreren Ebenen vermieden werden (s. Abb. 2.302 und 2.304).

2.8.4.3 Nebenniere

Bei der Darstellung der Nebenniere in mehreren Ebenen unterliegen Befunde an der rechten Nebenniere kaum der Gefahr einer Fehldeutung. Links können durch Strukturähnlichkeiten benachbarter Organe (Pankreasschwanz, kräftige Milzgefäße) Irrtümer entstehen, die sich aber ebenfalls durch konsequente Darstellung in mindestens 2 Ebenen meist vermeiden lassen. Bei Nebennieren oder anderen nur schwer von der linken Nebenniere abgrenzbaren Veränderungen kann die Untersuchung der *Verschieblichkeit* gegen den oberen Nierenpol und die Darstellung der Hauptversorgungsgefäße hilfreich sein. Bei größeren Prozessen im Lokalisationsbereich der Nebennieren (rechts Leberprozesse; links

Tabelle 2.14. Häufige fokale Veränderungen der Schilddrüsenregion und deren sonomorphologisches Korrelat

Befund	Sonomorphologisches Korrelat
Zyste	Echofrei, glatt und scharf begrenzt, nach Einblutungen Inhomogenität bei erhöhter Echogenität, gut komprimierbar
Regressionszyste	Bei sequentieller Entstehung inhomogen, Echogenität abh. von frischen evtl. Einblutungen, ältere Zysten echofrei, scharf begrenzt, aber nicht glatt, Komprimierbarkeit abhängig vom umliegenden Gewebe, immer innerhalb einer anderen fokalen Läsion
Autonomes Adenom	Meist homogen echoarm, glatt begrenzt und schwach komprimierbar, bei großen Befunden zentrale Inhomogenität durch Regression möglich
Hormoninaktives Adenom	Wie autonomes Adenom
Knotige Hyperplasie	Meist inhomogen, teils echoarm, teils echoreich, gelegentlich mit Verkalkungen, sehr inhomogen, glatt begrenzt, schwach komprimierbar
MTC	Echoarm, homogen, mit zunehmender Größe zunehmende Randunschärfe und zentrale Inhomogenitäten durch Regression, nicht komprimierbar
FTC	Wie MTC
PTC	Wie MTC, selten echoreich
Lymphom	Echoarm, homogen, mit zunehmender Größe zunehmende Randunschärfe, auch bei erheblicher Größe kaum Regressionen, schwach komprimierbar
Metastase	Wie MTC, gelegentlich echoreich
Nebenschilddrüsenvergrößerung	Im Schilddrüsenrandbereich, glattbegrenzt, homogen echoarm, gelegentlich ab ca. 3 cm Ø regelmäßig zentral Inhomogen, schwach komprimierbar
Abszeß	Inhomogen mit einzelnen starken punktförmigen Reflexen durch Gas, evtl. Spiegel, unscharfe Begrenzung, gut komprimierbar

Pankreas- und Milzprozesse; beidseits retroperitoneale Sarkome und Lymphome), kann die exakte Evaluierung des Ursprungsorganes Probleme bereiten. Die Überprüfung der *Atemverschieblichkeit* zu allen Nachbarstrukturen sowie die Darstellung eventueller Infiltrationen und die Abklärung des Ursprunges der Hauptversorgungsgefäße bieten sich zur Klärung an.

2.8.5 Sonopathologie der Schilddrüse

Die Echogenität wird durch die Anzahl und den Charakter akustischer Grenzflächen bestimmt. Ihr liegen also keinesfalls ein reproduzierbares makroskopisches oder mikroskopisches Korrelat oder bestimmte Zelleigenschaften zugrunde. Bindegewebe, Follikel und Gefäße stellen die wesentlichen Reflektoren im Bereich der Schilddrüse dar. Schwankungen der Follikelgröße im Bereich unterhalb von 0,5 mm führen zu deutlichen Unterschieden der Reflexeigenschaften des einzelnen Follikels und damit zu Veränderungen des sonographischen Gesamteindruckes. Hieraus erklären sich Ähnlichkeiten der Echogenität bei ganz unterschiedlichen Befunden und umgekehrt. Deshalb ist die Befundbeurteilung stets eine Synthese aus Sonomorphologie, Reflexeigenschaften und topographischer Zuordnung (Tabellen 2.13 und 2.14).

2.8.5.1 Benigne Erkrankungen

Diffuse Veränderungen

Struma diffusa
Es handelt sich um eine homogene, euthyreote, meist jodmangelbedingte Schilddrüsenvergrößerung, die definitionsgemäß weder entzündlicher noch neoplastischer Genese ist (Abb. 2.305). Die Echogenität ist der eines gesunden Organes sehr ähnlich. Es liegt eine homogene, feinstrukturierte Echotextur vor. Eine Vergröberung der Echotextur mit zunehmender Inhomogenität resultiert aus einem feinknotigen Umbau sowie beginnenden regressiven Veränderungen und ist Ausdruck einer schon länger bestehenden Struma. Die So-

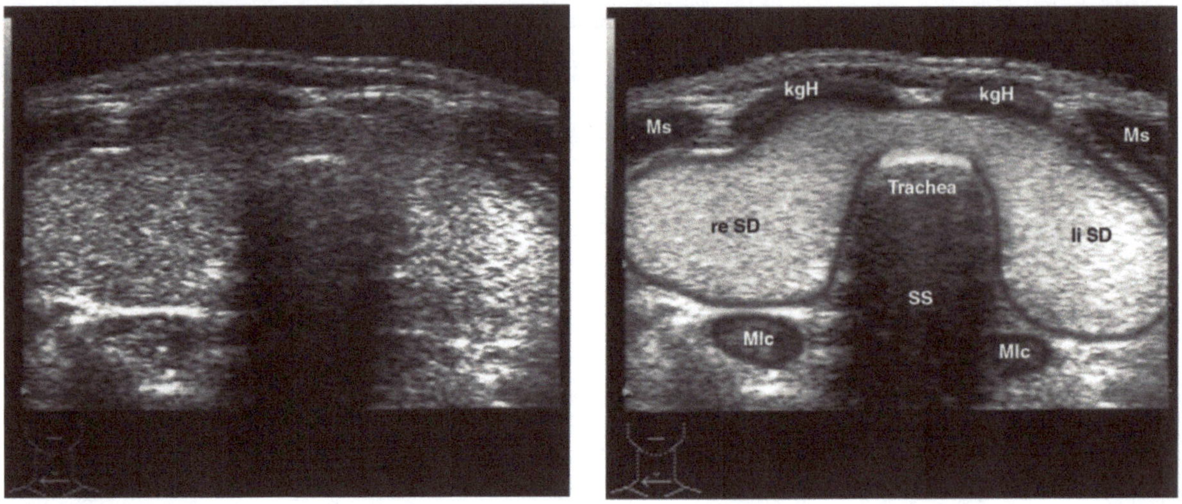

Abbildung 2.305

Querschnitt durch den rechten Schilddrüsenlappen bei Struma diffusa mit homogenem Echomuster

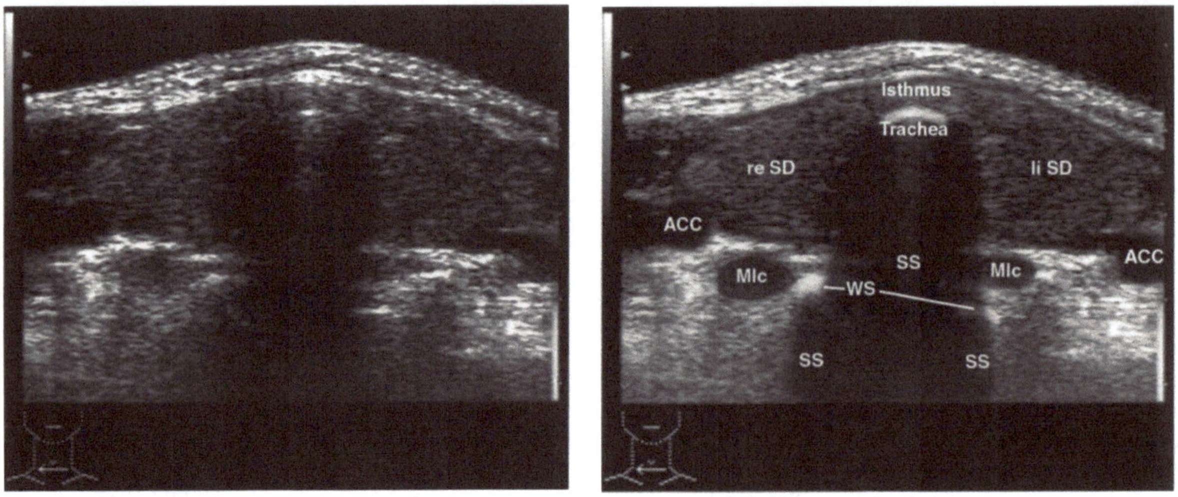

Abbildung 2.306

Querschnitt durch die extrem echoarme Schilddrüse bei Morbus Basedow

nographie dient dem Ausschluß von Knoten, der exakten Volumenbestimmung und der Therapiekontrolle. Liegt eine chirurgisch relevante Vergrößerung vor, erhält der Operateur seitengetrennte Angaben über die Sonopathologie und Topographie bzw. die Ausdehnungsrichtung des Organs und damit bereits präoperativ Informationen zur Festlegung der Operationsstrategie, des Resektionsausmaßes und dem zu erwartenden Schwierigkeitsgrad des Eingriffes.

Morbus Basedow

Die Autoimmunhyperthyreose vom Typ des Morbus Basedow ist sonographisch vor allem durch eine diffuse Echoarmut gekennzeichnet, die so ausgeprägt sein kann, daß Muskulatur und Parenchym die gleiche Echogenität aufweisen. Typischerweise erfolgt die Größenzunahme überwiegend nach dorsal, so daß im Querschnitt das Bild einer kreisförmigen Organbegrenzung entsteht. Die erheblich gesteigerte Parenchymdurchblutung führt zu dem eindrucksvollen farbdopplersonographischen Befund im Sinne eines gemischten dichten Reflexbildes sehr hoher Intensität. Die A. thyreoidea inferior läßt sich meist ohne Probleme darstellen und zeigt einen hohen Flow (Abb. 2.306).

Außer zur Diagnostik dient die Sonographie vor allem der Kontrolle einer thyreostatischen Therapie, unter der es bei entsprechender Wirksamkeit zu einer deutlichen Erhöhung der Echogenität bis in den Normalbereich kommen kann. Es ist dann regelmäßig eine meßbare Organverkleinerung und eine Abnahme der Durchblutungsintensität erfaßbar. Präoperativ kann somit zusätzlich zur Beurteilung von Form und Lage des Organs auch eine Bewertung des Effektes der Vorbehandlung erfolgen, was die Operationsindikation und die Festlegung des optimalen Operationszeitpunktes wesentlich erleichtert.

Thyreoiditiden

Hashimoto-Thyreoiditis. Die nur zum Erkrankungsbeginn bisweilen gering vergrößerte Schilddrüse zeigt eine ausgeprägte diffuse Echoarmut. Die Abgrenzung zum Morbus Basedow erfolgt klinisch bzw. laborchemisch. Trotzdem kann die Sonographie außer mit der Volumetrie vor allem mit der farbdopplersonographischen Darstellung einer normalen oder verminderten Organperfusion einen differentialdiagnostischen Beitrag leisten. Zur Objektivierung der Diagnose durch den Zytopathologen wird unter sonographischer Kontrolle durch Punktion Zellmaterial gewonnen. Bei längerer Erkrankungsdauer kommt es durch Ausbildung von Fibrosierungen in späteren Krankheitsstadien zu einer manchmal fleckförmigen Erhöhung der Echogenität des dann oft deutlich verkleinerten Organes. Die Farbdopplersonographie kann die Abgrenzung zu anderen diffusen Schilddrüsenerkrankungen erleichtern [24].

Subakute Thyreoiditis de Quervain. Die Diagnose einer Thyreoiditis de Quervain, die einen, aber auch beide Lappen betreffen kann, wird überwiegend klinisch gestellt. Die sonographische Untersuchung ist durch die Druckdolenz eindrucksvoll limitiert. Typisch ist eine asymmetrische Organvergrößerung mit multiplen echoarmen, teilweise konfluierenden Arealen. Davon unscharf abgegrenzt finden sich häufig Bezirke gesunden Schilddrüsengewebes mit normaler Echogenität. Das sonographische Ausmaß des entzündlichen Befallmusters korreliert mit der Größe und Anzahl befallener Organabschnitte. Die Echoarmut ist proportional dem Aktivitätsgrad der Entzündung. Dies ermöglicht die Nutzung der Sonographie zur Verlaufskontrolle der konservativen Therapie. Nach längerem Intervall und der Ausbildung von postentzündlichen Narben entsteht ein sehr inhomogenes Sonographiebild. Da nur in Ausnahmefällen operativ interveniert werden muß, dient die Sonographie vor allem der Kontrolle einer konservativen Therapie.

Akute Thyreoiditis. Bei dieser seltenen Entzündungsform findet man herdförmig entzündliche Parenchymeinschmelzungen in unterschiedlichen Stadien, die als echoarme rundliche Herde imponieren bis hin zum klassischen sonomorphologischen Bild von Abszedierungen. Diese werden zunächst sonographisch gestützt punktiert und entlastet. Muß danach operativ interveniert werden, dient die Sonographie der topographischen Zuordnung befallener Organabschnitte und damit der genaueren Operationsplanung.

Riedel-Struma. Diese außerordentlich seltene Erkrankung zeigt zu Beginn eine unterschiedlich stark ausgeprägte Organvergrößerung mit homogener Echoarmut. Im weiteren Krankheitsverlauf wird die Echotextur inhomogener und die Echogenität nimmt zu. Der klinische Eindruck des derben, fest mit der Umgebung verbackenen Organes findet sein sonographisches Korrelat in einer fehlenden Schluckverschieblichkeit zum Gefäßbündel und zur Muskulatur sowie in einer erhöhten Echogenität des narbig umgebauten perithyreoidalen Gewebes. Lokale Komplikationen oder Malignomverdacht führen zur Operation.

Fokale Veränderungen

Zysten

Auch an der Schilddrüse ist der Nachweis von Zysten ein sonographisch leicht zu erhebender und unverwechselbarer Befund. Ihre sonomorphologischen Charakteristika ist wie bei anderen Organen der echofreie Herd mit Randschatten und dorsaler Schallverstärkung. Form, Begrenzung und Beschaffenheit von Binnenstrukturen werden durch den Zystenursprung bestimmt.

> *Genuine Schilddrüsenzysten* sind rund oder oval, glatt begrenzt und völlig echofrei (Abb. 2.307).

Häufiger sind Zystenbildungen als Folge degenerativer Veränderungen. Diese auch als *Regressionszysten* bezeichneten Strukturen stellen im pathologisch-anatomischen Sinne Pseudozysten dar, die überwiegend in multinodösen Strumae zu finden sind. Entstehungsursachen sind Nekrosen oder Einblutungen, die allmählich umgebaut werden und sich verflüssigen (Abb. 2.308). Daraus ergibt sich eine große Formenvielfalt mit meist fehlender Symmetrie. Die Begrenzung bildet eine oft unregelmäßige echoinhomogene Wand, die mit zunehmendem Zystenalter glatter, homogener und dünner wird. Die Zysten können durch Zelldetritus, sich organisierende Hämatome und Septen hervorgerufene teilweise bizarre Binnenechos aufweisen. Symptomatische Zysten lassen sich relativ unproblematisch sonographisch gestützt punktieren und so effektiv entlasten. Bei unklarer Dignität sollte mittels sonographisch gestützter Punktion repräsentatives Material zur zytologischen Diagnostik gewonnen werden.

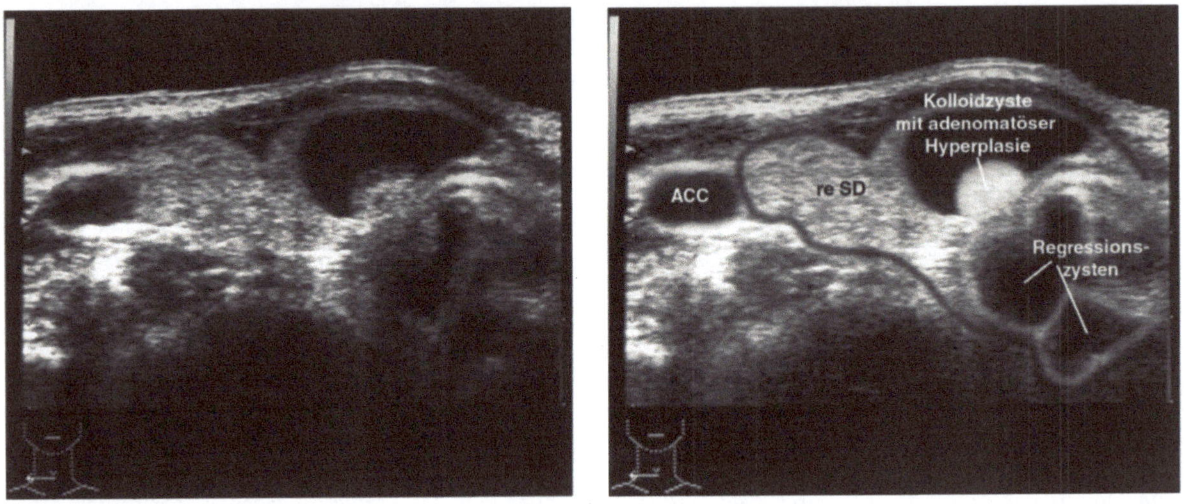

Abbildung 2.307

Querschnitt durch den rechten Schilddrüsenlappen mit typischer Kolloidzyste und dorsal davon gelegenen kleineren Regressionszyste; in der Kolloidzyste adenomatöse Hyperplasie (sonographisch nicht von einem papillären Karzinom in einer Zyste zu unterscheiden)

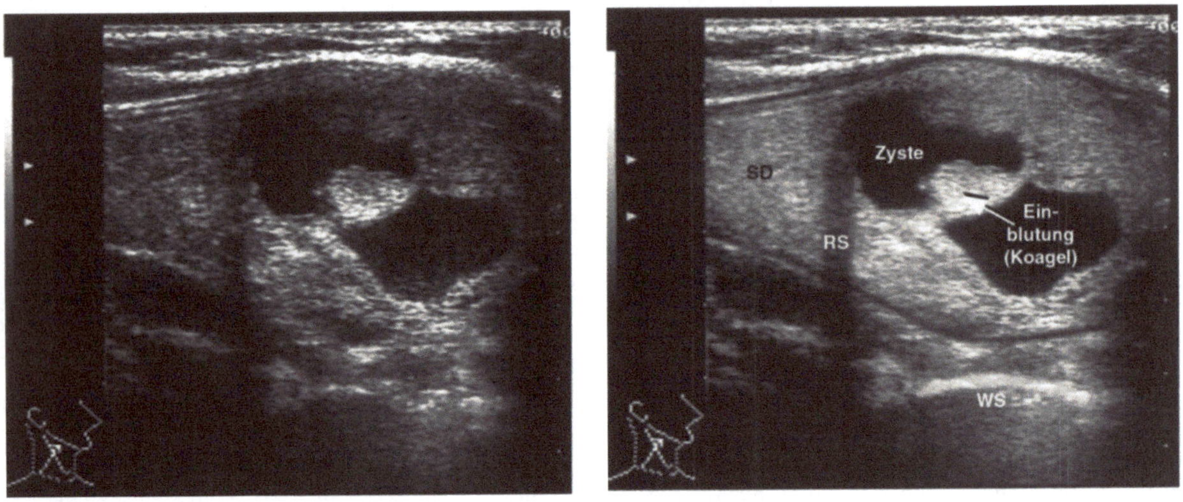

Abbildung 2.308

Längsschnitt durch den rechten Schilddrüsenlappen einer Knotenstruma mit typischer Regressionszyste und Zysteneinblutung (*Pfeil*)

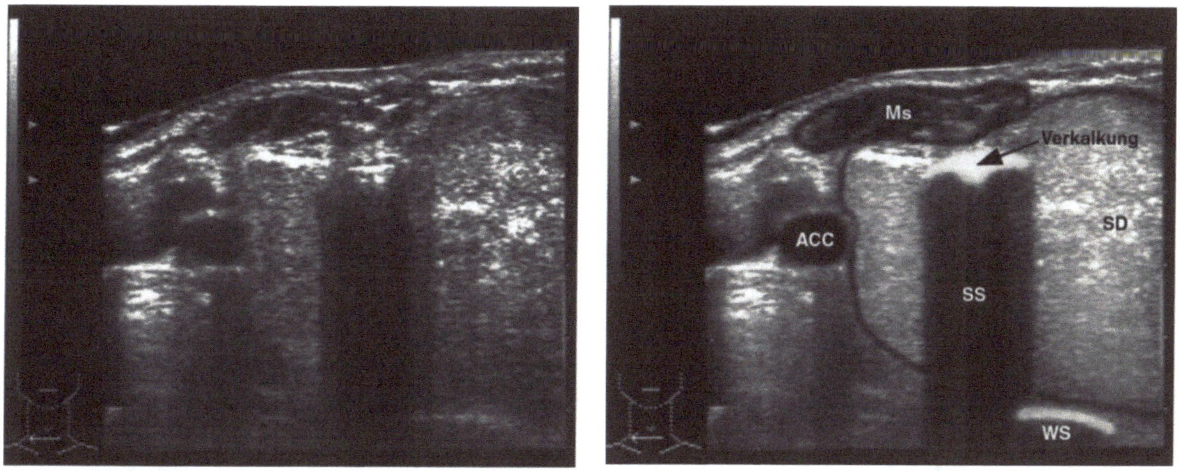

Abbildung 2.309

Querschnitt durch eine linksbetonte Rezidivstruma, die hinter Trachea und Ösophagus vor der Wirbelsäule bis auf die Gegenseite reicht und deutliche regressive Verkalkungen enthält

Knoten
Knotige Veränderungen der Schilddrüse können isoliert oder multipel vorkommen, palpabel sein oder klinisch stumm sowie in einem oder beiden Lappen als Primärbefund oder in Rezidivstrumae auftreten. Sie stellen die Hauptindikation der chirurgischen Sonographie dar. Sonographie und (sonographisch gestützte) Aspirationszytologie sind die wesentlichen klinischen nichtmikroskopischen Verfahren zur Dignitätsbeurteilung von Knoten. Die Echogenität von Knoten wird durch die Follikelgröße bestimmt. Mikrofollikuläre Strukturen sind echoarm, makrofollikuläre in der Regel echoreich.

CAVE: Die Sonographie kann bezüglich der Dignität von Strukturen nur Hinweise geben, aber nie die histologische Diagnostik ersetzen.

Eingehende Untersuchungen haben gezeigt, daß echoreiche Knoten häufig benignen Läsionen entsprechen, echoarme Knoten signifikant häufiger als echoreiche maligne sind [8, 15]. Papilläre Karzinome können in seltenen Fällen auch echoreich sein [23].

Bleibt präoperativ der Charakter von Knoten trotz Punktion unklar, kann das sonographierende OP-Team besonders beim bilateralen Befund leicht die befunddominante Seite ermitteln sowie eine exakte topographische Zuordnung vornehmen und damit die Operationsstrategie vor dem Eingriff sehr sicher festlegen. Insbesondere kleine dorsal liegende Noduli können präoperativ gut dargestellt und intraoperativ dadurch sicher berücksichtigt werden [8, 10] (s. Tabellen 2.13 und 2.14).

Rezidivstrumen rekrutieren sich fast vollständig aus knotigen Hyperplasien. Bezüglich der sonographischen Gesamtbeurteilung des Organs ergeben sich vor dem Hintergrund eines erhöhten Operationsrisikos einige Besonderheiten. Noch mehr als bei einer primären Struma kann der klinisch-palpatorische Eindruck der Befundausdehnung und -dominanz täuschen. Insbesondere bei dorsalem oder kaudalem Wachstum bietet die Sonographie mit der eindeutigen Definition der Organausdehnung und damit der Befunddominanz (Abb. 2.309) wichtige Informationen für die Operationsplanung [12]. Sonographisch lassen sich der Grad und der Umfang von Vernarbungen gut beschreiben, so daß Rückschlüsse auf den Ersteingriff möglich sind und das operationstaktische Vorgehen darauf abgestellt werden kann.

Echoreiche und echogleiche Knoten. Knoten, die eine normale Echogenität zeigen oder echoreicher sind als normales Schilddrüsengewebe, entsprechen meist knotigen Hyperplasien (Abb. 2.310). Kommt es in diesen zu regressiven Veränderungen, können echoarme Areale auftreten. Funktionell handelt es sich überwiegend um hormoninaktive Hyperplasien bzw. szintigraphisch kalte Knoten. In seltenen Fällen können sich jedoch auch autonome Adenome echogleich oder gar echoreich darstellen (Abb. 2.311). Verkalkungen als Folge ausgeprägter regressiver Umbauten verstärken zusätzlich den Eindruck des Echoreichtums. Sie müssen sich insbesondere, wenn ihre Dicke sehr gering ist, nicht zwangsläufig durch einen dorsalen Schallschatten zu erkennen geben. Typisch für die echoreichen oder echogleichen knotigen Hyperplasien ist der schmale, echoarme als Halo bezeichnete Randsaum (Abb. 2.312). Selten tritt er auch bei Karzinomen auf (s. Tabellen 2.13 und 2.14).

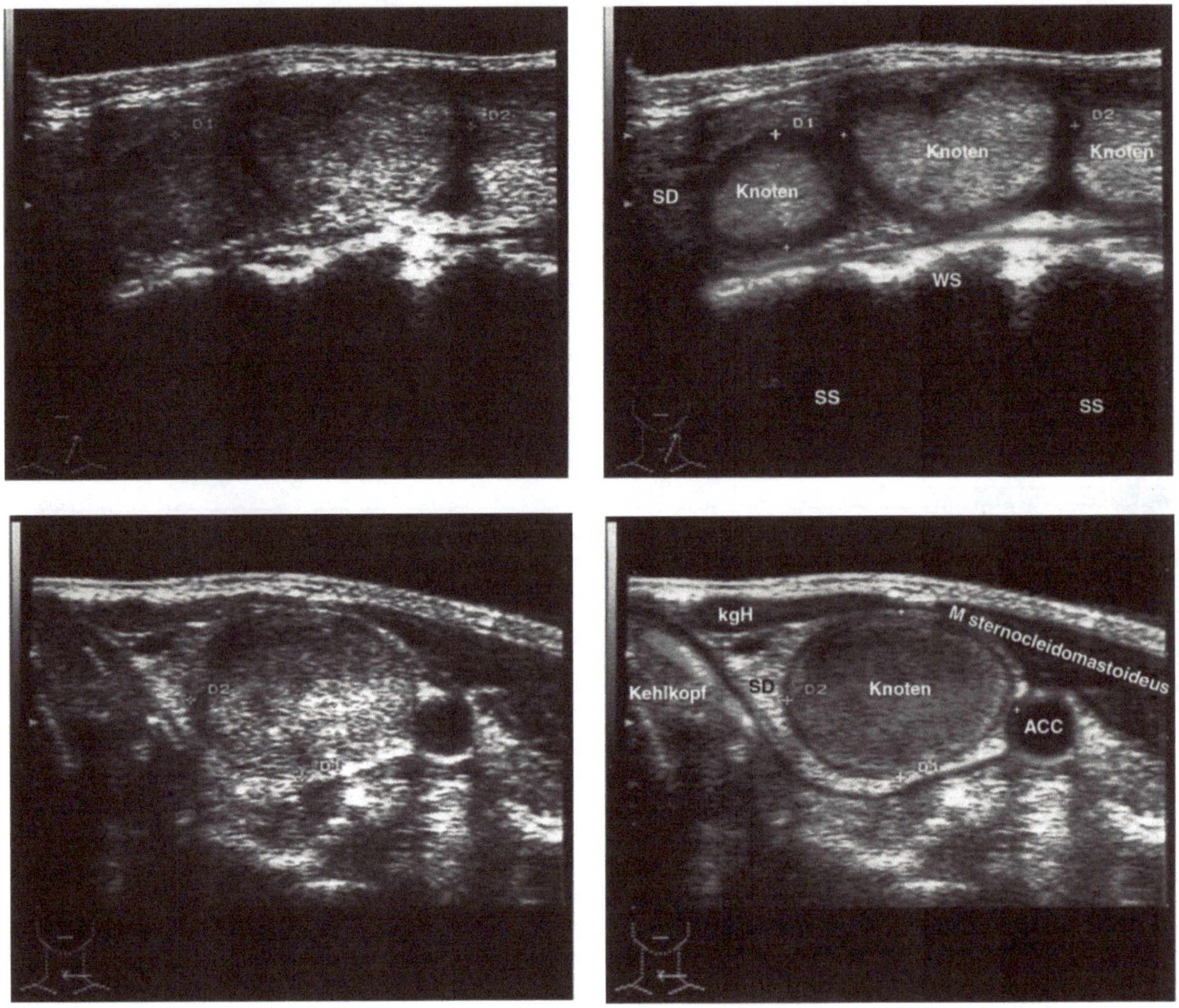

Abbildung 2.310 a, b

Längs- (**a**) und Querschnitt (**b**) des rechten Schilddrüsenlappens bei grobknotiger multinodöser Struma auf dem Boden knotiger Hyperplasien

Echoarme Knoten. Echoarme Knoten stellen bis zu einem Viertel der sonographisch faßbaren fokalen Läsionen der Schilddrüse. Nicht selten handelt es sich um Zufallsbefunde bei der Abklärung von Knoten oder klinisch diffusen Vergrößerungen anderer Genese. Differentialdiagnostisch ist der echoarme Knoten mittels Szintigraphie und Biopsie gegen ein Karzinom abzugrenzen. Häufig handelt es sich bei echoarmen Knoten um autonome Adenome, die durch die Szintigraphie ausreichend sicher zu diagnostizieren sind (s. Abb. 2.311). Selten sind autonome Adenome echoreich. Knotige Hyperplasien können, wenn der ganze Knoten regressiven Veränderungen unterliegt, ausnahmsweise ebenfalls echoarm sein.

2.8.5.2 Maligne Neoplasien

Sonographisch gelten die unregelmäßige Begrenzung eines Knotens, die Infiltration von Nachbarstrukturen bzw. ein Überschreiten der Organgrenze (s. Abb. 2.312) und der Nachweis vergrößerter zervikaler Lymphknoten (s. Abb. 2.318 und 2.321) als sichere Malignitätskriterien. Kapselbegrenzte Knoten, die echoarme und echoreiche Anteile enthalten, sind bezüglich des Malignitätsrisikos wie rein echoarme Knoten einzustufen. Farbdopplersonographisch besteht keine Korrelation zwischen der Dignität und dem nachweisbaren Flow [23].

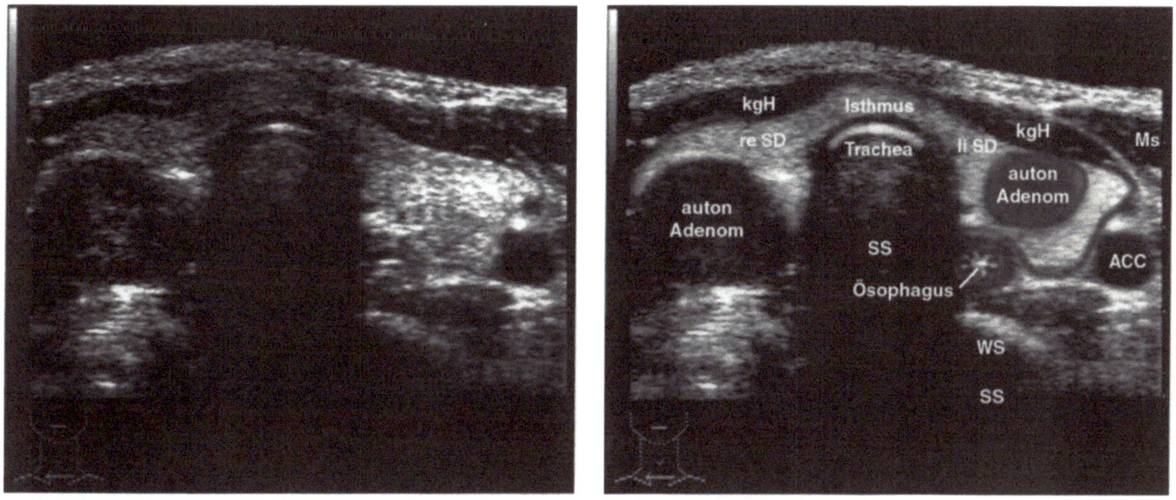

Abbildung 2.311

Querschnitt durch eine Struma nodosa mit multifokaler Autonomie. Großes echoarmes autonomes Adenom rechts und echogleiches autonomes Adenom links, gut darstellbarer Ösophagus

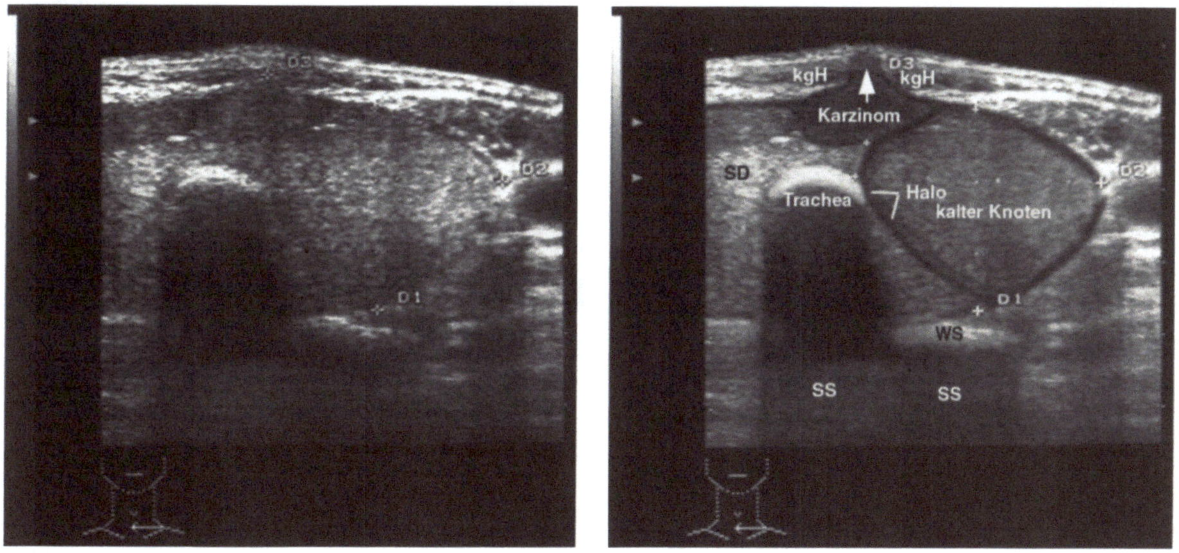

Abbildung 2.312

Querschnitt durch den linken Schilddrüsenlappen. Großer echogleicher kalter Knoten mit typischem Halo, vor der Trachea linksseitig relativ echoreiches kleines papilläres Schilddrüsenkarzinom mit bereits nachweisbarer Infiltration (*Pfeil*) der kurzen geraden Halsmuskulatur

Die sonographisch gestützte Feinnadelpunktion wird heute als obligate Maßnahme zur diagnostischen Abklärung malignitätsverdächtiger Knoten empfohlen. Bei sicherer Punktion und Befundung durch einen erfahrenen Zytologen hat sie eine sehr hohe Spezifität und Sensitivität [27].

> Jeder malignitätsverdächtige Knoten sollte durch Feinnadelpunktion und zytologische Untersuchung des Punktates präoperativ abgeklärt werden.

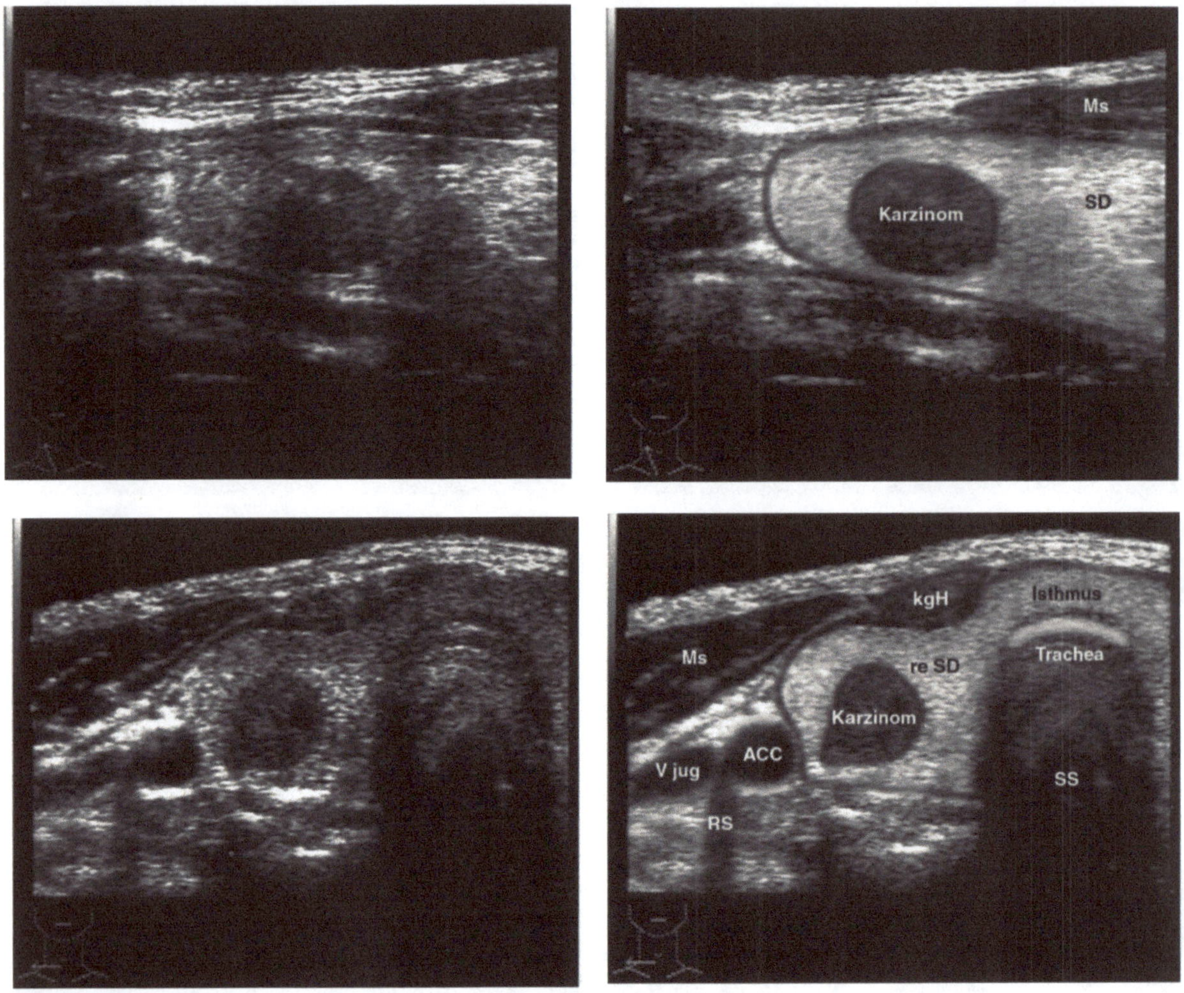

Abbildung 2.313 a, b

Längs- (**a**) und Querschnitt (**b**) eines papillären Schilddrüsenkarzinoms des rechten Lappens. Neben regressiven echoarmen Anteilen auch echoreichere Abschnitte

Das Ergebnis der Punktion beeinflußt vor allem die operative Strategie (Resektionsausmaß, intraoperativer Schnellschnitt). Die Operationsindikation ist dagegen das Resultat aus der Gesamtbeurteilung von Anamnese, klinischer Untersuchung und bildgebenden Verfahren. Nur im Falle des eindeutigen zytologischen Karzinomzellnachweises ist die Zytologie allein operationsentscheidend. Das Morbiditätsrisiko der *Feinnadelpunktion* entspricht dem einer peripheren Venenpunktion, die Gefahr der Tumorzellverschleppung ist äußerst gering [5, 25]. Die Durchführung von *Stanz- oder Schneidbiopsien* kann nicht empfohlen werden, da hierdurch eine höhere Gefahr der Tumorzellverschleppung sowie von Komplikationen (insbesondere Blutungen) besteht, ohne daß die diagnostische Treffsicherheit bezüglich der Dignitätseinordnung gegenüber der Zytologie wesentlich erhöht wird [25]. Die Durchmesser der verwendeten Nadeln sollten deshalb nicht über 0,6 mm liegen. Eine Kombination aus präoperativer Zytologie und intraoperativer histologischer *Schnellschnittuntersuchung* bietet eine höhere intraoperative diagnostische Treffsicherheit als der alleinige Schnellschnitt. Mit Hilfe der so präoperativ erhobenen Befunde ist es möglich, Primäroperationen malignomgerecht zu planen und durchzuführen. Dies erlaubt eine individuelle Patientenaufklärung unter Berücksichtigung ggf. notwendiger postoperativer Maßnahmen (z.B. Schilddrüsenhormonsubstitution, Radiojodtherapie).

Im eigenen Vorgehen verzichten wir zur Durchführung der Punktion auf einen Punktionsschallkopf und gewährleisten die permanente sonographische Sichtkontrolle mit einem 7,5 MHz-Parallelschallkopf. Dieser bietet die Möglichkeit der Bewegung in allen Richtungen auch während der Punktion und macht diese damit

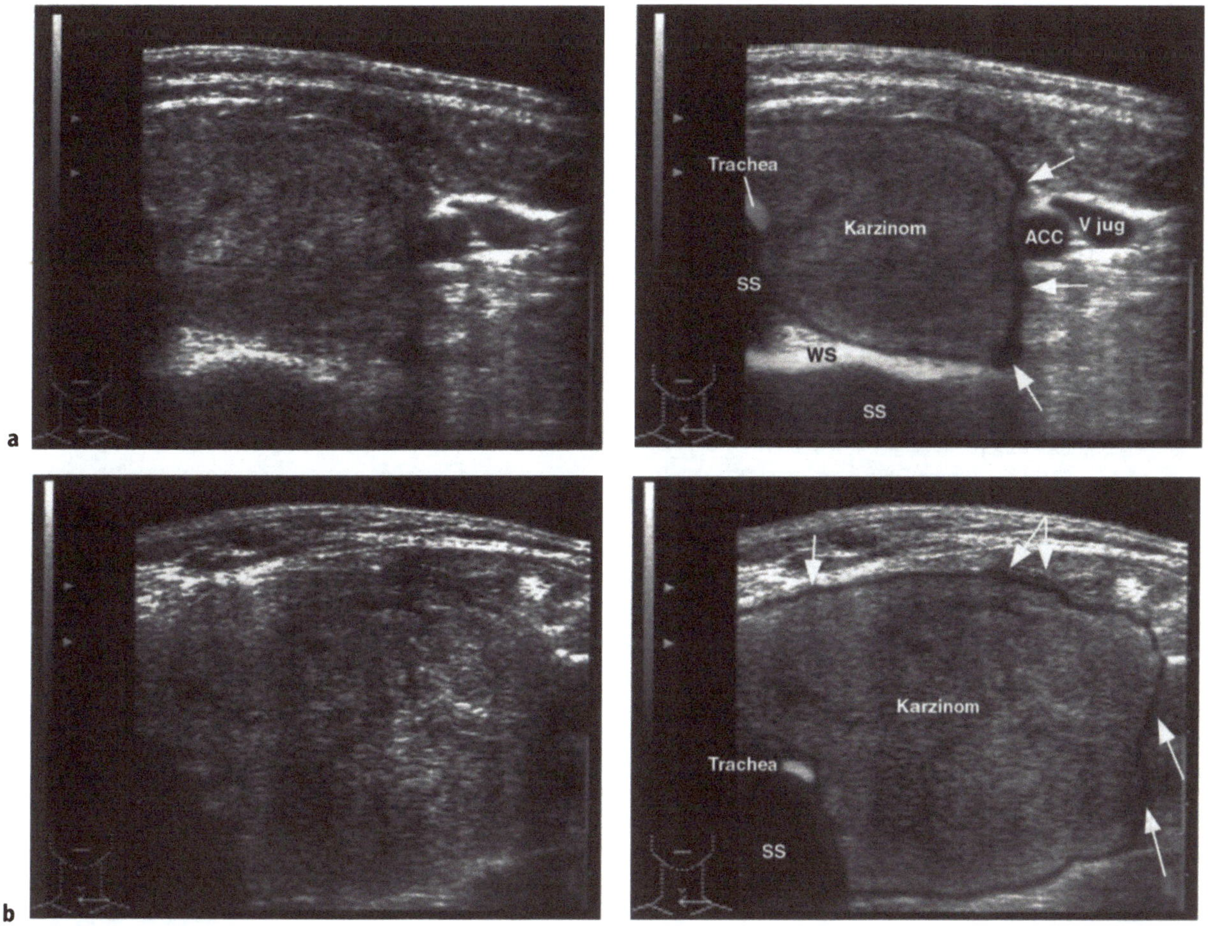

Abbildung 2.314 a, b

Querschnitte eines großen, relativ homogen echoarmen papillären Schilddrüsenkarzinoms mit deutlichen Randunschärfen (*Pfeil*) im Sinne einer Umgebungsinfiltration (**a** Gefäßscheide, **b** Muskulatur)

in der Hand des Geübten sehr treffsicher. Es sollte an mehreren Stellen des Knotens aspiriert werden, mit dem Ziel, vor allem die repräsentativen Randbereiche zu treffen. Steht kein steriler Schallkopf zur Verfügung, kann man einen innen mit Gel gefüllten, außen steril bleibenden Handschuh über den Schallkopf ziehen. So bleibt die desinfizierte Haut um das Punktionsgebiet steril. Als Kopplungsmedium zwischen Handschuh und Haut benutzt man das Desinfektionsmittel, das dadurch nicht direkt mit dem Schallkopf in Berührung kommt. Der sterile Handschuhe tragende Untersucher führt mit der linken Hand den Schallkopf und mit der rechten die auf einer mit NaCl-Lösung gefüllten Spritze sitzende Punktionskanüle. Mit etwas Übung und bei guter Vorbereitung ist es so möglich, die Untersuchung auch allein durchzuführen.

Wird ein *Karzinom als histologischer Zufallsbefund* nach subtotaler Thyreoidektomie diagnostiziert und ist eine komplettierende Nachresektion erforderlich, lassen sich sowohl der Schilddrüsenrest als auch vergrößerte Lymphknoten sehr gut erfassen. Der Verdacht auf Resttumorgewebe mit eventueller Umgebungsinfiltration kann zeitig geäußert und das weitere Vorgehen darauf abgestellt werden.

Papilläres Karzinom

Das sonographische Korrelat besteht meist aus einem homogen echoarmen soliden Knoten (Abb. 2.313). Ein komplexes Echomuster aus echoarmen und echoreichen Arealen kann vorkommen. Homogen echoreiche oder echogleiche papilläre Schilddrüsenkarzinome sind extrem selten (s. Abb. 2.312). Die Möglichkeit der uni- oder bilateralen Multifokalität sollte bei der Untersu-

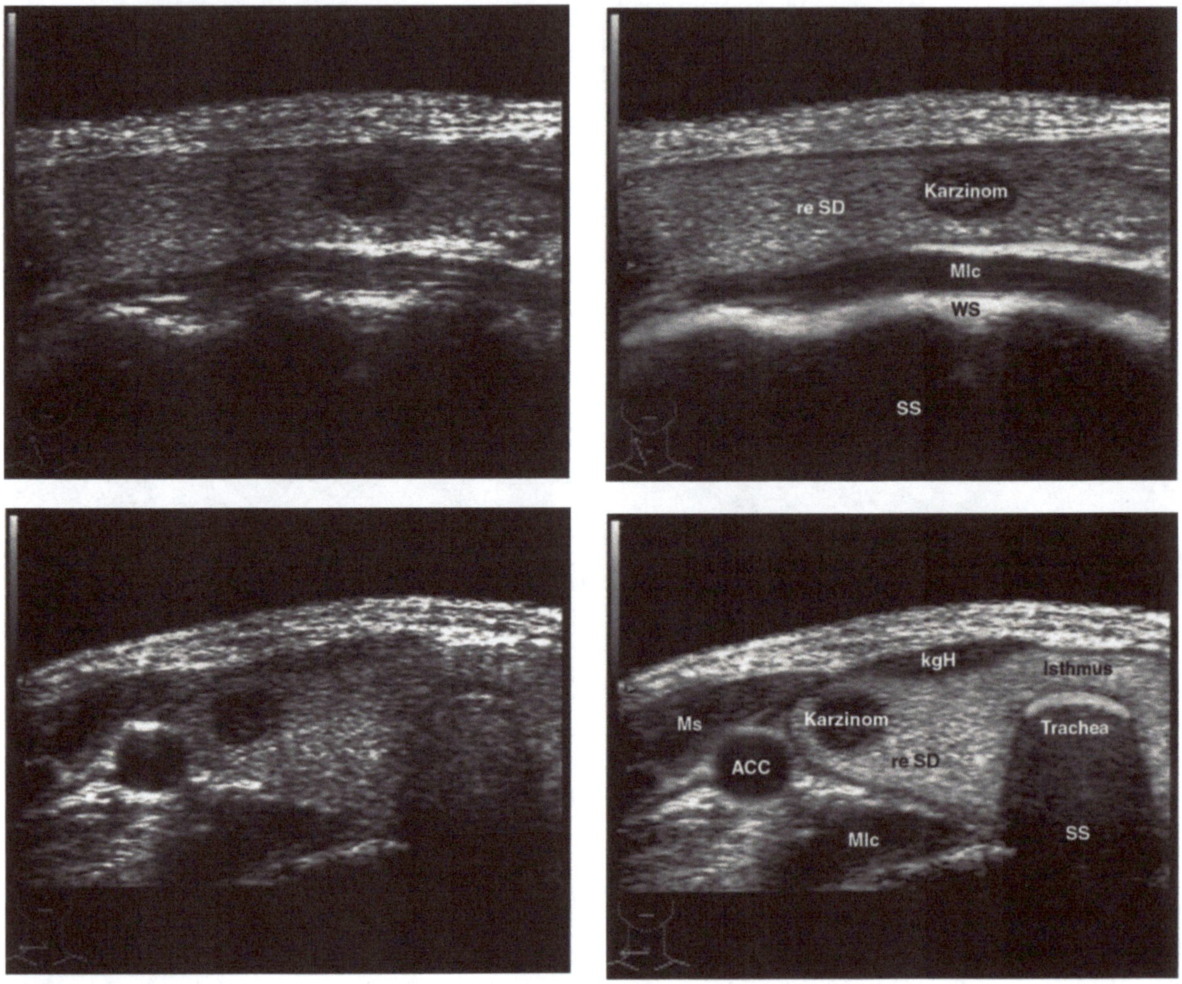

a

b

Abbildung 2.315 a, b

Längs- (**a**) und Querschnitt (**b**) eines kleinen (7 mm) rechtsseitigen sporadischen medullären Schilddrüsenkarzinoms

chung berücksichtigt werden. Als vergrößert (über 1 cm) imponierende Lymphknoten sind bei T1- und T2-Tumoren (entsprechend UICC 1989) selten. Wenn ein Lymphknotenbefall vorliegt, sind auch bei größeren Tumoren selten beide lateralen Halsdreiecke betroffen. Im Kapselbereich lokalisierte Tumoren können die Organkapsel sehr früh infiltrieren und stellen sich dann unscharf begrenzt dar. Auch bei größeren intrathyreoidal gelegenen Tumoren liegt regelmäßig eine unscharfe Randbegrenzung vor (Abb. 2.314). In Zysten lokalisierte papilläre Karzinome sind im Gegensatz zu Einblutungen glatt begrenzt und homogen echoarm, lassen sich jedoch von adenoiden Hyperplasien nur histologisch abgrenzen (s. Abb. 2.307).

Follikuläres Karzinom

Das sonomorphologische Korrelat ähnelt dem eines papillären Schilddrüsenkarzinoms. Gegenüber papillären Karzinomen tritt seltener ein kapselüberschreitendes Wachstum auf, so daß auch relativ große Tumoren lange ohne Umgebungsinfiltration bleiben. Metastatisch vergrößerte Lymphknoten finden sich meist nur in höheren Tumorstadien. Häufiger und eher als beim papillären Karzinom findet dagegen eine hämatogene Metastasierung statt.

Medulläres Karzinom

Sonographisch sind kleine primäre medulläre Schilddrüsenkarzinome fast ausschließlich homogen echoarm und meist randbegrenzt (Abb. 2.315); sie werden erst mit zunehmender Größer inhomogen und weisen als Zeichen des invasiven Wachstums Randunregelmäßigkeiten auf (Abb. 2.316). Bei der Primärdiagnose klinisch manifester medullärer Karzinome liegen häufig bereits lokoregionale, sonographisch gut darstellbare Lymphknotenmetastasen vor (Abb. 2.317). Die Erstma-

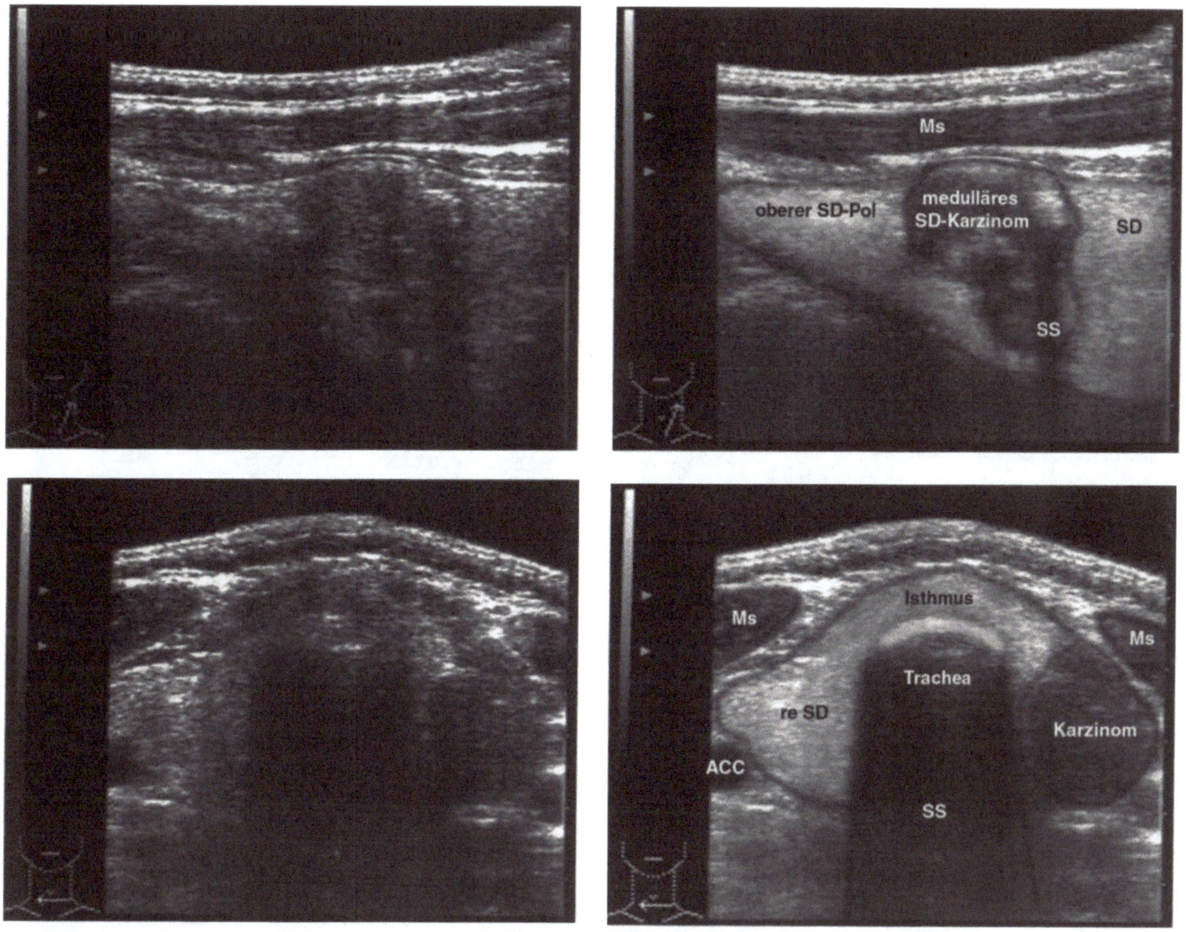

a

b

Abbildung 2.316 a, b

Längs- (**a**) und Querschnitt (**b**) (3 × 1,6 cm) eines linksseitigen sporadischen medullären Schilddrüsenkarzinomes. Der am oberen Pol in Larynxhöhe lokalisierte Tumor ist deutlich inhomogen

nifestation medullärer Karzinome kann wie beim papillären Karzinom auch entfernt vom Primärtumor im lateralen Kompartiment lokalisiert sein (Abb. 2.318). *Multifokalität* ist beim sporadischen medullären Karzinom nicht selten, beim hereditären MTC dagegen regelhaft zu finden.

Undifferenziertes Karzinom

Sonographisch stellt sich der typischerweise zur Erstvorstellung des Patienten führende, schnell gewachsene, derbe Knoten meist mit einem sehr komplexen Echomuster dar. Durch die hohe Proliferationsgeschwindigkeit kommt es zu ausgeprägten regressiven Veränderungen innerhalb des Tumors, der fast immer eine unscharfe Randbegrenzung besitzt. Vorhandene Lymphknotenmetastasen können so ausgeprägt sein, daß sie mit dem Primärbefund verschmelzen und dadurch den Eindruck einer zerklüfteten, unregelmäßig begrenzten Geschwulst entstehen lassen. Verdrängungen und die so häufige Infiltration der Nachbarstrukturen sind eindrucksvolle sonographisch nachweisbare Zeichen der hohen Aggressivität dieses Malignoms. Vor allem sonographische Hinweise für eine Infiltration von Trachea, Kehlkopf, Ösophagus und Gefäßen sind für die Therapieplanung von ausschlaggebender Bedeutung.

Lymphome der Schilddrüse und andere Tumoren

Primäre maligne Lymphome der Schilddrüse sind sehr selten. Sie stellen sich sonographisch ausgesprochen echoarm dar. Auffällig ist die auch bei größeren Tumoren vorliegende Homogenität des Echobildes. Erst sehr große Tumoren zeigen Inhomogenitäten. Die Begrenzung des Tumors, von dem vor allem ältere Frauen betroffen sind, ist immer unscharf. Ähnlich dem undifferenzierten Karzinom liegt auch hier meist ein ausgeprägter Lymphknotenbefall mit deutlicher Tendenz zur

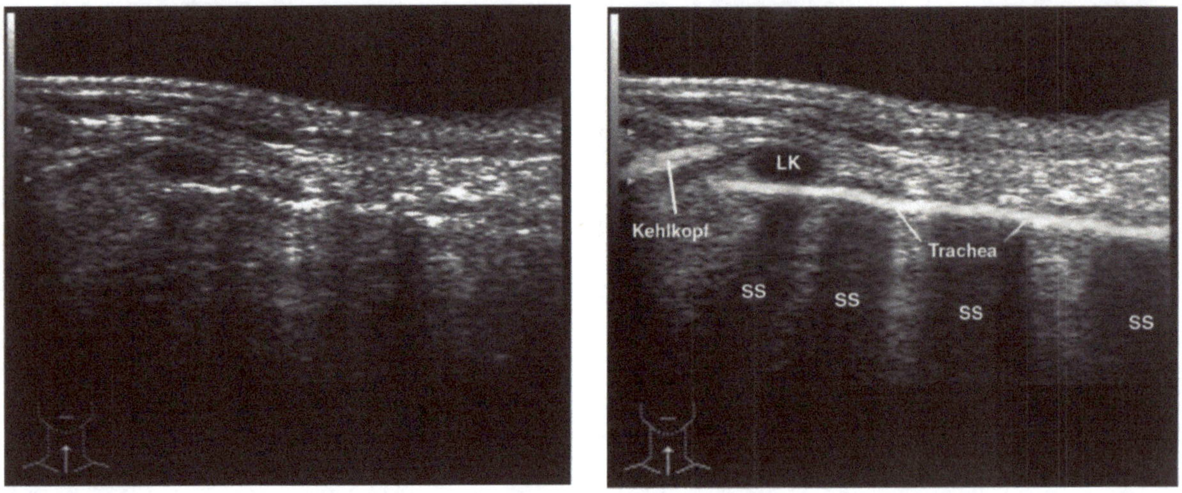

Abbildung 2.317

Vor dem Krikoid gelegener Lymphknoten bei medullärem Schilddrüsenkarzinom

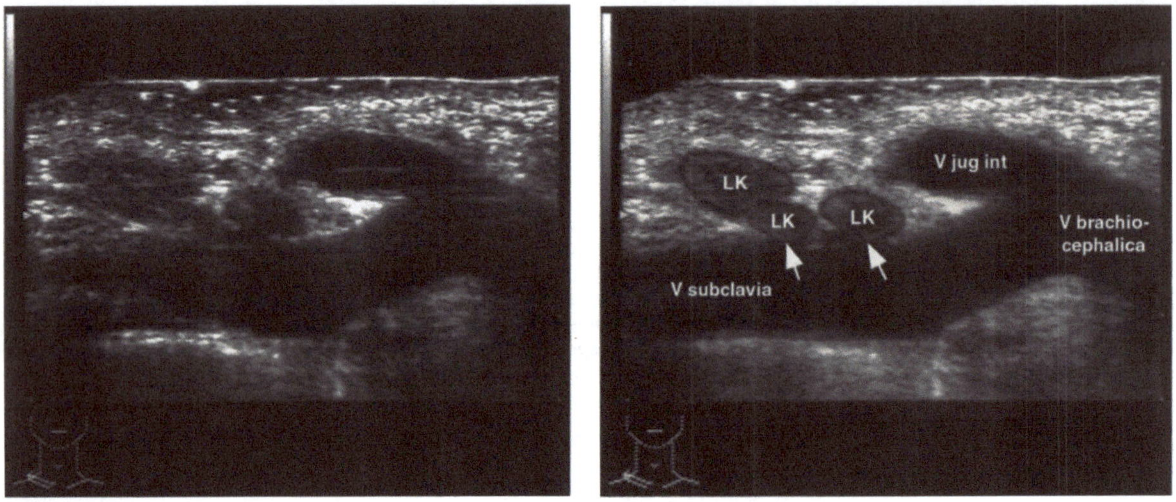

Abbildung 2.318

Lymphknoten im Venenwinkel rechts (Kompartiment 2) mit Infiltration (*Pfeil*) der V. subclavia bei medullärem Schilddrüsenkarzinom

Verschmelzung mit dem Primärtumor vor. Infiltrationen benachbarter Strukturen sind gerade bei fortgeschrittenen Tumoren regelhaft nachweisbar.

Karzinomrezidive

Die Sonographie nimmt einen zentralen Stellenwert in der *Nachsorge* von Schilddrüsenkarzinompatienten ein. Auch außerhalb der Routineintervalle sind Beschwerden des Patienten, Palpationsbefund, Szintigraphiebefunde, Thyreoglobulin- bzw Calcitoninanstiege Anlässe zur gezielten Sonographie. Sonographisch lassen sich sowohl Rezidive im Schilddrüsenbett als auch lokoregionäre Lymphknotenmetastasen erfassen und bezüglich ihrer Operabilität bewerten (s. Abb. 2.317 und 2.318). Besonders die *Sicherung nicht speichernder Rezidive* ist eine bevorzugte Indikation zum sonographischen Nachweis eines lokalen Karzinomrezidives.

Einen hohen Stellenwert hat die Sonographie auch in der Befundkontrolle vor *komplettierenden Restthyreoidektomien* bei Patienten nach subtotaler Thyreoidektomie mit histologisch als Zufallsbefund diagnostizierten Karzinomen. Die Klärung der anatomischen Verhältnisse nach dem Ersteingriff und die Beschreibung vorhandenen Restschilddrüsengewebes sowie die Lokalisation eventueller Lymphknotenvergrößerungen sind wesentliche Ansprüche an die sonographische Untersuchung (Abb. 2.319).

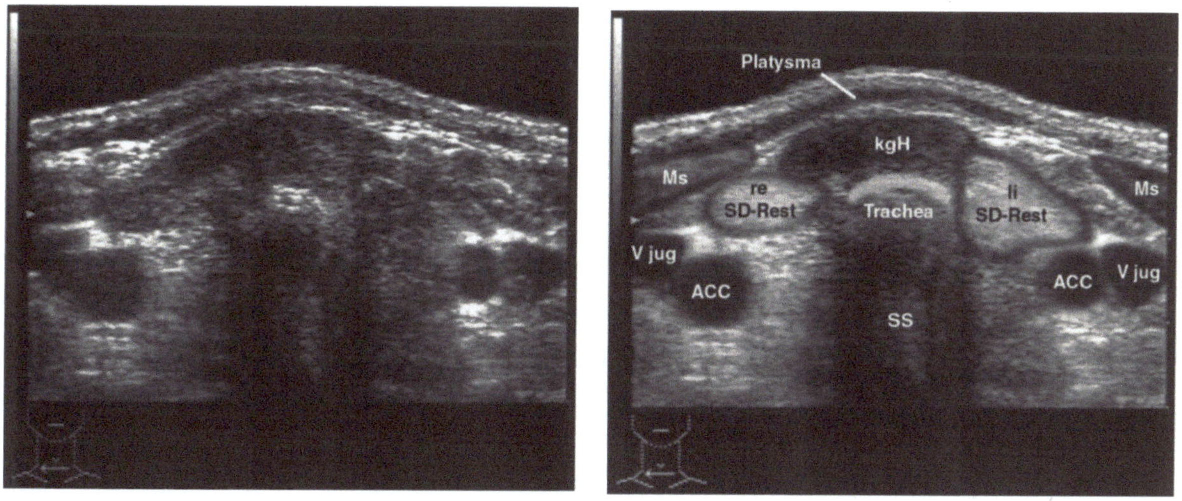

Abbildung 2.319

Querschnitt durch die Schilddrüsenloge bei Z. n. subtotaler Thyreoidektomie vor 10 Wochen mit Schilddrüsenrest beidseits (links > rechts) und deutlich verdickter, ödematös aufgelockerter kurzer gerader Halsmuskulatur

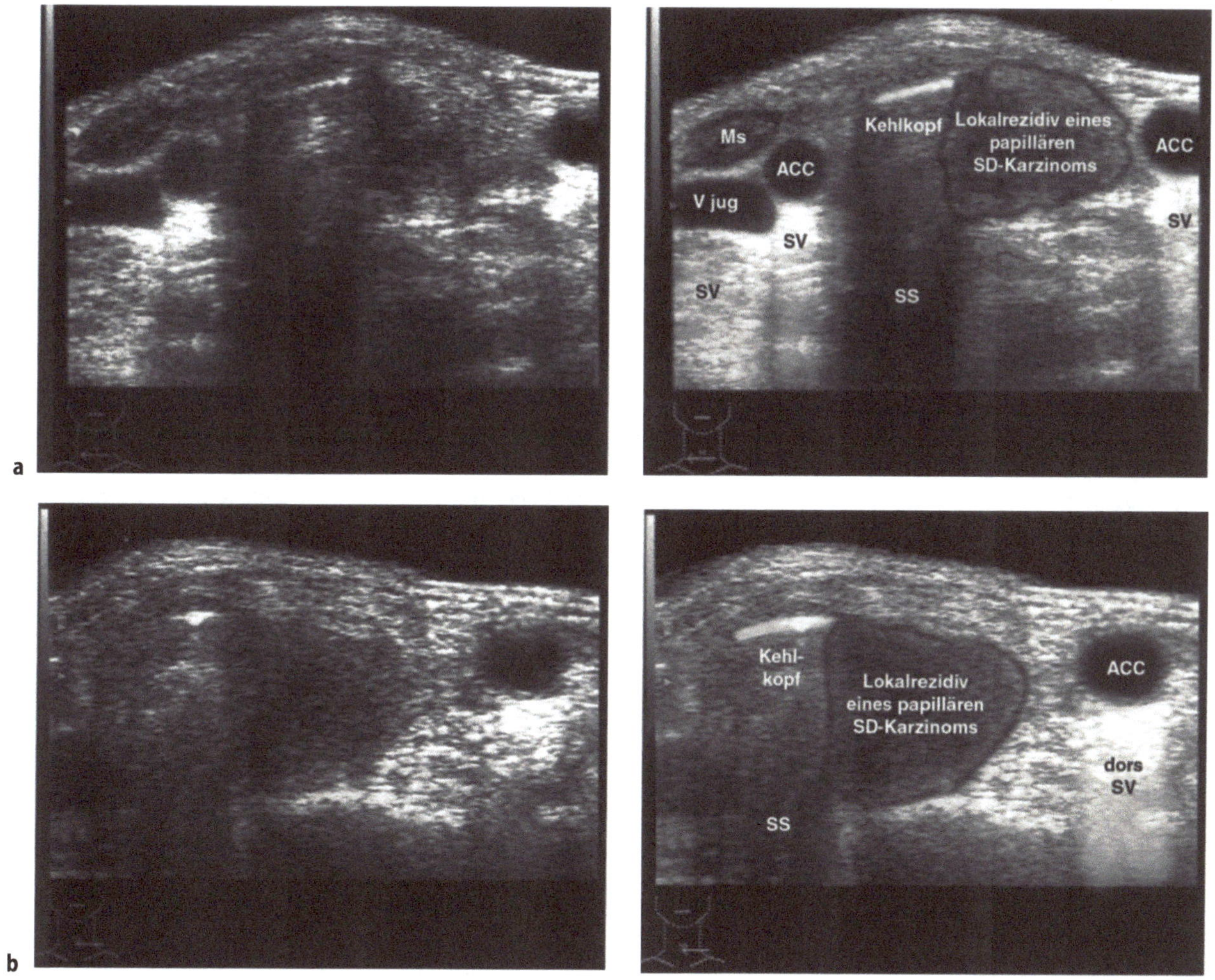

Abbildung 2.320 a, b

Lokalrezidiv eines papillären Schilddrüsenkarzinoms mit Infiltration des unteren Larynxanteiles links. **a** Übersicht, beachte: V. jug. int. und M. sternocleidomastoideus links sind bereits reseziert. **b** Vergrößerte Darstellung die die Infiltration gut erkennen läßt

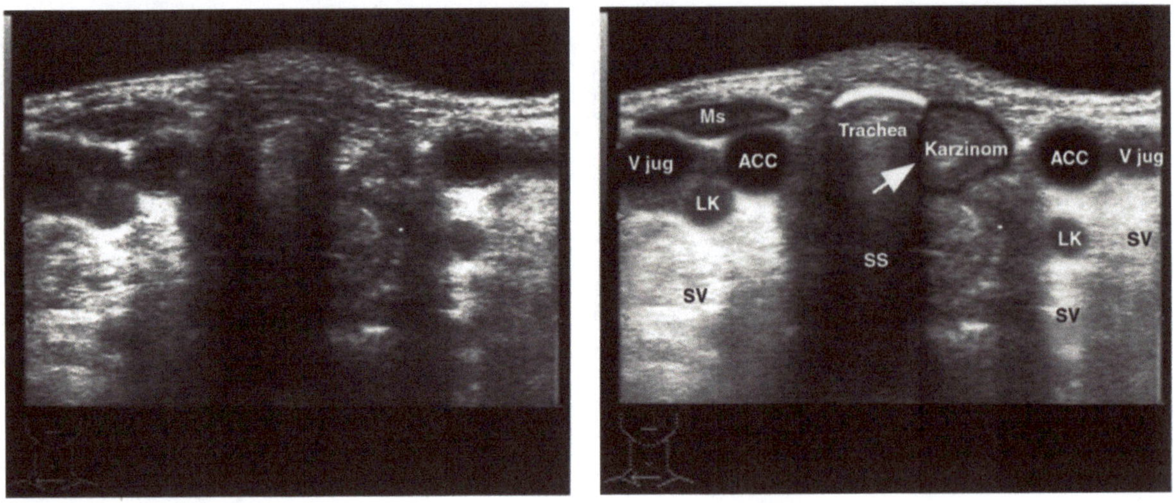

Abbildung 2.321

Lokalrezidiv eines papillären Schilddrüsenkarzinoms mit Infiltration (*Pfeil*) der linksseitigen Trachealwand und echoarmen Lymphknoten zervikozentral rechts und links

Bei Malignompatienten sind alle echoarmen Veränderungen in der Schilddrüsenloge (Abb. 2.320) sowie alle Lymphknotenvergrößerungen über 1 cm als karzinomverdächtig anzusehen (Abb. 2.321). Narben im Schilddrüsenbett sind, wenn ihre Konsolidierung abgeschlossen ist, eher echoreich. Lymphknoten sind besonders dann verdächtig, wenn sie echoarm sind oder echoarme Anteile enthalten. Gerade vor dem Hintergrund der postoperativ veränderten Anatomie leistet die sonographische Sichtkontrolle in der Nachsorge wertvolle Dienste. Wenn nur wenige Wochen zwischen einer Operation und dem Rezidivverdacht liegen, ist die Abgrenzung zu entzündlich vergrößerten Lymphknoten nur mit einer Verlaufskontrolle in kurzen Intervallen oder mit einer Punktion möglich. Durch ihre beliebige Wiederholbarkeit und das Fehlen von Nebenwirkungen bietet die Sonographie hierzu optimale Voraussetzungen.

Metastasen primär extrathyreoidaler Karzinome

Die häufigsten in die Halsregion metastasierenden Malignome sind Plattenepithelkarzinome der oberen und unteren Luftwege, Mammakarzinome, Ösophaguskarzinome, Magenkarzinome und Nierenzellkarzinome. Auch maligne Systemerkrankungen und Infektionen können zu zervikalen Lymphknotenvergrößerungen führen und sind in die Differentialdiagnose einzubeziehen. Insbesondere wenn die Schilddrüse selbst kein ausreichendes Korrelat für die sichtbaren Lymphome bietet, muß die Differentialdiagnose mit anderen Verfahren eingegrenzt werden. Hilfreich ist dabei die sonographisch gestützte Punktion des Randbereiches eines größeren Lymphknotens, da eine Differenzierung der einzelnen Entitäten sonographisch nicht möglich ist.

2.8.6 Sonopathologie der Nebenschilddrüse

Sowohl gesunde als auch erkrankte Nebenschilddrüsen lassen sich am sichersten durch einen erfahrenen Chirurgen darstellen. Dies resultiert aus den vielfältigen Lokalisationsmöglichkeiten und dem begrenzten morphologischen Auflösungsvermögen der bildgebenden Verfahren, aus denen sich auch die Sensitivität und die Spezifität der Methoden ableiten (Tabelle 2.15).

Tabelle 2.15. Sensitivität und Spezifität verschiedener Lokalisationsmethoden bei persistierendem oder rezidivierendem Hyperparathyreoidismus. (Schrifttum[a] und eigene Daten[b] unter Einbeziehung aller Lokalisationsmöglichkeiten)

	Sonographie [%]	Szintigraphie [%]	MRT [%]	Venöses Stufenkath.	Quelle [%]
Sensitivität[a]	36–76	26–86	50–78	69–80	[13]
Spezifität[a]	56–100	77–100	70–100	100	[14]
Sensitivität[b]	63	50	50	82	[3]
Spezifität[b]	91	100	71	79	[3]

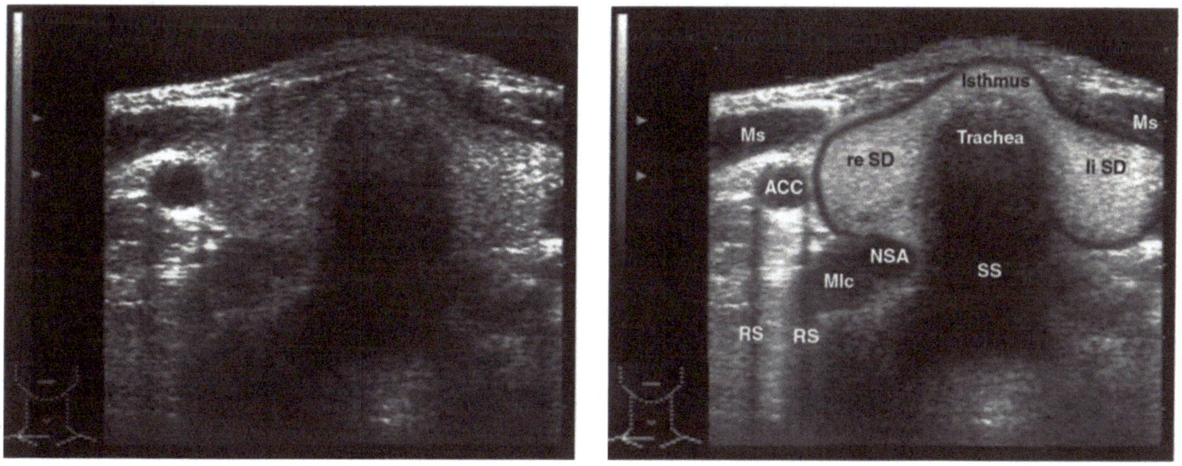

Abbildung 2.322

Kleines orthotopes Nebenschilddrüsenadenom (*NSA*) vor dem M. longus colli rechts kaudal bei primärem Hyperparathyreoidismus

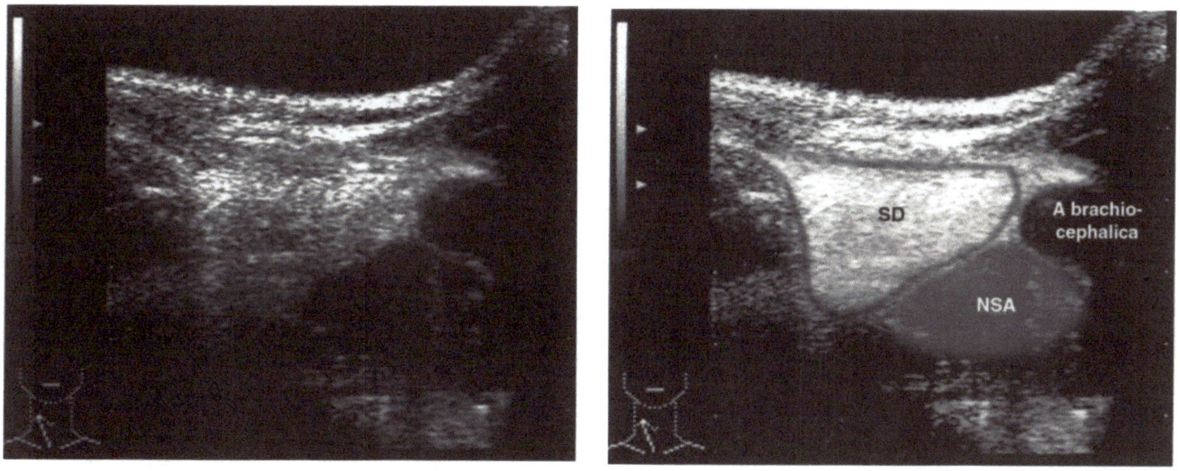

Abbildung 2.323

Großes echoarmes Nebenschilddrüsenadenom (*NSA*) rechts unten im oberen Anteil des Lig. thyreothymicum hinter der A. brachiocephalica

2.8.6.1 Benigne Veränderungen

Primärer Hyperparathyreoidismus

Der primäre Hyperparathyreoidismus wird in etwa 80% der Fälle durch ein solitäres Adenom hervorgerufen (Eindrüsenerkrankung). Hyperplasien und multiple Adenome (Mehrdrüsenerkrankung) sind in ca. 15% die Ursache eines primären Hyperparathyreoidismus. Nur sehr selten (<1–3%) verursachen Nebenschilddrüsenkarzinome einen primären Hyperparathyreoidismus [9].

Die sonographische Nebenschilddrüsendiagnostik muß sich mit *dem Lokalisationsnachweis deutlich vergrößerter Nebenschilddrüsen* begnügen, da auch mit hoch auflösenden Schallköpfen typisch lokalisierte Nebenschilddrüsen erst ab einer Größe von mindestens 5 mm zur Darstellung gebracht werden können. Vor Ersteingriffen liegt die Sensitivität der Sonographie zur Lokalisation vergrößerter Nebenschilddrüsen zwischen 70 und 80% [26, 8]. Eine Differenzierung zwischen Adenom und Hyperplasie ist sonographisch nicht möglich.

Der M. longus colli kann als Leitstruktur zur Darstellung typisch lokalisierter Nebenschilddrüsen angesehen werden (Abb. 2.322). In ektoper Lage ist die Darstellung deutlich erschwert und wesentlich von der Umgebungsanatomie abhängig (Abb. 2.323). Außerhalb des Lig. thy-

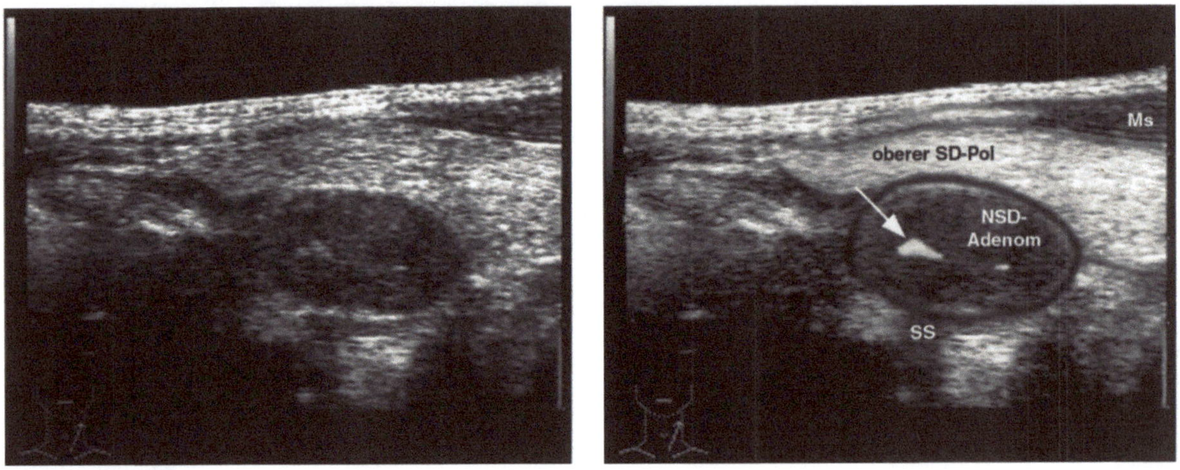

Abbildung 2.324

Längsschnitt eines linksseitigen oberen Nebenschilddrüsenadenoms mit echoreicheren Anteilen (*Pfeil*) bei primärem Hyperparathyreoidismus

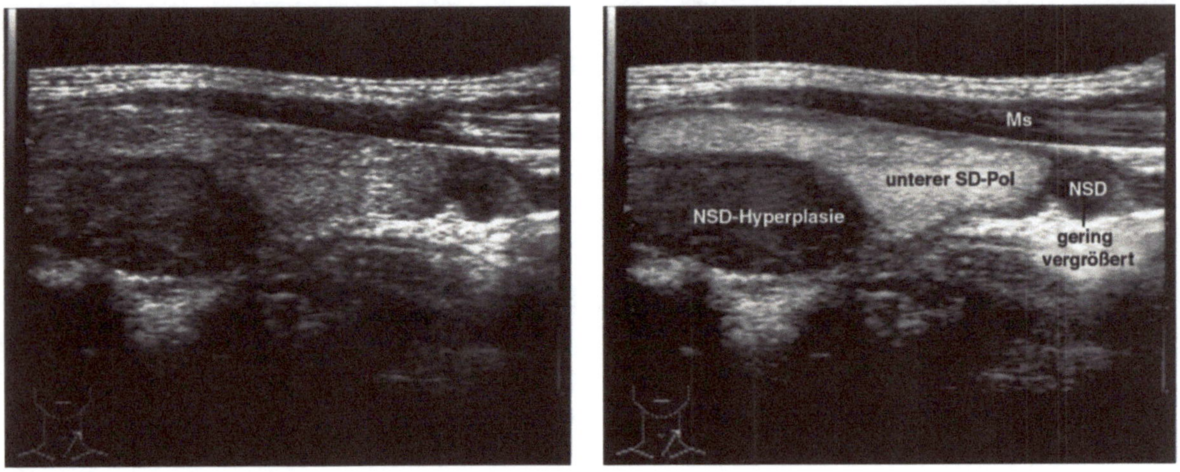

Abbildung 2.325

Sekundärer Hyperparathyreoidismus mit großer kranialer Nebenschilddrüse und gering ausgeprägter Hyperplasie einer NSD kaudal am Übergang zum Lig. thyreothymicum links

reothymicum bzw. der Gefäßscheide gelingt eine Zuordnung höchst selten.

Primäre Nebenschilddrüsenvergrößerungen sind echoarm und haben eine ovaläre Form. Erst ab einer Größe von etwa 2 cm kommt es aufgrund regressiver Veränderungen zur Darstellbarkeit zentraler echofreier Areale (s. Abb. 2.323).

Die Echogenität der glatt begrenzten Raumforderung ist deutlich geringer als die des normalen Schilddrüsengewebes. In größeren Adenomen können aber echoreichere Inhomogenitäten vorkommen (Abb. 2.324). Liegt neben dem primären Hyperparathyreoidismus eine Knotenstruma vor, kann die Abgrenzung vergrößerter Nebenschilddrüsen von dorsalen Strumaknoten problematisch sein. Wegen der Möglichkeit einer Mehrdrüsenerkrankung muß stets auch dann, wenn bereits eine vergrößerte Nebenschilddrüse lokalisiert werden konnte, ein vollständiger standardisierter Ablauf der Sonographie der Halsregion eingehalten werden.

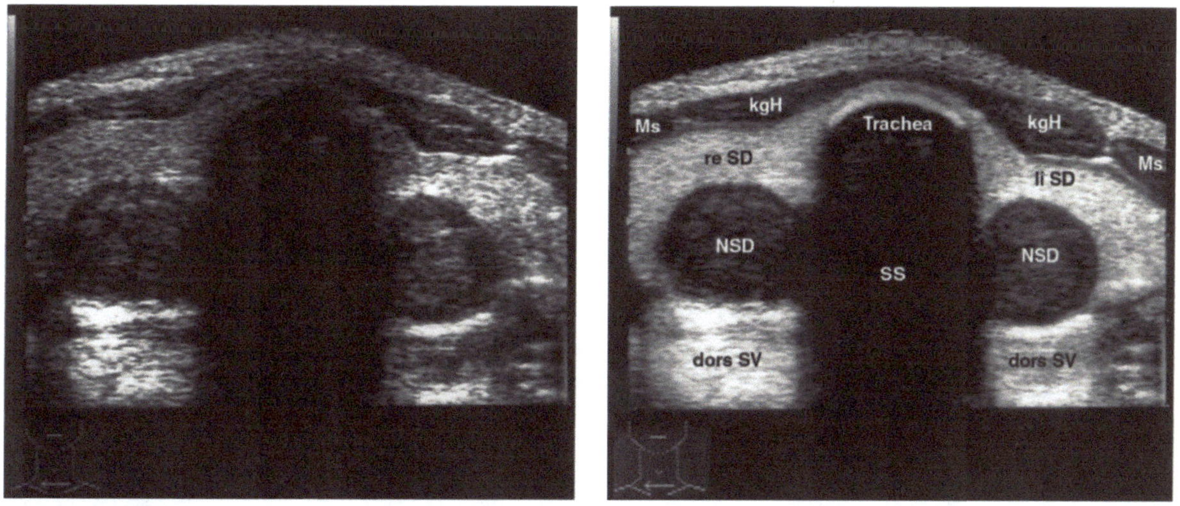

Abbildung 2.326

Erhebliche Vergrößerung beider oberer Nebenschilddrüsen bei sekundärem Hyperparathyreoidismus

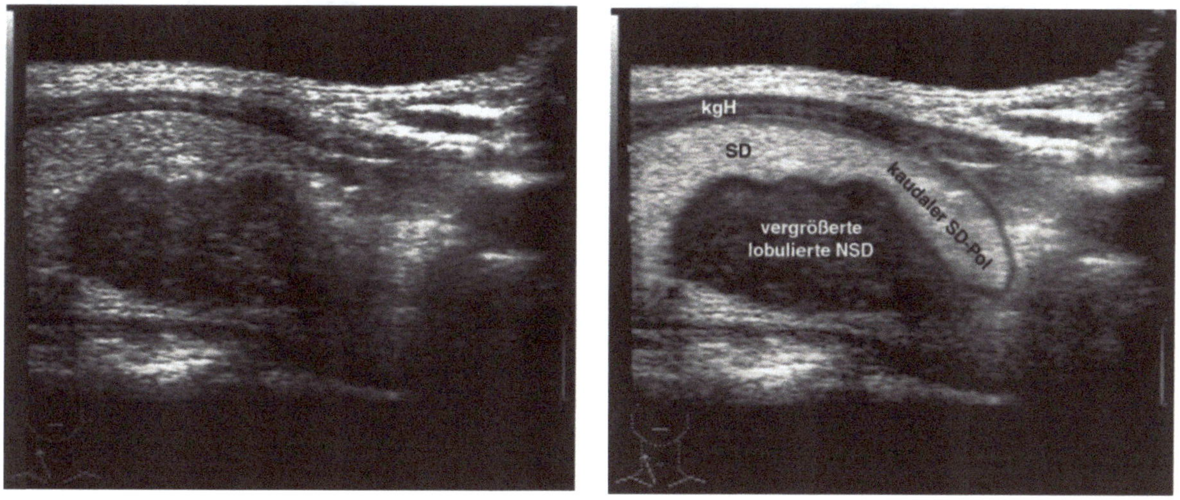

Abbildung 2.327

Lobulierung einer relativ großen rechtsseitigen kaudalen Nebenschilddrüse im Längsschnitt bei sekundärem Hyperparathyreoidismus

Sekundärer Hyperparathyreoidismus

Bei dieser regulativen Funktionsstörung der Nebenschilddrüsen sind immer alle vorhandenen Nebenschilddrüsen betroffen (Abb. 2.325). Sonographisch finden sich unterschiedlich große, echoarme Nebenschilddrüsen, die bis 5 cm lang und 10 g schwer sein können und dann das Gesamtvolumen einer normalen Schilddrüse erreichen (Abb. 2.326). Einzelne Adenome können bis 5 cm lang und 10 g schwer sein. Typisch ist eine Lobulierung der vergrößerten Organe. Bei zunehmender Größe sind regressive Veränderungen und Verkalkungen nicht selten (Abb. 2.327). Die Nebenschilddrüsen sind wie beim primären Hyperparathyreoidismus echoarm.

2.8.6.2 Nebenschilddrüsenkarzinom

Dieses extrem seltene Malignom wird fast immer als histologischer Zufallsbefund bei einem primären Hyperparathyreoidismus diagnostiziert, ohne daß präoperativ sonomorphologische Auffälligkeiten erkennbar sind. Unscharfe Begrenzung, die Darstellbarkeit von verdickten kapselähnlichen Strukturen oder von Verkalkungen in einer ansonsten echoarmen Nebenschilddrüsenvergrößerung können sonographische Verdachtsmomente darstellen, die vor allem dann erhärtet werden, wenn bei unauffälliger Schilddrüse und primärem Hyperparathyreoidismus zervikale Lymphknotenvergrößerungen zur Darstellung kommen.

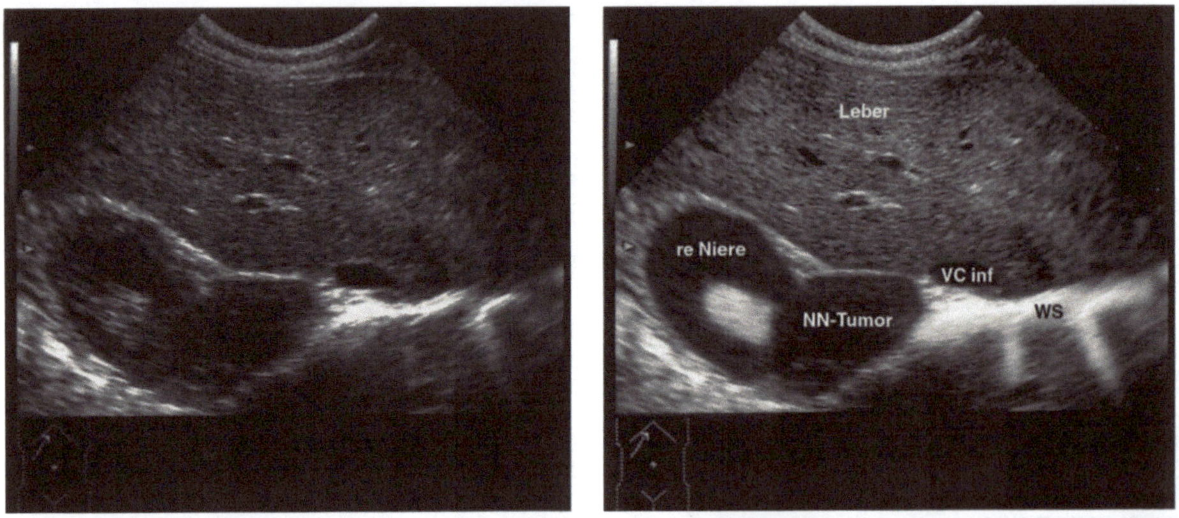

2.328a

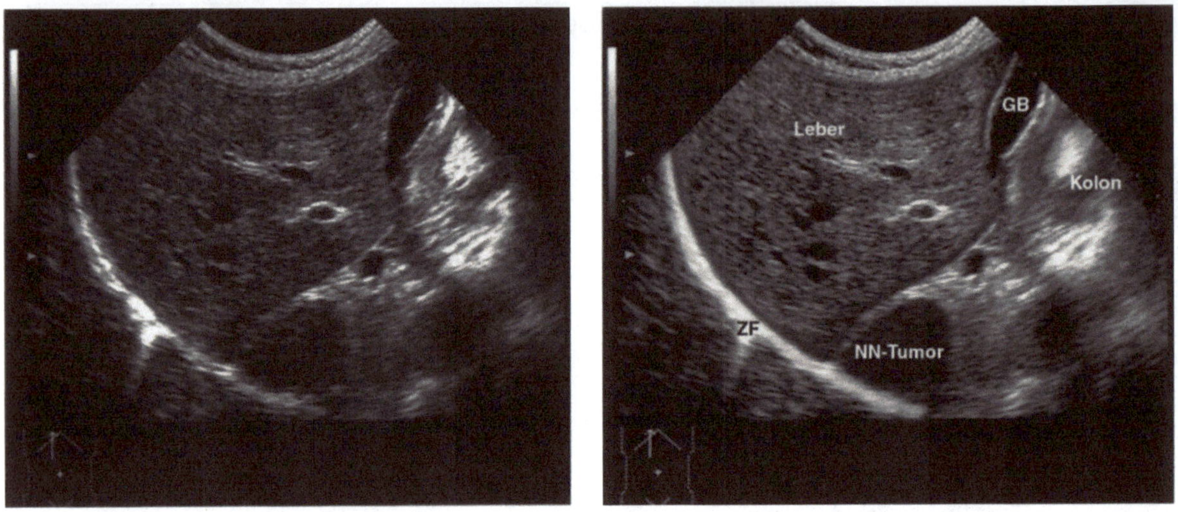

2.328b

2.8.7 Sonopathologie der Nebenniere

> Jede sonographisch gut und reproduzierbar darstellbare Nebenniere ist in der Regel als pathologisch vergrößert anzusehen, da Vergrößerungen meist erst ab 1,5 cm Durchmesser nachweisbar sind.

Nebennierenveränderungen lassen sich bezüglich ihrer hormonellen Aktivität und klinischen Symptomatik in endokrin aktive und nichtaktive Läsionen differenzieren. Sonographisch gibt es keinerlei Korrelat für diese Unterscheidung. Hormonell aktive Tumoren der Nebenniere zeigen oft schon vor ihrer sonographischen bzw. bildgebenden Nachweisbarkeit eine typische Symptomatik, deren Klinik meist eindeutig auf die Erkrankung hinweist. Malignome lassen sich sonographisch nicht allein durch ihre Größe, Begrenzung, uni- oder bilateralen Befall, Echogenität und Echomuster abgrenzen. Erst der Nachweis einer Infiltration von Nachbarstrukturen (Niere, Leber, Milz, Pankreas) oder von Metastasen (Leber) stellt ein ausreichendes sonographisches Verdachtsmoment dar. Damit ist die Sonographie kaum geeignet, einen wesentlichen Beitrag zur Dignitätserfassung sog. Inzidentalome zu leisten.

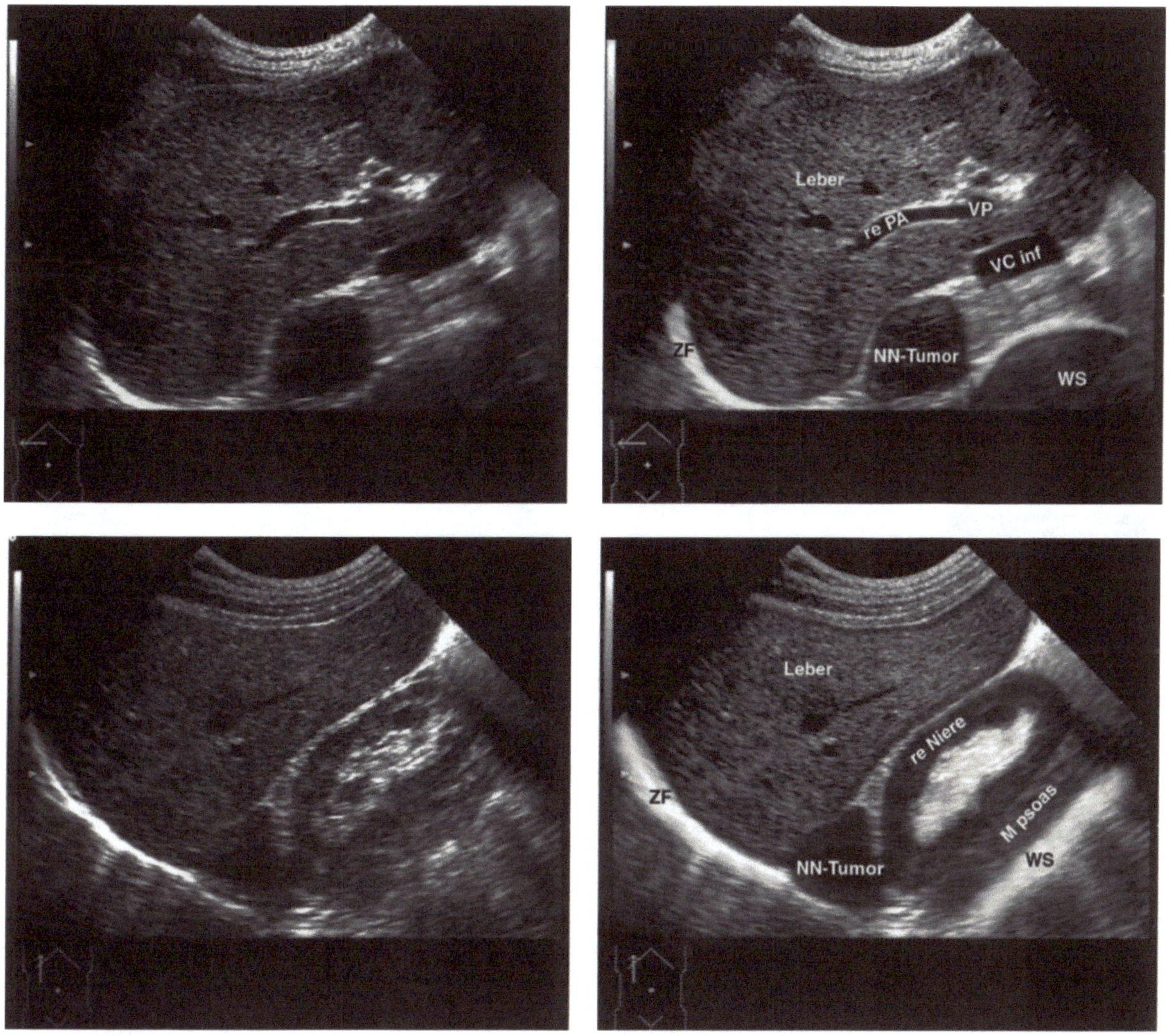

2.328c

2.328d

Abbildung 2.328 a–d

Inzidentalom der rechten Nebenniere in verschiedenen Untersuchungsebenen; typische Echoarmut und glatte Begrenzung

2.8.7.1 Benigne Veränderungen

Hormoninaktive Tumoren einschließlich Inzidentalome

Das *Inzidentalom* stellt einen Zufallsbefund einer aus anderer Indikation durchgeführten Untersuchung dar. Mit dem Einsatz der Sonographie, vor allem aber der CT, ist die Häufigkeit des Nachweises hormoninaktiver Nebennierentumoren erheblich angestiegen. Klinisch und histologisch handelt es sich meist um hormoninaktive Nebennierenadenome. Sonographisch liegt eine runde oder ovale, glatt begrenzte, echoarme, meist homogene Raumforderung vor. Bei größeren Befunden finden sich gelegentlich regressive Veränderungen (Abb. 2.328).

CAVE: Da es weder für die hormonelle Aktivität noch für die Dignität zuverlässige Kriterien gibt und die Differentialdiagnose eines Nebennierenkarzinoms erhebliche Konsequenzen hat, sind Inzidentalome diagnostisch weiter abzuklären.

Hormonaktive Tumoren werden operiert. Bei hormoninaktiven Tumoren unter 3 cm Durchmesser ist in der Regel ein abwartendes Verhalten mit engmaschiger Größenkontrolle des Befundes angezeigt. Für diese Kontrollen stellt die Sonographie ein ideales Verfahren dar. Im Zweifelsfall kann, nach sicherem Ausschluß eines Phäochromozytoms *(cave: akzidentelle hypertensive Krise)*, eine sonographisch geführte Punktion vorgenommen werden.

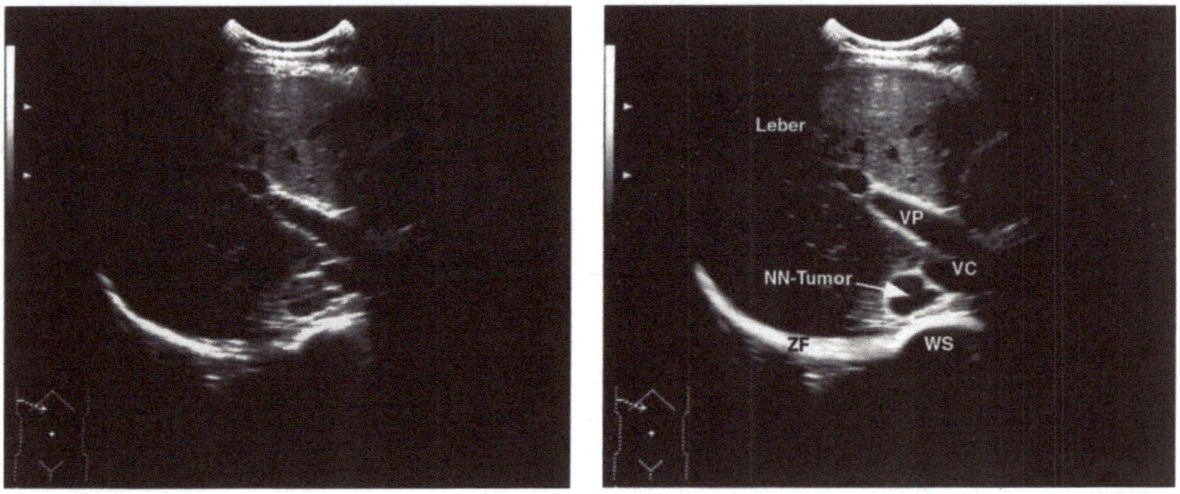

Abbildung 2.329

Unilaterales kleines Nebennierenadenom rechts bei Morbus Cushing

Conn-Syndrom

Bei etwa zwei Dritteln der betroffenen Patienten liegt der Erkrankung ein einseitiges Adenom, bei etwa einem Drittel eine beidseitige noduläre Hyperplasie zugrunde.

Conn-Adenome haben meist einen Durchmesser unter 2 cm.

Sie entziehen sich daher häufig der sonographischen Detektierbarkeit. Hyperplastische Veränderungen sind beim Conn-Syndrom wie bei der bilateralen Hyperplasie eines zentralen Morbus Cushing sonographisch in der Regel nicht darstellbar. Die Sonomorphologie eines nachweisbaren Conn-Adenoms weist keine Besonderheiten auf, so daß wie bei den anderen hormonaktiven Nebennierenveränderungen die Hormondiagnostik wichtigstes differentialdiagnostisches Instrument ist.

Cushing-Syndrom

In über der Hälfte der Fälle liegt der Erkrankung eine zentrale hypothalamisch-hypophysäre Dysregulation zugrunde (ACTH-Überproduktion), die zu einer bilateralen Nebennierenhyperplasie führt. Diese ist in Anbetracht der erkrankungsbedingten Stammfettsucht im Ultraschall meist nicht nachweisbar. Beim peripherbedingten Hyperkortisolismus liegt meist eine unilaterale Vergrößerung durch ein Nebennierenadenom vor (Abb. 2.329).

Die Symptomausprägung korreliert wie bei anderen hormonaktiven Nebennierentumoren auch beim Morbus Cushing nicht mit dem Umfang der Organvergrößerung.

Phäochromozytom

Phäochromozytome können aufgrund ihrer bei klinischer Manifestation erreichten Größe in bis zu 90 % sonographisch nachgewiesen werden. Die Tumoren imponieren als glatt begrenzte, meist homogene echoarme Raumforderungen, die bei zunehmender Größe auch regressive Veränderungen zeigen können (Abb. 2.330).

CAVE: Schon der Verdacht auf ein Phäochromozytom verbietet wegen der Gefahr der Auslösung einer hypertensiven Krise jeden, auch sonographisch geführten Punktionsversuch.

Es sollte immer eine subtile Untersuchung beider Nebennierenregionen durchgeführt werden, da im Rahmen des MEN-2-Syndroms gehäuft ein bilateraler Befall auftritt (Abb. 2.331). Ganz selten treten auch sporadische Phäochromozytome bilateral auf. In weniger als 5 % der Fälle liegt das Phäochromozytom extraadrenal. Meist handelt es sich dann um ein in der Nähe des Abganges der A. mesenterica superior gelegenes Paragangliom (Zuckerkandl-Organ). Sonographisch zeigt sich hierbei neben den unauffälligen Nebennierenregionen das Bild einer paraaortalen Raumforderung.

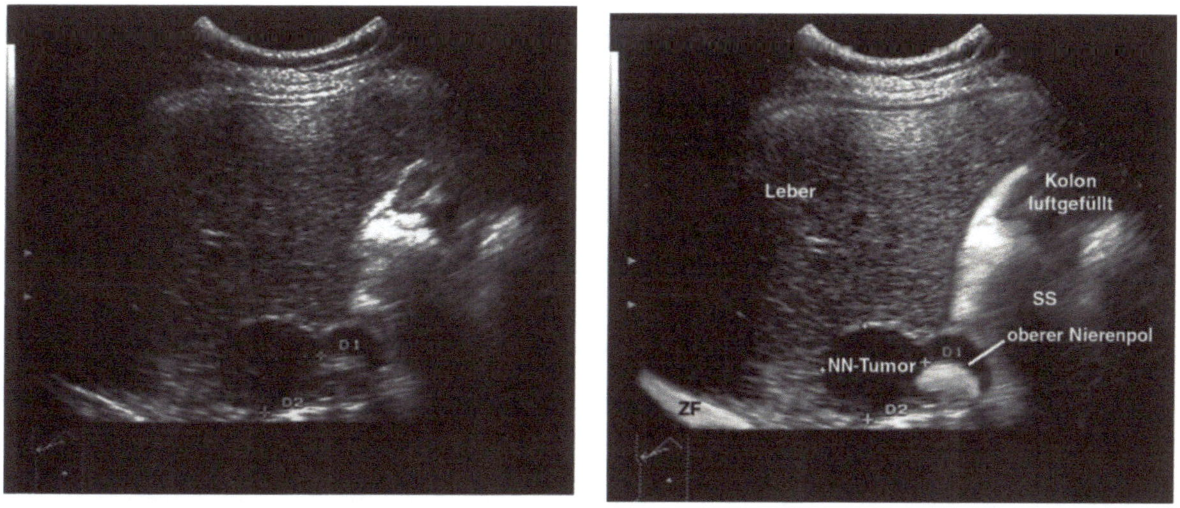

Abbildung 2.330

Sporadisches unilaterales Phäochromozytom rechts

a

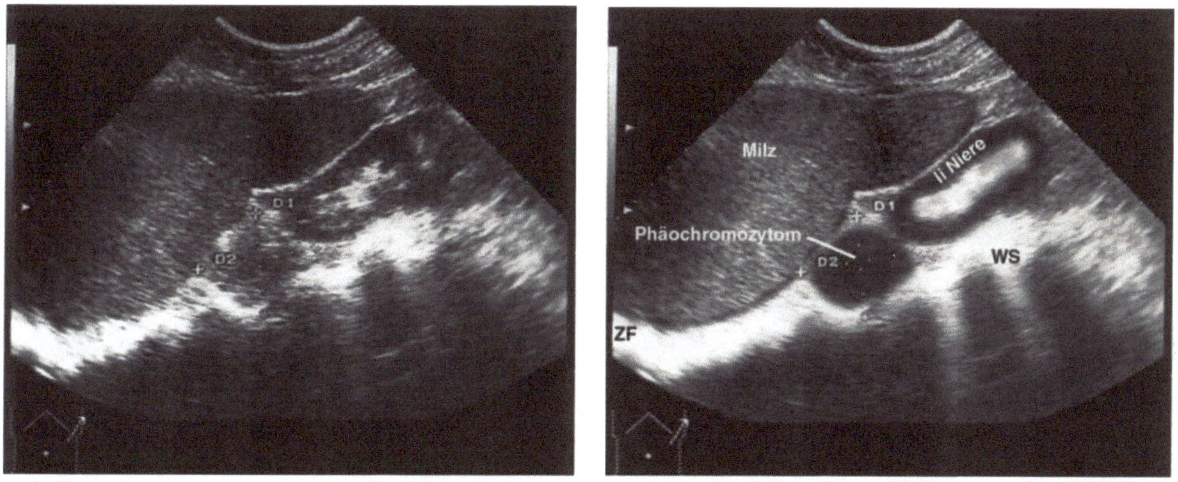

b

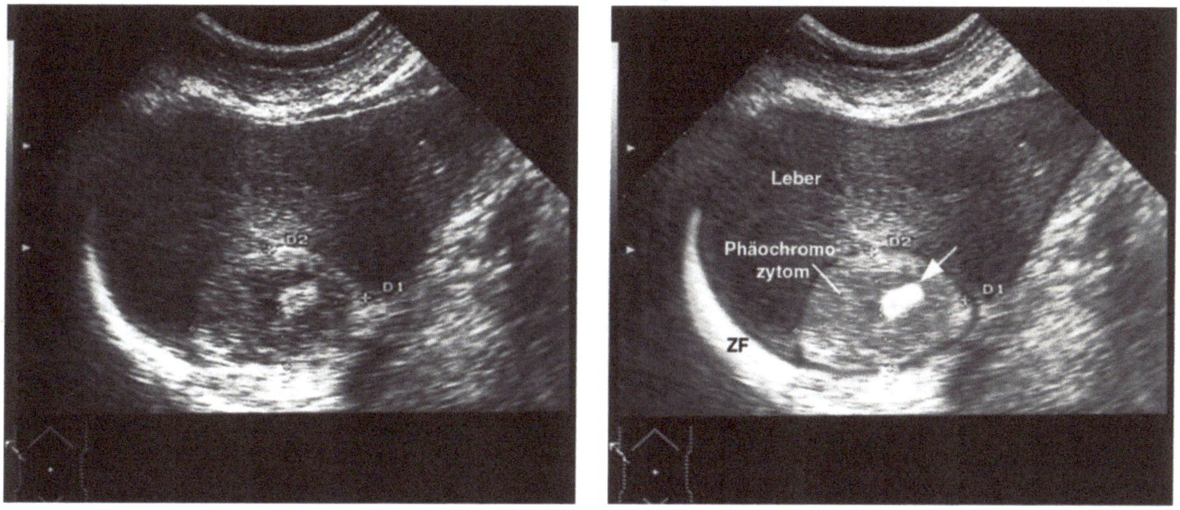

Abbildung 2.331 a, b

Bilaterales Phäochromozytom bei einem Patienten mit MEN-2A-Syndrom, Befund links < rechts, deutliche Inhomogenitäten mit verkalkungsbedingt (*Pfeil*) echoreichen Anteilen

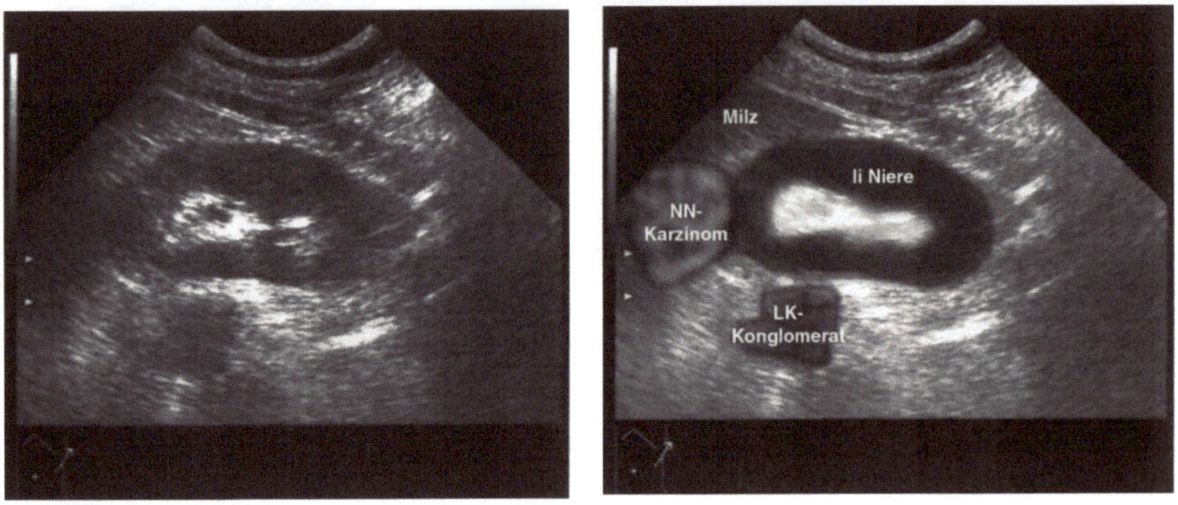

Abbildung 2.332

Nebennierenkarzinom links mit typischen echoarmen Inhomogenitäten und lokalen Lymphknotenmetastsen

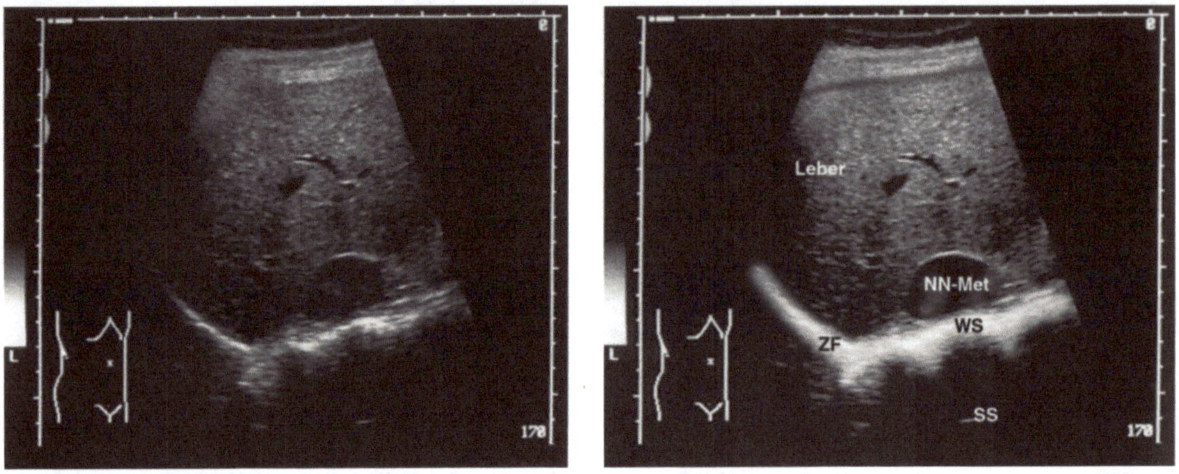

Abbildung 2.333

Nebennierenmetastase rechts bei Bronchialkarzinom

2.8.7.2 Maligne Neoplasien

Nebennierenrindenkarzinom

Nebennierenrindenkarzinome werden insbesondere, wenn sie keine endokrine Aktivität besitzen, oft erst als Zufallsbefund diagnostiziert. Es handelt sich um hochmaligne Tumoren, die zum Zeitpunkt der klinischen Diagnose bereits meist eine erhebliche Größe erreicht haben. Ausgeprägte Echoinhomogenität durch regressive Veränderungen bzw. Einblutungen und eine unscharfe Abgrenzung zur Umgebung stellen neben der Größe unspezifische, jedoch wichtige sonomorphologische Hinweiszeichen dar (Abb 2.332). Dringend malignomverdächtig sind gleichzeitige paraaortale und parakavale Lymphknoten bzw. der Nachweis einer Infiltration umgebender Organe und Strukturen. Hormonell aktive Tumoren zeigen das gleiche sonographische Bild wie hormoninaktive Karzinome, werden aber aufgrund der vorliegenden Symptomatik meist eher diagnostiziert und sind deshalb meist nicht so groß wie hormoninaktive Karzinome. Bei differentialdiagnostischen bzw. therapeutischen Unklarheiten kann eine Feinnadelpunktion unter sonographischer Sicht vorgenommen werden, wenn ein Phäochromozytom ausgeschlossen ist.

Nebennierenmetastasen

Nebennierenmetastasen werden bei fortgeschrittenem Tumorleiden oft beidseitig gefunden. Einseitige Meta-

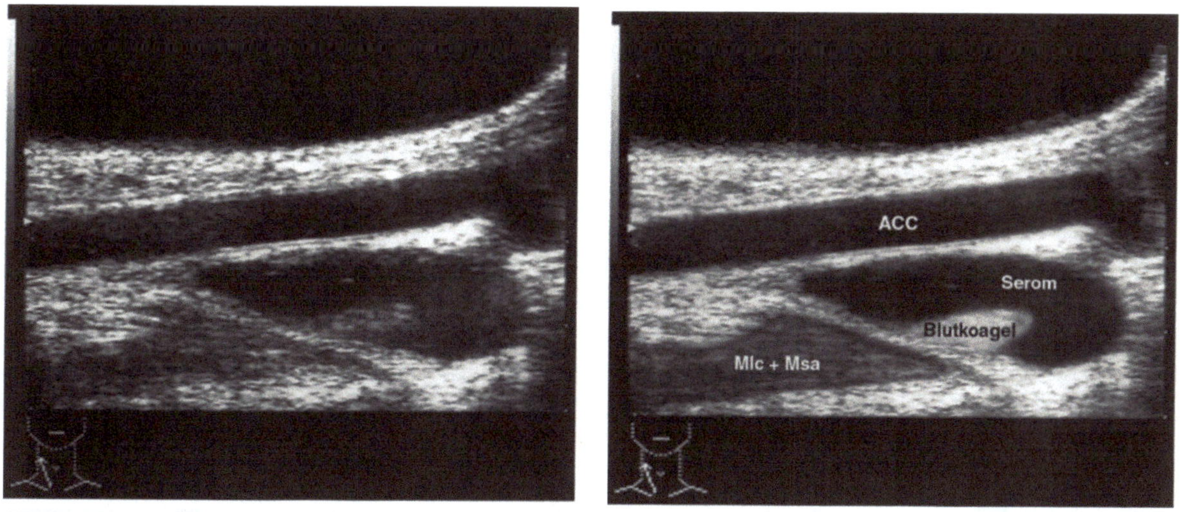

Abbildung 2.334

Etwas Blut enthaltende Sekretansammlung im rechten lateralen Halsdreieck (Kompartment 2) am 5. postoperativen Tag bei Z. n. Lymphadenektomie (Normalbefund)

stasen sind sonographisch von benignen Inzidentalomen schwer abgrenzbar (Abb. 2.333). Die Anamnese ist daher differentialdiagnostisch von wesentlicher Bedeutung. Bronchialkarzinome, Mammakarzinome, Nierenzellkarzinome, maligne Melanome und Lymphome sind die häufigsten Primärtumoren. Nebennierenmetastasen sind meist echoarm und oft auch bei erheblicher Größe noch glatt begrenzt. Regressive Veränderungen können schon bei relativ kleinen Tumoren zu zentralen Einschmelzungen führen, die sich sonographisch als zentrale, echofreie, unregelmäßig begrenzte Zone darstellen. Bei Bronchial- und Mammakarzinommetastasen können Kalzifizierungen vorkommen.

2.8.8 Postoperative sonographische Befunde

Allgemeine Grundsätze

Als praktisch überall und in jeder Situation durchführbares, nebenwirkungsfreies und belastungsarmes Untersuchungsverfahren erlaubt die Sonographie, auch in der endokrinen Chirurgie, postoperative Befunde zu erheben und im Falle postoperativer Unregelmäßigkeiten diese zu objektivieren. Voraussetzung für die suffiziente Durchführung ist ein hohes Maß an Erfahrung sowohl mit präoperativen als auch mit normalen postoperativen Befunden, um entscheiden zu können, ob es sich um revisionsbedürftige Veränderungen handelt, oder um Flüssigkeitsansammlungen, die punktiert oder expektativ behandelt werden können. Vor allem kommt es darauf an, eine exakte Vorstellung des intraoperativen Situs zu haben und die operativen Maßnahmen im einzelnen zu kennen. Die allgemeinen sonographischen Charakteristika von Flüssigkeitsansammlungen verschiedener Genese, von Hämatomen in verschiedenen Stadien oder Abszessen sind unabhängig von der Art der Operation, zeigen aber durch die operationsbedingt veränderte Anatomie eine andere topographische Zuordnung. Hinzu kommt die Notwendigkeit, normale postoperative Befunde gegenüber pathologischen und revisionsbedürftigen Veränderungen abzugrenzen.

2.8.8.1 Schilddrüse/Nebenschilddrüse

Bei suffizienter Blutstillung und subtiler Versorgung der Lymphgefäße nach Lymphadenektomie treten in der Regel nur geringe Sekretansammlungen in der Schilddrüsenloge bzw. in den lateralen Halsdreiecken auf (Abb. 2.334). Je nach dem Umfang einer Resektion rückt das Gefäß-Nerven-Bündel sehr dicht oder direkt an die seitliche Trachea heran. Postoperative Schwellungen des Halses, die nicht zu einer sofortigen operativen Revision zwingen, können sonographisch differenziert (Ödem, Lymphe, Hämatom) und in ihrem Verlauf beobachtet werden (Abb. 2.335). Bei liegender Drainage kann darüber hinaus überprüft werden, ob eine Sekret-, Lymph- oder Blutansammlung vom Drain erreicht wird. Wenn ja, kann unter sonographischer Sicht das Drain freigespült und für suffizienten Sekretablauf gesorgt werden. Lymphfisteln, die manchmal erst nach Drainageentfernung am 4.–5. postoperativen Tag klinisch manifest werden, können durch sonographisch gestützte Punktion mit einer Drainage versorgt und zur Ausheilung gebracht werden. Bei Unklarheiten über die Beschaffenheit einer Flüssigkeitsansammlung im OP-Gebiet kann unter Ultraschallsicht punktiert und Klärung herbeigeführt werden.

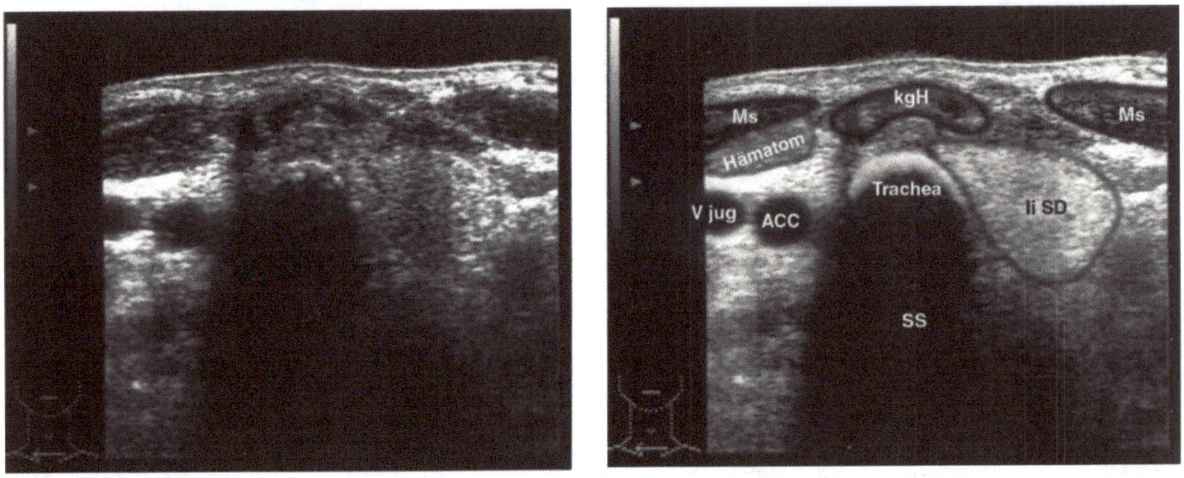

Abbildung 2.335

Querschnitt durch die Halsregion am 4. postoperativen Tag nach Hemithyreoidektomie rechts wegen eines autonomen Adenoms. Der Trachea seitlich anliegende rechte Gefäßscheide, erhebliches Ödem der vorderen Halsmuskulatur bei klinisch deutlicher Halsschwellung mit Verdacht auf Nachblutung

2.8.8.2 Nebenniere

Die häufigste Komplikation nach Nebenniereneingriffen ist die Nachblutung. Um sie im noch asymptomatischen Stadium erkennen und bewerten zu können, muß der Untersucher über den Zugang, die Art der Gefäßversorgung und die primäre Lage der Drainagen exakt informiert sein. Beim transperitonealen Zugang muß mit einer Nachblutung in der freien Bauchhöhle gerechnet werden. Beim retroperitonealen Zugang kommt es im Falle einer Nachblutung zu einem retroperitonealen Hämatom, dessen Perforation in die freie Bauchhöhle erst bei kreislaufwirksamen Blutverlusten zu erwarten ist.

2.8.9 Methodenbewertung aus chirurgischer Sicht

Die besonderen methodischen Voraussetzungen der Sonographie gestatten es jedem Chirurgen, sie nahezu zeit- und ortsunabhängig anzuwenden. Im Halsbereich kommt der Sonographie durch die Anwendbarkeit höherfrequenter Sonden und das daraus resultierende hohe Auflösungsvermögen eine hervorragende Bedeutung zu. Für den Chirurgen stellt sie zum einen ein Verfahren zur Beschreibung des morphologischen Korrelates von Szinigraphie- oder Tastbefunden dar. Zum anderen erlaubt ihm die Methode wie keine zweite, sich ein Bild von der operativ zu sanierenden Situation zu machen und dieses als Hilfe zur Planung und Durchführung der Operation zu nutzen. Die Möglichkeit, den erhobenen Sonographiebefund mit dem tatsächlichen morphologischen Korrelat zu vergleichen, erlaubt dem Chirurgen eine ständige Überprüfung seiner diagnostischen Treffsicherheit. Die zunehmende Verbreitung und Nutzung der 3D-Sonographie wird in der Zukunft eine weitere Verbesserung der räumlichen Zuordnung erlauben [20, 21].

Im Bereich der Schilddrüsendiagnostik ist die Sonographie ein belastungs- und nebenwirkungsfreies, beliebig wiederholbares, kostengünstiges Screening- und Nachsorgeverfahren bei benigner und maligner Struma [19]. Die gegenüber der ausgezeichneten Sensitivität relativ geringe Spezifität der Methode läßt sich durch die Nutzung der sonographisch gestützten Punktion, die an der Schilddrüse sehr leicht und sicher durchführbar ist, verbessern. Die Grenzen der Sonographie liegen in der Dignitätszuordnung von Befunden und in der funktionellen Aussagefähigkeit. Szintigraphie, Punktionszytologie und Sonographie sind somit komplementäre Verfahren, die als solche verstanden und zum Einsatz gebracht werden müssen.

In der Nebenschilddrüsendiagnostik hat die Sonographie beim klinisch manifesten primären Hyperparathyreoidismus wegen ihrer relativ hohen Trefferquote bei der Lokalisation solitärer Autonome einen hohen Stellenwert zur Effektivierung, neuerdings auch Minimalisierung des operativen Vorgehens. In orthotoper Lage ist von einer Sensitivität von über 90 % auszugehen. Bei Zweiteingriffen und in ektoper Lage ist die Treffsicherheit deutlich geringer, so daß meist eine Ergänzung durch zusätzliche nichtinvasive (Mibi-Szintigraphie, CT, MRT) und invasive Verfahren (venöser Stufenkatheter mit Parathormonbestimmung) erforderlich ist (s. Tabelle 2.15). Bei sekundärem Hyperparathyreoidismus kommt der Sonographie weder eine indikatorische noch operativ-taktische Bedeutung zu.

Die Nebennieren sind sonographisch schwer zugänglich, weshalb der Stellenwert der Ultraschalluntersuchung im Vergleich zur Schilddrüse hier deutlich geringer ist. Nicht nur die CT, sondern auch die Sonographie des Abdomens hat zu einem vermehrten Nachweis asymptomatischer Nebennierentumoren (Inzidentalome) geführt und damit neue indikatorische und therapeutische Fragestellungen aufgeworfen. Im Bereich der Nebenniere liegt die Stärke der Sonographie im Nachweis und der Verlaufskontrolle hormonell inaktiver Tumoren. Diese haben aufgrund ihrer fehlenden klinischen Symptomatik meist eine Größe erreicht, die eine sonographische Darstellung ermöglicht. Eine Dignitätszuordnung ist sonographisch bei Fehlen eindeutiger Malignitätszeichen (organüberschreitendes Wachstum mit lokaler Umgebungsinfiltration, Metastasen) nicht ausreichend sicher möglich.

Literatur

1. Akarström G, Malmarus J, Bergstrom R (1984) Surgical anatomie of the human parathyreoid glands. Surgery 95: 14
2. Ashcraft MW, van Herle J (1980) Management of thyroid nodules, II: scanning techniques, thyroid suppressive therapy, and fine needle aspiration. Head & Neck Surgery, pp 297–322
3. Bembenek A, Thomusch O, Würl P, Dralle H (1997) Effizienz und Kosten präoperativer Lokalisationsdiagnostik vor Reeingriffen bei Hyperparathyreoidismus. Exp Clin Endocrinol Diabetes 105 [Suppl 1]: 82–83
4. Doherty GM, Weber B, Norton JA (1994) Cost of unsuccessful surgery for primary hyperparathyroidism. Surgery 116 (6): 954–972
5. Droese M, Schicha M (1987) Aspirationszytologie der Schilddrüse. Internist 28: 542
6. Frank T, von Bary S, Zander M, Busch I (1983) Ergebnisse der sonographischen Analyse umschriebener Knoten der Schilddrüse. Akt Endokrinol Stoffw 4: 100
7. Freitas JE, Freitas AE (1994) Thyroid and parathyroid imaging. Sem Nucl Med 24: 234–245
8. Gooding GA (1993) Sonography of the thyroid and parathyroid. Radiol Clin North Am 31: 967–989
9. Higgins CB, Auffermann W (1988) MR imaging of thyroid and parathyroid glands: a review of current status. Am J Roentgenol 155: 1095
10. Hopkins CR, Reading CC (1995) Thyroid and parathyroid imaging. Sem Ultrasound CT MR 16: 279–295
11. Igl W, Pickardt CR, Leisner B (1983) Physik und Technik der Schilddrüsensonographie, Volumetrie, Standardisierung der Befundung. Akt Endokrinol Stoffw 4: 85–91
12. Mann B, Schmale P, Stremmel W (1996) Thyroid morphology and function after surgical treatment of thyroid diseases. Exp Clin Endocrinol Diabetes 104: 271–277
13. Miller DL (1991) Preoperative localization and interventional treatment of parathyroid tumors: when and how? World J Surg 15: 706–713
14. Mitchell BK, Merrell RC, Kinder BK (1995) Localization studies in patients with hyperparathyroidism. Endocrine Surg 75: 483–499
15. Molitch ME, Beck JR, Dreisman M, Gottlieb JE, Pauker SG (1984) The cold thyroid nodule: an analysis of diagnostic and therapeutic options. Endocr Society 5: 185–199
16. Price DC (1993) Radioisotopic evaluation of the thyroid and the parathyroids. Radiol Clin North Am 31: 991–1015
17. Ranft K, Becker K-P, Reuter H, Baumann U, Hamacher M, Ziegner A, Rovakis A (1995) Klinisches Screening nach Schilddrüsenerkrankungen: Beitrag der orientierenden Ultraschalluntersuchung. Ultraschall Med 16: 264–268
18. Rodriquez JM, Tezelman S, Siperstein AE et al. (1994) Localization procedures in patients with persistent or recurrent hyperparathyroidism. Arch Surg 129: 870–875
19. Rommel O, Tegenthoff (1996) Die Screening-Untersuchung der Schilddrüse im Rahmen der farbkodierten Duplexsonografie hirnversorgender Arterien. Ultraschall Med 17: 113–117
20. Rößling W (1997) 3D-Sonographie in der Onkologie. Onkologe 3: 88–91
21. Sader R, Zeilhofer H-F, Deppe H, Horch H-H, Nuber B, Hornung B (1995) Geräte und transducerunabhängige 3D-Sonographie im Mund-Kiefer-Gesichtsbereich. Ultraschall Med 16: 269–274
22. Scheler S, Becker W, Reiners C, Börner W (1986) Physiologische Schwankung und meßtechnische Variabilität des sonographisch bestimmten Schilddrüsenvolumens. Akt Endokr Stoffw 7: 40–47
23. Shimamoto K, Endo T, Ishigaki T et al. (1993) Thyroid nodules: evaluation with color doppler ultrasonography. J Ultrasound Med 12: 673–678
24. Vitti P, Rago T, Mazzeo S et al. 1995) Thyroid blood flow evaluation by color flow doppler sonography distinguishes Graves' disease from Hashimoto's thyreoiditis. J Endocrinol Invest 18: 857–861
25. Weiss H, Düntsch U (1996) Komplikationen der Feinnadelpunktion, DEGUM-Umfrage II. Ultraschall Med 17: 118–130
26. Wolf RJ, Cronan JJ, Monchik JM (1994) Color doppler sonography: an adjunctive technique in assessment of parathyroid adenomas J Ultrasound Med 13: 303–308
27. Yokozawa T, Fukata S, Kuma K et al. (1996) Thyroid cancer detected by ultrasound-guided fine-needle aspiration biopsy. World J Surg 20: 848–853

2.9 Bauchwand und Leistenregion

G. Federmann

2.9.1 Indikationen zur Sonographie von Bauchwand und Leistenregion

Die Indikation zur Sonographie von Bauchwand und Leistenregion wird gestellt zur:

- Klärung unsicherer Befunde nach klinischer Untersuchung,
- Feststellung des Befundausmaßes,
- Festlegung des differentialtherapeutischen Vorgehens,
- Verlaufskontrolle.

Klärung unsicherer Befunde nach klinischer Untersuchung

Unklare Befunde in der Bauchdecke wie klinisch nicht einstufbare Tumoren können mittels Sonographie hinsichtlich Größe, Aufbau, Schichtzuordnung und ggf. Artdiagnose näher eingegrenzt werden. Statische Befunde lassen sich damit ausreichend darstellen, variable Befunde wie kleinere Hernien können oft erst in der dynamischen Untersuchung gesichert und definiert werden.

Feststellung des Befundausmaßes

Während die klinische Untersuchung, bedingt durch Symptomatik und anatomische Gegebenheiten, oft nur eine eingeschränkte Beurteilbarkeit erlaubt, ermöglicht die Ultraschalluntersuchung in bezug auf Größe und Gewebsschicht eine sichere Zuordnung des Befundes. Die Ultraschalluntersuchung bietet dabei neben der alleinigen Bilddarstellung die Möglichkeit einer sonographiegestützten, dosierten Palpationsuntersuchung.

Festlegung des differentialtherapeutischen Vorgehens

Die vorgenannten Sonographieerkenntnisse gehen in die differentialtherapeutischen Überlegungen mit ein. Beispielsweise kann durch den sonographischen Befund beim Rektusscheidenhämatom entsprechend Ausdehnung und Alter die Entscheidung zwischen operativem bzw. konservativem Vorgehen entscheidend beeinflußt werden. Dem sonomorphologischen Befund eines Seroms dagegen muß die lokale Punktionsbehandlung folgen – und schließlich muß der Befund einer Drainagekanalmetastase, die die Bauchhöhle erreicht, eine größere Operation planen lassen. Die Sonographie beeinflußt damit wesentlich Diagnostik und Therapie, was insbesondere bei sonographiegesteuerter interventioneller Therapie deutlich wird (s. Kap. „Interventionelle Sonographie").

2.9.2 Topographische Anatomie

Die Bauchdecke ist aus den sonographisch sicher zu differenzierenden Schichten Kutis, Subkutis, Muskulatur einschließlich Faszienschichten und prä-/retroperitonealem Fettgewebe sowie Peritoneum aufgebaut. Unter Verwendung höherfrequenter Schallsonden (ab 5, besser 7,5 MHz) lassen sich auch die genannten Strukturen hinsichtlich ihres Binnenaufbaus bzw. path. Veränderungen gut beurteilen. Bezüglich der Ultraschalluntersuchung der Haut, die mit extrem hochfrequenten Sonographiearrays (10–20 MHz) erfolgt, wird auf dermatologische Lehrbücher verwiesen. Sonographische Fixpunkte sind die Linea alba und die Rektusscheiden (Abb. 2.336), die Linea semilunaris sowie – je nach Ausprägung getrennt darstellbar – lateral davon die Muskelschichten von M. obliquus externus, M. obliquus internus und M. transversus abdominis (Abb. 2.337). Meist nur kranial des Nabels ist das präperitoneale Fett dorsal der Linea alba (s. Abb. 2.336) darstellbar. In Einzelfällen kann präperitoneales Fettgewebe auch supra- und prävesikal nachgewiesen werden. Dorsal schließt sich das Retroperitoneum an. Das Peritoneum parietale kommt als schmale echoreiche Linie zur Ansicht; in der dynamischen Untersuchung ist die präperitoneale Grenzschicht am Übergang zwischen fester Bauchdecke und dagegen verschieblichem Bauchinhalt zu erkennen.

Die Leistenregion ist medial durch das Os pubis und die Rektusscheide begrenzt. Laterokranial davon lassen sich die Mm. Obliquus internus und transversus abdominis darstellen. Im Längsschnitt sind dorsal die A. und V. iliaca externa bzw. femoralis darstellbar, bei guter Auflösbarkeit auch die epigastrischen Gefäße. Der Samenstrang ist als schräg im Leistenkanal verlaufendes tubuläres Gebilde sichtbar. Unterhalb des Leistenbands sind oft kleinere Leistenlymphknoten subkutan medial, seltener auch lateral vorhanden. Hier läßt sich zudem die V. saphena magna an ihrer Mündung in die V. femoralis darstellen (Abb. 2.338).

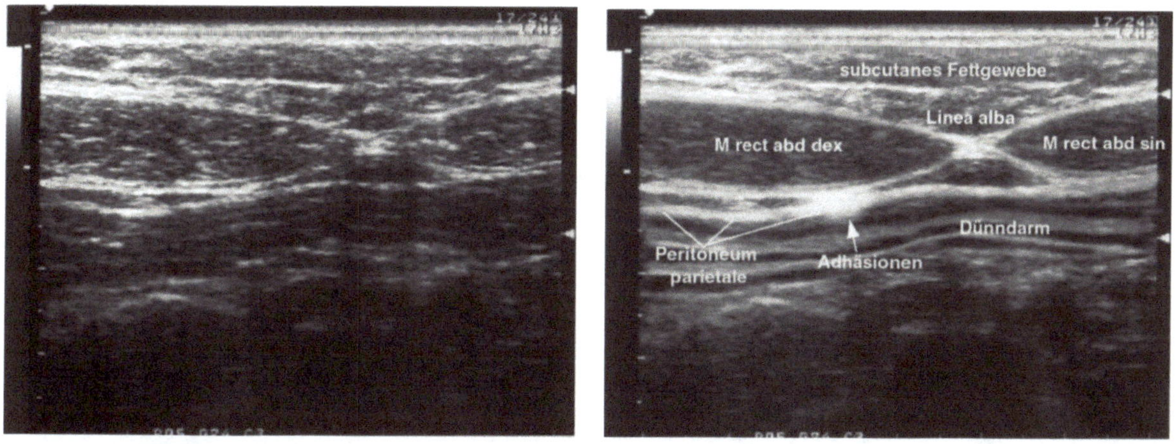

Abbildung 2.336

Normale Bauchdecke, Querschnitt dicht oberhalb des Nabels. In der dynamischen Untersuchung fällt unter tiefer In- und Exspiration eine am Peritoneum parietale fixierte Dünndarmschlinge auf

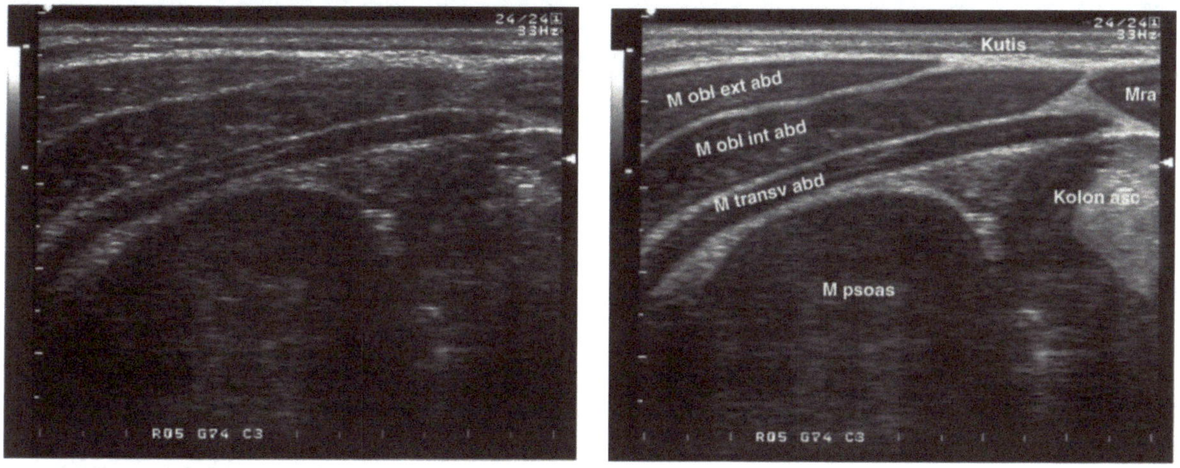

Abbildung 2.337

Abb. 2.337. Normale Bauchdecke, Querschnitt im rechten Unterbauch; durch Kompression direkter Kontakt von M. iliopsoas und vorderer Bauchwand. *Mra* Musculus rectus abdominis

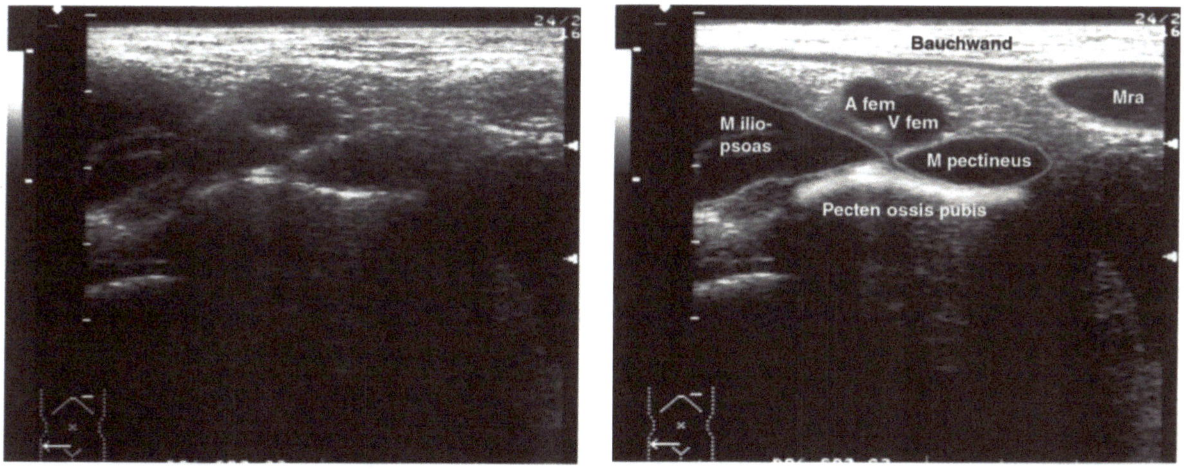

Abbildung 2.338

Sonographische Anatomie der normalen Leistenregion unter sonographischer Kompression

a

b

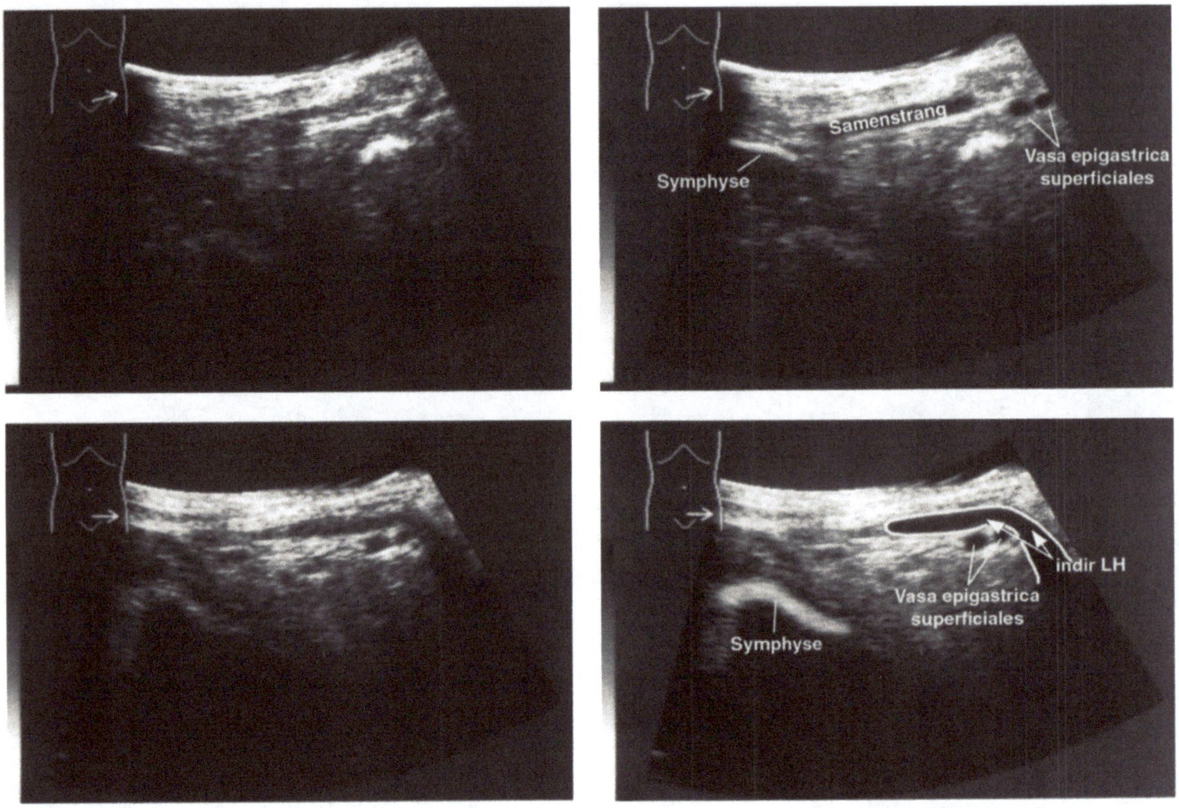

Abbildung 2.339 a, b

Indirekte Leistenhernie links. **a** Im Liegen, **b** bei Provokation (Valsalva Manöver)

2.9.3 Untersuchungstechnik, Standardschnitte und Normalbefunde

Die sonographische Untersuchung der Bauchdecke ist praktisch immer ohne besondere Vorbereitungen möglich. Sie wird mit hochfrequenten Schallköpfen (5–8 MHz) durchgeführt, kann aber bei adipösen Patienten zur Beurteilung der Muskulatur und der Abgrenzung prä-/intraperitoneal auch den Einsatz niederfrequenter Schallköpfe (3,5 MHz) erfordern.

Die Befunddarstellung in mindestens 2 Ebenen ist grundsätzlich zu fordern. Zur Lokalisation ist ein Bezug auf Bauchdeckenschichtung und Landmarken von Muskulatur und Faszien bzw. der knöchernen Begrenzungen notwendig. Im Einzelfall kann der Vergleich zur kontralateralen Bauchwand bei der Einordnung unklarer sonopathologischer Befunde helfen.

Während bei lokal fixierten Befunden wie Hämatomen, Seromen, Lipomen etc. die 2-Ebenen-Untersuchung in der Regel ausreicht, lassen sich insbesondere Hernien nur in der dynamischen Untersuchung ausreichend sicher beurteilen. Mittels Preßversuch kann das Hervortreten der Hernie provoziert und so Größe und Bruchpforte beurteilt werden (Abb. 2.339). Dafür sind Ultraschallgeräte vorteilhaft, die die Speicherung der letzten Bildsequenz erlauben und damit eine verlangsamte Bild-für-Bild-Analyse der Bewegung (Zeitlupe) ermöglichen.

Bei nicht sicher einzuordnenden Befunden kann mit einer ultraschall-gezielten- oder Freihandpunktion die Artdiagnostik weitergeführt (flüssig-solide, serös, blutig, eitrig) und Material für Zytologie und Bakteriologie asserviert werden.

Durch sonographisch gesteuerte Drainageeinlagen (vgl. Kap. „Interventionelle Sonographie“), kann sich die entsprechende Therapie unmittelbar anschließen.

Tabelle 2.16. Differentialdiagnostische Übersicht über Prozesse in der Bauchdecke und Leistenregion bei weitgehend konstantem Verhalten im Preßversuch

	Echoarm	Echogleich	Echoreich	Gemischt echoarm/ echoreich
Scharf abgegrenzt	Serom	Atherom	Tumoren (selten)	Älteres Hämatom
	Tumoren	Lipom	-	Abszesse
	Lymphome	Tumoren	-	Fisteln
	Frisches Hämatom	-	-	Multizystische Prozesse
	Zysten	Organisiertes Hämatom	-	Inkarzerierte Hernie
	Varixknoten/Aneurysma	-	-	-
	Endometrioseherde	-	-	-
Unscharf abgegrenzt	Tumoren	Lymphome	-	Frühe Abszesse
	-	(Eher entzündlich)	-	-
	Thrombosen	Thrombosen	-	-
Diffus	-	-	Emphysem	-
	-	-	Ödem	-

2.9.4 Anatomische Varianten und Fehlermöglichkeiten

Anatomische Varianten der Bauchwand sind sehr selten. Fehler in der sonographischen Beurteilung der Bauchdecke können vor allem immer dann auftreten, wenn sich bei besonders adipösen Patienten oder infolge eines Subkutanemphysems oder Subkutanödems die typischen Landmarken nicht sicher einstellen lassen. So kann es im Einzelfall problematisch sein, die Typisierung von Leistenbrüchen, d.h. die Differenzierung zwischen direkt und indirekt vorzunehmen, wenn die epigastrischen Gefäße nicht sicher dargestellt werden können.

In derartigen Situationen kann es hilfreich sein, verschiedene Untersuchungsfrequenzen (3, 5, 8 MHz) bzw. die Farbdopplersonographie einzusetzen, um eine bessere Darstellung in der Zusammenschau der verschiedenen Bildsequenzen zu erhalten.

2.9.5 Sonopathologie

Die pathologischen Befunde der Bauchwand und Leistenregion zeigen auch bei unterschiedlicher lokaler Anatomie viele Gemeinsamkeiten. Diese sind unter Ausklammerung der Hernien in Tabelle 2.16 im Überblick aufgeführt.

2.9.5.1 Bauchwand

Fehlbildungen

Fehlbildungen wie z.B. die Omphalozele werden fast immer im Säuglingsalter erfaßt und behandelt, so daß sie im Rahmen der Sonographie des Erwachsenen vernachlässigt werden können.

Ein partiell offener Urachus, klinisch in der Regel als *Nabelfistel* imponierend, läßt sich als echoarmer Gang dorsal der Rektusmuskulatur verfolgen und gleicht sonomorphologisch einer chronischen Fistel.

Subkutane, vom umgebenden Fettgewebe abgrenzbare, etwas echoreiche kleine Tumoren im Verlauf der Milchleiste, können *akzessorischen Mammae* oder separaten Mamillen entsprechen, und vereinzelt durch zyklusabhängige Schwellungen auffallen. Der sonographische Befund gleicht dem des regulären Mammagewebes. Klinik und Ultraschallbefund erhärten die Verdachtsdiagnose, zu sichern ist der Befund jedoch ausschließlich histopathologisch.

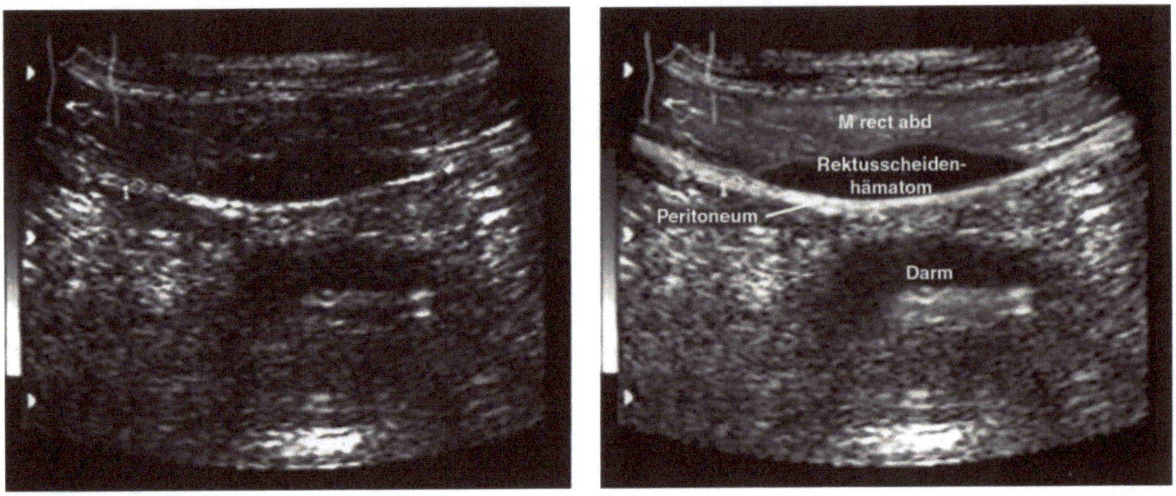

Abbildung 2.340

M. rectus abdominis im Querschnitt mit Rektusscheidenhämatom

Hämatome, Serome

Hämatome können alle Schichten der Bauchdecke betreffen und sind oft bereits anamnestisch/klinisch als akut auftretende Raumforderungen zu diagnostizieren. Meist sind sie traumatisch verursacht, treten aber auch spontan im Rahmen von antikoagulativen Therapiemaßnahmen, bzw. nach starken Hustenanfällen auf.

Subkutane Hämatome treten sonographisch zunächst als echoarme, teils gut abgegrenzte, teils diffus auslaufende Herde in Erscheinung, werden im weiteren Verlauf zunehmend echoreicher und z.T. zum umgebenden Gewebe schwer abgrenzbar. Nach ca. 8–10 Tagen imponieren sie als Ausdruck der Verflüssigung erneut echoärmer. Beim mobilisierten Patienten sacken sie der Schwerkraft folgend ab, so daß der sonographische Kontrollbefund kaudaler als der Primärbefund zu lokalisieren ist.

Im Verlauf gleichartig kommen *retroperitoneale Hämatome* zur Darstellung. Besondere Bedeutung haben die intramuskulären *Hämatome der Rektusscheide*. Sie treten meist spontan als akuter stark schmerzhafter Bauchdeckentumor auf, wobei das Hämatom durch die Rektusscheide begrenzt wird. Sonographisch läßt sich eine teils echoarme Raumforderung um die bzw. hinter der Rektusmuskulatur erkennen, die nach ventral durch die Rektusscheide begrenzt ist (Abb. 2.340). Durch die dorsokaudal fehlende Rektusscheidenbegrenzung besteht prinzipiell die Gefahr der großflächigen Hämatomausbreitung. Des weiteren können derartige Hämatome nur schwer gegen das Peritoneum parietale abgegrenzt werden. Hier hilft die dynamische Untersuchung, bei der der Bauchhöhleninhalt als atemverschieblich zur Bauchdecke und das Hämatom als präperitoneal gelegen erkannt werden können. Dies sichert die Diagnose gegenüber einer intraperitonealen Raumforderung. In der weiteren Verlaufskontrolle zeigt sich auch hier der oben genannte Ablauf der Hämatomorganisation und Resorption.

Im Leistenbereich folgen die tiefen Hämatome dem Leistenkanal und lassen sich hier als subfasziale oder präfasziale Raumforderung darstellen.

> Durch die Lokalisierung echoarmer (flüssiger) und echoreicher (thrombosierter) Hämatomanteile eröffnet sich die Möglichkeit einer gezielten Hämatomentlastung.

Echoarme bis echofreie kugelige Raumforderungen können entzündlich hypertrophierten Lymphknoten (Abb. 2.341), aber auch *Seromen* oder *Lymphzysten* (Abb. 2.342) entsprechen. Sonographisch können betroffene Schicht, Größe der Raumforderung sowie ggf. die weitere Beziehung zur Umgebung beurteilt und ggf. durch sonographiegestützte Punktion die definitive Diagnose bzw. Therapie erreicht werden (s. Abb. 2.342).

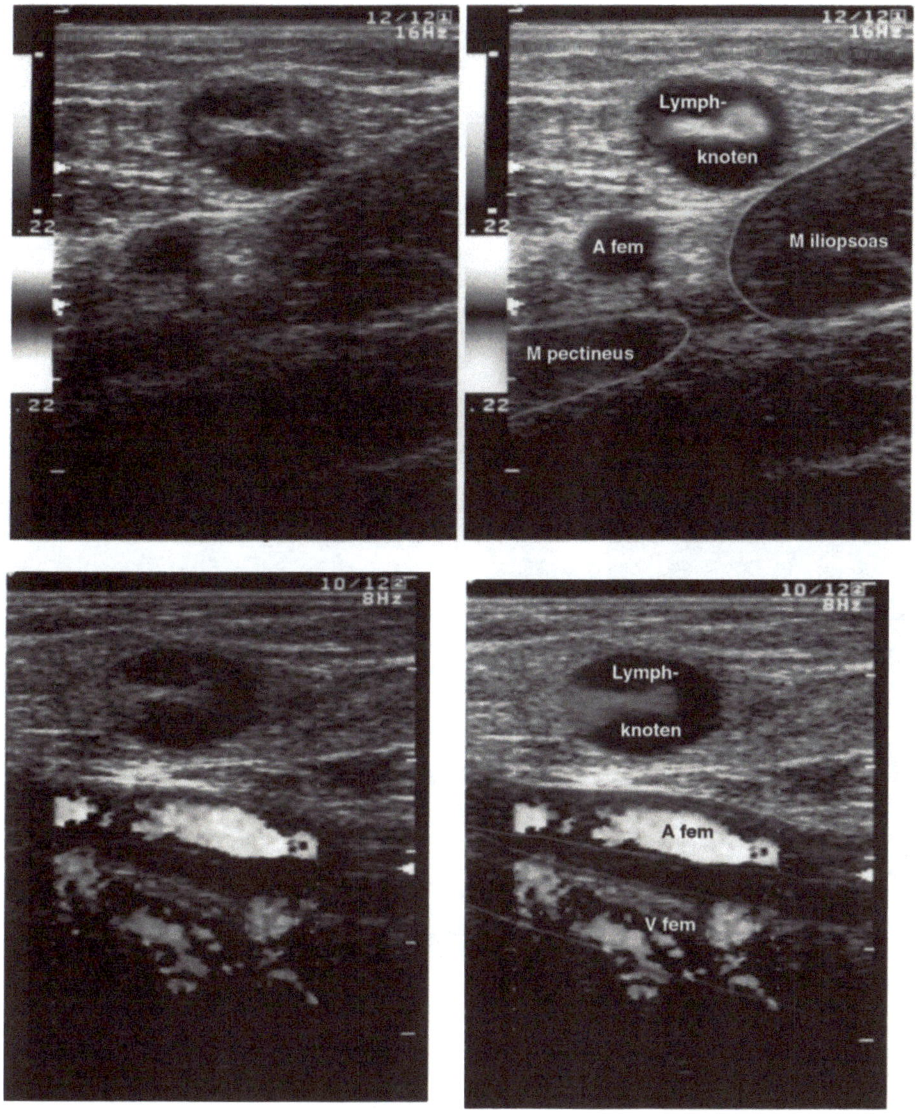

Abbildung 2.341 a, b

Entzündlich vergrößerter Lymphknoten links kaudal des Leistenbandes im Quer- (**a**) und im Längsschnitt (**b**). In **b** farbdopplersonographische Abgrenzung von den Oberschenkelgefäßen (schwarz-weiß Darstellung)

a

b

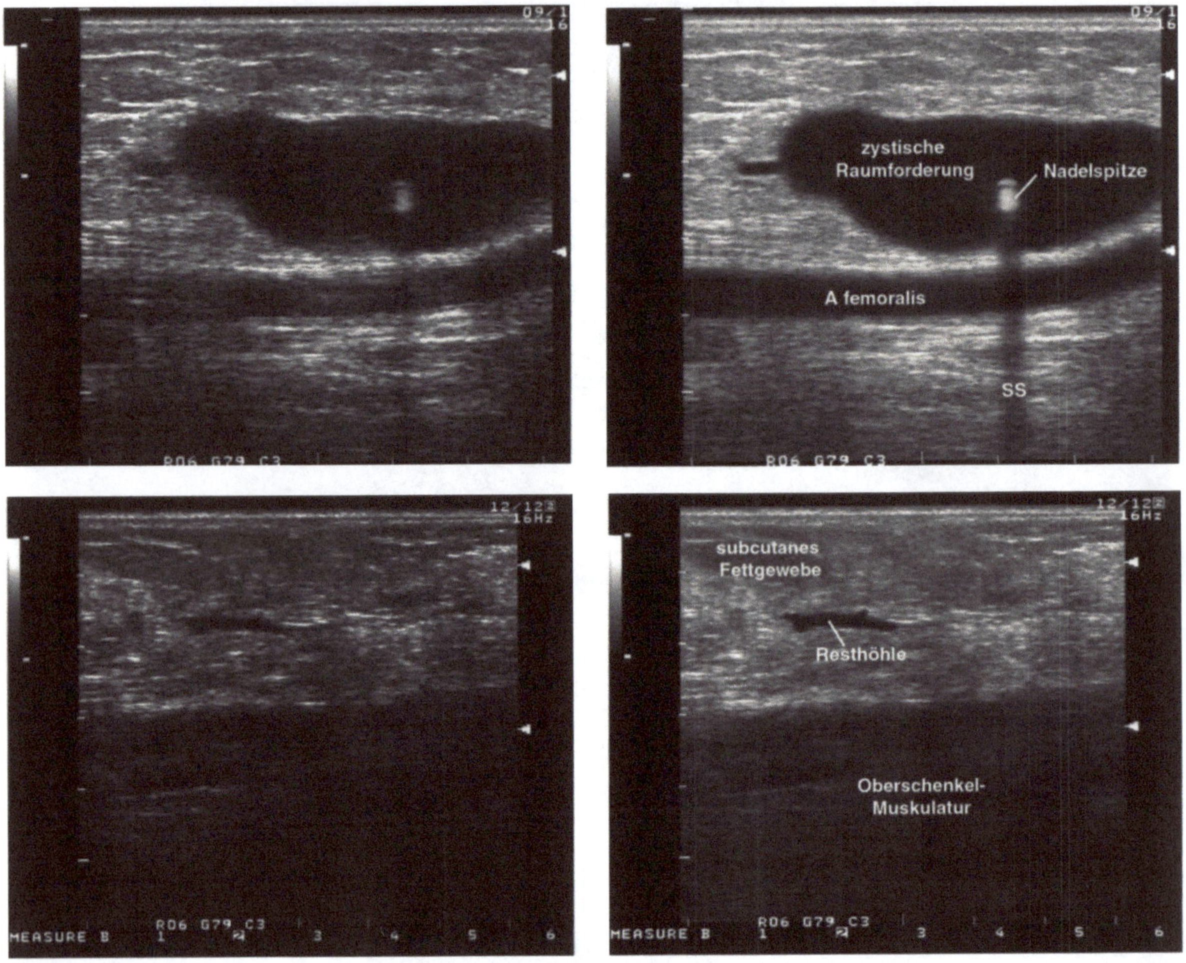

Abbildung 2.342 a, b

Lymphozele direkt kaudal des Leistenbandes. **a** Sicherung der Diagnose durch Punktion, durch die Darstellung der Arterie kann eine fehlfunktionsbedingte Blutungskomplikation vermieden werden, intraluminär liegende Nadelspitze. **b** Befund nach Punktion

Abszesse, Fisteln

Schon Frühbefunde ohne bzw. mit geringer Symptomatik, oder in tieferen Gewebsschichten liegende *Abszesse* können sonographisch mit hoher Treffsicherheit nachgewiesen werden. Dabei stellen sich Abszedierungen als vorwiegend echoarme, gelegentlich echoreiche und häufig luft-/gashaltige Raumforderungen dar. Die Abgrenzung zur Umgebung ist bei Frühbefunden unscharf, mit zunehmender Verflüssigung und Ausbildung einer Abszeßmembran bzw. Fistelwand durch eine echoarme Grenzschicht darstellbar. Die Raumforderung kann als reflexarme Flüssigkeit, aber auch mit inhomogener, teils reflexreicher, teils reflexarmer liquider Binnenstruktur imponieren. Seltener lassen sich im Abszeßmaterial Gasansammlungen mit typischem dorsalem Auslöschphänomen nachweisen.

Die sonographische Darstellung luft-/gashaltiger Raumforderungen erfolgt durch:
- dorsale Schallauslöschphänomene,
- Verschiebbarkeit der Gasbläschen bei Umlagerung des Patienten.

Neben der Diagnosestellung und exakter Lokalisation in der betroffenen Bauchwandschicht, erlaubt die Sonographie auch die exakte Führung einer aus differentialdiagnostischer, aber auch therapeutischer Intention notwendigen Punktion (s. Kap. 8.5) (s. Abb. 2.342).

CAVE: Bei Bauchdeckenabszessen muß immer versucht werden, evtl. kommunizierende Fisteln aus der Gewebstiefe nachzuweisen bzw. auszuschließen.

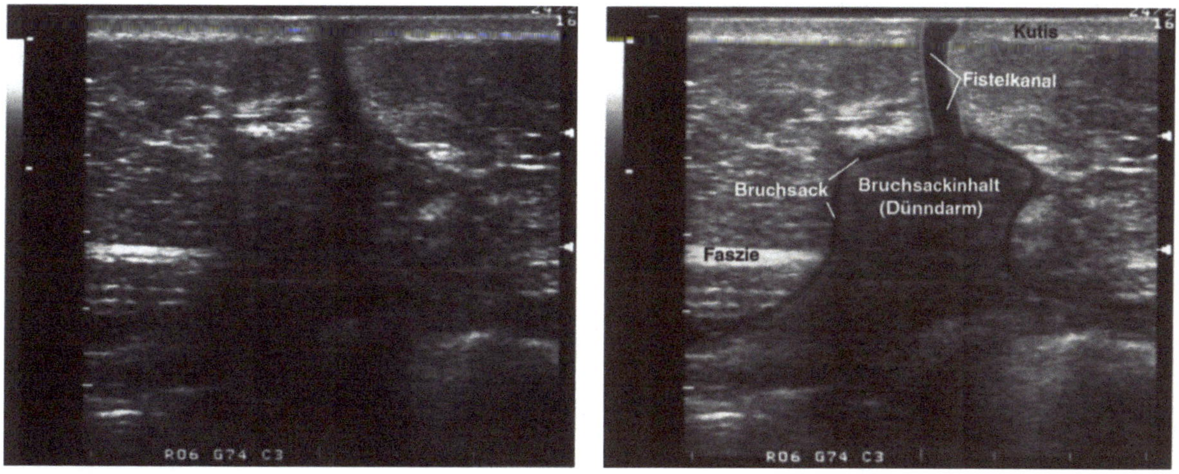

Abbildung 2.343

Enterokutane Fistel bei Morbus Crohn, Narbenhernie

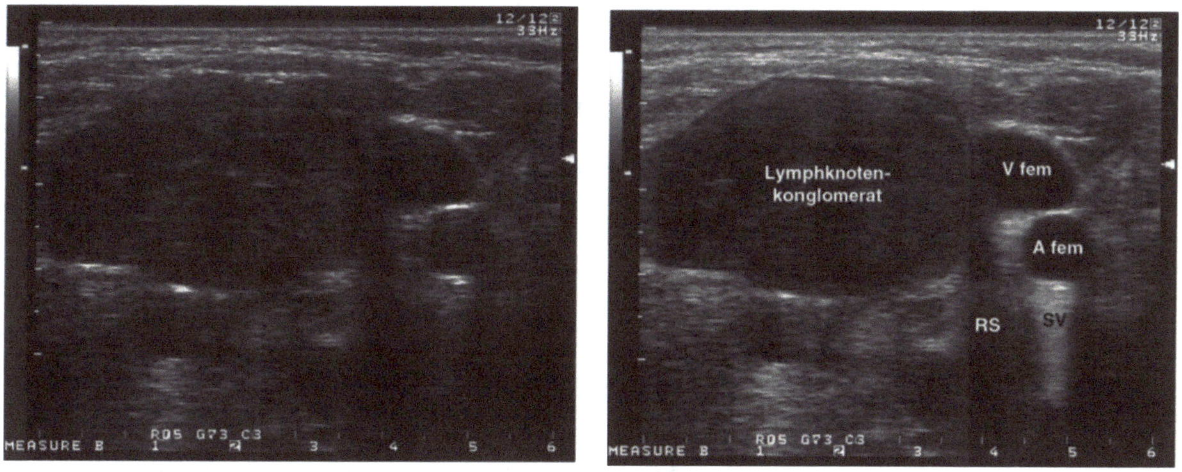

Abbildung 2.344

Abb. 2.344. Großes Lymphknotenpaket in der linken Leiste bei Mb. Hodgkin, die Vena femoralis ist nach ventrolateral verdrängt

Fisteln lassen sich als echoarme tubuläre Strukturen, gelegentlich mit echoarmem liquidem Inhalt, durch die verschiedenen Bauchdeckenschichten zur auslösenden Ursache, z. B. einer Divertikulitis oder Morbus Crohn, verfolgen (Abb. 2.343).

Tumoren, Metastasen, Lymphome

Lymphknotenschwellungen kommen v. a. in der Leistenregion zur Darstellung. Während sie bei *entzündlichen* Erkrankungen als kugelige, teils echoarme (s. Abb. 2.341), aber auch verwaschene echoreichere Strukturen im Vergleich zum umgebenden Fettgewebe erscheinen und teilweise auch als Konglomerat kaum voneinander abzugrenzen sind (Abb. 2.344), lassen sich *maligne* Lymphome oft als hochgradig echoarme, kugelige, teils größere Raumforderungen erkennen. In einigen Fällen sind sie nur schwer von Zysten zu unterscheiden. Lymphknoten solider Tumoren dagegen sind echoreicher und besser abgrenzbar als entzündliche Befunde.

> Bei sonographischem Lymphomverdacht sollten alle aus pathologisch-anatomischer Sicht in Frage kommenden Regionen, bei denen Lymphknotenschwellungen vermutet werden können (z. B. kontralaterale Leiste, Retroperitoneum entlang der großen Gefäße etc.), mituntersucht werden.

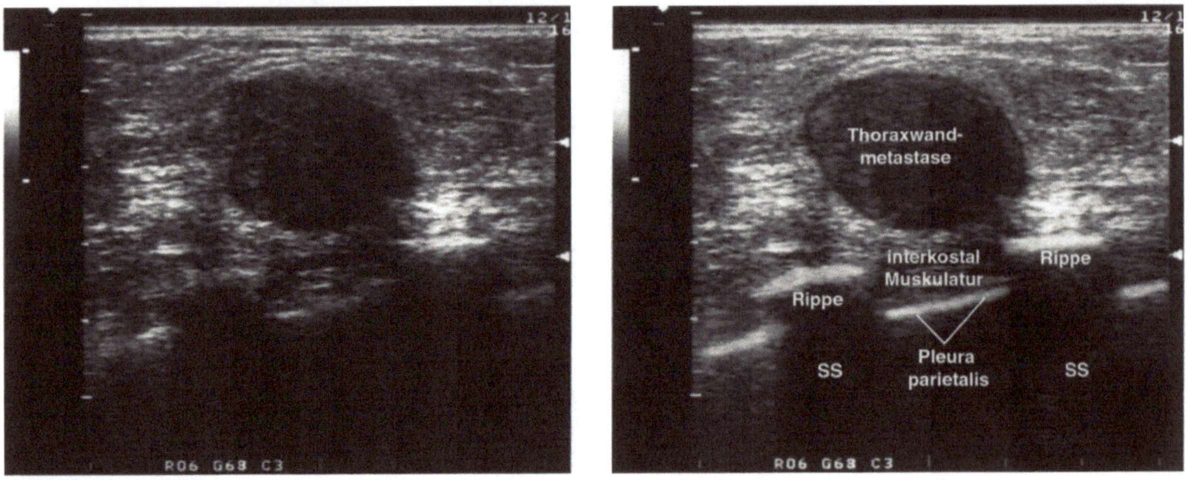

Abbildung 2.345

Metastase der Thoraxwand bei Mastektomie wegen Mammakarzinom

Lokalisierte *Tumoren* der Bauchdecke sind als Primärtumoren selten, dagegen als sekundärer Tumorbefall nicht ungewöhnlich.

Als gutartige Befunde lassen sich *Atherome* und *Lipome* sonographisch darstellen, deren Echogenität sich oft nur gering vom umgebenden subkutanen Fettgewebe unterscheidet. Gelegentlich ist eine umgebende echoreiche Abgrenzung zu sehen. In Einzelfällen lassen sich anhand ihrer Form auch Tumoren der Muskulatur (Myome) erkennen.

Bei den relativ seltenen primären Läsionen der Rektusmuskulatur werden Dermoide als Raumforderungen teils echoarmer, aber auch echoreicherer Struktur beobachtet. Sie können, wie viele andere Raumforderungen in der Muskulatur, vor allem durch die Aufhebung der typischen Sonostruktur der Muskulatur vom gesunden Muskel abgegrenzt werden.

Häufiger sind *maligne Tumoren* zu finden: Metastasen zahlreicher solider Tumoren (Melanome, Karzinome), aber auch lokal vordringende Sarkome sind als echoreiche oder echoarme Raumforderungen von der Umgebung abgrenzbar (Abb. 2.345).

Schwierig ist dagegen die Abgrenzung (prä)peritonealer flächiger Tumorinfiltrationen in der Grenzschicht zur Bauchdeckenmuskulatur, da sie oft eine eindeutige sonographische Schichtdifferenzierung nicht zulassen. Hier kann lediglich die fehlende Atemverschieblichkeit des Bauchinhalts zur Bauchdecke einen Verwachsungshinweis bzw. Infiltrationshinweis geben.

Hernien

Die sonographische Darstellung von Hernien ergänzt und sichert in Einzelfällen die klinische Diagnostik. Der sonographische Nachweis einer Hernie beinhaltet die Darstellung der Bruchpforte und des Bruchsacks bzw. -inhalts, der sich in die Bauchhöhle verfolgen lassen sollte. Insbesondere in der dynamischen Untersuchung beim Preßversuch kommt es zu einer Verschiebung und Größenzunahme des Bruchsacks vor die Bauchhöhle (Abb. 2.346; s. Abb. 2.339). Anhand der umgebenden Bauchdeckenregion und ihrer Landmarken können die Hernien typisiert und klassifiziert werden.

Eine inkarzerierte Hernie zeigt häufig gestaute Darmanteile oder inkarzeriertes, echoreiches Netz mit umgebendem Flüssigkeitssaum als Bruchinhalt im Bereich der meist schmerzhaften, festen Bauchdeckenvorwölbung. Beim Preßversuch kommt es nur zu einer geringen Verschieblichkeit. Häufig läßt sich der gestaute Dünndarm bauchhöhlenwärts oral als Ileusdarm und aboral als kollabierter „Hungerdarm" darstellen (s. Kap. 2.5).

Im einzelnen lassen sich unterschiedliche Hernien sonographisch darstellen und voneinander unterscheiden.

Epigastrische Hernie. Sie liegt im Bereich der sonographisch meist gut sichtbaren Linea alba. Im Querschnitt lassen sich die Landmarken der Rektusscheiden sicher identifizieren (s. Abb. 2.336). Häufig sind die Bruchpforten als kleine Faszienlücken darstellbar; die sonographische Darstellung des Bruchinhaltes kann schwierig sein, vor allem wenn der Bruchinhalt lediglich aus präperitonealem Fett besteht. Bei guten Ultraschallbedingungen können auch kleinere Faszienlücken von 4–5 mm Durchmesser sicher nachgewiesen werden. Bei adipö-

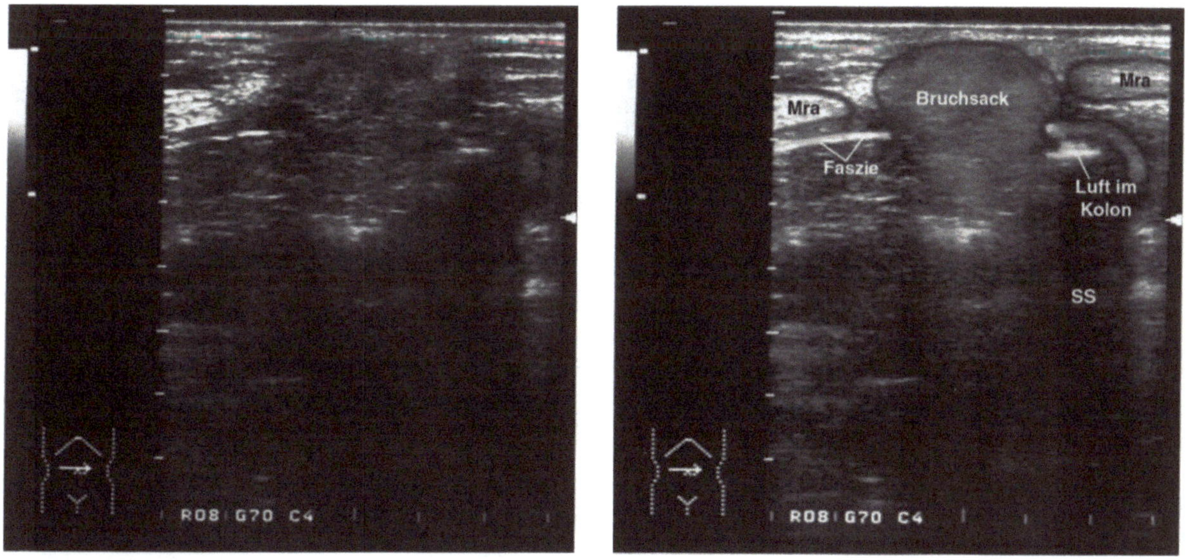

Abbildung 2.346

Epigastrische Hernie. Bruchsackinhalt: Omentum majus

sen Patienten und einer ausgeprägten Rektusdiastase ist eine sichere Beurteilung dagegen entsprechend schwierig.

Die *Rektusscheidendiastase* ist sonographisch sicher darzustellen; als Landmarken dienen die Rektusscheiden beiderseits kranial des Nabels. Im Gegensatz zur Norm sind sie auseinander gewichen, die Linea alba ist ausgedünnt darstellbar, im Preßversuch wölbt sie sich rundlich gegenüber dem Niveau der Rektusscheiden vor.

Nabelhernie. Im wesentlichen gilt hier ebenfalls das für die epigastrischen Hernien Aufgezeigte. Da Nabelhernien oft unter einer weniger starken Subkutanschicht liegen, ist der Bruchsack leichter darstellbar. Wichtig ist, den Nabel mit Sonographiegel aufzufüllen, um Luftartefakte auszuschließen und ggf. mit dosiertem Druck zu untersuchen, da bei direkt unter der Haut gelegenem Bruchinhalt der zur guten Darstellung ggf. erforderliche Vorlauf fehlt. Im Einzelfall gelingt die Darstellung besser durch Verwendung eines Vorlaufkissens.

Spieghel-Hernie. Ihrer Lage entsprechend bilden die Lineae semilunares mit der medial gelegenen Rektusscheide und den lateral davon gelegenen Bauchwandmuskeln bzw. ihrer Faszien die Landmarken, in der sich kleine Faszienlücken und ggf. präperitoneales Fett oder ein kleiner Bruchsack nachweisen lassen.

Seltene Hernien. In Einzelfällen wurden auch seltene Hernien wie die *Obturatorhernie*, die *Bochdalek-Hernie* sowie andere atypische Hernienformen (vgl. Narbenhernien) dargestellt. Bei entsprechendem Verdacht kann die Bauchdecke bzw. im Fall der Obturatorhernie die Glutäalregion sonographisch durchgescannt werden. Lücken im Verlauf der Faszien bzw. der Muskulatur weisen auf das Vorliegen dieser seltenen Hernie hin.

Vaskuläre Erkrankungen

Während die Venen eines *Caput medusae* in der Regel bereits inspektorisch als bläuliche weiche paraumbilikale Knoten, oft mit vermehrter Subkutanvenenzeichnung zu erkennen sind, kann dies bei adipösen Bauchdecken erschwert oder unmöglich sein. Sonographisch liegen die echofreien Varixknoten direkt unter der Haut, die Varizen lassen sich in die Tiefe verfolgen, wobei sie hinter der Linea alba im Lig. teres hepatis als rekanalisierte Umbilikalvenen bis in den linken Leberlappen und den linken Pfortaderhauptast sichtbar sind (Abb. 2.347).

Diffuse Gewebsveränderungen

Gelegentlich lassen sich sonographisch auch diffuse Veränderungen in der Bauchdecke nachweisen.

Im Falle des *Bauchdeckenödems* führen ödematöse Flüssigkeitseinlagerungen im Rahmen einer Herzinsuffizienz, aber auch bei septischen Krankheitsbildern zu einer Reflexverdichtung vor allem im Subkutangewebe, so daß die Beurteilung der lokal betroffenen Bauchdecke bzw. dahinter gelegener Organe erschwert werden kann.

Beim *subkutanen Emphysem* kann durch Gas-/Lufteinlagerung in die Bauchdecke, z. B. als Hautemphysem

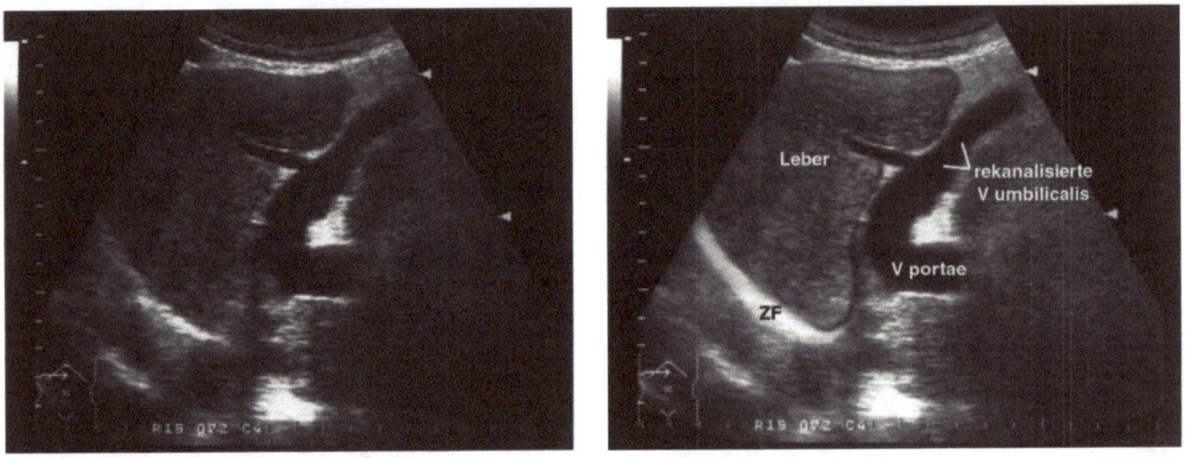

Abbildung 2.347

Rekanalisierte Umbilikalvene bei portaler Hypertension

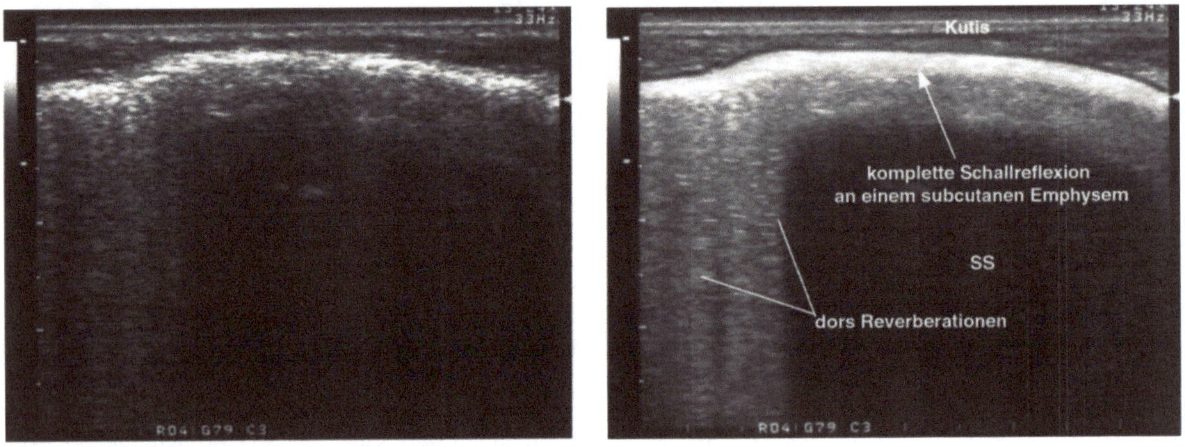

Abbildung 2.348

Subkutanes Emphysem bei Infektion mit gasbildenden Keimen

nach Thoraxverletzung, postoperativ nach Laparoskopien, aber auch entzündlich durch gasbildende Bakterien, die Schallbarkeit beeinträchtigt sein. Die Bauchdecke zeigt in derartigen Fällen massive „harte" Gasechos bis hin zum Bild eines hellen Eintrittsreflexes mit diffuser dorsaler Schallauslöschung (Abb. 2.348). Dieses diffuse Bild kontrastiert zur lokalen Abszeßbildung mit einer streng umschriebenen Eiter- und Gasansammlung und umgebendem Abszeßwandgewebe.

In entsprechenden Fällen kann das Ausmaß des Emphysems – soweit nicht bereits klinisch eindeutig – sonographisch festgelegt und kontrolliert werden.

Traumatische Läsionen der Bauchdecke

Traumatische Läsionen der Bauchdecke stellen – soweit sie offen sind – selten eine Indikation zur Sonographie dar. Ihre Bedeutung liegt vielmehr in der weiterführenden Diagnostik stumpfer, gedeckter Verletzungen. Dabei lassen sich folgende Befunde erheben.

Frische *Hämatome* sind als echoarme Raumforderungen darstellbar und den betroffenen Bauchdeckenschichten zuzuordnen. Bei diffusen Einblutungen sind sie dagegen nur unscharf abgrenzbar und zeigen fließende Übergänge zu den Nachbarstrukturen. Beim Decollement kommt es in der Schicht der Verschiebung zu schärfer abgegrenzten echoarmen, liquiden Raumforderungen, in denen ggf. auch ausgetrennte, z. B. subkutane

Fettanteile darstellbar sind. Weitere sonomorphologische Charakteristika s. Kap. 5.1.2.

Muskelrisse und *-einblutungen* stellen sich mit Aufhebung der typischen Muskelstruktur echoarm dar. Wichtigste sonomorphologische Kriterien sind das Verstreichen der in Längsrichtung verlaufenden, echoarmen Muskelfaserbündel sowie der im gesunden Muskel deutlich darstellbaren längsverlaufenden echoreicheren Muskelsepten bzw. -fiederung sowie umgebender Faszienbegrenzungen. Im späteren Verlauf verliert sich die scharfe Abgrenzung zu Gunsten einer diffus echoreicheren Struktur im Vergleich zum intakten Muskelgewebe (s. Rektusscheidenhämatom).

In typischer Weise lassen sich auch *posttraumatische Infekte (Abszesse)* darstellen. Sie unterscheiden sich sonomorphologisch nicht von Spontanabszessen oder postoperativen Abszessen (vgl. Kap. 3.2).

Selten kommt es zu *Bauchdeckenzerreißungen* bei geschlossener Hautschicht. Hier ergänzt die Sonographie die klinische Verdachtsdiagnose, indem sie die Aufhebung der tiefen Wandschichten aufzeigt und – wie bei der postoperativen Nahtdehiszenz – Darm- und Netzanteile als subkutanen Eingeweideprolaps nachweist.

2.9.5.2 Leistenregion

Da die Leistenregion aufgrund ihrer von der übrigen Bauchdecke abweichenden Anatomie (vgl. Kap. 2.8.2) lokalisationstypische Krankheitsbilder und Differentialdiagnosen aufweist, wird sie im folgenden gesondert dargestellt.

Fehlbildungen

Wichtigste Fehlanlage stellt im Kleinkindalter der Hodenhochstand dar. Nicht tastbar, kann der betroffene Hoden im mutmaßlichen deszendierenden Verlauf sonographisch als kleine kugelige Struktur mit echoärmerem Binnenmuster aufgefunden werden.

Hernien

Die sonographische Darstellung von *Leistenhernien* ergänzt und sichert bei unklarem Tastbefund die Diagnose. Anhand der typischen Landmarken, d. h. der lateralen Muskelschichten, medial des M. rectus abdominis, der Iliakal-/Femoralgefäße und nach Möglichkeit der Vasa epigastrica superficiales, läßt sich der Leistenkanal samt Inhalt auffinden. Die sonographische Sicherung der Hernie erfolgt durch den Nachweis der Bruchpforte und in der dynamischen Untersuchung beim Preßversuch (s. Abb. 2.339), insbesondere durch Verschiebung und Größenzunahme des Bruchsacks mit Eintritt in den Leistenkanal. Mit Hilfe eines Bildspeichers kann die Sequenz der Bilder eines Preßversuchs schrittweise wiederholt und damit der Bewegungsablauf bzw. der Herniennachweis dokumentiert werden. Bei Inkarzeration lassen sich Aussagen zu Bruchsackinhalt und dessen Zustand treffen.

CAVE: Bei geringgradigen Befunden ist zur Diagnosesicherung die kontralaterale Leiste zum sonomorphologischen Vergleich heranzuziehen.

Direkte und indirekte Leistenhernien lassen sich sonographisch nur bei sicherer Identifikation der Vasa epigastrica inferiores unterscheiden.

Inguinale *Rezidivhernien* sind durch dieselben Kriterien zu untersuchen wie primäre Befunde. Bei Voroperationen eingebrachtes Fremdmaterial (z. B. Polypropylennetz) kann die Darstellung dorsal gelegener Strukturen erschweren oder gar unmöglich machen (s. Abb. 2.342).

CAVE: Die Diagnose Rezidivhernie darf ausschließlich bei sicherem Nachweis des Bruchsackes ventral der Reparationsebene gestellt werden.

Bei der Differentialdiagnose von Befunden im Bereich der Schenkelbruchpforte leistet die Sonographie hervorragende Dienste. Femoralhernien selbst lassen sich durch ihre typische Lage medial der Iliakal- bzw. Femoralgefäße und die dort bei Provokation hervortretenden Strukturen in der Ultraschalluntersuchung sichern. Eine Verbindung zur Bauchhöhle läßt sich dabei meist nachweisen. Der Vergleich mit der gesunden Gegenseite ermöglicht die sonographische Abgrenzung kleinerer Strukturen. Differenzieren läßt sich so präperitoneales, sich beim Pressen etwas vorwölbendes Fett, zur schon deutlich offenen Schenkelbruchpforte mit stärkerem Fettprolaps bzw. Hervortreten eines Bruchsacks (Abb. 2.349).

Inkarzerierte Schenkelhernien liegen als Tumor medial der Gefäße an typischer Stelle. Bei Darminhalt lassen sich Darmwandanteile ggf. mit Gasinhalt, zumeist umgeben von Flüssigkeit finden, ggf. gelingt auch hier der Nachweis von proximal gelegenem Ileusdarm. Bei Inkarzeration von Fett findet sich lediglich eine schwer abgrenzbare oft echoreiche Raumforderung (s. Abb. 2.349).

CAVE: Durch die Schenkelbruchpforte prolabierte und entzündlich vergrößerte Lymphknoten lassen sich von inkarzerierten Netzanteilen aufgrund ähnlicher Echogenität nur unzureichend abgrenzen.

Die im Leistenkanal und der Leistenregion häufig anzutreffenden *zystischen Befunde* können sonographisch einer weiteren Differentialdiagnose unterzogen werden.

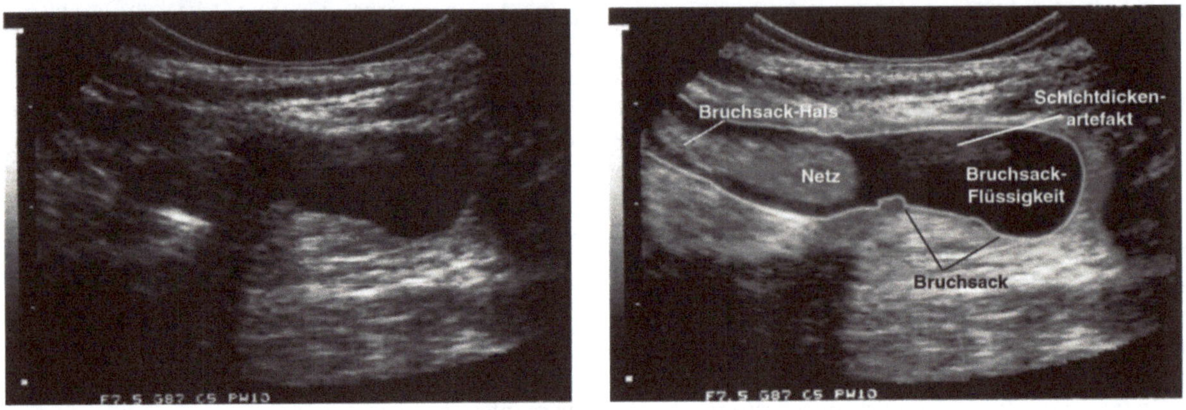

Abbildung 2.349

Inkarzerierte Schenkelhernie mit eingeklemmtem Netzzipfel und Bruchsackflüssigkeit

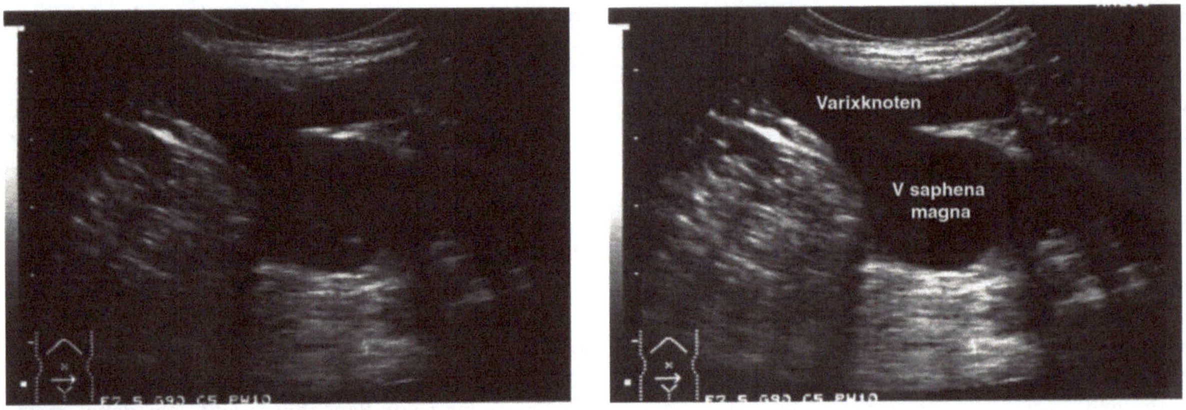

Abbildung 2.350

Varixknoten, deutlich sichtbar die direkte Verbindung zur V. saphena magna (die Einweisung des Patienten erfolgte unter der Verdachtsdiagnose Leistenhernie)

Spermatozelen imponieren typischer Weise als echoleere Raumforderungen im Leistenkanal, Hydrozelen liegen am äußeren Leistenring und Hoden. Zysten im infrainguinalen Bereich liegen zumeist als *Lymphzysten* oder *Serome* (postoperativ/posttraumatisch) vor. Im Zweifel hilft eine Feinnadelpunktion des Inhalts differentialdiagnostisch und ggf. therapeutisch weiter.

Bei tiefer gelegenen Zysten muß auch an *degenerative Zysten*, ausgehend vom Hüftgelenk, gedacht werden. Hier kann gelegentlich – ähnlich der Kniegelenkszysten – eine Verbindung zum Hüftgelenk nachgewiesen werden.

Lymphome

Dorsal des Leistenbandes und ventral des Gefäß-Nerven-Bündels, teilweise auch medial in der Lacuna vasorum kommen die Lymphknoten der Leistenregion zur Darstellung. Ihre Lage in typischer Ausrichtung der infrainguinalen Lymphknotenketten erleichtert ihre Zuordnung.

Sonographisch lassen sich die Lymphknoten als rundlich bis ovale, echoarme, im Gegensatz zu Gefäßen nicht pulsierende oder komprimierbare Strukturen abgrenzen. Ihre Echogenität ist sehr variabel und schwankt je nach Erkrankung von unscharf abgrenzbar/verwaschen/diffus zur Umgebung echoärmer bis zu scharf abgegrenzt und echoleer. Ersteres wird meist bei entzündlichen Veränderungen beobachtet, letzteres bei Lymphomen bzw. tumorös veränderten Lymphknoten. Zur Abgrenzung unscharf begrenzter Befunde kommt der Farbdoppler zum Einsatz, der die topographische Beziehung zu den Iliakal-/Femoralgefäßen darstellt.

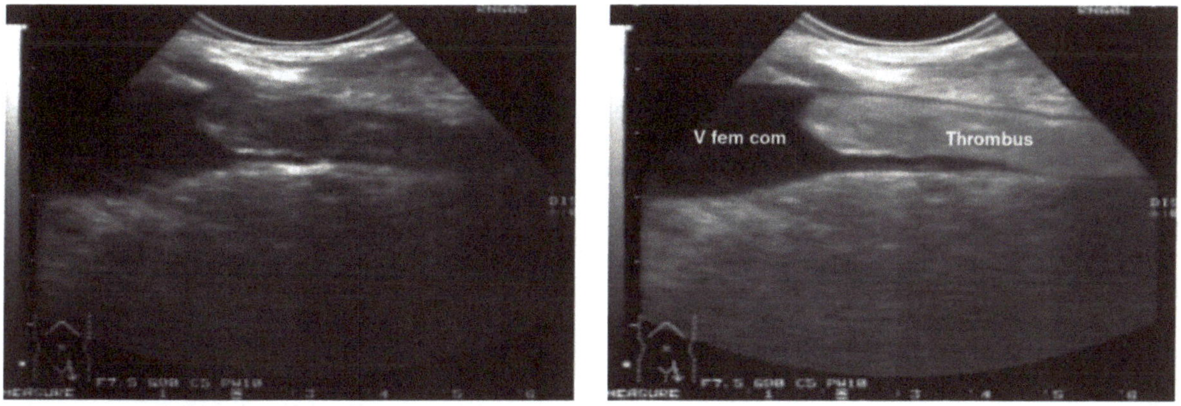

Abbildung 2.351

Thrombose der V. femoralis communis links

Differentialdiagnostisch ist bei Lage einer kugeligen echoleeren Raumforderung an der A. femoralis an ein *Punktionsaneurysma* zu denken; der Nachweis von Pulsationen sichert die Diagnose (vgl. Kap. 5.1.6). Ähnlich kugelig echoarm kann eine insuffiziente V. saphena magna – vor allem im Stehen – als *Varixknoten* imponieren (Abb. 2.350). Ihr weiterer typischer Verlauf nach distal bzw. proximal und ihre Komprimierbarkeit bestätigen die Diagnose. Tiefer und in ihrer typischen Lage neben der A. femoralis communis bzw. iliaca externa läßt sich die V. iliaca externa bzw. femoralis communis als echoarme und komprimierbare tubuläre Struktur verfolgen. Die proximale Durchgängigkeit der Vene läßt sich durch Größenzunahme des Gefäßdurchmessers unter Valsalva-Manöver beweisen. Im Fall einer tiefen *Thrombose* ist das Gefäß nicht komprimierbar, der Gefäßinhalt nach anfänglich echoarmem Befund in Abhängigkeit von der Zeit zunehmend echogen (Abb. 2.351). Zur Überprüfung des intravasalen Restflusses ist die Farbdoppleruntersuchung anzuschließen.

Tumoren

Tumoren der Leistenregion zeigen mit Ausnahme ihrer Lage keine Besonderheiten im Vergleich zu den beschriebenen Bauchwandtumoren.

Selten finden sich unter dem Leistenband durchtretende retroperitoneale Weichteiltumoren. Neben der einem Lipom/Liposarkom vergleichbaren Echoarmut wird die Verdachtsdiagnose vor allem durch Verfolgbarkeit des primär infrainguinalen Tumoranteils nach retroperitoneal gestellt.

Tumoren im *Leistenkanal* erweitern diesen und lassen sich in einigen Fällen nur schwer sonographisch von einer irreponiblen Leistenhernie (mit inkarzeriertem Netz) unterscheiden. Solide Tumoren zeigen dabei ein echoreicheres diffuses Muster. Bei aufgehobener Abgrenzung zu den Samenstrangstrukturen ist differentialdiagnostisch an eine Funikulitis und Thrombose der V. spermatica zu denken.

Entzündliche Erkrankungen: Funikulitis

Entzündungen des Samenstrangs verursachen Schmerzen in der betroffenen Leiste, oft mit einer im Preßversuch nicht verschieblichen Schwellung. Sie sind differentialdiagnostisch von der inkarzerierten Leistenhernie abzugrenzen. Sonographisch stellt sich eine Funikulitis als diffuse echoreiche Auftreibung des Samenstrangs, z. T. von einer echoärmeren und verdickten Cremasterschicht begrenzt, dar. Darmstrukturen oder Flüssigkeitsansammlungen lassen sich nicht nachweisen, beim Preßversuch zeigt sich keine Vorwölbung.

CAVE: Zur Unterscheidung eines inkarzerierten Leistenbruches mit Netzinhalt von entzündlichen Veränderungen des Samenstrangs sollte in jedem Fall die Darstellung der Samenstranggefäße angestrebt werden.

Vaskuläre Erkrankungen

Thrombosen im Bereich der Vv. spermaticae können gelegentlich klinisch schwer von einer inkarzerierten Leistenhernie unterschieden werden. Sonographisch zeigt sich eine nichtkomprimierbare Samenstrangstruktur mit echoarmer tubulärer Binnenstruktur, teilweise kleinzystisch imponierend. Mit Hilfe der Farbdopplerdarstellung läßt sich die Zirkulationsstörung nachweisen und damit die Diagnose sichern.

Variköse Befunde treten in der Leiste in verschiedenen Formen in Erscheinung. Varizen im Bereich des Venensterns am proximalen Oberschenkel sind oft klinisch sichtbar. Eine insuffiziente Mündungsklappe der V. saphena magna kann klinisch als weiche Vorwölbung – vor allem im Stehen – imponieren und ist differentialdiagnostisch vom Leistenbruch zu unterscheiden. Sonographisch stellt sie sich als halbkugelig echoarme Raumforderung dar, die sich im Liegen weniger als im Stehen oder Pressen vorwölbt. Der weitere typische Verlauf nach distal bzw. proximal und der Nachweis der Verbindung zu den Beinvenen sichert die Diagnose (s. Abb. 2.350).

Bei Vorliegen einer *Varikozele* zeigt sich sonographisch eine deutliche Gefäßvermehrung im Leistenkanal bzw. am äußeren Leistenring und Skrotalbereich. Die Doppleruntersuchung untermauert die Diagnose.

Ein *Aneurysma* ist als spindelige oder exzentrische pulsierende Aufweitung der A. iliaca externa oder A. femoralis communis darstellbar. Es ist im Gegensatz zu Varixknoten nicht komprimierbar. Der typische Gefäßverlauf legt die Diagnose nahe, die Farbdoppleruntersuchung führt zur endgültigen Klärung.

Im Fall einer tiefen *Thrombose der Venen* sind die Gefäße nicht komprimierbar, der Gefäßinhalt nach anfänglich echoarmem Befund mit Zunahme der Zeit zunehmend echogen. Die betroffenen Venenabschnitte sind teilweise verwaschen neben der anliegenden Arterie zu verfolgen. Beim Valsalva-Versuch zeigt sich keine Lumenänderung (s. Abb. 2.351).

2.9.6 Postoperative sonographische Befunde der Bauchdecke

Im Rahmen der postoperativen Überwachung hat die Sonographie eine erhebliche Bedeutung, da sie bettseitig durchführbar und jederzeit, auch bei Intensivpatienten, wiederholt einsetzbar ist und häufig direkte therapeutische Konsequenzen hat. Für die Bauchdecke sind vor allem die nachfolgenden Befunde relevant.

2.9.6.1 Hämatome und Serome

Akut auftretende postoperative Raumforderungen vor allem im Narben- oder Drainagebereich sind meist *Hämatome* (s. Kap. 5.1.2). Tiefe Hämatome der Leiste folgen dem Leistenkanal und lassen sich hier als subfasziale oder präfasziale Raumforderung darstellen. Nach der Lokalisation echoarmer (flüssiger) und echoreicher (thrombosierter) Hämatomanteile sollte sich eine gezielte Hämatomentlastung anschließen.

Hämatome der Leiste nach Gefäßoperationen oder arterieller Katheteruntersuchung, Gefäßdilatation oder intraarterieller Pumpenanlage müssen von *Naht-* bzw. *Punktionsaneurysmata* differenziert werden. Gelingt es, die direkte Verbindung zur Arterie als Wandläsion oder pulsierende Reflexbewegung in der Raumforderung darzustellen, ist ein Aneurysma anzunehmen. Der Einsatz eines Farbdopplers sichert die Diagnose. Kleinere Läsionen können ggf. in gleicher Sitzung ultraschallgezielt komprimiert und verschlossen werden.

Gelegentlich finden sich echoarme bis echofreie kugelige Raumforderungen im Wundbereich, die sich bei gezielter Feinnadelpunktion zumeist als *Serom* oder *Lymphzyste* identifizieren lassen.

CAVE: Serome nach laparoskopischer Leistenbruchversorgung können in der klinischen Untersuchung leicht als „Frührezidiv" fehlgedeutet werden. Sonographisch läßt sich das „Pseudorezidiv" sicher erkennen (Abb. 2.352). Die Flüssigkeitsansammlungen liegen typischerweise ventral des echoreichen Implantats; sie stellen in der Regel keine Indikation zur operativen Intervention dar, sondern sollten in Einzelfällen unter streng sterilen Kautelen punktiert werden.

2.9.6.2 Entzündliche Komplikationen

Postoperativ lassen sich *Abszedierungen* im Wundbereich frühzeitig durch die im Kap. 5.1.3 dargestellten Charakteristika sonographisch erkennen, topographisch zuordnen und ggf. auch einer sonographiegestützten Drainage zuführen (vgl. Kap. 8.4).

Eine besondere Entität sind *Drainagekanal-/Trokarkanalentzündungen*, die nach Entfernung von Drainagen bzw. Trokaren auftreten können. Durch die sonographische Untersuchung kann in diesen Fällen der Entzündungsverlauf bis in die Bauchhöhle und ggf. intraperitoneale Abszeßhöhle verfolgt, andererseits Verhalte im Drainagekanal gezielt entlastet werden.

2.9.6.3 Metastasen/Tumoren

Bauchdeckenmetastasen stellen eine spezifische postoperative Komplikation onkologischer Operationen dar und können sich nach unterschiedlichem Zeitraum manifestieren. Neben spontan auftretenden Metastasen in der Bauchdecke und Lokalrezidiven im Bereich primär tumorbefallener Bauchdecken, z.B. beim lokal eingewachsenen Kolonkarzinom sind folgende Lokalisationen typisch und sonographisch erfaßbar:

- Laparotomienarbe,
- Drainagekanal,
- Trokarkanal.

Die Befunde sind meist echoarm und oft nicht sicher von umgebendem Narbengewebe abzugrenzen. Im Verlauf von Drainage- oder Trokarkanälen können tumoröse Raumforderungen als echoarme, klinisch derbe

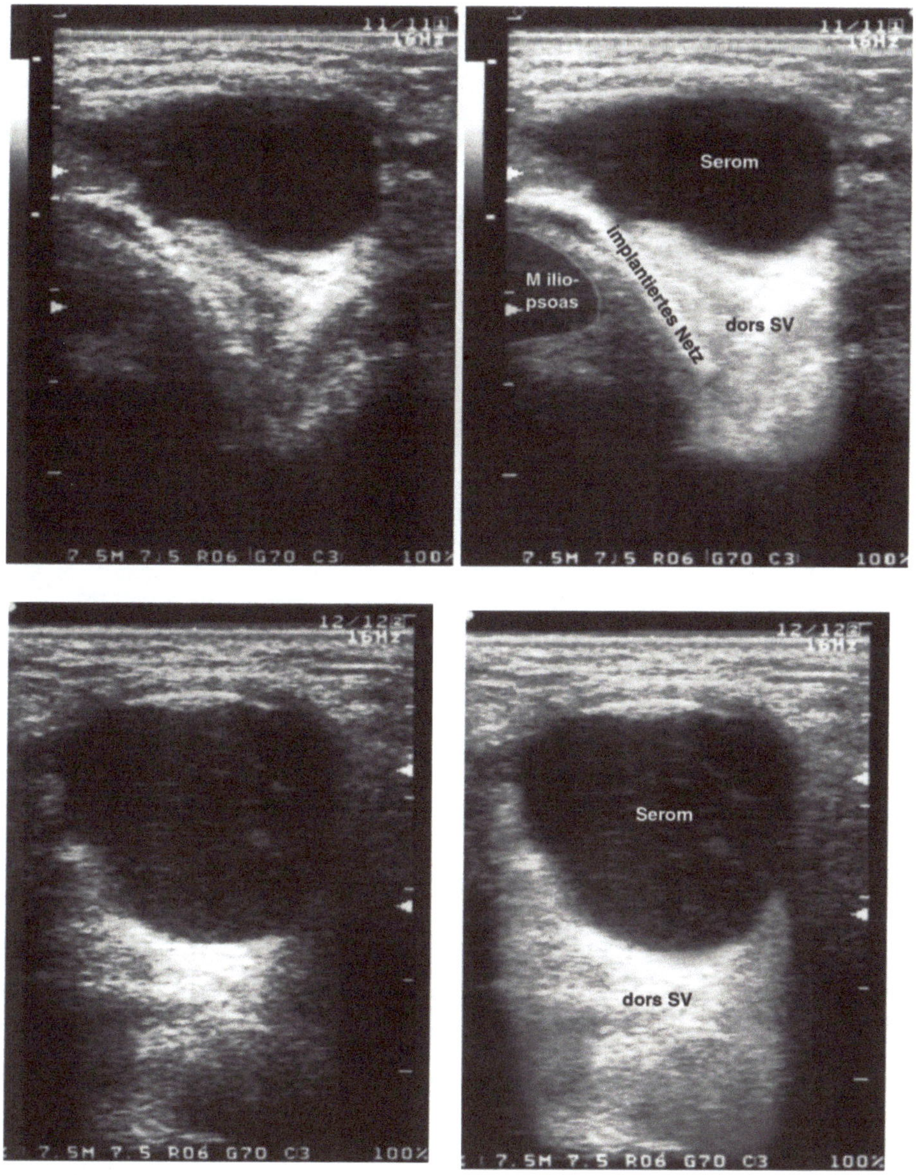

Abbildung 2.352

Serom ventral des implantierten Prolenenetzes im Längs- und Querschnitt; *Cave*: „Pseudorezidiv"!

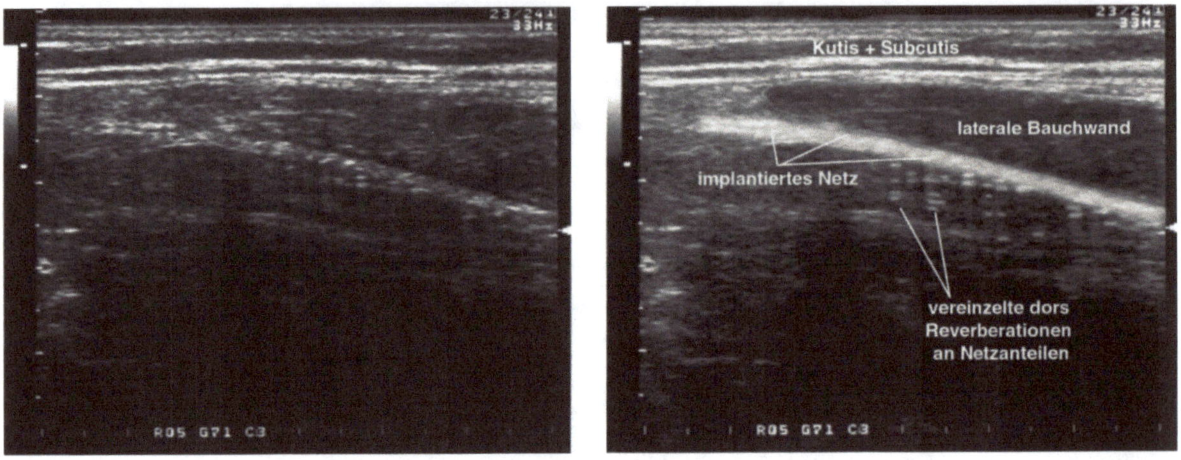

Abbildung 2.353

Z. n. TAPP; korrekte, plane Netzlage

und fixierte Gewebsformationen identifiziert werden. Anhand des Kanalverlaufes durch die Bauchdecke wird die Diagnose erleichtert; die sonographische Darstellung des Befundes in der Tiefe kann auf eine Tumor-/Metastasenausbreitung in der Bauchhöhle und ggf. Befall mitbetroffener Darmabschnitte hinweisen.

Differentialdiagnostisch kommen im Narbenbereich nach gynäkologischen Voroperationen *Endometrioseherde* als echoarme Raumforderungen, meist mit zyklusabhängiger Symptomatik und Größenzu- bzw. -abnahme in Betracht.

2.9.6.4 Narbenhernien/Trokarhernien

Drainage- bzw. Trokardurchtritte durch die Bauchdecke stellen in Folge des häufig unmöglichen bzw. unsicheren Faszienverschlusses einen Locus minoris resistentiae dar und können zu kleinen Narbenhernien führen.

2.9.6.5 Implantate

Die Sonographie erlaubt die Darstellung implantierter Fremdmaterialien wie z. B. Netze oder Kissen in der Leistenhernienchirurgie. Die Ausbreitung eines z. B. präperitoneal konventionell oder endoskopisch implantierten Netzes läßt sich dorsal der Muskelschicht als echoreiche Gitterstruktur mit entsprechendem dorsalen Schallschatten (Abb. 2.353) erkennen. Im frühen postoperativen Stadium findet sich nicht selten ein liquider echoarmer Saum um das Implantat, der die Beurteilung der Netzlage erleichtert, aber auch dem Umschlagen von Netzanteilen Vorschub leistet (Abb. 2.354). Nach Abschluß der Bindegewebseinsprossung zeigt sich das Netz lediglich als reflexharte Schicht mit dorsalem Auslöschphänomen.

Gefäßprothesen sind früh postoperativ ebenfalls an ihrer echoreichen Wand, die deutlich zur echoärmeren Umgebung kontrastiert, zu erkennen. Nach entsprechender Vernarbung und fortschreitender Arteriosklerose wird die Darstellung schwieriger, insbesondere die Abgrenzung zum umgebenden Gewebe gelingt infolge fehlender Grenzschicht nur unzureichend.

2.9.7 Methodenbewertung

Die Sonographie der Bauchdecke und der Leistenregion ist eine nichtbelastende, beliebig wiederholbare und „bed-side" durchführbare Untersuchung, die additiv zur klinischen Befunderhebung wesentlich zur Diagnosesicherung beitragen kann. Dabei kommt die Sonographie in verschiedenen Situationen zum Einsatz:

- Bei unklaren Schmerzen oder Schwellungen/Tumoren ermöglicht sie die Schichtzuordnung innerhalb der Bauchdecke, ggf. die Artdiagnostik der Läsion und deren Abgrenzung zu Nachbarstrukturen.
- Die Diagnostik klinisch eindeutiger Hernien kann durch die Sonographie zur Differenzierung des Bruchsackinhaltes ergänzt werden. Wichtiger erscheint jedoch die sonographische Darstellung und Sicherung klinisch fraglicher Hernien, auch wenn ein negativer Sonographiebefund eine beginnende Hernie nicht zwingend ausschließt.
- Bei der Diagnostik inkarzerierter Hernien läßt sich sonographisch der eingeklemmte Bruchinhalt darstellen. In der Regel ist eine Differenzierung von we-

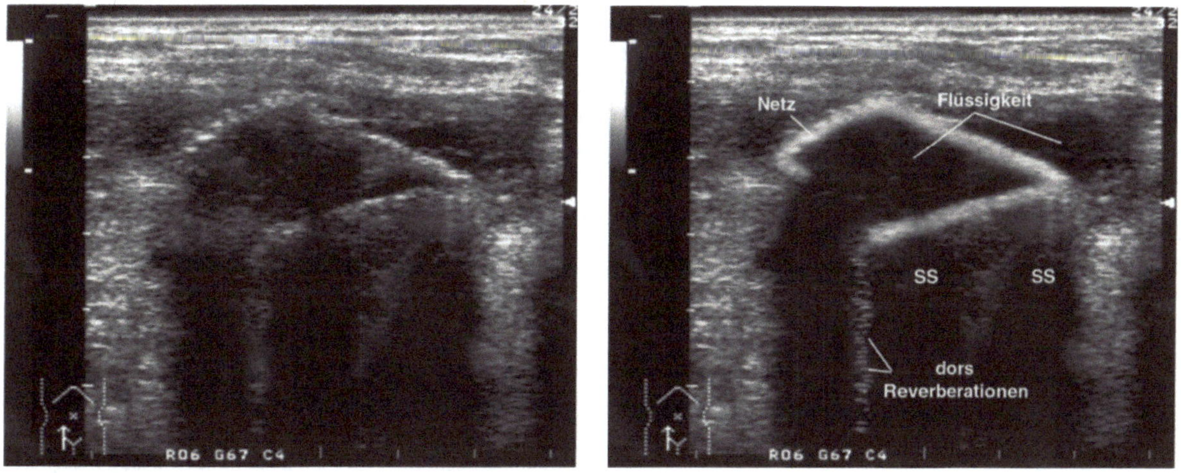

Abbildung 2.354

Z. n. TAPP; umgeschlagener Netzanteil bei diskreter Flüssigkeitsansammlung

Tabelle 2.17. Leistungsfähigkeit der Sonographie der Bauchdecke. pV+/pV--: positiver bzw. negativer Prädilektionswert. (Nach Truong et al. 1993 [16])

	Sensitivität	Spezifität	pV+	pV-
Hämatom	0,833	0,966	0,833	0,966
Epigastr. Hernie	1	1	1	1
Abszesse	0,666	1	1	0,909
Serome	1	0,97	0,833	1

Tabelle 2.18. Leistungsfähigkeit der Sonographie der Leistenregion. pV+/pV--: positiver bzw. negativer Prädilektionswert. (Nach Truong et al. 1993 [16])

	Sensitivität	Spezifität	pV+	pV-
Leistenhernie	0,823	0,989	0,933	0,941
Schenkelhernie	0,727	0,963	0,8	0,963
Hämatom	0,818	1	1	0,948
Lymphom	0,769	0,943	0,769	0,943

niger häufigen Krankheitsbildern wie z. B. einer Funikulitis möglich und beeinflußt damit Dringlichkeit und Ausmaß weiterer Diagnostik und Therapie.

- Auch bei akuten Bauchdeckenverletzungen oder ihren Folgen ermöglicht die Sonographie, insbesondere beim bewußtlosen Patienten, frühzeitige Hinweise auf Verletzungsausmaß bzw. sekundäre Verletzungsfolgen.
- In der postoperativen Verlaufskontrolle lassen sich tiefe, klinisch kaum zu verifizierende Hämatome oder Abszesse sonographisch frühzeitig nachweisen.

In der Verlaufskontrolle können entzündliche oder tumoröse Narbenveränderung und Narbenhernien dargestellt werden.

Die Leistungsfähigkeit der Sonographie ist vom Befund (s. Tabellen 2.17 und 2.18), aber auch von der Erfahrung des Untersuchers abhängig. Sie sollte stets als erstes bildgebendes Verfahren in der Diagnostik von Bauchdeckenpathologien eingesetzt werden.

Alternativ bzw. als Ergänzung zur Sonographie stehen Computertomographie und Farbdopplersonographie zur Verfügung. Auf die Bedeutung letzterer wurde mehrfach im Text hingewiesen. Hinsichtlich der dynamischen Untersuchung erscheint die Sonographie leistungsfähiger als das CT (s. Tabellen 2.17und 2.18). Während zum direkten Vergleich der Leistungsfähigkeit beider Methoden bei den hier beschriebenen speziellen Indikationen z. Z. nur wenige Untersuchungen vorliegen, sprechen Verfügbarkeit, geringere Kosten und die Möglichkeit der dynamischen Untersuchbarkeit eindeutig für die Sonographie. Grenzen hat die Methode vor allem bei erheblicher Adipositas bzw. eingeschränkter Möglichkeit der Schallkopfankopplung (Verbände/Drainagen).

Für die letztlich ausschlaggebende Frage, inwieweit die Sonographie Diagnostik und Therapie von Erkrankungen der Bauchwand und Leistenregion beeinflußt, fehlen bislang größere Studien. Bei klinisch eindeutigen Befunden (tastbare Hernie) oder aber sehr kleinen (frühen) Befunden, wie eine Hernia incipiens, bringt die Sonographie oft keinen weiteren Informationsgewinn. Demgegenüber zeigt sie entscheidende und richtungsweisende Befunde z. B. beim Rektusscheidenhämatom, beim Verdacht auf eine inkarzerierte Hernie, bei Fisteln oder auch Aneurysmata.

Abbildungsnachweis:

Abb. 2.336–2.338, 2.341–2.350, 2.352–2.354 (Dr. M. Birth, Lübeck)

Abb. 2.351 (Dr. H. Andreesen, Diakoniekrankenhaus Rotenburg)

Literatur

1. Ali QM (1993) Sonographic anatomy of the rectus sheath: an indication for new terminology and implications for rectus flaps. Surg Radiol Anat 15: 349–353
2. Balsara Z, Gleason TP, Goff WB (1993) Sonographic appearance of left spermatic vein thrombosis simulating incarcerated inguinal hernia. J Urol 150: 1513–1514
3. Berna JD, Garcia-Medina V, Guirao J, Garcia-Medina J (1996) Rectus sheath hematoma: diagnostic classification by CT. Abdom Imaging 21: 62–64
4. Blum A, Bui P, Boccacini H, Bresler L, Claudon M, Boissel P, Regent D (1995) Imaging of severe forms of hematoma in the rectus abdominis under anticoagulants. J Radiol 76: 267–273
5. Coerkamp EG, Hermans ET, Lohle PN, Puylaert JB (1995) Nonpalpable rectus sheath hematoma clinically masquerading as appendicitis: US and CT diagnosis. Abdom Imaging 20: 152–154
6. Fukuda T, Sakamoto I, Kohzaki S et al. (1996) Spontaneous rectus sheath hematomas: clinical and radiological features. Abdom Imaging 21: 58–61
7. Heistermann P, Rupp D, Hohlbach G (1994) Endometriosis of the inguinal ligament as a rare differential diagnosis of inguinal space-occupying lesion. Zentralbl Chir 119: 50–53
8. Hergan K, Oser W, Scheyer M, Zimmermann G (1995) The normal CT and ultrasonic findings after a laparoscopic inguinal hernia opertion. RoFo Fortschr Geb Rontgenstr Neuen Bildgeb Verfahr 162: 29–32
9. Khaleghian R (1995) Abdominal wall endometriosis: sonographic diagnosis. Australas Radiol 39: 166–167
10. Lambroza A, Tighe MK, DeCosse JJ, Dannenberg AJ (1995) Disorders of the rectus abdominis muscle and sheath: a 22-year experience. Am J Gastroenterol 90: 1313–1317
11. Lawrenz K, Hollman AS, Carachi R, Cacciaguerra S (1994) Ultrasound assessment of the contralateral groin in infants with unilateral inguinal hernia. Clin Radiol 49: 546–548
12. Lazzari G, Ricci Petitoni G, Trocchi V, Sermasi O, Morsani M Ricci Maccarini P (1994) Ultrasonographioc findings and integration with computerized tomography in pathology of the abdominal wall. Radiol Med (Torino) 88: 778–783
13. Meiser G, Meissner K (1986) Das Rektusscheidenhämatom: Klinischer Erfahrungsbericht unter besonderer Berücksichtigung der Ultraschalldiagnostik. Chirurg 57: 628–633
14. Riehl J, Schneider B, Sieberth HG (1995) Femoral hernia: diagnosis with B-image, duplex and colour-coded Doppler ultrasound. Ultraschall Med 16: 145–147
15. Sybrandy R, Tolenaar PL, Verhagen HJ (1993) Haematoma of the rectus abdominis muscle. Eur J Surg 159: 335–338
16. Truong S, Pfingsten FP, Dreuw B, Schumpelick V (1993) Stellenwert der Sonographie in der Diagnostik von unklaren Befunden der Bauchwand und Leistenregion. Chirurg 64: 468–475

Transkutane Sonographie: Systembezogene, organübergreifende Untersuchung und sonographische Leitbefunde 3

A. Hölscher, D. Bäumler und J. Bernhardt

3.1 Notfalluntersuchung von Abdomen und Thorax und sonographische Leitbefunde

A. Hölscher und D. Bäumler
(Sonographische Abb.: M. Birth und H.-F. Weiser)

Einleitung

Die sonographische Diagnostik des akuten und traumatisierten Abdomens und Thorax ist für den Chirurgen zu einem unentbehrlichen Hilfsmittel geworden und steht heute an erster Stelle in der apparativen Diagnostik vor weiterführenden bildgebenden Maßnahmen. In diagnostischer Effizienz und vor allem Schnelligkeit ist sie diesen häufig weit überlegen [9]. Eine aussagekräftige vom Chirurgen durchgeführte Ultraschalluntersuchung nimmt normalerweise nicht mehr als ca. 5–10 min in Anspruch und kann direkt in der Notaufnahme bzw. am Krankenbett durchgeführt werden. Dadurch gibt es keinen Zeitverlust und keine Gefährdung des Patienten durch langwierige Transporte oder spezielle Vorbereitungen. Von besonderer Bedeutung für den Chirurgen ist, ob aus dem Ultraschallbefund in Verbindung mit dem klinischen Untersuchungsergebnis eine Operationsindikation resultiert, oder ob eine abwartende Haltung und weitere Diagnostik gerechtfertigt sind.

3.1.1 Indikation zur Sonographie beim akuten und traumatisierten Abdomen

Bei *jedem* Patienten mit einem akuten und traumatisierten Abdomen sollte sich unmittelbar an die Erhebung von Anamnese und klinischer Untersuchung eine abdominelle Ultraschalluntersuchung anschließen. Fehlende Kontraindikation und der zur Diagnosestellung des akuten Abdomens in hohem Prozentsatz beitragende Ultraschall rechtfertigt die weite Indikationsstellung (s. Tabelle 3.3). Besonders hilfreich ist die Sonographie des akuten Abdomens bei Verdacht auf Erkrankungen des biliären Systems und des Pankreas, Aortenaneurysma, Ileus, intraabdominellen Abszeß und -mit spezieller

Erfahrung- auch bei Verdacht auf gastrointestinale Perforation, sowie akute Appendizitis oder Mesenterialinfarkt. Weniger aussagekräftig erscheint die Ultraschalluntersuchung bei Mesenterialinfarkt.

3.1.2 Allgemeine Differenzierung der Befunde

Bei der Notfalluntersuchung von Abdomen und Thorax sind grundsätzlich 3 verschiedene sonographische Befunde zu unterscheiden [21]:

1. Die direkte sonographische Darstellung des erkrankten oder verletzten Organs mit seinen pathologischen Veränderungen, z. B. bei der akuten Cholezystitis, beim Aortenaneurysma oder der Milzruptur.
2. Indirekte sonographische Hinweise auf die Ursache der Erkrankung oder Verletzung durch bildliche Darstellung der entstehenden Folgen. Dieses bezieht sich auf sonographische Leitbefunde wie freie Flüssigkeit, freie Luft und dilatierte Hohlorgane (Darmschlingen, DHC, Ductus pancreaticus, Ureter).
3. Relevante Nebenerkrankungen, die für Operationsplanung und -durchführung wichtig sind (asymptomatisches Aortenaneurysma, Schwangerschaft, Adhäsionen, portale Hypertension).
4. Ein unauffälliger sonographischer Befund oder der Nachweis von Zusatzbefunden ohne Bezug zur Grundkrankheit wie Nierenzysten oder Leberparenchymveränderungen.

Es ist grundsätzlich zu empfehlen, daß derjenige, der die Ultraschalluntersuchung vornimmt, vorher selbst durch klinische Untersuchung das Abdomen beurteilt. Bei Kenntnis des eigenhändig erhobenen klinischen Befundes und der Anamnese ist die Sonographie, besonders unter schwierigen Notfallbedingungen, gezielter einzusetzen und besser interpretierbar.

Die Bewertung der genannten Sonographiebefunde muß gerade in der Notfallsituation im Zusammenhang mit dem klinischen Untersuchungsbefund sowie unter Berücksichtigung von Anamnese und Nebenerkrankungen vorgenommen werden (Beispiel: Aszites bei Lebererkrankungen). Bei Übereinstimmung von klinischem Befund und Ultraschallergebnis ist häufig schon eine abschließende Bewertung und Konsequenz möglich, während Diskrepanzen zur Überprüfung der Untersuchungen und zu weiterführender Diagnostik Anlaß geben. Die sog. indirekten sonographischen Hinweise lassen nur bedingt Rückschlüsse auf die Lokalisation der Läsion zu. Trotzdem ergibt sich dadurch in Verbindung mit dem klinischen Befund oft eine Operationsindikation. Ein unauffälliger sonographischer Befund ist ebenfalls wichtig, da die Ausschlußdiagnose dem Kliniker in der Notfallsituation sehr helfen kann. Sie ermöglicht es, das weitere Vorgehen gezielter und rationeller zu gestalten.

3.1.3 Sonographische Untersuchungstechnik

Die Untersuchung erfolgt üblicherweise mit einem Curved-array-Schallkopf mit 3–5 MHz, dessen Vorteile seine allgemeine Handlichkeit sowie die geringere Auflagefläche und die größere Eindringtiefe sind. Aufgrund dieser Merkmale eignet sich dieser Schallkopf hervorragend zur raschen Erfassung und Beurteilung des gesamten Abdomens mittels „fächerartigem" Schwenken der Schnittebene. Seine kleine Auflagefläche ermöglicht es zudem durch anatomische Engen wie die Zwischenrippenräume hindurch zu untersuchen. Bei besonderer Fragestellung, z. B. Bauchdecke oder oberflächlicher Leberbefund, kann auf einen Linearschallkopf mit möglichst 5 MHz gewechselt werden. Als Kontaktmittel können alle herkömmlichen Ultraschallgele oder auch einfach nur flüssiges Hautdesinfektionsspray verwendet werden.

Grundsätzlich beginnt die Untersuchung bei dem auf dem Rücken liegenden Patienten und sollte einem standardisierten Untersuchungsgang folgen. In dessen Verlauf kann der Patient bei entsprechender Fragestellung, wie z. B. Ergüsse oder Verlagerbarkeit von freier Flüssigkeit, in Rechts- oder Linksseitenlage gebracht werden.

Zweckmäßig ist es, zu Beginn die Geräteparameter optimal zu justieren und die Einstellung des Schallbildes anhand einer bekannten, einfach darzustellenden und möglichst homogenen Struktur zu überprüfen. Dazu eignet sich sehr gut die Leber in Quer- und Längsschnitten des rechten Oberbauches sowie in Subkostalschnitten. Die Konturen und intrahepatischen Gefäße sollten scharf abgebildet und das charakteristische kleinfleckige Parenchymmuster erkennbar sein. Zugleich kann die Beurteilung der Leber erfolgen, die Gallenblase untersucht und im Recessus hepatorenalis (Morrison-Pouch) nach freier Flüssigkeit gefahndet werden. Der Untersuchungsgang setzt sich über die beginnende Verschiebung der Schnitte zur Mittellinie und in den linken Oberbauch fort. Beurteilt werden das Pankreas, die Milz, die großen Gefäße und ihre Verbindungen zu den Organen, und über eine nach kranial gerichtete subxiphoidale Schnittebene das untere Mediastinum und der Herzbeutel. Über Flankenschnitte können evtl. vorhandene Pleuraergüsse, die Nieren und deren Gefäße dargestellt sowie das Kolon beurteilt werden. Im linken Unterbauch kann das Sigma, im rechten evtl. ein entzündeter Appendix untersucht werden. Harnblase, Uterus und Ovarien bzw. Prostata werden durch suprapubisch geführte Schnitten darstellbar. Die Beobachtung der Peristaltik, Lumenweite und Wanddicke von darstellbaren Darmabschnitten ist wichtig. Es sollte auf das Vorhandensein von freier Flüssigkeit und freier Luft geachtet werden.

Grundsätzlich unterscheidet sich der Untersuchungsgang nicht von einer unter elektiven Bedingungen durchgeführten Untersuchung der Organe, auf deren

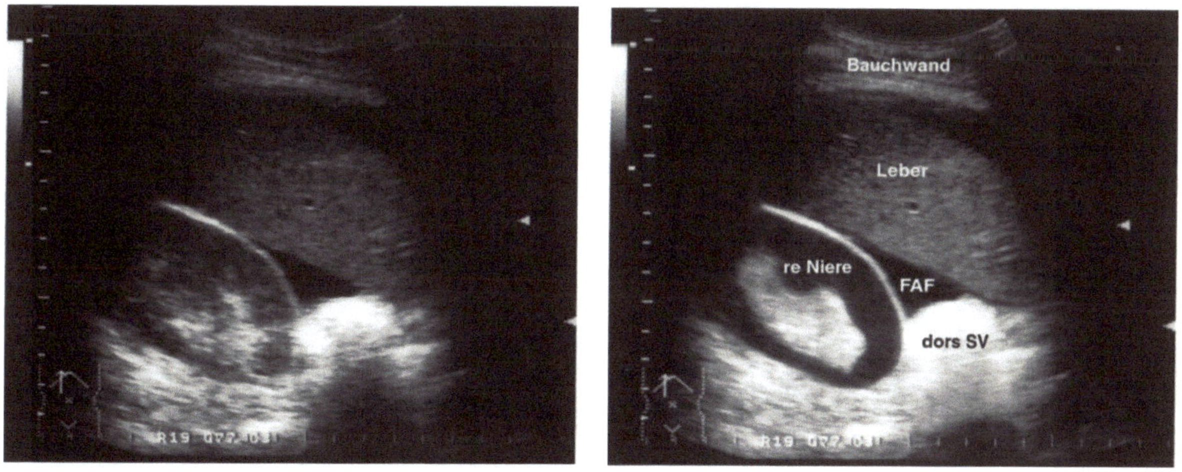

Abbildung 3.1

Freie abdominelle Flüssigkeit subhepatisch, charakteristische Darstellung der echofreien Flüssigkeitsansammlungen im Morrison-Pouch

spezielle Lokalisation und Beschreibung pathologischer Befunde in den entsprechenden Kapiteln ausführlich eingegangen wird. Es ergeben sich aber aus der Notfallsituation und der Erkrankung des Patienten Hindernisse, die die Aussagekraft der Sonographie hinsichtlich einer elektiven Untersuchung eines optimal vorbereiteten Patienten vermindern können. Dazu zählt z.B. eine in der Regel mehr oder weniger stark ausgeprägte Darmparalyse mit Meteorismus, die eine Beurteilung des Retroperitoneums unmöglich machen kann.

Auch bei anscheinend eindeutiger Verdachtsdiagnose (z.B. rechtsseitiger Oberbauchschmerz) und „passenden" Befunden (z.B. Gallensteinen, Wandverdickung und Hydrops) sollte immer ein kompletter abdomineller Untersuchungsgang durchgeführt werden, um eine möglichst genaue Diagnose durch eindeutig pathologische Befunde und Ausschlußbefunde zu ermöglichen. Besondere Aufmerksamkeit richtet sich bei der notfallmäßigen Abdominalsonographie auf die Darstellung sonographischer Leitbefunde.

3.1.4 Sonographische Leitbefunde

3.1.4.1 Freie Flüssigkeit

Lokalisierte freie Flüssigkeitsansammlungen lassen sich ab einer Menge von ca. 30 ml sonographisch sicher nachweisen [2, 48, 7]. Beim liegenden Patienten zeigen am besten Flankenschnitte im rechten Oberbauch geringe Mengen lokalisierter Flüssigkeit im Recessus hepatorenalis, dem sog. Morrison-Pouch zwischen Unterfläche des rechten Leberlappens und dem rechten oberen Nierenpol (Abb. 3.1). In ähnlicher Weise ist dieses links durch einen Flankenschnitt mit Darstellung der Grenze zwischen Milz und Niere zu erreichen (Abb. 3.2). Im Unterbauch kann retrovesikal in der Excavatio rectovesicalis bzw. rectouterina (Douglas) sowie paravesikal bei gefüllter Blase ebenfalls freie Flüssigkeit leicht dargestellt werden.

Prädilektionsstellen für freie Flüssigkeit:
- hepatorenaler Winkel (Morrison-Pouch),
- splenorenaler Winkel (Koller-Pouch),
- interenterisch,
- Douglas.

Die Diagnose größerer diffus verteilter intraperitonealer Flüssigkeitsmengen bereitet auch dem unerfahrenen Untersucher mit dem typischen Bild der „schwimmenden Darmschlingen" keine Probleme und kann ab Flüssigkeitsmengen von 200 ml gestellt werden [20, 56] (Abb. 3.3).

Freie Flüssigkeit in der Abdominalhöhle kann durch unterschiedlichste Sekrete hervorgerufen werden: Blut, Transsudat, Aszites, Galle, Magen-Darm-Inhalt, Eiter, Urin, Pankreassekret, Lymphe. In der Thoraxhöhle stellt freie Flüssigkeit in erster Linie einen Pleuraerguß dar, es kann aber auch Blut, Lymphe oder Eiter sein und bei Zwerchfelldefekten, z.B. postoperativ, können auch die o.g. Abdominalsekrete in der Pleurahöhle gefunden werden.

Das Ultraschallbild gibt orientierende Hinweise auf die Zusammensetzung der Flüssigkeit: Frisches Blut ist

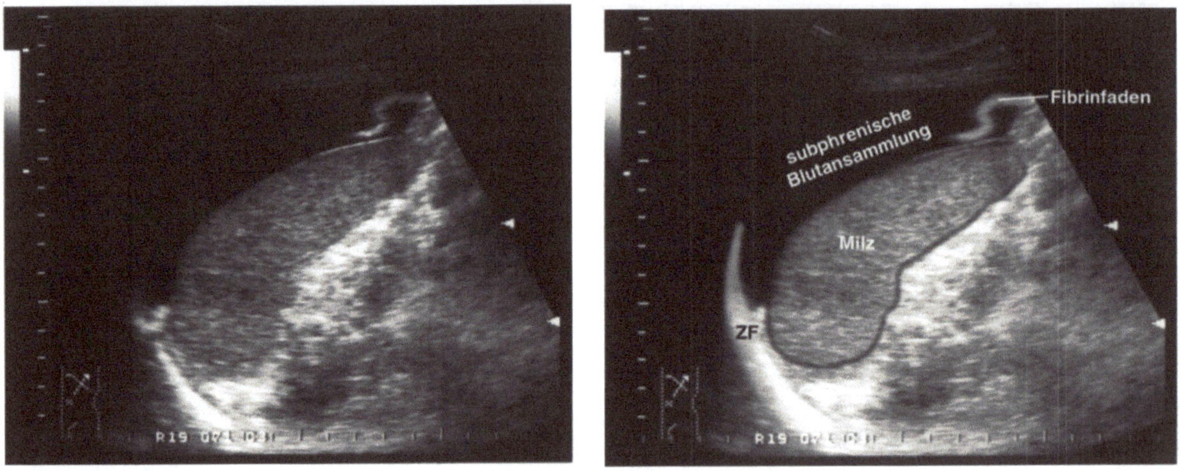

Abbildung 3.2

Interkostalschnitt li., freie Flüssigkeit im li. Subphrenium bei sonographisch nicht darstellbarem, intraoperativ gesichertem Einriß im Milzhilus

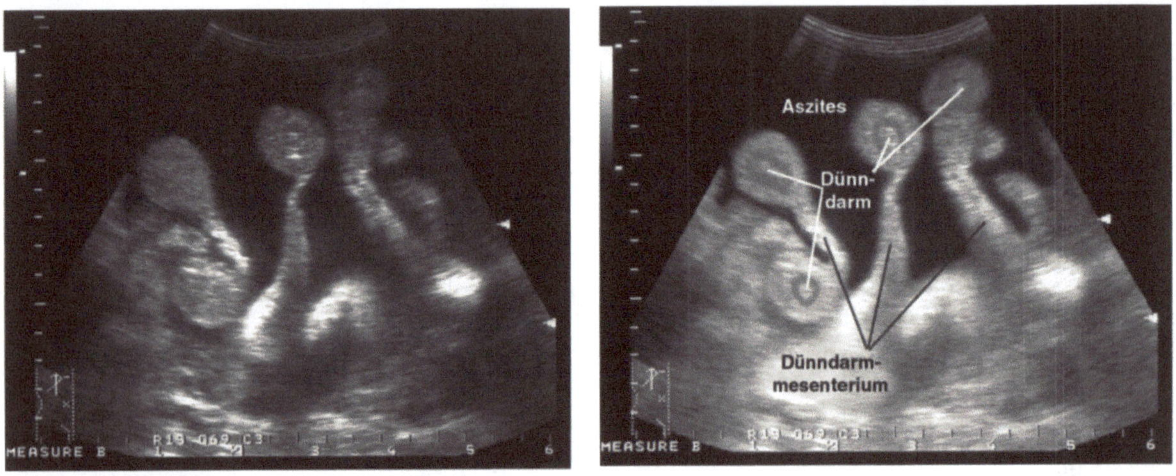

Abbildung 3.3

Freie Flüssigkeit mit schwimmenden Darmschlingen bei ausgeprägtem Aszites

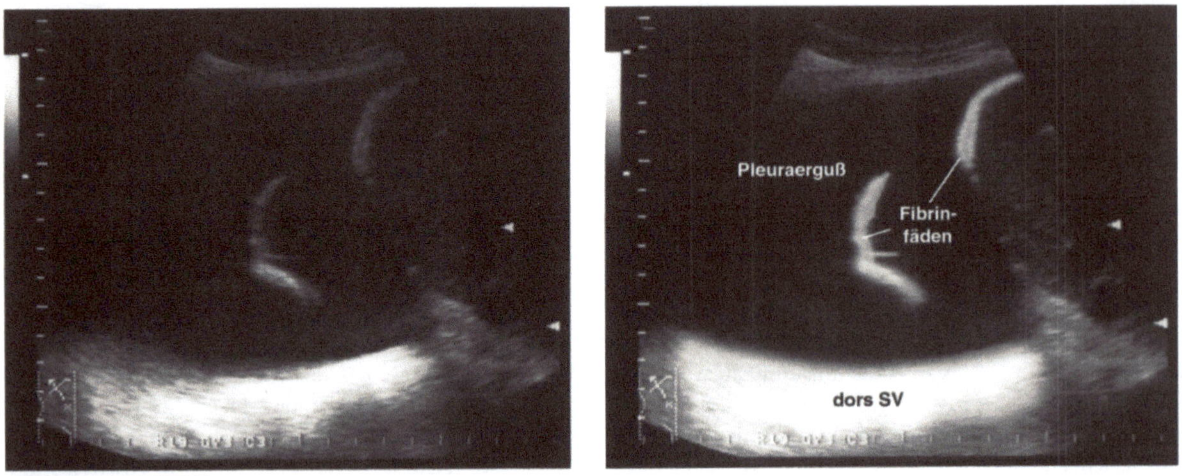

Abbildung 3.4

Pleuralguß re. bei Herzinsuffizienz mit Nachweis echointensiver frei flottierender Fibrinfäden

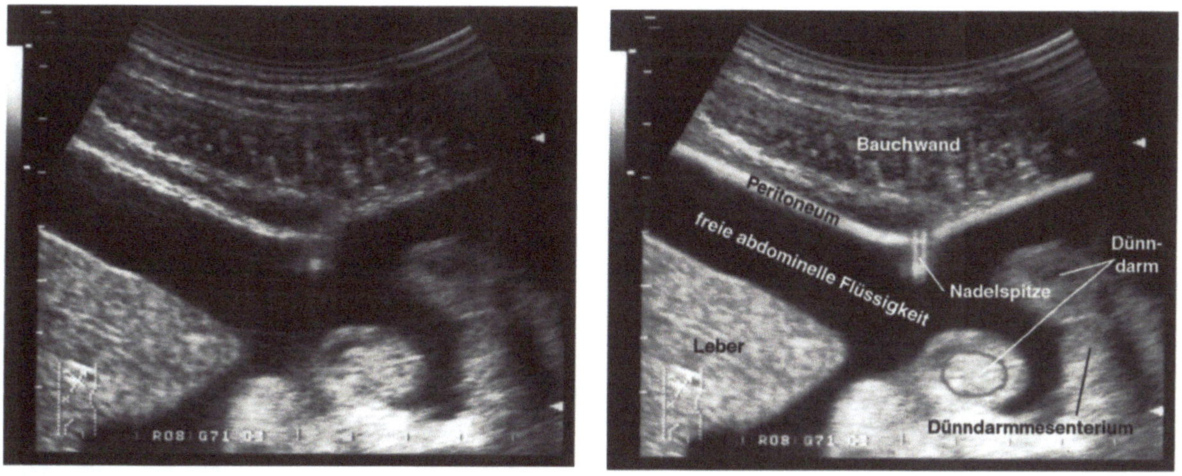

Abbildung 3.5

Sonographiegestützte Punktion bei Nachweis freier Flüssigkeit in der Peritonealhöhle; der helle Echoreflex kennzeichnet die Nadelspitze unmittelbar nach Durchtritt des Peritoneums

gänzlich echoarm, es kann später zunehmend von echogebenden Fibrinfäden oder Koageln durchsetzt sein. Transsudat oder Aszites sowie Urin und frische Galle bzw. Pankreassekret stellen sich im Ultraschallbild vollkommen echofrei mit typischer dorsaler Schallverstärkung dar. Ein älteres Biliom oder eine ältere Ansammlung von Pankreassekret können durch zunehmende Andauung auch korpuskuläre Anteile enthalten. Magen-Darm-Inhalt ist nie rein echoarm, sondern enthält echogebende unregelmäßige Strukturen durch Beimengung von Nahrungsbestandteilen, Fäzes etc. Durch gleichzeitig frei werdende Luft aus dem Gastrointestinaltrakt kommen zusätzlich sehr helle Echos mit dorsalem Schallschatten zur Darstellung. Eitrige Flüssigkeit bei Peritonitis ist im Gegensatz zu Aszites nicht völlig echoleer, sondern durch den Zellreichtum gering echogebend. Freiwerdende Lymphflüssigkeit in der Bauchhöhle ist makroskopisch außer bei Nahrungskarenz eine milchige Flüssigkeit und dementsprechend sonographisch eher durch einen Grauton, zum Teil mit kleinen korpuskulären Bestandteilen gekennzeichnet.

> **Das sonomorphologische Bild freier intraabdominaler Flüssigkeit wird nicht durch die Qualität der Flüssigkeit, sondern die in der Flüssigkeit bestehenden Grenzflächen (zelluläre und korpuskuläre Elemente, Koagelbildung, Gasbildung) determiniert, d.h. gleiche Flüssigkeiten können unterschiedlich sonographisch imponieren!**

Durch die Kontamination können auch unterschiedliche sonographische Charakteristika gleichzeitig vorhanden sein. Die Flüssigkeiten im Pleuraraum stellen sich in gleicher Weise wie in der Bauchhöhle dar. In einem Pleuraerguß finden sich häufig Fibrinfäden, die vor dem Hintergrund der schwarzen Flüssigkeit zum Teil als sehr echointensive Streifen imponieren (Abb. 3.4).

> **Eine sichere Differenzierung intraabdominaler Flüssigkeit gelingt rein anhand der sonographischen Morphe nicht, sondern kann nur durch eine ultraschallgezielte Punktion und chemische, zytologische sowie bakteriologische Aufarbeitung herbeigeführt werden. Ein solches Vorgehen sollte in allen nicht eindeutigen Fällen unbedingt angestrebt werden (Abb. 3.5) (s. Kap. Punktion und Drainage).**

Beim akuten Abdomen kann die Ansammlung freier Flüssigkeit in der Peritonealhöhle verschiedene Ursachen haben. In den meisten Fällen deutet dieser Befund auf eine gravierende operationsbedürftige Ursache hin, z.B. die Perforation von Hohlorganen mit Austritt von Magen- oder Darminhalt.

Weitere Ursachen für freie Flüssigkeit im Abdomen sind fortgeschrittene Entzündungsprozesse wie Appendizitis, Cholezystitis, Divertikulitis bzw. Peritonitis. Häufig findet sich auch eine peritoneale Flüssigkeitsansammlung beim Ileus und beim Mesenterialinfarkt. Es ist aber zu berücksichtigen, daß auch bei einem nicht operativ zu behandelnden Krankheitsbild wie der Gastroenteritis nicht selten ein vermehrtes peritoneales Transsudat gefunden wird. Es ist immer möglich, daß der Patient als Zusatzerkrankung eine Leberzirrhose mit Aszites haben kann. Somit bedeutet der Nachweis freier peritonealer Flüssigkeit beim akuten Abdomen

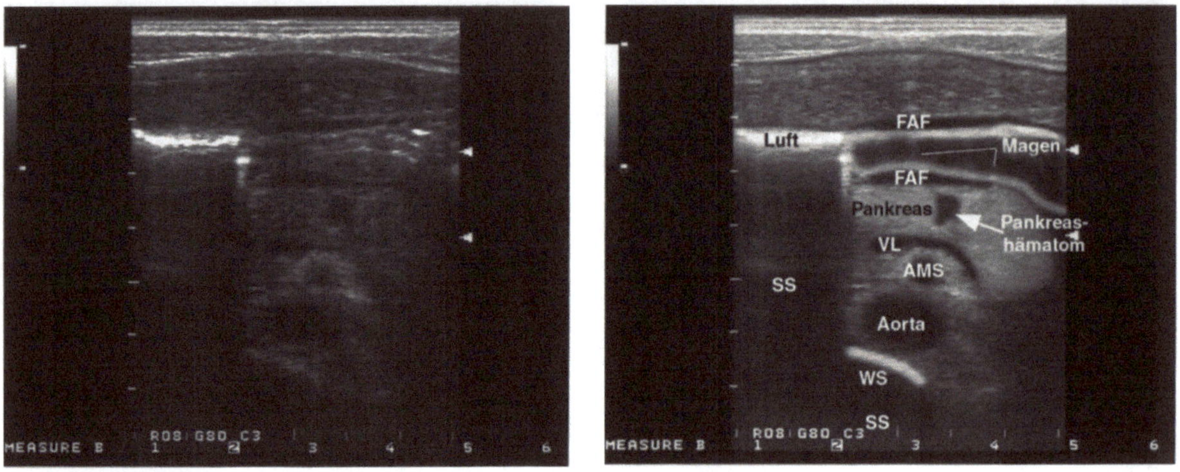

Abbildung 3.6

Zustand nach stumpfem Oberbauchtrauma, sonographischer Nachweis einer echoarmen Läsion im Pankreaskorpus, einem intraparenchymalen Hämatom entsprechend, Flüssigkeitsnachweis in der Bursa omentalis und subhepatisch sowie Nachweis von freier subhepatischer Luft mit dorsaler kompletter Schallauslöschung bei Querkolonruptur

nicht gleichzeitig eine Anzeige zur Operation; in der Regel weist dieser Befund jedoch auf eine fortgeschrittene Erkrankung hin und unterstützt eine klinisch gestellte Operationsindikation.

Freie Flüssigkeit durch intraperitoneale Blutung kann Folge eines vorangegangenen Traumas sein, oder sie kann bedingt durch postoperative Nachblutung, marcumarbedingte Blutung oder Tumorblutung.

Freie Flüssigkeit in der Pleurahöhle wird in erster Linie durch Pleuraergüsse unterschiedlicher Genese hervorgerufen.

Beim Ausschluß von Erkrankungen der Thoraxorgane kann ein Pleuraerguß auch ein indirektes Zeichen für ein abdominelles Problem sein, das über einen Zwerchfellreiz zum sympathischen Erguß führt.

Als Ursachen kommen dabei in erster Linie subphrenische Abszesse, Leberabszesse oder eine Pankreatitis in Frage.

3.1.4.2 Freie Luft

Der Nachweis freier Luft in der Bauchhöhle als Ausdruck einer gastrointestinalen Perforation ist üblicherweise der Röntgendiagnostik vorbehalten. Mit geeigneter Untersuchungstechnik läßt sich freie Luft im Abdomen auch sonographisch sicher erkennen [47]. In 30–45 Grad Linksseitenlage sammelt sich die freie Luft nach 5–10 min ventrolateral der Leber unter der Bauchdecke an (Abb. 3.6). Kennzeichnend sind kräftige prähepatische Echos mit Vielfachechos (Wiederholungsartefakte) oder Schallschattenphänomenen (Abb. 3.7). Zudem findet sich häufig eine Stufenbildung zwischen intraperitonealem freiem Gas und dem Luftreflex im Recessus costodiaphragmaticus. Allerdings bestehen sonographische Verwechselungsmöglichkeiten mit dem Pleurasinus, den Rippen und der rechten Kolonflexur. Auch kann intraluminale Luft wie beim Meteorismus zu Verwechselungen führen. Eine Klärung kann durch Umlagerung des Patienten sowie zielgerichtete Palpation versucht werden, was zur Wanderung bzw. Veränderung des Echobildes führt.

Postoperativ läßt sich nach Laparoskopie wie Laparotomie durchschnittlich für 2–6 Tage freie intraabdominale Luft nachweisen.

Grundsätzlich sollte sich nur der sehr erfahrene Sonographiker die Diagnose einer gastrointestinalen Perforation aufgrund des sonographischen Nachweises freier intraperitonealer Luft zutrauen. Auf eine Röntgenuntersuchung des Abdomens kann nicht verzichtet werden.

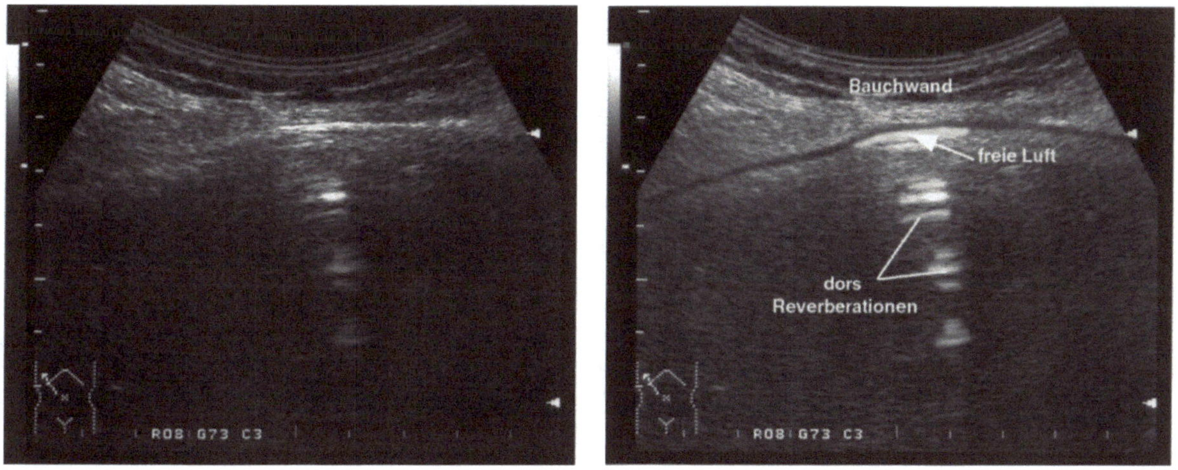

Abbildung 3.7

Freie Luft direkt dorsal der ventralen Bauchwand gelegen mit typischen Wiederholungsartefakten (Vielfachechos)

Da sich aber röntgenologisch in der herkömmlichen Abdomenübersichtsaufnahme nur bei 70–80 % der Patienten mit Perforation freie Luft unter dem Zwerchfell nachweisen läßt, stellt die Sonographie bei entsprechender Erfahrung eine wichtige Ergänzung dar [25, 10].

3.1.4.3 Dilatierte Hohlorgane

Magen

Der sonographische Nachweis eines dilatierten flüssigkeitsgefüllten Magens ist zumeist Ausdruck einer Magenausgangsstenose, eines Ileus, bzw. in selteneren Fällen einer Motilitätsstörung (Abb. 3.8). Aufgrund der erheblichen therapeutischen Relevanz ist die Beurteilung der Magenfüllung obligater Bestandteil jeder Ultraschalluntersuchung beim akuten Abdomen (weitere Einzelheiten s. Kap. 2.5).

Dünn- und Dickdarm

Die Dilatation des Dünn- und Dickdarmes oder einzelner Darmabschnitte kann sowohl Ausdruck pathologischer Veränderungen des Darmes selbst sein, wie beim mechanischen Ileus, als auch Folge unterschiedlicher Erkrankungen mit begleitender Darmparalyse.

Dabei lassen sich sonographisch dilatierte, mit echofreier bzw. echoarmer Flüssigkeit gefüllte Darmschlingen, ultrasonographisch leicht nachweisen. In Abschnitten des Dünndarmes kann es dabei zur Darstellung der typischen Kerckring-Falten als sägezahnartige Wandfältelung (Klaviertastenphänomen) kommen (Abb. 3.9). Charakteristisches Merkmal des Dickdarmes sind die weit ins Darmlumen ragenden Haustrierungen (Abb. 3.10).

Wichtig ist die Beobachtung der Peristaltik mit der Bewegung des Darminhaltes. Dabei sollten auch unterschiedliche Darmabschnitte differenziert werden. Die in der Frühphase eines mechanischen Ileus auftretende Hyperperistaltik läßt sich z. B. sicher von der fortgeschrittenen Darmparalyse bei Peritonitis unterscheiden. Durch die Erfassung der Darmfunktion stellt die Ultraschalluntersuchung eine wichtige Ergänzung zur statischen radiologischen Abdomenübersicht dar. Weitere Einzelheiten s. Kap. 2.5.

Bei Kenntnis der Anamnese und des körperlichen Untersuchungsbefundes gibt der Befund der dilatierten und flüssigkeitsgefüllten Darmschlingen mit oder ohne Peristaltik, evtl. mit verdickten Darmwandabschnitten, wertvolle Hinweise. Der Ultraschallkopf kann zudem als tastender und sehender Finger zur Lokalisation von Druckschmerzhaftigkeit im Abdomen herangezogen werden.

Gallenblase und -wege

Bei Vorliegen eines GB-Hydrops (s. Kap. 2.6.3) sollte primär ein Zystikusverschlußstein ausgeschlossen werden, so daß das Gallenblaseninfundibulum einer genauen sonographischen Durchmusterung unterzogen werden muß (s. Abb. 3.13). Ein auf mehr als 6 mm erweiterter DHC muß in erster Linie an eine extrahepatische Cholestase denken lassen, wobei Art und Lokalisation des Abflußhindernisses häufig sonographisch sicher zu differenzieren sind. In erster Linie gilt die Aufmerksamkeit

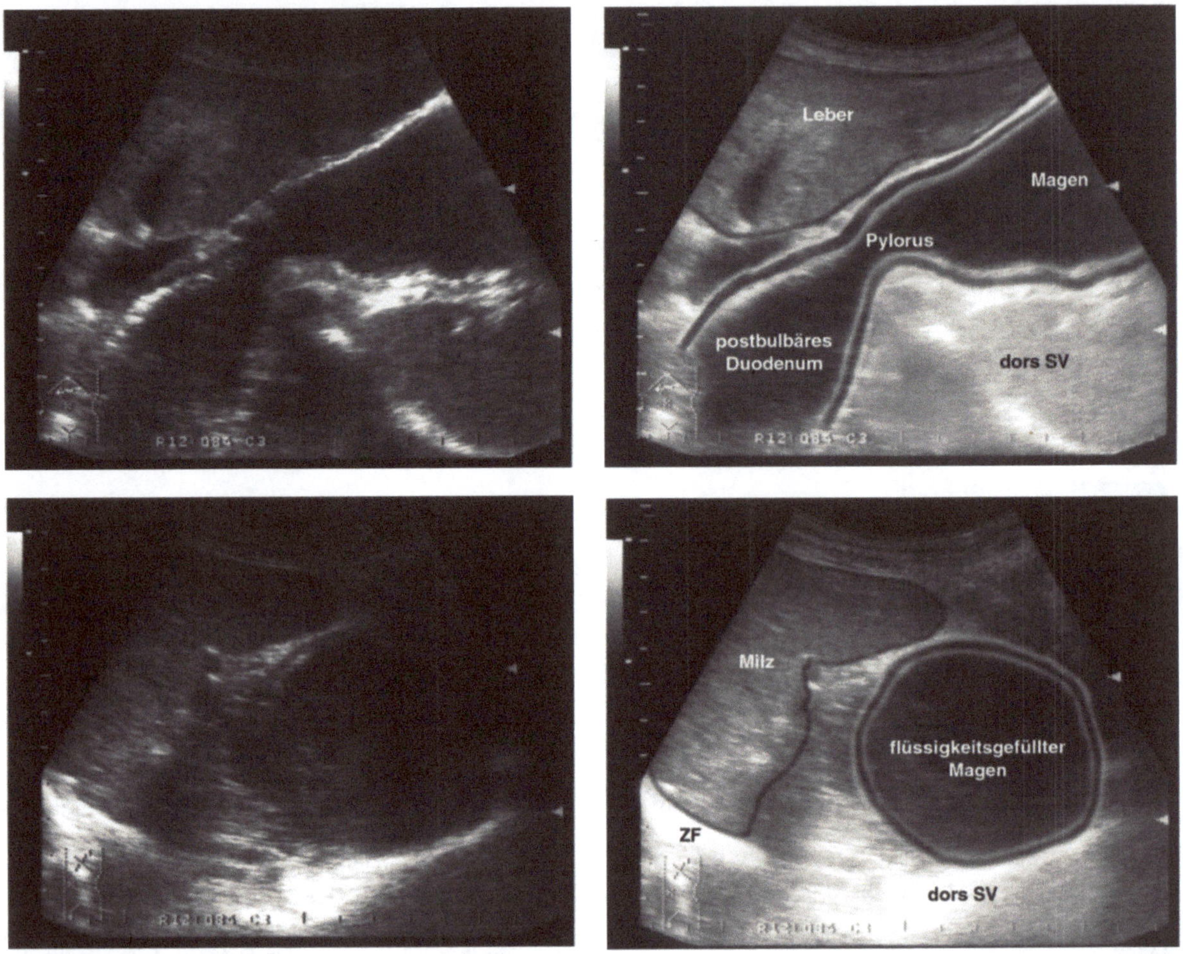

a

b

Abbildung 3.8 a, b

Massive Flüssigkeitsfüllung von Magen und Duodenum bei hohem Dünndarmileus. **a** Querschnitt im Oberbauch mit Darstellung von Magen, Pylorus und flüssigkeitsgefülltem postbulbärem Duodenum, **b** Interkostalschnitt links mit translienaler Darstellung des flüssigkeitsgefüllten Magens

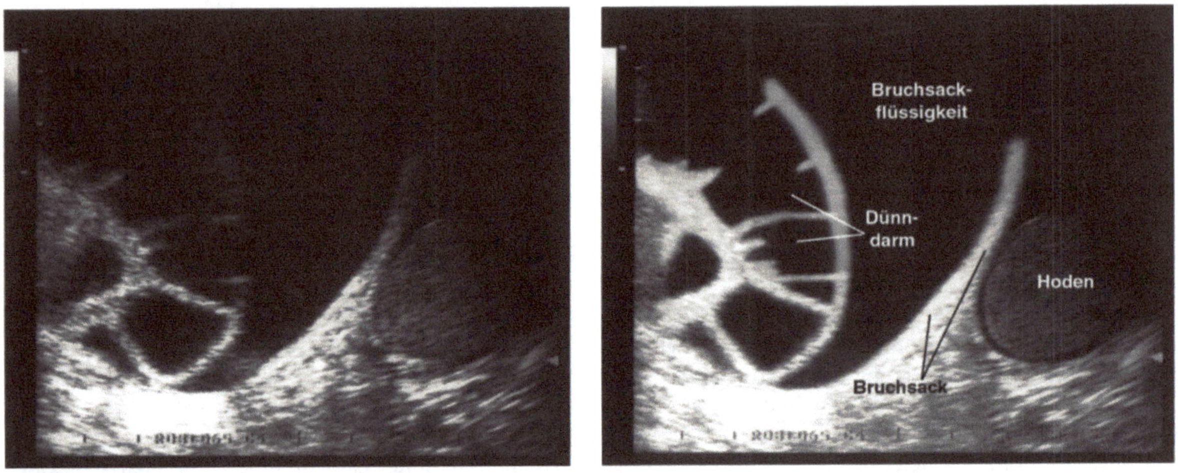

Abbildung 3.9

Dünndarmileus bei inkarzerierter Skrotalhernie, typisches Strickleiter- bzw. Klaviertastenphänomen

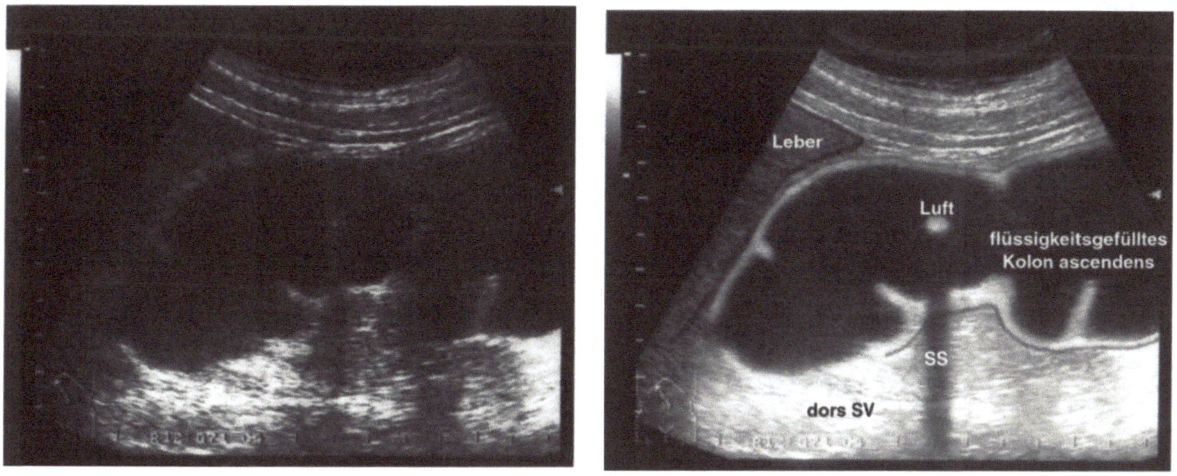

Abbildung 3.10

Dickdarmileus bei Rektumkarzinom, ausgeprägte Flüssigkeitsfüllung der rechten Kolonflexur sowie des Colon ascendens. Anhand der deutlich erkennbaren Haustrierung Charakterisierung als Kolonsegment möglich

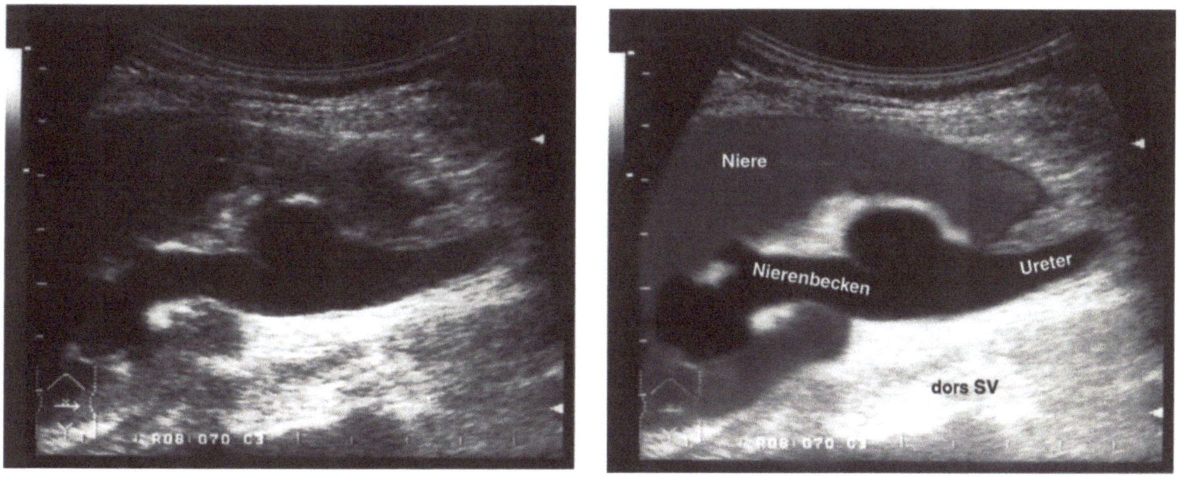

Abbildung 3.11

Erstgradig gestautes Nierenbeckenkelchsystem bei präpapillärem Harnleiterstein

dem Nachweis eines intraluminalen Konkrementes (s. Abb. 3.15), wobei ein fehlender sonographischer Steinnachweis eine Choledocholithiasis nicht ausschließt. Weiterhin gilt es nach Raumforderungen im Bereich des Pankreaskopfes bzw. Lymphomen im Bereich des Leberhilus zu suchen. Eine ERC mit diagnostischer ggf. therapeutischer Intention sollte sich unmittelbar anschließen.

Ureter und Niere

Der Nachweis des aufgestauten Ureters bzw. Nierenbeckenkelchsystems stellt eine absolute Domäne der sonographischen Diagnostik dar (Abb. 3.11). Wenn auch eine definitive Klärung der Ursache für die Harnabflußbehinderung nur selten gelingt, können durch die Sonographie umgehend die Weichen für die entscheidende nachfolgende Diagnostik gestellt werden (Urinstatus, Abdomleeraufnahme, Infusionsurogramm). Aufgrund eines Harnverhaltes mit bis zum Nabel stehender „Überlaufblase" werden immer wieder Patienten mit dem klinischen Bild eines akuten Abdomens notfallmäßig dem Chirurgen vorgestellt. Hier erlaubt die Sonographie eine Blickdiagnose (Abb. 3.12) und die sich sofort anschließende höchst effektive Therapie mittels Katheterismus bzw. Blasenpunktion.

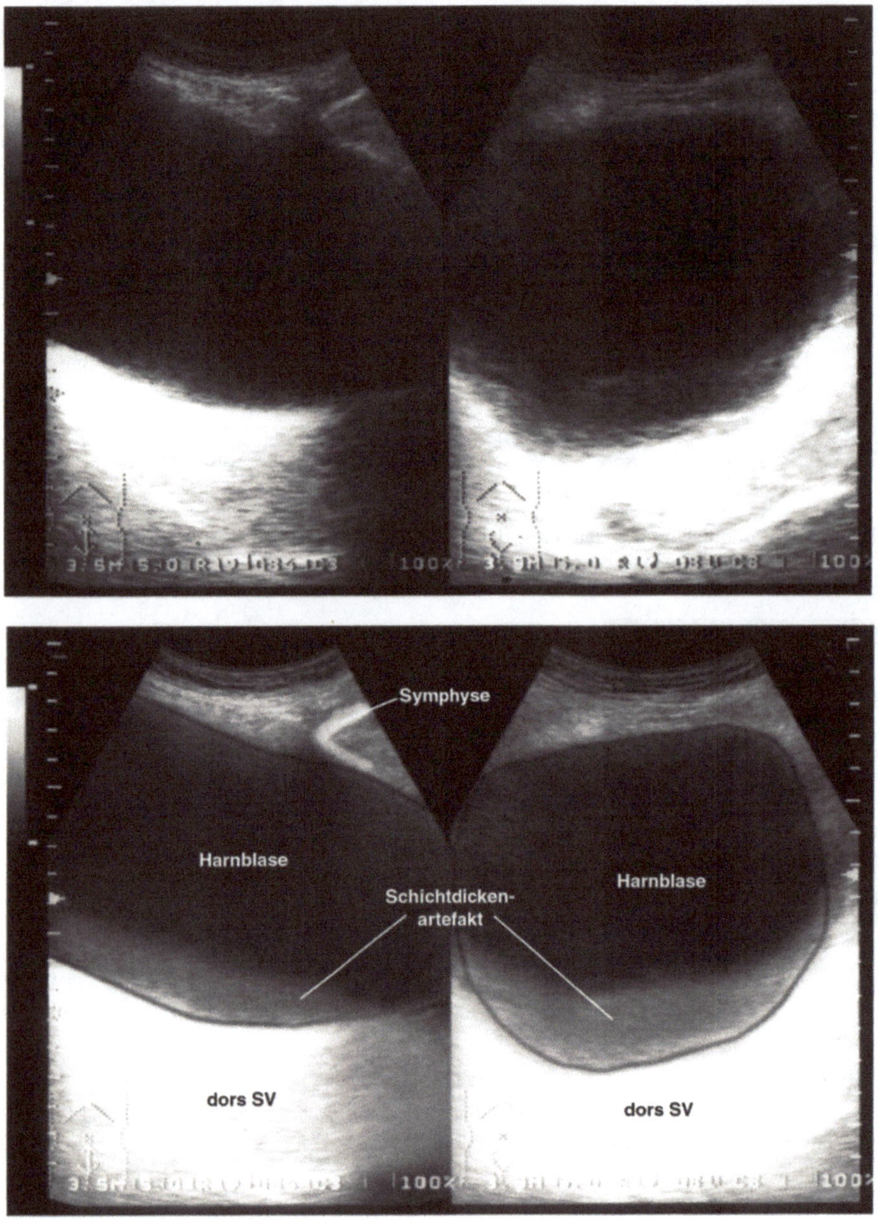

Abbildung 3.12

Harnabflußstörung mit bis zum Nabel stehender, flüssigkeitsgefüllter Harnblase. **a** Längs-, **b** Querschnitt

3.1.5 Akutes Abdomen

Unter dem Begriff akutes Abdomen werden ätiologisch zunächst nicht exakt differenzierbare akute Erkrankungen der Bauchhöhle zusammengefaßt, die typischerweise folgenden Symptomenkomplex aufweisen [49]:

- akuter heftiger Bauchschmerz,
- peritoneale Reizung bis hin zur Peritonitis mit Störung der Darmfunktion (Paralyse),
- Störungen der allgemeinen Kreislaufsituation bis hin zum Schock.

Eine wesentliche Aufgabe des behandelnden Arztes ist die rasche Beurteilung und Eingrenzung der möglichen Ursachen, um eine weitere zielgerichtete Diagnostik oder eine sofortige therapeutische Intervention zu veranlassen. Die Ultraschalluntersuchung des Patienten kann sehr gut dazu beitragen, in möglichst kurzer Zeit diese Eingrenzung zu ermöglichen. Sie stellt für den Patienten keine Belastung dar und kann bettseitig durchgeführt werden. Innerhalb weniger Minuten können durch Ausschluß bzw. Darstellung spezieller Organveränderungen oder Nachweis sekundärer Phänomene wie freie Flüssigkeit klinische Verdachtsdiagnosen erhärtet oder verworfen werden. Nicht selten führt die Sonographie direkt zur sicheren Diagnose.

3.1.5.1 Untersuchungstechnik

Der Ultraschalluntersucher sollte sich über Klinik und Anamnese des Patienten informiert haben und einem standardisierten Untersuchungsgang folgen.

Beim akuten Abdomen ist der Ultraschallkopf eine Kombination eines bildgebenden Verfahrens mit der tastenden, untersuchenden Hand (Prinzip der Sonopalpation). Dadurch können besonders schmerzhafte Areale, z.B. der rechte Unterbauch, eingehend untersucht werden. Die Sonographie kann ohne weiteres von einer nochmaligen klinischen Untersuchung unterbrochen werden, um sich über den Befund zu vergewissern. Diese Verbindung von Bildgebung und Tastbefund läßt entweder die Arbeitsdiagnose langsam heranreifen, oder sie führt zum Ausschluß bestimmter Erkrankungen. Es können auch Diskrepanzen resultieren, die dann durch gezielte Stufendiagnostik abgearbeitet werden müssen.

> Vorsicht vor voreiligen anscheinend „eindeutigen" Diagnosen! Immer kompletten Untersuchungsgang durchführen, um nicht wichtige weitere Befunde zu übersehen!

3.1.5.2 Spezielle sonographische Befunde beim akuten Abdomen

Im Folgenden werden einige typische sonographische Befunde, die beim akuten Abdomen gefunden werden können, aufgeführt, und die Wertigkeit der Sonographie als diagnostische Methode beschrieben (s. auch Tabelle 3.1).

Akute biliäre Erkrankungen

Verschiedene biliäre Erkrankungen gehen mit einer akuten abdominellen Schmerzsymptomatik einher und können sonographisch mit hoher Sensitivität und Spezifität differenziert werden. Insbesondere das sonographisch praktisch immer nachweisbare Gallenblasensteinleiden kann zu verschiedenen Komplikationen führen. Kommt es zur Verlegung des Ductus cysticus durch einen inkarzerierenden Infundibulumstein, folgt zunächst ein schmerzhafter Gallenblasenhydrops, der an einer ausgeprägten Dilatation der Gallenblase insbesondere mit Zunahme des Querdurchmessers erkannt werden kann [19] (Abb. 3.13). Auch bei der akuten Cholezystitis findet sich zumeist ein Gallenblasenhydrops. Direktes sonographisches Zeichen ist eine regelmäßig nachweisbare Gallenblasenwandverdickung auf über 4 mm mit einem perifokalen echoarmen Randsaum bzw. dem typischen Dreischichtphänomen. Obligat ist der umschriebene Druckschmerz bei Einfinger- bzw. Sonopalpation. Der direkte Nachweis des inkarzerierenden Infundibulumkonkrementes kann sich schwierig gestalten [53]. Eine in ihrer Transparenz verminderte, sog. „schmutzige" Galle spricht bereits für ein Empyem. Komplikationen der akuten Cholezystitis wie gedeckte Perforation bzw. pericholezystitische Abszeßbildung können sonographisch sicher verifiziert werden (Abb. 3.14). Im Bereich der Gallenwege läßt sich sowohl eine intra- wie extrahepatische Erweiterung sicher differenzieren, während der Nachweis intraluminaler Konkremente wesentlich von ihrer Lokalisation abhängt (Abb. 3.15). Die Sensitivität und Spezifität für die akute Cholezystitis liegen nach Literaturangaben und im eigenen Krankengut bei über 95% [42, 6, 27, 38, 40]. Diese hohe diagnostische Wertigkeit des Ultraschalls bei der akuten Cholezystitis hat die Indikation zur Frühcholezystektomie wesentlich erleichtert, so daß dieses Vorgehen heute die Therapie der Wahl darstellt (s. Kap. 2.2).

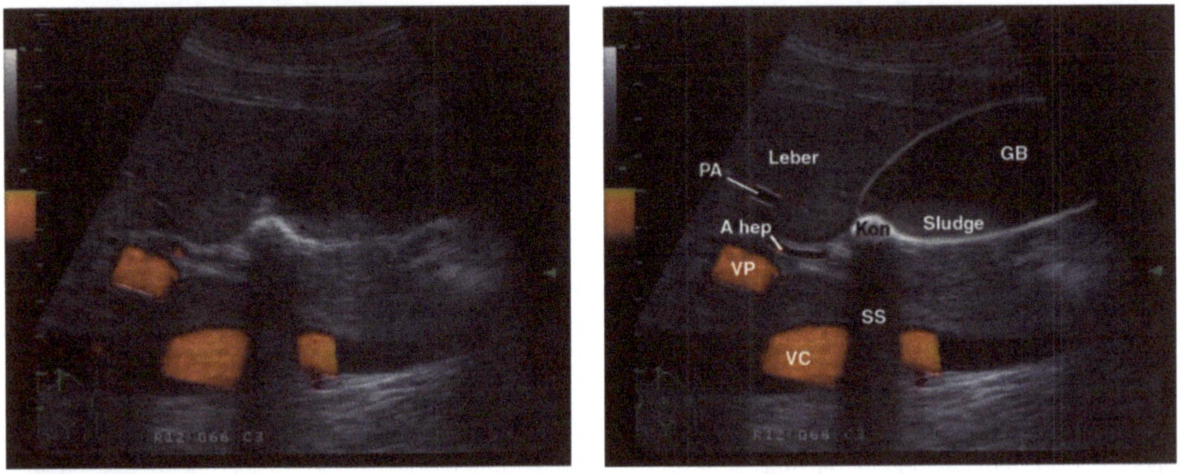

Abbildung 3.13

Gallenblasenhydrops bei Infundibulumverschlußkonkrement

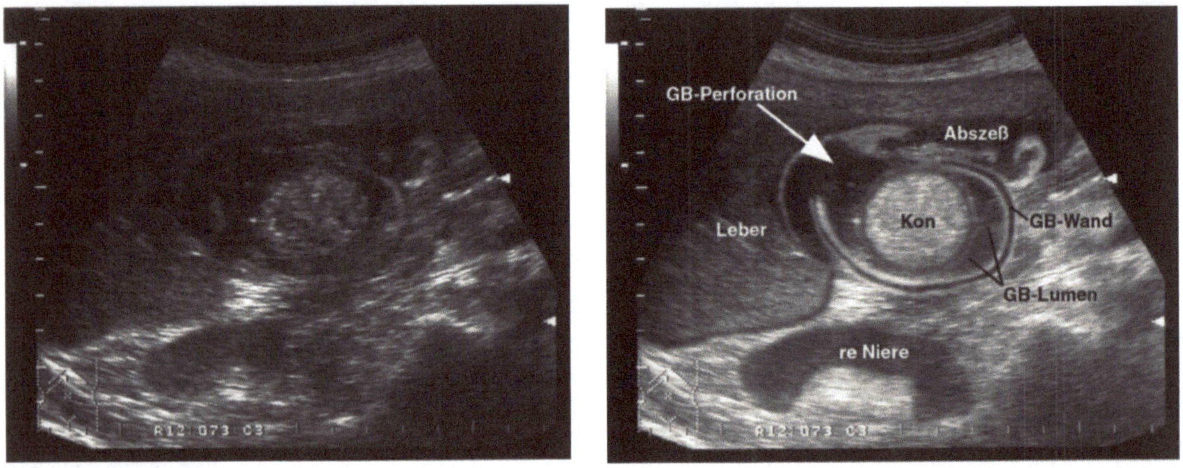

Abbildung 3.14

Gedeckt perforierte Gallenblase (*Pfeil:* Wanddefekt) sowie Gallenblasenempyem bei akuter Cholezystitis sowie Cholezystolithiasis

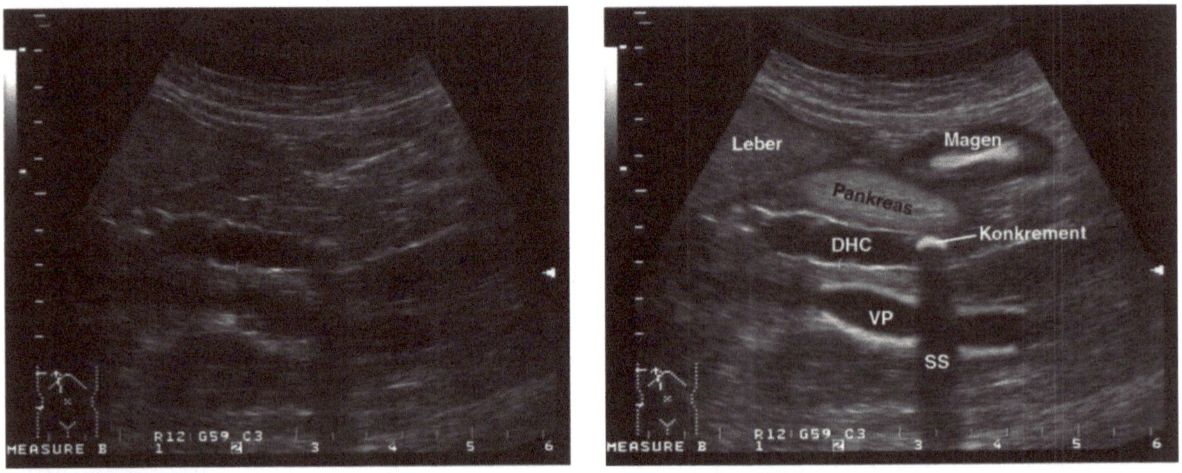

Abbildung 3.15

Choledocholithiasis, Darstellung des deutlich erweiterten DHC sowie des Verschlußkonkrementes

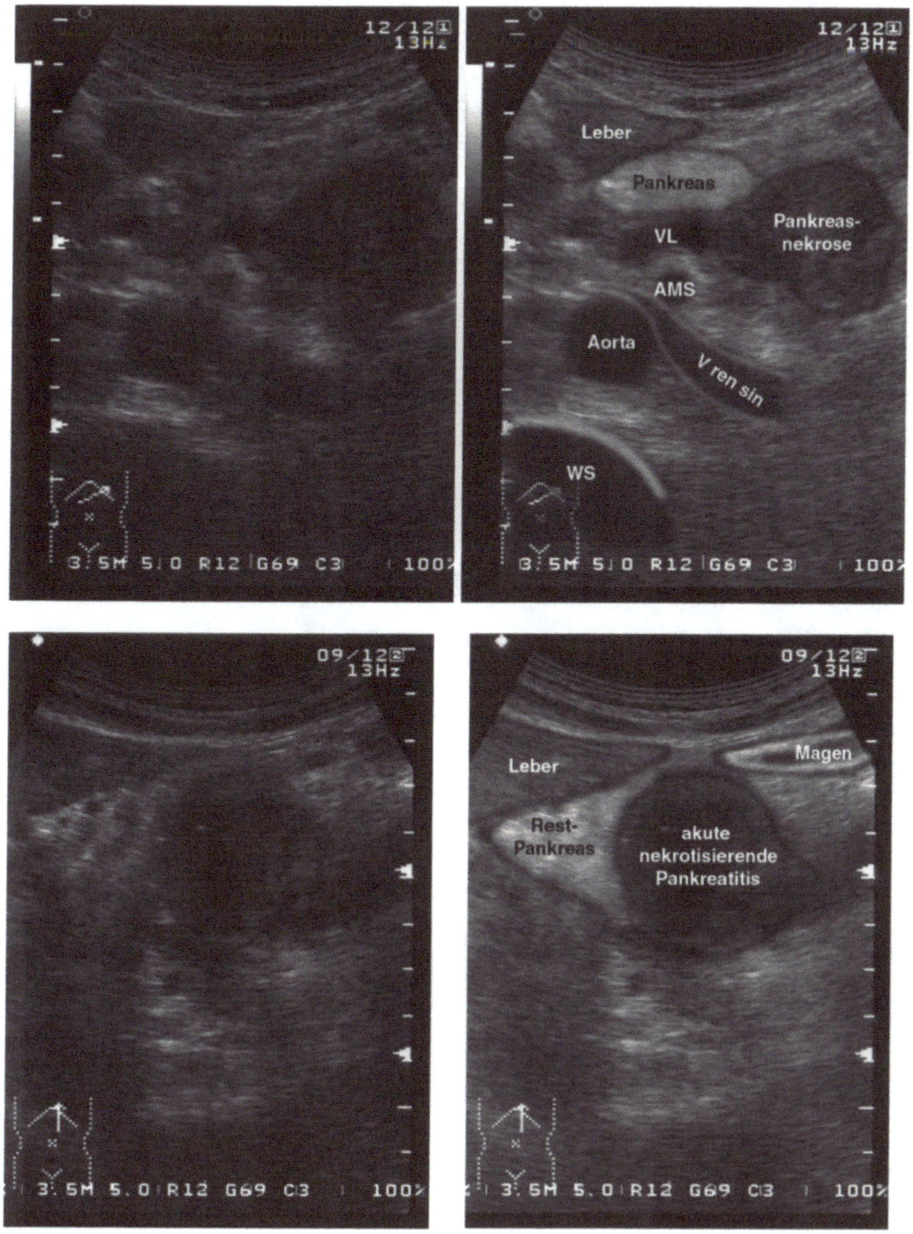

Abbildung 3.16

Akut hämorrhagisch nekrotisierende Pankreatitis des Pankreaskorpus und -schwanzes

Akute Pankreatitis

Sonographisches Leitbild der akuten Pankreatitis ist die echoarm homogen bis inhomogen veränderte Parenchymstruktur mit einer bei der ödematösen Form zumeist und bei der hämorrhagisch nekrotisierenden Verlaufsform obligat vorhandenen Organvergrößerung (Abb. 3.16). Diese kann das gesamte Organ oder einzelne Teile betreffen. Die Diagnose einer akuten Pankreatitis muß Veranlassung sein, sofort nach Gallenblasen- bzw. Gallenwegskonkrementen zu suchen. Durch Luftüberlagerungen von Magen oder Darmschlingen kann die direkte Organdarstellung unter Notfallbedingungen allerdings erheblich eingeschränkt sein.

Als Sekundärveränderungen lassen sich z.T. begleitende Nekrosestraßen in der Umgebung des Pankreas nachweisen. Sie können sich im Retroperitoneum dorsal des Kolons oder in den Flanken dorsal oder seitlich der Nieren weit nach kaudal erstrecken. Intraperitoneales hämorrhagisches Material oder pankreatisches Autodigestionssekret sind sonographisch leicht zu erkennen, ebenso der nicht selten begleitende Pleuraerguß.

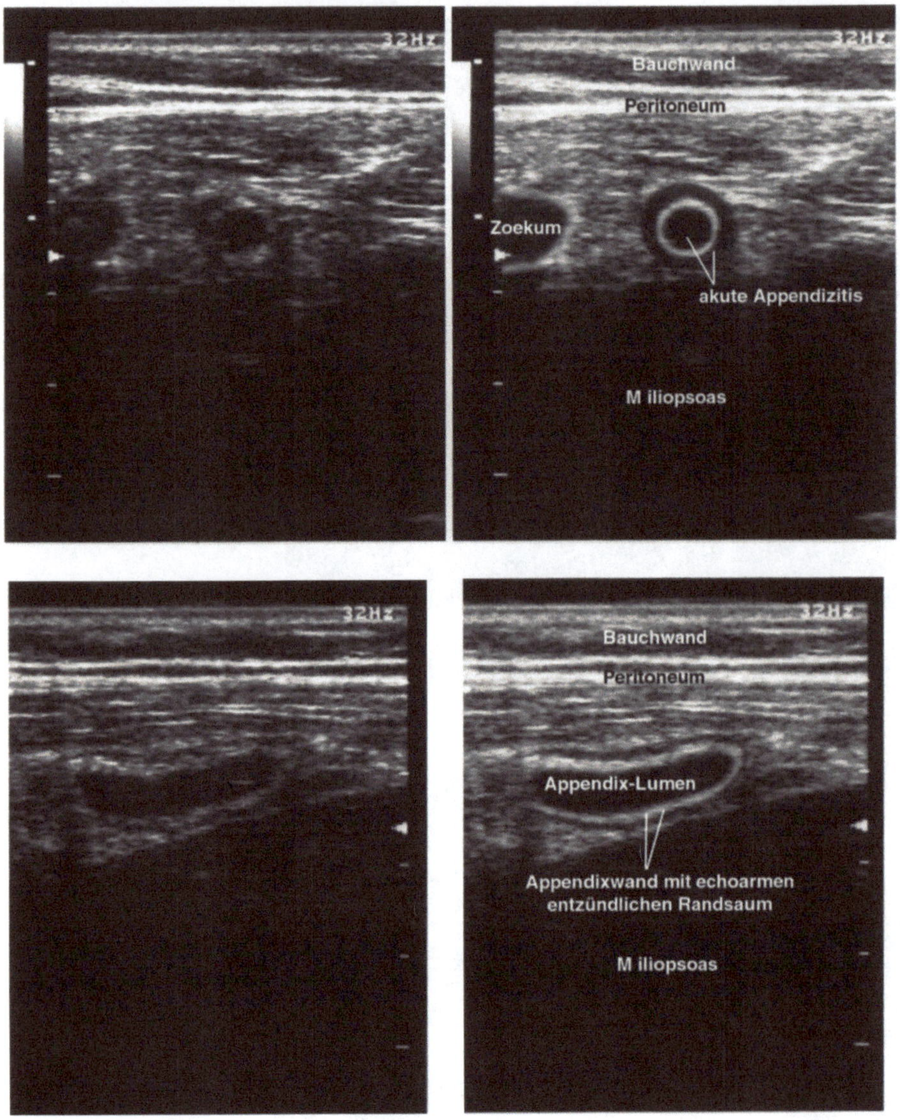

Abbildung 3.17

Appendicitis acuta mit Darstellung im Organquer- (li) sowie -längsschnitt (re)

Bei der sonographischen Diagnostik der akuten Pankreatitis liegen die Sensitivität bei 60–98 % und die Spezifität bei 75–100 % [16, 24, 40, 52, 60]. Diese etwas verminderte Zuverlässigkeit ist vorwiegend auf erschwerte Untersuchungsbedingungen durch Luftüberlagerung der Bauchspeicheldrüse zurückzuführen. Für die Abklärung der Nekrosenausdehnung des Pankreas in Verbindung mit der Frage der Operationsindikation und Operationsplanung sollte immer eine Computertomographie durchgeführt werden (s. Kap. 2.3).

Akute Appendizitis

Die akute Appendizitis galt lange Zeit als eine sonographisch in der Regel nicht erfaßbare Erkrankung, da der entzündete Wurmfortsatz oft von Darmgasen überlagert ist oder mit den herkömmlichen Geräten nicht sicher dargestellt werden kann. Durch Anwendung einer speziellen Untersuchungstechnik mit 5-MHz-T-Schallkopf und graduierter Kompression im rechten Unterbauch läßt sich die entzündlich verdickte Appendix als echoarme, tubuläre, Blind-end-Struktur mit der typischen Target-Struktur im Querschnitt (Abb. 3.17) in bis zu 90 % der Fälle darstellen. In prospektiven Studien ergaben sich Sensitivitäten von 75–91 % bei einer Spezifität von 96 % [50, 26, 39, 55, 58, 33].

a

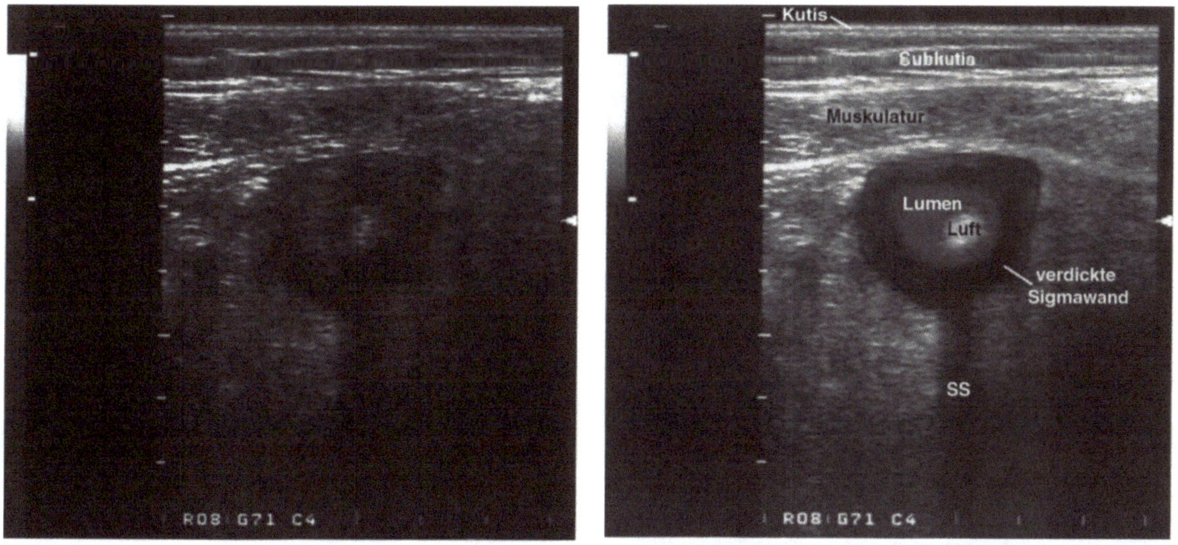

b

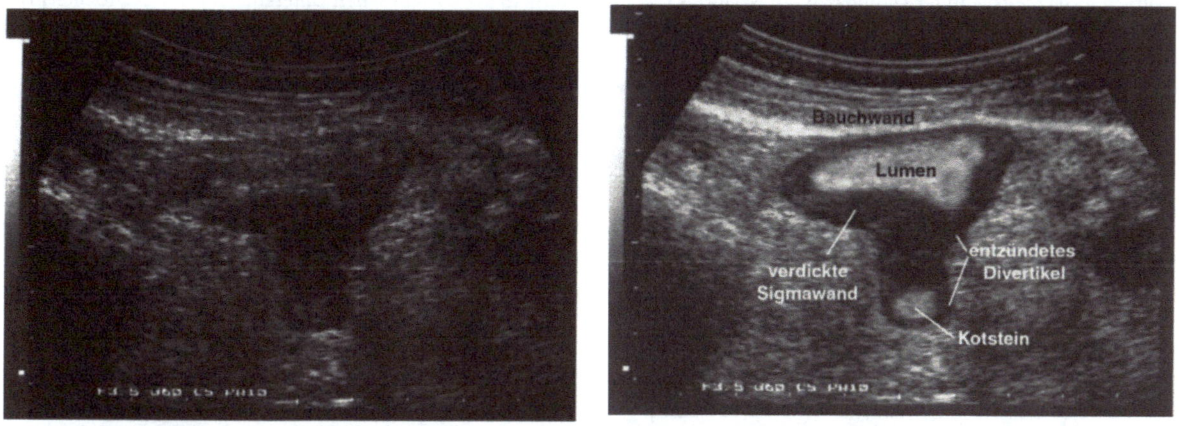

Abbildung 3.18 a, b

Akute Sigmadivertikulitis. **a** Nachweis der echoarmen, impressiblen, unscharf begrenzten Kokarde im linken Unterbauch mit erheblicher Wandverbreiterung, **b** Anschnitt eines entzündlich verdickten Divertikels

Gleichzeitig vorhandene freie oder umschriebene Flüssigkeitsansammlungen sind leicht zu erkennen und weisen auf eine freie Perforation oder einen perityphlitischen Abszeß hin [38] (s. Kap. Appendix).

Divertikulitis

Aufgrund der Möglichkeit, auch das extraluminale Entzündungsausmaß zu beurteilen, kommt der Sonographie bei der Diagnostik der akuten Sigmadivertikulitis unter Verwendung moderner Ultraschalltechnik eine erhebliche Bedeutung zu. Nach der eigenen Erfahrung läßt sich aber insbesondere mit dem 5-MHz-Schallkopf die typische wandverdickte Sigmaschlinge mit Einengung des Lumens am punctum maximum des Schmerzes im linken Oberbauch erkennen (Abb. 3.18). Die Diagnose sollte immer durch einen Gastrographineinlauf bestätigt werden, um die genaue Ausdehnung und die Stenosierung des Prozesses zu erfassen und eine evtl. Perforation auszuschließen. In der Literatur wird die

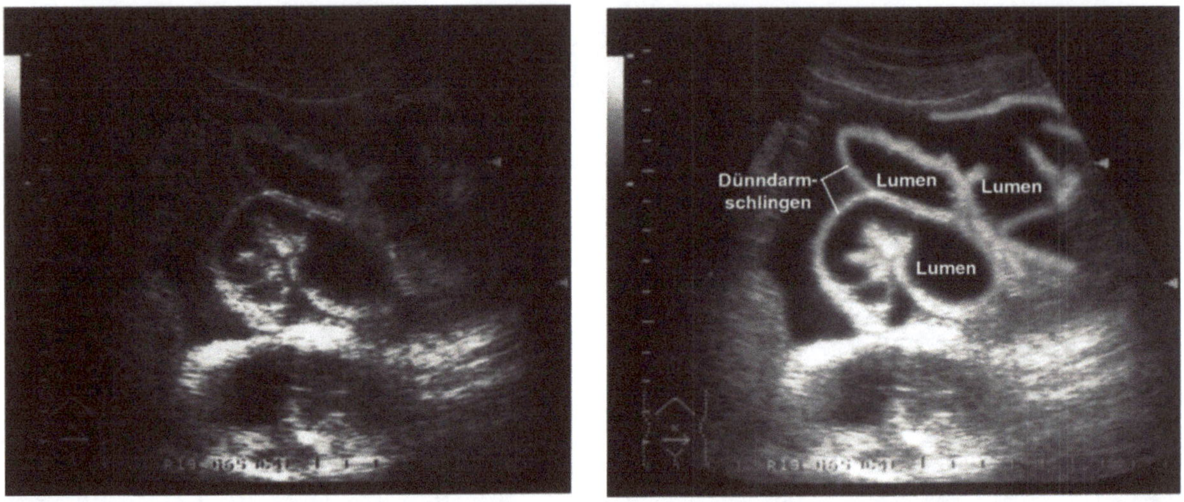

Abbildung 3.19

Deutlich flüssigkeitsgefüllter Dünndarm mit Nachweis reger Peristaltik in der dynamischen Untersuchung bei Gastroenteritis

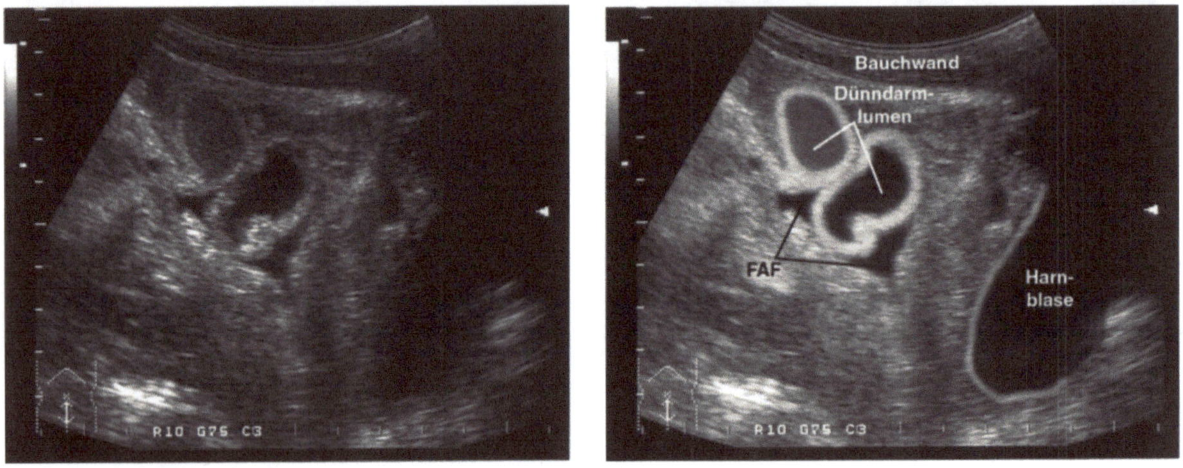

Abbildung 3.20

Teilweise mit echofreiem, z.T. auch echoreichem Inhalt gefüllter Dünndarm bei beginnendem Dünndarmileus, Nachweis diskreter interenterischer Flüssigkeitsansammlungen

Sensitivität für die Sonographie der Divertikulitis mit 79–90 % angegeben bei einer Spezifität von bis zu 92 % [4, 469 (s. Kap. 2.5).

Gastrointestinale Perforation

Führend ist in den meisten Fällen das indirekte sonographische Zeichen der freien Flüssigkeit im Abdomen in Zusammenhang mit möglicherweise nachweisbarer freier Luft (s. Abb. 3.1–3.3, 3.6, 3.7). Entsprechend dem Darminhalt stellt sich die freie Flüssigkeit in diesen Fällen nicht als rein echofrei dar, sondern mit echoreichen bis echoinhomogenen flottierenden Arealen. Hinweise auf eine der Perforation zugrundeliegende Ursache können Dilatationen oder Wandverdickungen von Magen oder Darm sein. (s. Kap. 2.5).

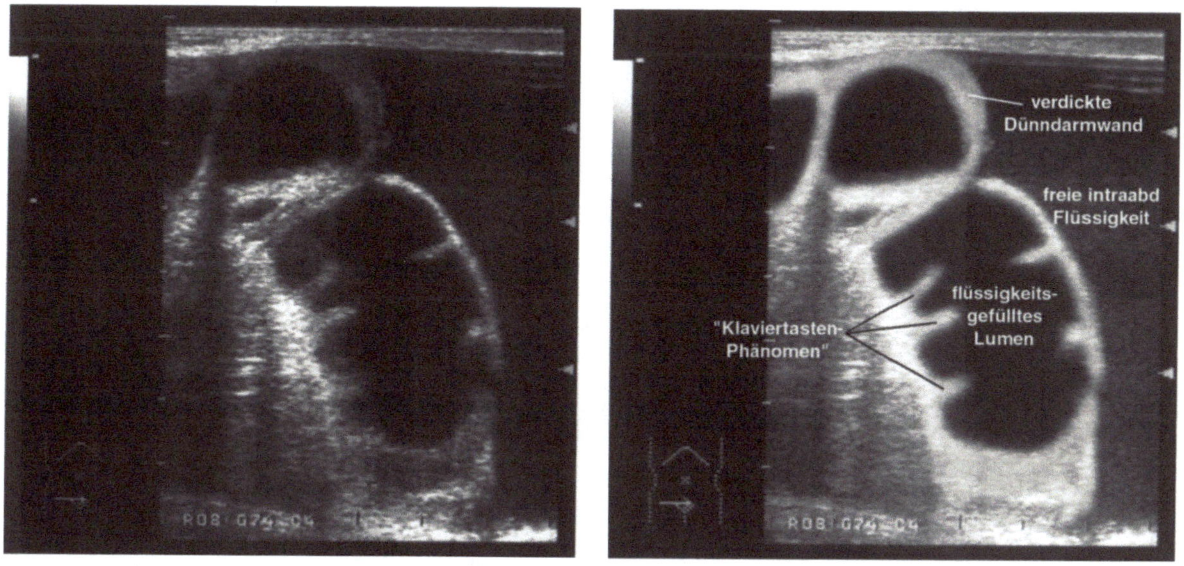

Abbildung 3.21

Manifester Dünndarmileus mit Darstellung der deutlich dilatierten Darmabschnitte sowie des charakteristischen Klaviertastenphänomens

Ileus

Bei einem Ileus ist es relativ leicht, im Ultraschallbild die dilatierten und flüssigkeitsgefüllten Darmschlingen darzustellen [17, 32] (Abb. 3.19–3.21). Zum Teil läßt sich damit eine Frühdiagnose stellen, die vor Ausbildung des klassischen Befundes auf der Röntgenleeraufnahme des Abdomens erreicht werden kann [32]. Die Beobachtung und Beurteilung der Peristaltik lassen dabei meistens die Unterscheidung eines mechanischen von einem paralytischen Ileus zu. Diese Befunde ermöglichen meist keine ätiologisch fundierte Diagnose, sie können aber zeigen, wo sich der okkludierende Prozeß befindet. Bei fortgeschrittenen Befunden findet sich auch freie Flüssigkeit im Abdomen (s. Abb. 3.20 und 3.21). Soweit es bereits zu einer Perforation des Gastrointestinaltraktes gekommen ist, läßt sich auch freie Luft im Abdomen nachweisen. Die Invagination als Ursache für einen Ileus bei Kindern verursacht ein typisches Ultraschallbild (s. Kap. 2.5.5).

Mesenterialinfarkt

Der unmittelbare Nachweis des Infarktes der Darmschlingen ist mittels herkömmlicher Sonographie nicht möglich, und auch mittels Farbdopplersonographie kann der erfahrene Sonographiker in den meisten Fällen den Perfusionsausfall der Mesenterialgefäße infolge Darmgasüberlagerung nicht sicher darstellen. Als indirekte sonographische Zeichen gelten die Paralyse, die Dilatation von Darmschlingen, das Wandödem und das Auftreten von freier peritonealer Flüssigkeit (s. Kap. 2.5).

Bauchaortenaneurysma

Der Ultraschall hat sich zur unverzüglichen Diagnose des rupturierten Aortenaneurysmas außerordentlich bewährt [5]. Dabei können sowohl eine Aortendissektion als auch ein retroperitoneal perforiertes Aneurysma leicht zusammen mit dem klinischen Befund als Ursache des akuten Abdomens identifiziert werden, soweit andere Ursachen für die Symptomatik ausgeschlossen sind.

Bei der Dissektion läßt sich manchmal die gelöste Intima als im Lumen schwirrendes echoreiches dünnes Band darstellen.

Das Aneurysma zeigt im Querschnitt die typische mehrlumige Aufteilung, wobei zwischen wahrem und falschem bzw. thrombosiertem Lumen ohne Doppler nicht immer unterschieden werden kann (Abb. 3.22). Bei der Ruptur zeigen sich das umgebende retroperitoneale

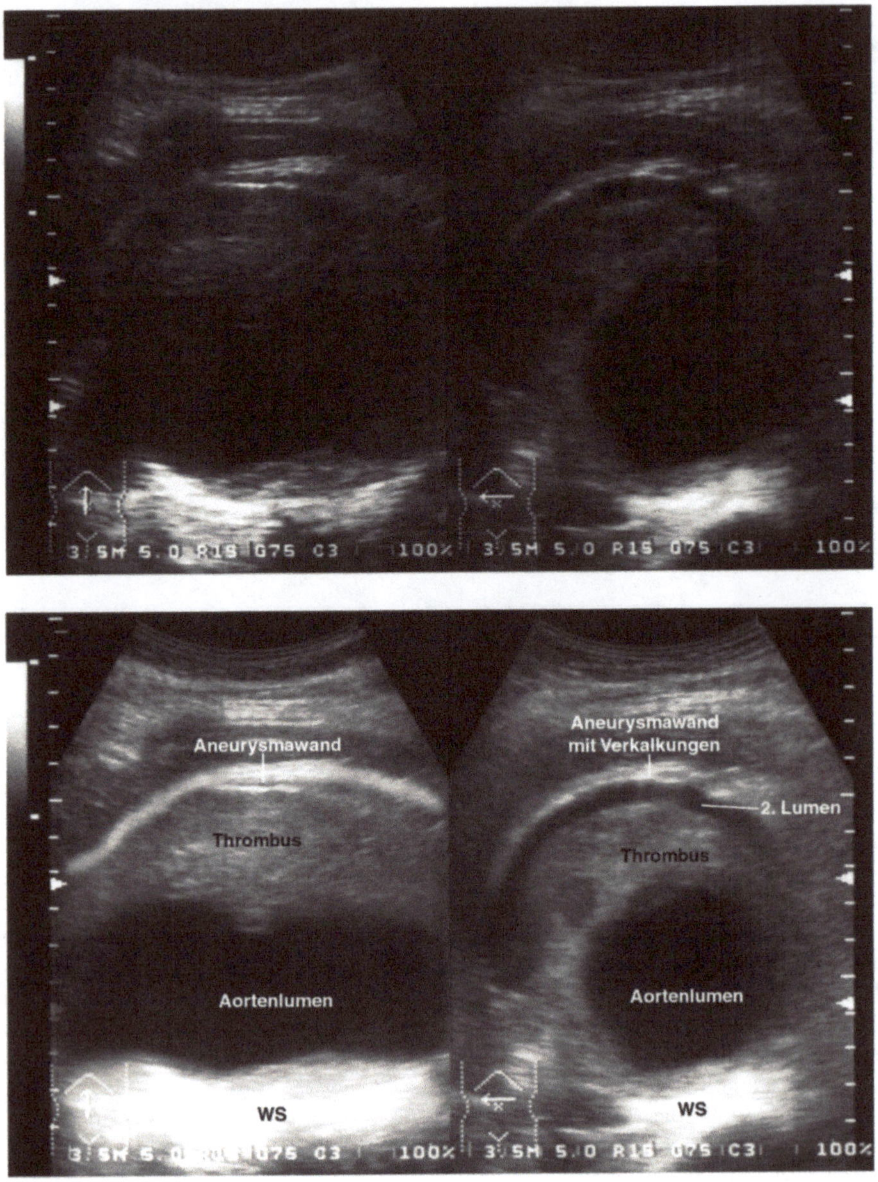

Abbildung 3.22

Längs- und Querschnitt eines im Durchmesser 9 cm großen, teiltrombosierten Aortenaneurysmas

Hämatom und eventuell schon größere Mengen freier Flüssigkeit im Abdomen.

Es sollte versucht werden, die Beziehung des Aneurysmas zu den Nierenarterien darzustellen, als Orientierung kann die häufig besser darstellbare A. mesenterica superior dienen (s. Kap. 2.5).

Nephrolithiasis

Weitere Ursachen des akuten Abdomens, die sonographisch abgeklärt werden können, sind *Nieren-* bzw. *Uretersteine.* Dabei findet sich häufig neben dem direkten Steinnachweis mit dem typischen Bild des echoreichen Konkrements mit Schallschatten ein erweitertes Nierenkelchsystem auf der betroffenen Seite (s. Abb. 3.11). In der Verbindung mit dem Nachweis von Erythrozyten im Urin und entsprechender klinischer Symptomatik kann die Diagnose rasch festgelegt und die entsprechende Behandlung eingeleitet werden. (s. Kap. 4.1).

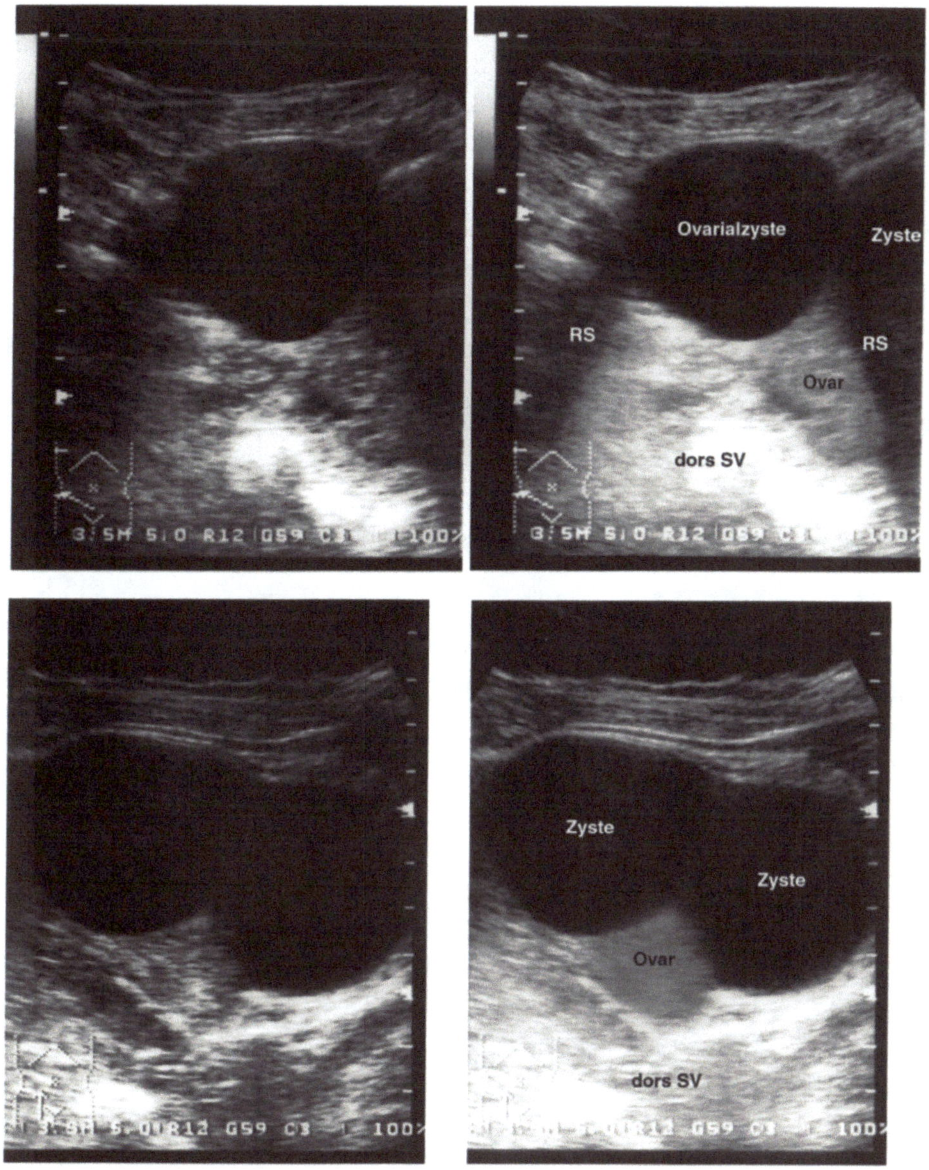

Abbildung 3.23

Zwei im Durchmesser ca. 4 cm große Ovarialzysten re. (Längs- und Querschnitt)

Gynäkologische Erkrankungen

In ähnlicher Weise lassen sich bei gefüllter Blase *gynäkologische Ursachen* einer peritonealen Reizung, wie z. B. eine Extrauteringravidität, stielgedrehte/rupturierte Ovarialzysten, entzündliche Adnexerkrankungen, die mit einer Flüssigkeitsfüllung bzw. Erweiterung einhergehen, wie z. B. Hydrosalpinx oder Pyosalpinx, bzw. Uteruserkrankungen erkennen, so daß die Überweisung zur fachspezifischen Behandlung beschleunigt wird (Abb. 3.23 und 3.24) (s. Kap. 4.2).

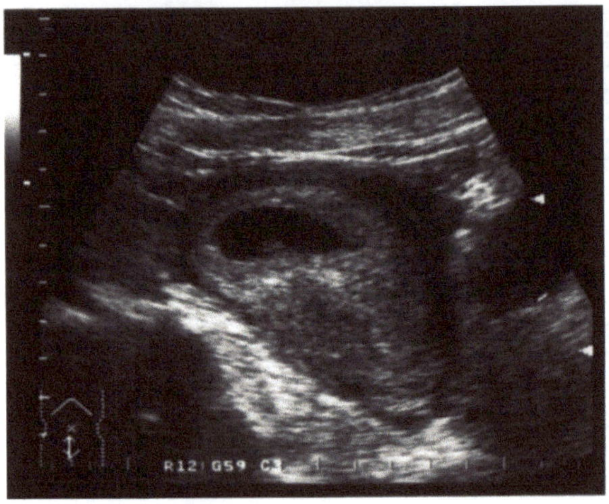

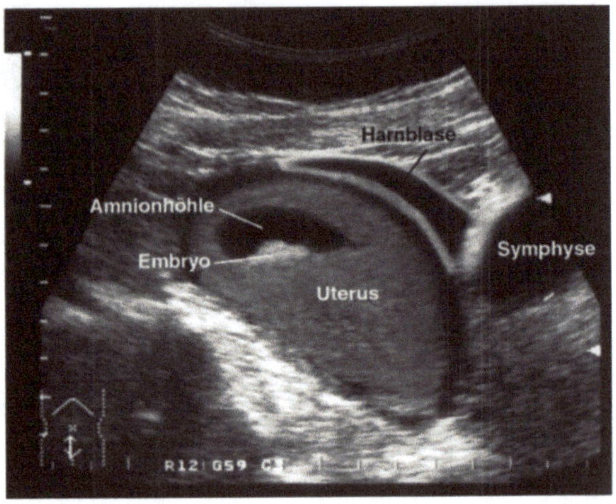

Abbildung 3.24

Uterus im Längsschnit bei normotop gelegener Schwangerschaft in der 6. Woche, Zufallsbefund bei rechtsseitigen Unterbauchbeschwerden

Tabelle 3.1. Typische sonographische Befunde akuter abdomineller Erkrankungen

Erkrankung	Befunde
Akute Cholezystitis	Gallenblasenhydrops, Steine, ödematöse Wandverdickung über 3,5 mm, Dreischichtenphänomen, dolente Sonopalpation
Akute Pankreatitis	Echoarme Organvergrößerung, z. T. echoinhomogene Binnenstruktur, evtl. erweiterter Ductus pancreaticus, retroperitoneale Flüssigkeit
Appendizitis	Darstellung einer tubulären, im Organlängsschnitt blind endenen Struktur, typ. Target-Phänomen im Querschnitt, dabei lokalisierter Druckschmerz, geringe Menge freier Flüssigkeit
Ileus, mechanisch	Dilatierte, flüssigkeitsgefüllte Darmschlingen, Pendelperistaltik, Darmwandödem, path. Kokarde, Haustrierung (Dickdarmileus), Klaviertastenphänomen/Kerckring-Falten (Dünndarmileus), Meteorismus, freie Flüssigkeit, evtl. Darstellung eines Überganges von dilatierten zu normal großen Darmanteilen (Bride/Tumor)
Ileus, paralytisch	Dilatierte, flüssigkeitsgefüllte Darmschlingen ohne Peristaltik, nur atemsynchrone geringe Verschiebung der intraluminalen Flüssigkeit, Darmwandödem (path. Kokarde), Haustrierung (Dickdarmileus), Klaviertastenphänomen/Kerckring-Falten (Dünndarmileus), Meteorismus, freie Flüssigkeit
Invagination	Darstellung der invaginierten, ödematösen doppelten Darmwandschichten, „Kokarde in Kokarde"
Perforation	Freie Luft und evtl. freie Flüssigkeit
Hämatom, Abszeß	Echofreie bis echoarme Raumforderungen mit lageabhängigen Schichtungsphänomenen, z. T. auch echoinhomogen
Aortenaneurysma	Verbreiterung über 4 cm, wandständige Thromben, duplexsonographisch wahres und falsches Lumen, retroperitoneale Blutansammlung, Darmparalyse
Mesenterialinfarkt	Darmdilatation mit Paralyse, ödematöse Darm- und Mesenterialschwellung, duplexsonographischer Perfusionsausfall
Nierenkolik	Konkrement, Nierenbecken-/Kelchektasie, dilatierter Harnleiter
Harnverhalt	Prall gefüllte Harnblase

Tabelle 3.2. Ergebnisse der Sonographie bei Patienten mit akutem Abdomen

Autor/Jahr	n	Sonographische Diagnosen [%]	Eingeschränkte Beurteilbarkeit [%]	Zusatz-befunde [%]	Fehl-diagnosen [%]
Ehler 1977 [15]	55	40	12	2	10
Eckel 1980 [14]	110	34,5	2	22	3
Eigenes Krankengut 1989 [22]	423	43,4	6,2	19,8	7,1
McGrath 1991 [31]	75	46,7	–	–	2,6

Bauchdecken

Auslöser eines akuten Abdomens können auch Einblutungen in die Bauchdecke sein, wie sie z.B. bei Marcumar bedingten Blutungen auftreten können. Im Falle eines Rektusscheidenhämatoms imponiert das echoarme Hämatom innerhalb der Rektusmuskulatur und wird nach außen hin scharf durch die Fascienstrukturen abgegrenzt (s. Kap. 2.9).

Zusammenfassend zeigt Tabelle 3.1 typische Befunde akuter abdomineller Erkrankungen.

3.1.5.3 Diagnostische Wertigkeit der Sonographie beim akuten Abdomen

Die Wertigkeit der Sonographie in der Diagnostik des akuten Abdomens ist bisher nur in wenigen Studien untersucht worden. Diese umfassen vor allem selektionierte Patientengruppen mit akuten rechtsseitigen Oberbauchschmerzen, akuter Cholezystitis bzw. akuter Pankreatitis. Nur in 2 retrospektiven und einer prospektiven Arbeit wurden alle Ultraschallbefunde hinsichtlich ihrer Wertigkeit überprüft.

Eckel [14] stellte in seinem Krankengut von 110 Patienten mit akutem Abdomen bei 35 Patienten (34,5%) eine sonographische Diagnose der Grundkranheit. Diese wurde bei 32 Patienten später operativ oder durch weitere Diagnostik bestätigt, konnte aber 3mal nicht aufrechterhalten werden (Tabelle 3.2). In seinem gesamten Patientenkollektiv von 150 Notfallpatienten (einschließlich der oben genannten 110 Patienten) waren bei 22% z.T. wichtige Zusatzbefunde zu erheben. Die Verteilung der Diagnosen dieses ebenfalls selektionierten Krankenguts zeigt wie auch unsere Zusammenstellung (Tabelle 3.3) am häufigsten Gallenblasenentzündungen, gefolgt von Pankreatitiden und Aneurysmen. In einer weiteren retrospektiven Untersuchung wurde bei 40% der Patienten mit akutem Abdomen eine sonographische Diagnose (s. Tabelle 3.2) gestellt [15].

In einer prospektiv angelegten Studie konnte McGrath zeigen, daß durch die Ultraschalluntersuchung von 75 Patienten mit akutem Abdomen in 46,7% der Fälle die Diagnose sonographisch erhoben werden konnte [31].

Tabelle 3.3. Sonographische Diagnosen von 423 Ultraschalluntersuchungen beim akuten Abdomen: 226 sonographische Diagnosen (53,4%). (Nach Hölscher 1989 [22])

Diagnose	Häufigkeit
Akute Cholezystitis	96
Ileus	96
Akute Pankreatitis	29
Aortenaneurysma	12
Peritonitis	10
Adnexitis	10
Perityphlitischer Abszeß	9
Choledocholithiasis	8
Nephrolithiasis (Harnstauungsniere)	6
Perforation (freie Luft)	6
Stielgedrehte Ovarialzyste	2

3.1.6 Traumatisiertes Abdomen und Thorax

Die Ultraschalluntersuchung ist die heute routinemäßig durchgeführte Screeninguntersuchung zur Beurteilung von Patienten mit dem Verdacht auf ein Bauch- und/oder Thoraxtrauma und sollte als erste apparative Untersuchung direkt in der Notaufnahmestation durchgeführt werden. Für den verunfallten Patienten ist von entscheidender prognostischer Bedeutung, daß das behandelnde Ärzteteam innerhalb kürzester Zeit einen Überblick über bestehende lebensbedrohliche Verletzungen erhält und in Abhängigkeit von diesen Befunden entweder weitere diagnostische Schritte einleitet oder die Indikation zur sofortigen Notfallaparotomie oder Thorakotomie stellt.

In der Notaufnahme sollten Diagnostik und Therapie parallel laufen. Neben der klinischen Untersuchung und Stabilisierung der Herz-Kreislauf- und Atemfunktion kann die Sonographie parallel vorgenommen werden und gibt in wenigen Minuten eine ausreichend sichere Aussage über relevante intraperitoneale oder intrathorakale Blutungen und kann so die Weichen für das weitere Vorgehen, insbesondere bei der Entscheidung über eine sofortige Operationsindikation stellen [36].

In unseren Augen ist es optimal, wenn die Sonographie von einem Mitglied des Chirurgenteams beherrscht wird, das die Erstdiagnostik und Erstversorgung des Verunglückten vornimmt. Kenntnisse von Verletzungsmechanismen, Verletzungshäufigkeit der Organe und typischen Verletzungsmustern sind eine wichtige Voraussetzung. Deshalb sollte die Sonographie am besten von einem erfahrenen Chirurgen durchgeführt werden [44, 28, 61, 30].

3.1.6.1 Untersuchungstechnik und posttraumatisches Prozedere

Der Untersucher sollte über das Unfallgeschehen und den klinischen Verletzungsbefund informiert sein. Für die schnelle orientierende Beurteilung des Abdomens ist die Einhaltung einer gewissen Routine bei der Untersuchung wichtig.

Bewährt hat sich dafür das sog. „Diagnostische U". Dieses dient dazu, die in Rückenlage tiefsten Partien der Abdominal- und Thoraxhöhle als repräsentative Stellen für eine starke Blutung rasch zu erfassen. Dabei werden mit einem Flankenschnitt, beginnend im rechten Oberbauch bzw. unteren lateralen Thorax, das Abdomen und die Pleurahöhle sonographisch durchgemustert. Die Untersuchung erfaßt dann weiter das kleine Becken und danach die linke Seite von Oberbauch und Thorax (Abb. 3.25). Herkömmliches Ultraschallgel ist bei dem Fehlen von äußeren Verletzungen als Ankoppelungsmedium zu wählen. Bei offenen Verletzungen kann man auf

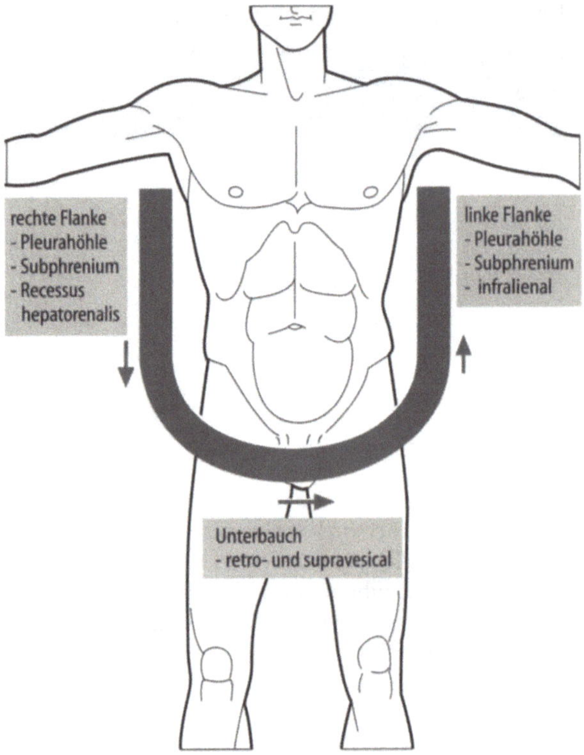

Abbildung 3.25
Diagnostisches U

steriles Kontaktgel oder einfach flüssiges Hautdesinfektionsspray zurückgreifen (Nachteil: verdunstet rasch und muß oft erneut aufgesprüht werden; Vorteil: immer verfügbar, steril, kostengünstig).

Durch die Untersuchung der 3 genannten Prädilektionsstellen kann die Frage einer starken Blutung in kürzester Zeit beantwortet werden. Die Untersuchung des perikardialen Raumes zum Ausschluß bzw. Nachweis eines Hämoperikards über einen subxiphoidalen Querschnitt schließt diese erste orientierende Untersuchung ab (Abb. 3.26). Besteht diese nicht, so kann bei geringen Blutmengen im Abdomen nach Blutungsquellen gesucht werden. Dieses umfaßt die genaue Durchsuchung der parenchymatösen Organe (Leber, Milz, Nieren, Pankreas) und des Zwerchfells. Verlaufskontrollen sind ein wichtiges Instrument zur Blutungserkennung und können zur Beurteilung der Dynamik einer Blutung bei Bedarf in Minutenabständen durchgeführt werden. So kann bei geringen Blutmengen im Abdomen und fehlender Zunahme u. U. auf eine sofortige Laparotomie verzichtet werden und zunächst eine weiterführende Diagnostik eingeleitet bzw. konservativ verfahren werden. Auf jeden Fall sind Verlaufskontrollen im Abstand von 2–6 h bei jedem traumatisierten Patienten durchzuführen, um die Gefahr einer Nachblutung oder zweizeitigen Organruptur rechtzeitig zu erkennen.

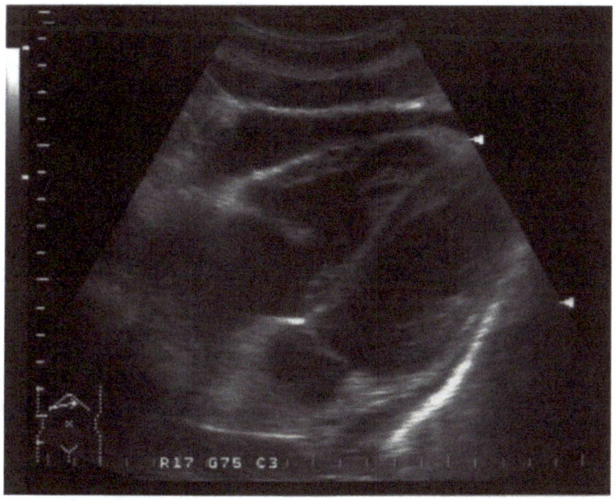

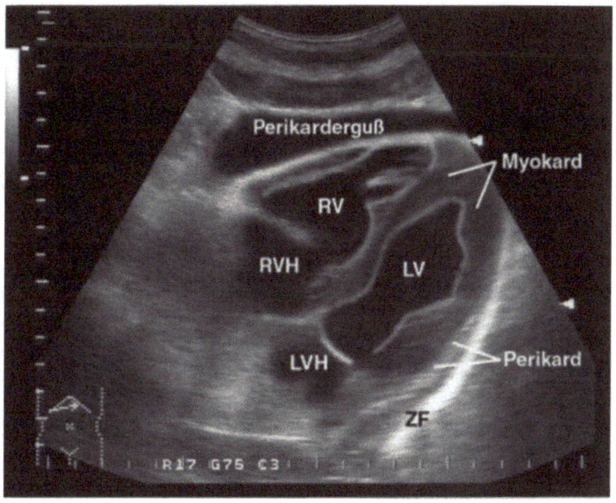

Abbildung 3.26

Hämoperikard nach stumpfem Thoraxtrauma

3.1.6.2 Allgemeine Differenzierung der Befunde

Die besondere Aufgabe der Sonographie in der Beurteilung des stumpfen Bauch- oder Thoraxtraumas besteht im wesentlichen in der raschen Beantwortung dreier für das weitere Procedere entscheidender Fragen:

1. Läßt sich freie Flüssigkeit intraperitoneal oder intrapleural nachweisen?
2. Bestehen Konturunterbrechungen der Oberfläche der Organe als Zeichen der Ruptur?
3. Findet sich umschriebene Flüssigkeit im Organparenchym oder Weichteilgewebe als Ausdruck einer Einblutung?

Peritonealhöhle

Der sonographische Nachweis intraperitonealer extraluminaler Flüssigkeit kann ein primäres Zeichen einer parenchymatösen Blutung sein oder einer Ruptur von Hohlorganen mit Blutung und gleichzeitigem Austritt entsprechender Flüssigkeit wie Darminhalt oder Urin. Eine sichere Aussage über die Beschaffenheit der Flüssigkeit ist nur über die Punktion der Flüssigkeitsansammlung möglich.

Bei exzessiven Blutungen z. B. der Leber findet man das Organ häufig gänzlich von Niere und Duodenum sowie von Bauchwand und Zwerchfell abgedrängt. Im Unter- und Mittelbauch zeigen sich dann schwimmende Darmschlingen an fingerförmigen Mesenterialausläufern sitzend (s. Abb. 3.3). Sitzt die Blutungsquelle im linken oberen Quadranten, so kann sich die Flüssigkeit zunächst perilienal sowie zwischen Milz und linker Niere darstellen. Zunehmende Volumina füllen kranial das linke Subphrenium und erstrecken sich bis in den rechten Oberbauch. Ein direktes Absacken nach kaudal wird durch das Lig. phrenicocolicum verhindert. Bei peritonealen Massenblutungen kann es sogar zu einer Entfaltung und Darstellung der Bursa omentalis kommen.

Bei fehlendem sonographischen Nachweis von Organläsionen kann eine sichere Zuordnung zu einem Organ allein aus der Lokalisation der Blutansammlung nicht getroffen werden.

Blutungen der Leber zeigen sich häufig zuerst im Recessus hepatorenalis (s. Abb. 3.1 und 3.2) und dehnen sich bei zunehmender Blutungsaktivität über die dorsalen Anteile des rechten Leberlappens bis in das Subphrenium aus und können die Leber komplett umspülen. Über das rechte Parakolikum besteht eine Kommunikation zum Unterbauch, über die ebenso Blutungen des Darm- oder Beckenbereiches aufsteigen können.

Grundsätzlich besteht bei flüssigkeitsgefülltem Darm die Verwechselungsmöglichkeit zwischen intra- und extraluminalen Flüssigkeitsansammlungen! Zur Differenzierung ist die Beobachtung der Peristaltik hilfreich.

Ein gefüllter Magen kann bei horizontaler Schnittführung eine medial des kranialen Milzpoles gelegene Flüssigkeitsansammlung vortäuschen. Supra- und retrovesikal gelegene Ansammlungen können bei leerer Blase mit dieser verwechselt werden. Zur Unterscheidung tragen

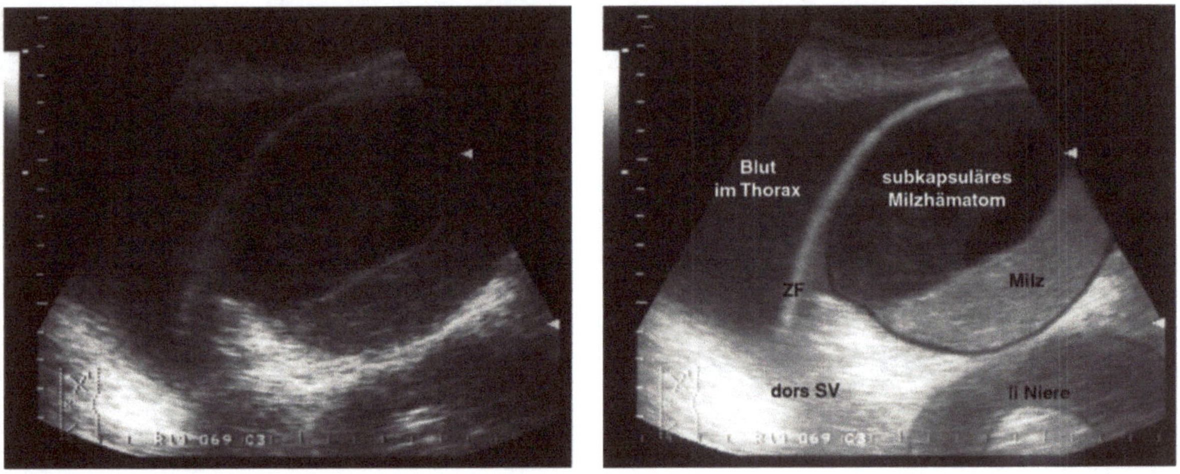

Abbildung 3.27

Großes subkapsuläres Milzhämatom und Hämatothorax links bei Rippenserienfraktur nach stumpfem Thoraxtrauma

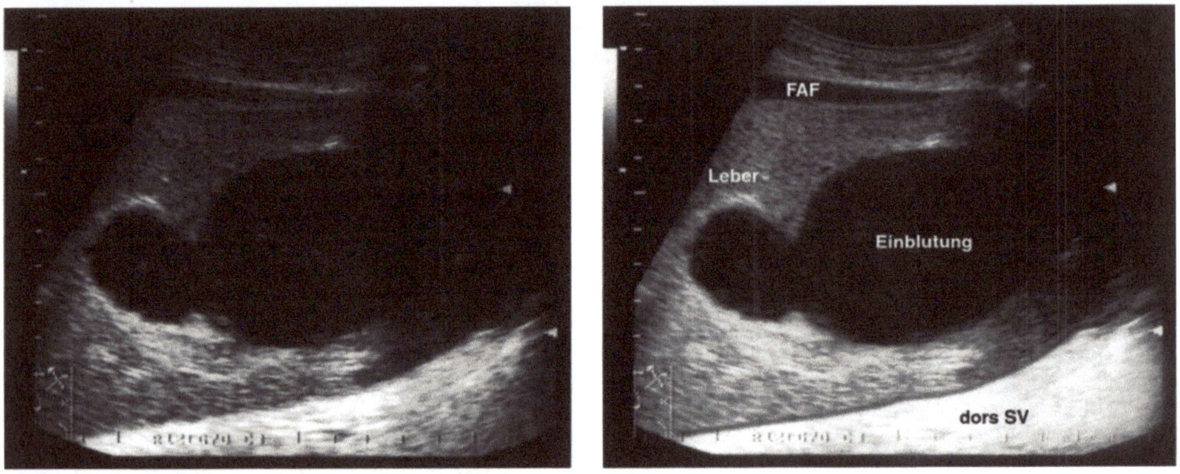

Abbildung 3.28

Spontane Lebereinblutung unter Marcumartherapie

folgende Kennzeichen intraluminaler Flüssigkeitsansammlungen bei: Peristaltikbewegungen, Nachweis von Schleimhautfalten, Änderung von Umriß und Echogenität bei Füllung mit Flüssigkeit, oder Luft über Magensonde, Darmrohr oder Blasenkatheter.

Außerdem sollte bedacht werden, daß ein vorbestehender Aszites sonographisch nicht von einer frischen Blutung zu unterscheiden ist. Gegebenenfalls sollte eine ultraschallgezielte Peritonealpunktion zur Sicherung der Diagnose durchgeführt werden.

Gewisse Schwierigkeiten bereitet immer wieder das Einschätzen der intraperitonealen Flüssigkeitsmenge. Eine grobe Richtlinie ist, daß lokal umschriebene Flüssigkeitsmengen bereits ab 10 ml, bei diffuser Verteilung etwa ab 200 ml, sicher diagnostiziert werden können. Eine sichere Beurteilung der Flüssigkeitszunahme bzw. -konstanz gestattet nur die wiederholte Untersuchung bei gleicher Lagerung durch denselben Sonographeur unter Verwendung von Standardschnitten, die ein Ausmessen der Flüssigkeit zwischen entsprechenden Organen (splenorenaler oder hepatorenaler Winkel bzw. Douglas) gestatten.

Parenchymatöse Organe

Die parenchymatösen Oberbauchorgane wie Leber, Milz, Pankreas und Nieren unterliegen aufgrund ihrer Blutfülle einer besonderen Verletzungsgefahr, können jedoch sonographisch zumeist sicher beurteilt werden [59]. In diesen Organen stellen sich intraparenchymatöse Hämatome als unregelmäßig begrenzte, echofreie bis echoarme Bezirke dar. Die Organstruktur kann ver-

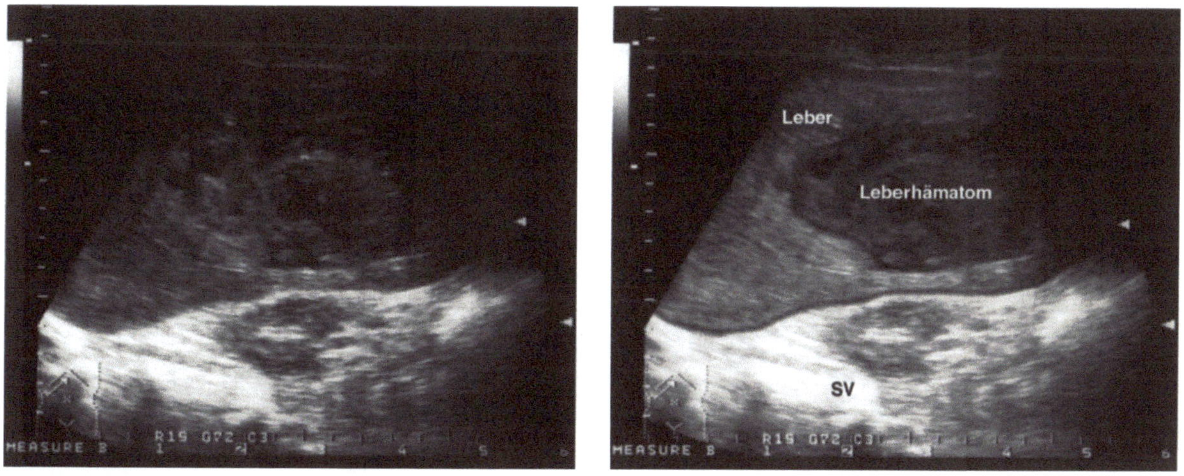

Abbildung 3.29

Frisches im re. Leberlappen gelegenes Hämatom, beachte die sonographische Echoinhomogenität durch Koagelbildung, die die Abgrenzung zum Lebergewebe erschwert

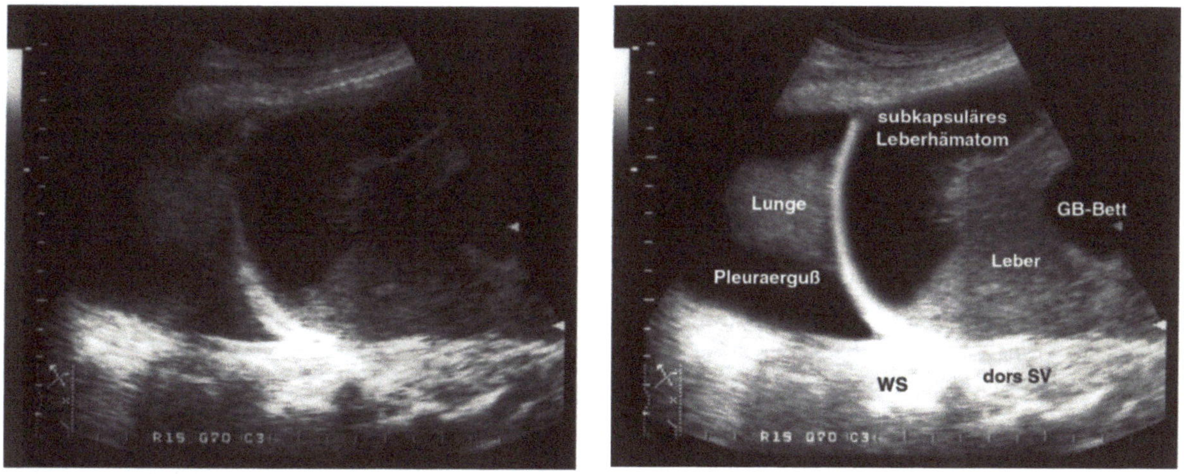

Abbildung 3.30

Großes subkapsuläres Leberhämatom bei Zustand nach offener Cholezystektomie, Pleurareizerguß

formt, das gesamte Organ vergrößert sein (Abb. 3.27–3.29).

Subkapsuläre Hämatome zeigen sich als echoarme, streng mit den Organkonturen verlaufende Randsäume (Abb. 3.30). Meistens finden sie sich fokal, können aber auch als generalisierte Unterblutung ganzer Kapselbereiche vorkommen. Eine scharfe Abgrenzung zum Parenchym ist oft nicht darstellbar. Subkapsuläre und freie Blutungen können verwechselt werden: Subkapsuläre Blutungen sind in ihrer Form immer an die Organkontur gebunden und nach außen glatt begrenzt (s. Abb. 3.30)!

Eine *Kapselruptur* ist meistens nicht direkt darstellbar, so daß beim Vorliegen von subkapsulären oder intraparenchymatösen Hämatomen immer eine freie intraperitoneale Blutung ausgeschlossen werden muß. Intraparenchymatöse oder subkapsuläre Hämatome erfordern eine engmaschige Verlaufskontrolle, um eine spätere Blutung in die freie Bauchhöhle frühzeitig zu erkennen.

Sonographisch ist eine exakte Zuordnung zu einem Organ bei freier intraabdomineller Blutung nur in weniger als 50 % der Fälle möglich [45]. Mehrfachrupturen der Milz oder Leber können sonographisch außer der freien Flüssigkeit vollkommen unauffällig sein oder sich lediglich durch ein etwas inhomogenes Parenchymmuster

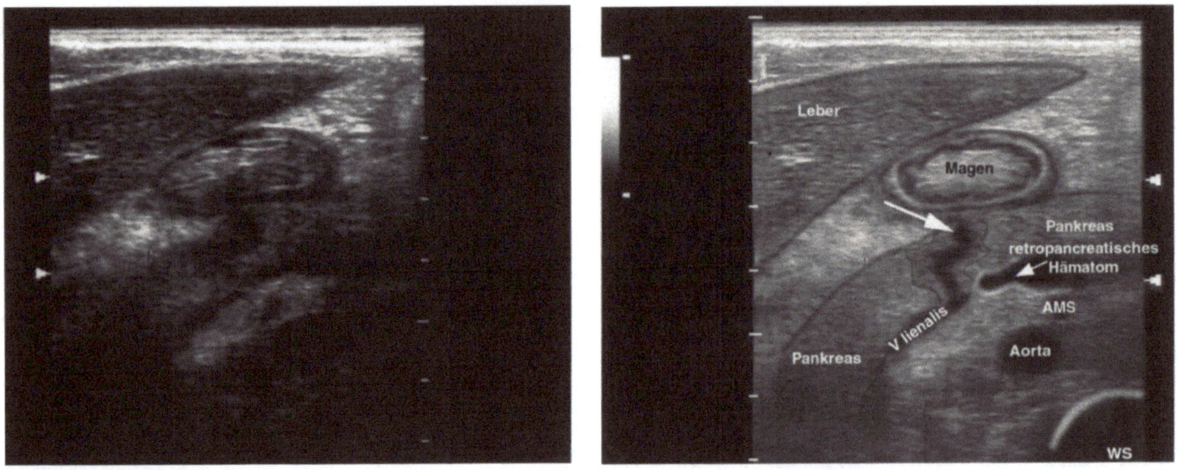

Abbildung 3.31

Oberbauchsonogramm eines 8jährigen Jungen bei Zustand nach Sturz auf einen Fahrradlenker; Darstellung einer echoarmen Konturunterbrechung in der Pankreasvorderfläche (*Pfeil*), intraoperative Sicherung einer schweren Pankreasruptur

auszeichnen. Dennoch ist es möglich, vor allem bei großen Läsionen, Rupturlinien und Zerreißungen als Stufenbildung der Oberfläche oder sogar als klaffende Spalten darzustellen (Abb. 3.31).

Eindeutige sonographische Kriterien sind für die Akutdiagnostik traumatischer Pankreasläsionen nicht beschrieben. Als Ausdruck traumatischer Veränderungen findet man diffuse, unregelmäßig begrenzte, ödematöse Organveränderungen sowie begleitende retroperitoneale Hämatome. In der Bursa omentalis können Flüssigkeitsansammlungen als Äquivalent von Pankreassekret und/oder Blut dargestellt werden. Untersuchungstechnische Schwierigkeiten können sich aufgrund der naturgemäß fehlenden Vorbereitung durch Luftüberlagerung im Bereich des Gastrointestinaltraktes ergeben.

Retroperitonealraum

Traumatische Läsionen der retroperitonealen Organe zeichnen sich häufig nur durch den Nachweis eines retroperitonealen Hämatoms aus. Bei jedem Trauma kann es zu Parenchymverletzungen der Nieren kommen. Wie bei den Verletzungen der intraperitonealen Organe erscheint die Nierenstruktur dabei oft relativ unauffällig. Zeichen einer Ruptur ist in diesen Fällen oft nur das pararenale Hämatom. Einrisse bzw. Abrisse von Nierenarterien und Ureter sind möglich und finden sich vor allem nach Dezelerationstraumen. Infolge Hämatomdruckes kann es zur Ausbildung eines Harnstaus mit erweitertem Nierenbeckenkelchsystem kommen [8]. Blutungen, die vor den Nieren sichtbar werden, stammen häufig von Läsionen des Pankreas, des Duodenums oder von Gefäßästen des Truncus coeliacus [35]. Große Hämatome breiten sich entlang der Psoasmuskulatur bis in das kleine Becken aus.

Flüssigkeitsgefüllte, retroperitoneal gelegene Duodenal- und Kolonabschnitte können zu Verwechslungen mit Hämatomen führen. Probleme entstehen ebenfalls durch Fehlinterpretation kongenitaler Formvarianten oder Zysten der Nieren.

Hohlorgane

Rupturen der Gallenblase bzw. Harnblase sind im Ultraschall genauso schwierig nachweisbar wie die ohnehin seltenen Rupturen des Gastrointestinaltraktes. Als indirekte Zeichen finden sich freie Flüssigkeit und evtl. freie Luft im Abdomen. Bei Einrissen der Harnblase oder Gallenblase sind diese oft noch gering gefüllt. Die sonographische Darstellung einer gefüllten Harn- oder Gallenblase ist somit kein sicheres Ausschlußkriterium für eine Ruptur.

Zwerchfell und Pleuraraum

Die sonographische Untersuchung des Herzbeutels und der Pleuraräume sollte beim traumatisierten Patienten grundsätzlich mit durchgeführt werden. Der Interlobärspalt ist im koronaren Längsschnitt aufgrund des lufthaltigen Lungenparenchyms normalerweise nicht sichtbar. Bei Ergüssen und Blutungen kommt dieser jedoch als dreieckiger Raum zur Darstellung. Er wird begrenzt durch Thoraxwand, Diaphragma und Lunge. Bei größeren Flüssigkeitsansammlungen erkennt man häufig flottierende atelektatische Lungenanteile (Abb. 3.32).

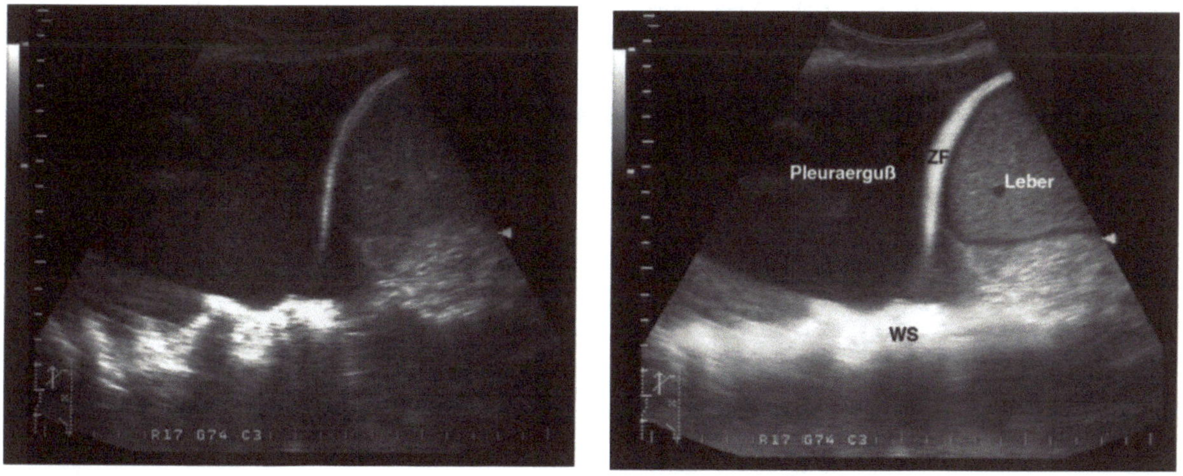

Abbildung 3.32

Ausgeprägter parapneumonischer Pleuraerguß re.

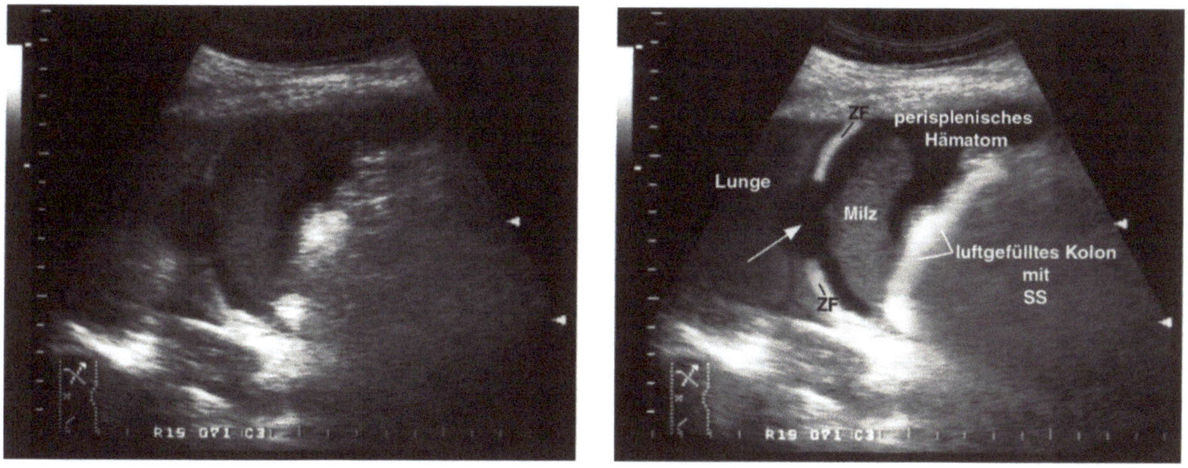

Abbildung 3.33

Zustand nach Thorax- und Oberbauchtrauma li. mit sonographisch darstellbarer Zwerchfellruptur (*Pfeil*) , Hämatothorax li. sowie perisplenischer Flüssigkeitsansammlung bei intraoperativ nachgewiesener Milzruptur

Ein größeres, die Hämodynamik beeinträchtigendes Hämoperikard und mediastinale Einblutungen können im subxiphoidalen Querschnitt mit kranial geneigtem Schallkopf sicher diagnostiziert bzw. ausgeschlossen werden (s. Abb. 3.26).

Bei supra- und infradiaphragmalen Flüssigkeitsansammlungen kann das Zwerchfell als bogenförmiges echodichtes Band sehr gut dargestellt werden (s. Abb. 3.32). Größere Zwerchfellrupturen können so zur Darstellung kommen und es kann zum Teil eine Verlagerung von Abdominalorganen in den Thorax nachgewiesen werden (Abb. 3.33). Kleinere Zwerchfellrupturen entziehen sich meist einer direkten Darstellung, so daß bei dem gleichzeitigen Vorliegen einer supra- und infradiaphragmalen Blutung der Verdacht auf eine Zwerchfellruptur erhoben werden sollte.

Verwechslungen zwischen supra- und subdiaphragmalen Flüssigkeitsansammlungen sind möglich. In Zweifelsfällen bringen horizontal oder longitudinal gelegte Schnittführungen mit Darstellung des Zwerchfelles Klärung.

Tabelle 3.4. Literaturübersicht: Sensitivität und Spezifität für den sonographischen Nachweis freier Flüssigkeit beim traumatisierten Abdomen

Autor/Jahr	n	Sensitivität [%]	Spezifität [%]
Aufschnaiter 1983	128	100	100
Förster 1990	88	94	96
Grüssner 1985	51	81	92
Hoffmann 1989	314	100	99,1
Ruf 1990	226	94	100
Roscheck 1990	50	96	100
Seifert 1989	60	85	100
Kohlberger 1989	103	95,5	97,5
Bouillon 1988	726	92	99
Peiper 1987	526	87,7	99,3
Kimura 1991	72	87	100
Hoffman 1991	291	89	97
Röthlin 1992	312	98,1	99,6
McKenney 1994	200	83	100
Boulanger 1996	400	81	97

Bauchdecke

Größere Einblutungen in die Bauchdecke zeigen sich als unregelmäßig begrenzte in der Subkutis oder in der flachen Bauchmuskulatur liegende echoarme Bezirke. Rektusscheidenhämatome sind durch die Faszienstrukturen nach außen hin glatt begrenzt. Bauchdeckenhämatome können allein oder in Kombination mit intraperitonealen Blutungen auftreten (s. 2.9).

3.1.6.3 Diagnostische Wertigkeit der Sonographie beim traumatisierten Abdomen und Thorax

Bei der sonographischen Beurteilung des traumatisierten Patienten ist es eine der vorrangigsten Aufgaben des untersuchenden Arztes, das Vorhandensein freier intraperitonealer Flüssigkeit zu diagnostizieren oder auszuschließen. Für traumatisierte Patienten stellt freie Flüssigkeit im Abdomen meist Blut, Galle, Urin oder Intestinalinhalt dar und damit – je nach Ausmaß des Befundes – eine interventionspflichtige Verletzung. Die für dieses Merkmal in der Literatur beschriebene Sensitivität liegt zwischen 81 und 100 %, bei einer Spezifität von 92–100 % (Tabelle 3.4).

Im Vergleich zu der diagnostischen Peritoneallavage, einer Methode, die seit 1965 zur Untersuchung von freier intraperitonealer Flüssigkeit und Blutung durchgeführt und vielfach untersucht wurde [43], ergeben sich etwas geringere Sensitivitäten bei gleicher Spezifität (Tabelle 3.5). Die etwas geringere Sensitivität der Sonographie ist jedoch in Relation zu setzen zu der Sicherheit und fehlenden Invasivität dieser Methode, während bei der diagnostischen Peritoneallavage ernsthafte Komplikationen in etwa 1 % auftreten [51].

Tabelle 3.5. Literaturübersicht zur Wertigkeit von Sonographie und diagnostischer Peritoneallavage (DPL) bei der Diagnose freier Flüssigkeit beim Bauchtrauma

Autor/Jahr	n	Ultraschall Sensitivität [%]	Spezifität [%]	DPL Sensitivität [%]	Spezifität [%]
Gruessner 1989	71	84	89	100	91
Kimberley 1996	54	87	100	92	100

Tabelle 3.6. Risiko interner Kliniktransporte bei Intensivstationspatienten

Autor/Jahr	n	Instabil (Notfalltherapie erforderlich)	Verstorben
Taylor 1970	50	22 (44%)	–
Wadell 1975	20	1 (5%)	–
Insel 1986	14	3 (21%)	1 (7%)

3.2 Postoperative Sonographie/ Sonographie auf der Intensivstation

A. Hölscher und D. Bäumler
(Sonographische Abbildungen: M. Birth, H.-F. Weiser)

In der postoperativen Phase von abdominal- bzw. thoraxchirurgischen Eingriffen dient die Sonographie in erster Linie der Erkennung eingriffsbedingter Komplikationen (s. Tabelle 3.7) wie Nachblutungen und Abszessen. Zusätzlich können mit dem Ultraschall allgemeine postoperative Probleme wie Harnverhaltung oder Darmparalyse diagnostiziert werden. Die korrekte Lage von intra- oder präoperativ eingelegten Drainagen und Schienungen kann kontrolliert werden. Bei der Behandlung postoperativer Komplikationen ist die interventionelle Sonographie in Form ultraschallgezielter Punktionen bzw. Drainagen von besonderer Bedeutung.

3.2.1 Vor- und Nachteile der postoperativen Sonographie

Ein besonderer Vorteil der Sonographie in der postoperativen Phase ist die bettseitige Einsatzmöglichkeit. Damit entfallen die Schwierigkeiten eines Patiententransports für Pflegepersonal und Patient, die Schwelle zur Indikation und Diagnostik wird herabgesetzt, und die gewünschte Information ist unabhängig von der Terminplanung anderer Abteilungen rasch zu erhalten. Diese Pluspunkte können jedoch nur dann vollständig zum Tragen kommen, wenn der Chirurg die Sonographie selbst ausführt. Unter diesen günstigen Bedingungen ist die Sonographie am Krankenbett beliebig oft wiederholbar. Dadurch kann ein unklarer Befund einem Erfahreneren demonstriert werden, und Befundänderungen, wie Zunahme von Flüssigkeitsansammlungen, lassen sich durch kurzfristige Verlaufskontrollen objektivieren.

Eine Vermeidung von Patiententransporten zur Diagnostik ist insbesondere in der Intensivmedizin sinnvoll, da die Patienten auf diesen Transporten einer nicht zu unterschätzenden Gefährdung unterliegen. Diese ergibt sich aus den fehlenden Voraussetzungen einer im Vergleich zur Intensivstation gleichwertigen Infusionstherapie und künstlichen Beatmung sowie einer nicht immer adäquat möglichen Reaktion auf Notfallsituationen (Tabelle 3.6).

Einen Nachteil für den Einsatz des Ultraschalls in der postoperativen Phase stellen die z.T. erschwerten Untersuchungsbedingungen dar. Durch Verbände, Operationswunden mit liegenden Fäden oder Hautklammern, Drainagen, sekundär heilende Wunden oder große Bauchdeckendefekte ergeben sich Probleme bei der Ankoppelung des Schallkopfes, oder es treten Schallschatten auf. Dadurch kann die Sonographie nicht immer optimal eingesetzt werden und durch Artefakte können Schwierigkeiten bei der Interpretation des Schallbildes entstehen. Ein weiteres Problem kann sich bei länger bettlägerigen Patienten durch vermehrten Meteorismus ergeben. Mangelnde Kooperation der Patienten bei Sedierung bzw. Beatmung oder durch Schmerzen, besonders in der frühpostoperativen Phase, kann die Ultraschalluntersuchung ebenfalls erschweren.

3.2.2 Untersuchungstechnik

Patienten im postoperativen Verlauf werden mit standardisierten Techniken der Ultraschalldiagnostik untersucht [21, 22, 29]. Verbände und auf der Haut klebende Drainagebeutel sollten vor der Untersuchung entfernt werden. Die wahlweise Verfügbarkeit von 3,5- und 5-MHz-Schallköpfen, evtl. auch eines Punktionsschallkopfes, sind wünschenswert. Die o.g. Schwierigkeiten bei der Ankopplung des Schallkopfes können insbesondere durch den Einsatz von Sektorschallköpfen und z.T. durch die Verwendung geeigneter Wasservorlaufstrecken (spezielle Schallkissen, wassergefüllter Handschuh) überwunden werden. Bei frischen Operationswunden sollte zur Ankoppelung des Schallkopfes ein flüssiges Desinfektionsmittel verwendet werden. Mit handelsüblichen Spray-Hautdesinfektionsmitteln läßt sich in den meisten Fällen eine befriedigende Ankoppelung erreichen, zudem wird die Gefahr einer Keimverschleppung dadurch weitestgehend minimiert. Ist der Kontakt zur Haut dennoch unzureichend, so kann der Schallkopf in einen mit etwas Gel gefüllten sterilen Plastiksack oder Handschuh eingepackt werden. Eine andere Möglichkeit besteht darin, steriles Gel auf die Operationswunde aufzubringen und diese mit einer sterilen Folie abzukleben. Falls der Patient durch das Aufsetzen des Schallkopfes oder eine besondere Lagerung Schmerzen verspürt, wird die Untersuchung durch ausreichende Gabe von Analgetika erleichtert. Für die Untersuchung des Pleuraraums und des Subphreniums sind Schallköpfe mit kleiner Auflagefläche (Sektorschallköpfe) zu bevorzugen, um die Interferenz mit den Rippen zu verhindern. Die Pleura läßt sich am besten bei leicht angehobenem Oberkörper durch einen lateralen Längsschnitt in der mittleren bis hinteren Axillarlinie und durch Interkostalschnitte beurteilen. Das Perikard wird von ventral parasternal durch die Interkostalräume oder vom epigastralen Winkel aus untersucht.

Allgemein wird das gezielte sonographische Auffinden pathologischer Veränderungen und die Interpretation des Schallbildes erheblich erleichtert, wenn der Untersucher über die Vorgeschichte, Zweiterkrankungen, Operationssitus und aktuelle Untersuchungsergebnisse vollständig informiert ist. Dazu tragen objektive Mitteilungen des Operateurs über eventuelle Problemzonen im Operationsgebiet wie iatrogene Milzläsionen oder schwierige Anastomosen bzw. Gefäßübernähungen wesentlich bei.

3.2.3 Diagnostik pathologischer Flüssigkeitsansammlungen

Der unmittelbar postoperative Nachweis freier abdominaler Flüssigkeit stellt primär keine Komplikation dar, sondern erklärt sich aus der sekretorischen Reaktion des Peritoneums als Antwort auf das Operationstrauma, verbunden mit evtl. zurückgebliebener Spülflüssigkeit. Gleichzeitig gilt jedoch, daß auch die wichtigsten eingriffsspezifischen Komplikationen in Form von freien oder intraabdominell abgekapselten Flüssigkeitsansammlungen auftreten. Damit kommt der Sonographie bei der Erkennung dieser Flüssigkeitsansammlungen und insbesondere zur Beurteilung ihrer Dynamik eine hervorragende Bedeutung zu. Eine entscheidende Komplettierung erfährt diese Diagnostik durch die sonographisch gezielte Punktion, um die Qualität der Flüssigkeit zu klären (s. Punktion und Drainage).

Der Prädilektionszeitraum mit abnehmender Tendenz für die Nachblutung infolge von abdominal- oder thoraxchirurgischen Eingriffen sind die ersten 3 postoperativen Tage [3]. Hinsichtlich der Prädilektionsstellen des sonographischen Korrelats und der Differenzierung s. Kap. 3.1.4.1.

Differentialdiagnostisch gilt es zwischen der frühpostoperativ noch vorhandenen Spülflüssigkeit oder einer frühen Leckage mit Austritt von Galle- oder Darmsekrekt zu differenzieren. Die Einleitung chirurgischer Maßnahmen aufgrund des Sonographiebefundes setzt daher immer die Abklärung der Qualität der Flüssigkeit und die Berücksichtigung des klinischen Befundes voraus.

Ansammlungen anderer pathologischer Flüssigkeiten im Abdomen wie Aszites, Galle, Urin, Darminhalt, infiziertes Hämatom oder Eiter verursachen sonographisch die gleichen echofreien/echoarmen bis echoreichen Formationen wie bei den unterschiedlichen Stadien der Blutung. Frühpostoperativ finden sich diese Flüssigkeiten meist diffus im Bauch verteilt, spätpostoperativ sind sie aufgrund eingetretener Verklebungen eher lokalisiert am Ursprungsort anzutreffen.

Pleuraergüsse stellen sich als zumeist echoleere Bezirke dar, in denen flottierende, atelektatische Anteile der unteren Lungenlappen und Fibrinfäden sichtbar sein können (s. Abb. 3.33). Pleuraempyeme zeigen neben echoarmen Zonen meist grobkörnige Binnenechos und sind deutlich unregelmäßiger konfiguriert, nicht selten auch gekammert (Abb. 3.34). Bei Luft- und Gaseinschlüssen werden echoreiche Binnenreflexe sichtbar.

Ein postoperativ auftretender Perikarderguß traumatischer oder entzündlicher Genese ist sonographisch

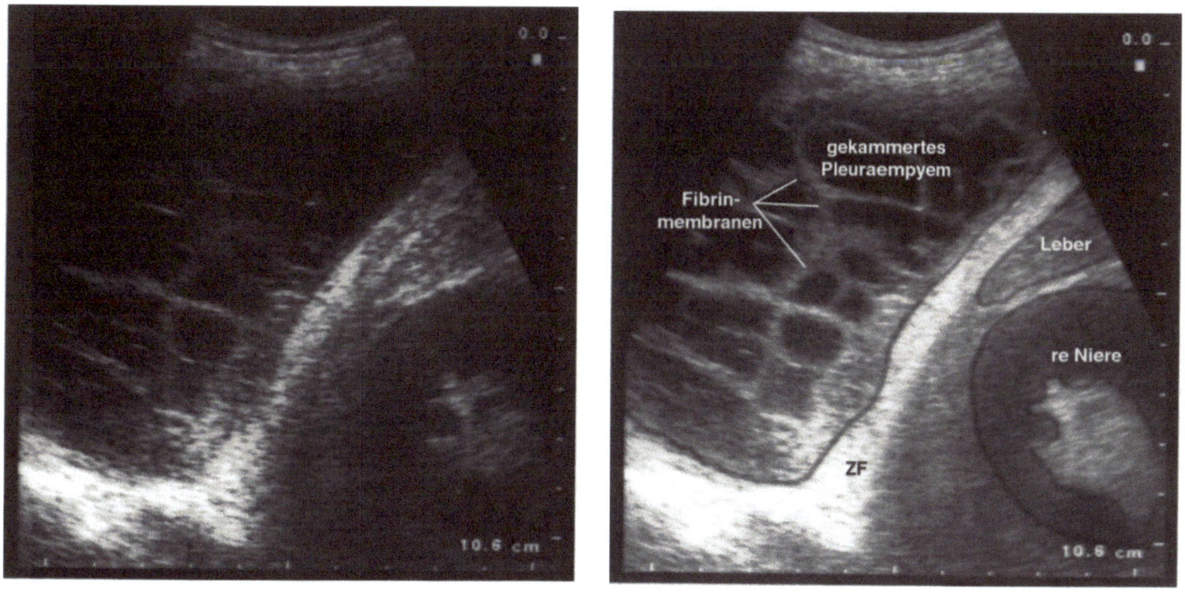

Abbildung 3.34

Großes gekammertes Pleuraempyem re.

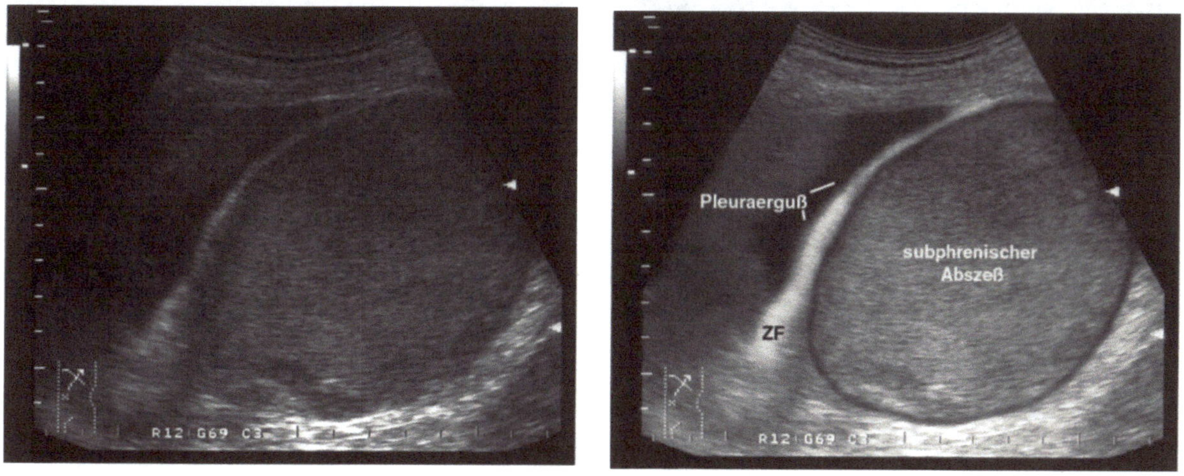

Abbildung 3.35

Riesiger subphrenischer Abszeß li. bei Zustand nach Splenektomie mit Durchwanderung und entzündlichem Pleuraerguß li.

in Form einer echoleeren Zone zwischen Herzbeutel und Epikard zu erkennen. Die Breite dieser Zone korreliert mit der Ergußmenge (s. Abb. 3.26).

Abszesse sind zwischen dem 4. und 14. postoperativen Tag zu erwarten und finden sich im Bauch vorwiegend an den Prädilektionsstellen beidseits subphrenisch, subhepatisch und im Douglas-Raum [3]. Zumeist imponieren sie als gut abgegrenzte, echoarme Raumforderung, die mit zunehmender Organisation von einer echoreichen Abszeßmembran umgeben ist. Eingeschlossene helle Reflexe, z.T. mit Schallschatten, rühren von Gasbildungen oder festem Nekrosematerial her. Schlingenabszesse zeigen zipfelige Ausläufer zwischen den begrenzenden Darmschlingen, die aufgrund einer reaktiven Paralyse meist dilatiert und flüssigkeitshaltig sind. Subphrenische und subhepatische Eiteransammlungen weisen entsprechend dem präformierten Raum flache, halbmondförmige Konturen auf (Abb. 3.35). Bei entzündlichem Sekret im Subphrenium besteht in typischer Weise ein gleichseitiger, sympathischer Pleuraerguß [41] (s. Abb. 3.35). Intraparenchymatöse Abszesse von Leber oder Milz sind durch unregelmäßig begrenzte, echoarme Areale gekennzeichnet, die bei längerem Verlauf eine echoreiche Kapsel ausbilden (s. Kap. 2.1 und 2.4) (Abb. 3.36 und 3.37).

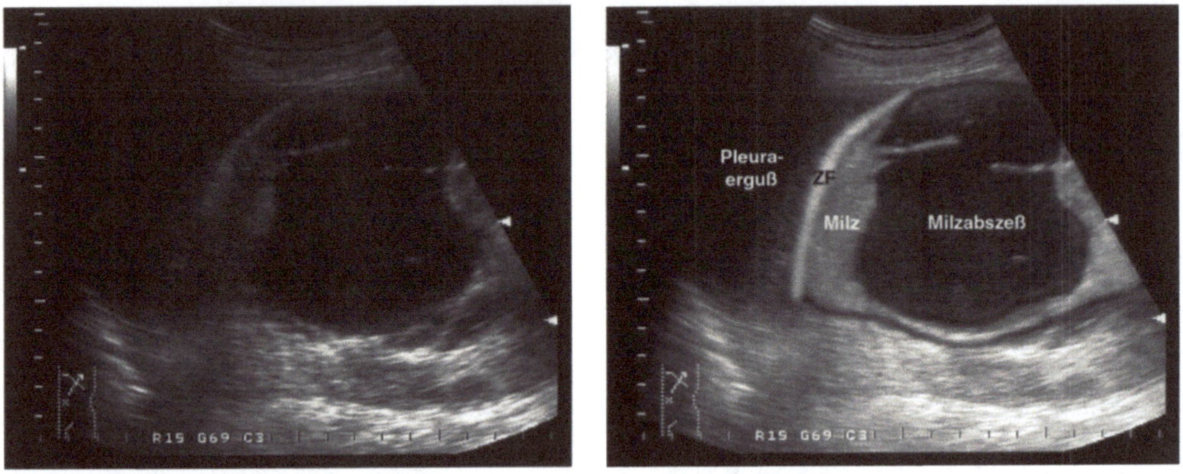

Abbildung 3.36

Monströser, fast die gesamte Milz einnehmender Milzabszeß, Pleuraerguß

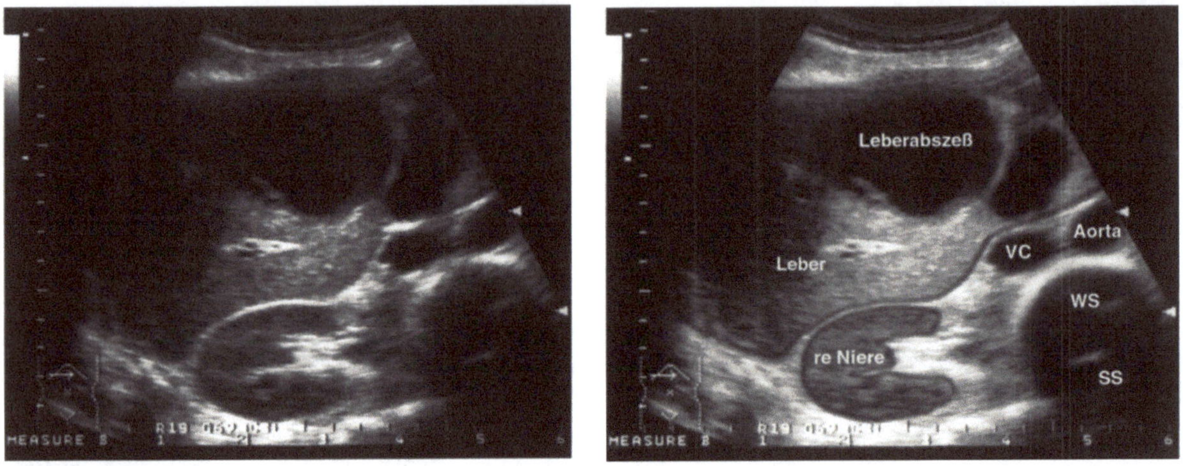

Abbildung 3.37

Septierter Leberabszeß bei Zustand nach Sectio caesarea

3.2.4 Sonographisch gezielte Punktion und Drainage

Die Punktion einer sonographisch festgestellten Flüssigkeitsansammlung trägt ganz wesentlich zur Steigerung der Spezifität der Ultraschalluntersuchung bei. In der Regel läßt allein schon die makroskopische Beurteilung (visuell, Geruch) eine klare Diagnose zu, insbesondere bei Blut, Eiter oder Darminhalt. Durch laborchemische Analysen (z.B. Amylase, Bilirubin, Harnstoff) oder bakteriologische Aufarbeitung sind weitere Aufschlüsse über die Qualität der Flüssigkeit erhältlich. Die sonographiegestützte Drainage intraparenchymaler bzw. sonstiger intraabdomineller Abszesse stellt in vielen Fällen eine effektive und zugleich minimal-invasive Therapie dieser postoperativen Komplikationen dar (Abb. 3.38, s. Abb. 3.37).

Hinsichtlich der technischen Durchführung sowie der Ergebnisse von sonographisch gezielten Punktionen und Drainagen wird auf das Kap. Interventionelle Sonographie (Kap. 8) verwiesen.

a

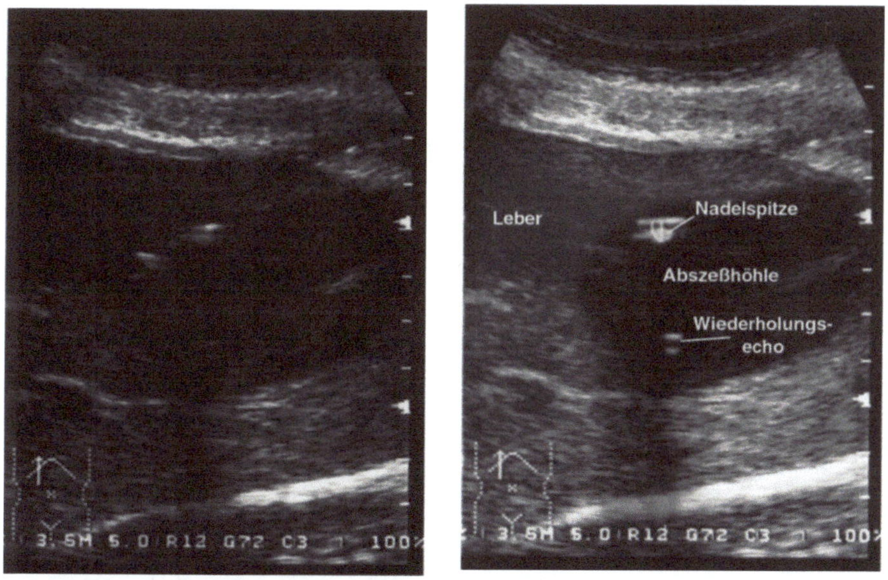

b

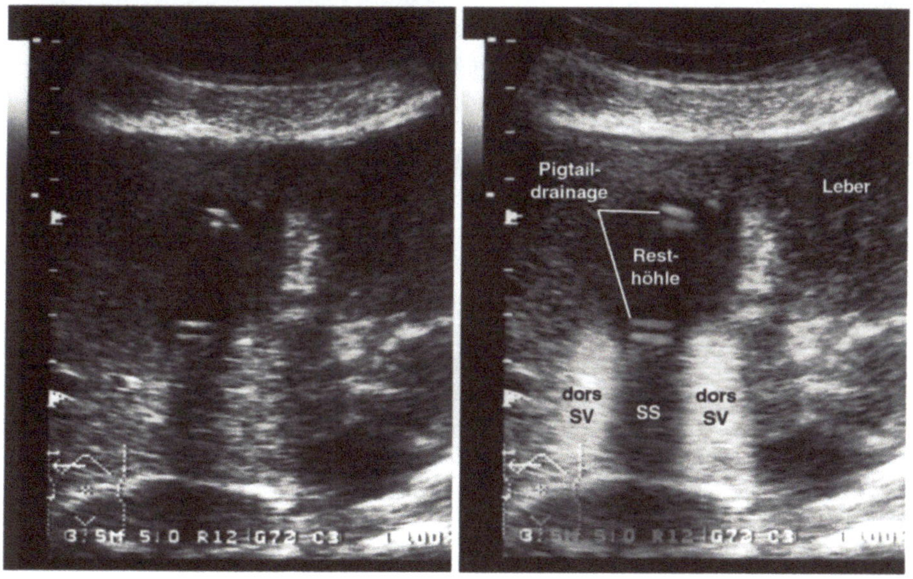

Abbildung 3.38 a, b

Gleiche Patientin wie in Abb. 3.37, nach transkutaner sonographiegestützter Punktion und Drainage; Darstellung der in der Abszeßhöhle liegenden Nadelspitze (**a**) sowie des Pigtail-Katheters in der ehemaligen Abszeßhöhle nach einwöchiger Spülung und Drainage (**b**)

3.2.5 Diagnostik weiterer postoperativer Komplikationen

Die Sonographie kann zur Beurteilung eines Ileus im postoperativen Verlauf genauso eingesetzt werden wie bei der präoperativen Diagnostik [21, 22] (s. Tabelle 3.6; s. Kap. 3.1.5) Durch Darstellung der Peristaltik ist es in den meisten Fällen möglich, zwischen einem paralytischen bzw. mechanischen Darmverschluß zu differenzieren. Die nekrotisierende, zum Teil auch akalkulöse Cholezystitis (Streßgallenblase) bei Intensivpatienten ist im Ultraschall durch den Hydrops, die Verdickung der Gallenblasenwand und das typische Sludge-Phänomen gut erkennbar. Nach laparoskopischer Cholezystektomie sollte vor der frühzeitigen Entlassung noch einmal das Operationsgebiet sonographisch überprüft und ein Cholaskos oder eine Nachblutung ausgeschlossen werden. Stauungen der intra- und extrahepatischen Gallenwege nach Operationen am hepatobiliären System oder des Nierenbeckens bzw. Ureters nach Eingriffen am Urogenitalsystem lassen sich gut nachweisen. Ein häufiges frühpostoperatives Problem ist der Harnverhalt, der sonographisch einfach nachgewiesen und damit rasch behandelt werden kann. Magenretentionen bei postoperativer Paralyse oder nach Vagotomie sind leicht objektivierbar (s. Abb. 3.8). In der Transplantationschirurgie ist die Sonographie zum gezielten Ausführen der Feinnadelbiopsie hilfreich [54]. Nach Nierentransplantation können Lymphozelen und Urinome leicht sichtbar gemacht werden. Dopplersonographisch können Perfusionsausfälle und sogar, anhand der Widerstandsindizes, Abstoßungen von transplantierten Organen beurteilt werden. Der Farbdoppler hat sich auch zur Flowdiagnostik der V. portae und A. hepatica nach Lebertransplantation bewährt, genauso wie zur Erkennung von Thrombosen großer und mittelgroßer Gefäße (z. B. der V. femoralis).

Wichtige Anwendungsmöglichkeiten der Sonographie im postoperativen Verlauf

- Intraabdominelle, intrathorakale Nachblutung
- Abszeßdiagnostik
- Ultraschallgezielte Punktion und Drainage pathologischer Flüssigkeitsansammlungen
- Suprapubischer Blasenkatheter
- Postoperativer Ileus, Beurteilung der Peristaltik (DD mechanisch/paralytisch)
- Nekrotisierende Cholezystitis, Streßgallenblase
- Cholaskos nach Cholezystektomie
- Stauungen in den Gallengängen nach Eingriffen im hepatobiliären System
- Stauungen im Urogenitalsystem (Harnverhalt, Ureterstenose)
- Magenretention, Zustand nach Vagotomie, postoperative Paralyse
- Nierentransplantation (Lymphozele, Ureterstauung, Perfusion, Abstoßung, Biopsie)
- Lebertransplantation (Gefäßstatus, Perfusion, Biopsie)
- Thrombosen großer Gefäße

3.2.6 Methodenbewertung der postoperativen Sonographie

Hinsichtlich der in der Übersicht aufgeführten Anwendungsmöglichkeiten der postoperativen Sonographie gibt es nur zu wenigen Punkten aussagekräftige Leistungsziffern. Die Erkennung operationsbedingter Nachblutungen ist in etwa dem Nachweis von intraabdominellen Blutungen bei stumpfem Bauchtrauma gleichzusetzen. Dabei hat die Sonographie nach einer Literaturzusammenstellung von 1877 Fällen eine Sensitivität von 92 % und Spezifität von 98,6 % und ist als Verfahren der ersten Wahl anzusehen [29, 57]. Flüssigkeitsansammlungen sind im Bauchraum ab ca. 10 ml, im Thorax bereits ab 20 ml nachzuweisen. Damit hat die Sonographie deutliche Vorteile gegenüber der radiologischen Untersuchung des Thorax, mit der besonders im Liegen Ergüsse erst ab 300–500 ml erkannt werden können. Beim Nachweis intraabdomineller Abszesse liegt die Sensitivität der Sonographie etwas niedriger als die der Computertomographie, die Spezifität ist jedoch gleichzusetzen (Tabelle 3.7). In den meisten Studien über die percutane Drainage abdomineller Abszesse sind CT und Sonographie gleichzeitig oder ergänzend eingesetzt worden (1, 11, 12, 13, 18). Die Ergebnisse rein ultraschallgezielter percutan drainierter Abszesse sind als etwa gleichwertig einzustufen und weisen hohe Heilungsraten auf (Tabelle 3.8). Die Komplikationen umfassen vor allem passagere Septikämien, Blutungen und Fehlpunktionen. Die Letalität der Drainageinsertion selbst wird auf nur 0,8 % geschätzt [12].

In Anbetracht dieser guten Ergebnisse der postoperativen Sonographie stellt sich die Frage, ob der Ultraschall nicht postoperativ routinemäßig im Sinne einer „Prophylaxe“ ausgeführt werden sollte, um Komplikationen möglichst frühzeitig zu erkennen. In einer prospektiv randomisierten Studie mit Vergleich von „Routine“- vs. „On-demand-Sonographie“ bei chirurgischen Intensivpatienten fanden Paolucci et al. jedoch keine Unterschiede zwischen beiden Gruppen hinsichtlich der Hauptzielkriterien Relaparotomiefrequenz, Zeit bis zur Relaparotomie und Letalität [37]. Damit hat die aufwendige Routinesonographie keine Vorteile gegenüber der am klinischen Befund bzw. Verlauf orientierten, angeforderten Ultraschalluntersuchung [34].

Die Indikation zur postoperativen Sonographie sollte jedoch weit gestellt werden. Sie umfaßt neben dem gezielten Verdacht auf eine der in Tabelle 3.6 aufgeführten Komplikationen, prinzipiell die Verschlechterung des klinischen Zustandes, Organinsuffizienz, Schock, Schmerz, Vigilanzschwankungen, pathologische Laborwerte und Veränderung von Drainagesekreten.

Die Sonographie stellt im postoperativen Verlauf ein unentbehrliches Diagnostikum für den Chirurgen dar. Sie erlaubt die rasche und verläßliche Erkennung postoperativer Komplikationen, insbesondere pathologischer Flüssigkeitsansammlungen im Thorax und Abdomen. Die Aussagekraft des Ultraschalls wird durch die diagnostische Punktion unter sonographischer Kontrolle wesentlich gesteigert. Die dadurch mögliche ultraschall-

Tabelle 3.7. Intraabdomineller Abszeß, Literaturübersicht zur Wertigkeit diagnostischer Methoden

Autor/Jahr	n	Sensitivität/Spezifität [%]		
		CT	Ultraschall	Szintigraphie
Korobkin 1978	29	100/100	92/100	82/86
Knochel 1980	170	97,5/95	82/94,5	86/95
Graif 1982	36	–	86,6/95,2	93,3/90,4
Moir 1982	75	100/100	82/91	96/65
Dobrin 1986	94	88/93	75/91	73/81

Tabelle 3.8. Ergebnisse ultraschallgezielter perkutaner Drainagen abdomineller Abszesse

Autor/Jahr	n	Heilung [%]	Komplikationen [%]	Letalität [%]
Gronvall 1982	50	82	6	–
Heckemann 1983	23	80	9	4,3
Reuvers 1983	21	76	12,5	9,5
Schulz 1990	41	88	–	–
ElMouaaouy 1990	53	92	8	6
Rendon 1994	23	82,6	4	3 (Palliativeingriffe)

Tabelle 3.9. Indikation zur Relaparotomie von chirurgischen Intensivpatienten durch Ultraschalluntersuchung

Autor/Jahr	n	Ultraschall als Entscheidungshilfe
Eypasch 1988	26	64% beteiligt bei Entscheidungshilfe
Paolucci 1991	31	32% entscheidender Beitrag

gezielte Drainage intraabdomineller Abszesse führt in einem hohen Prozentsatz zur Heilung.

Die direkte klinische Relevanz der postoperativen interventionellen Sonographie bei intraabdominellen Abszessen geht aus Tabelle 3.8 hervor. Ein weiteres entscheidendes Kriterium ist die dadurch begründete Indikation zur Relaparotomie. Da für diese Entscheidung meist mehrere Punkte ausschlaggebend sind, ist der alleinige Wert der Sonographie schwer zu taxieren (Tabelle 3.9). Im eigenen Krankengut konnten für die Begründung der Indikation zur Relaparotomie in hohem Prozentsatz richtige Ultraschalldiagnosen eruiert werden. Vice versa ließ sich eine klinisch vermutete Komplikation durch richtig-negativen Sonographiebefund ausschließen.

Literatur

1. Aeder MI, Wellman JL, Haaga JR, Hau T (1983) Role of surgical and percutaneous drainage in the treatment of abdominal abscesses. Arch Surg 118: 273
2. Aufschnaiter M Kofler H (1983) Sonographische Akutdiagnostik beim Polytrauma. Aktuel Traumatol 13: 55–57
3. Bartels H, Siewert JR (1991) Diagnostisches Vorgehen bei postoperativen Komplikationen. Langenbecks Arch Chir (Kongreßber, Suppl II) :130
4. Blank W, Braun B et al. (1990) Sonographie bei Sigmadivertikulitis. Ultraschall Klin Prax 5: 163
5. Bluth EI (1984) Ultrasound of the abdominal aorta. Arch Intern Med 144: 377–380
6. Bondestam S (1981) Urgent real time cholecysto-sonography in suspected acute cholecystitis. Gastrointest Radiol 6: 257–259
7. Boulanger BR, McLellan BA,Brenneman FD,Wherrett L, Rizoli SB, Culhane J, Hamilton P (1996) Emergent abdominal sonography as a screening test in a new diagnostic algorithm for blunt trauma. J Trauma 40,6: 867–874
8. Cass AS (1989) Renovascular injuries from external trauma: diagnosis, treatment and outcome. Urol Clin North Am 16: 213
9. Cassina P, Röthlin M, Largiadèr F (1996) Die Effizienz der chirurgischen Grunddiagnostik beim akuten Abdominalschmerz. Chirurg 67: 254–260
10. Cho KC, Baker SR (1994) Imaging the acute abdomen, extraluminal air, diagnosis and significance. Radiol Clin North Am 32,5: 829–838
11. Dähnert W, Günther RW, Börner N, Braun B, Gamstätter G, Rothmund M (1985) Die percutane Drainage abdominaler Abscesse. I. Technik und Ergebnisse. Chirurg 56: 579
12. Dähnert W, Günther RW, Börner N, Braun B, Gamstätter G, Rothmund M (1985) Die percutane Drainage abdominaler Abscesse. II. Stellenwert im Vergleich zur septischen Chirurgie. Chirurg 56: 584
13. Dobrin PB, Gully PH, Greenlee HB et al. (1986) Radiologic diagnosis of intraabdominal abscess. Do multiple tests help? Arch Surg 121:41
14. Eckel H (1980) Die Sonographie in der Notfalldiagnostik des Abdomens. Röntgenbl Berl 33: 244–248
15. Ehler R et al. (1977) Sonographische Diagnostik bei Notfallpatienten. Klinikarzt 6: 420–427
16. Erckenbrecht J (1983) Präoperative Diagnostik intraabdomineller Erkrankungen. Dtsch Med Wochenschr 108: 581–583
17. Fleischer AC, Dowling AD, Weinstein NL, James AE (1979) Sonographic patterns of distended fluid filled bowel. Radiology 133: 681–685
18. Gerzof SG, Johnson WC, Robbins AH, Nabseth DC (1985) Expanded criteria for percutaneous abscess drainage. Arch Surg 120: 227
19. Goldberg BB, Harris K, Brooker W (1974) Ultrasonic and radiographic cholecystography. Radiology 111: 405
20. Hauenstein K, Billmann P, Wimmer B, Nöltge S (1982) Die Wertigkeit der Sonographie beim stumpfen Bauchtrauma. In: Kratochwil A, Reinold D (Hrsg) Ultraschalldiagnostik 1981: Dreiländertreffen. Thieme, Stuttgart NewYork, S 85–86
21. Hölscher AH (1985) Ultraschalldiagnostik des akuten nicht traumatisierten Abdomens. Chir Praxis 34: 29–39
22. Hölscher AH, Stadler J, Schüler M (1989) Sonographie beim akuten Abdomen. Intensivbehandlung 14(1): 17–21

23. Hölscher AH (1985) Ultraschalldiagnostik des akuten, nicht traumatisierten Abdomens. Chir Praxis 34: 29
24. Huck L, Knop P, Hausamen TU (1981) Sonographische Pankreasdiagnose bei unklaren Oberbauchbeschwerden. Eine prospektive Studie. Dtsch Med Wochenschr 106: 71–76
25. Kainberger P, Zugriegel M, Sattleger P, Forstner R, Schmoller HJ (1994) Sonographischer Nachweis des Pneumoperitoneums anhand typischer Sonomorphologie. Ultraschall Med 15: 122–125
26. Karstrup S, Torp-Pedersen S, Roikjaer O (1986) Ultrasonic visualisation of the inflamed appendix. Br J Radiol 59: 985–986
27. Laing FC, Federle MP, Jefrey RB, Brown PW (1981) Ultrasonic valuation of Patients with acute right upper quadrant pain. Radiology 140: 449–455
28. Ma OJ, Mateer JR, Ogata M, Kefer MP, Wittmann D, Aprahamian D (1995) Prospective analysis of a rapid trauma ultrasound examination performed by emergency physicians. J Trauma 38(6): 879–885
29. Maurer JW, Hölscher AH, Tiling T (1986) Ultraschalldiagnostik. In: Siewert JR, Pichlmayr R (Hrsg) Das traumatisierte Abdomen. Springer, Berlin Heidelberg New York, S 27
30. McElveen TS, Collin GR (1997) The role of ultasonography in blunt abdominal trauma: a prospective study Am Surg 63(2): 184–188
31. McGrath FP, Keeling F (1991) The role of early sonography in the management of the acute abdomen. Clin Radiol 44(3): 172–174
32. Meiser G, Meissner K (1983) Die sonographische Objektivierung des frühen radiologisch negativen Darmverschlusses. Langenbecks Arch Chir 360: 279–285
33. Meiser G, Meissner K, Sattleger T (1988) Akuter rechter Unterbauch – Ultraschalldiagnose einer blanden Appendix. Chirurg 59: 108–110
34. Mennigen R, Kusche J, Sommer H, Beutel H (1988) Die Bedeutung von sonographisch festgestellter freier Flüssigkeit im Abdomen nach Dickdarmresektion. Langenbecks Arch Chir (Kongreßber, Suppl II): 582
35. Meyers EA, Wahlen JP, Peele K, Berne AS (1972) Radiologic features of extraperitoneal effusions. Radiology 95: 249–257
36. Nordenholz KE, Rubin MA, Gularte GG, Liang HK (1997) Ultrasound in the evaluation and management of blunt abdominal trauma. Ann Emerg Med 29(3): 357–366
37. Paolucci V, Kirchner J, Müller C, Morawe G, Encke A (1991) „Routine"- versus „On-demand"-Sonographie des chirurgischen Intensivpatienten. Eine prospektive randomisierte Untersuchung. Chir Scand 149: 161
38. Philbrick PH, Kaude JV, McInnes AN, Wright PG (1981) Abdominal ultrasound in patients with acute right upper qudrant pain. Gastroinest Radiol 6: 251–256
39. Puylaert JBCM (1986) Acute appendicitis: ultrasound evaluation using graded compression. Radiology 158: 355–360
40. Rettenmaier G (1986) Sonographie. In: Blum AL, Siewert JR, Ottenjann R, Lehr L Aktuelle gastroenterologische Diagnostik. Springer, Berlin Heidelberg New York, S 76–308
41. Riesener KP, Truong S, Winkeltau G, Schumpelick V (1988) Interventionelle Sonographie auf der chirurgischen Intensivstation. Langenbecks Arch Chir, (Kongreßber, Suppl II): 580
42. Rilinger N, Pascu M, Haberle HJ et al. (1994) Stellenwert verschiedener Utraschallkriterien zur Objektivierung einer akuten Cholezystitis. Aktuelle Radiol 4(6): 333–336
43. Root HD, Hanser CW, McKinley CR et al. (1965) Diagnostic peritoneal lavage. Surgery 57: 633
44. Rozycki S (1995) Abdominal ultrasonography in trauma. Surg Clin North Am 75(2): 175–191
45. Schwerk WB, Braun B (1981) Ultraschallsonographie und gezielte Peritonealpunktion bei verzögerter traumatischer Milzblutung. RHoeo 134: 296–300
46. Schwerk W, Schwarz S, Rothmund M (1990) Ultraschall bei Kolondivertikulitis: eine prospektive Studie. Ultraschall Klin Prax 5: 163
47. Seitz K, Reising KD (1982) Sonographischer Nachweis von freier Luft in der Bauchhöhle. Ultraschall 3: 4–6
48. Siewert JR, Maurer JW (1985) Bauchverletzungen. In: Lange M, Hipp E (Hrsg) Lehrbuch der Orthopädie und Traumatologie, Bd III. Enke, Stuttgart
49. Siewert JR, Lehr L (1990) Akutes Abdomen. In: Siewert JR, Harder F, Allgöwer M, Blum AL, Crentzfeldt W, Hollender LF, Peiper HJ Chirurgische Gastroenterologie, Bd 1., S 3–11
50. Simanowsky V (1995) Ultrasound in the differential diagnosis of appendicitis. Clin Radiol 50(11): 768–773
51. Soderstrom CA, DuPriest RW, Cowley RA (1980) Pitfalls of peritoneal lavage. Surg Gynecol Obstet 155: 633
52. Soiva M, Havery M, Taavitsanen M, Suramu I (1986) The value of routine sonography in clinically suspected acute cholecystitis. Scand J Gastroenterol 21: 70–74
53. Sommer F, Filly RA, Minton MJ (1989) Acoustic shadowing due to refractive and reflective effects. Am J Roentg 132: 973–977
54. Stadler J, Heidecke CD, Groenewoud B, Hölscher AH (1990) Ultraschallgezielte Feinnadelaspirationsbiopsie nach Nierentransplantation. In: Simanowski HJ, Mendel V (Hrsg) Ultraschall in der Chirurgie. Springer, Berlin Heidelberg New York, S 153
55. Takada T, Yasuda H, Uchiyama K, Hasegawa H(1985) Use of ultrasonography in the evaluation of acute appendicitis. Nippon Igaku Hoshasen Gakkai Zashi 45: 343–347
56. Tiling T, Lücke F, Kaiser G (1980) Die Wertigkeit des Ultraschalls beim stumpfen Bauchtrauma. Unfallmed Tagungen Gewerblichen Berufsgenossenschaften 40: 103–107
57. Truong SN, Riesener KP, Arlt G, Schubert T (1988) Postoperative Sonographie. Langenbecks Arch Chir (Kongreßber, Suppl II): 658
58. Uebel P, Weiss H, Trimborn C (1996) Die sonographische Diagnostik der akuten Appendizitis. Ultraschall Med 17: 100–105
59. Viscomi GN, Gonzales R, Taylor KJW, Crade M (1980) Ultrasonic evaluation of hepatic and splenic trauma. Arch Surg 115: 320–321
60. Weill FS (1982) Ultraschalldiagnostik in der Gastroenterologie. Springer, Berlin Heidelberg New York
61. Williams RJ, Windsor AC, Rosin RD, Mann DV, Crofton M (1994) Ann R Coll Surg Engl 76(4): 228–233

3.3 Tumornachsorge

J. Bernhardt

3.3.1 Einleitung und Indikationen

Konzepte der Tumornachsorge unterliegen durch permanente Erkenntnisgewinne in allen medizinischen Bereichen einer ständigen Evaluierung. Klassischerweise dient sie der Früherkennung von Metastasen, Rezidiven, metachronen Zweitkarzinomen oder Präkanzerosen im symptomlosen Intervall. Aber auch die Kontrolle postoperativer Folgezustände und die psychische Betreuung der Patienten gehören in dieses Konzept. Letztendlich ist die Tumornachsorge auch Basis für die Qualitätskontrolle operativer Techniken und Verlaufskontrolle additiver Therapieverfahren und dient der Gewinnung epidemiologischer Daten [14, 30, 37].

Indikationen für die Tumornachsorge sind gegenwärtig nach kurativer Operation gastrointestinaler und kolorektaler Tumoren, Tumoren der Schilddrüse sowie beim Mammakarzinom zu stellen. Die eingesetzten Verfahren unterliegen jedoch einer unterschiedlichen Wertigkeit.

Die bildgebende Diagnostik des Abdomens, insbesondere die Sonographie, besitzt in Europa in der Tumornachsorge einen hohen Stellenwert. Sie vereint in idealer Weise den Vorteil einer umfassenden, sofort durchführbaren, nicht-invasiven Untersuchung mit einem vertretbaren Preisverhältnis. In den Vereinigten Staaten wird der Ultraschalluntersuchung dagegen ein geringerer Stellenwert gegenüber CT oder MRT eingeräumt, oder auf spezielle Fragestellungen abgestellt, wie z. B. zur Diagnostik zystischer Leberläsionen oder intraoperativer Untersuchungen [2].

3.3.2 Untersuchungsvoraussetzungen

Der Untersuchungsablauf ist durch die systematische Darstellung aller notwendigen Körperregionen gekennzeichnet. So ist im Abdomen eine systematische Untersuchung der Leber als bevorzugtes Metastasierungsorgan immer angezeigt. Bei der Beurteilung der Lymphabstrombahnen spielen die paraaortalen und parakavalen Lymphknoten eine bevorzugte Rolle. Wichtig ist die genaue Zuordnung der Befunde in der bildlichen und schriftlichen Befunddokumentation zu einzelnen Organsegmenten bzw. die Darstellung von Nachbarschaftsbeziehungen. Erhobene Befunde sind für evtl. spätere Vergleiche exakt zu vermessen. Je nach zu untersuchender Region und Konstitution des Patienten kommen Schallsonden von 3–7,5 MHz zur Anwendung. Zur Tumornachsorge einbestellte Patienten sollten nüchtern sein; es ist zweckmäßig, die Untersuchung am Vormittag vorzunehmen.

3.3.3 Organbezogene Befunde

3.3.3.1 Lebermetastasen

Die Sensitivität der Sonographie in der Erkennung fokaler Leberläsionen liegt zwischen 57 und 92 % bei einer Spezifität von 76–96 % [4]. Sie ist mit den Ergebnissen der Nativ-CT und der MRT vergleichbar [2]. Bei Leberläsionen unter 1 cm sinkt die Sensitivität auf 20 % ab, ist jedoch besser als beim Nativ-CT.

Bei sonographischen Untersuchungen der Leber sind sowohl Änderungen in der Echogenität als auch in der Konfiguration für das Vorliegen von Metastasen zu beachten und suspekt (s. Kap. 2.1.6).

Lebermetastasen treten solitär, diskontinuierlich verteilt oder als vollständige Gewebedurchsetzung auf. Sie können das gesamte Spektrum von echoreich bis echoarm repräsentieren. Eine auf einen bestimmten Primärtumor hinweisende spezifische Erscheinungsform gibt es nicht (Abb. 3.39–3.42). Metastasen von Adenokarzinomen sind häufiger echoreich. Daneben können zentrale Tumornekrosen ein echofreies Zentrum bilden. Ein echoarmer Halo, hervorgerufen durch ein perifokales Ödem weist nahezu pathognomonisch auf eine Metastase hin [4]. Dagegen sind echoisogene Metastasen häufig nur durch Gefäßverdrängungen oder Konfigurationsänderungen wie marginale Vorwölbungen zu erkennen. Weiterhin zeigen Lebern bei Tumorpatienten natürlich auch gutartige solitäre Leberveränderungen, die differentialdiagnostisch abgeklärt werden müssen. Bruneton et al. [4] fanden bei 422 solitären Läsionen 225 Metastasen. Echoarm waren 112 Metastasen, 86 echoreich und 27 echogleich zum Lebergewebe. Bei solitären oder vereinzelten Lebermetastasen sollte immer eine Zuordnung in die einzelnen Segmente (s. Kap. 2.1.2) erfolgen [9].

Die Anzahl der Metastasen unterliegt starken Schwankungen. Isolierte Metastasen finden sich vor allem bei kolorektalen Tumoren, demgegenüber zeigen andere gastrointestinale Tumoren und das Mammakarzinom seltener isolierte Metastasen [40].

Gegenwärtig werden unter Zuhilfenahme von Ultraschallkontrastmitteln die Fließeigenschaften in der Durchblutung von Lebertumoren mit Hilfe der Farbduplexsonographie untersucht. Ob der Einsatz von Echokontrastverstärkern Fortschritte in der Differentialdiagnostik der Lebertumoren bringt, bleibt abzuwarten. Metastasen weisen häufig einen verstärkten marginalen Blutfluß auf [8].

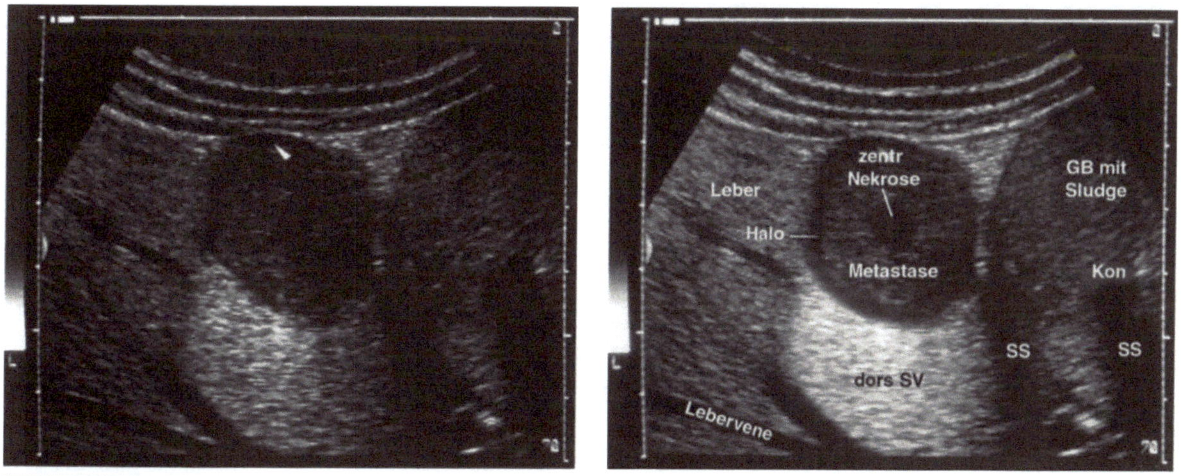

Abbildung 3.39

Leber mit echoarmer, glatt begrenzter Metastase im 5. Segment, die einen schwachen Halo und eine kleine zentrale Nekrose zeigt. Die Leberkapsel wird leicht vorgewölbt (*Pfeilspitze*). Zustand nach anteriorer Rektumresektion wegen eines Rektumkarzinoms. Leichte scheinbare Schallverstärkung durch Impedanzunterschied des Tumorgewebes, echoreiche Gallenblase

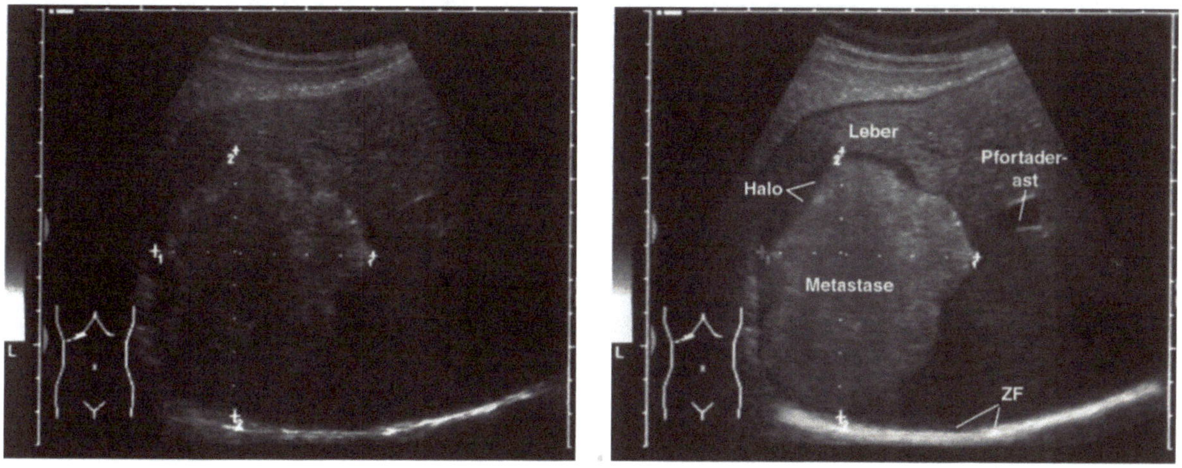

Abbildung 3.40

Im Segment 6/7 des rechten Leberlappens, zum umgebenen Gewebe echoreichere, inhomogene und unregelmäßig begrenzte Metastase nach Hemikolektomie wegen eines Kolonkarzinoms

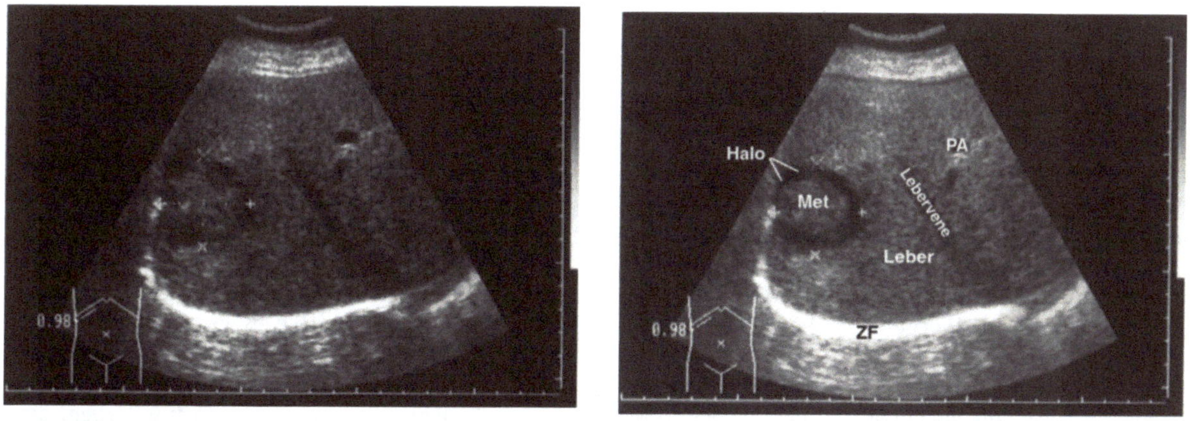

Abbildung 3.41

Glatt begrenzte Metastase mit echoarmem Halo im rechten Leberlappen, Segment 6/7. Zustand nach Ablatio mammae wegen Mammakarzinom

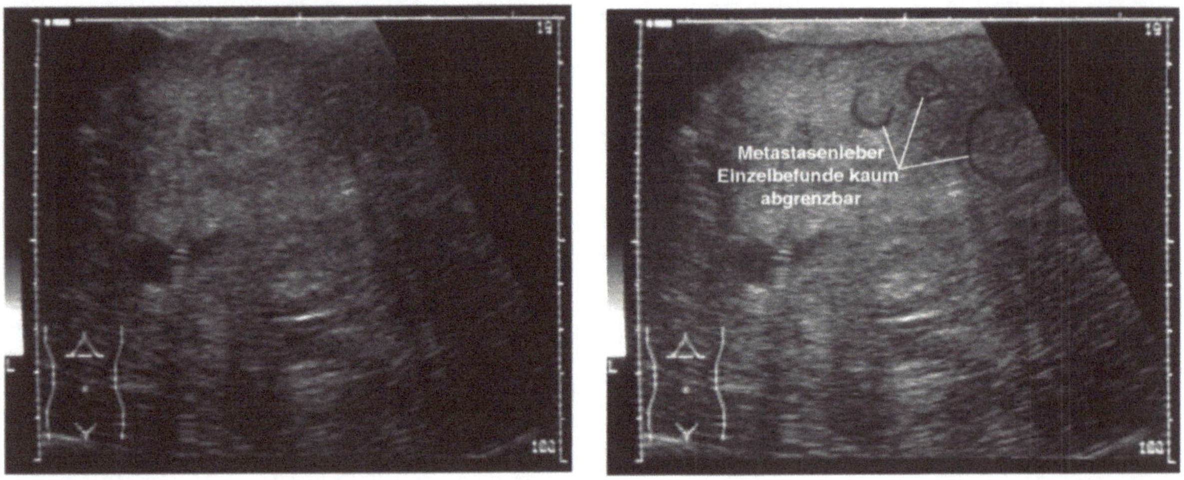

Abbildung 3.42

Metastatisch durchsetzter linker Leberlappen bei Zustand nach Gastrektomie wegen eines Magenkarzinoms vom diffusen Typ. Schwer abgrenzbare Einzelherde und kaum darstellbares originäres Lebergewebe

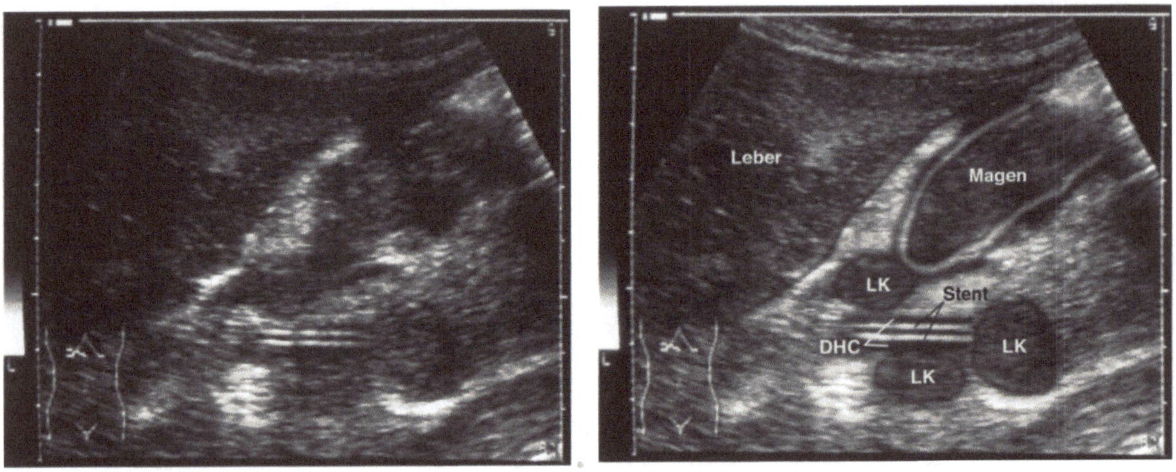

Abbildung 3.43

Leberpforte mit Lymphomen im Lig. hepatoduodenale. Kompression des Ductus hepatocholedochus, deshalb erfolgte endoskopische Stenteinlage. Magen mit Ausgangsstenose bei metastasiertem Gallenblasenkarzinom

3.3.3.2 Lymphknoten

Abdominelle Lymphknoten werden sonographisch im Fahrwasser der großen Gefäße beurteilt (s. Kap. 2.7). Damit sind zwar einerseits gute anatomische Landmarken gegeben, andererseits ist die Untersuchung häufig durch Darmgasüberlagerungen, vor allem im Beckenbereich, beeinträchtigt. Unumstritten ist der Wert der Lymphomdiagnostik im Halsbereich. Die Sensitivität der Darstellung vergrößerter Lymphknoten beträgt hier 97%. Als Malignitätskriterium soll der Quotient aus Länge und Breite bei malignen Lymphknotenvergrößerungen unter 2 liegen, die Sensitivität beträgt 94% [42, 43]. Ein weiteres Malignitätskriterium könnte die Validierung des Pulsatilitätsindexes in der Farbduplexsonographie der Lymphknoten werden, dies bedarf jedoch noch weiterer Prüfungen [6, 36].

Auch für die abdominelle Sonographie gilt, daß maligne Lymphknoten eher eine ovale bis runde Konfiguration besitzen gegenüber spindelförmigen benignen Vergrößerungen [41]. Die Korrelation ist jedoch nicht so deutlich wie im Halsbereich. Des weiteren sind maligne Lymphknoten meist zahlreicher und größer als reaktiv Veränderte (Abb. 3.43). Häufig werden maligne Lymphknoten echoärmer beschrieben, jedoch unterliegt dies zahlreichen subjektiven Einflüssen. Letztendlich ist eine

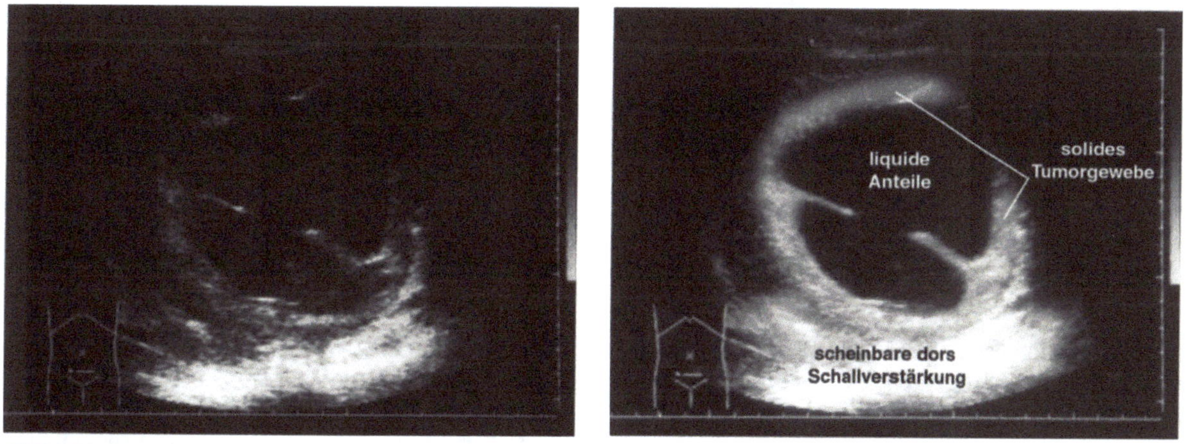

Abbildung 2.3.44

Zweites, teils solides, teils zystisches Rezidiv eines Rhabdomyosarkoms im kleinen Becken mit vollständiger Kompression der Harnblase. Symptomatische Entlastung erfolgte durch sonographisch gestützte Draineinlage

sichere Differenzierung von einer benignen Lymphadenopathie nicht möglich [12].

3.3.3.3 Metastasen der Milz

Die Milz ist selten ein Zielorgan der Metastasenabsiedlung. Görg u. Schwerk fanden bei 178 Texturveränderungen der Milz nur in 13 Fällen Metastasen solider Tumoren [10]. Wir haben bei malignem Melanom 2mal eine Milzmetastasierung gesehen. Die sonographisch beschriebenen Läsionen sind häufiger echoarm und zeigen mitunter einen Halo.

3.3.3.4 Peritonealkarzinose

Die Möglichkeit, eine Peritonealkarzinose zu diagnostizieren, ist an den Nachweis nodulärer Strukturen gebunden. In 97 % findet man eine Beteiligung des großen Netzes sowie mesenteriale und peritoneale Läsionen [31]. Für den Verdacht richtungsweisend können ein Aszites und Organmetastasen sein. Die Sensitivität der Sonographie in der Diagnostik der Peritonealkarzinose liegt zwischen 50 und 60 %.

3.3.3.5 Endosonographische Untersuchungen

Der Wert der Endosonographie in der Tumornachsorge erstreckt sich vor allem auf die Kontrolle des Lokalbefundes nach transanaler Tumorexstirpation und Rektumresektion. Lokalrezidive lassen sich häufig frühzeitiger diagnostizieren [15]. Mit einer Sensitivität von 80 % ist die Endosonographie das sensitivste Verfahren in der Diagnostik pararektaler Lymphome [15]. Auch die Biopsie pararektaler Lymhknotenmetastasen ist gut möglich [1]. Die koloskopische und gastroskopische Endosonographie erlauben ebenfalls eine frühzeitige Rezidivdiagnostik, wobei sich differentialdiagnostische Schwierigkeiten bei narbigen und entzündlichen Veränderungen ergeben. Die letztgenannten Verfahren bleiben in der Nachsorge noch klinischen Studien vorbehalten [5, 26, 32].

3.3.4 Sonographie bei palliativer und symptomatischer Nachbehandlung

Mit Hilfe der Sonographie ist es möglich, das Ansprechen von Lebermetastasen auf eine Chemotherapie abzuschätzen 811]. Die Einbringung toxischer Substanzen wie Äthanol oder Tumornekrosefaktor in Metastasen ist ultraschallgestützt ebenso möglich wie die gleichzeitige Abschätzung des Erfolges der Therapie [34]. Gelegentlich können ultraschallgestützte Interventionen zur Linderung einer Schmerzsymptomatik beitragen (Abb. 3.44).

3.3.5 Methodenbewertung

Die Prognoserelevanz einer bestimmten Nachsorgeuntersuchung ist erkennbar aus der Rate der durch die Untersuchung im asymptomatischen Stadium diagnostizierten und kurativ behandelbaren Rezidive und Metastasen [37].

Für das sonographische Screening ergibt sich als Zielgröße die Detektion von Metastasen parenchymatöser Organe, insbesondere der Leber, und in Lymphknoten. Lokalrezidive werden in Abhängigkeit von der Lokalisation des Primärtumors diagnostiziert, wobei endosonographische Untersuchungen bei gezielter Fragestellung einen zunehmenden Stellenwert erlangen. Die Erkennung einer Peritonealkarzinose erfordert neben hochauflösenden Schallsonden einen erfahrenen Untersucher.

Die Sonographie ist nur ein Baustein in den Konzepten der Tumornachsorge, ihr Stellenwert ist abhängig von den sich aus einer Nachsorge ableitenden Konsequenzen. Deshalb müssen die Nachsorgekonzepte einzelner Organtumoren hier angesprochen werden.

Die meisten Ergebnisse über den Wert der Tumornachsorge liegen beim kolorektalen Karzinom vor. Nach kurativer Resektion muß in bis zu 30% mit Fernmetastasen gerechnet werden, bei 19% der Patienten treten Lokalrezidive auf [16]. Die meisten Rezidive werden bis zum zweiten postoperativen Jahr beobachtet [39]. Die Interpretation der Nachsorgeergebnisse ist noch uneinheitlich. Mentges et al. [24] diagnostizierten 52% der Rezidive im 1. postoperativen Jahr bei kontinuierlicher Nachsorge gegenüber 38% ohne ärztliche Kontrolle. 75% der Nachsorgepatienten mit Rezidiven wurden im symptomlosen Intervall diagnostiziert. Kurative Zweiteingriffe waren bei Nachsorgepatienten mit 37% gegenüber 17% bei Patienten ohne Nachsorge häufiger möglich. Die Fünfjahresüberlebensrate nach einem Rezidiveingriff betrug 11% bei Nachsorgepatienten gegenüber 0% ohne Nachsorge. Wenzl et al. [45] berichteten über eine Dreijahresüberlebensrate von 31% nach Metastasenoperation der Leber. Der Anteil der Lebermetastasierung am Gesamtpatientengut betrug 30%, 43% waren symptomlos und 24% operabel. 73% der Metastasen wurden sonographisch diagnostiziert. In 2 kleineren prospektiven und randomisierten Studien [22, 27] konnte keine sichere Verbesserung der Überlebensrate trotz intensiver Nachsorge gefunden werden. Die Zahl der Patienten, die insgesamt von einer Nachsorge profitieren, liegt etwa um 5%, wobei dieser Wert unterschiedlich interpretiert wird [23, 38, 39].

Zur Steigerung der Effektivität der Tumornachsorge wurden für Patienten mit unterschiedlichem Rezidivrisiko differente Nachsorgeschemata erarbeitet, wobei in den ersten 2 postoperativen Jahren die Kontrollen am intensivsten sind [3, 7]. Der Einsatz der sonographischen Untersuchungen variiert in den einzelnen Konzepten bezogen auf die ersten 2 Jahre zwischen Untersuchungen bei jeder Vorstellung, vierteljährlichen und jährlichen Kontrollen, bis zur Untersuchung bei Rezidivverdacht [3, 23, 25, 38, 45]. In den Leitlinien der Deutschen Gesellschaft für Chirurgie zur Behandlung des Kolonkarzinoms werden halbjährliche abdominelle Sonographien empfohlen [21]. Der Stellenwert der Endosonographie des Rektums in der Nachsorge ist hier jedoch noch nicht ausreichend festgeschrieben. In der Rezidiverkennung steht die Sonographie mit 10% an dritter Stelle hinter Anamnese und Untersuchung mit 47% und dem CEA-Wert mit 41% [7].

Bei den übrigen gastrointestinalen Tumoren konnte kein sicherer Nutzen der routinemäßigen sonographischen Nachkontrollen gefunden werden. Die Indikation zur Sonographie besteht hier im Rahmen einer fachgerechten postoperativen Weiterbetreuung und Verlaufsbeobachtung. Lediglich beim Magenkarzinom werden halbjährliche abdominelle Sonographien empfohlen [18, 19, 20].

In der Nachsorge des Mammakarzinoms sollte die Sonographie nach den vorliegenden Empfehlungen nur bei klinischen Symptomen erfolgen, da durch routinemäßige Kontrollen keine Verbesserung der Überlebenszeit gesehen wurde [29, 33, 46].

Beim malignen Melanom erfolgt die abdominelle Sonographie in den Stadien I und II jährlich und im Stadium III halbjährlich, das Stadium IV unterliegt einem individuellen Vorgehen. Die Lymphknotensonographie wird ab dem Stadium II halbjährlich durchgeführt [28, 35].

In der Nachbetreuung bei Schilddrüsenkarzinomen werden beim differenzierten Karzinom halbjährliche Sonographien des Halses empfohlen [17].

Letztendlich muß auch jedes Nachsorgekonzept kosteneffizient sein. In der Nachsorge beim kolorektalen Karzinom fanden Müller et al. [25] einen jährlichen Kostenaufwand von 636,87 DM/Patient. Graupe et al. [13] verglichen die Kosten der standardisierten Nachsorge mit denen der risikoadaptierten Nachsorge und zeigten bei gleicher Effektivität einen deutlichen ökonomischen Vorteil der individuellen risikoadaptierten Nachsorge. Tschammer et al. [44] untersuchten die Kosten bei allen Patienten einer Nachsorgeabteilung, wobei die Sonographie mit 84% die am häufigsten angewendete instrumentelle Untersuchung war. Es wurde ein Kostenbetrag von 450 DM/Untersuchungstermin errechnet. Die Beispiele zeigen, daß der Einsatz der bildgebenden Diagnostik gezielt erfolgen sollte, der Ultraschall stellt hier die Methode der ersten Wahl dar.

Literatur

1. Anderson R, Aus G (1990) Transrektal ultrasound-guided biopsy for verification of lymph-node metastasis in rectal cancer Acta Chir Scand 156: 659–660
2. Bermann CG, Clark RA (1992) Diagnostic imaging in cancer. Primary Care 19: 677–713
3. Böhm B, Oßwald J, Hucke H-P, Stock W (1991) Individuelle risikoadaptierte Nachsorge beim kolorektalen Karzinom? Langenbecks Arch Chir 376: 314–322
4. Bruneton J-N, Raffaelli C, Balu-Maestro C, Padovani B, Chevallier P, Mourou M-Y (1996) Sonographic diagnosis of solitary solid liver nodules in cancer patients. Eur Radiol 6: 439–442
5. Casanova C, Münch R, Wirth HP, Müller A, Krestin G, Ammann R, Altorfer J (1992) Koloskopische Endosonographie in der Diagnostik und Nachsorge kolorektaler Tumoren. Schweiz Med Wochenschr 122: 1044–1047
6. Chang D-B, Yuan A, Yu C-J, Luh K-T, Kuo S-H, Y P-C (1994) Differentiation of benign and malignant cervical lymph nodes with color doppler sonography. AJR 162: 965–968
7. Eckardt VF, Bernhard G (1997) Nachsorge beim kolorektalen Karzinom. Deutsches Ärzteblatt 94: B377-B383
8. Ernst H, Hahn EG, Balzer T, Schlief R, Heyder N (1996) Color doppler ultrasound of liver lesions: signal enhancement after intravenous injection of the ultrasound contrast agent levovist. J Clin Ultrasound 24: 31–35
9. Ferrucci C (1994) Liver tumor imaging. Radiol Clin North Am 32: 39–54
10. Görg C, Schwerk WB (1991) Sonographic findings of splenic metastases. Bildgebung 58: 26–28
11. Görg C, Schwerk WB, Wolf M, Havemann K (1990) Prognostic value of response to chemotherapy Using ultrasound in lung cancer with metastatic liver involvement. Bildgebung 57: 70–73
12. Görg C, Weide R, Görg K, Restrepo I (1996) Sonographische Erscheinungsformen abdomineller Lymphome. Ultraschall Med 17: 179–184
13. Graupe F, Hansen O, Stock W (1997) Stellenwert der individuellen risikoadaptierten Nachsorge – ökonomisches Handeln bei onkologischer Effektivität? Kurzreferate 114. Kongreß der Deutschen Gesellschaft für Chirurgie: 44
14. Graupe F, Schwenk W, Bracht B, Kröner-Herwig B, Stock W (1996) Die psychische Belastung von Patienten in der Tumornachsorge nach Ro-Resektion colorectaler Carcinome. Chirurg 67: 604–610
15. Hildebrandt U, Langenscheidt P, Feifel G (1991) Endosonographie des Rectums. Bildgebung 58: 109–114
16. Hohenberger P, Schlag P, Herfarth CH (1992) Reoperation beim kolorektalen Karzinom mit kurativer Zielsetzung. Schweiz Med Wochenschr 122: 1079–1086
17. Junginger T et al. (1996) Leitlinien zur Therapie maligner Schilddrüsentumoren. Deutsche Gesellschaft für Chirurgie Mitteilungen 25: Beilage G70
18. Junginger T et al. (1996) Leitlinien zur Therapie des Ösophaguskarzinoms. Deutsche Gesellschaft für Chirurgie Mitteilungen 25: Beilage G72
19. Junginger T et al. (1996) Leitlinien zur Therapie des exokrinen Pankreaskarzinoms. Deutsche Gesellschaft für Chirurgie Mitteilungen 25: Beilage G73
20. Junginger T et al. (1997) Leitlinien zur Therapie des Magenkarzinoms. Deutsche Gesellschaft für Chirurgie Mitteilungen 26: Beilage G75
21. Junginger T et al. (1997) Leitlinien zur Therapie des Kolonkarzinoms. Deutsche Gesellschaft für Chirurgie Mitteilungen 26: Beilage G76
22. Makela JT, Laitinen SO, Kairaluoma MI (1995) Five-year follow-up after radical surgery for colorectal cancer. Results of a prospective randomized trial. Arch Surg 130: 1062–1067
23. Mentges B (1988) Kontroversen in der Nachsorge des Kolonkarzinoms. Zentralbl Chir 113: 1087–1092
24. Mentges B, Stahlschmidt M, Brückner R (1987) Die Effektivität der Nachsorge beim Colocarcinom. Langenbecks Arch Chir 370: 223–234
25. Müller JM, Tübergen D, Zieren U (1994) Nachsorge beim kolo-rektalen Karzinom. Eine daten- und patientenorientierte Bewertung. Zentralbl Chir 119: 65–74
26. Nattermann C, Dancygier H (1993) Endosonographie in der Onkologie des oberen Magen-Darm Traktes. Schweiz Med Wochenschr 123: 919–931
27. Ohlsson B, Breland U, Ekberg H, Graffner H, Tranberg KG (1995) Follow-up after curative surgery for colorectal carcinoma. Randomized comparison with no follow-up. Dis Colon Rectum 38: 619–626
28. Orfanos CE, Jung EG, Rassner G, Wolff HH, Garbe C (1994) Stellungnahme und Empfehlungen der Kommission malignes Melanom der Deutschen Dermatologischen Gesellschaft zur Diagnostik, Behandlung und Nachsorge des malignen Melanoms der Haut. Hautarzt 45: 285–291
29. Reitzig P (1991) Tumornachsorge beim Mammakarzinom-was ist sinnvoll? Z Ärztl Fortbild 85: 1050–1053
30. Riemann JF (1993)Tumornachsorge: Zuviel oder zuwenig Endoskopie? Bildgebung 60 (Suppl 1): 20–22
31. Rioux M, Michaud C (1995) Sonographic detection of peritoneal carcinomatosis: a prospective study of 37 cases. Abdom Imaging 20: 47–51
32. Rösch T, ClassenM (1992) Richtlinien für Endoskopische Untersuchungen in der Gastroenterologie. Gastroenterol 30:167–170
33. Sauer H, Hölzel D (1995) Mammakarzinom-Revision der Nachsorgeempfehlungen. Fortschr Med 113: 183–187
34. Schelling G van der, Ijzermans JNM, Kok TC, Scheringa M, Marquet TAW, Jeekel S, Jeekel J (1992) A phase I study of local treatment of liver metastases with recombinant tumour necrosis factor. Eur J Cancer 28: 1073–1078
35. Schramm P (1988) Melanomnachsorge. 8 Jahre Erfahrung mit dem Mainzer Modell. Z Hautkr 63: 816–821
36. Schreiber J, Mann W, Lieb W (1993) Farbduplexsonographische Messung der Lymphknotenperfussion: Ein Beitrag zur Diagnostik der zervikalen Metastasierung Laryngo Rhino Otol 72: 187–192
37. Schumacher T, Schmitz S, Diehl V (1995) Prognoserelevanz der onkologischen Nachsorge. Versicherungsmedizin 47: 166–170
38. Schupisser JP (1991) Patientenselektion und Leistungsfähigkeit der Tumornachsorge beim operierten kolorektalen Karzinom. Schweiz Rundschau Med 80: 791–795
39. Schwenk W, Stock W (1994) Effektivität der regelmäßigen Nachsorge beim Ro-resezierten Rektumkarzinom. Zentralbl Chir 119: 805–813
40. Schwickert H, Thelen M (1993) Diagnostik und Verlaufskontrolle von Tumoren und Metastasen der Leber mittels bildgebender Verfahren. Akt Radiol 3: 144–151
41. Smeets AJ, Zonderland HM, van der Voorde F, Lameris JS (1990) Evaluation of abdominal lyph nodes by ultrasound. J Ultrasound Med 9: 325–331
42. Steinkamp HJ, Knöbber D, Schedel H, Mäurer J, Felix R (1993) Palpation und Sonographie in der Nachsorge von

Kopf-Hals-Tumorpatienten: Vergleich sonographischer Dignitätsparameter. Laryngo Rhino Otol 72: 431–438
43. Steinkamp H J, Teske C, Knöbber D, Schedel H, Felix R (1994) Sonographie in der Tumornachsorge von Kopf-Hals-Tumorpatienten Ultraschall Med 15: 81–88
44. Tschammer C, Stinner B, Rothmund M (1997) Das Verhältnis von Aufwand und Effektivität in der Tumornachsorge. Kurzreferate 114. Kongreß der Deutschen Gesellschaft für Chirurgie: 42
45. Wenzl E, Wunderlich M, Herbst F, Schemper M, Feil W, Rauhs R, Schiessel R (1986) Konsequenzen der Nachsorge beim kolorektalen Karzinom. Wien Klin Wochenschr 98: 851–855
46. Wieland-Schneider C, Voges E, Kauczor H, Thelen M (1994) Nachsorge des Mammakarzinoms. Fortschr Röntgenstr. 160: 513–517

Transkutane Sonographie: Spezielle viszeralchirurgische Sonographie relevanter Fachgebiete 4

H. Bartels, F. Degenhardt und V. Hofmann

4.1 Spezielle viszeralchirurgische Sonographie in der Urologie

H. Bartels

4.1.1 Vorbemerkungen

Hinweise zu den Abbildungen in diesem Kapitel

Nach internationaler Vereinbarung entspricht in Längsschnitten links in der Abbildung kranial und rechts kaudal. In den Querschnitten zeigt bei dorsaler und ventraler Applikation der Hilus jeweils nach medial.

Abkürzungen:

LS	Längsschnitt
QuS	Querschnitt
Koronar-S	Koronarschnitt
UGT	Urogenitaltrakt
NZK	Nierenzellkarzinom

Allgemeines

Seit Mitte der 70er Jahre hat sich die Sonographie zum meist eingesetzten bildgebenden Verfahren in der Diagnostik des Urogenitaltrakts entwickelt. Ihre Vorteile sind offensichtlich und unumstritten:

1. Die unmittelbare Anwendung nach der körperlichen Untersuchung in Praxis und Klinik durch den gleichen Arzt, der Anamnese und klinischen Befund kennt und diesen während der Untersuchung ggf. ergänzen kann.
2. Unabhängigkeit des Verfahrens von der Organfunktion der Nieren, der ableitenden Harnwege, der Blase, der Prostata und der Skrotalinhalte.
3. Fehlende Strahlenbelastung für den Patienten und beliebige Wiederholbarkeit der Untersuchung im Rahmen der Primärdiagnostik bzw. von Verlaufskontrollen.

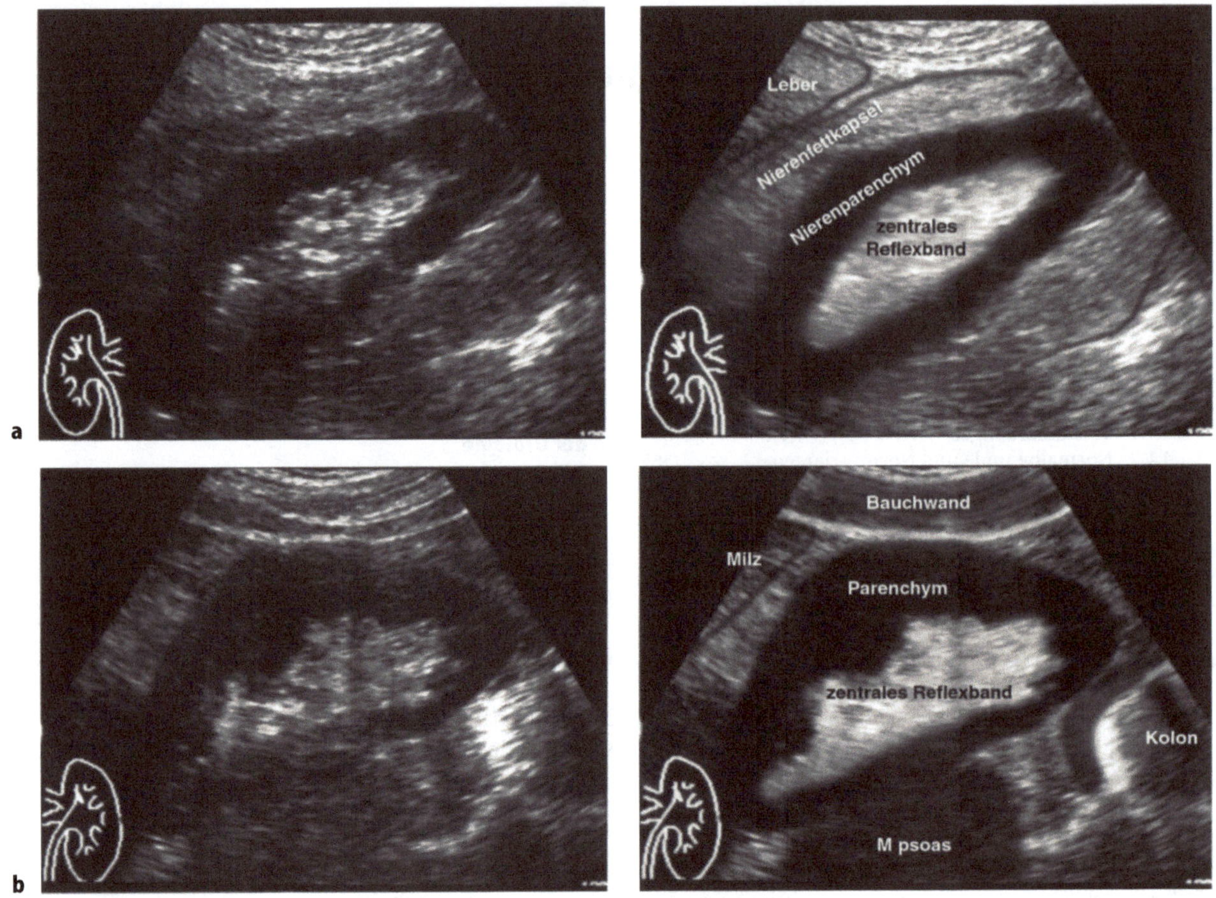

Abbildung 4.1 a, b

Darstellung regelrechter Nieren bei Rückenlage des Patienten, d. h. **a** rechts von ventral und **b** links von koronar, jeweils im Längsschnitt. Die ovale Nierenform mit annährend glatter Kontur wird umhüllt von der echodichten Fettkapsel. Rechts kontaktiert der obere Nierenpol die Leber, der linke obere Pol die Milz. Durch die milzbedingte Kompression wölbt sich die laterale Nierenfläche in der Mitte leicht auf; an die mediale Nierenfläche grenzt ein Kolonabschnitt. Die Binnenstruktur dominiert das stets sehr echodichte zentrale Reflexband, das v. a. Sinusfett repräsentiert und jeweils Anteile des Hohlsystems und der Gefäße enthält. Das Nierenpiktogramm soll Rechts-links-Verwechslungen vermeiden

Oben genannte verfahrensspezifische Vorteile können jedoch nur dann vollständig genutzt werden, wenn nicht nur gute Untersuchungsbedingungen durch optimale Patientenvorbereitung und gute technische Ausstattung vorhanden sind, sondern auch eine konkrete Fragestellung formuliert ist, die es unter Einbeziehung differentialdiagnostischer Erwägungen zu beantworten gilt.

Dabei sollte das Untersuchungsergebnis entweder einen Normalbefund konstatieren oder aber eine entsprechende Pathomorphologie im Urogenitaltrakt (UGT) nachweisen. Im ersteren Fall muß rückgeschlossen werden, daß die Symptomatik des Patienten nicht durch eine Pathologie im UGT bedingt ist – z. B. Schmerzen im rechten Unterbauch. Im Fall einer nachgewiesenen Sonopathomorphologie kann diese bereits die Diagnose darstellen – z. B. Nierenbeckenstein; oder aber der sonographierende Arzt wird bei einem gegebenen Verdacht gezielt die Indikation zu weiteren diagnostischen Maßnahmen stellen können – etwa ein CT bei Verdacht auf eine Nebennierenstörung.

Dies ist der Anspruch an die Urosonographie, den es in jedem Einzelfall zu erfüllen gilt. Damit übernimmt der sonographierende Arzt eine hohe Verantwortung innerhalb seines Fachgebietes in bezug auf eine zielgerichtete Diagnostik und Therapie.

Die Untersuchung der Nieren und des Retroperitoneums sollte in Rückenlage des Patienten mit Blickkontakt zum Arzt beginnen. Bei tiefer Inspiration oder, oft besser, durch Herausstrecken der Bauchdecke kann die rechte Niere bei Transmission der Leber meistens vollständig im Quer- und Längsscan dargestellt werden. Die linke Niere kann in Rückenlage im Koronarschnitt längs

a

b

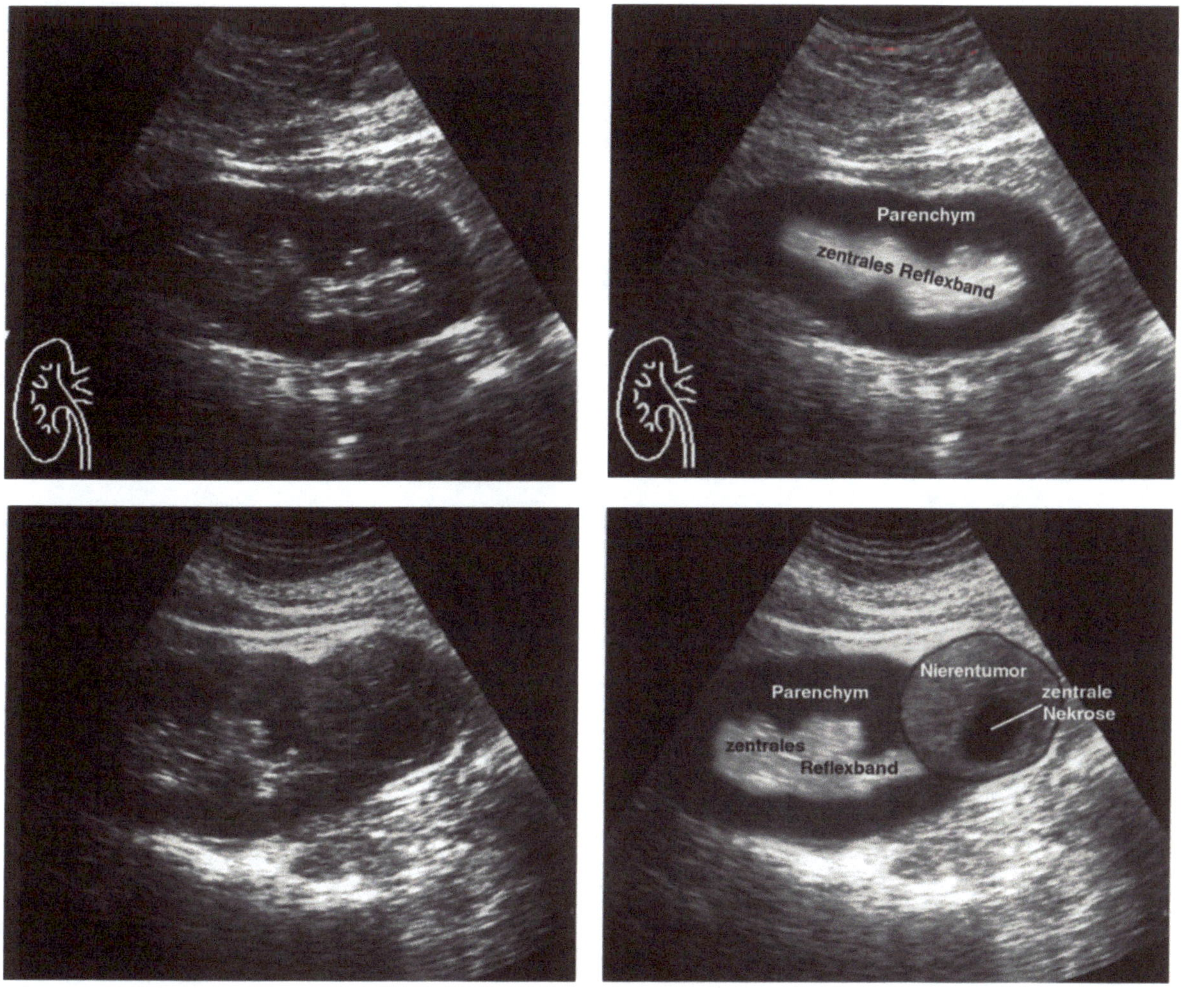

Abbildung 4.2 a, b

Verschiedene Längsschnittebenen der gleichen rechten Niere von dorsal. **a** Regelrechte Niere ohne sonographische Pathologie. **b** Dieser LS, wenige Millimeter weiter nach lateral gelegt, zeigt im unteren Polbereich eine große, rundliche, gut abgrenzbare Rf mit einer echoärmeren Binnenaussparung. Typische Anhiebsdiagnose: Nierentumor. Spätere Histologie: NZK, T2, G2. Die Schnitte demonstrieren die Wichtigkeit eines sorgfältigen Abscannens der Niere

und quer abgefahren werden, ein für die orientierende Untersuchung ausreichendes Procedere.

Bei speziellen Fragestellungen die linke – oft aber auch die rechte – Niere betreffend, ergibt sich eine bessere Möglichkeit der kompletten Durchmusterung in allen Ebenen, wenn der Patient in Bauchlage über einer Rolle gelagert ist, die die Lendenlordose kompensiert und das kostoiliale Fenster weiter öffnet (Abb. 4.1 und 4.2). Beide Nieren und der paranephrische Bereich liegen so im besten Öffnungswinkel des Sektors einer 2,5- bis 5-MHz-Sonde. Zusätzlich zum Abfahren der Niere von medial nach lateral im Längsscan, von kranial nach kaudal im Querscan und von dorsal nach ventral als Koronarscan kann nur in Bauchlage ein schneller Größenvergleich von rechts und links und ein Vergleich der Atemverschieblichkeit beider Nieren durchgeführt werden.

Im Gegensatz dazu müssen Gefäßdarstellungen immer von ventral erfolgen – ausgehend von Aorta und V. cava inferior.

4.1.2 Normalbefunde und Normvarianten

Die Nephrosonographie (NS) entspricht einer Makromorphologie. Die Spanne der Normvariationen ist wie bei jedem anderen Organ sehr weit. Wie jede Hand oder jedes Gesicht, so ist auch jede Niere verschieden und dennoch „normal". Beide Nieren stellen sich annähernd gleich groß, beidseits paralumbal atemverschieblich mit jeweils glatter Kontur dar – umhüllt von einer unterschiedlich dicken, im Vergleich zum Parenchym sehr echodichten Fettkapsel.

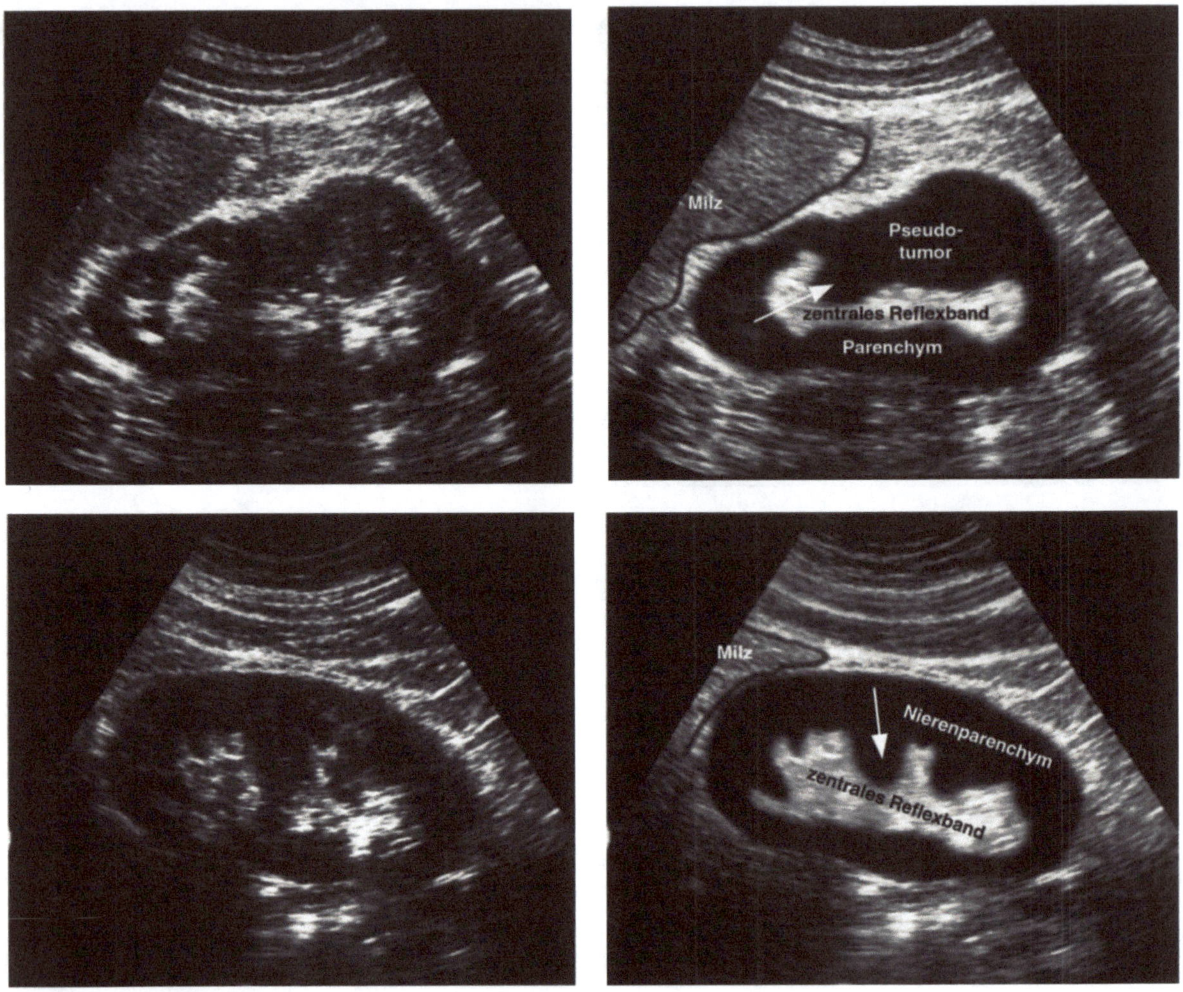

a

b

Abbildung 4.3 a, b

a Typischer Pseudotumor des Koronarschnittes. Die Milz schiebt von kranial her das Nierenparenchym zusammen. Die Nierenkontur buckelt sich auf. **b** In Bauchlage des Patienten stellt sich die Nierenkontur völlig glatt dar. Typisch für eine derartige Kompressibilität ist die Parenchymimpression in das ZRB unmittelbar kranial des Pseudotumors (*Pfeil*)

> Der typische starke Impedanzunterschied zwischen Fett und Parenchym ermöglicht ein leichtes Auffinden beider Nieren.

> Die äußeren und inneren Impedanzunterschiede jeweils zwischen Parenchym und Fett machen das Schnittbild der Nieren unverwechselbar.

Das immer reichliche Fett, auch im Nierensinus, bedingt die echogene Formation im Zentrum der längs ovalen und quer runden Schnittflächen der Nieren. Der zentraldichte Echokomplex beinhaltet jeweils neben dem Fett Anteile des Hohlsystems sowie der Blut- und Lymphgefäße. Zwischen zentralem Reflexband und dem viel echoärmeren Parenchym lassen sich in manchen Abschnitten Kolumnenkomplexe und noch echoärmere Pyramidenformationen v. a. bei jüngeren Patienten darstellen.

Pseudotumoren gehören zu den häufigsten urosonographischen Fehldiagnosen, die neben einer Reihe von belastenden Nachfolgeuntersuchungen, wie Urogramm, CT, DSA bis hin zur Kernspintomographie, v. a. eine Verunsicherung des Patienten mit sich bringen können, der so geradezu tumorstigmatisiert werden kann (Abb. 4.3).

CAVE: Eine pathologische Raumforderung (Rf) muß in jeder Ebene darstellbar und reproduzierbar sein.

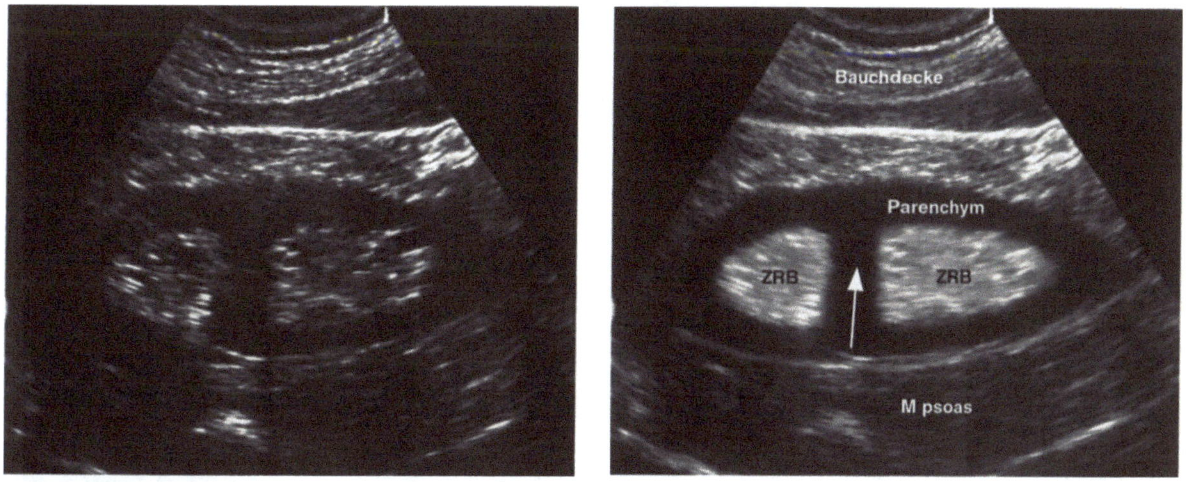

Abbildung 4.4

LS: Dichotomie mit völliger Teilung des Hohlsystems (*Pfeil*) entsprechend einer sog. Doppelniere

Im Zweifel ist eine kurzfristige Wiederholung mit gezielter Vorbereitung, Änderung der Applikation und ggf. auch mit Hilfe eines noch erfahreneren Kollegen besser als eine voreilig indizierte invasive Folgeuntersuchung. Ein Urogramm ist immer dann angezeigt und diagnostisch ergiebig, wenn das Hohlsystem der Niere in die mögliche Pathologie einbezogen erscheint – etwa bei möglicher Dichotomie oder Anlageanomalien (Doppelorgan, Rotationsdystopien, Verschmelzungsnieren), oder aber dann, wenn es um die Detailerkennbarkeit innerhalb des Hohlsystems geht (Abb. 4.4). Raumforderungen, die nur das Parenchym ohne Kelchveränderungen betreffen, zeigen auch im CT ein entsprechendes Korrelat.

Die Urosonographie kann so einen Großteil uroradiologischer Untersuchungen mit eher besserer diagnostischer Ergiebigkeit ersetzen. Radiologische Verfahren sind nur dann angezeigt, wenn sie zusätzliche, unverzichtbar notwendige Informationen erwarten lassen.

4.1.3 Renale und pararenale Raumforderungen (Rf)

Der Terminus Rf wird für eine abgegrenzte Masse gebraucht, die von der Struktur her und/oder durch die Lokalisation das gewohnte Bild eines Organs verändert und so zwangsläufig mit einem pathologisch-anatomischen Substrat assoziiert werden muß. Über einen möglichen Krankheitswert sagt der aus dem angloamerikanischen Sprachraum kommende Begriff „space occupying leason" allerdings noch nichts aus.

Die Darstellung der Nieren gehört in den Untersuchungsumfang jeder abdominellen Sonographie. Sie dient als wertvolle Orientierung im Rahmen aller abdominalen und retroperitonealen Fragestellungen. Durch Zufall – sog. sekundäres Screening – werden auf diese Art und Weise zahlreiche renale Rf ohne spezielle Symptomatik gefunden.

4.1.3.1 Parenchymatöse Raumforderungen

Asymptomatische Zysten sind die häufigsten Rf der Nieren. Man findet sie, ausgehend vom Parenchym in jeder Größe und Lokalisation parallel zum Lebensalter an Größe und Zahl zunehmend. Ob für ihre Genese divertikelartige Ausstülpungen an distalen Tubuli und Sammelröhren ursächliche Vorgaben sind, wird kontrovers diskutiert.

Bei subjektiver Beschwerdefreiheit und ohne objektive Pathologie haben einfache Zysten keine Krankheitsbedeutung (Abb. 4.5). Im Falle, daß ihr Binnendruck (selten) höher wird als im Hohlsystem und Verdrängungen von Kelchen oder Nierenbecken mit Abflußbehinderungen resultieren, können sie leicht perkutan ultraschallgezielt evakuiert und mit 96 %igem Alkohol meist dauerhaft obliteriert werden.

CAVE: Die Diagnose Nierenzyste setzt eindeutige Kriterien vorraus: scharf begrenzte, glatt konturierte, dünnwandige, echolose Aussparung mit sicherer Schallverstärkung im Bereich des Schallaustritts.

Jede atypische Zyste dagegen erfordert weitere Diagnostik, wobei eine Dichtezunahme im Kontrastmittel-CT das wichtigste Kriterium für eine andersartige Pathologie darstellt.

Wird bei einer leicht durchführbaren ultraschallgezielten Punktion solcher atypischer Zysten nichtartifizielles Blut aspiriert, ist die operative Freilegung obligat – unabhängig von der zytologischen Diagnose des Aspirates. Es gibt zwar keine bewiesenen Karzinome der Zy-

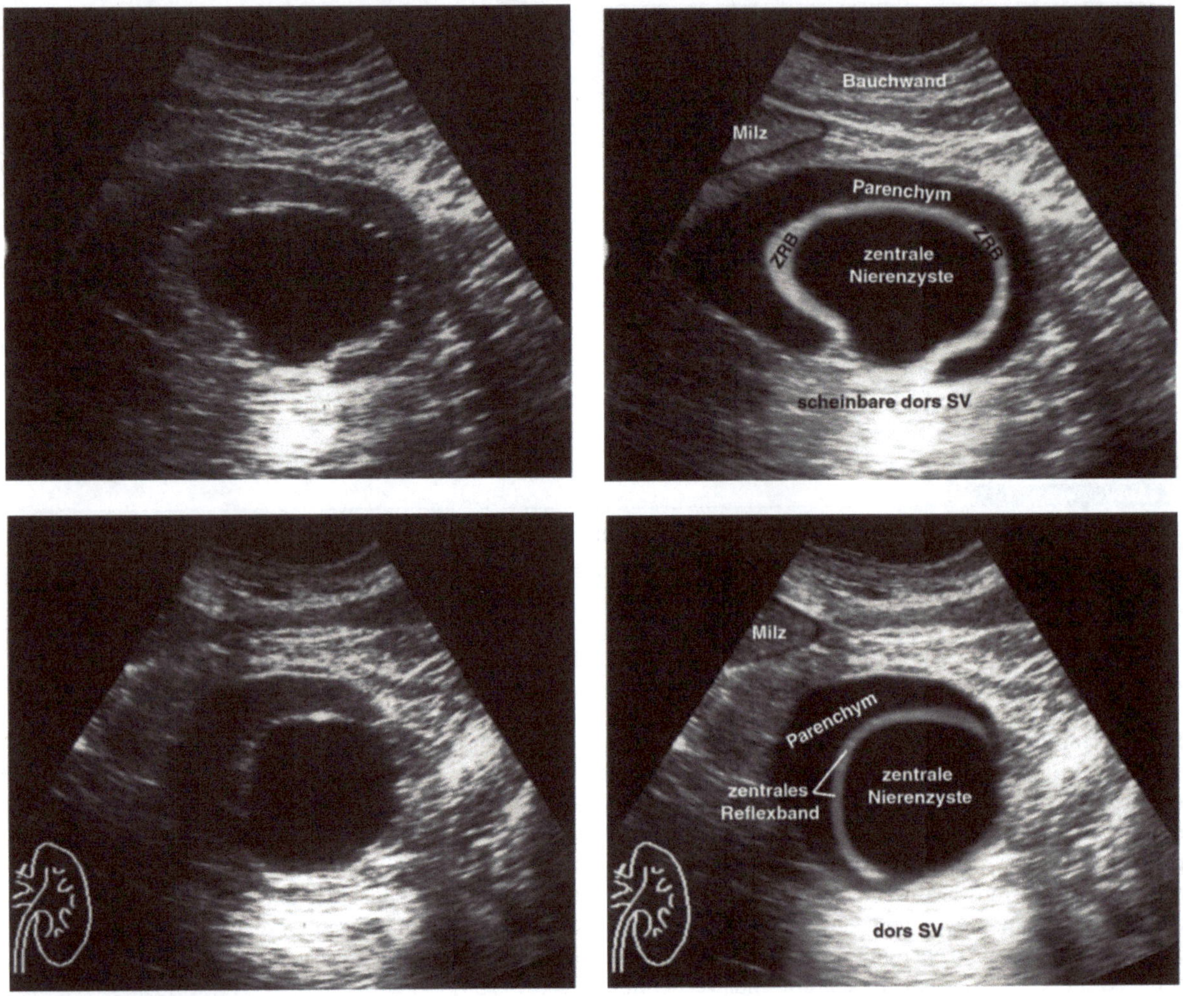

a

b

Abbildung 4.5 a, b

Dorsaler LS und QuS der linken Niere. Die zystische Rf mit starkem Echopluseffekt drängt das ZRB ganz in die Peripherie. Das Hohlsystem der Niere ist unbeeinträchtigt, der Patient beschwerdefrei. Deswegen keine Indikation zu einer Intervention – aber gute Aufklärung des Patienten und Kontrollen

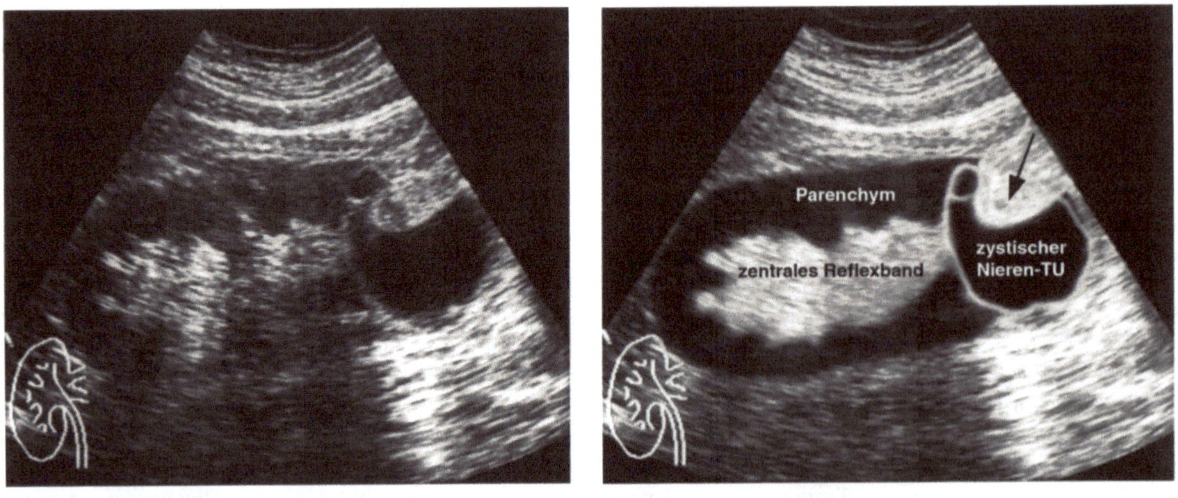

Abbildung 4.6

Dorsaler LS einer rechten Niere. Im unteren Polbereich einer kompensatorisch hypertrophierten Einzelniere stellt sich eine eindeutig zystische Rf dar. Von dorsal her wächst eine echodichte solide Masse in das Zystenlumen vor (*Pfeil*). Die großzügige untere Polresektion bestätigt das vermutete NZK

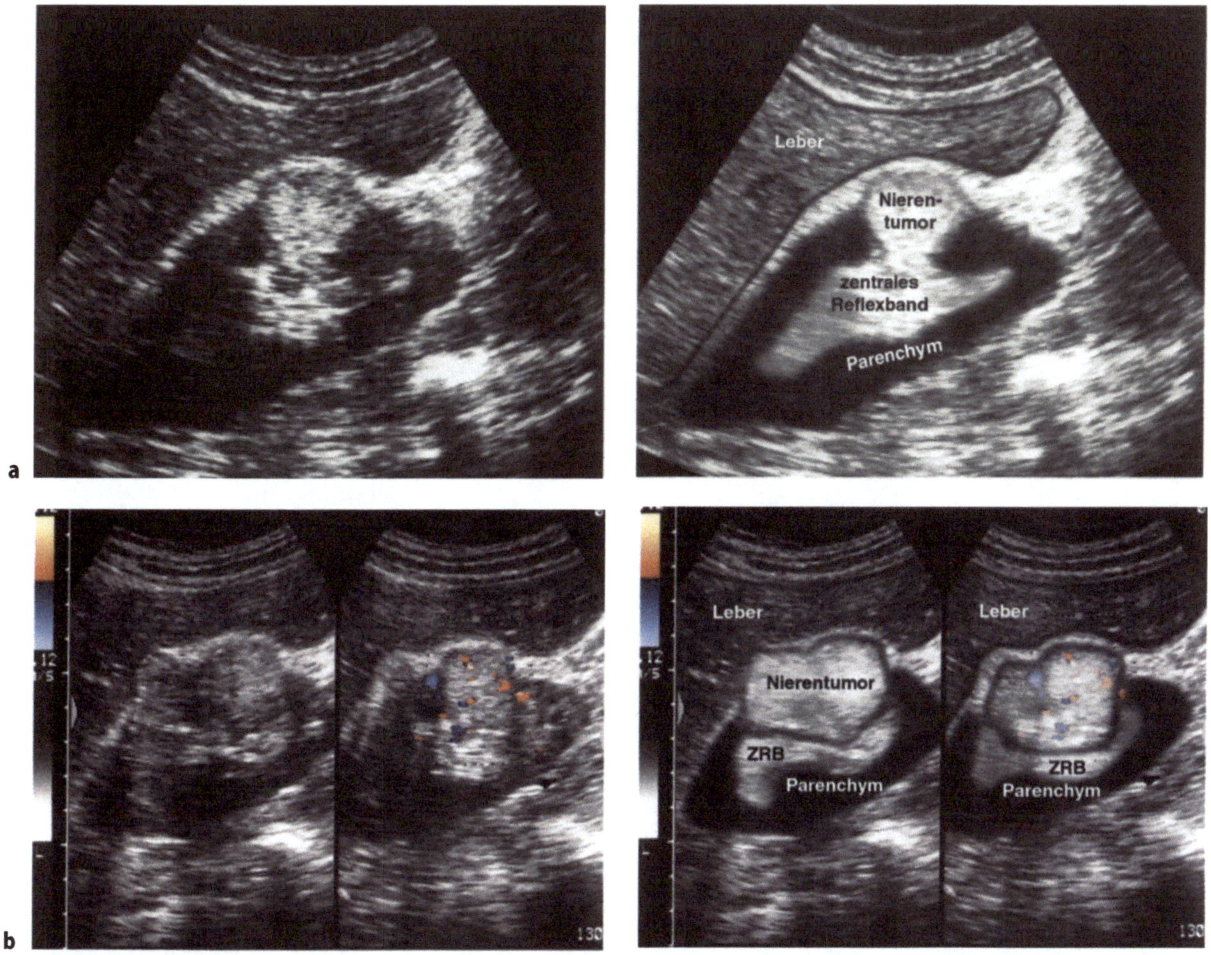

Abbildung 4.7 a, b

Ventraler LS einer rechten Niere. **a** Die solide Rf im ventralen Mittelteil der Niere wirkt fast wie ein AML. **b** Weitere Schnitte aber zeigen die diffuse Ausbreitung des Tumors mit reichlicher zentraler und peripherer Vaskularisation. Die FCDS hat für die Differentialdiagnose von Raumforderungen der Nieren bislang keine wirkliche Bedeutung

stenwand, die mit flach-kubischem Epithel ausgekleidet ist, trotzdem können Nierenzellkarzinome (NZK) an jeder Kontaktstelle in das Zystenlumen einwachsen (Abb. 4.6).

Die häufigsten soliden Raumforderungen, die vom Parenchym ausgehen, sind Malignome. Sie machen etwa 3 % aller Neoplasien des Erwachsenen aus. Symptome – etwa Makrohämaturie, Schmerzen, Tastbarkeit, Stauffer-Syndrom – zeigen immer schon fortgeschrittene Stadien an. Obwohl nach wie vor außer der Operation keine entscheidende onkologische Therapieoption besteht, hat sich die Prognose NZK-kranker Patienten durch die Urosonographie dramatisch verbessert, und zwar ausschließlich durch die sonographische Früherkennung. Dazu hat geplantes primäres oder zufällig sekundäres Screening vieler ärztlicher Disziplinen beigetragen (Abb. 4.7).

Ohne Prädilektion kann sich in jedem Bereich des Parenchyms eine Rf entwickeln. Die Wachstumsrichtung ist beliebig – polständig oder im Mittelgeschoß hilusnahe, nach peripher oder nach zentral.

Wie Zysten können auch solide Tumoren ohne jede lokale Symptomatik sehr groß werden. Manchmal weisen erst Metastasen (Knochen, Lunge, Hirn) auf den Primärtumor in der Niere hin. Die Form der soliden Rf kann rund, oval oder auch abgeplattet sein, die Kontur unregelmäßig oder eher glatt. Das Strukturmuster reicht von echoreich bis echoflau, von homogen bis extrem unruhig (Abb. 4.8).

Keineswegs immer stellen sich solide Rf auf Anhieb dar. Sie können von der Umgebung kaschiert und übersehen werden. Gerade für die Früherkennung noch kleiner, auf das Organ begrenzter Tumoren sind deshalb gute Untersuchungsbedingungen, Zeit zur Applikation aus

a

b

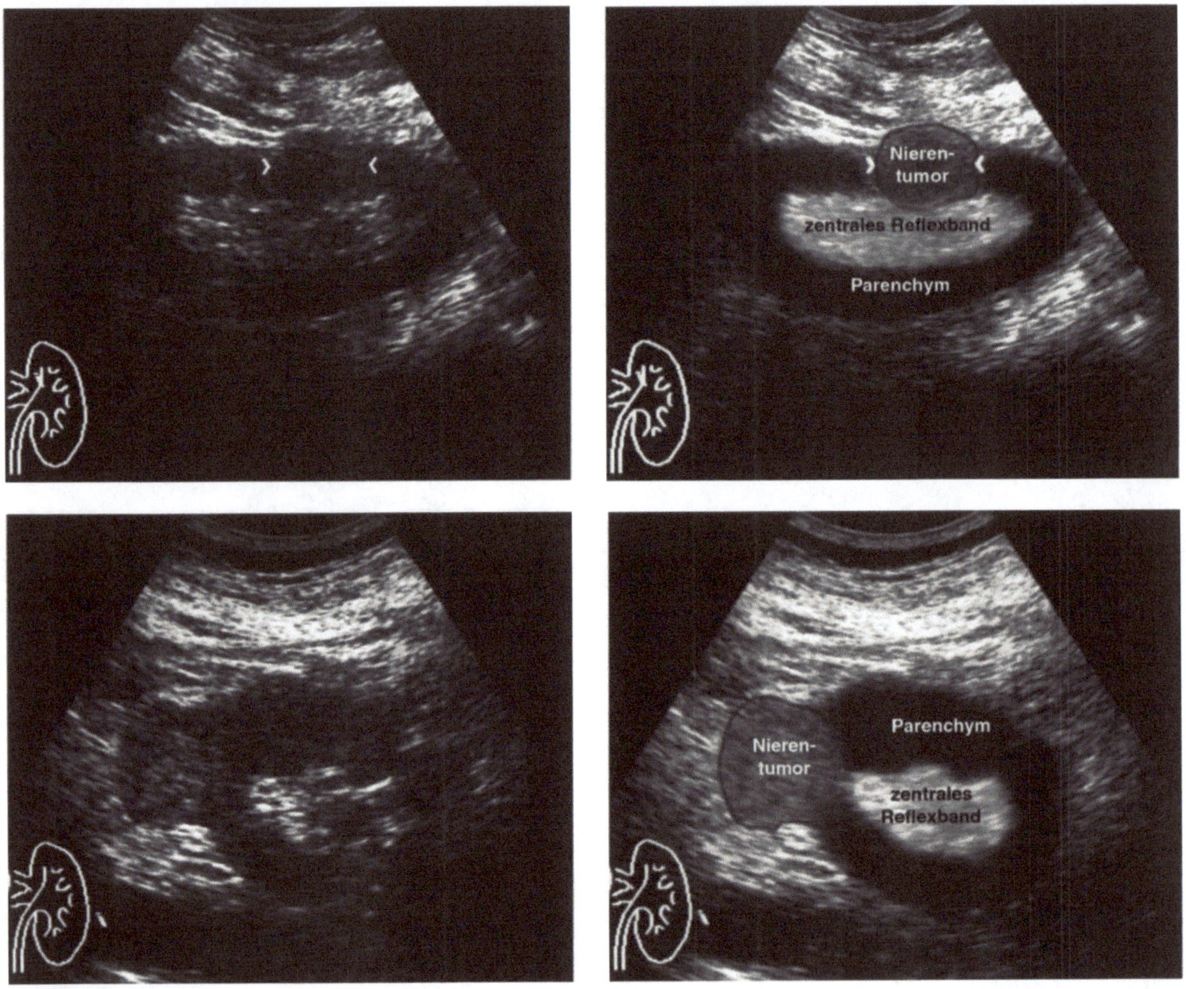

Abbildung 4.8 a, b

Dorsaler LS (**a**) und QuS (**b**) durch eine linke Niere. **a** Allenfalls angedeutet kann eine Pathologie im Mittelteil der Niere vermutet werden. **b** Der QuS klärt diese Konstellation. Der echodichtere Tumor wächst ganz nach lateral und kann also im LS kaum ein Korrelat haben

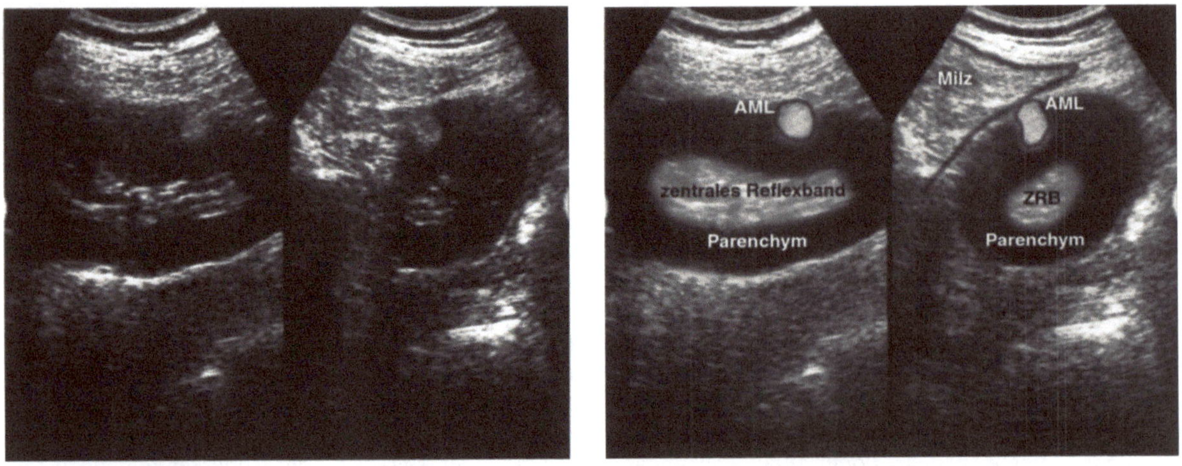

Abbildung 4.9

Dorsaler LS und QuS einer linken Niere. Kleines einzelnes Angiomyolipom (*AML*) dorsomedial peripher im Parenchym gelegen. Die sonographischen Kriterien sind eindeutig. Konsequenz: keine weitere Diagnostik, jährliche sonographische Kontrolle

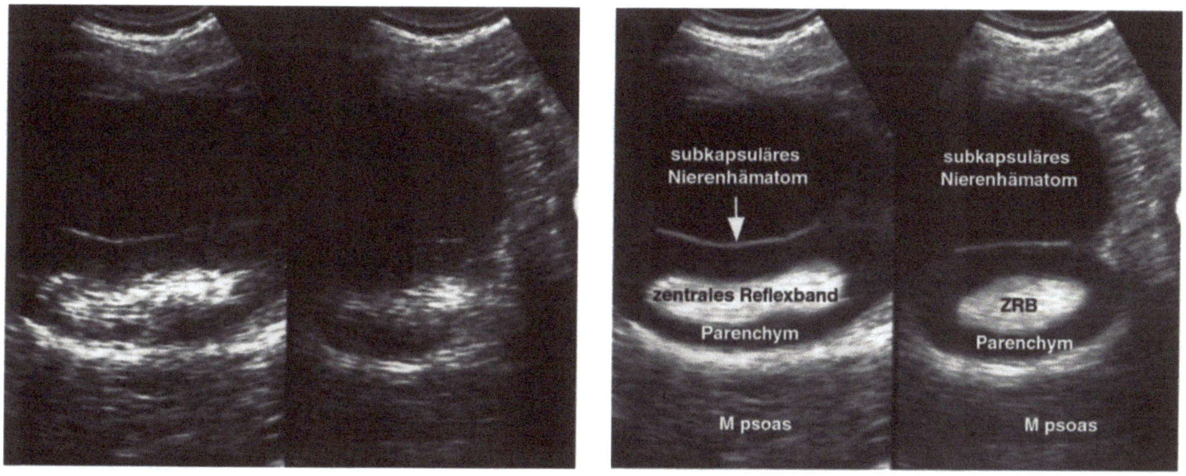

a, b

Abbildung 4.10 a, b

Dorsaler LS (**a**) und QuS (**b**) der rechten Niere einen Tag nach ESWL eines unteren Kelchsteines. Die abgrenzbare große echoarme Rf dellt die ganze dorsale Nierenfläche längs (**a**) und quer (**b**) geradezu ein (*Pfeil*). Trotz des ausgedehnten subkapsulären Hämatoms ist der Patient völlig beschwerdefrei. Das Hämatom ist nach 6–8 Wochen resorbiert

verschiedenen Ebenen und Erfahrung des Untersuchers wichtige Voraussetzungen.

Seltene benigne Nierenadenome sind solide Rf des Nierenparenchyms, die bei Größenzunahme zu Adenokarzinomen entarten können. Weiterhin Onkozytome, die nur histologisch eindeutig zu sichern sind. Im Verdachtsfall – etwa bei einer sog. Radspeichenzentrierung – muß eine Biopsie und Schnellschnitthistologie die Diagnose sichern.

Häufiger sind Angiomyolipome (AML), die als einzige solide Rf des Nierenparenchyms eine sonographische Artdiagnose erlauben. AML können unterschiedlich groß sein und multifokal vorliegen – wie z.B. bei der Bourneville-Pringle-Phakomatose. Sie sind meist rundlich, glatt begrenzt und immer sehr echodicht (Fett), wobei typischerweise die Echos wie „geschichtet" wirken (Abb. 4.9). Im Zweifel können AML durch den Nachweis negativer HE (Fett) im CT definitiv bestätigt werden. Sie stellen nur im Fall exzessiver Größe eine Operationsindikation dar. Mit Ausnahme des AML gibt das sonographische Strukturmuster in keinem einzigen anderen Fall einen Hinweis auf die Artdiagnose des Tumors.

4.1.3.2 Traumatische Raumforderungen

Beim polytraumatisierten Patienten wird sich die Sonographie unmittelbar nach der körperlichen Untersuchung auf den Nachweis oder den Ausschluß größerer Flüssigkeitsansammlungen, etwa Blut oder Urin, beschränken. Im Verlauf besteht der besondere Wert der Nephrosonographie im Nachweis oder Ausschluß einer Mitbeteiligung der Niere im Sinne der Parenchymkontusion, Einblutung oder Ruptur. Häufiger stellt sich in der Urologie die Frage der iatrogenen Traumatisierung der Niere – etwa nach blutungsträchtigen Operationen, nach perkutanen Interventionen oder nach der extrakorporalen Stoßwellenlithotripsie (ESWL).

Das subkapsuläre Hämatom oder auch die Zerreißung der Capsula fibrosa mit diffusem Blutaustritt in das umgebende Gewebe kann in jeder Größenordnung erkannt und die Entwicklung im Verlauf verfolgt werden. Durch die sonographische Möglichkeit der Verlaufskontrolle konnte gezeigt werden, daß Hämatome Blutungsquellen tamponieren und sich selbst sehr große Hämatome im Verlauf mit uneingeschränkter Wiederherstellung der Atemverschieblichkeit der Niere völlig resorbieren können (Abb. 4.10 und 4.11). Die Indikation zur operativen Intervention – etwa zur Hämatomausräumung oder gar Notfallnephrektomie – ist dadurch sehr selten geworden. Eine seltene, aber mögliche Kalzifikation eines die Niere umgebenden Hämatoms kann im längerfristigen Verlauf immer durch entsprechende Auslöschphänomene (Schallschatten) nachgewiesen werden. In einem solchen Fall ist die Entfernung der kalzifizierten Kapsel erforderlich, um die Entwicklung einer sog. Concretio renis zu vermeiden.

Als postoperative Folgezustände nach Nierenfreilegung können narbige Darmadhäsionen resultieren und im Sonogramm als Rf imponieren. Durch die entsprechende Anamnese und den sonographisch darstellbaren Übergang dieser Rf in reguläre Darmstrukturen läßt sich die Diagnose sichern.

Ein anderes, postoperativ ebenfalls häufig auftretendes Problem stellen verlagerte und an der Niere adhärente Dünn- und Dickdarmanteile dar. Die sonographi-

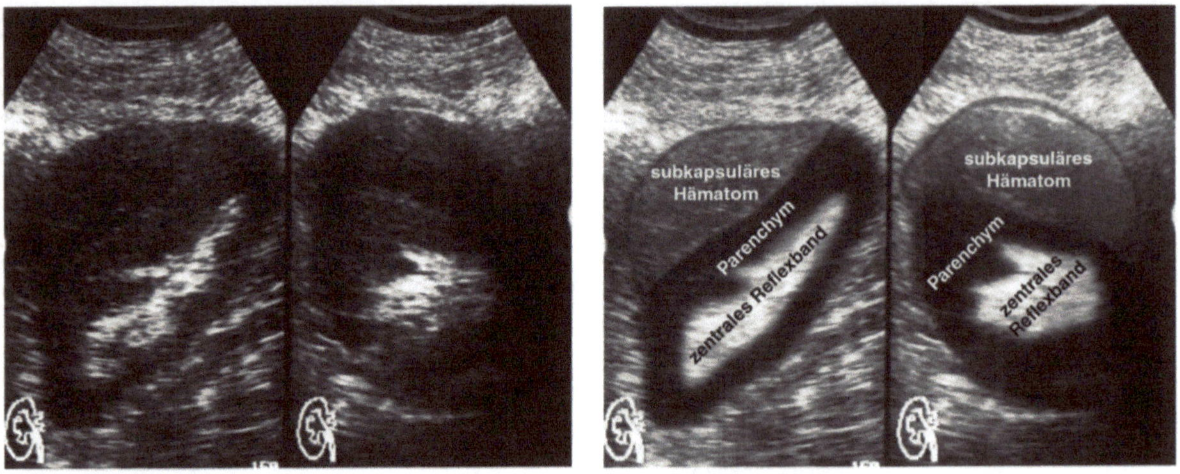

a, b

Abbildung 4.11 a, b

Ventraler LS und QuS durch eine rechte Niere. 4 Wochen nach operativer Korrektur einer Harnleiterabgangsstenose. In Resorption befindliches ausgedehntes Hämatom

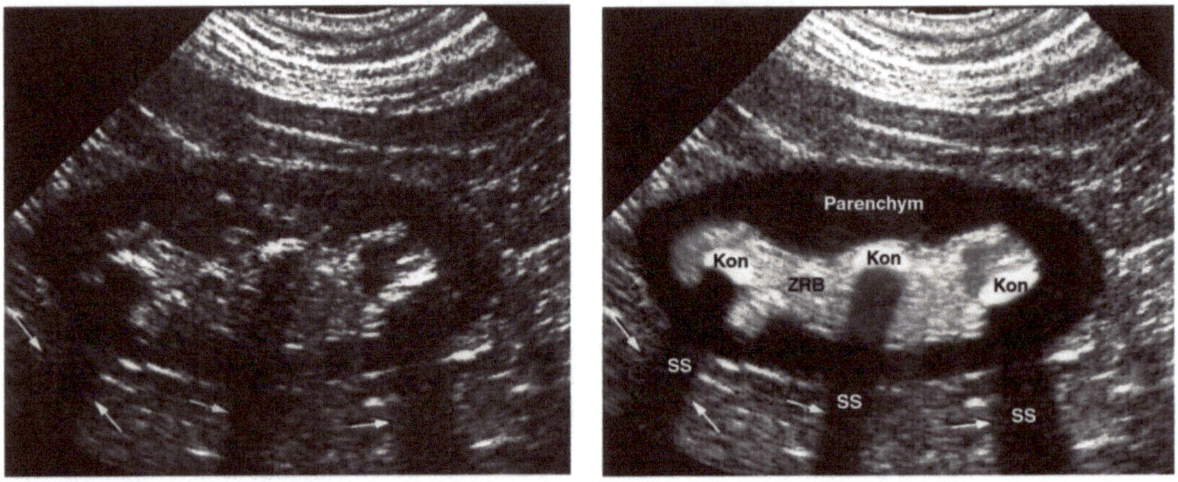

a

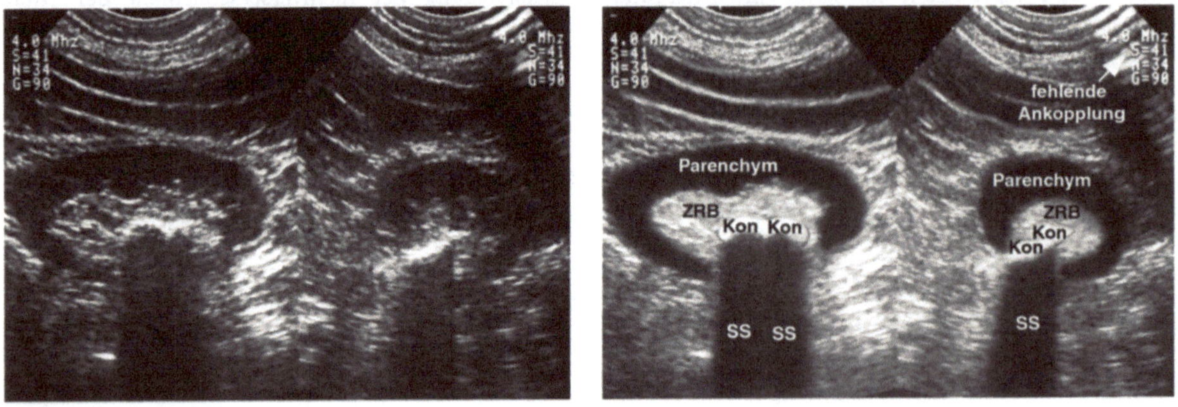

b

Abbildung 4.12 a, b

a Dorsaler LS durch eine linke Niere. Steine in allen 3 Kelchetagen. Nach ESWL eines größeren Nierenbeckensteins sind jeweils größere Steinanteile in alle 3 Kelchetagen zurückgefallen. Die Steinkriterien sind eindeutig. Dichter Echokomplex (*Kon*) mit Schlagschatten. **b** Dorsaler LS und QuS durch eine linke Niere. Patienten ohne jeden Steinhinweis im Röntgenbild. Auch Harnsäuresteine zeigen sonographisch die unverwechselbaren Kriterien in jeder Ebene

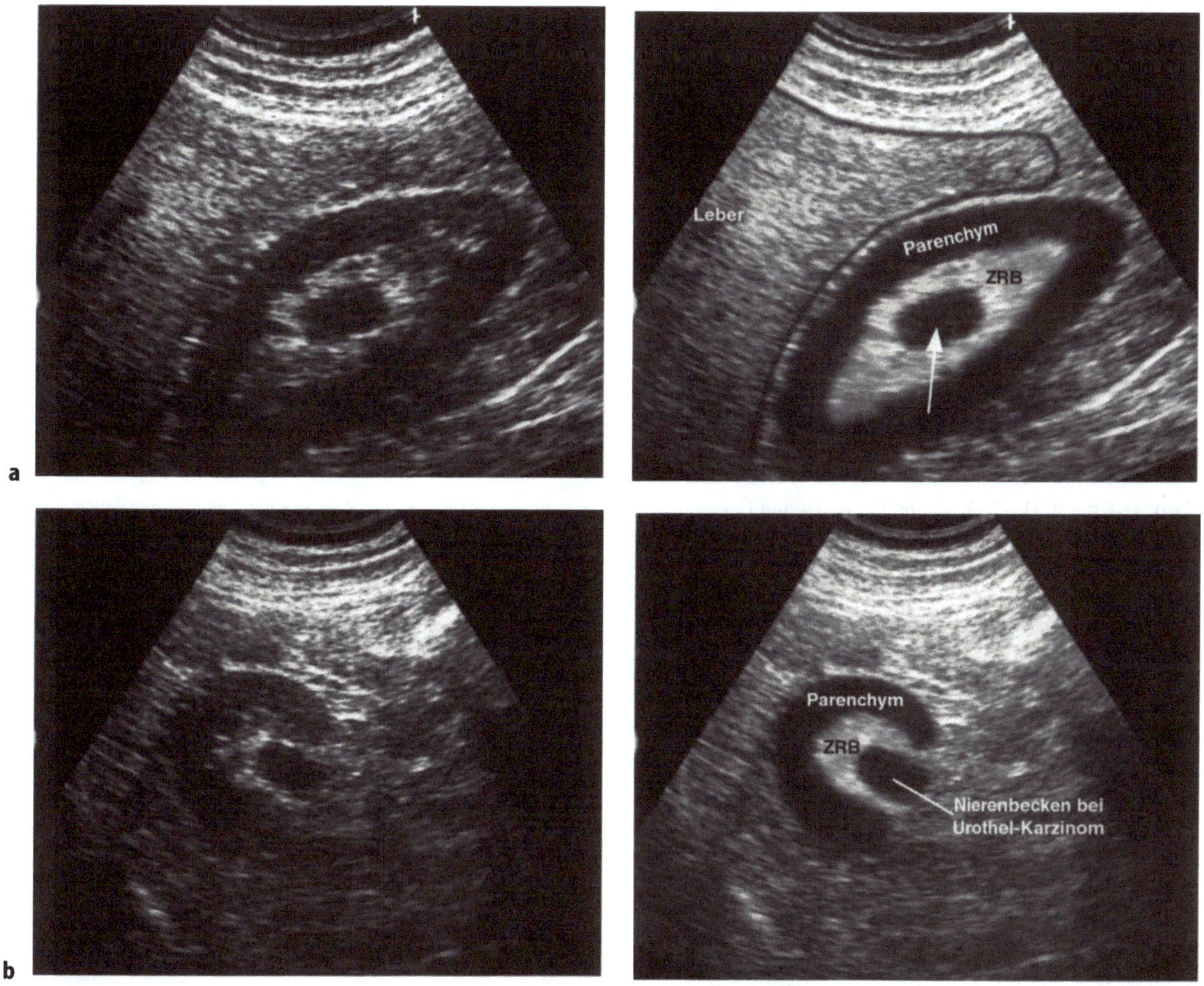

Abbildung 4.13 a, b

Ventraler LS und QuS durch eine rechte Niere. Sandwich-Phänomen. Das ZRB wird in der Mitte aufgespreizt von einer echoarmen rundlichen Struktur (*Pfeil*). Der Inhalt im Nierenbecken kann einem Urothelkarzinom entsprechen, das durch die Urinzytologie gesichert wurde

sche Artdiagnostik derartiger renaler bzw. adrenaler Rf gelingt sicher durch den Nachweis erkennbarer Peristaltik.

4.1.3.3 Intraluminäre und intrasinusale Raumforderungen

Eine Domäne der Sonographie ist der Nachweis von Steinen im Hohlsystem der Niere. Sowohl röntgenpositive kalziumhaltige wie auch röntgennegative harnsäurehaltige Konkremente lassen sich als dichter Echokomplex mit typischem Schallschatten sonographisch darstellen (Abb. 4.12).

Viele, besonders Kelchsteine, werden im Rahmen des sonographischen Screenings asymptomatisch entdeckt und können lithotripsiert werden, bevor sie Koliken verursachen, Entzündungen unterhalten oder durch Größenzunahme schwere Schäden hervorrufen.

Konnte die konventionelle Röntgenuntersuchung für Steindiagnostik und Verlaufsbeurteilung durch Urosonographie stark reduziert werden, ist ein qualitativ gutes Urogramm für die Diagnose neoplastischer Raumforderungen innerhalb des Nierenhohlsystems nach wie vor höchst wertvoll, da Aussparungen im Kontrastmittel für frühe Urothelkarzinome geradezu pathognomonisch sind.

Vergleichsweise findet man im typischen Sonogramm das sog. Sandwichphänomen, bei dem der normalerweise kapilläre Spalt des Nierenbeckens (NB) oder der Kelche durch den Urothelprozeß echoarm gespreizt wird (Abb. 4.13).

Fortgeschrittene Urothelkarzinome amputieren das zentrale Reflexband auffällig durch eine höchst inhomo-

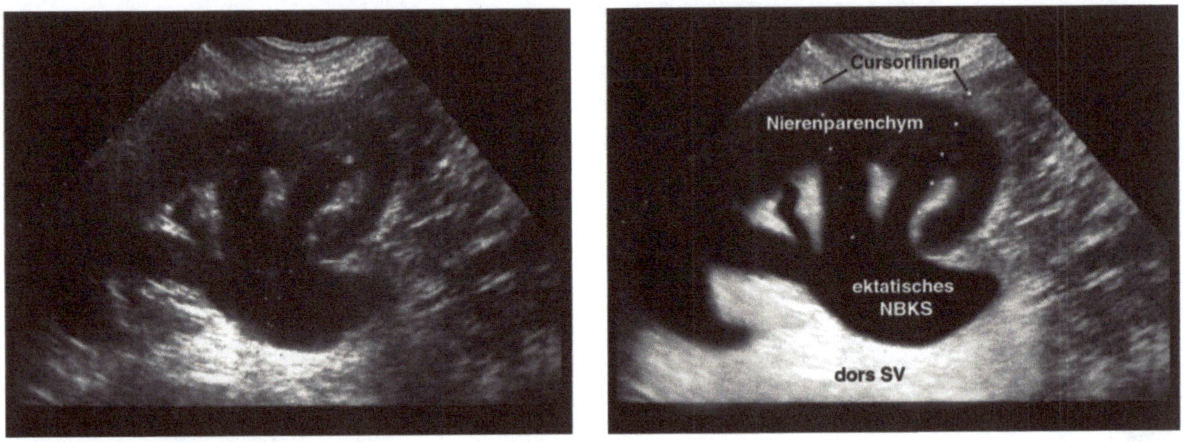

Abbildung 4.14

Koronar-S durch eine linke Niere. Zur einfachen Darstellung eines ektasierten NBKS ist der Koronar-S gut geeignet. Alle Kelchetagen zeigen den Anschluß an das ebenfalls ektasierte Nierenbecken. Die Ursache der Harnstauung ist zunächst nicht lokalisierbar. Die Cursorlinien markieren einen evtl. Punktionsweg zur Drainage

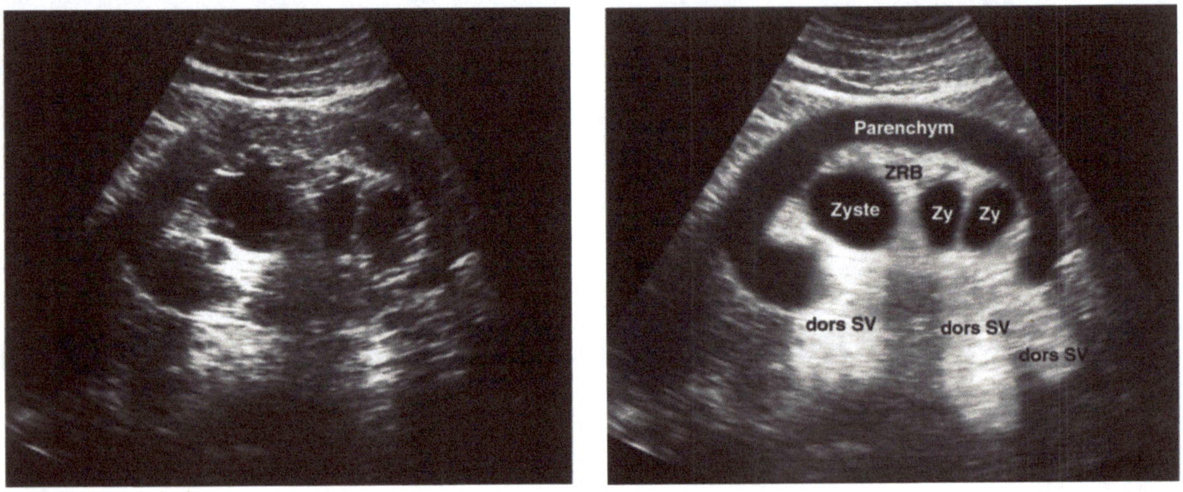

Abbildung 4.15

Dorsaler LS einer rechten Niere. Lymphangiektasien, entsprechend parapelvinen Zysten (*Zy*). Etagenartig angeordnete echolose Aussparungen innerhalb des ZRB bei völlig beschwerdefreiem Patienten. Differentialdiagnostisch sind ektasierte Kelche durch Koronar-S auszuschließen

gene Raumforderung. Nicht selten aber sind fortgeschrittene Stadien von großen Nierenzellkarzinomen sonographisch nicht mehr zu unterscheiden.

Im weiteren Sinne sind Ektasien von Kelchen und NB ebenfalls intraluminäre Raumforderungen, deren Ursachen weiter distal am Harntrakt zu suchen sind. Am besten läßt sich eine Ektasie des Hohlsystems im Koronarscan darstellen, wobei Kelche und NB in einer Ebene liegen. Im typischen Fall beweist der Anschluß erweiterter Kelche an das ebenfalls weitgestellte NB die partielle oder völlige Obturation des Harnleiters durch intraluminäre Rf oder extraluminäre Kompression (Abb. 4.14).

Differentialdiagnostisch gelingt so eine sichere Abgrenzung einer Hohlsystemektasie von intrasinusalen Lymphangiektasien (LA), die im angloamerikanischen Schrifttum als parapelvine Zysten bezeichnet werden.

Diese sonographisch sehr auffälligen, echoarmen bis echolosen Aussparungen, die auf das zentrale Reflexband beschränkt sind, findet man häufig in unterschiedlichster Größe und Form, mal etagenartig angeordnet, mal in polyzyklischem Konglomerat. Sie können diffus unregelmäßig über den zentralen Echokomplex verstreut sein und ein- oder doppelseitig auftreten. Als Korrelat im Urogramm findet sich in seltenen Ausnahmen das sog. Spinnenbeinhohlsystem mit Spreizeffekten zwischen stark elongierten Kelchhälsen. Urologisch weniger erfahrene Ärzte können diese tief intrasinusal gelegenen parapelvinen Zysten mit ektasierten Kelchen

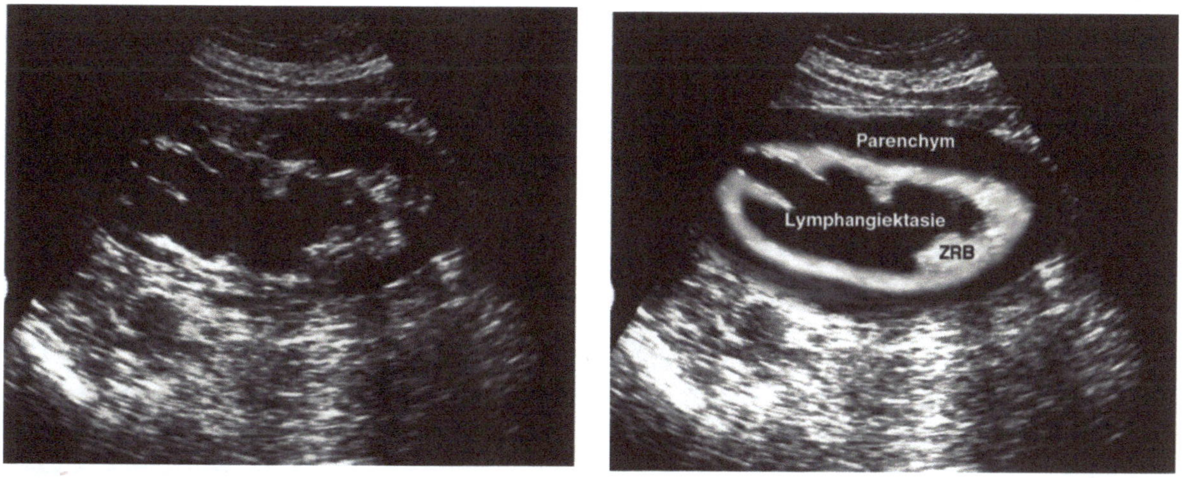

Abbildung 4.16

Dorsaler LS einer linken Niere. Lymphangiektasien, die im Konglomerat fast das ganze ZRB aufbrauchen, jedoch nicht darüber hinausreichen. Diese Formation entspricht im Urogramm dem Spinnenbeinhohlsystem. Dieser sehr auffällige Befund ist ohne Krankheitswert

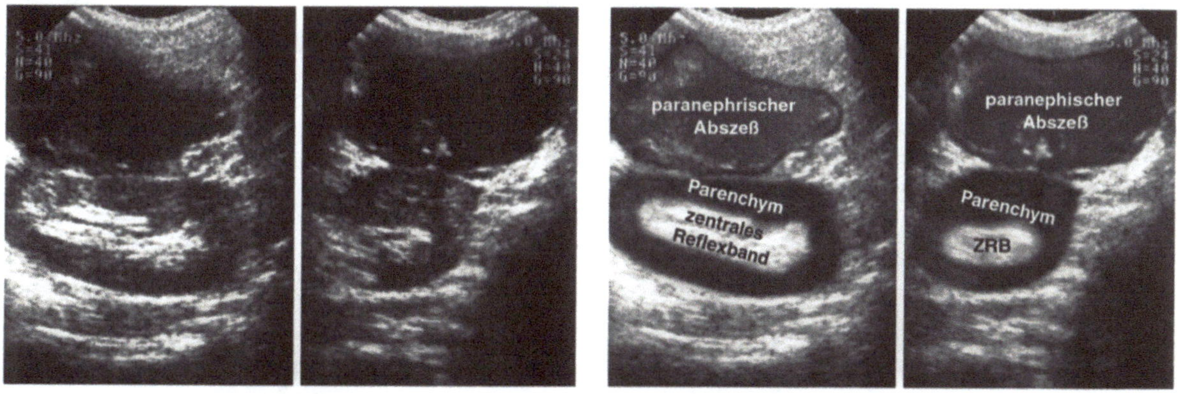

a, b

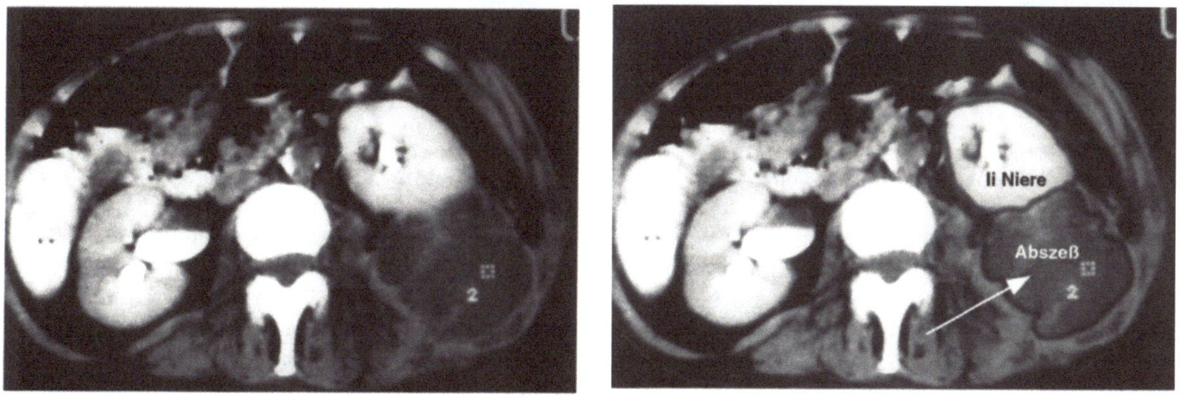

c

Abbildung 4.17 a–c

Dorsaler LS und QuS einer linken Niere. Großer paranephrischer Abszeß. Auf der dorsalen Nierenfläche liegt in fast ganzer Ausdehnung eine unregelmäßig begrenzte echoarme Masse, die bis unter die Rückendecke reicht und die Niere nach ventral abdrängt. Die Niere selbst zeigt eine geringe Distension des ZRB, entsprechend einer Nierenbeckenhypotonie. Über die Drainage entleeren sich 400 ml Eiter. Das vorherie CT (**c**) wäre nicht erforderlich gewesen

verwechseln. Mit hoher Sicherheit beweisend für eine sinusale Lymphangiektasie ohne Krankheitswert ist der sonographisch im Koronarscan sicher darstellbare fehlende Anschluß an ein erweitertes Nierenbecken (Abb. 4.15–4.17).

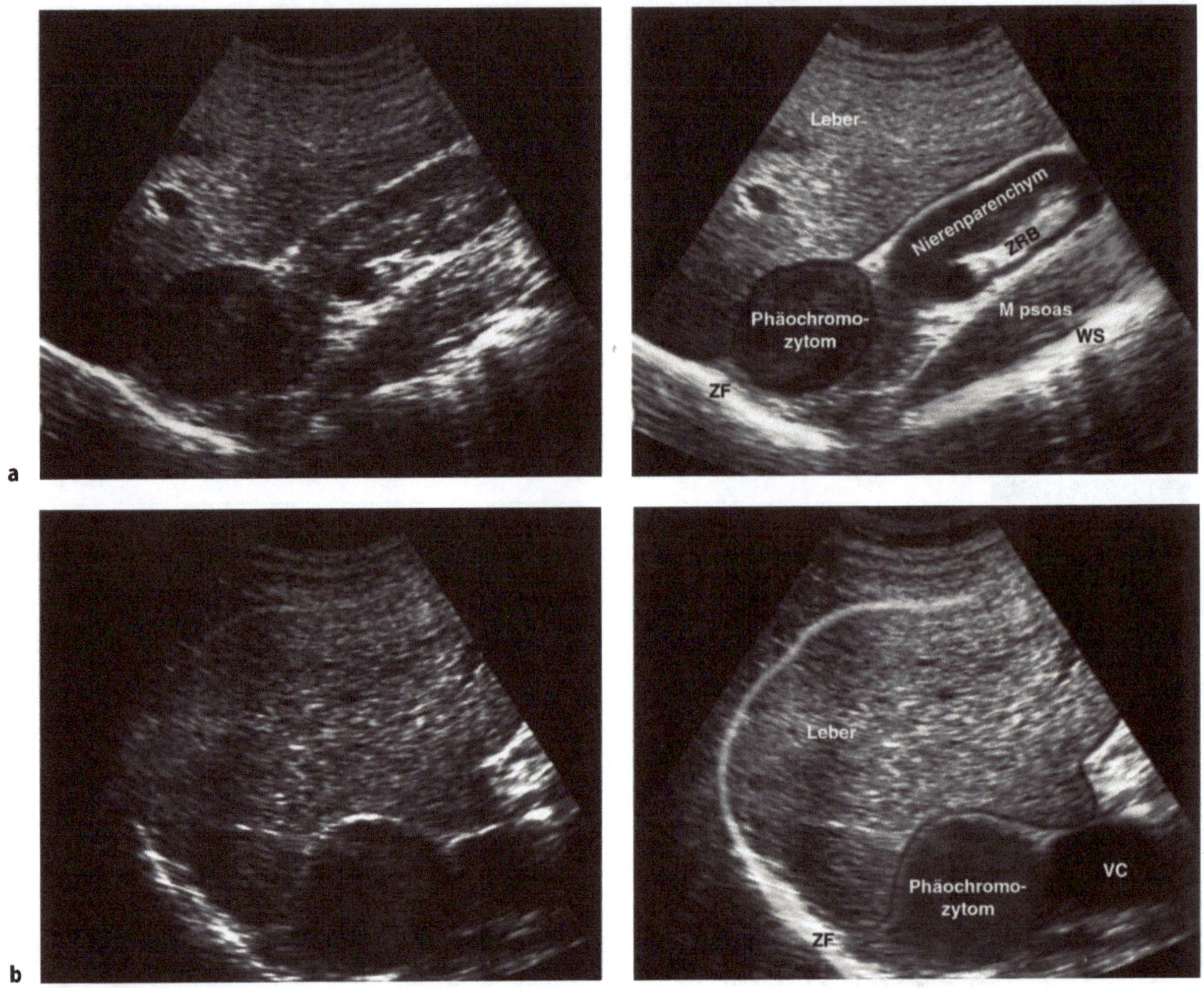

Abbildung 4.18 a, b

Ventraler LS und QuS durch eine rechte Niere. Phäochromozytom der rechten NN. **a** Zwischen oberem Nierenpol und Leber wird eine rundliche echoarme Rf erkennbar. **b** Im QuS ist ein noch größerer Durchmesser erfaßt und die Abgrenzung zur Leber und V. cava inferior wird deutlich

4.1.3.4 Entzündliche Raumforderungen

Der sonographische Nachweis entzündlicher Rf der Nieren beschränkt sich auf gut nachweisbare Abscedierungen, die im typischen Fall als echoarmes Susbstrat mit abszeßtypischen Binnenechos zur Darstellung kommen. Speziell bei paranephritischen Abszessen ermöglicht die Sonographie nicht nur eine schnelle und sichere Diagnose, sondern erlaubt durch ultraschallgezielte Drainage eine schnelle und einfach durchzuführende Therapie (Abb. 4.18).

Schwere Pyelonephritiden, die gelegentlich auch schon im Kindesalter in der Folge von Refluxnephropathien auftreten können, hinterlassen tiefe narbige Parenchymeinziehungen, zwischen denen sich unveränderte Parenchym probulbiert.

Differentialdiagnostisch können solche auffälligen Konturvorwölbungen mit fortschreitendem Lebensalter zu Problemen bei der Abgrenzung von frühen Nierentumoren führen. Anamnese und sonographische Befundkonstanz sind in diesen Fällen wichtige Parameter, die diagnostische Freilegungen derart veränderter Nieren vermeiden helfen. Die unkomplizierte Pyelonephritis hat dagegen nur selten ein nephrosonographisches Korrelat. Vereinzelt können allerdings auffällig große Pyramidenausschnitte bei akuter Entzündung auf die Mitbeteiligung des pyelorenalen Grenzbereichs hinweisen.

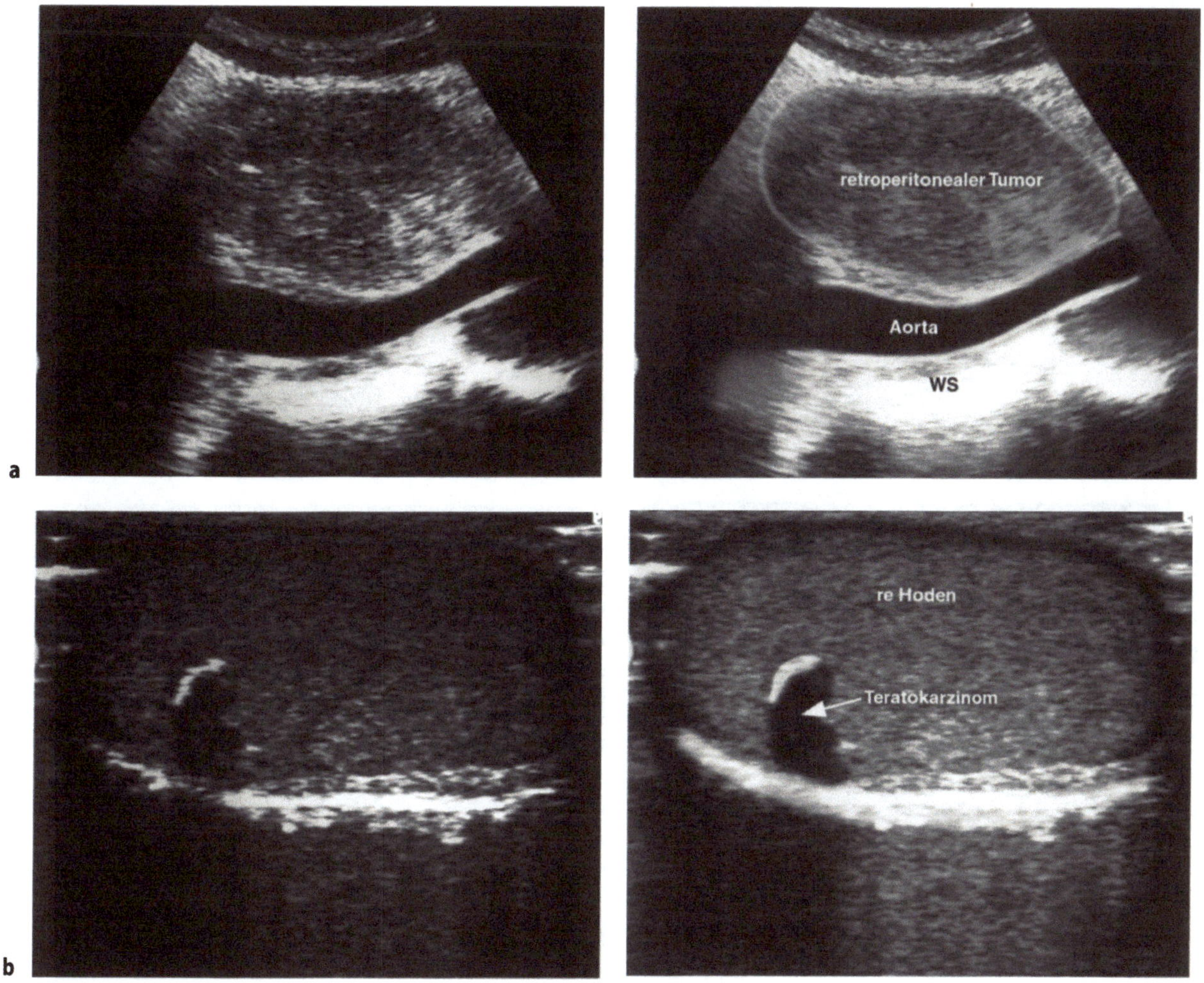

Abbildung 4.19 a, b

a Medianer LS im Oberbauch eines 20jährigen Patienten. Auf der Aorta wird eine homogen strukturierte Masse in Höhe des Abgangs der Nierenarterien sichtbar. Beiderseits unauffällige Nieren. **b** LS durch den rechten Hoden. An der Dorsalseite des oberen Hodenpols stellt sich eine echoarme Aussparung dar. Das okkulte Teratokarzinom bedingt die riesige präaortale Metastase

4.1.3.5 Peri- und pararenale Raumforderungen

„Peri ..." bedeutet unmittelbar, „para ..." mittelbar an die Niere heranreichend.

Bei eingeschränkten Untersuchungsbedingungen, v. a. bei adipösen Patienten oder unzureichender Patientenvorbereitung, stellen sich sonographisch Pelotteneffekte angrenzender Organe häufig als Pseudotumoren dar. Im linken oberen Mittelbauch sind dies insbesondere die Milz, der Pankreasschwanz und das linke Hemikolon, im rechten oberen Mittelbauch die Leber, die Gallenblase und das rechte Hemikolon. Gleiches gilt für Darmabschnitte, die zwischen Leber und Niere interponiert sein können. In derartigen Fällen kann nach gezielter Vorbereitung der Patienten in aller Regel eine eindeutige sonographische Differenzierung anhand der unterschiedlichen sonomorphologischen Organcharakteristika, peristaltischer Aktivität und unterschiedlicher Füllungszustände vorgenommen werden.

Häufigste pararenale Rf sind Nebennierenvergrößerungen und Lymphknotenkonglomerate im Bereich der Nierenhili, der V. cava und der abdominalen Aorta, die jeweils medial an die Nieren heranreichen können. Normale Nebennieren (NN) sind im Säuglings- und Kleinkindalter sonographisch als echoarme bis echofreie bandförmige Strukturen gut, beim Erwachsenen dagegen nur in Einzelfällen als echoarme, dreieckförmige Gewebeformationen darstellbar. Aus urosonographischer Sicht entsprechen darstellbare Nebennieren beim Erwachsenen immer einer abklärungsbedürftigen Pathologie.

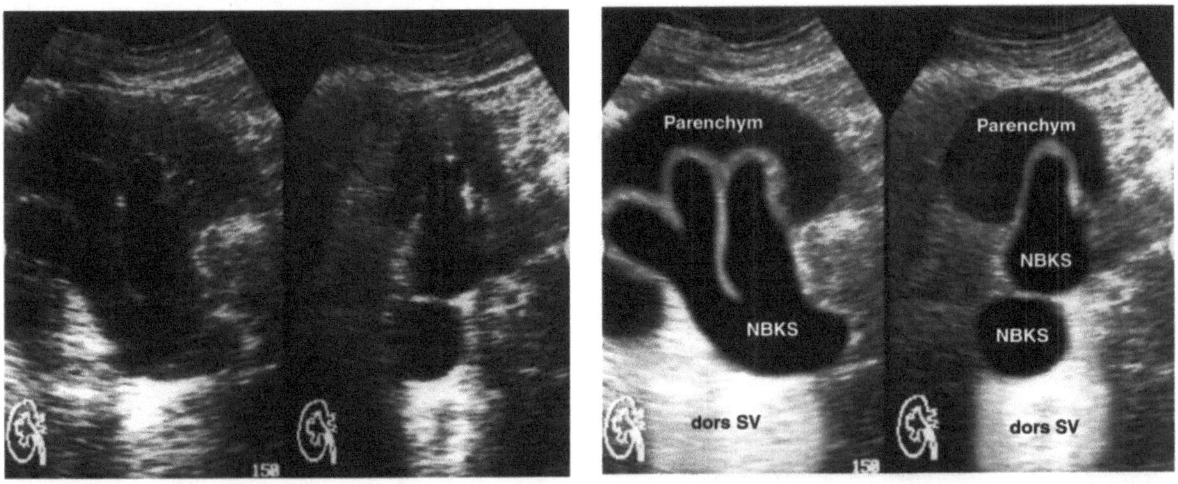

4.20a

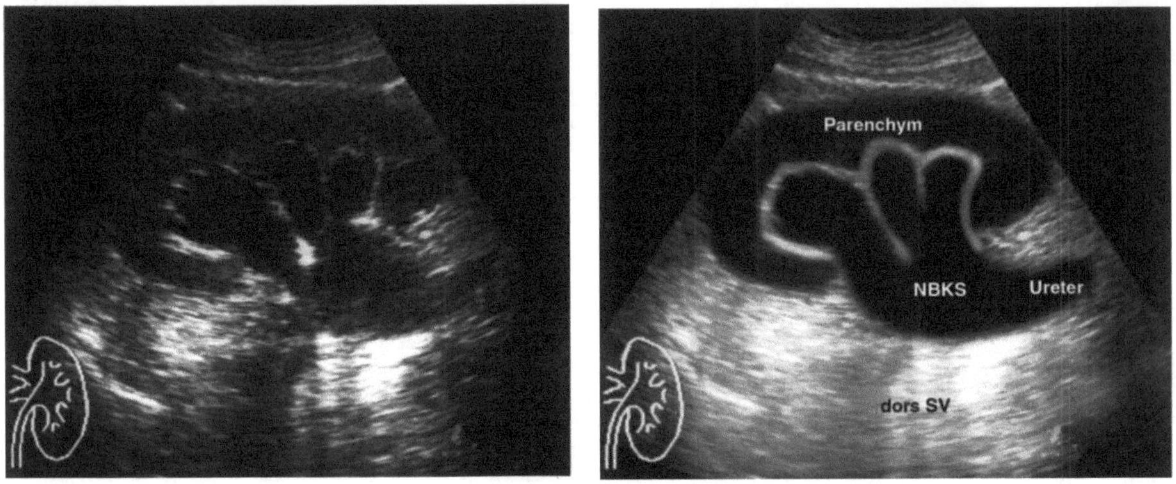

4.20b

NN-Hyperplasien und -Tumoren über 2 cm Durchmesser lassen sich rechts zwischen V. cava inferior und oberem Nierenpol von ventral, links besser von dorsal, jeweils medioventral vom oberen Nierenpol darstellen. Keine Aussage erlaubt die Sonographie über die Genese von Nebennierentumoren; originäre NN-Pathologien kommen ebenso in Betracht wie v. a. Metastasen von Bronchialkarzinomen und Lymphoblastosen (Abb. 4.18).

Nachweisbare Lymphknotenkonglomerate in Höhe der Nierenstiele sind regelmäßig als Signum malum anzusehen. Da die erste Lymphknotenstation des Hodens in diesem Bereich lokalisiert ist, handelt es sich bei umschriebenen Rf in der Regel um Absiedlungen primärer Hodentumoren. Letztlich kommen aber auch andere, primäre Organtumoren und systemische Lymphoblastosen als Ursache in Betracht. Diese pararenalen Rf können sehr groß und in ihrer Echostruktur sehr variabel sein, wenn auch eine homogene Echoarmut häufig ist. Klinische Symptome treten ggf. durch Kompression des Hohlsystems oder auch durch massive Verdrängung der Nieren auf.

Von besonderer Bedeutung ist die Sonographie in diesen Fällen im Rahmen der Therapie- und Verlaufskontrolle, da v. a. unter Einsatz moderner sonographischer Verfahren wie 3D-Sonographie exakte Volumenmessungen pathologischer Gewebsformationen möglich sind (Abb. 4.19).

4.1.4 Abflußbehinderungen aus dem Hohlsystem

Abflußbehinderungen können durch Obturation der Ureteren oder deren Kompression von außen bedingt sein, aber auch tiefere, vesikale oder subvesikale Ursachen haben. Der Durchmesser eines physiologischen Harnleiters liegt etwa bei 2–3 mm. Sonographisch kann einer solcher Harnleiter nur mit Hilfsmitteln – etwa einer einliegenden Schiene – oder aber als Hydroureter bei Obturation des Ostiums oder Kompression von außen dargestellt werden.

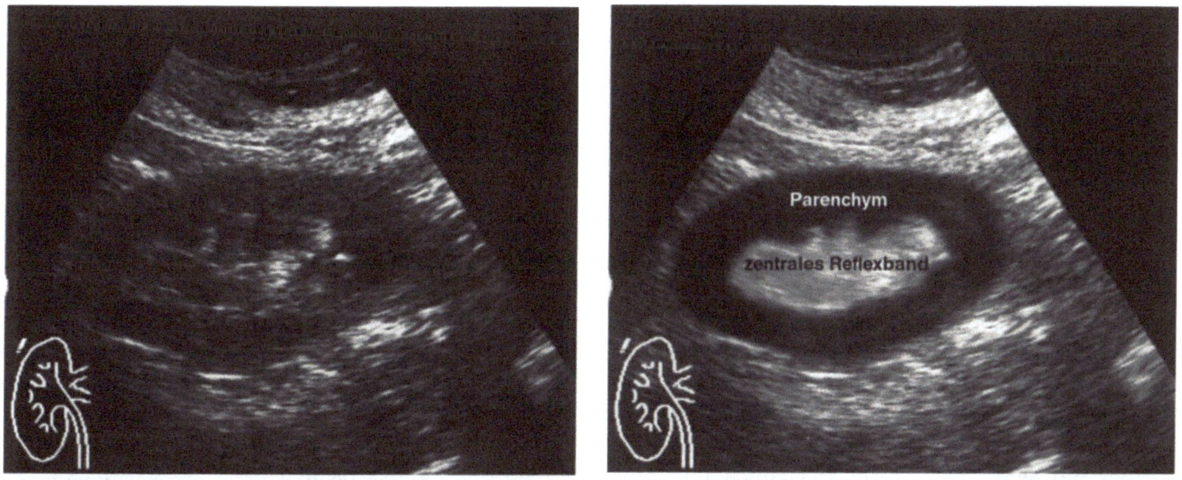

4.20c

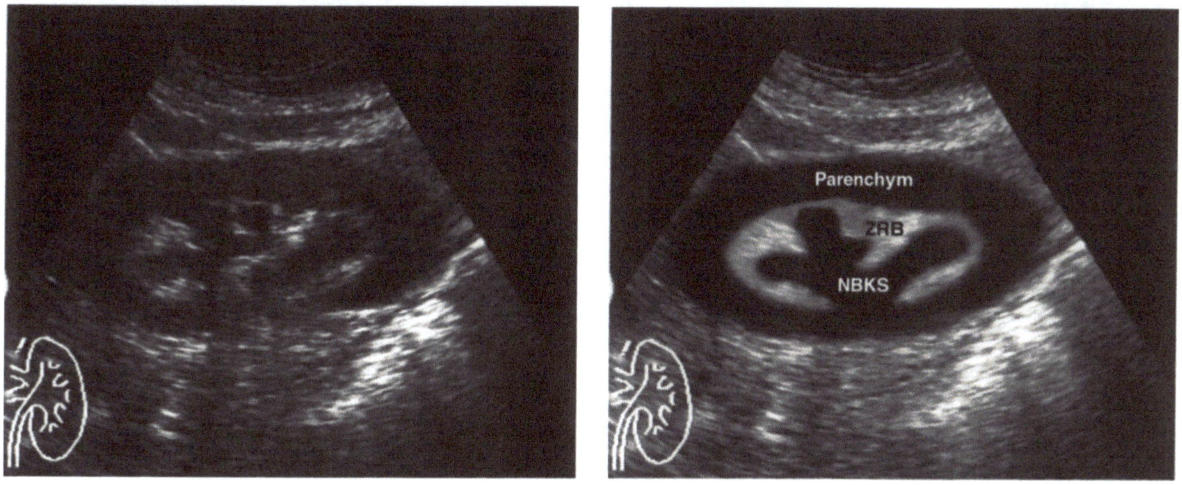

4.20d

Abbildung 4.20a–d

Koronare-Schnitte durch die rechte und linke Niere. **a, b** Stark ektasierte Hohlsysteme beider Nieren bei 60jährigem Patienten 6 Monate nach aortofemoraler Bypassoperation mit Ureterkompression. **c, d** Dorsale LS beider Nieren einen Tag nach beiderseitiger Einlage einer Double-J-Schiene. Rechts völlige Retonisierung des Hohlsystems, links noch geringe Restektasie

4.1.4.1 Harnleiterobturation

Häufigste Ursachen sind Harnleiterkonkremente, die partiell oder völlig das Lumen verlegen können. Im Nierenbeckenbereich sowie in den proximalen Anteilen des Harnleiters gelingt der Steinnachweis am besten im Koronarschnitt, im mittleren und im distalen Harnleiteranteil manchmal im pararektalen Längsschnitt. Das Konkrement selbst ist auch bei subpelviner oder tiefer prävesikaler bis intramuraler Lokalisation an der typischen echodichten Struktur mit kräftigem Schlagschatten erkennbar, wobei in der Tiefe des Beckens Phleboliten in differentialdiagnostische Überlegungen mit einbezogen werden müssen.

Da bei klinischem Verdacht eines Harnleiterkonkrementes der Versuch, den Stein sonographisch zu lokalisieren, den schmerzgeplagten Patienten mit gespanntem Abdomen oft stark belastet, sollte im Rahmen der Primärdiagnostik lediglich die Abflußbehinderung sonographisch – das Konkrement selbst in einem nachfolgenden Röntgenleerbild dargestellt werden. Nach der durchgeführten Steinlokalisation können nachfolgende Verlaufskontrollen sonographisch bis zum Steinabgang durchgeführt werden. In gleicher Weise wird nach ESWL von Steinen der oberen Harnwege vorgegangen.

Urothelkarzinombedingte Obturationen der Harnleiter sind selten und in aller Regel nur partiell. Zu klinisch verwertbaren Symptomen, v.a. zu Schmerzen, kommt es dabei lediglich im Rahmen von Blutungen und dadurch bedingte obturirende Koagel. Die Verdachtsdiagnose wird durch die Urographie erhärtet, ihre endgültige Bestätigung erfährt sie durch die Ureteroskopie und ggf. Zytologie oder Histologie. Die perkutane Sonographie spielt bei dieser Fragestellung eine untergeordnete Rolle; eine Optimierung der sonographischen Diagnostik scheint durch endoureterale 10- bis 20-MHz-Sonden, die sich derzeit in Erprobung befinden, denkbar.

4.1.4.2 Harnleiterkompressionen (HLK)

HLK von extraluminal, die die gleichen Auswirkungen auf das Hohlsystem haben, wie endoluminale Einengungen, findet man im viszeralchirurgischen Patientengut vergleichsweise häufig. Es kommen Tumoren im Becken, Lymphknotenmetastasen im Iliakal- und Paralumbalbereich ebenso wie direkte Operationsfolgen bei intraoperativ unbemerkter, teilweiser oder völliger Ligatur des Harnleiters in Betracht. Ursächlich am häufigsten sind allerdings indirekte postoperative Folgen im Sinne von strangförmigen oder flächigen Narbenbildungen mit unterschiedlich starker Einbeziehung des Harnleiters. Insbesondere treten narbenbedingte HLK nach operativen Eingriffen am rektosigmoidalen Übergang, nach aortomuralen Gefäßeingriffen und nach strahlentherapeutischen Maßnahmen auf.

Symptomatisch imponieren derartige postoperative Zustände, wie die urologischerseits gut bekannte retroperitoneale Fibrose. Die durch HLK hervorgerufene Dekompensation der Harnleiterperistaltik erfolgt bei großer Windkesselfunktion der proximal der Kompression gelegenen Harnwege langsam. Der Patient bemerkt bei kurzfristiger Aufnahme größerer Flüssigkeitsmengen gelegentlich ein Druckgefühl, zeigt ansonsten aber keine typischen auf die HLK hinweisenden Symptome. Funktionell wird die Flußstörung bei kompensierten Retentionswerten oft erstaunlich lange toleriert. Meist wird die in der Regel monströse Ektasie per Zufall urosonographisch im Rahmen postoperativer Kontrollen oder anläßlich einer Screeninguntersuchung bei uncharakteristischen Allgemeinsymptomen entdeckt.

Die Behandlung richtet sich nach dem Ausmaß der Ektasie und der Beeinträchtigung der Nierenfunktion. Bei alleiniger Kompression durch postoperative Narbenbildung wird der Harnleiter als kausale Maßnahme langstreckig aus der ihn zügelnden bzw. komprimierenden Narbenregion ausgelöst und mit schützendem Peritoneum umhüllt oder der betroffene Harnleiteranteil nach Auslösen komplett intraperitonealisiert.

Bei systemischer oder maligner Grunderkrankung mit ungewisser Prognose wird zunächst endoskopisch ein intraureterales sog. Double-J eingelegt, dessen Spitzen sich J-förmig im Nierenbecken und in der Blase umlegen und sich so selbst in situ hält (Abb. 4.20).

Dieses Vorgehen entspricht einer weitgehend passiven Drainage und führt zwangsläufig bei jeder Miktion zu einem zystorenalen Reflux, d.h. regelhaft zu einem pendelurinbedingten Harnwegsinfekt. Funktionell erfolgt die Drainage zum einen innerhalb der perforierten Harnleiterschiene, zum anderen aber auch zwischen Schiene und Harnleiterwand.

Kommt es bei fester Ummauerung des oder der Harnleiter zu einem vollständigen Sistieren der Eigenperistaltik, bleibt das Hohlraumsystem trotz Schienendrainage ektatisch. Wird in solchem Fall die Nierenfunktion zunehmend schlechter, kann durch direkte perkutane ultraschallgezielte Nephrostomie das Hohlsystem vorrübergehend entlastet und die Nierenfunktion verbessert werden.

Eine ursächlich gänzlich andere Kompression, vorwiegend des rechten Harnleiters, kann in der zweiten Schwangerschaftshälfte durch den aufsteigenden Uterus bedingt sein. In Koronarschnitt durch die rechte Niere zeigt sich in derartigen Fällen eine typische ballonartige Auftreibung des rechten Nierenbeckens häufig mit Fortsetzung der Ektasie in das kraniale Harnleiterdrittel. Reicht therapeutisch die häufige Lagerung der Schwangeren nach links nicht aus, um freie Abflußverhältnisse zu schaffen und damit die starken Druckschmerzen der rechten Flanke zu bessern, kommt auch in diesen Fällen die Einlage eines Double-J-Katheters zur Anwendung. Nach Entbindung und Entfernung der Harnleiterschiene retonisiert sich das gesamte Hohlsystem regelhaft in kurzer Zeit.

4.1.4.3 Vesikale und subvesikale Ursachen

Für die Verlegung eines Harnblasenostiums mit entsprechender Abflußbehinderung des jeweils betroffenen Ureters kommt eine Vielzahl pathologischer Veränderungen in Betracht. In diesen Fällen kann die Sonographie differentialdiagnostisch in aller Regel nur wegweisend durch den Nachweis des ektasierten Hohlsystems und des Hydroureters, gelegentlich bis nach intramural vesikal hin, sein. Häufig kann aber die zugrundeliegende Pathologie, z. B. bei Vorliegen eines Konkrementes, eines muskelinvasiven Blasenkarzinoms oder auch einer Ureterozele, sonographisch durch Darstellung des jeweiligen einseitigen Befundes nachgewiesen werden.

Beim Vorliegen einer übervollen Harnblase, die nicht selten als unklarer Unterbauchtumor imponiert, ist die Sonographie wegweisend. Die meist älteren, bzw. neurologisch kranken Patienten müssen dabei keineswegs einen kompletten Harnverhalt (HV) haben. Viel häufiger bleibt die Symptomatik einer Überlaufblase unbemerkt, da subjektiv jeweils eine Miktion erfolgte, nämlich um die Menge, die „überläuft", während die Blase vom Patienten unbemerkt gefüllt bleibt (Abb. 4.21).

Mit zunehmender Erkrankungsdauer kann es, ebenfalls vom Patienten unbemerkt, zur Dekompensation der Blasenkapazität und Rückstau des Urins in beiden Ureteren sowie des Nierenhohlsystems kommen. Mit Hilfe der Sonographie ist die Darstellung der übervollen

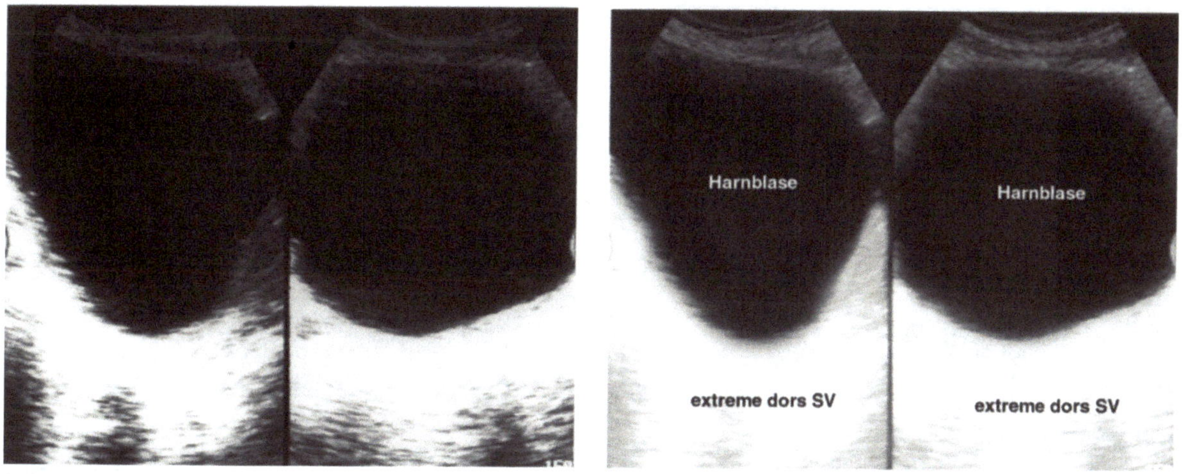

Abbildung 4.21

LS und QuS suprapubisch bei Überlaufblase. Stark überfüllte Harnblase

Blase, v. a. ihrer Spätstadien mit ektasierten Hohlsystemen, leicht möglich und beweisend für eine derartige Pathologie.

Die unmittelbare Behandlung besteht in einer fraktionierten suprapubischen Katheterharnableitung, wobei oftmals mehr als 1000 ml entleert werden können. Im Verlauf kommt es meist zu einer sonographisch gut kontrollierbaren Retonisierung der Hohlsysteme und Harnleiter.

Je nach Dauer der Überdehnung erholen sich Blase, Harnleiter und Nierenhohlsystem nicht immer vollständig. Oftmals kommt es durch Umwandlung von Muskel in Bindegewebe zu einem dauerhaften Verlust an Elastizität und Kontraktilität, der in ein Endstadium einer sog. Handtuchblase einmündet. In derartigen Fällen verbleibt therapeutisch nur die mehrmals tägliche Selbstkatheterung oder eine dauerhafte Katheterharnableitung. Ursächlich liegt einer derartigen schleichenden Entleerungsstörung der Harnblase am häufigsten ein kleines, obstruktiv wachsendes Adenom oder eine Sphinktersklerose zugrunde. Seltener handelt es sich um langsam trigonal infiltrierende und beide Ostien miteinbeziehende Prostatakarzinome oder um primär neurologische Krankheitsbilder (Spina bifida u. a.).

Im Gegensatz zu diesen schleichenden Krankheitsverläufen kommt es bei prostata-adenom-bedingten kurzfristig auftretenden Harnverhaltungen zwar zu einer übervollen Blase, die allerdings mit einer dramatischen subjektiven Symptomatik und nie mit einer sonographisch objektivierbaren Ektasie der Hohlsysteme der Nieren verbunden ist.

4.1.5 Suprapubische und transrektale Prostatasonographie

Die Prostatadiagnostik ist eine Domäne der Urologie; trotzdem wird der sonographierende Viszeralchirurg diesen Bereich in seine orientierende Untersuchung einbeziehen müssen. Die suprapubische Sonographie (SPS) hat sich als ideales Verfahren der grobquantitativen Restharnbestimmung (Länge × Breite × Tiefe : 2) bewährt (Abb. 4.22).

Auch lassen sich mit Hilfe von Schnittbildern unter Anwendung dieser Formel das Prostatavolumen und in Einzelfällen endovesikales Wachstum – etwa in Form eines Mittellappens – nachweisen. Methodenspezifisch ungeeignet ist die SPS zur Differentialdiagnose zwischen Prostataadenom und -karzinom. Zur Klärung dieser Frage kommt die transrektale Sonographie (TRUS) zur Anwendung. Mit ihr gelingt nicht nur die Darstellung der Prostata selbst geradezu in idealer Weise, sondern regelhaft auch die Abbildung der Samenblasen. Da die Samenblasen eine große Normvarianz aufweisen, ist wichtigstes sonopathologisches Kriterium die Veränderung der im Normalfall immer bestehenden Symmetrie. Die asymmetrische Darstellung vergleichbarer Samenblasenteile verbunden mit entsprechender Symptomatik wie Hämospermie und Schmerzen ist v. a. in der Fertilitätsdiagnostik von besonderer Bedeutung.

Die Prostata selbst wird von kranial-basal nach kaudal-apikal im Querschnitt und im Längsschnitt – ausgehend von der prostatischen Harnröhre – von median jederseits nach lateral mit guter Auflösung durch einen 7,5-MHz-Schallkopf evaluiert (Abb. 4.23).

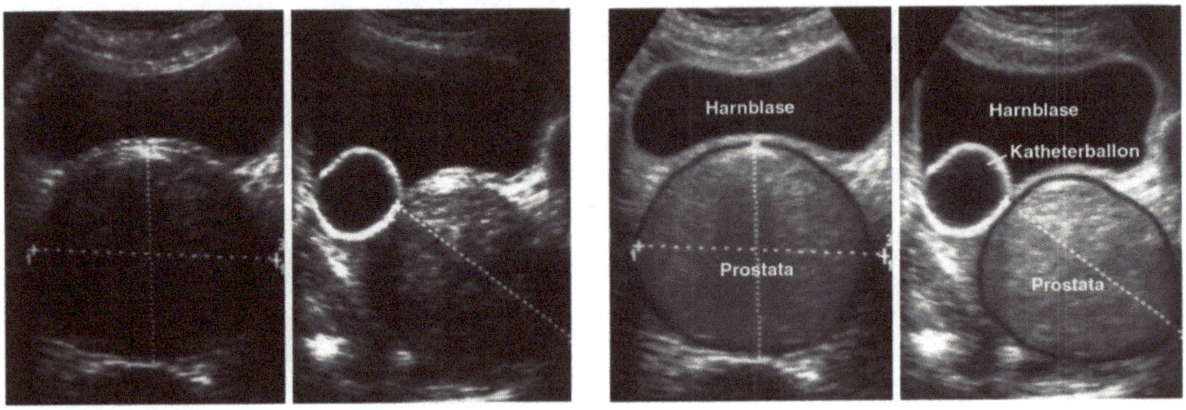

a, b

Abbildung 4.22 a, b

Suprapubischer QuS und LS. Durch die gefüllte Blase lassen sich durch Schwenken des Schallkopfes nach retropubisch Prostataschnittbilder herstellen zur groben Volumenbestimmung (Cursorlinien). Gewebedifferenzierungen mit diagnostischer Relevanz sind aber spekulativ. Links: suprapubischer Querschnitt, rechts: suprapubischer Längsschnitt. In der Blase: Ballon eines Katheters angeschnitten

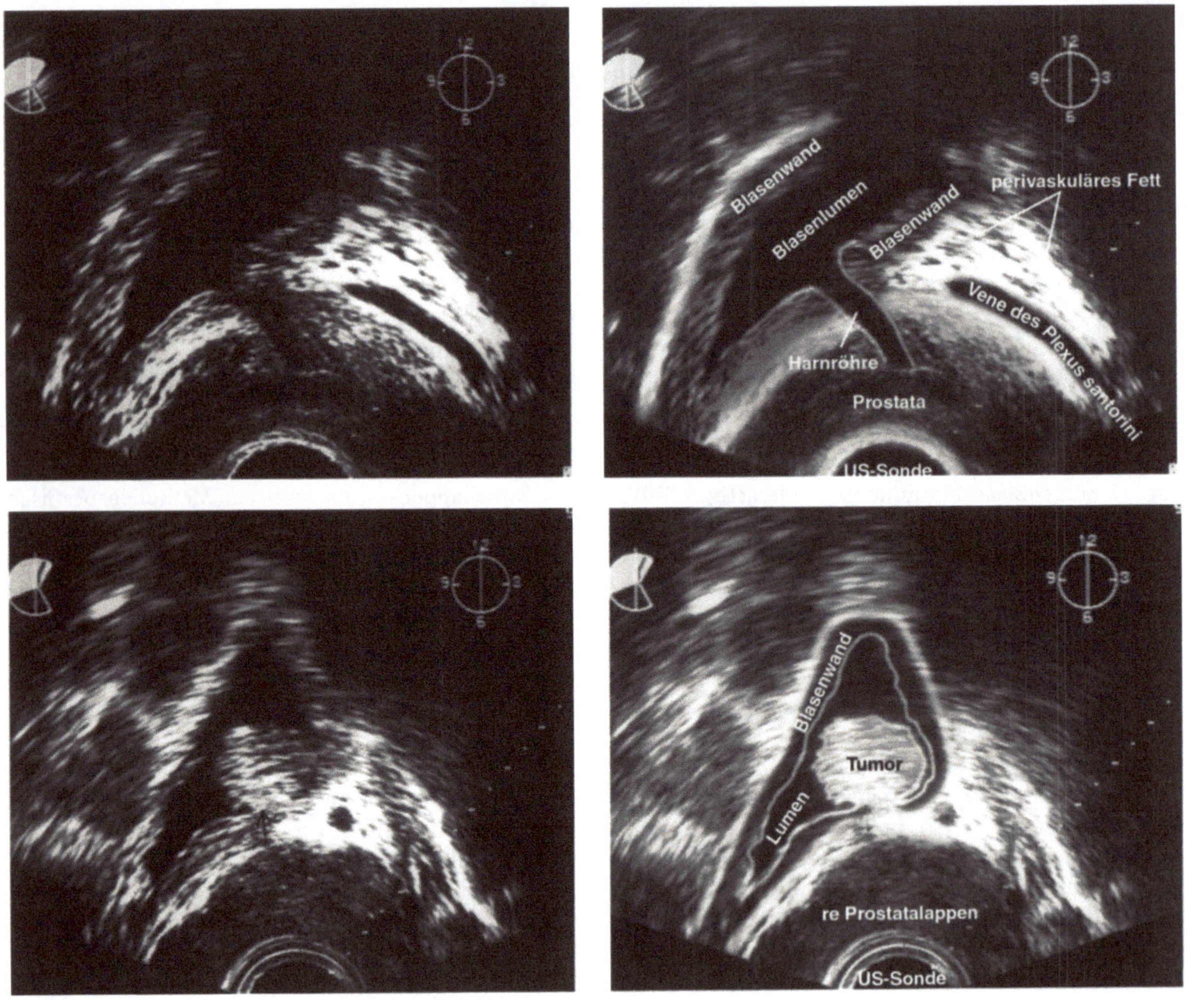

a

b

Abbildung 4.23 a, b

Transrektaler US. Medianer LS in Höhe der prostatischen Harnröhre. **a** Der Blasenauslaß und die prostatische Harnröhre bis zum Colliculus dienen als Ausgangsschnittebene zur Exploration der jeweils lateral davon gelegenen Prostatalappen. Bei nur geringer Blasenfüllung kann die Blasenwand gut aufgelöst werden. Weiterhin erkennt man ventral der Prostata den Anschnitt einer kräftigen Vene des Plexus Santorini mit reichlich Fett umgeben. **b** Rechts paramedian ragt ein exophytischer Prozeß in das Blasenlumen hinein (Urothelkarzinom). Der rechte Prostatalappen wirkt homogen

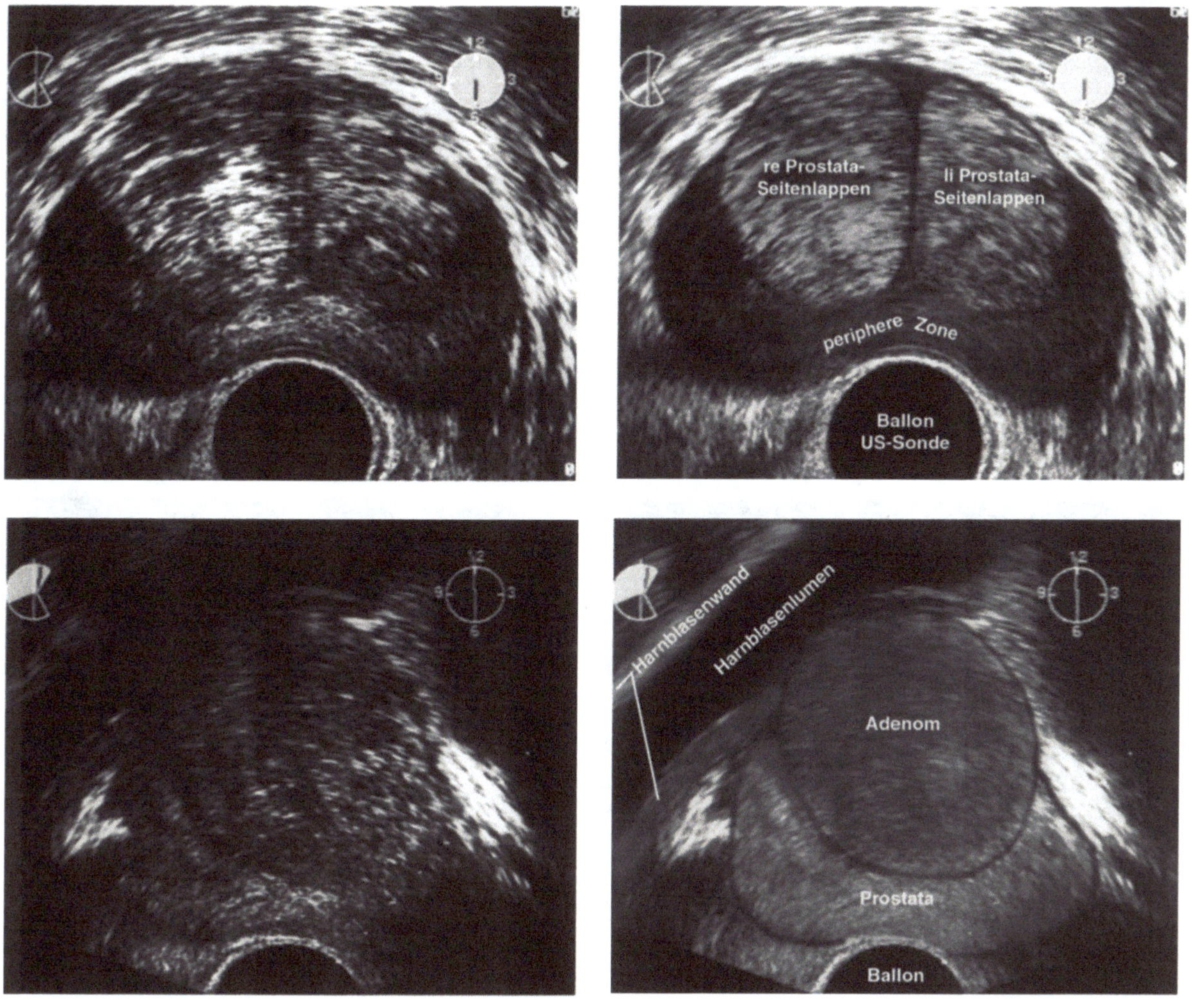

a

b

Abbildung 4.24 a, b

Transrektaler US. QuS und LS. **a** Die echodichten (drüsenreichen) Seitenlappen der Prostata entwickeln sich gut erkennbar in der Transitionalzone, die periphere Zone erscheint homogen. **b** Noch besser grenzt sich das kugelige Adenom im LS ab

Die anatomisch topographische Zoneneinteilung der Prostata kann so regelhaft sonographisch nachvollzogen werden.

Das Prostataadenom entwickelt sich sonographisch gut darstellbar in der transitionalen Zone (TZ), das Karzinom dagegen als echoarme Läsion in der peripheren Zone (Abb. 4.24).

Durch die ultraschallgezielte Biopsie aus jedem Bereich von Prostata und Samenblasen lassen sich sonomorphologisch erkennbare Pathologien stets histologisch sichern oder aber für den biopsierten Bereich ausschließen. Von großer prognostischer Bedeutung sind weiterhin die Verlaufskontrollen behandelter Prostatakarzinome – sei es postoperativ nach radikaler Prostatovesikulektomie, sei es nach konservativer Therapie durch Androgenentzug oder sei es nach einer vorausgegangenen Radiotherapie (Abb. 4.25 und 4.26).

Unabhängig vom urogenitalen Bereich sind durch den TRUS Auffälligkeiten der tiefen Rektumwand für den Viszeralchirurgen von Bedeutung und eindeutig darstellbar (Abb. 4.27, s. auch Kap. „Endorektale Sonographie").

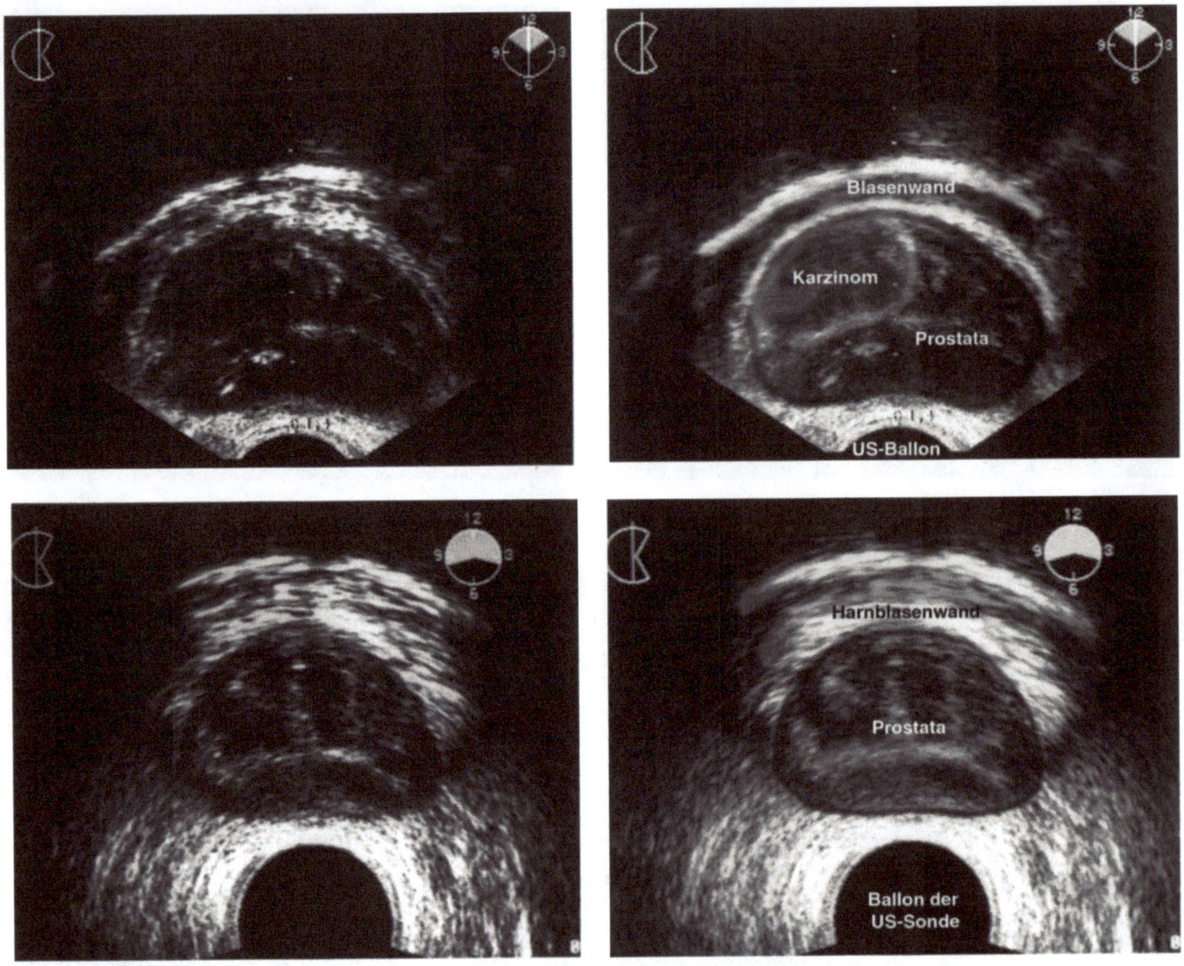

a

b

Abbildung 4.25 a, b

a Typische Manifestation eines Karzinoms im rechten Prostatalappen. **b** 14 Monate nach Androgenentzug. Starke Reduktion der ganzen Prostata und speziell auch der früheren Karzinomformation

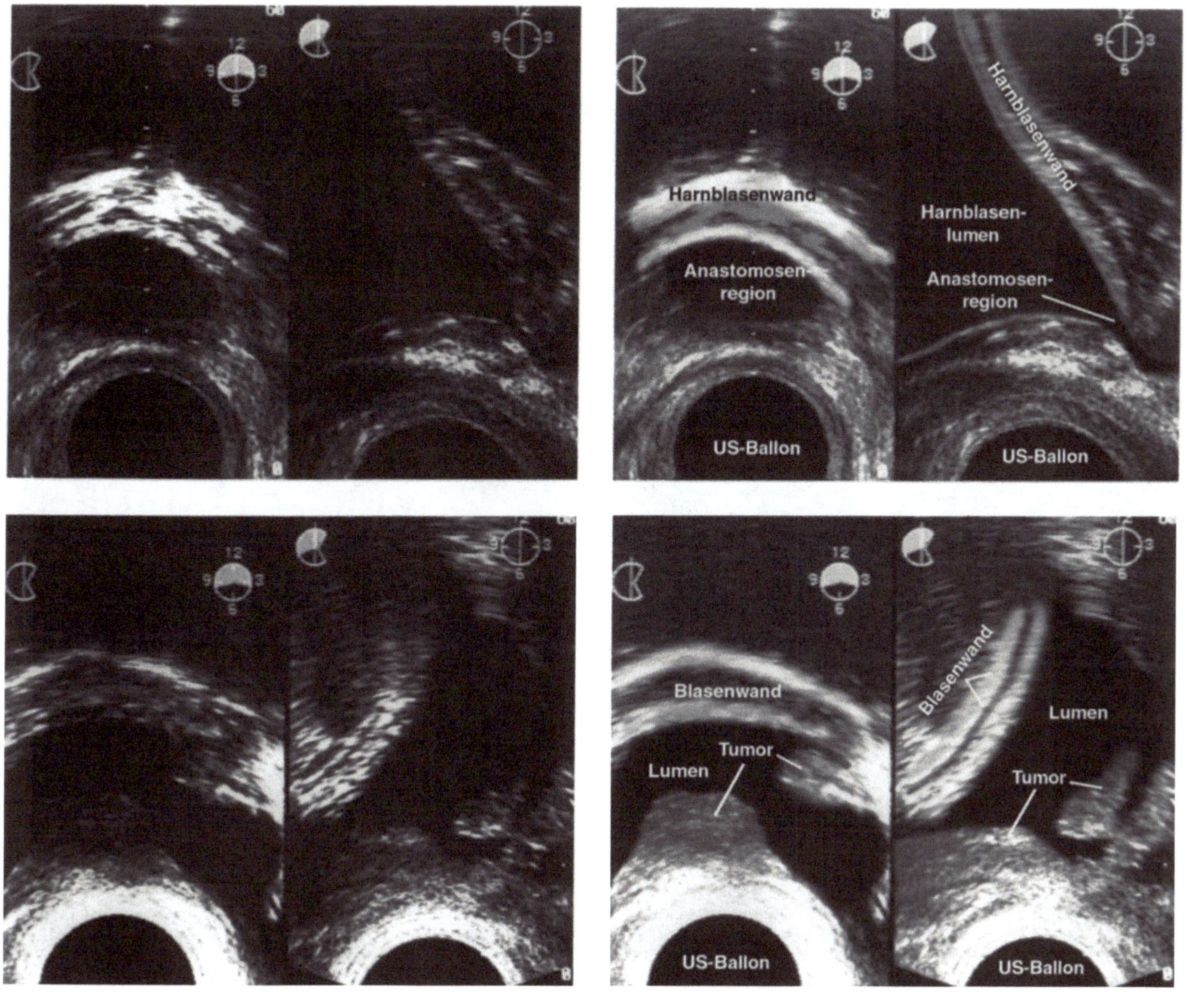

a

b

Abbildung 4.26 a, b

Transrektaler US. Jeweils QuS und LS. **a** 2 Jahre nach radikaler Prostatovesikulektomie findet sich eine glatt konturierte Blasen-Harnröhren-Anastomose. Ausschluß eines lokalen Rezidivs. **b** Anderer Patient: 1 Jahr nach radikaler Prostatovesikulektomie wächst von dorsokaudal eine Masse in den Blasen-Harnröhren-Anastomosenbereich. Der Verdacht eines lokalen Rezidivs wird durch Biopsie histologisch verifiziert

a

b

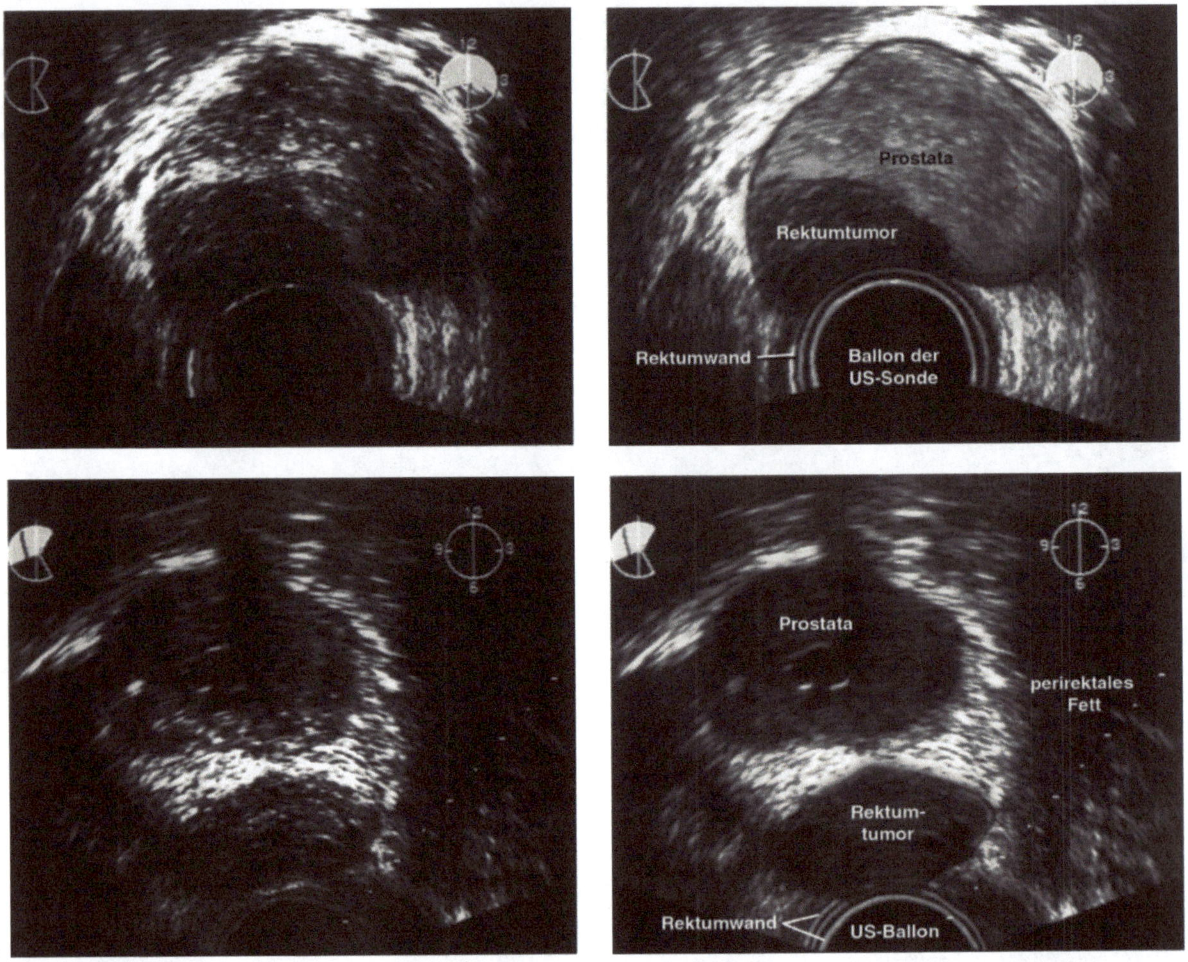

Abbildung 4.27 a, b

Transrektaler US. QuS und LS. Leiomyom des Rektums. **a** Eine große echoärmere keilförmige Masse geht von der Rektumwand aus und scheint den Prostataschnitt zu überlagern. **b** Im LS wirkt die Masse nicht so homogen. Die transrektale Biopsie ist einfach und sichert die Diagnose

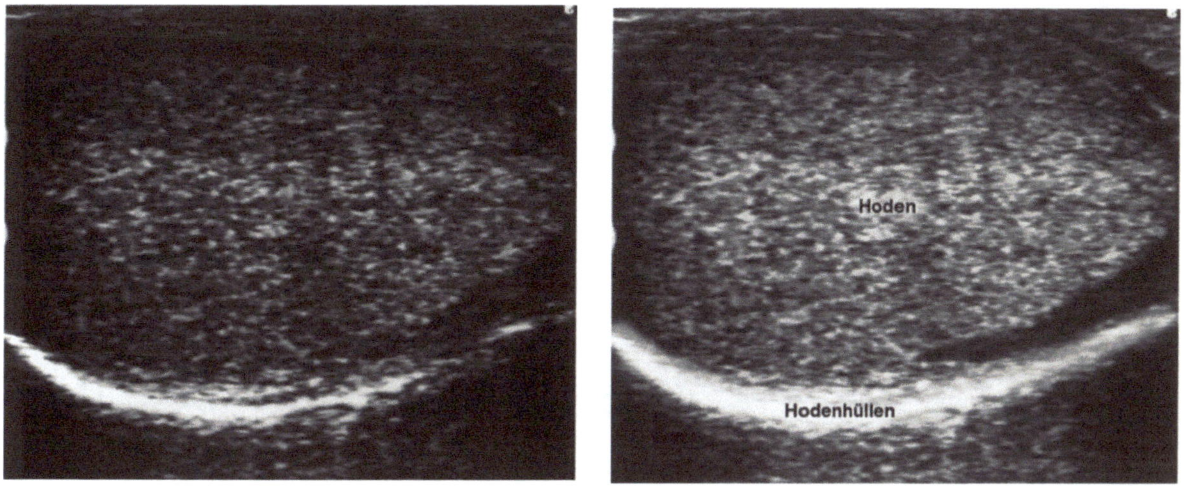

Abbildung 4.29

LS durch einen rechten Hoden mit 7,5-MHz-Schallkopf. Normalbefund. Völlig homogenes Strukturmuster des testikulären Parenchyms

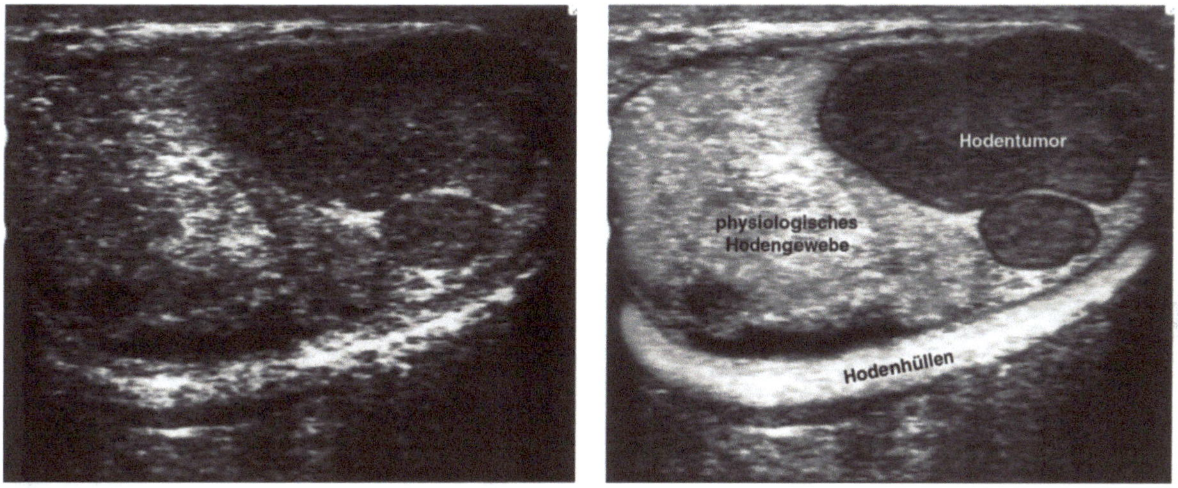

Abbildung 4.28

LS durch einen linken Hoden. Hodentumor. Die kaudale Hodenhälfte wird landkartenartig von Tumorgewebe eingenommen, das das übrige Hodenparenchym nach kranial zu drängen scheint. Klassischer Befund für einen malignen Hodentumor

4.1.6 Skrotale Sonographie

Im Normalfall kann der Hoden immer als homogen strukturiertes, sehr gut oval abgegrenztes Organ vollständig sonographisch durchgemustert werden. Der Nebenhoden liegt nicht in der Ebene der Hodenlängsachse und kann so nur abschnittsweise - Caput-Corpus-Cauda - dargestellt werden. Eine raumfordernde Pathologie, z. B. eine Funikulozele, ein offener Processus vaginalis testis oder Bruchsackinhalt wird auch im Samenstrangverlauf sonographisch sicher und regelhaft erkannt (Abb. 4.28).

Als diagnostische Faustregel darf gelten, daß fast alle intratestikulären Rf maligne, extratestikuläre Malignome dagegen eine Rarität sind. Bei Traumatisierungen, etwa monströsen Hämatozelen, kann eine Miteinbeziehung des Hodens selbst sonographisch sicher beurteilt und im Verlauf kontrolliert werden (Abb. 4.29–4.31).

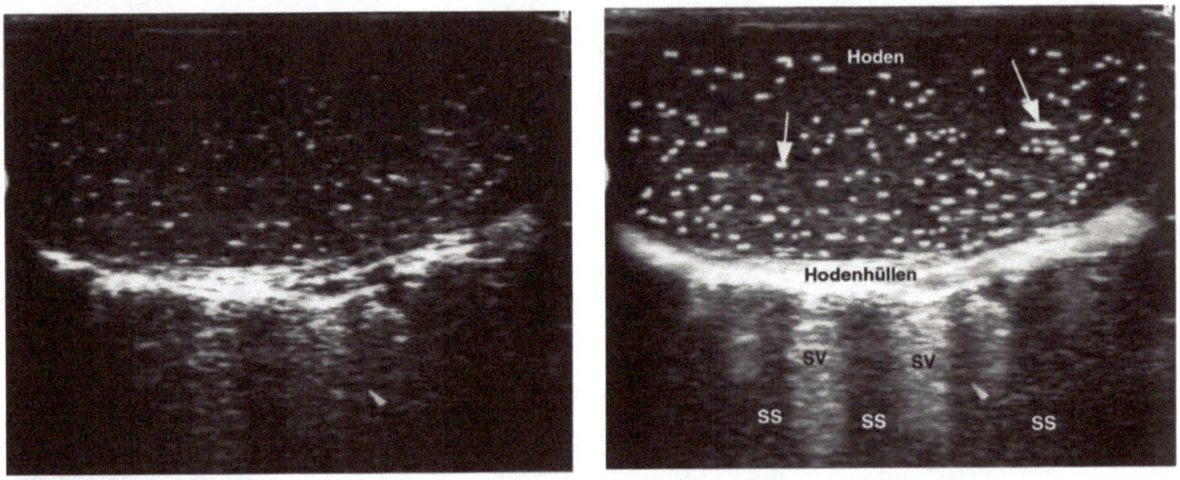

Abbildung 4.30

LS durch einen rechten Hoden. Sternhimmelhoden oder testikuläre Mikrolithiasis. Diffus vertreute, sehr echodichte Pixel (z. B. *Pfeile*) entsprechen kalzifizierten Myofibroblasten an oder in der Wand von Tubuli seminiferi. Die sonographisch typische Veränderung wird mit der Möglichkeit einer Präkanzerose in Zusammenhang gebracht. Sorgfältige Tumordiagnostik und sonographische Kontrollen sind deswegen unerläßlich

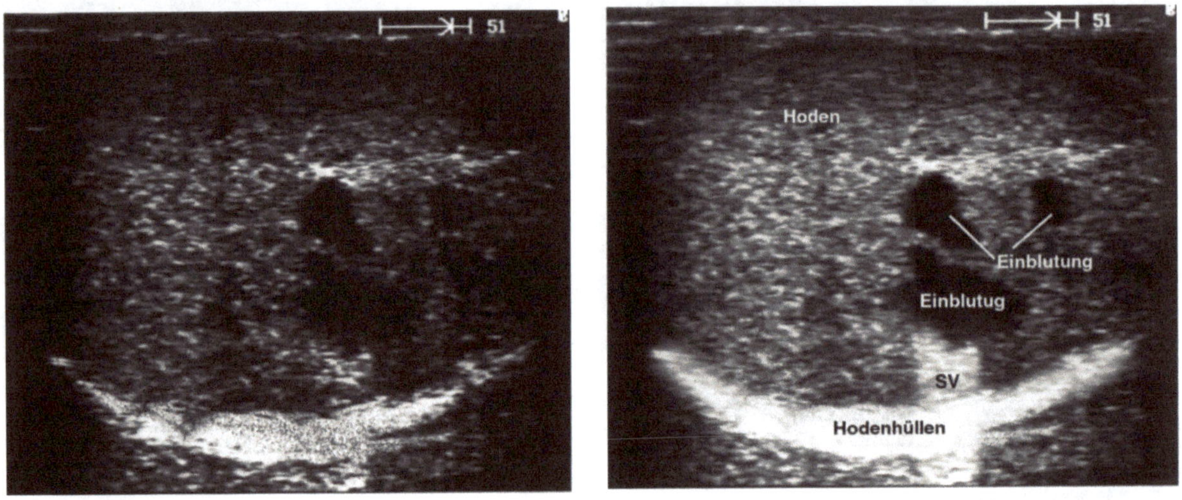

Abbildung 4.31

LS durch einen rechten Hoden. Traumatische Einblutungen in das Hodenparenchym. Auch durch ein Bagatelltrauma kann es zu derartigen Einblutungen kommen, die durch die verstreuten, echolosen, unregelmäßig begrenzten Aussparungen repräsentiert sind. Im Verlauf erfolgt meistens eine spontane Resorption

4.1.7 Methodenbewertung

Sowohl für spezifische Fragestellungen der Urologie wie auch bei Grenzsituationen, die angrenzende Fachgebiete wie z. B. die Viszeralchirurgie tangieren, ist die Urosonographie zu einer unverzichtbaren diagnostischen Methode geworden. Sie ermöglicht eine zielgerichtete, schnelle und für den Patienten unbelastende und damit letztendlich auch kostengünstige Diagnosestellung.

4.2 Spezielle viszeralchirurgische Sonographie in der Gynäkologie

F. Degenhardt

4.2.1 Indikation zur Sonographie weiblicher Geschlechtsorgane

Zur sonographischen Beurteilung der Organe des weiblichen kleinen Beckens können abdominale und vaginale Sonographie eingesetzt werden. In der Gynäkologie wird bei der Überprüfung von Uterus, Eileiter, Ovarien sowie Douglas-Raum das Augenmerk auf Form, Größe, Sonomorphologie, Abgrenzung zur Umgebung sowie optische Auffälligkeiten gerichtet. In der Geburtshilfe betrifft das Interesse mehr schwangerschaftsbedingte Veränderungen sowie die Entwicklung der fetoplazentaren Einheit.

Mit der Abdominalsonographie gelingt es nicht immer, die einzelnen Strukturen der inneren Geschlechtsorgane optimal zu erfassen. Stören können hierbei Darmüberlagerung, luftgefüllte Darmschlingen, Adipositas oder Adhäsionen. Daher wird zur Beurteilung der Organe des kleinen Beckens vorwiegend die Vaginosonographie eingesetzt [8, 9, 10]. Ein Vorteil dieser sonographischen Technik ist die Nähe des Scanners zu den Organen, was durch das Plazieren des Schallkopfes im oberen Scheidengewölbe ermöglicht wird. Durch die kurze Distanz zwischen Scanner und Organen können hochfrequente Schallköpfe verwendet werden, was eine verbesserte Beurteilung der unterschiedlichen Strukturen ermöglicht (s. folgende Übersicht). Dies ist insbesondere bei der Karzinomdiagnostik von Wichtigkeit.

Organstrukturen des kleinen Beckens

- Uterus
- Salpingen
- Ovarien
- Beckenwand
- Gefäße
- Douglas-Raum

Zurückhaltung gegenüber der Vaginosonographie ist bei älteren Frauen, verengter Vagina und bei Virgines zu üben. Eine Kombination von Vagino- und Abdominalsonographie muß stets bei Befunden angestrebt werden, die aufgrund ihrer Größe der Beurteilung mittels Vaginosonographie entgehen würden. Denn nur in Kombination beider Techniken ist es möglich, große Tumoren optimal zu erfassen, was bedeutet, daß beide Methoden als additiv angesehen werden müssen [1, 6, 18, 23].

In diesem Kapitel wird nur auf die Beurteilung gynäkologischer Veränderungen insbesondere unter Einsatz

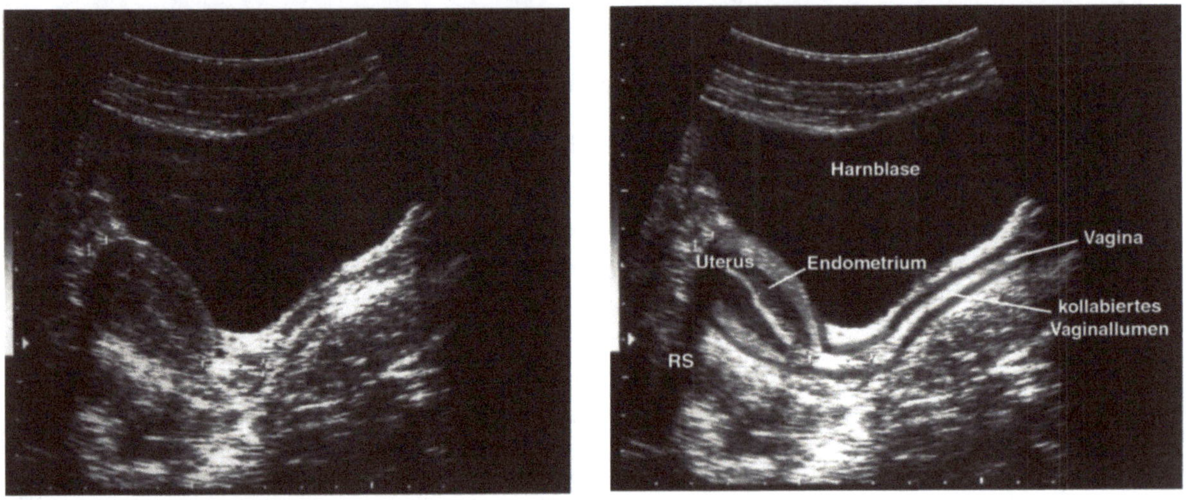

Abbildung 4.32

Uterus, Vagina und Harnblase im Längsschnitt in der Abdominalsonographie

der Vaginosonographie und der Farbsonographie eingegangen.

4.2.2 Uterus

Der Uterus ist ein birnenförmiges, muskuläres Hohlorgan, das zwischen Blase und Rektum positioniert ist und mit seinem schlanken Anteil, der Cervix uteri Anschluß an den oberen Teil der Vagina besitzt. Die Normalposition des Uterus ist eine Anteversion-Anteflexion-Haltung. Weitere anatomische Lagen wie die Dextro- oder Sinistroposition oder die Retroversion lassen sich gut erfassen.

Sonographisch läßt sich der Fundus uteri von der Cervix uteri leicht abgrenzen. Im Verlauf des Lebens verändert sich das Längenverhältnis zwischen beiden Anteilen. Die Ausdehnung der Cervix uteri ist bei der geschlechtsreifen Frau im Verhältnis zum korporalen Anteil kürzer als er es im juvenilen Lebensabschnitt ist. Die Gesamtlänge der Gebärmutter beträgt etwa 65–80 mm. Der Querschnitt im Fundusbereich liegt zwischen 30 und 45 mm. Der postmenopausale Uterus ist, bedingt durch seine zunehmende Atrophie in diesem Lebensabschnitt, kleiner und hat selten eine Länge über 50 mm. Vielfach findet sich zusätzlich eine meist physiologische Erweiterung des Cavum uteri .

Die Beurteilung der Gebärmutter sollte mit einer Darstellung im Längsschnitt beginnen. Hierbei können Form, Position im kleinen Becken und Beziehung zu den umgebenden Organen erfaßt werden. Auch läßt sich ein erster Eindruck über die Beschaffenheit des Cavum uteri ermitteln. Nach Rotation des Vaginalscanners um 90 Grad ist der Uterus in seinem Querschnitt beurteilbar. Um dies durchgehend von der Cervix uteri bis zu Fundus uteri zu gewährleisten, muß der Scanner langsam in seiner Längsachse gekippt werden. Hierdurch werden die erforderlichen Transversalschnitte eingestellt [8, 10].

Schwierigkeiten bei der Beurteilung können bei einer Retroflexio uteri auftreten. Hierbei kann es dazu kommen, daß insbesondere bei enger Vagina durch Kippen der Uterus nicht mehr in seiner gesamten Ausdehnung erfaßt wird. Hierzu ist meist ein Kippen des Schallstabes zur Symphyse hin erforderlich, was bei Unachtsamkeit zu Schmerzsensationen bei der Patientin führen kann. Bei in Streckstellung befindlichem Uterus ist der Fundus uteri, insbesondere wenn er vergrößert ist, nicht mehr optimal im Schallbereich. Hilfreich kann es hierbei sein, mit der freien Hand von der Bauchdecke her zu versuchen, den Fundus uteri in eine schalloptimale Anteflexion zu bewegen. Bei der seltenen steilen Anteflexion ist die sonographische Untersuchung auf dem gynäkologischen Stuhl angebracht. Ist ein solcher nicht vorhanden, kann die Patientin in Seitenlage, welche eine größere Bewegungsfreiheit des Scanners ermöglicht, geschallt werden.

Fast gleichwertige Beurteilungsmöglichkeiten bestehen bei Einsatz der abdominalen Sonographie. Die sonomorphologischen Erscheinungsbilder sind identisch mit denen bei der Vaginosonographie. Allerdings ist für die Abdomalsonographie eine gefüllte Harnblase unerläßlich. Dies führt nicht selten dazu, daß aufgrund nicht optimaler Harnblasenfüllung Wartezeiten erforderlich werden (Abb. 4.32). Ein Nachteil ist darin zu sehen, daß bei zu starkem, unbeabsichtigtem Druck mit dem Schallkopf auf die Bauchdecke bei der Patientin Beschwerden durch die gefüllte Blase ausgelöst werden können, was möglicherweise den Untersuchungsablauf negativ beeinflußt.

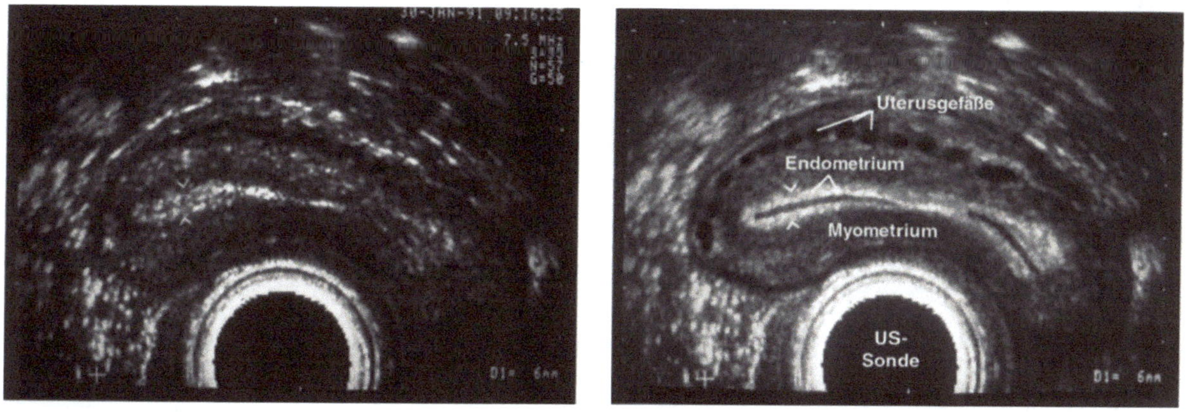

Abbildung 4.33

Vaginosonographische Darstellung des Uterus im Längsschnitt mit den peripheren echoleeren Uterinagefäßen

Mit der Farbsonographie gelingt es, V. und A. uterina zu erfassen und ihren Verlauf auch innerhalb des Myometriums zu verfolgen. Informationen die durch den Einsatz der Duplexsonographie bei der Kontrolle der Gebärmutter gewonnen werden können, sind bei den Veränderungen dieses Organs beschrieben.

4.2.2.1 Myometrium uteri

Die Gebärmutter läßt sich sonographisch differenzieren in dem der freien Bauchhöhle zugewendeten echogenen Anteil der Serosa, zentralwärts gelegenen mäßig echogenen Bereich des Myometriums und dem zentral angesiedelten Cavum uteri mit dem sich zyklisch verändernden Endometrium.

Die Serosa umspannt den Uterus vollkommen als schmale, echogene Struktur. Veränderungen an ihr sind selten und werden meist von Tumoren, die vom Myo- oder Endometrium ausgehen, erzeugt.

Die sonographische Struktur des Myometriums ist mäßig echogen und vielfach mit kleinen echoarmen Arealen durchsetzt. Auch längs oder teilweise querverlaufende echoleere Bereiche können vorgefunden werden (Abb. 4.33). Es handelt sich meist um Gefäße, die sich leicht in zusätzlichen Schnittbildebenen als solche identifizieren lassen. Der Einsatz eines Farbdopplers kann hier zusätzlich Informationen liefern. Bei Einsatz dieser Technik lassen sich innerhalb dieser Strukturen Farbsignale nachweisen.

Im Myometrium, bevorzugt in Zervixnähe, finden sich oft echoarme bis echoleere fast runde, an Zysten erinnernde Strukturen. Diese erreichen nicht selten einen Querschnitt von 10 mm und mehr. Farbsignale innerhalb dieser Strukturen finden sich im Farbdoppler nicht. Es handelt sich meist um physiologisch vorkommende Einschlußzysten, die Ovula narbothi. Abzugrenzen sind diese Veränderungen von der selten vorkommenden Zervixhöhlenschwangerschaft, die meist einen echogenen Randsaum besitzt und zuführende Gefäße im Farbdoppler erkennen läßt. Ein Schwangerschaftstest erbringt zusätzliche Informationen.

Das Myometrium weißt sonomorphologisch eine gleichmäßige, mäßig echogene Struktur auf. Die Dicke ist unterschiedlich und hängt von verschiedenen Gegebenheiten ab. Zu nennen sind die Adenomyosis uteri, bei der es zur Verbreiterung des Myometriumreflexes kommt. Dieser ist vielfach mit echoreichen Anteilen durchsetzt. Frauen, die einen solchen Befund aufweisen, geben auf Befragung oft zyklusabhängige uterusbetonte Unterbauchbeschwerden an. Eine physiologisch auftretende Verdickung des Myometriums findet sich bei Zustand nach Schwangerschaft. Abdominalsonographisch sind diese Befunde zwar erfaßbar, aber nicht so gut wie mit der Vaginosonographie [9, 10, 18].

Die häufig zu Beschwerden führenden Myome, seien sie submukös, intramural, subserös oder gestielt, lassen sich mit dem Ultraschall gut nachweisen. Das sonographische Echomuster entspricht dem des Myometriums. Vielfach findet sich um die auffälligen, meist runden Gebilde ein echogener Randsaum, der einer Myomkapsel entspricht und eine gute Abgrenzung zum umgebenden Gewebe erlaubt (Abb. 4.34).

Echogene, plaqueartige Anteile innerhalb der Myome zeigen bei einer Verkalkung zusätzlich durch eine hinter den Verkalkungsherden auftretende dorsale Schallauslöschung weitere Erkennungsmerkmale. Zusätzliche Informationen können durch eine, nicht routinemäßig notwendige radiologische Darstellung gewonnen werden.

Eine exakte Lokalisation und Größenbestimmung der Myome ist sinnvoll, da anhand der gewonnenen Daten bei einer Kontrolluntersuchung leicht auf ein Wachstum geschlossen werden kann. Die Meßdaten und hier insbesondere die Volumenbestimmung helfen im Rahmen der Verlaufskontrolle weiter. Diese Informatio-

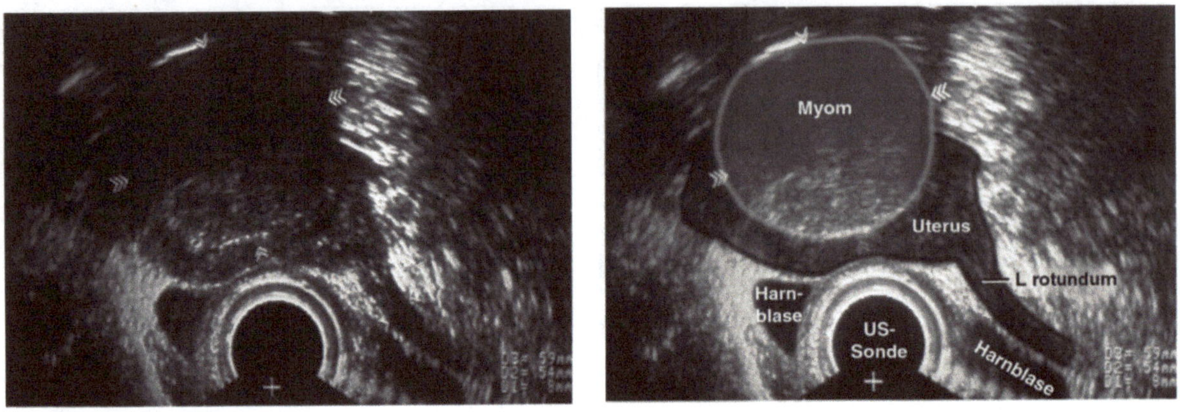

Abbildung 4.34

Uterusquerschnitt mit Solitärmyom von 59 × 54 mm. Der Fundus uteri ist fast ganz vom Myom verdeckt

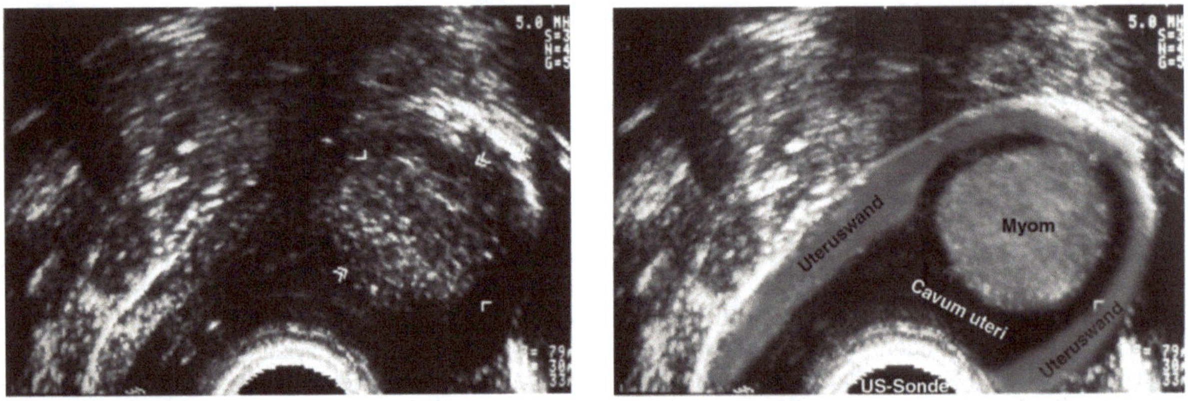

Abbildung 4.35

Kugelige Struktur im Cavum uteri gelegen als Zeichen eines intrakavitären Myoms

nen sind von Bedeutung, da anhand der gewonnenen Erkenntnisse über eine operative Intervention oder ein abwartendes Verhalten entschieden werden kann. Dies ist insbesondere bei jungen Frauen mit noch bestehendem Kinderwunsch von Bedeutung.

Beim Vermessen der Myome sollten drei senkrecht zueinander stehende Diameter an der größten Zirkumferenz zur Ermittlung des Myomvolumens abgegriffen werden. Eigene Erfahrungen zeigen, daß eine Abweichung des Volumens um ca. 15% bei Kontrolluntersuchungen physiologisch ist. Größere Schwankungen deuten auf ein Myomwachstum oder eine Regression hin [2, 10].

Schwierigkeiten, ein Myom nachzuweisen, können auftreten, sobald die Myomgröße das Ausmaß der Gebärmutter überschreitet. Dies führt dazu, daß es problematisch werden kann die unterschiedlichen Strukturen sicher voneinander zu trennen. Liegen mehrerer Myomknoten vor, ist es oft schwer, insbesondere wenn sie direkt nebeneinander liegen, diese getrennt zu beurteilen.

Subseröse Myome wölben als kugelige Veränderungen, vom Myometrium ausgehend, die Serosa zur Bauchhöhle vor. Intramurale Myomknoten führen zur Verdickung und Veränderung des Myometriums. Submuköse Myome liegen unterhalb des Endometriums oder wölben dieses in das Cavum uteri hinein. Hierdurch kommt es oft zu Zwischenblutungen. Ein Sonderfall ist das durch eine Stielbildung in der Gebärmutterhöhle liegende Myom, welches bei verlängertem Myomstiel als Myom in statu nascendi in die Vagina hinein geboren werden kann. In dieser Situation ist eine operative Abtragung des Myoms mit Stiel unerläßlich, da es sonst zu verstärkten Blutungen kommen kann (Abb. 4.35).

Bei großen Myomen, insbesondere subserösen, ist eine abdominalsonographische Kontrolle erforderlich, denn nur so kann ausgeschlossen werden, daß nicht ein gestieltes Myom vorliegt, was der Kontrolle mittels Vaginosonographie entgangen ist.

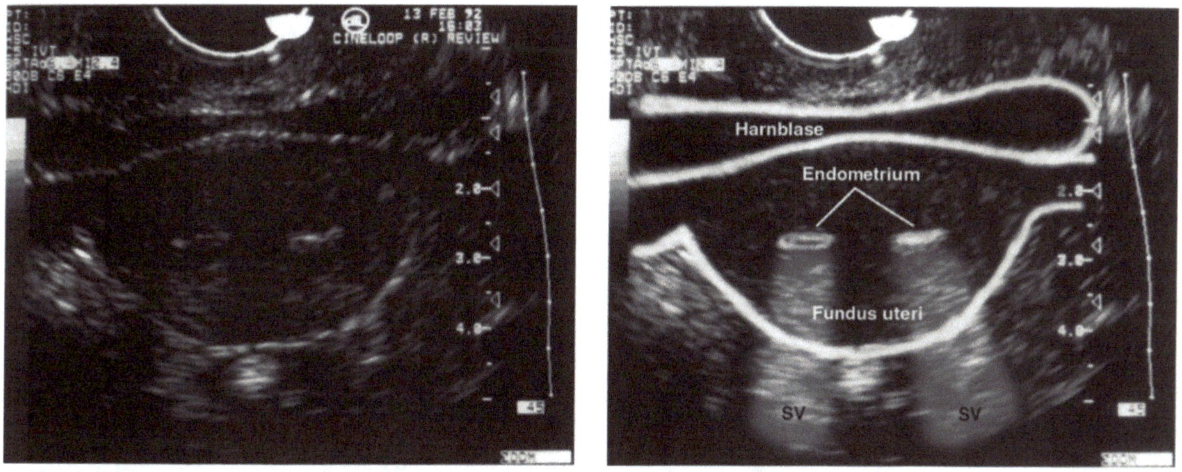

Abbildung 4.36

Fundaler Transversalschnitt mit doppeltem Schleimhautreflex beim Uterus septus

Unter Einsatz der Farbsonographie lassen sich meist peripher um das Myom angeordnete Gefäße unterschiedlicher Stärke darstellen. Vielfach sind aber auch zentral verlaufende vorhanden. Es ist zwar möglich, Widerstandsparameter oder Blutflußmuster nachzuweisen, diese sind aber für Therapie oder operatives Management nicht von Bedeutung.

4.2.2.2 Cavum uteri

Bei der Überprüfung des Cavum uteri lassen sich Informationen über Form, Größe sowie das Endometrium gewinnen. Die normale Gebärmutterhöhle präsentiert sich im Längsschnitt in ovalärer Form, die sich zum Fundus uteri hin verbreitert und zur Cervix uteri strichförmig ausläuft. Die Längsausdehnung des Cavum uteri beträgt etwa 4–5 cm, ist im Fundusbereich dreizipflig und verjüngt sich nach lateral zu den intramuralen Eileiterabgängen konisch. Die Begrenzung der Gebärmutterhöhle zum Myometrium bildet die Basalmembran, auf der sich zum Cavum uteri hin zyklusabhängig das Endometrium aufbaut.

Stellt sich die Gebärmutterhöhle im Querschnitt nicht in ovalärer Form dar, so muß mit einer Uterusfehlbildung gerechnet werden. Diese entsteht durch fehlerhafte oder nicht vollständige Vereinigung der Müller-Gänge während der Embryogenese. Eine Vielzahl von Variationen sind bekannt, beginnend mit der leichtesten Form, dem Uterus arcuatus, bis hin zur schwersten Malformation des Uterus.

Der erste Verdacht auf eine Uterusfehlbildung läßt sich sonographisch im Fundusquerschnitt erhärten. Liegt ein Uterusseptum vor, stellen sich 2 unabhängig erfaßbare Schleimhautareale dar, die etwas kleiner als üblich sind. Im Longitudinalschnitt sind diese getrennt verlaufenden Schleimhautareale ebenfalls darzustellen (4.36). Zum Nachweis der Septumausdehnung sollten beide Schleimhautreflexe soweit verfolgt werden, bis nur noch eine einzige Struktur als kaudale Begrenzung des Septums erkennbar ist. Hierdurch kann auf die Länge des Septums geschlossen werden. Zur exakten Abklärung einer Uterusfehlbildung ist eine Hydrosonographie, Hysteroskopie oder Röntgendarstellung sinnvoll. Die alleinige Überprüfung einer Gebärmutterfehlbildung durch eine Laparoskopie ist nicht aussagekräftig, da die äußere Form der Gebärmutter bei Uterusfehlbildungen nicht immer auffällig ist. Dies ist nur bei der ausgeprägtesten Form, dem Uterus duplex, der Fall.

4.2.2.3 Endometrium

Die sonographische Beurteilung des Endometriums kann erste Aufschlüsse über zyklische und neoplastische Veränderungen erbringen. Im Vergleich zur abdominalen Sonographie ermöglicht die Vaginosonographie weitaus früher Veränderungen am Endometrium zu erfassen, die vor einer Blutung als erstes Hinweiszeichen auf ein Malignom hinweisen. Dies ist insbesondere von Interesse für die Risikogruppe von Frauen mit Adipositas, Diabetes mellitus, Hypertonie oder bekanntem Karzinom anderer Genese [33].

Nach Abklingen der Periodenblutung läßt sich das Endometrium als flache echogene Struktur nachweisen. Zum Myometrium hin findet sich die mäßig echogene Zone der Basalis. Zwischen beiden Endometriumblättern befindet sich Mukus als flüssige Schicht, so daß es zwischen beiden Endometriumschichten zur Darstellung einer echoreichen strichförmigen Reflexzone kommt. Diese kann mit zunehmender Häufigkeit in der Zyklusmitte nachgewiesen werden [11, 18, 25, 28].

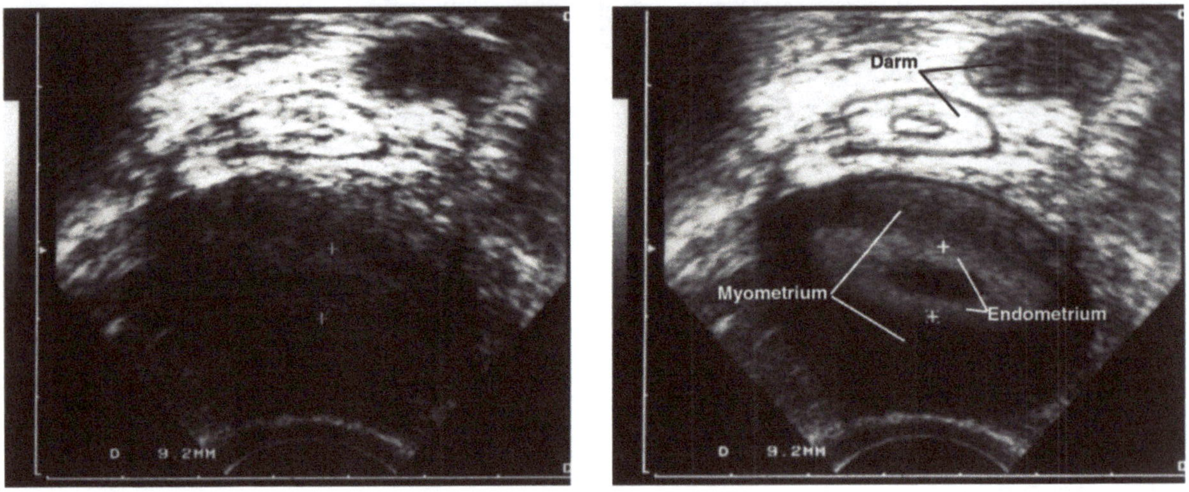

Abbildung 4.37

Transversalschnitt im Fundus uteri mit ovalärem Endometriumreflex von 9 mm zum Ovulationszeitpunkt

Im Longitudinalschnitt stellt sich das Endometrium als von der Cervix uteri zum Fundus uteri hin an Breite zunehmende echogene Zone dar, die nach kranial hin kugelförmig abschließt. Im fundalen Transversalschnitt ist das Endometrium meist gleichmäßig ovalär und zeigt die zentrale echoreiche Reflexzone des Mukus (Abb. 4.37).

In der Proliferationsphase nimmt das Endometrium sonomorphologisch an Echogenität und Aufbauhöhe zu. Periovulär stellt sich meist eine echogene Ringstruktur als Zeichen der nahenden Ovulation dar. Die Aufbauhöhe des Endometriums beträgt in der Zyklusmitte bei einem regelmäßigen Zyklusintervall von 28±2 Tagen im Durchschnitt 10–12 mm für beide Endometriumblätter zusammen. Eigene Untersuchungen haben gezeigt, daß diese Aufbauhöhe nur bei 4, 6% der untersuchten Frauen mit oder ohne exogener Hormonzufuhr überschritten wurde.

Eine weitere Zunahme des Schleimhautquerschnittes in der zweiten Zyklusphase wurde unter physiologischen Bedingungen nicht beobachtet. Hingegen fand sich mit zunehmender Zyklusdauer eine Abnahme der Aufbauhöhe. Dies ist mit der Rückbildung des Stromaödems erklärbar, wie auch von den Pathologen beschrieben. Um den 24. -26. Zyklustag tritt eine sonographisch nachweisbare unscharfe Abgrenzung des Endometriums auf, die auf die Periodenblutung hinweisen kann. Deren Beginn kündigt sich mit einer Zunahme echoarmer Areale im Cavum uteri an. Bei eingetretener Schwangerschaft bleibt das Endometrium echogen und nimmt in der zweiten Zyklusphase an Querschnitt zu.

Die zyklische Endometriumveränderung kann sonographisch in 6 sonomorphologische Typen unterteilt werden. Die Typen 1–3 finden sich in der Proliferationsphase, Typ 4 mit zentralem strichförmigem Echo um den Ovulationszeitpunkt und die Typen 5–6 in der Sekretionsphase.

Beim Vermessen des Endometriumquerschnittes ist es notwendig, darauf zu achten, daß ein möglicherweise physiologisch vorhandenes, klaffendes Cavum uteri nicht mit in den Meßvorgang einbezogen wird. Das erweiterte Cavum uteri kann durch eine Flüssigkeitsansammlung im Sinne einer Mukometra, wie sie in der Postmenopause oft vorkommt, entstehen. Wird diese Gegebenheit nicht berücksichtigt, kommt es ungewollt zum Nachweis einer überhöhten Schleimhautstruktur. Ist eine Spaltbildung nachweisbar, so sind beide Endometriumblätter getrennt zu vermessen und zu dokumentieren. Das Abgreifen des Schleimhautquerschnittes sollte an der dem Myometrium zugewandten Seite der echoarmen Struktur der Basalis beginnen und auf der kontralateralen Seite an gleicher Stelle schließen.

Im Lebensabschnitt von Menopause oder Senium unterliegt das Endometrium aufgrund physiologisch veränderter Hormonsituation nicht mehr dem Wechselspiel von Aufbau und Abblutung. Das in diesem Lebensabschnitt nachweisbare Endometriumprofil entspricht dem der frühen Proliferationsphase. Es findet sich für beide Seiten zusammen ein ca. 3–5 mm hohes Endometrium mit homogenem Echoreflex. Läßt sich in dieser Lebensphase ein hoch aufgebautes Endometrium nachweisen, so muß primär an eine physiologische exogene Hormonzufuhr oder an eine polypoide Struktur in der Gebärmutterhöhle gedacht werden.

CAVE: Heute nehmen viele Frauen in der Menopause insbesondere zur Osteoporoseprophylaxe Hormone ein. Es muß aber auch an eine Hormongabe, wie bei Zustand nach Mammakarzinom, gedacht werden. Sind diese Gegebenheiten ausgeschlossen, sollte bei einer

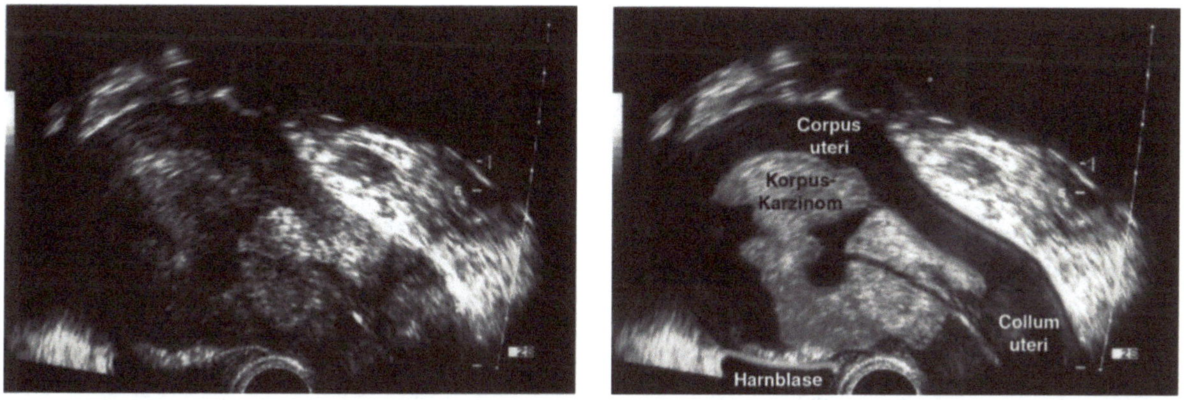

Abbildung 4.38

Vergrößerter Uterus mit echoreichen irregulären Strukturen im Cavum uteri und am inneren Muttermund bei einem Korpuskarzinom

Auffälligkeit des Endometriums an ein Neoplasma gedacht werden.

Eine langfristige Hormonzufuhr kann zur verstärkten Proliferation oder zystischen Veränderung des Endometriums führen. Als hyperplastische Endometriumveränderungen lassen sich glanduläre, glandulär-zystische und adenomatöse Hyperplasie morphologisch unterscheiden. Eine sonomorphologische Differenzierung in die angegebenen Typen ist kaum möglich.

Die mit dem Vaginal- oder Abominalscanner nachweisbaren hyperplastischen Endometriumveränderungen haben meist eine Aufbauhöhe von mehr als 12 mm und weisen meist einen homogenen Aufbau mit minimalen echoleeren Anteilen auf. Vorwölbungen in das Cavum uteri sind mit endometrialen Polypen vereinbar, die wegen einer möglichen Vergesellschaftung mit einem Korpuskarzinom einer weiteren Abklärung bedürfen. Nicht selten wird ein großer Polyp, der sonographisch nicht erkannt wurde, bei der Abrasio wegen seiner Größe nicht mit entfernt und verbleibt in situ zurück. Daher ist es angebracht, bei Verdacht auf einen Polypen eine hysteroskopische Kontrolle oder eine Abrasio unter Ultraschallsicht anzustreben. Die Erfahrung hat gelehrt, daß durch dieses kombinierte Vorgehen die Zahl der in situ verbliebenen Polypen wesentlich gesenkt werden konnte.

Mit der Duplexsonographie sind zwar unterschiedliche Gefäßmuster erfaßbar, die aber keine eindeutige Information über die Dignität zulassen [29].

4.2.2.4 Korpuskarzinom

Das Korpuskarzinom ist der zweithäufigste maligne Tumor der Frau mit einem Altersgipfel von 57, 5 Jahren. Ovarielle Dysfunktionen, anovulatorische Zyklen, Ovarialinsuffizienz, Östrogen produzierende Tumoren, langjährige Hormonzufuhr ohne gestagene Gegenwirkung sowie Adipositas, Hypertonie, Diabetes mellitus, Nulliparität und späte Menopause gelten als Risikofaktoren [12, 15, 16]. Die Latenzzeit für ein Malignom reicht von wenigen Monaten bis zu 20 Jahren und daher hat der aktuelle histologische Zustand des Endometriums nicht zwingend Bedeutung für die Entwicklung eines Endometriumkarzinoms.

Die Vaginosonographie kann als das wichtigste sonographische Verfahren zur Früherkennung dieses Karzinoms angesehen werden und erbringt bessere Informationen als es die Abdominalsonographie vermag. Sie sollte daher präoperativ vor jeder Abklärung des Endometriums Anwendung finden, da hierbei frühzeitig der Verdacht auf ein Korpuskarzinom geäußert werden kann [2, 19, 21, 30, 33].

Zur optimalen sonographischen Beurteilung des Endometriums ist es sinnvoll, neben der sonomorphologischen Beschaffenheit auch die Aufbauhöhe zu bestimmen. Weiter sollte die Endometriumoberfläche begrenzend zum Cavum uteri und ihre Abgrenzung zum Myometrium hin Berücksichtigung finden (Abb. 4.38).

Bei der vaginosonographischen Kontrolle ist die Schleimhauthomogenität auf echoleere und hyperdense Areale zu überprüfen. Sind solche Veränderungen, die als Strukturdefekte gelten, vorhanden, kann dies der erste Hinweis auf ein Korpuskarzinom sein. Die unebene Oberfläche zum Cavum uteri hin ist als verdächtig einzustufen. Es kann sich sowohl um hyperplastische kar-

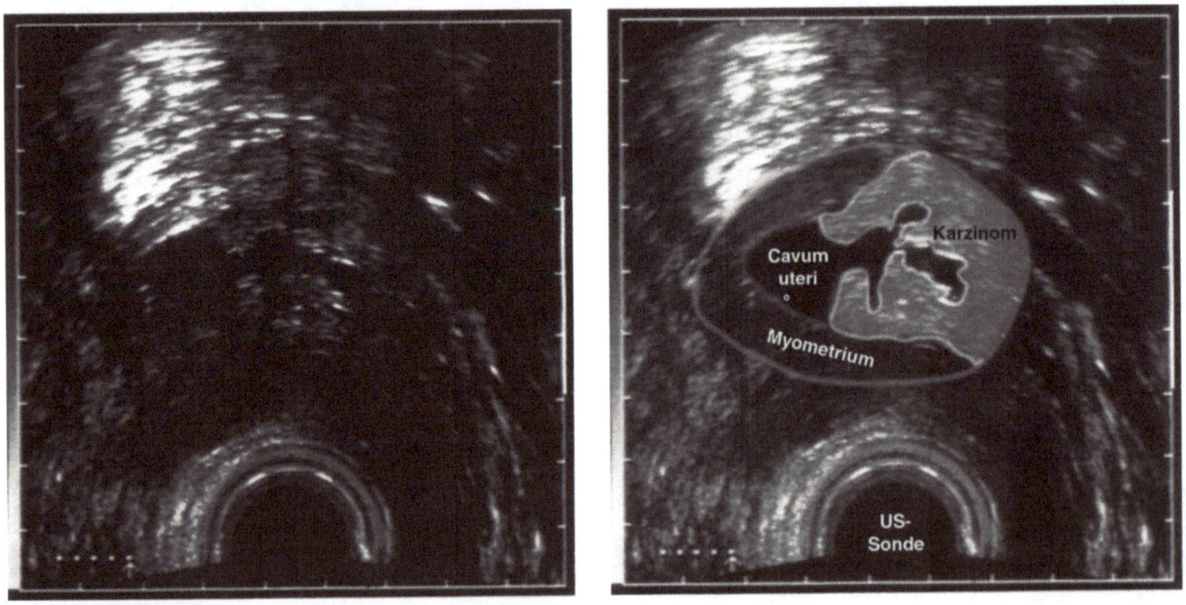

Abbildung 4.39

Irreguläre Strukturen im Cavum uteri bei einem Endometriumkarzinom

zinomatöse Bezirke als auch um Schleimhautpolypen handeln.

Bei der Überprüfung des Endometriums auf seine Abgrenzung zum Myometrium muß darauf geachtet werden, daß die echoarme Region der Basalis nachweisbar ist. Sollte dies nicht möglich sein, muß bei Verdacht auf ein Korpuskarzinom mit einer Infiltration in das Myometrium gerechnet werden (Abb. 4.39). Die Zuverlässigkeit des Nachweises einer karzinomatösen Infiltration unter Einsatz der Vaginosonographie beträgt ca. 80–85% [3, 4, 5, 7, 22, 24, 26].

Die Farbsonographie ermöglicht es irreguläre Gefäßeinsprossung in das Endometrium zu erfassen. Allerdings ist die anfängliche Euphorie durch Messungen des Resistance-Index RI und des Pulsatilitäts-Index PI auf die Dignität endometrialer Veränderungen schließen zu können schnell der Realität gewichen. Auch das Erfassen von Widerstands- und Flußparametern in der A. uterina sowie der Nachweis möglicher Unterschiede zur kontralateralen Seite lassen aufgrund der großen Streubreite der Mittelwerte keine eindeutige Aussage zur Dignität zu.

4.2.2.5 Kollumkarzinom

Der Nachweis eines Kollumkarzinoms ist mit der gynäkologischen Spekulumuntersuchung und dem Abstrich aus der Cervix uteri heute zur Routine geworden und somit eine Domäne dieser Untersuchungstechnik. Durch den Abstrich und die Färbung nach Papanicolaou lassen sich etwa 90% der neoplastischen Veränderungen im Genitalbereich nachweisen. Sonographisch darstellbare Auffälligkeiten an der Cervix uteri sind fast immer auch optisch nachweisbar (Abb. 4.40).

Die mit dem Ultraschall erkennbaren Schleimhautveränderungen im Zervikalkanal überschreiten selten eine Aufbauhöhe von 1–2 mm. Das Zervixkarzinom läßt sich sonographisch meist nur dann erfassen, wenn es bereits zur Auftreibung des Collum uteri geführt hat oder die homogene Sonomorphologie des Zervixgewebes so verändert, daß diese unübersehbar wird. Dies ist meist aber erst im Stadium II der Fall.

Wichtig für die Beurteilung des zervikalen Schleimhautreliefs ist die sonographisch nachweisbare bandförmige Struktur. Der Nachweis einer Unterbrechung dieses Musters mit irregulären hyperdensen Arealen kann ein erstes Hinweiszeichen auf ein Neoplasma sein. Zusatzinformationen lassen sich mit der Vaginosonographie in bezug auf die Entfernung des Neoplasmas zur Portiooberfläche gewinnen. Diese Information kann bei der Planung einer Konisation die Größe des Konisates mit beeinflussen. Auch wenn es unter Einsatz der Vaginosonographie bisher nicht möglich ist, ein Kollumkarzinom im Rahmen der Krebsvorsorgeuntersuchung zu erfassen, so können doch frühzeitig gröbere Auffällig-

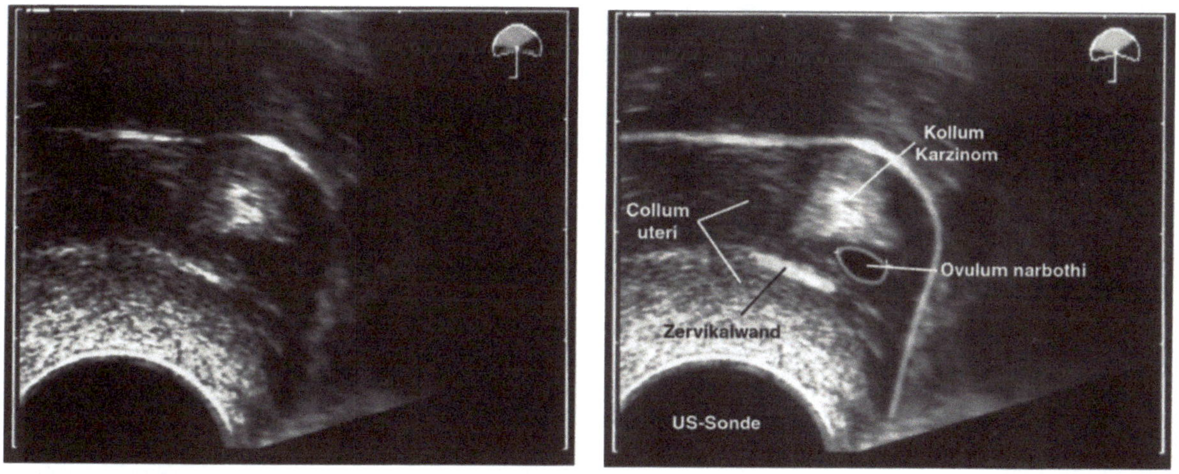

Abbildung 4.40

Cervix uteri mit echoreichem Kollumkarzinom und echoleerem Areal eines Ovulum narbothi im Vaginosonogramm

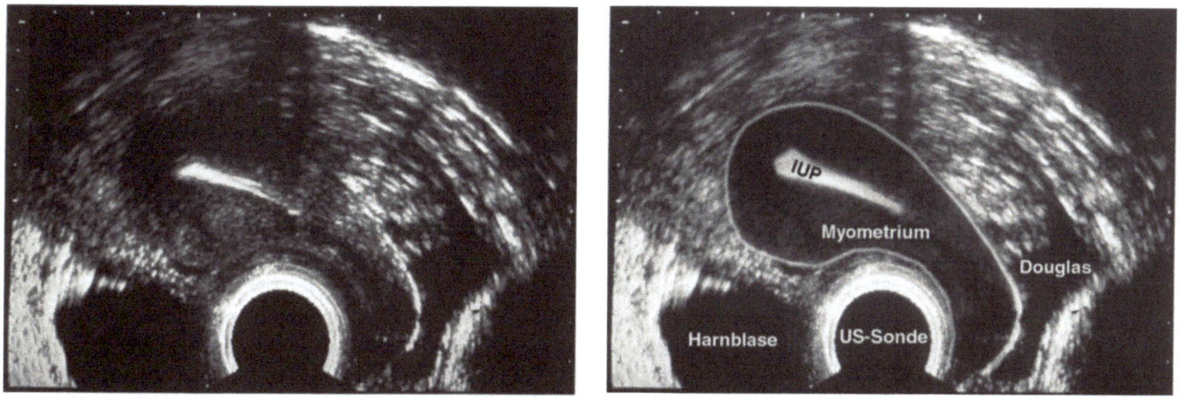

Abbildung 4.41

Uterus im vaginosonographischen Längsschnitt mit regelrecht plaziertem IUP

keiten entdeckt werden. Mit der Abdominalsonographie ist bedingt durch die Entfernung des Schallkopfes zur Cervix uteri kaum eine Aussage zu einer neoplastischen Veränderung an dieser Organstruktur zu treffen [8, 10].

Unter Einsatz der Dopplersonographie ist es möglich, irreguläre Gefäßverläufe in auffälligen Strukturen darzustellen. Die Ermittlung der Gefäßwiderstände oder Flußmuster in Einzelgefäßen oder in der Uterina lassen nicht auf das Vorhandensein eines Karzinoms schließen.

4.2.2.6 Intrauterinpessar

Die Verwendung eines Intrauterinpessars (IUP) als kontrazeptive Maßnahme ist nach der oralen Antikontrazeption die am häufigsten eingesetzte Maßnahme. In der Bundesrepublik Deutschland tragen etwa 2, 5–3, 1 Mio. aller Frauen ein IUP. Der sonographische Nachweis der Spirale läßt sich in der überwiegenden Zahl der Untersuchungen problemlos führen. Geringe Probleme können bei einer ausgeprägten Retroflexio uteri oder bei einem Uterus myomatosus auftreten. Auch unter Einsatz der Abdominalsonographie läßt sich das IUP fast stets darstellen, aber Schwierigkeiten können bei Adipositas oder starker Darmüberlagerung auftreten.

Im Uteruslängsschnitt präsentiert sich das IUP mit einer breiten, hyperdensen, glatten Struktur, die dem Spiralensteg entspricht. Oft läßt sich der im Zervikalkanal verweilende Faden, der zum Entfernen der Spirale erforderlich ist, darstellen. Im fundalen Transversalschnitt lassen sich weitere Hinweiszeichen zur Identifizierung der Spirale nachweisen. So sind die nach lateral ragenden Arme des IUP zu erkennen, was auf die Gesamtform schließen läßt (Abb. 4.41).

Zur Beurteilung der korrekten Lage muß auf den Abstand zwischen IUP-Spitze und Myometrium geachtet werden. Die Distanz sollte 10 mm nicht überschreiten. Ist dies der Fall, muß die Lage der Spirale nach der nächsten Periodenblutung überprüft werden. Beträgt die Entfernung 15 mm und mehr, so ist ein kontrazeptiver Schutz nicht mehr gegeben und die Spirale ist zu entfernen [10].

Vor Applikation einer Spirale ist zu überprüfen, ob keine Uterusfehlbildung oder ein Uterus myomatosus besteht. Ebenso ist darauf zu achten, daß sich nicht bereits eine Spirale in situ befindet, die von der Patientin nicht angegeben wurde. Die Kontrolle der Spirale sollte jeweils in Abständen von 6–12 Monaten erfolgen, um eine regelgerechte Lage zu bestätigen oder eine Dislokation auszuschließen.

Da bei IUP-Trägerinnen ein erhöhtes Risiko für eine ektope Schwangerschaft besteht, ist nach Ausbleiben der zeitgerechten Periodenblutung und positivem Schwangerschaftstest eine Eileiterschwangerschaft auszuschließen. Bei okkultem IUP „lost intrauterin device" läßt sich sonographisch die genaue Lage meist gut kontrollieren.

Unbestritten besteht für IUP-Trägerinnen ein erhöhtes Risiko für eine Adnexitis. Werden palpatorisch oder laborchemisch Entzündungsgeschehen vermutet, so ist es obligat, sonographisch nach Auffälligkeiten im Adnexbereich wie Saktosalpinx oder Tuboovarialabszeß zu suchen, und wenn vorhanden muß aus Sicherheitsgründen die Spirale entfernt werden.

4.2.2.7 Parauteriner Bereich

Im Übergang zwischen Collum und Corpus uteri können A. und V. uterina vaginosonographisch gut erfaßt werden. Abdominalsonographisch gelingt dies seltener. Die Kontrolle dieser Region erlangt dann Bedeutung, wenn Frauen mit rezidivierenden Unterbauchbeschwerden ohne tastbaren Tumor zur Kontrolle kommen. Sonographisch lassen sich bei dieser Befundkonstellation oft rundliche bis walzenförmige echoleere Bereiche erkennen. Betrachtet man sich diese unter Einsatz des Farbdopplers, so finden sich oft erweiterte Gefäßkonglomerate, welche einer internen Varikosis entsprechen [10]. Es handelt sich hierbei um das Allen-Master-Syndrom. Therapeutische Möglichkeiten zur Behebung dieser Veränderung sind nicht immer wirksam, so daß bei starken Beschwerden oft nur die Entfernung der Gebärmutter Abhilfe schaffen kann.

4.2.3 Adnexe

Bei einer Überprüfung der Adnexregion sind neben den Ovarien auch die Salpingen zu kontrollieren. Das Darstellen von Ovar und Eileiter gelingt nicht immer uneingeschränkt, insbesondere dann nicht, wenn sich die Patientin in der Postmenopause befindet. Die großen Gefäße des kleinen Beckens können als Leitlinie zum Auffinden der Adnexstrukturen hilfreich sein. Die Beckenwand sowie die uterinen und ovariellen Haltestrukturen sind ebenfalls mit in die Beurteilung einzubeziehen [20].

4.2.4 Ovarien

Ovar und Eileiter sind im kleinen Becken in der Fossa ovarica gelagert. Oft liegen sie der lateralen Beckenwand und der V. oder A. iliaca angenähert. Sowohl Form und Größe sind in den einzelnen Lebensabschnitten unterschiedlich. Die Sonomorphologie der Ovarien ist echogener als die des Uterus.

Vor der Pubertät haben die Ovarien eine durchschnittliche Größe von 20–25 mm, um dann in der Geschlechtsreife auf etwa ein Maß von 30–40 mm anzuwachsen. In der Menopause schrumpfen sie wieder und erreichen im Mittel einen Querschnitt von ca. 15–25 mm. Die Darstellung der Ovarien gelingt sowohl mit dem Vaginal- als auch Abdominalscanner nicht immer. Im fertilen Alter kann eine Darstellbarkeit von ca. 90 % und in der Menopause von ca. 65–75 % als realistisch angesehen werden.

Physiologisch finden sich echoleere Areale im Ovar, die den in jedem Zyklus entstehenden Follikeln entsprechen. Randständig zeigt sich am Ovar der echogene Randsaum der Tunica albuginea. Oft stellen sich in unmittelbarer Nähe echoarme rundliche, mäßig echogene Bezirke dar, die bei abwartendem Verhalten peristaltische Bewegung präsentieren. Es handelt sich um Darm, der im kleinen Becken gelagert ist [13, 14, 27, 31].

Beim Vermessen von Ovar oder Tumoren an diesem Organ sollten 3 Diameter an der größten Zirkumferenz erfaßt werden, um die optimale Größe ermitteln zu können. Aus diesen kann mit der Kugelformel leicht das Volumen der Struktur errechnet werden, was viele Ultraschallgeräte selbständig ausführen können.

Veränderte Normalbefunde finden sich oft bei Frauen unter hormonaler Stimulation. Die Ovarien sind hier vielfach durch multiple Follikel vergrößert. Oft zeigt sich innerhalb des Ovars eine Radspeichenstruktur, die durch die interfollikulären Septen erzeugt wird. Freie Flüssigkeit im Douglas-Raum kann ein erstes Hinweiszeichen auf eine Überstimulation sein [10, 14].

Die Ovarialgröße präsentiert sich in der Postmenopause durch den fehlenden Hormoneinfluß kleiner als

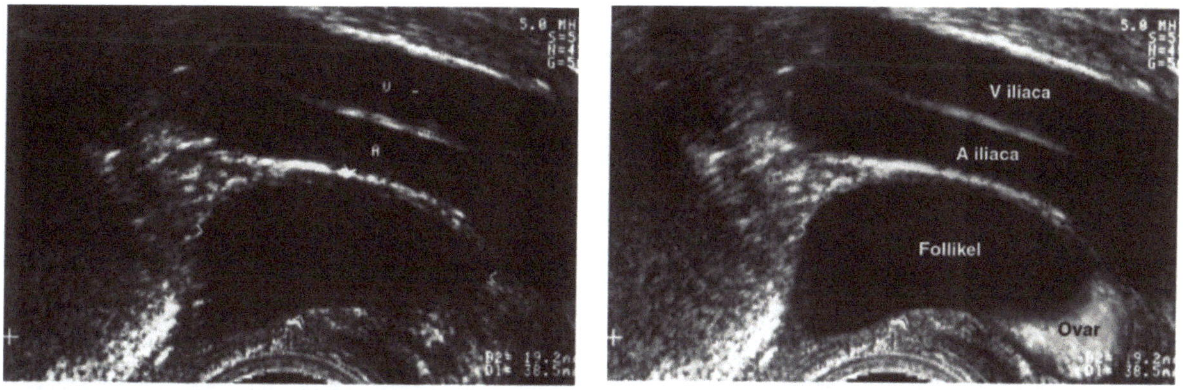

Abbildung 4.42

Ovar mit Follikel, der den großen Gefäßen der Beckenwand anliegt

im fertilen Alter. Physiologische follikuläre Strukturen sind in diesem Lebensabschnitt selten und sollten, wenn neu aufgetreten, als kontrollbedürftig eingestuft werden.

4.2.4.1 Benigne Ovarialtumoren

Follikel und Corpus-luteum-Zyste

Die am häufigsten nachweisbaren benignen Ovarialbefunde sind Follikel und Funktionszysten. In den ersten Tagen nach der physiologischen Periodenblutung können etwa 3 mm große echoleere Areale, die Sekundärfollikel, nachgewiesen werden. Mit fortschreitender Zyklusphase nehmen diese Strukturen an Durchmesser zu und erreichen zum Zeitpunkt der Ovulationen einen Querschnitt von 20–25 mm. Der persistierende Follikel kann nach einiger Zeit durch eine Einblutung ein mäßiges Binnenecho erhalten, das an Echogenität zunimmt und später dann ein wabenförmiges Aussehen aufweist [14, 18].

Vielfach läßt sich am Ovulationstermin im Douglas-Raum ein schmaler Flüssigkeitssaum erkennen, der ausgetretener Follikelflüssigkeit entspricht (Abb. 4.42).

Das Corpus luteum ist nicht stets in seiner Sonomorphologie von einem Follikel zu unterscheiden. Ein Persistieren kann über Wochen und Monate anhalten. Diese Form von Adnextumoren neigt vielfach zu einer spontanen Rückbildung, so daß, solange die Patientin keine Beschwerden angibt, ein zuwartendes Verhalten erfolgen kann. Sollte das Wachstum allerdings fortschreiten, so ist eine operative Intervention angebracht, da sonst bei vollständigem Aufbrauchen des Ovarialgewebes durch die Zyste der Verlust des Ovars droht (s. folgende Übersichten).

Sonomorphologie von Follikeln
- Tumorkapsel glatt und schmal
- Binnenstruktur echoleer/schwarz
- Durchmesser bis 30 mm
- Randkontur glatt begrenzt

Sonomorphologie von Ovarialzysten
- Durchmesser größer 30 mm
- Randkontur glatt begrenzt
- Tumorkapsel glatt und schmal
- Binnenstruktur echoleer/schwarz

Die oft beiderseits auftretenden Luteinzysten lassen sich nur schwer von einem Follikel differenzieren. Durch spontane Einblutung erhalten sie meist eine echoreiche Binnenstruktur mit z. T. soliden Anteilen, was eine Abgrenzung zu einem eingebluteten Corpus luteum erschwert. Dopplersonographisch ergeben sich selten wichtige Zusatzinformationen.

Polyzystisches Ovar

Das Syndrom des polyzystischen Ovars (PCO) ist oft mit einem erhöhten Androgenspiegel kombiniert. Man spricht auch von einem Stein-Leventhal-Syndrom. Die Pathophysiologie dieser Veränderung ist nicht ganz klar und hat wahrscheinlich verschiedene Ursprungsmechanismen. Neben einem Hirsutismus mit ca. 69 %, ist das Auftreten einer Sterilität mit ca. 74 % die häufigste Veränderung [10].

Sonomorphologisch präsentiert sich ein polyzystisches Ovar als vergrößertes Organ mit mäßig hyperdensen Echostrukturen. Die meist kleinzystischen Anteile des Ovars finden sich vielfach perlschnurartig aufgereiht im peripheren Ovarbereich (Abb. 4.43). Bei einer optischen Begutachtung des Ovars bei der Laparoskopie zeigt sich vielfach eine fast glatte Oberfläche ohne Ovulationsmarken. Sonographisch erkennt man oft im Dou-

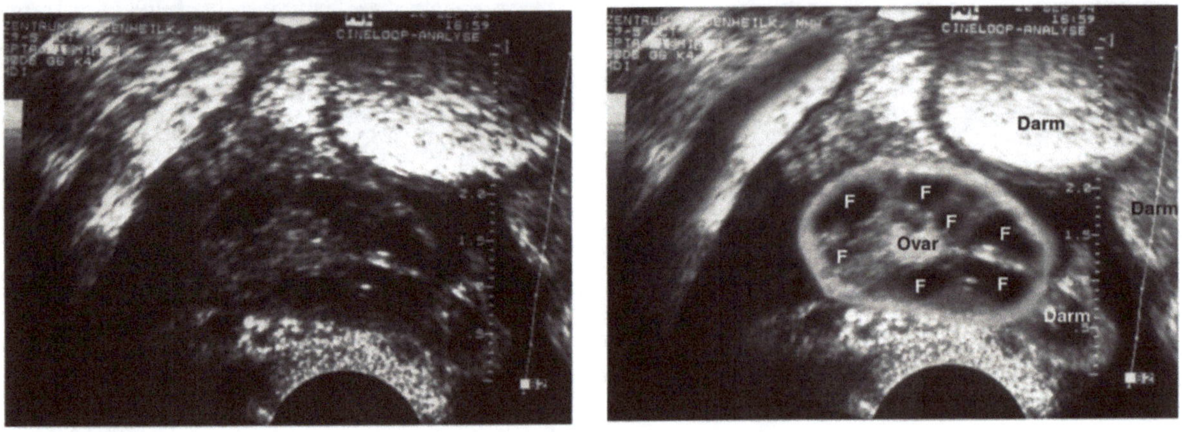

Abbildung 4.43

Kleine echoleere Follikel (*F*) unter der Tunica albuginea bei polyzystischem Ovar

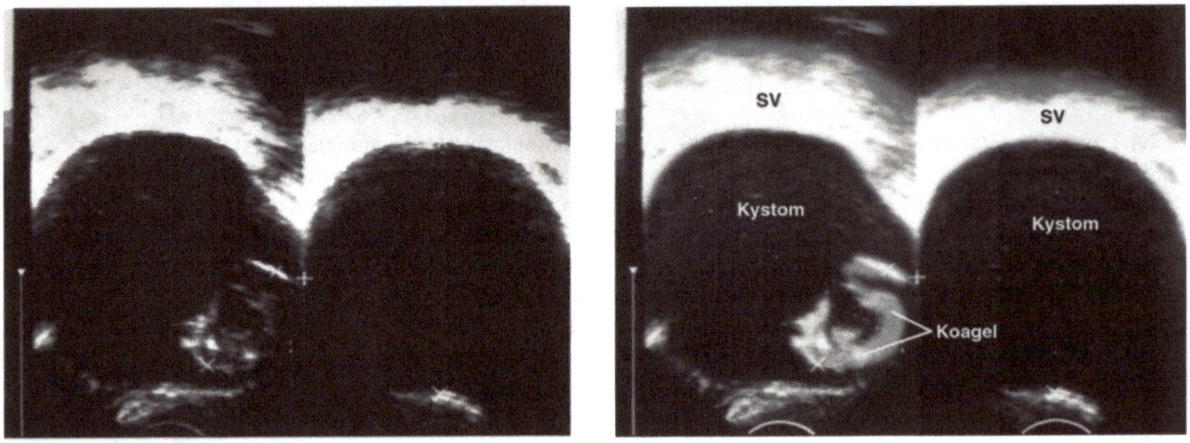

Abbildung 4.44

Verschiedene sonographische Schnittebenen bei einkammriger Zyste und randständiger Strukur im linken Bild bei einem Ovarialkystom mit altem Koagel

glas-Raum geringe Mengen freier Flüssigkeit. Mit der Dopplersonographie gelingt es vielfach innerhalb des Ovarialgewebes vermehrt Gefäßverläufe aufzuzeigen, die aber kaum Relevanz für die weitere Therapie besitzen.

Kystom

Die Kystome als zystische Ovarialtumoren sind vielfach multipel gekammert und haben eine Ausdehnung von mehr als 5 cm. Diese Tumoren kommen in ca. 20 % doppelseitig vor. Das Entartungsrisiko wird auf ca. 50 % beziffert.

Sonomorphologisch enthält das seröse Kystom in hohem Maße echoleere Anteile. Es handelt sich um Flüssigkeit. Die Randkontur ist glatt und die Septendicke selten dicker als 3 mm. Bei einem Kompressionsversuch mittels Abdominalscanner erkennt man oft flottierende Septen inmitten der Flüssigkeit. Eine Entartung sollte mit bedacht werden, sobald sich homogene, echogene oder polypöse Bereiche innerhalb zystischer Anteile erfassen lassen [14, 18]. Eine differentialdiagnostische Abgrenzung gegenüber einem muzinösen Kystadenom, das vielfach mäßige Binnenechos aufweist, muß erfolgen (Abb. 4.44).

Vor einer operativen ggf. laparoskopischen Entfernung eines solchen Befundes sollte stets, wenn möglich, eine farbsonographische Überprüfung zum Nachweis auffälliger Gefäßneubildungen erfolgen. Von einer Punktion zystischer Befunde in der Postmenopause sollte Abstand genommen werden, insbesondere wenn verdächtige Gefäße innerhalb echogener, homogener Areale nachgewiesen wurden.

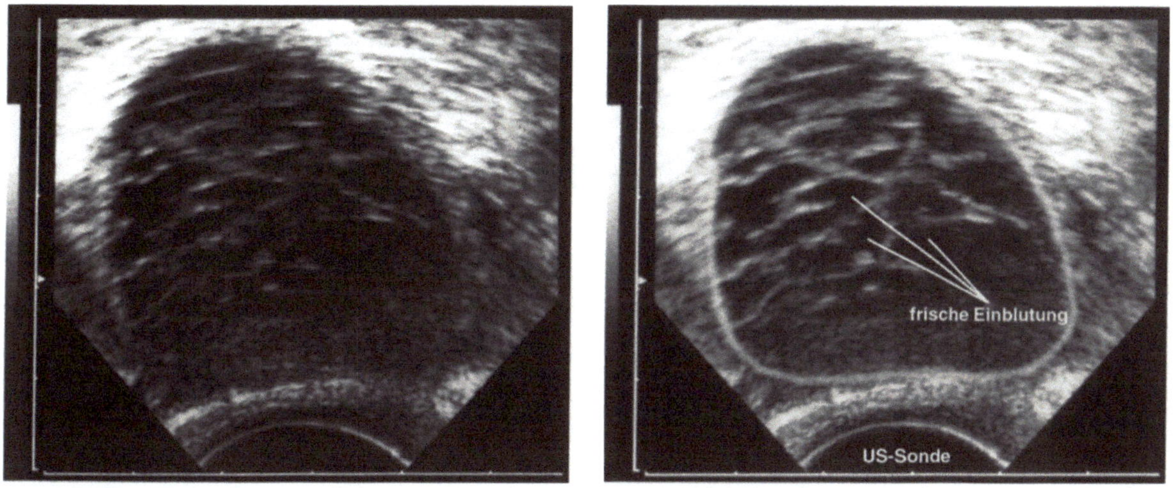

Abbildung 4.45

Inhomogener Befund innerhalb eines Ovars nach frischer Einblutung bei Endometriose

Endometriosezysten

Endometriosezysten sind mit altem Blut gefüllte zystische Strukturen, die nicht nur im kleinen Becken, sondern im gesamten Abdomen lokalisiert sein können. Ihre sonomorphologische Binnenstruktur kann unterschiedlich sein und reicht von gleichmäßig, mäßig echogen bis zu mäßig echogen mit echogenen Anteilen (s. folgende Übersicht).

Sonomorphologie von Endometriosezysten

- Meist rein zystisch angelegt
- Meist regelmäßige, mäßig echogene Binnenstruktur oder fast fehlend
- Rein zystische echoleere Anteile möglich
- Oft schwierige Organzuordnung

Bei den echoarmen Bezirken handelt es sich überwiegend um altes Blut, und die echogenen Areale entsprechen meist Fibrinbestandteilen. Hervorgerufen werden diese unterschiedlichen Strukturen durch das Nebeneinander frischer Einblutung und älterer Bestandteile (Abb. 4.45). Bei der Abgrenzung zum umgebenden Gewebe sind sowohl glatte als auch unscharfe Bereiche darstellbar. Oft finden sich innerhalb des Ovars mehrere echoarme Bereiche einer Endometriose [10, 14]. Differentialdiagnostisch ist bei sonographischem Verdacht auf Endometriose ein Hämatom, Dermoid oder ein Ovarialabszeß auszuschließen was nicht uneingeschränkt gelingt.

Bei der Kontrolle mit der Farbsonographie finden sich nur im Kapselbereich verlaufende Gefäße. Sollten innerhalb der Zyste Gefäße darstellbar sein, so ist die Verdachtsdiagnose zu überprüfen.

Dermoidzyste

Bei Dermoidzysten handelt es sich um Reste embryonaler Strukturen. Ihr Nachweis erfolgt häufig zwischen dem 20. und 30. Lebensjahr mit einer Frequenz von ca. 20–30% aller gynäkologischen Tumoren der Frau. Histologisch lassen sich ekto-, endo- und mesodermale Anteile diagnostizieren.

Sonomorphologisch präsentiert sich das Dermoid oft als sehr inhomogener Befund mit verstreut liegenden hyperdensen Binnenechos neben echoleeren Anteilen (Abb. 4.46). Die echogenen Bereiche entsprechen meist Haaren, Zähnen oder Talgdrüsen [10, 14]. Die echoleeren oder zystischen Areale entstehen durch ölige Flüssigkeit. Das Entartungsrisiko von Endometriosetumoren wird in der Literatur mit ca. 3% angegeben (s. folgende Übersicht.

Sonomorphologie von Dermoiden

- Oft unscharf begrenzt
- Randstrukturen vielfach verdickt
- Binnenstruktur unregelmäßig
- Echoleere und mäßig echogene Strukturen
- Unregelmäßiges Binnenmuster

Stellen sich im Unterbauch unscharf begrenzte echoschwache, meist rundliche Tumoren dar, so sollte stets an ein Dermoid gedacht werden. Sichere Differenzierungskriterien zu anderen Tumoren sind bisher nicht bekannt. Mit der Dopplersonographie können bei diesen Tumoren nur im Randbereich Gefäße nachgewiesen werden.

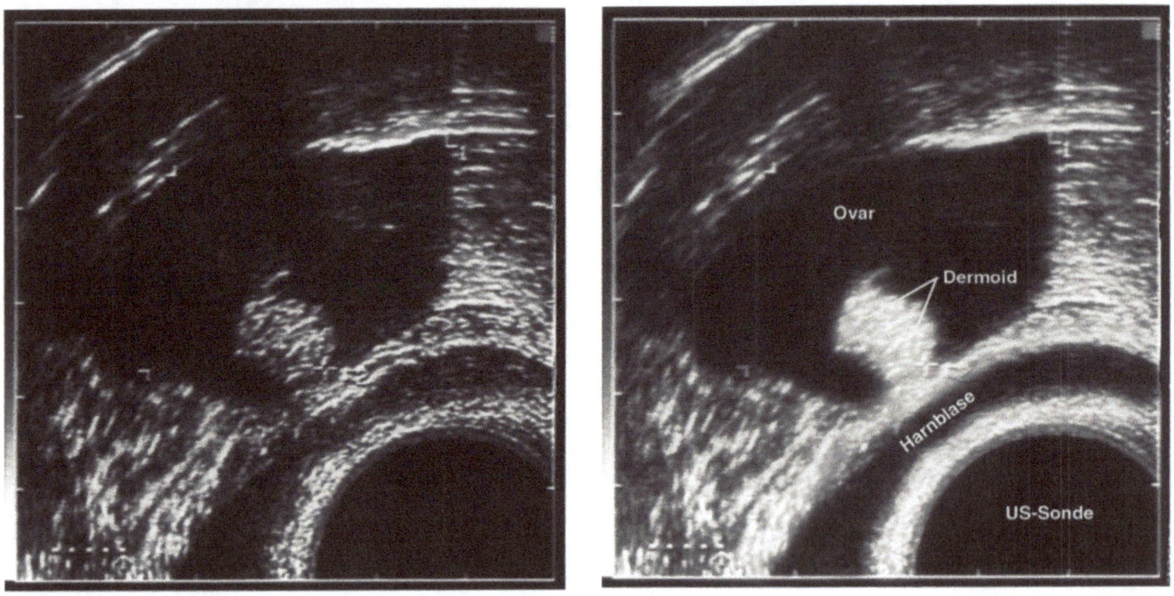

Abbildung 4.46

Leicht vergrößertes Ovar mit zentralem echoreichen Reflex eines Dermoides

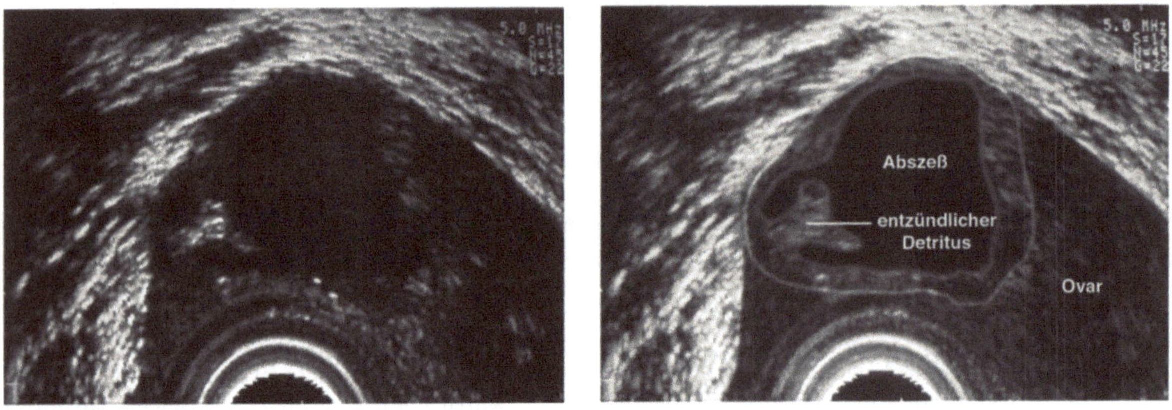

Abbildung 4.47

Vaginosonogramm mit inhomogenem Ovar bei Ovarialabszeß

Ovarialabszeß

Sonomorphologisch kann diese Veränderung durchaus einer Endometriose oder einem Ovarialkarzinom ähneln. Das Binnenmuster ist oft mäßig echogen und wechselt mit echoreichen und echoarmen Arealen ab. Die Tumorkapsel wirkt vielfach im Vergleich zu anderen Tumoren des kleinen Beckens verdickt [10]. Da das Ovar dem Uterus eng benachbart ist, kann es vorkommen, daß bei einem Tuboovarialabszeß keine eindeutige Differenzierung der einzelnen Organe gelingt (Abb. 4.47).

Zur weiteren Abklärung sollten klinische Parameter wie Leukozyten, Blutsenkung, Fieber oder rezidivierende Unterbauchbeschwerden mit einbezogen werden.

Der Einsatz des Farbdopplers läßt vielfach den Nachweis einer verstärkten Durchblutung innerhalb des Befundes zu, hilft aber differentialdiagnostisch nicht immer weiter (s. folgende Übersicht).

Sonomorphologie des Ovarialabszesses
- Unregelmäßiges Binnenmuster
- Unscharfe Randkontur
- Kapselstruktur oft nicht darstellbar
- Anamnese hilft weiter

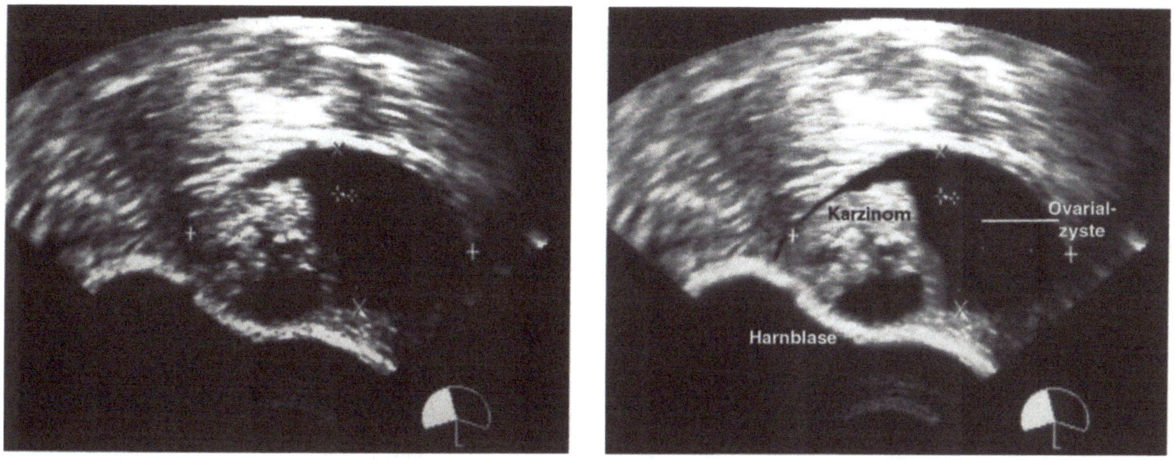

Abbildung 4.48

Vaginosonographische Darstellung eines zystischen Ovars neben der Harnblase mit inhomogener Binnenstruktur bei Ovarialkarzinom

4.2.4.2 Maligne Ovarialtumoren

Von den nachweisbaren Adnextumoren sind ca. 25–30 % maligne Befunde. Etwa 50–70 % der Ovarialkarzinome werden erst im Stadium III festgestellt, also zu einem Zeitpunkt, zu dem die Frauen wegen Zunahme des Leibesumfanges oder Gewichtsverlust den behandelten Arzt aufsuchen. Die dann nachweisbaren malignen Ovarialbefunde sind zwar noch operabel, besitzen aber keine gute Überlebenschance mehr.

Das Ovarialkarzinom tritt vorwiegend in der Postmenopause und dort im Alter zwischen 60 und 65 Jahren gehäuft auf. Tumormarker, die früh eine differentialdiagnostische Erkennung erlauben, sind zu unspezifisch. Sonomorphologisch präsentiert sich dieser maligne Befund sehr unterschiedlich. Vielfach beginnt die Entwicklung eines Ovarialkarzinoms in kleinzystischen Anteilen eines Ovarialbefundes (Abb. 4.48). Mit zunehmender Größe finden sich inhomogene, teils hyperdense Gewebeanteile mit unregelmäßiger Randbegrenzung. Eine eindeutige sonographische Stadieneinteilung gelingt nicht immer, da Metastasen im Bereich des Peritoneums kaum erfaßbar sind [17, 32]. Die Möglichkeit, ein Ovarialkarzinom im Stadium I zu erfassen, ist gering. Die Differenzierung in die Stadien II oder III bedarf der zytologischen Diagnostik (s. folgende Übersicht).

Sonomorphologie des Ovarialkarzinoms

- Binnenmuster oft irregulär
- Zystische Anteile neben homogenen
- Hyperdense plaqueartige Tumoranteile
- Verdickte Septen innerhalb des Tumors
- Polypoide Auflagerungen in Zysten

Bei Verdacht auf einen malignen Prozeß am Ovar sollte zur Vermeidung einer Prognoseverschlechterung für die Patientin von einer Punktion des Tumors abgesehen werden. Ausnahmen sind Inoperabilität der Patientin oder die alleinige Punktion von Flüssigkeit aus dem Douglas-Raum. Nachweisbarer Aszites kann erstes Hinweiszeichen auf einen malignen Tumor sein, ohne daß weitere Malignitätskriterien vorhanden sein müssen [32].

Fardopplersonographische Veränderungen bei Ovarialtumoren können irreguläre Gefäße innerhalb eines auffälligen Ovarialtumors sein. Eine Differenzierung anhand der bekannten Widerstandsparameter RI und PI gelingt kaum, da der Streubereich zwischen benignen und malignen Resultaten sehr groß ist.

Da die Tumorgröße oft ein erhebliches Ausmaß hat, ist zur effektiven Tumorbeurteilung der kombinierte Einsatz von Vaginal- und Abdominalscanner anzuraten, da sonst Tumoranteile, die außerhalb des kleinen Beckens gelagert sind, übersehen werden.

4.2.5 Tuba uterina

Die Tube als paariges Organ ist bei fehlender Auffälligkeit sowohl abdominal- als auch vaginosonographisch kaum erfaßbar und läßt sich nur unter Einstellung unterschiedlicher Schnittebenen nachweisen. Bedingt ist diese erschwerte Darstellbarkeit dadurch, daß die Salpinx kein starres Rohr ist, sondern stets mehr oder weniger geschlängelt verläuft (Abb. 4.49).

Eine verbesserte Beurteilung gelingt, wenn sich freie Flüssigkeit im Douglas-Raum befindet. Die Saktosalpinx imponiert als walzenförmiges Gebilde mit zentraler echoleerer Region innerhalb der Tube, die zu deren

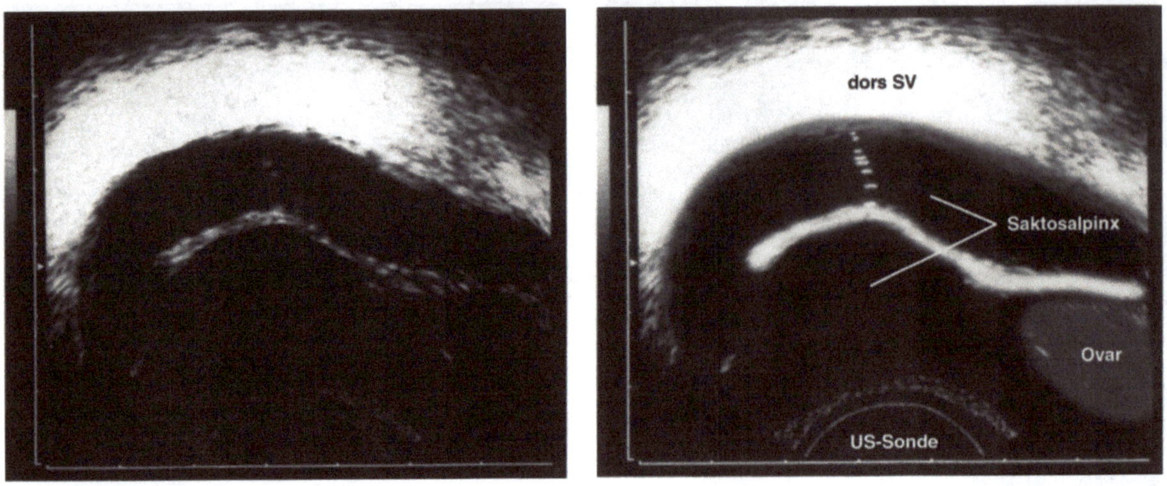

Abbildung 4.49

Vaginosonographie bei Saktosalpinx mit Flüssigkeitsretention

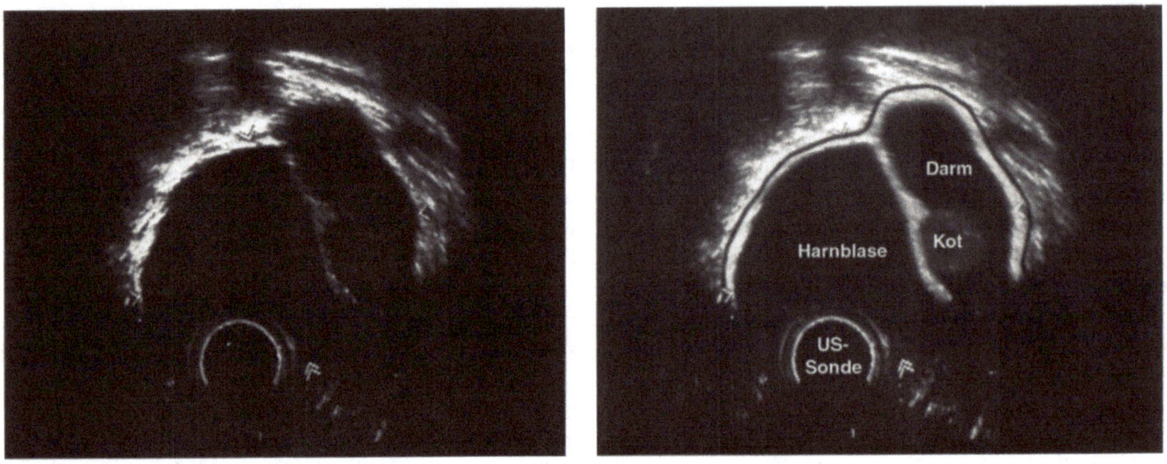

Abbildung 4.50

Harnblase und dilatierter Darmanteil im Vaginosonogramm

Auftreibung führt. Bei den echoleeren Bereichen handelt es sich um Flüssigkeit. Die postentzündliche Tube zeigt ein echogenes Muster mit Verdickung der Serosa. Fast obligatorisch läßt sich bei dieser Veränderung als Begleitreaktion freie Flüssigkeit im Douglas-Raum nachweisen [10, 18].

Lassen sich nach einer Adnexitis Adhäsionen zwischen Adnexen, lateraler Beckenwand oder dem Uterus nachweisen, so kann die Tube oft als verdickte walzenförmige Struktur darin nachgewiesen werden. Sollte bei uterusnaher Lage eine walzenförmige Struktur erfaßbar sein, die sich in der 2. Ebene nicht ähnlich darstellen läßt, so muß eine Varicosis pelvinae ausgeschlossen werden oder zur Sicherung der Diagnose eine Kontrolle unter Farbsonographie erfolgen.

4.2.6 Douglas-Raum

Die Darstellung der Excavatio retrouterina kann sowohl im Transversal- als auch im Longitudinalschnitt erfolgen. Eine Menge von ca. 10–30 ml freier Flüssigkeit im Douglas-Raum kann als physiologisch betrachtet werden. Größere Mengen von Exsudat sollten an eine Entzündung, Aszites unklarer Genese oder an eine Blutung denken lassen.

In oder auf der freien Flüssigkeit schwimmende Organe lassen sich sonographisch oft unter Einsatz des abdominalen Ultraschalls verbessert darstellen (Abb. 4.50). Bei Vorliegen einer Blutung mit Ablagerung von Blutbestandteilen im Douglas-Raum und eingetretener

Koagelbildung finden sich echodichte bis hyperdense Strukturen innerhalb der Flüssigkeit. Aber auch walzenförmige Anteile mit einem Querschnitt von mehr als 1 cm können erfaßbar sein. Meist handelt es sich um Darmschlingen, die nach Zuwarten an ihrer peristaltischen Bewegung erkannt werden können [10].

4.2.7 Vagina

Die sonographische Beurteilung der Vagina ist eine Domäne der Vaginosonographie. Das Scheidenrohr bildet sich hierbei als röhrenförmige Struktur mit echoreicher Randbegrenzung ab. Zur Bauchdecke hin stellt die echoleere Harnblase und nach dorsal das Rektum als walzenförmige Struktur die Begrenzung dar.

Veränderungen im Bereich der Vaginalwand sind selten und werden meist schon bei der optischen Inspektion erfaßt. Auffälligkeiten in der Vagina stellen das Vaginalkarzinom, Karzinommetastasen, Vaginalendometriose oder die Gartner-Zyste dar [10].

4.2.8 Methodenbewertung

Mit der Sonographie steht zur Beurteilung des weiblichen kleinen Beckens eine optimale, nichtinvasive Methode zur Verfügung. Unter Einsatz dieses Verfahrens können Uterus, Salpingen, Ovarien, Douglas-Raum und Vagina sowie von der Norm abweichende Veränderungen umfassend beurteilt werden. Durch die Nähe des Scanners zu den zu begutachtenden Strukturen bietet der Einsatz der Vaginosonographie Vorteile gegenüber dem abdominalen Ultraschall. Ein begrenzter Nachteil der Vaginosonographie im Vergleich zum abdominalen Vorgehen ist, daß aufgrund der limitierten Schalleindringtiefe Befunde, die ein Ausmaß von 10 cm und mehr haben, nicht mehr optimal darstell- und beurteilbar sind. Daher ist es sinnvoll, in diesen Situationen beide Techniken in Kombination einzusetzen.

Die Beurteilung von Gefäßverläufen sowie Flow-Indizes unter Einsatz der Farb- und Dopplersonographie erbringt bei Veränderungen an den weiblichen Genitalorganen Zusatzinformationen, die hilfreich zur präoperativen Einschätzung der Tumordignität sein können. Das gleiche gilt für die Technik der 3D-Sonographie. Der Einsatz dieser neuen sonographischen Methoden ist nicht immer erforderlich, da in der Hand des Erfahrenen die Vagino- oder Abdominalsonographie eine ausreichende Sicherheit bei der Beurteilung von Veränderungen an den entsprechenden Organen bietet. Die Sonographie, insbesondere die Vaginosonographie, ist in der modernen Diagnostik zur Beurteilung der Organe des kleinen Beckens im Fachbereich Gynäkologie und Geburtshilfe unverzichtbar geworden.

Literatur

1. Andolf E, Jörgensen C (1990) A prospective comparison of transabdominal and transvaginal ultrasound with surgical findings in gynecologic disease. J Ultrasound Med 9: 71–75
2. Bernaschek G (1987) Die endosonographische Diagnostik bei Uterusmalignomen. Ultraschall 8: 160–165
3. Cacciatore B, Lehtovirta P, Wahlström T, Ylaenen K, Yloestalo P (1989) Contribution of vaginal scanning to sonographic evaluation of endometrial cancer invasion. Acta Oncol 28: 585–588
4. Cacciatore B, Lehtovirta P, Wahlström T, Yloestalo P (1989) Preoperative sonographic evaluation of endometrial cancer. Am J Obstet Gynecol 160: 133–137
5. Chambers CB, Unis JS (1986) Ultrasonographic evidence of uterine malignancy in the postmenopausal uterus. Am J Obstet Gynecol 154: 1194–1199
6. Coleman BG, Arger PH, Grumbach K et al. (1988) Transvaginal and transabdominal sonography: prospective comparison. Radiology 168: 639–643
7. Cruickshank DJ, Randall JM, Miller ID (1989) Vaginal endosonography in endometrial cancer. Lancet I: 445–446
8. Degenhardt F (1987) Transvaginale Sonographie in der Gynäkologie. Fortschr Med 105: 560–562
9. Degenhardt F (Hrsg) (1990) Atlas der vaginalen Ultraschalldiagnostik, 2. Aufl. Wiss. Verlagsges., Stuttgart
10. Degenhardt F (Hrsg) (1994) Endosonographie in Gynäkologie und Geburtshilfe. Wiss. Verlagsges., Stuttgart
11. Degenhardt F, Böhmer S, Frisch K, Schneider J (1991) Vaginosonographische Endometriumkontrolle in der Postmenopause. Ultraschall Med 12: 119–123
12. Degenhardt F, Böhmer S, Mesrogli M (1989) Vaginalsonographische Endometriumbeurteilung als Möglichkeit zur Erkennung von Korpuskarzinomen. Arch Gynecol Obstet 245: 572–574
13. Duda V, Horn A (1989) Präpartale Diagnostik und Therapie von Ovarialzysten. Ultraschall Klin Prax 4: 214–215
14. Duda V, Rode G, Thein C, Schulz KD (1990) Vaginalsonographie: Pilotstudie für den Einsatz als Ovarial-Screening-Verfahren. Geburtsh Frauenheilkd 50: 388–393
15. Fleischer AC, Gordon AN, Entman SS, Kepple DM (1990) Transvaginal scanning of the endometrium. JCU 18: 337–349
16. Goldstein SR, Nachtigall M, Snyder JR, Nachtigall L (1990) Endometrial assessment by vaginal ultrasonography before endometrial sampling in patients with postmenopausal bleeding. Am J Obstet Gynecol 163: 119–123
17. Higgins RV, Nagell JR van, Donaldson ES et al. (1989) Transvaginal sonography as a screening method for ovarian cancer. Gynecol Oncol 34: 402–406
18. Jagla K, Degenhardt F, Böhmer S (1990) Transvaginale Sonographie in der gynäkologischen Praxis. Fortschr Med 108: 543–546
19. Klug PW, Leitner G 8 (1989) Die Gegenüberstellung vaginosonographischer und histologischer Befunde am Endometrium. Geburtsh Frauenheilkd 49: 797–802
20. Leibman AJ, Kruse B, McSweeney MB (1988) Transvaginal sonography: comparison with transabdominal sonography in the diagnosis of pelvic masses. AJR 151: 89–92
21. Malpani A, Singer J, Wolverson MK, Merenda G (1990) Endometrial hyperplasia: value of endometrial thickness in ultrasonographic diagnosis and clinical significance. JCU 18: 173–177
22. Mencaglia L, Valle RF, Perino A, Gilardi G (1990) Endometrial carcinoma and its precursors: early detection and treatment. Int J Gynaecol Obstet 31: 107–116

23. Mendelson EB, Bohm-Velez M, Joseph N, Neiman HL (1988) Gynecologic imaging: comparison of transabdominal and transvaginal sonography. Radiology 166: 321–324
24. Nasri MN, Coast GJ (1989) Correlation of ultrasound findings and endometrial histopathology in postmenopausal women. Br J Obstet Gynaecol 96: 1333–1338
25. Osmers R, Völksen M, Rath W, Kuhn W (1989) Die Vaginalsonographie: eine Screeningmethode zur Früherkennung von Ovarialtumoren und Endometriumkarzinomen? Arch Gynecol Obstet 245: 602–606
26. Osmers R, Völksen M, Schauer A (1990) Vaginosonography for early detection of endometrial carcinoma? Lancet 335: 1569–1571
27. Rodriquez MH, Platt LD, Medearis AL, Lacarra M, Lobo RA (1988) The use of transvaginal sonography for evaluation of postmenopausal ovarian size and morphology. Am J Obstet Gynecol 159: 810–814
28. Rosenberg P, Hakansson O (1989) Intrauterine ultrasonography and endometrial cancer. Lancet 1: 842–843
29. Rudelstorfer R, Deutinger J, Bernaschek G (1990) Neue Diagnostik der abnormen Uterusperfusion mittels transvaginaler Doppler-Strömungsmessungen in beiden Aa. uterinae. Gynäkol Rundsch 30: 120–122
30. Schurz B, Metka M, Heytmanek G, Wimmer-Greinecker G, Reinold E (1988) Sonographic changes in the endometrium of climacteric women during hormonal treatment. Maturitas 9: 367–374
31. Schwimmer SR, Lebovic J (1985) Transvaginal pelvic ultrasonography:Accuracy in the follicle and cyst size determination. J Ultrasound Med 4: 61–63
32. Simon WE, Lenz M, Strassinsky G, Hirsch HA (1989) Vergleich der präoperativen Untersuchungsergebnisse der bildgebenden Verfahren mit dem operativen Situs beim Ovarialkarzinom. Geburtsh Frauenheilkd 49: 568–572
33. Yloestalo PR (1990) Ultrasonography of endometrium. Ann Med 22: 105–108

4.3 Spezielle viszeralchirurgische Sonographie in der Kinderchirurgie

V. Hofmann

Der US-amerikanische Kinderchirurg Raffensperger [7] schrieb 1970 im Vorwort zu seiner Monographie *Das akute Abdomen im Neugeborenen- und Kindesalter*:

Die akute Baucherkrankung gleicht einem ungeöffneten Weihnachtspaket. Wir können über seinen Inhalt Vermutungen anstellen, aber selbst nach sorgfältigem Fragen, Anschauen, Schütteln und Abtasten bleibt die Überraschung. Ein akut erkranktes Kind bereitet Probleme, denen wir beim Erwachsenen nicht begegnen ... Ein krankes Kind ist bestenfalls brummig. Wenn es Schmerzen hat, will es nicht belästigt werden. Es schreit und drückt unsere Hand weg. Unser Unmut ist darüber besonders groß, wenn wir müde sind – spät in der Nacht, wenn anscheinend die meisten Baucherkrankungen auftreten. In dieser Situation helfen Geduld und Einfühlungsvermögen mehr als Fachwissen und ein gut ausgerüstetes Labor.

Dieses Vorwort müßte heute umgeschrieben werden. Seit vielen Jahren ist die Sonographie gerade beim akuten Abdomen der tägliche Begleiter des Klinikers geworden, denn sie ist

- sofort und ohne Vorbereitung durchführbar;
- mobil, am Krankenbett, auf der ITS möglich;
- fortlaufend als „Monitoring" zur Überwachung einsetzbar;
- schmerzlos und ohne Strahlenbelastung für das Kind.

Ähnlich wie über der Lunge kommt es im Grenzbereich zwischen Gewebe und Darmluft zu einer vollständigen Schallreflexion mit dorsalem Auslöschphänomen. Lange Zeit konnte man den Magen-Darm-Trakt (MDT) als eine Art „sonographisches Niemandsland" betrachten, ehe auch hier die Weiterentwicklung der Geräte die Situation grundlegend verändert hat. Durch handliche Schallköpfe ist auch eine Verschiebung pathologischer Strukturen möglich geworden, so daß sich sozusagen in der Tiefe „unter Sicht" palpieren läßt. In kaum einem anderen Bereich gibt es in den letzten Jahren soviel interessante, neue und das diagnostische Vorgehen verändernde Befunde wie am MDT. Besonders die Funktionssonographie und die farbkodierte Dopplersonographie haben wichtige Ergebnisse gebracht; inzwischen sind nahezu alle Abschnitte des MDT der Sonographie zugänglich geworden.

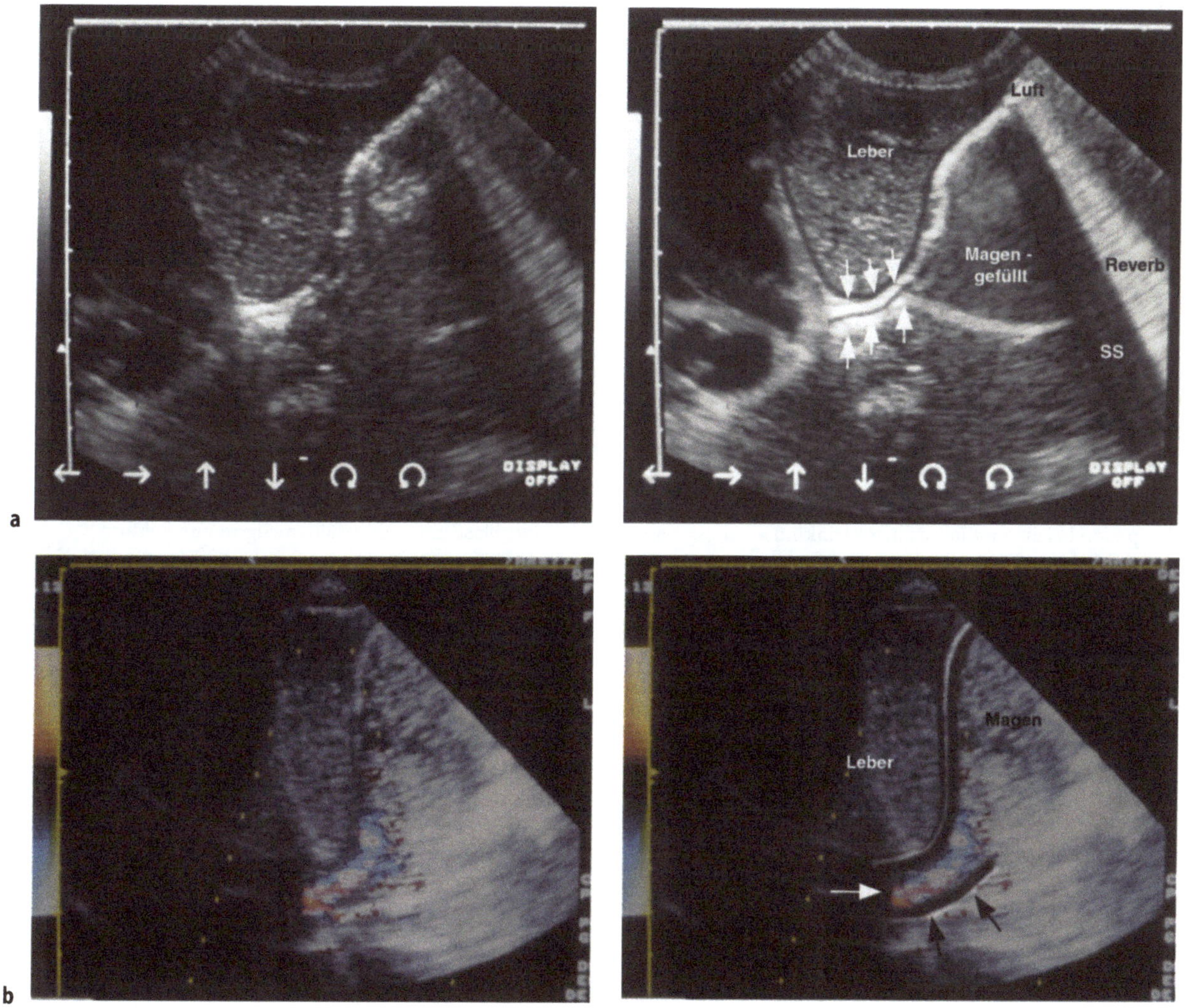

Abbildung 4.51 a, b

Hiatus oesophageus beim Säugling. **a** Gut gefüllter Magen, der gastroösophageale Übergang ist eng und geschlossen (↑). Normalbefund. **b** Gastroösophagealer Reflux, farbkodiert ist der Nahrungsrückfluß in den distalen Ösophagus und der erweiterte gastroösophageale Übergang erkennbar (*Pfeile*)

4.3.1 Untersuchungstechnik und Normalbefunde

Die Untersuchung wird beim liegenden Kind von ventral in Standard – Längs- und Querschnitten begonnen. Dieser kurze Untersuchungsabschnitt bietet eine Übersicht über Luftverteilung, Flüssigkeitsgehalt und Lumenweite des Darmes, freie Flüssigkeit und raumverdrängende Prozesse. Beurteilt werden am MDT im einzelnen:

- der distale Ösophagus und der gastroösophageale Übergang. Beim Trinken kann beim Säugling bereits ein Refluxverdacht ausgeschlossen werden (Abb. 4.51);
- der Magen, dessen Wandaufbau in 5 Schichten aufgegliedert werden kann und dessen Wandstärke bei Kindern 3 mm nicht überschreiten sollte [9]. Die Funktionssonographie ermöglicht eine exakte Beurteilung der Magenfunktion, seines Füllungsvolumens und seiner Entleerung:
- der Pyloruskanal;
- das Duodenum: bogenförmiger Verlauf um den Pankreaskopf mit „nacktem" Schleimhautrelief.
- Jejunum und Ileum lassen sich im Normalzustand nicht voneinander trennen. Am flüssigkeitsgefüllten Darm ist für das Jejunum das Klaviertastenphänomen, für das Ileum das glatte Schleimhautrelief typisch.
- Die Bauhin-Klappe läßt sich mit etwas Geduld darstellen.

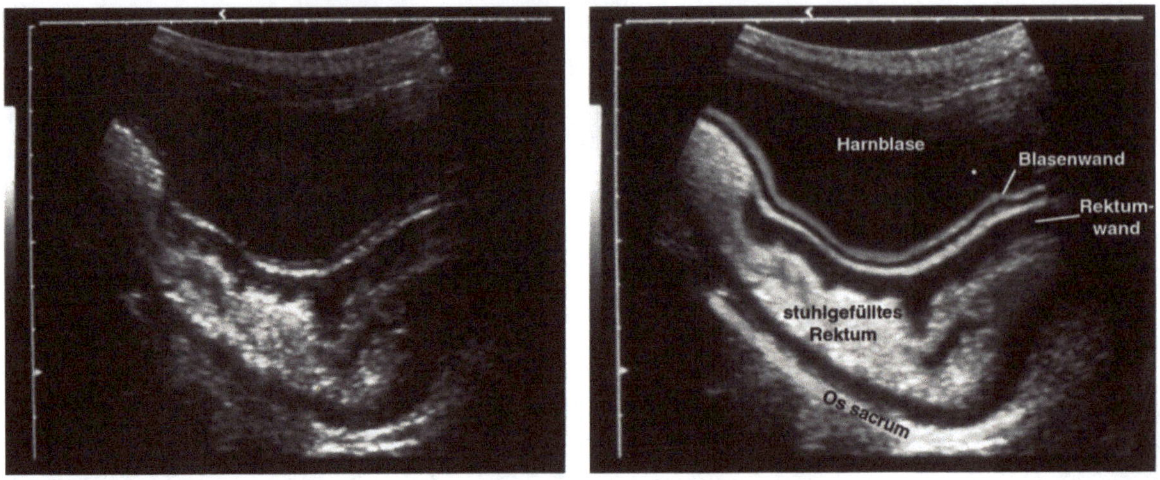

Abbildung 4.52

Obstipation bei einem 3 Jahre alten Kleinkind – Längsschnitt über der Harnblase mit stuhlgefülltem Sigma und Rektum

- Das Kolon ist auch im Normalzustand an seiner Haustrierung zu erkennen.
- Sigma und Rektum sind durch die Blase als Schallfenster hindurch erkennbar, besonders wenn eine Obstipation vorliegt (Abb. 4.52)

Die charakteristischen Darmwandveränderungen im Kindesalter sind in Abb. 4.53 zusammengestellt.

4.3.2 Akutes Abdomen im Säuglingsalter

Beim Neugeborenen sind es v.a. die Fehlbildungen des MDT, die wegen der entstehenden Ileussituation einer dringlichen Klärung bedürfen. Die Darmatresien, aber auch der Mekoniumileus bei Mukoviszidose, Gastroschisis und Omphalocele können pränatal erfaßt werden. Dies bedeutet die Vermeidung eines unnötigen und gefährdenden Transports postnatal bei Neugeborenen, die dringlich operativ behandelt werden müssen.

Der sichere Nachweis der hypertrophen Pylorusstenose ist eine Domäne der Ultraschalldiagnostik im Säuglingsalter, da sich sonographisch der echoarme Muskelring des Pylorus sowohl im Längs- als auch im Querschnitt zweifelsfrei abbilden läßt (Abb. 4.54). Die typische klinische Symptomatik und der sonographische Befund führen direkt zur operativen Therapie. Die typischen sonographischen Kriterien sind:

- Im Längsschnitt durch den Pyloruskanal nachweisbare deutliche Verdickung der echoarmen Muskelschicht; sie gilt bei Früh- und Neugeborenen bereits ab 2 mm, bei Säuglingen über 8 Wochen ab 4 mm als verdickt.
- Ein stark verengter, funktionell „geschlossener" Pyloruskanal unterschiedlicher Länge, der auch bei längerer Beobachtung weder Luft noch Flüssigkeit durchläßt; auffällig ist der umgekehrte Muskelwand-Lumen-Quotient.
- Ein deutlich dilatierter und gefüllter Magen mit am Pylorus abbrechender Hyperperistaltik und Retroperistaltik.
- Der im Längs- oder Schrägschnitt unter der Leber liegende quergeschnittene Pylorus, das sogenannte Ringzeichen, mit meßbar verdickter Muskelwand und einem Gesamtdurchmesser über 14 mm.

Durch umfangreiche sonographische Untersuchungen an 1400 Neugeborenen haben Rollins et al. [8] gefunden, daß die hypertrophe Pylorusstenose nicht angeboren ist, sondern sich erst in den ersten Lebenswochen ausbildet.

Die ileokolische Invagination ist neben der inkarzerierten Leistenhernie (Abb. 4.55) die häufigste Ursache eines Ileus im Säuglings- und Kleinkindalter. Die Gefahr der Fehleinschätzung im Frühstadium ist begründet durch das symptomfreie Intervall in den ersten 6–8 h, der rektale Blutabgang ist noch nicht nachweisbar. Die sichere Frühdiagnose wird zur entscheidenden Voraussetzung einer erfolgreichen Therapie. In solchen Fällen mit unklarer abdominaler Symptomatik kann die Sonographie die Situation in wenigen Minuten durch die direkte Darstellung des Invaginatkopfes klären. Die typischen sonographischen Zeichen sind:

- konzentrisches Ringzeichen oder sog. Zielscheibenphänomen („target sign"), wenn der Schnitt quer durch das Invaginat oral des Invaginatkopfs geht (Abb. 4.56);

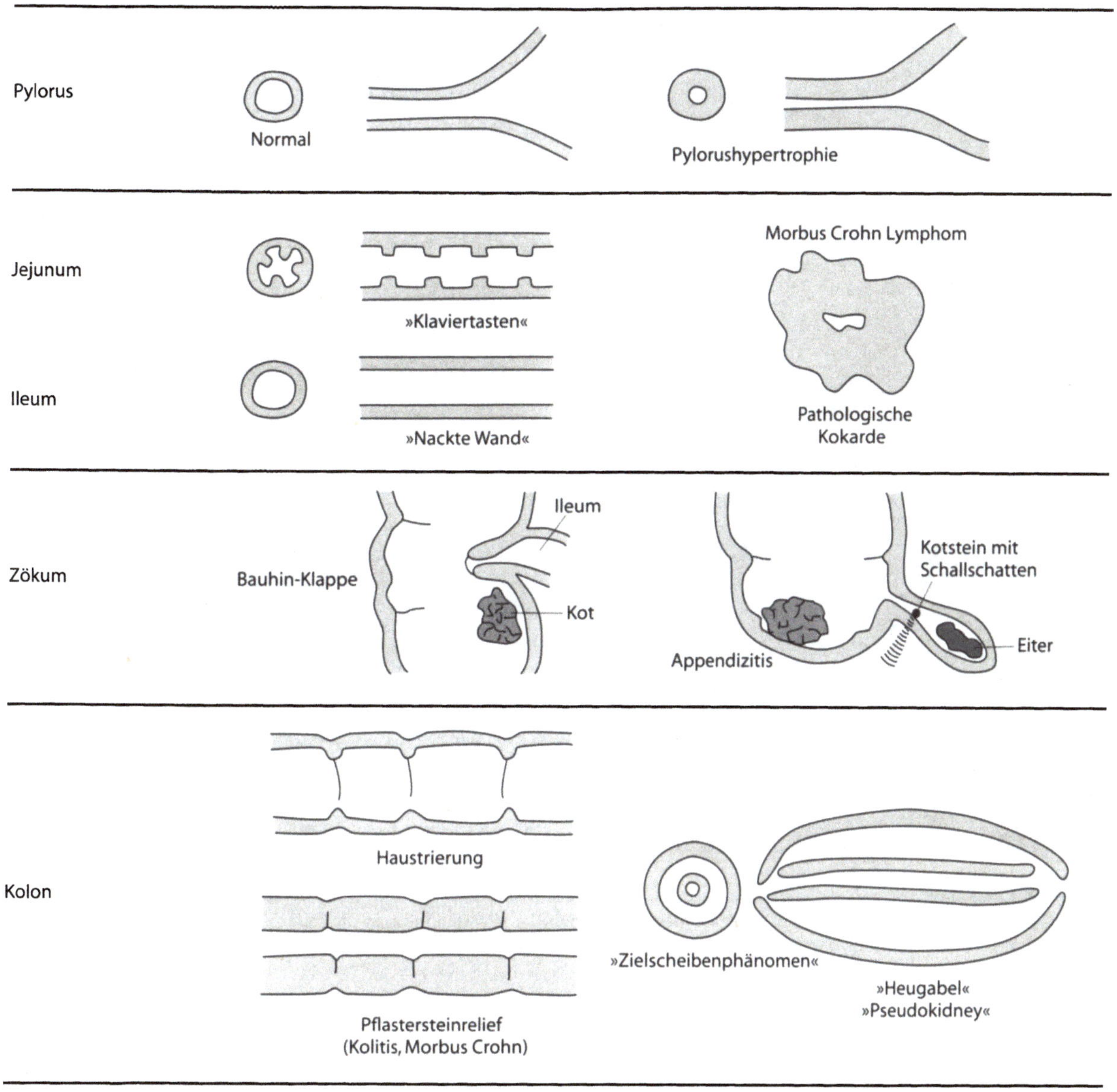

Abbildung 4.53

Schematische Darstellung von charakteristischen Darmveränderungen

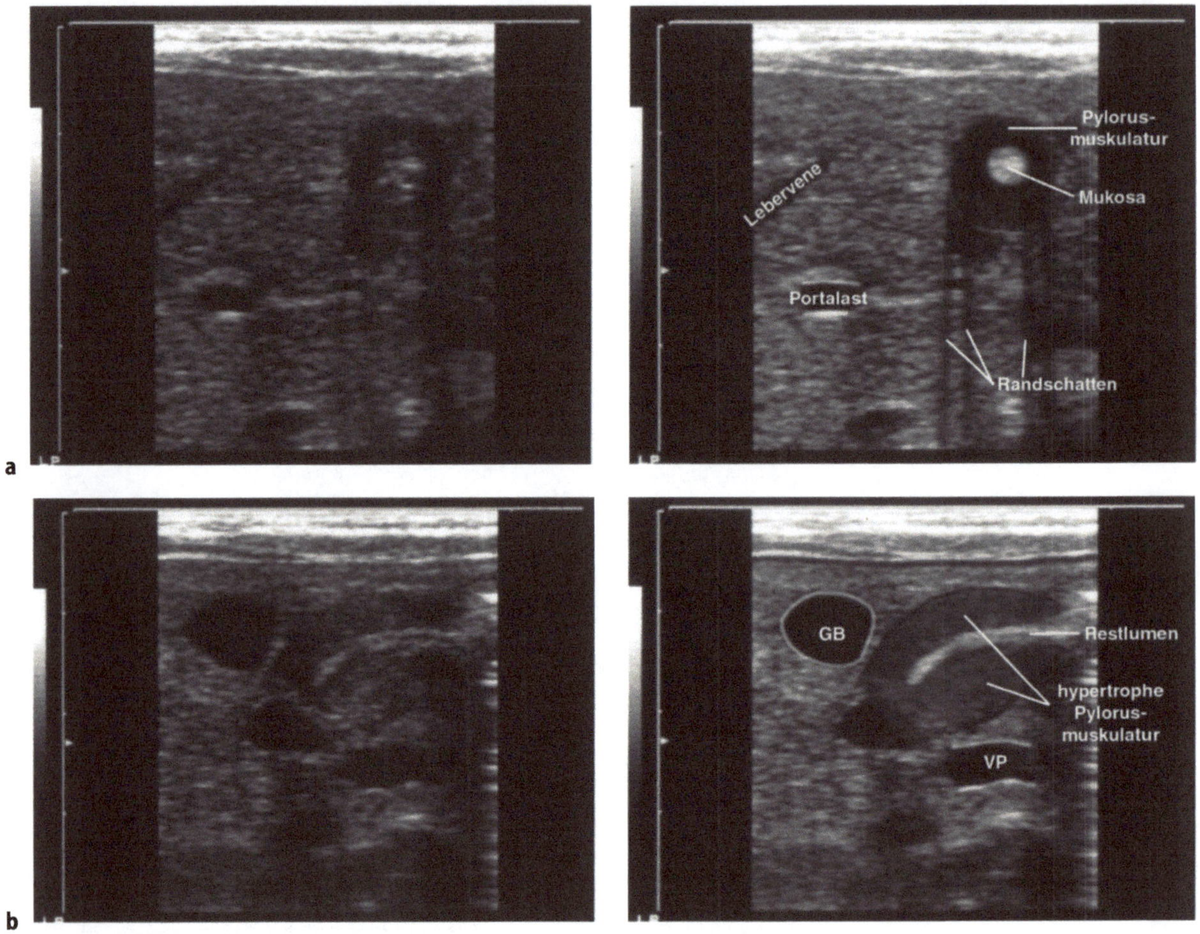

Abbildung 4.54 a, b

Hypertrophe Pylorusstenose (5 Wochen). **a** Typisches Ringzeichen, das sich scheinbar in die Leber projiziert. **b** Längsschnitt durch den verdickten Pylorusmuskel, der Pyloruskanal ist fast völlig verschlossen

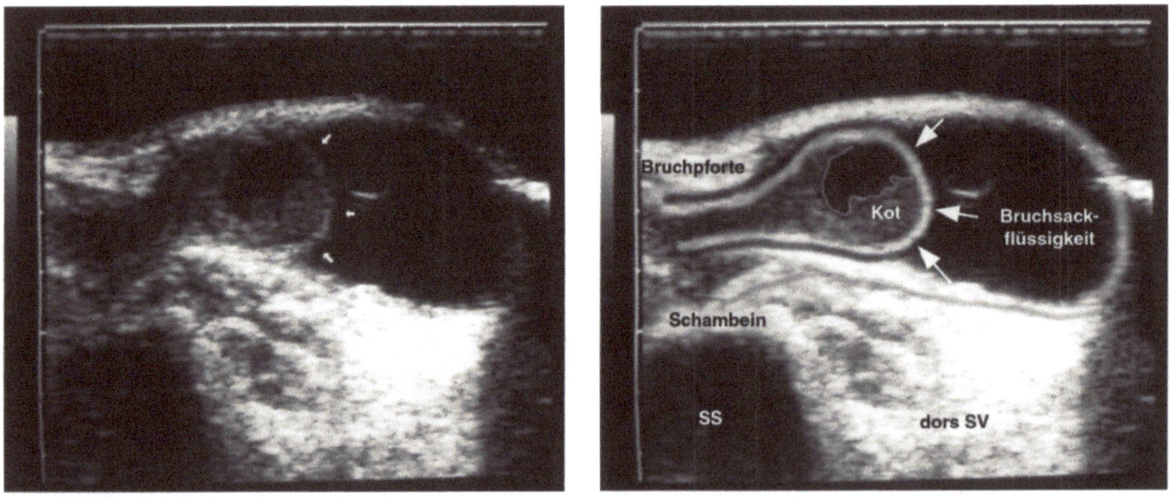

Abbildung 4.55

Inkarzerierte Leistenhernie (8 Monate alter Säugling) – nach Repositionsversuch noch deutlich erkennbare inkarzerierte Dünndarmschlinge (*Pfeile*) – Operationsindikation!

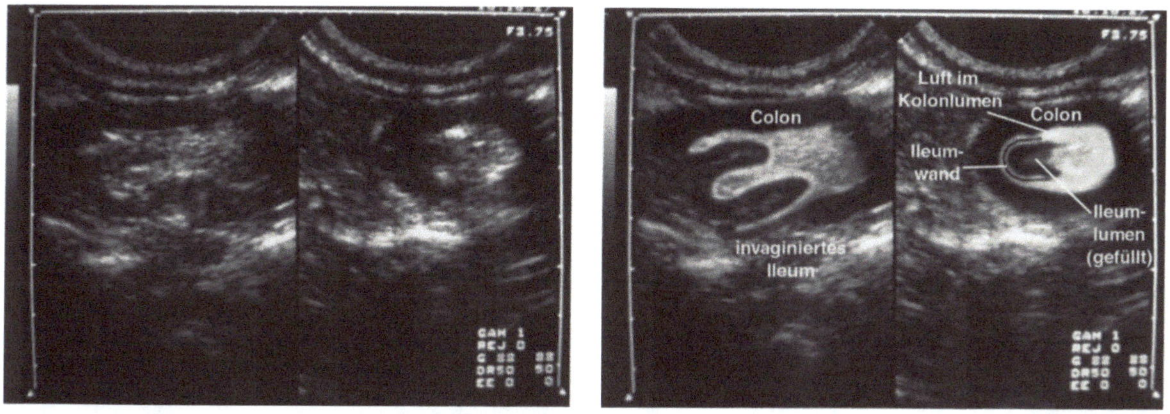

Abbildung 4.56

Ileokolische Invagination – *links* Längsschnitt durch das Kolon, sog. Pseudokidneyzeichen, *rechts* typisches Ringzeichen in Höhe des Invaginatkopfes

- nierenähnliche Darstellung (sog. Pseudokidneyzeichen) im schrägen Längsschnitt (Abb. 4.56);
- fehlende Peristaltik im betreffenden Darmabschnitt;
- beginnende Ileuszeichen im vorgeschalteten Dünndarm.

Die Sonographie hat zu einer deutlichen Verminderung der Zeitspanne zwischen dem Auftreten erster Symptome und dem Therapiebeginn geführt [4]. Damit hat sich auch das therapeutische Management geändert. An erster Stelle steht die konservative Therapie entweder als hydrostatische Devagination unter permanenter sonographischer Kontrolle oder als pneumatische Devagination mittels Luftinsufflation über ein Darmrohr und einen angeschlossenen Blutdruckmeßapparat. Die operative Therapie ist nur noch in maximal 10% der Fälle indiziert.

4.3.3 Akutes Abdomen im Kindesalter

4.3.3.1 Appendizitis

In kaum einer anderen Region gibt es derzeit so kontroverse Ansichten über die Wertigkeit der Sonographie wie bei der Diagnostik der akuten Appendizitis. Eine immer noch zu hohe Rate unnötiger Laparotomien einerseits (15–40%) und von perforierten Fällen andererseits (5–30%) steckt das schwierige Terrain ab, in dem eine sichere diagnostische Methode von besonderer Bedeutung wäre.

Insbesondere die Differenzierung zu anderen akuten Erkrankungen mit abdominalen Symptomen ist gefordert: zur Lymphadenitis mesenterialis, zur Enteritis, zur Yersiniose, zum M. Crohn, zum Lymphom, zum rechtsseitigen Ureterstein (Abb. 4.57), zur stielgedrehten Ovarialzyste rechts bzw. Follikelzyste des rechten Ovars bei Mädchen in der Prämenarche, die sich selbst bei beträchtlicher Größenzunahme spontan wieder zurückbilden kann (Abb. 4.58), zur Cholezystolithiasis, die auch im Kindesalter keine Seltenheit ist usw.

Mit zunehmendem Einsatz der Sonographie bei akuten Bauchsymptomen in den letzten Jahren ist die Zahl der Skeptiker geringer geworden. Inzwischen hat sich gezeigt, daß die Methode einen hohen Stellenwert hat mit einer Sensivität von 90% und einer Spezifität von über 95% [1]. Grund für diese Entwicklung sind der Einsatz hochfrequenter linearer Schallköpfe (7 MHz) und die Ergebnisse interessanter experimenteller Untersuchungen. Selbst bei retrozökal gelegener Appendix war in 94,5% eine korrekte Diagnose bei Kindern möglich [2]. Der entscheidende Punkt ist die Untersuchung mit dosierter und gezielter Kompression durch den hochfrequenten Schallkopf. Die ersten Untersuchungen stammen von Deutsch (1981) und Parulekar (1983), die von

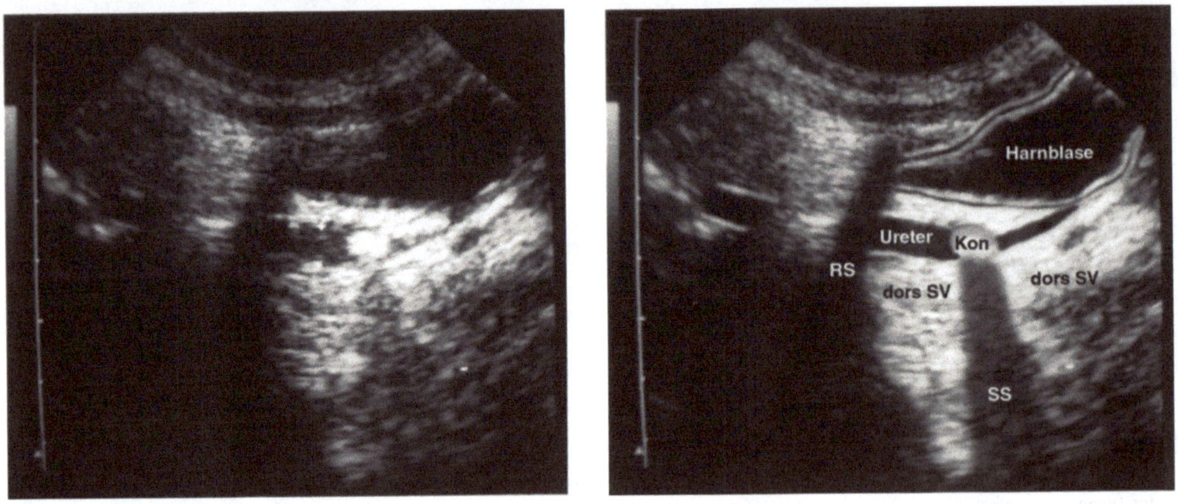

Abbildung 4.57

Distales Ureterkonkrement (*Kon*) rechts mit Harnstauung, erweiterter Ureter proximal

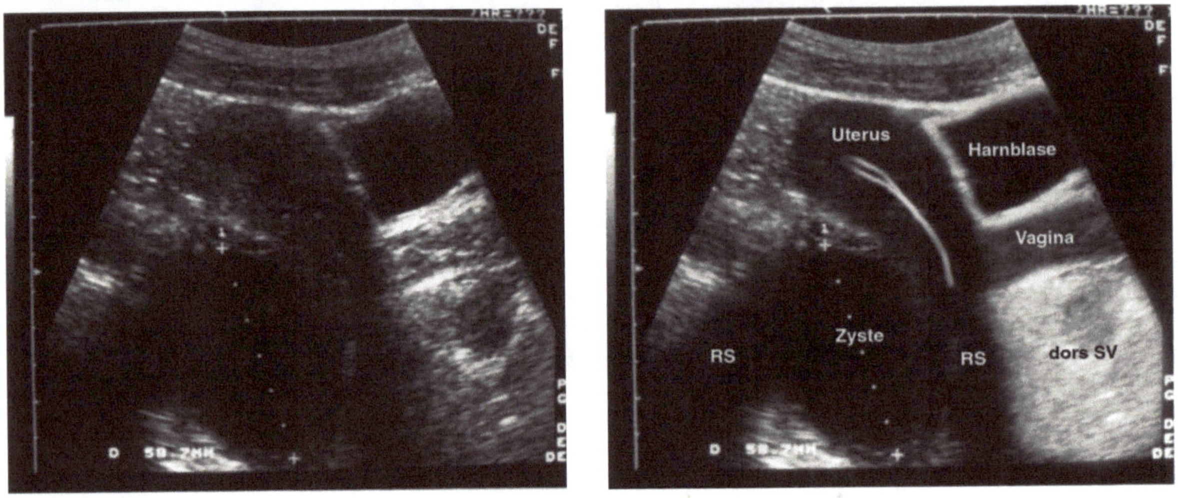

Abbildung 4.58

14jähriges Mädchen mit Bauchschmerzen im rechten Unterbauch. Sonographische Diagnose: Follikelzyste rechtes Ovar

Puylaert (1987) aufgegriffen und weitergeführt wurden [3, 5, 6]. Die Appendix läßt sich gelegentlich beim gesunden Kind auch ohne entzündliche Veränderungen auffinden, allerdings wird bei retrozökaler Lage die Differenzierung von umgebenden Strukturen schwierig oder unmöglich.

Typische sonographische Kriterien der Appendizitis sind:

- im Längsschnitt blind endende, tubuläre Struktur mit echoarmem bis echoleerem Inhalt und Wandverdickung über 2 mm,
- Kokarden- oder Zielscheibenphänomen der quergeschnittenen Appendix mit einem Durchmesser von über 6 mm,
- fehlende Peristaltik,
- bei gezieltem Druck mit dem Schallkopf typische Schmerzreaktion, die Appendix selbst ist nicht komprimierbar (!),
- häufig zusätzlicher Appendikolith (Abb. 4.59),
- vermehrte Durchblutung bei farbkodierter Doppleruntersuchung (Abb. 4.60),
- freie Flüssigkeit in der Umgebung (Frühexsudat) oder im Douglas-Raum nach Perforation (Abb. 4.61),
- komplexe tumorartige Raumforderung im Sinne des Konglomerattumors (Abb. 4.62).

Die Untersuchung sollte möglichst bei gefüllter Harnblase vorgenommen werden, um retrovesikale Flüssigkeiten nachweisen zu können.

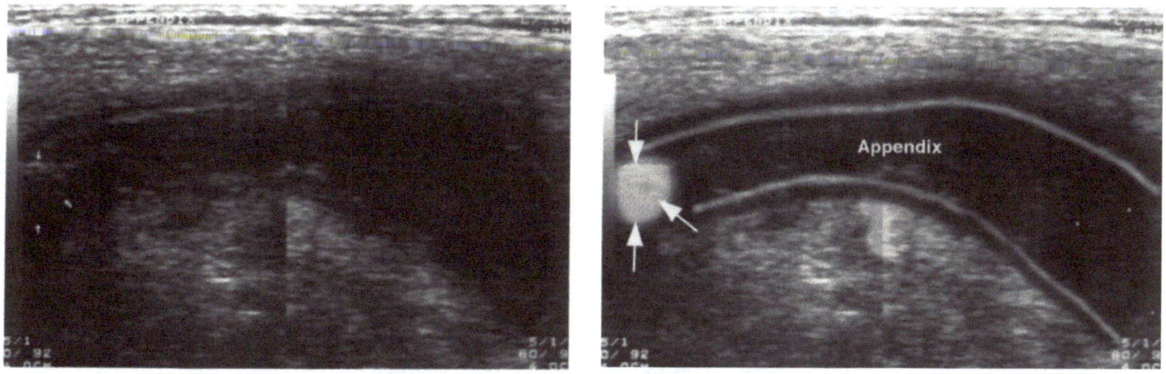

Abbildung 4.59

Zusammengesetzte Darstellung der vergrößerten Appendix mit eitrigem Inhalt, an der Basis Appendikolith (↑) – noch keine Perforation

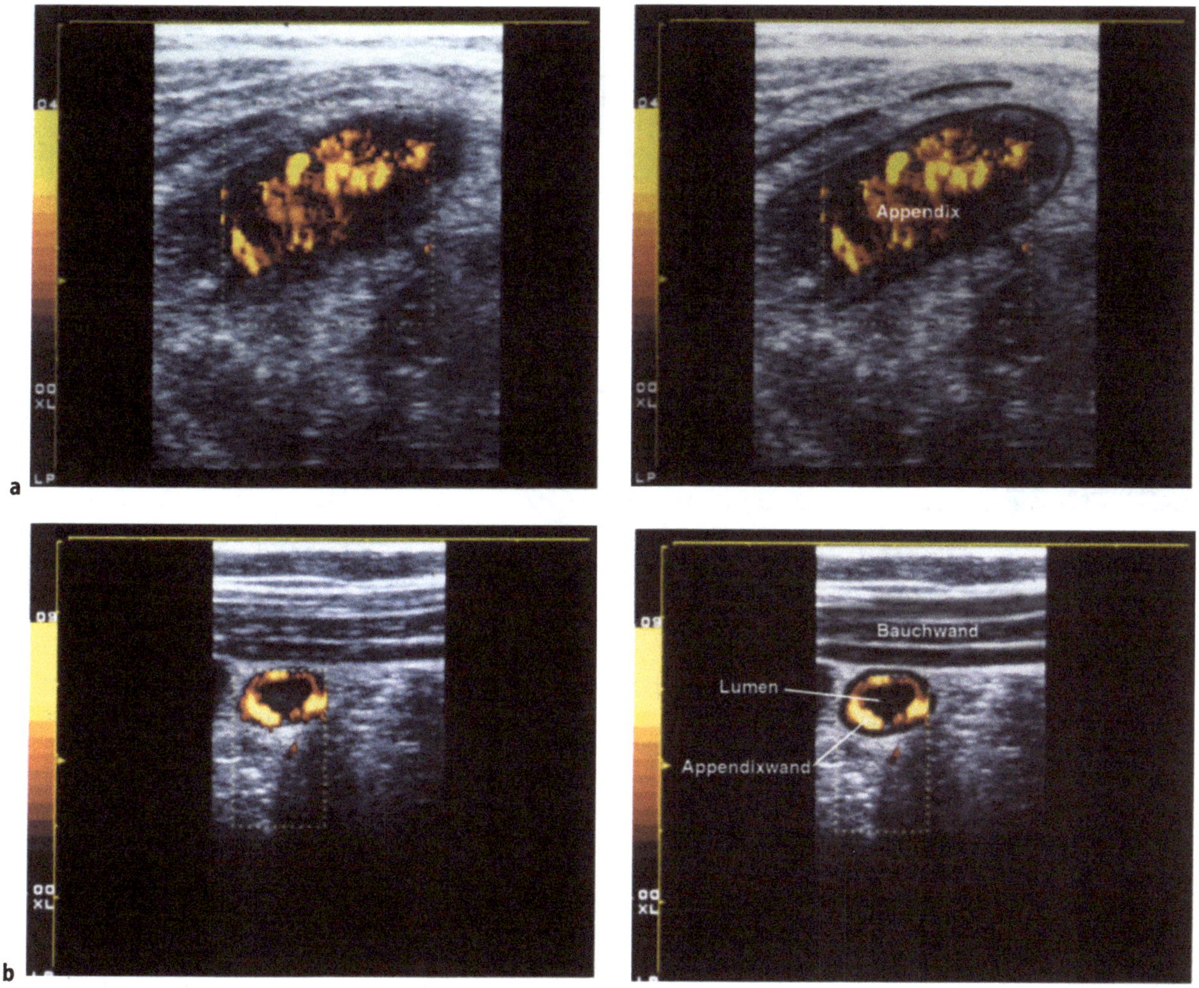

Abbildung 4.60 a, b

Akute phlegmonöse Appendizitis – farbkodierte Doppleruntersuchung. **a** Im Längsschnitt deutlich erkennbare Zunahme der Vaskularisation, **b** zugehöriger Querschnitt

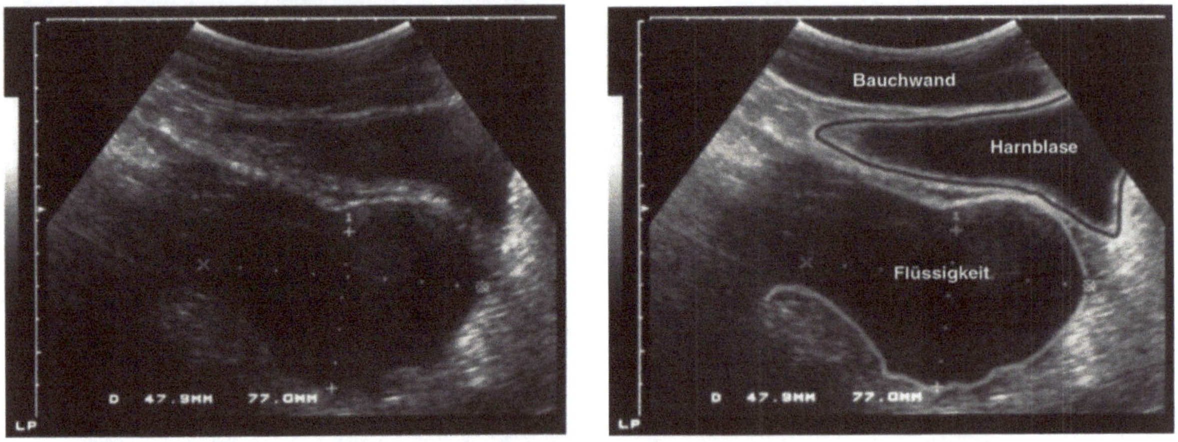

Abbildung 4.61

Perforierte Appendizitis – freie Flüssigkeit rechts retrovesikal

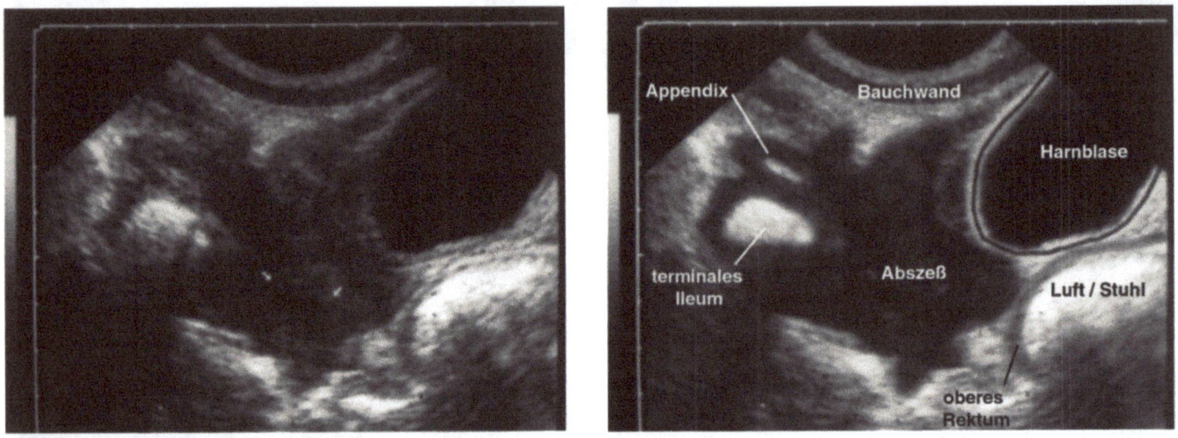

Abbildung 4.62

Gedeckte Perforation der Appendix – sog. Konglomerattumor mit zentraler Eiteransammlung und in den Abszeß einbezogenes terminales Ileum – Schrägschnitt rechter Unterbauch mit Harnblase

Es empfiehlt sich derzeit folgendes Vorgehen:

- Bei eindeutiger klinischer Diagnosestellung ist die zusätzliche Sonographie für die Stellung der Operationsindikation entbehrlich, sie kann aber präoperativ klären, ob bereits eine Perforation vorliegt oder nicht.
- Bei unklarer klinischer Symptomatik sollte immer die sonographische Untersuchung erfolgen; hohe Sensivität und Spezifität ergeben für den Chirurgen eine wichtige Entscheidungshilfe, differentialdiagnostische Überlegungen können schnell und sicher geklärt werden.
- Bei unklarer klinischer Symptomatik und fehlenden sonographischen Hinweisen auf eine Appendizitis sollte die goldene Regel beachtet werden, daß der negative sonographische Befund die Appendizitis nicht sicher ausschließt! Engmaschige klinische und sonographische Kontrollen bringen in der Regel Klärung.

So läßt sich die Rate negativer Laparotomien einerseits und die Häufigkeit von Perforationen wegen nicht rechtzeitig erfolgter operativer Therapie andererseits weiter mindern.

Postoperativ nach Appendektomie sind kleinere Flüssigkeitsansammlungen unbedeutend, sie bilden sich innerhalb der nächsten Wochen zurück.

Bei septischen Fieberschüben nach vorangegangener Appendektomie sollte sonographisch immer nach intraabdominellen Abszessen gefahndet werden. Sie lassen sich ultraschallgezielt perkutan punktieren und drainieren. Die Beurteilung der Schlingenabszesse ist durch Darmluftüberlagerung häufig eingeschränkt oder gar nicht möglich. Der Douglas-Abszeß als häufigste Lokalisation nach perforierter Appendizitis läßt sich elegant und sicher von rektal unter sonographischer Kontrolle drainieren.

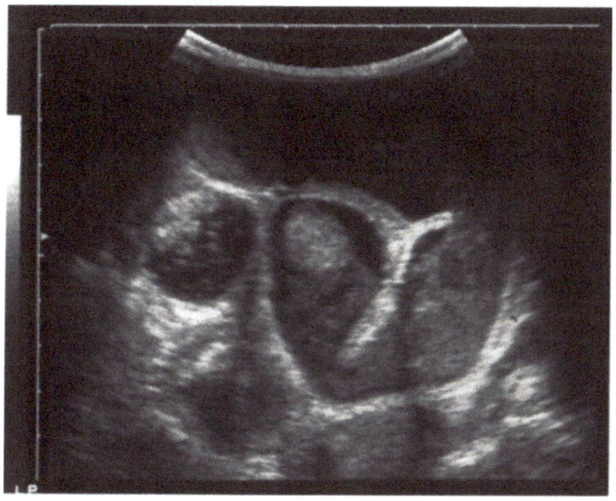
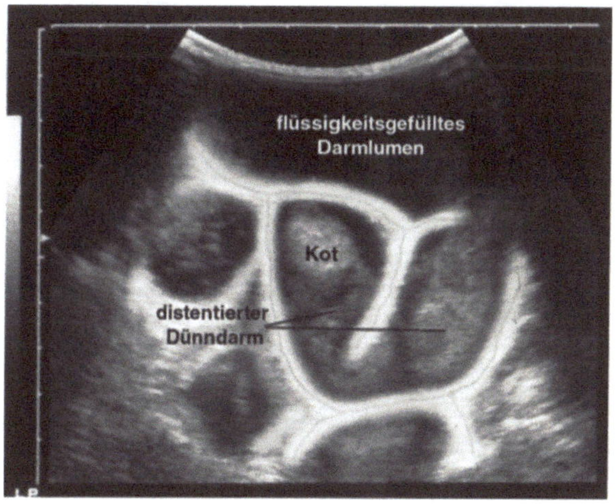

Abbildung 4.63

Strangulationsileus nach Appendektomie. Deutlich erweiterte Dünndarmschlinge mit Pendelperistaltik

4.3.3.2 Ileus

Die anfängliche Skepsis gegenüber der Sonographie zur Beurteilung des Ileus ist nicht mehr gerechtfertigt, sondern im Gegenteil: die „klassische“ Abdomenübersicht mit den typischen Veränderungen der Passagebehinderung, der Luftverteilung und der Dilatation der Darmschlingen ist in sinnvoller Weise ergänzt worden durch die sonographische Frühdiagnostik beim röntgenologisch noch nicht erfaßbaren, „luftleeren“ Ileusbeginn. Durch Gärungsprozesse kommt es später zum röntgenologisch faßbaren Stadium (Lufthauben, Spiegelbildung, „stehende“ Schlingen), das sonographisch dann aber wegen der Darmluftüberlagerung schlechter zu erfassen sein kann.

Sonographische Ileuskriterien:
- flüssigkeitsgefüllte, erweiterte Darmschlingen, gefüllt anfangs mit einer „leberähnlichen“ Masse, daneben die vorgeschalteten, dilatierten Dünndarmschlingen;
- sichtbare lebhafte Pendelperistaltik mit Retroperistaltik, sprudelndem Darminhalt, Schaukelperistaltik oder beim paralytischen Ileus verminderte bis fehlende Peristaltik bei stark flüssigkeitsgefüllten und erweiterten Darmschlingen;
- Darstellung von unterschiedlichen Wandkonturen, die beim kollabierten Darm nicht darstellbar sind (z. B. Klaviertastenphänomen im Jejunum, nackte Ileumwand, Haustrierung am Dickdarm). Die Flüssigkeitsfüllung ist ein ideales Schallfenster zur Beurteilung des Faltenreliefs. Damit ist auch eine ungefähre Lokalisation der Obstruktion möglich;
- Darmwandödem bei länger bestehender Ileussituation (Subileus, Adhäsionsileus);
- freie Flüssigkeit in der Bauchhöhle.

Der im Kindesalter nicht seltene intermittierende, inkomplette Ileus kann durch konservative Therapie mit Verlaufskontrollen vom kompletten mechanischen Ileus mit dringender Operationsindikation unterschieden werden (Abb. 4.63).

4.3.4 Intraabdominale Raumforderungen

Bei zystischen intraabdominalen Raumforderungen (RF) kann die Organzugehörigkeit gelegentlich Schwierigkeiten bereiten (z. B. Leberzyste, Ovarialzyste), besonders wenn die zystischen Veränderungen nicht umschrieben sind, sondern in größerer Ausdehnung auftreten (Abb. 4.64). Selbst eine prallgefüllte Harnblase bei neurogener Blase oder subvesikaler Obstruktion kann zur Fehldiagnose Anlaß geben (Abb. 4.65).

Am häufigsten finden sich kongenitale oder posttraumatische *Milzzysten* (Abb. 4.66). Im Gegensatz zu den kongenitalen Epidermoidzysten, die konstant bleiben bzw. sich langsam mit dem Organ vergrößern, bilden sich posttraumatische Milzzysten bei ausreichender Geduld meist spontan zurück.

Sonographische Kriterien kongenitaler Milzzysten:
- scharfe epitheliale Begrenzung zum umliegenden Milzgewebe;
- nahezu kreisrunde Raumforderung, die Gefäße verlaufen im Zystenwandbereich, der Zysteninhalt ist echoleer, kann aber auch echogene Anteile erhalten, die sich durch Perkussion aufwirbeln lassen (Cholesterolkristalle);
- fast immer solitäre Zyste, weitere Zysten sind sehr selten, dann meist in Verbindung mit multizystischer Nierendysplasie.

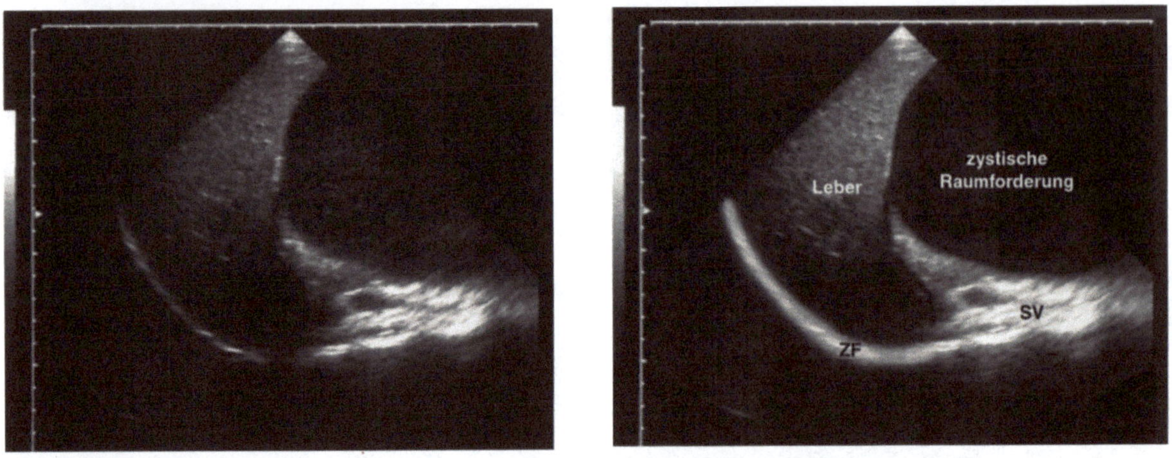

Abbildung 4.64

11jähriges Mädchen mit sichtbar vorgewölbtem Abdomen. Im Längsschnitt rechter Oberbauch bis zur Leber reichende zystische Raumforderung

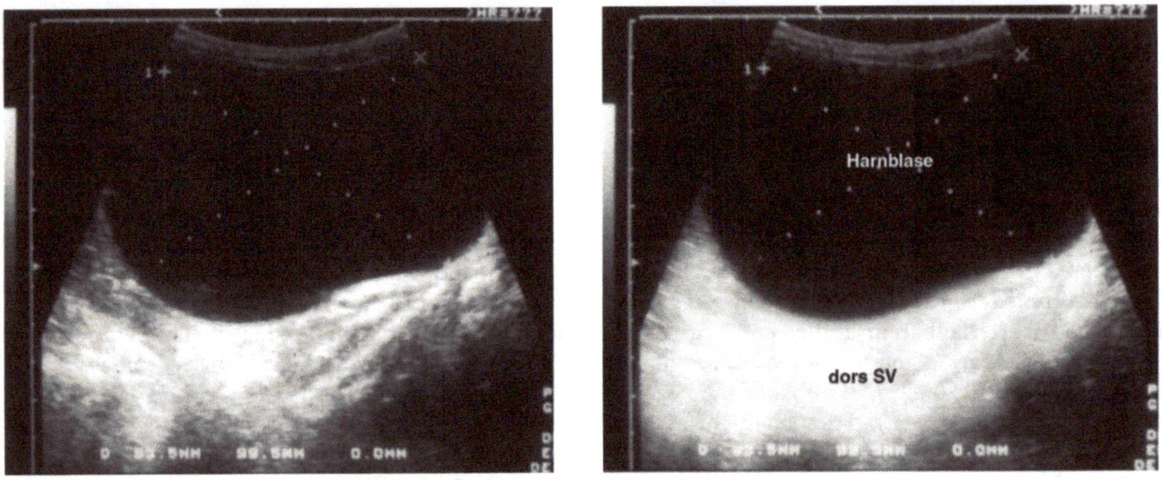

Abbildung 4.65

Prallgefüllte Harnblase im Längsschnitt – Harnverhaltung bei sog. neurogener Blase

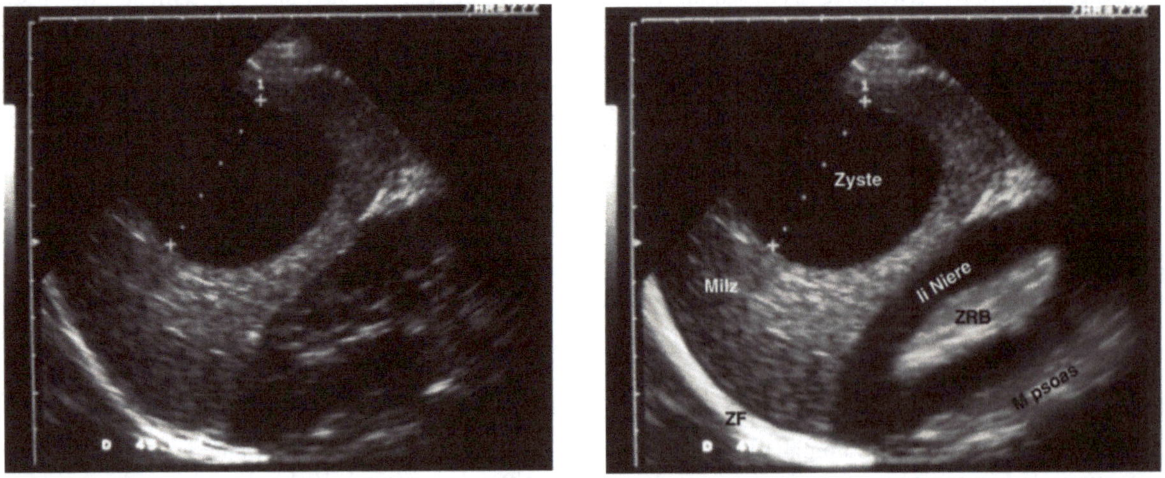

Abbildung 4.66

Kongenitale Milzzyste (8jähriges Mädchen). Längsschnitt Axillarlinie

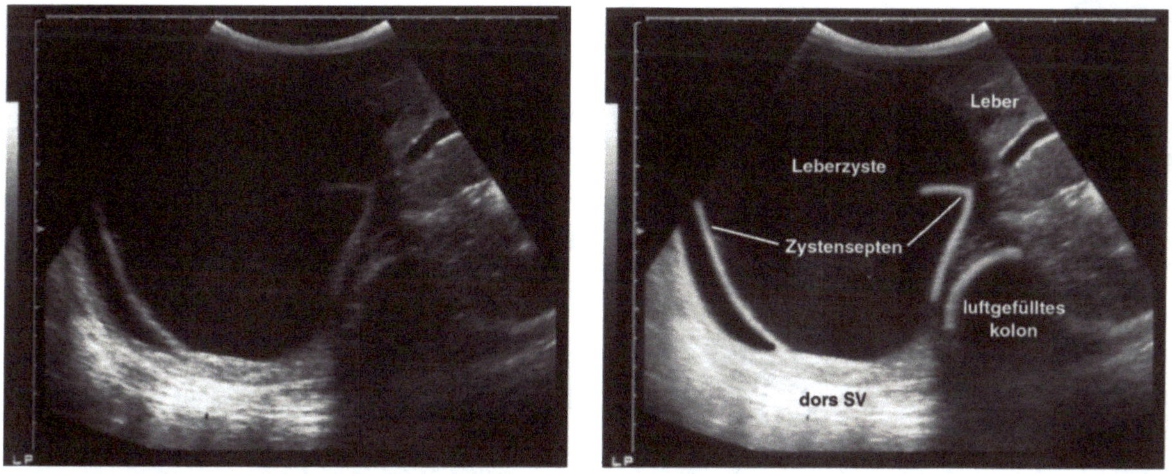

Abbildung 4.67

Cholangiodysplastische Leberzyste rechter Leberlappen bei einem 1½jährigen Kind. Schrägschnitt rechter Oberbauch. In der Zyste ist eine Septierung erkennbar

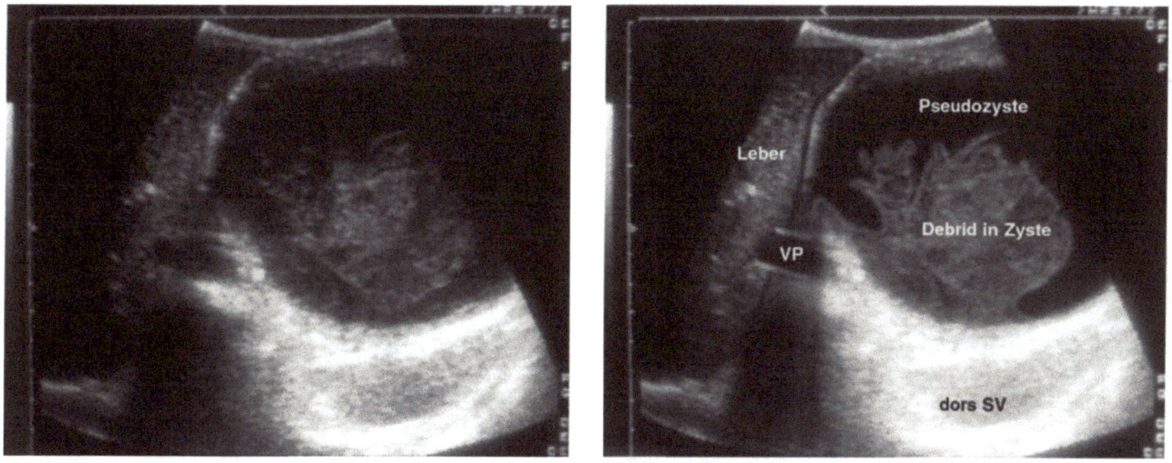

Abbildung 4.68

Pankreaspseudozyste – 1 Woche nach Fahrradunfall (10jähriger Junge). Querschnitt Oberbauch mit großem raumforderndem Prozeß, inhomogener Inhalt, sog. „unreife" Pankreaspseudozyste

Im Gegensatz dazu ist die posttraumatische Milzzyste unscharf begrenzt, nicht solitär, oft multizystisch und läßt sich anamnestisch klären.

Kongenitale Leberzysten werden meist zufällig entdeckt, z.B. im Zusammenhang mit zystischen Nierenveränderungen, und sind asymptomatisch, können aber auch bei entsprechender Größe erhebliche abdominelle Beschwerden bereiten (z.B. cholangiodysplastische Leberzyste, Abb. 4.67).

Zystische Pankreasveränderungen sind im Kindesalter fast ausschließlich posttraumatisch zu finden, als sog. Pankreaspseudozysten (PPZ), z.B. nach Fahrradlenkerverletzung. Zunächst entsteht eine ventral vom Pankreas gelegene unscharf begrenzte „unreife" PPZ mit reichlichen Nekrosen und multiplen Echostrukturen (Abb. 4.68), die bei konservativ abwartendem Verhalten allmählich in eine „reife" PPZ mit stabiler Wand und völlig echoleerem Inhalt übergeht (Abb. 4.69). Bei fehlender spontaner Rückbildung einer reifen PPZ führt eine perkutane ultraschallgesteuerte externe Drainage mit Dauersog praktisch immer zur Ausheilung.

Zu den häufigsten intraabdominal gelegenen zystischen RF im Säuglings- und Kindesalter gehören *Ovarialzysten*. Sie können pränatal bzw. unmittelbar postnatal diagnostiziert werden und nach der hormonellen Ruhephase dann wieder präpubertär auftreten.

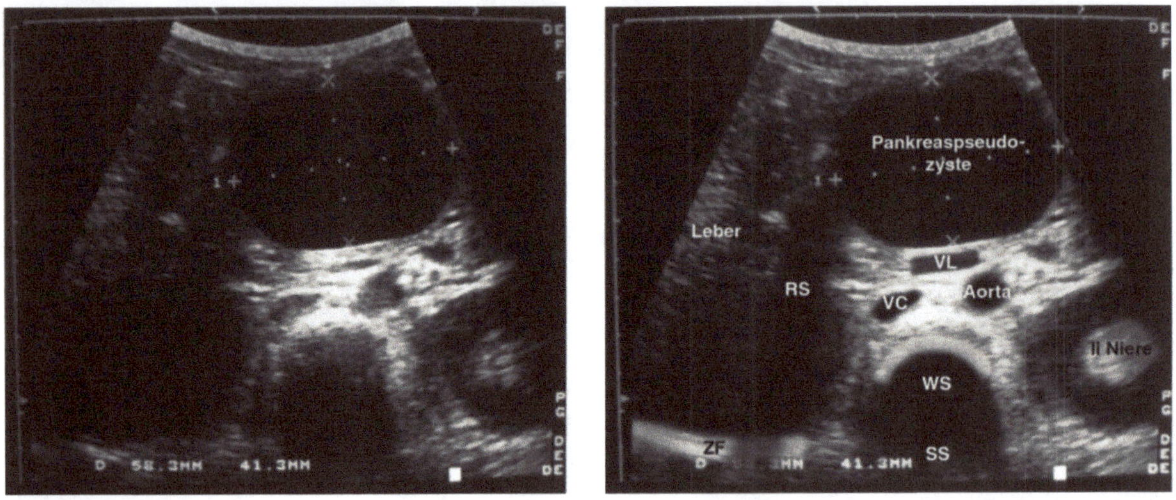

Abbildung 4.69

„Reife" Pankreaspseudozyste – 2 Monate nach Fahrradsturz (8jähriger Junge): stabile Wand, Zystendrainage unter Dauersog erfolgreich

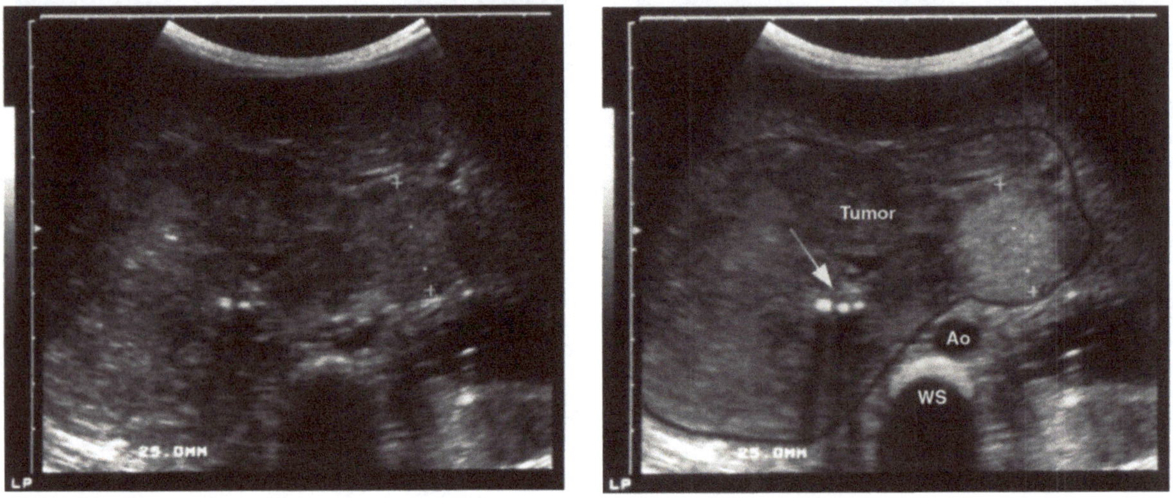

Abbildung 4.70

Neuroblastom bei einem 10 Monate alten Säugling – Querschnitt im mittleren Abdominalbereich, großer raumfordernder inhomogener Tumor, der den rechten Ober- und Mittelbauch ausfüllt und bis über die Mittellinie nach links reicht. Einzelne Verkalkungszonen (*Pfeil*)

Die sonographischen Kriterien sind:

- vollständig echoleer, scharf begrenzte RF;
- Lokalisation intraabdominal, bevorzugt im Unterbauch, aber auch bis in den Oberbauch reichend, häufig wechselnde Position;
- Größe postnatal bis zu 10 mm Durchmesser, häufig spontane Verkleinerung.

Bei größeren Mädchen findet man im Zusammenhang mit akuten Unterbauchschmerzen häufig prämenstruell Follikelzysten (Abb. 4.58), die keiner Therapie bedürfen und innerhalb weniger Tage wieder verschwinden.

Die wichtigsten intraabdominalen, soliden RF im Kindesalter sind Wilms-Tumoren und Neuroblastome (Abb. 4.70). Sie können relativ lange symptomlos wachsen und führen erst im fortgeschrittenen Stadium zu abdomineller Symptomatik.

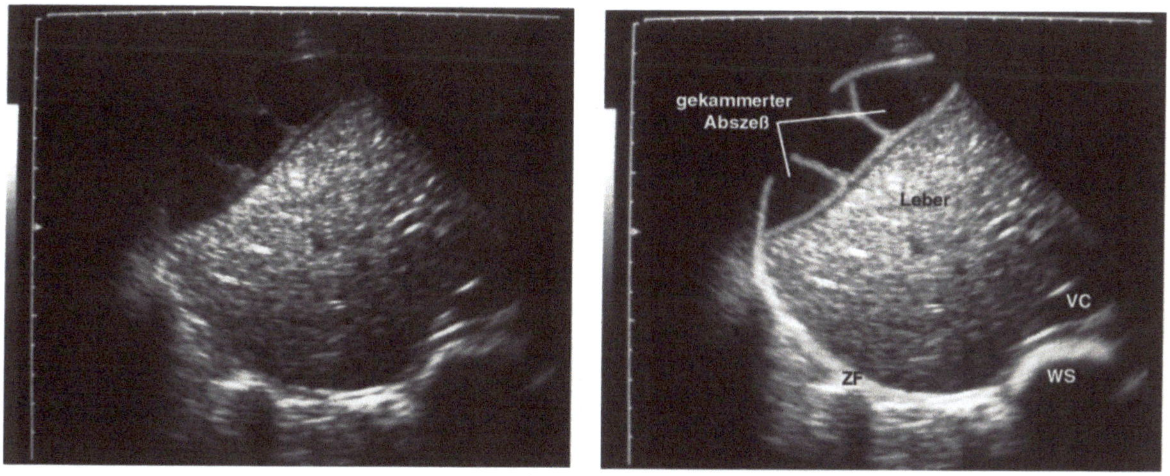

Abbildung 4.71

Subphrenischer Abszeß rechts nach perforierter Appendizitis. Schrägschnitt rechter Oberbauch; Kammerung des Abszesses, es wird ein Leberabszeß vorgetäuscht. Ultraschallgesteuerte Punktions- und Drainagetherapie

Freie Flüssigkeit

Freie Flüssigkeit in der Bauchhöhle findet sich je nach Flüssigkeitsmenge an unterschiedlichen Prädilektionsorten:

- *geringe Mengen:* retrovesikal, parakolisch rechts, subhepatisch;
- *größere Mengen:* subphrenisch rechts, perihepatisch, perilienal;
- *große Mengen:* frei flottierender, zentral gelegener Dünndarm, freie Flüssigkeit ventral mit lufthaltigen Darmschlingen.

Bereits Flüssigkeitsmengen ab 30 ml lassen sich subhepatisch abbilden, ab 60 ml „flottiert" der Darm.

Aszites ist die Folge einer Balancestörung zwischen kapillärem hydrostatischem Druck, koloidosmotischem Druck und Kapillarpermeabilität. Häufigste Ursachen sind kongenitale Herzfehler, portale Hypertension und nephrotisches Syndrom.

Zur *intraabdominellen Blutung* vergleiche stumpfes Bauchtrauma (s. dort).

Eine frische Blutung ist teils echoleer, teils zeigt sie beginnende Koagelbildung mit auffallend echogenen Anteilen. Am sichersten ist sie bei Hochlagerung des Patienten retrovesikal bei gefüllter Harnblase nachweisbar.

Intraabdominelle Abszesse finden sich zumeist an den Prädilektionsorten:

- Douglas- bzw. retrovesikaler Raum,
- rechter Unterbauch, als Konglomerattumor bei perforierter Appendizitis,
- subphrenisch beiderseits, rechts häufiger als links (Abb. 4.71),
- subhepatisch.

Dabei sollte das unterschiedliche Echobild der Abszeßtypen beachtet werden:

Vom homogenen Bild mit echogenen Mikrobläschen über das komplexe Bild mit echogenen, echoarmen und echoleeren Bereichen nebeneinander zum fortgeschrittenen Abszeß mit Verflüssigung der Nekrosen und reichlicher Eiterbildung. Die ultraschallgezielte Punktion und Drainage derartiger Abszesse im Bauchraum ist ein entscheidender Vorteil gerade im Kindesalter.

4.3.5 Stumpfes Bauchtrauma

Das stumpfe Bauchtrauma hat in den letzten Jahren durch die Sonographie viel von seinem oft dramatischen Ablauf verloren. Der Kinderchirurg ist um einiges sicherer geworden, was die diagnostische und therapeutische Strategie betrifft.

Die Besonderheiten im Kindesalter ergeben sich daraus, daß durch das fehlende Fettpolster und die geringe Distanz die Gewalt ungebremst auftrifft. Die sehr flüssigkeitsreichen parenchymatösen Organe sind weniger komprimierbar, die Berstung mit oberflächlichen oder tiefen Einrissen ist häufig. Die Wirbelsäule als Widerlager für Duodenum und Pankreas erklärt die Verletzungen bei medialem Aufprall der Gewalt (z. B. Fahrradlenker, Mißhandlung). Besonders der zunächst maskierte Schock im freien Intervall und die unbedingte Organerhaltung machen verständlich, welche Bedeutung die

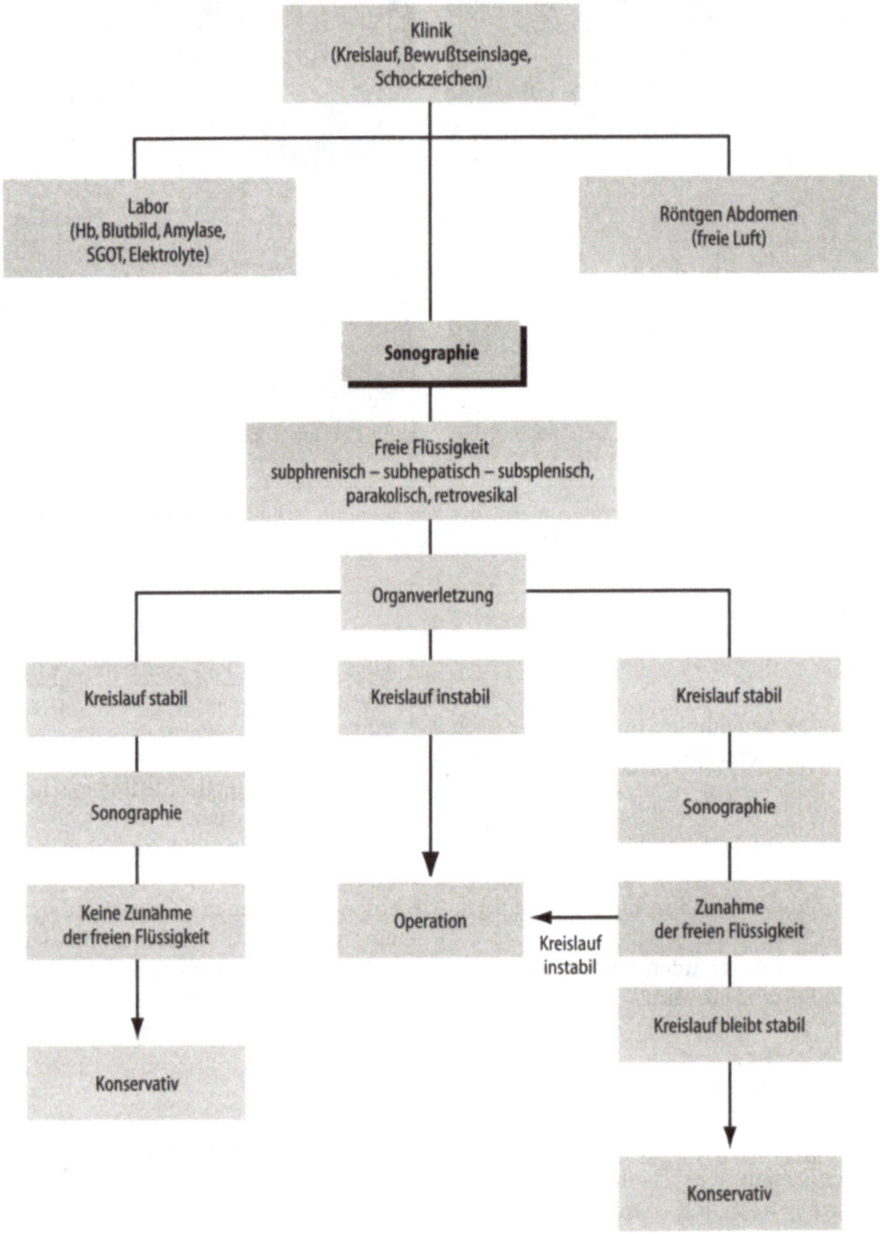

Abbildung 4.72

Sonographie beim stumpfen Bauchtrauma

Sonographie gewonnen hat. Sie steht heute im Zentrum der bildgebenden Diagnostik (Abb. 4.72), weil sie

- bettseitig einsetzbar immer zur Verfügung steht, wo Intensivtherapie geleistet wird,
- kontinuierlich, u. U. viertelstündlich, die Befunde ohne Belastung für den Patienten kontrolliert werden können und
- weil derjenige, der für die riskante operative Therapie z.B. bei Polytraumen die Verantwortung trägt, diese Entscheidung selbst aufgrund seiner Kenntnisse und Erfahrungen treffen kann. Die Lavage kann keine Alternative bei der diagnostischen Klärung mehr sein, da sie die sonographische Verlaufskontrolle nicht mehr zuläßt (s. folgenden Vergleich).

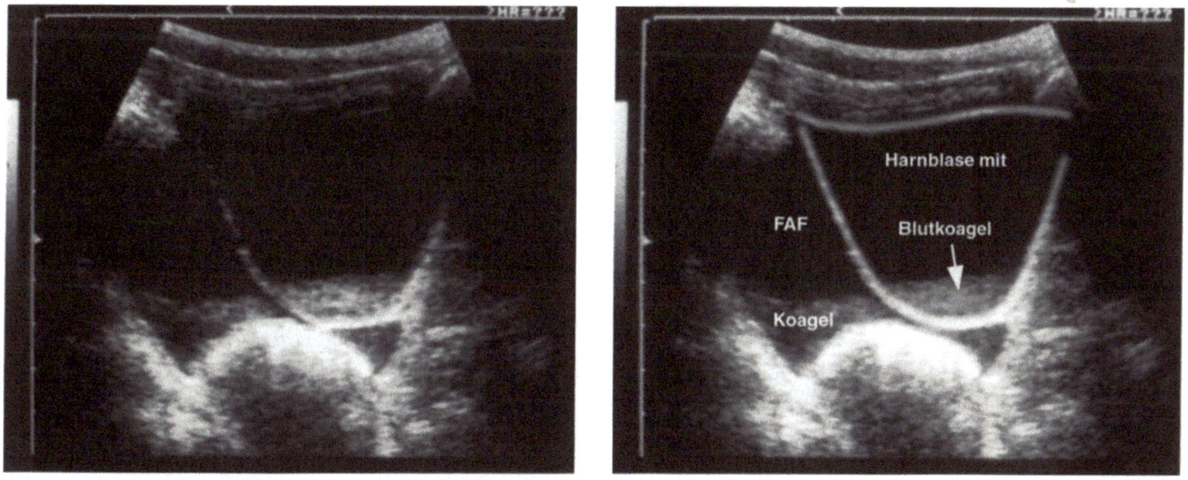

Abbildung 4.73

Stumpfes Bauchtrauma mit Nierenruptur links-schräger Längsschnitt über der Harnblase von links – retrovesikal freie Flüssigkeit mit Koagula. *Beachte:* Makrohämaturie mit Blutnachweis in der Harnblase und drohender Blasentamponade!

Vorteile Lavage	**Nachteile**
Sicherer Blutungsnachweis	Invasiv mit möglichen Komplikationen
Nachweis der erhöhten Amylaseaktivität	Keine Aussage über Herkunft der Blutung
Bilirubin- und Bakteriennachweis (unsicher)	Fehlende Beurteilung des Retroperitoneums (Niere!) und der Blase Stark eingeschränkte Verlaufskontrolle Kontraindikationen (vor Operationen, dilatierte Darmschlingen)
Vorteile Sonographie	**Nachteile**
Blutungsnachweis ab ca. 20 ml, sicher ab 100 ml	Falsch-negativ bei kleinen Parenchymverletzungen mit geringer Blutung, bei Darmruptur oder Verletzungen des Mesenteriums
Nicht invasiv Fortlaufende Kontrolle mit Beurteilung der Blutung Herkunft der Blutung Beurteilung des Retroperitonealraums Keine Kontraindikation Möglichkeit der konservativen Therapie	

Im Mittelpunkt der Untersuchung steht nicht, wie zu erwarten, die Darstellung der Organverletzung, sondern die Frage nach der *freien Flüssigkeit* im Abdomen an den Prädilektionsorten (s. oben).

Schwieriger ist die Beantwortung der Frage nach der *Zusammensetzung der Flüssigkeit* und ein entsprechender Hinweis auf eine jeweilige Organläsion. Grobe Anhalte sind:

- **echoleer:** Nierenruptur, Blasenruptur, Pankreasruptur am Beginn;
- **komplex:** z. B. große Nierenruptur mit Blutung (Abb. 4.73), Leberruptur, Pankreasruptur, Milzruptur;
- **echogen:** Milzruptur (Koagula), Leberruptur.

Entscheidender als die Zusammensetzung der Flüssigkeit ist die Klärung der Frage, ob und wie schnell innerhalb der nächsten Stunden die freie Flüssigkeit zu- bzw. abnimmt.

Erst an dritter Stelle folgt der direkte Nachweis der *Parenchymverletzung.* Dieser Nachweis kann schwierig, unsicher und gelegentlich (Milz!) unmöglich sein. Das wirkliche Ausmaß der Parenchymverletzung wird primär oft unterschätzt. Dies gilt insbesondere für die Leber. Entscheidend ist hier die Verlaufskontrolle bettseitig in den ersten Tagen.

Am sichersten gelingt der Nachweis der Organverletzung an der Niere (Abb. 4.74). Es ist erstaunlich, wie zunächst von der Gefäßversorgung abgetrennte Parenchymanteile ohne nachweisbare Gefäßflüsse allmählich revaskularisiert werden. Im Vordergrund steht deswegen immer die konservative, d. h. abwartende Haltung.

Bei Organdurchtrennung muß natürlich die Nephrektomie erfolgen (Abb. 4.75).

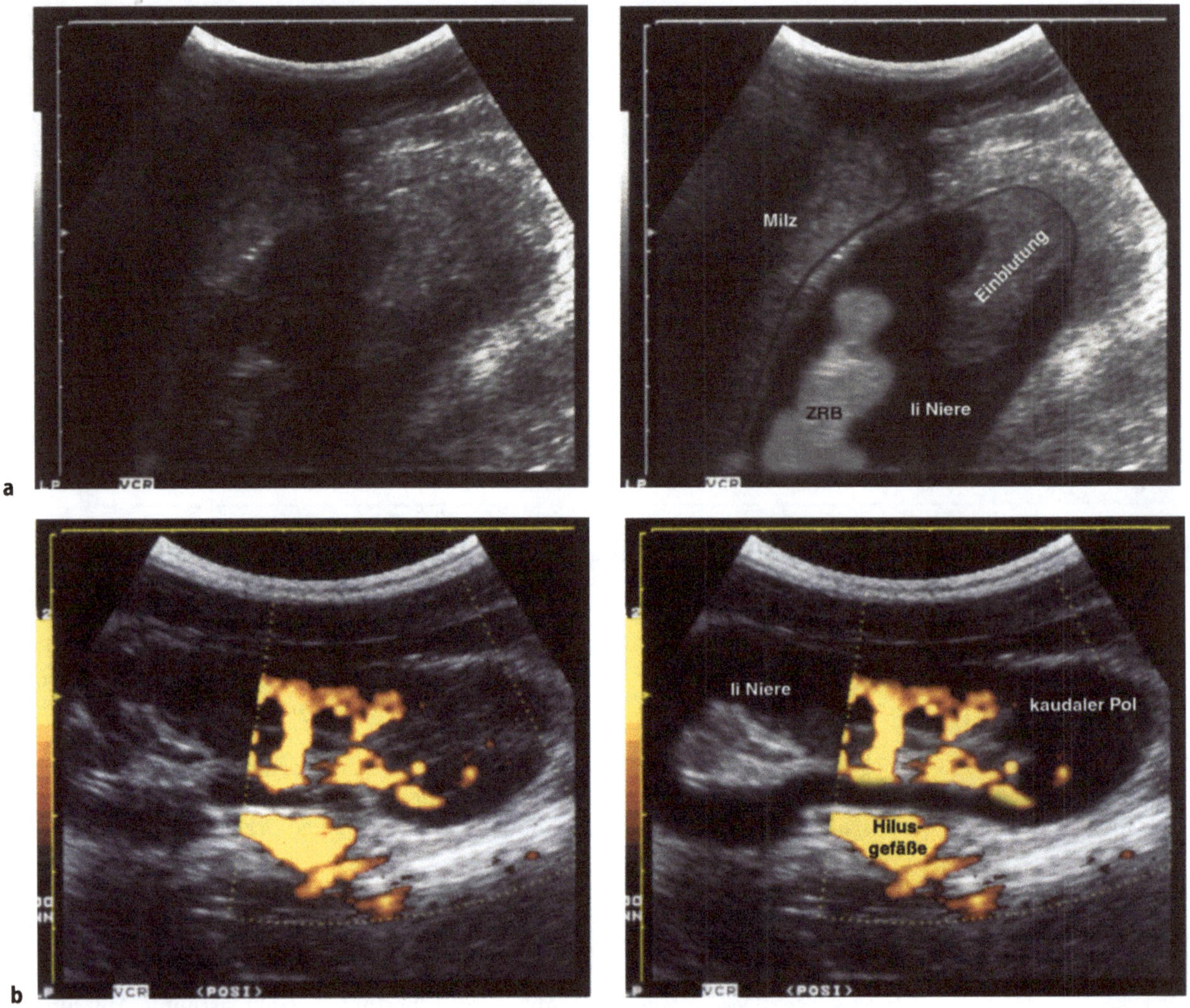

Abbildung 4.74 a, b

Nierenruptur unterer Pol links. **a** Längsschnitt linke Axillarlinie, wenige Stunden nach dem Unfall Ruptur und Blutung im unteren Pol deutlich erkennbar, fehlende Durchblutung in diesem Bereich. **b** 1 Woche später allmähliche Revaskularisierung erkennbar – konservative Therapie

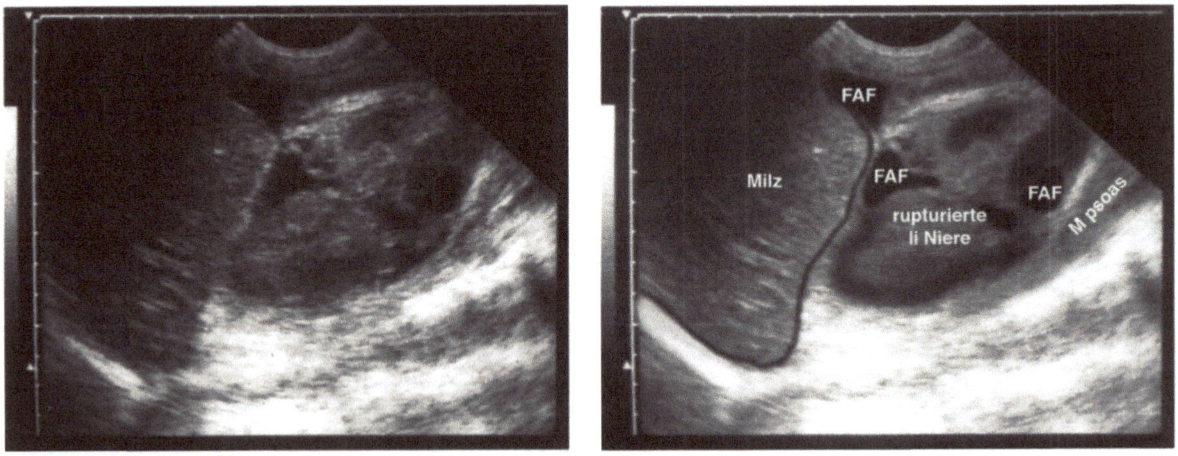

Abbildung 4.75

Schwere Ruptur im Hilusbereich der rechten Niere, Kreislauf instabil, Nephrektomie!

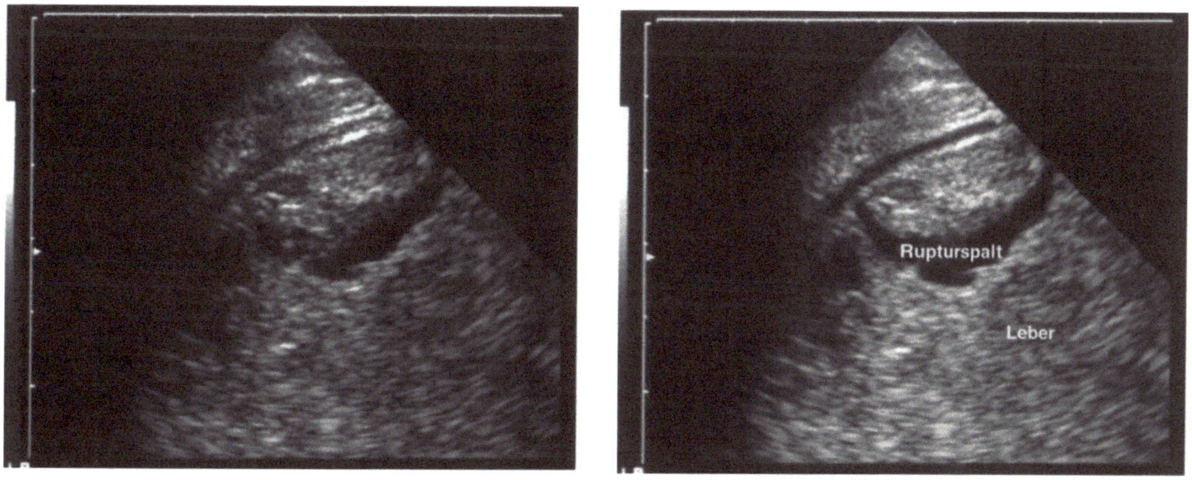

Abbildung 4.76

Leberruptur rechter Leberlappen, in der Axillarlinie rechts. Interkostal aufgesetzter Sektorschallkopf – die Ruptur liegt an den oberen Kuppen zwerchfellnahe und kann leicht übersehen werden. Konservative Therapie

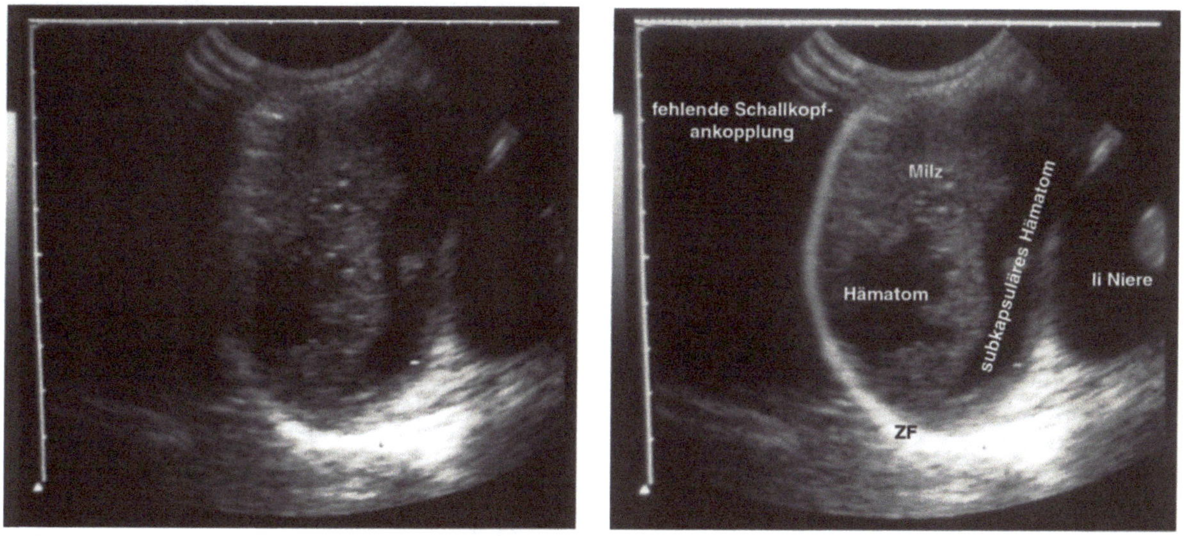

Abbildung 4.77

Milzverletzung nach Sturz vom Baum – subkapsuläre Blutungen. Gefahr der zweizeitigen Ruptur! Konservative Therapie unter engmaschigen Sonokontrollen, Rückbildung innerhalb von 4 Wochen

An der *Leber* muß beachtet werden, daß die Organverletzung meist im Bereich der Leberkuppel erfolgt, also weit kranial und dorsal gelegen ist. Hier kann die Ruptur leicht übersehen werden, deswegen ist der interkostal aufgesetzte kleine Sektorschallkopf unerläßlich (Abb. 4.76).

Der Nachweis der Organverletzung am *Pankreas* kann durch Luftüberlagerung erheblich erschwert sein, hier müssen neben der CT-Untersuchung geduldig bettseitige Kontrollen erfolgen, bis das Pankreas sicher beurteilt werden kann. Entscheidend ist der Nachweis des intakten Ductus pancreaticus. Sehr schwierig und gelegentlich unmöglich ist der Nachweis der Parenchymverletzung an der *Milz*. Hier kann es selbst bei geringfügigen Parenchymverletzungen zur großen Blutung kommen. Besonders kontrollbedürftig sind alle subkapsulären Blutungen (Abb. 4.77).

Sonographische Befunde bei stumpfem Bauchtrauma:

- freie Flüssigkeit an den Prädilektionsorten (s. oben); bei Seitenlagerung (z. B. Milzruptur) auf der Gegenseite suchen!
- Zu- oder Abnahme der freien Flüssigkeit in den ersten 24 h; Veränderung der Echostruktur!

- Direkter Nachweis der Parenchymverletzung oft schwierig; jede Inhomogenität ist verdächtig; frische Blutung erscheint echogen; subkapsuläre Flüssigkeit? (Milz, Niere). Das wirkliche Ausmaß der Parenchymverletzung wird primär oft unterschätzt. Kurzfristige Verlaufskontrolle!
- Fehlende Atemverschieblichkeit spricht für Verletzung (Niere, Milz).
- Gefäßverletzungen, frische Blutungen, traumatisch bedingter Gefäßverschluß (A. renalis!) können mittels farbkodierter Dopplersonographie nachgewiesen werden. Daraus ergibt sich ein klares diagnostisches Procedere (Abb. 4.72).

4.3.6 Methodenbewertung und therapeutisches Vorgehen in Abhängigkeit vom sonographischen Befund

Folgendes Vorgehen wird empfohlen:

- Instabile Kreislaufverhältnisse trotz Schocktherapie und sonographischem Nachweis freier Flüssigkeit führen zur sofortigen Laparotomie.
- Kommt es unter Schocktherapie zur Stabilisierung der Kreislaufverhältnisse, kann zunächst abgewartet und sonographisch bettseitig überwacht werden.
- Bei jeder erneut einsetzenden Verschlechterung der Kreislaufsituation oder beginnender Peritonitis erfolgt die Laparotomie.
- Bei allmählicher Stabilisierung der Kreislaufsituation und Verminderung der freien Flüssigkeit weiteres abwartendes Verhalten unter sonographischer Verlaufskontrolle.
- Parenchymverletzungen an Milz und Leber bilden sich innerhalb von 3–6 Monaten zurück.
- Bei Milzverletzungen Gefahr der zweizeitigen Ruptur im weiteren Verlauf (vgl. Abb. 4.77).
- Pankreasverletzungen können nach 7–10 Tagen zur Pseudozystenbildung führen, die sich noch bis zu 1 Jahr nach dem Unfall spontan zurückbilden kann.
- Bei Nierenverletzungen ist ein gesondertes Vorgehen erforderlich.

Nur noch 25 % unserer Patienten mit stumpfem Bauchtrauma sind operiert worden. Voraussetzung ist ein erfahrenes chirurgisches Team, das jederzeit das therapeutische Management abhängig von der jeweiligen Situation festlegt. Die Zahl der explorativen oder unnötigen Laparotomien dürfte dadurch zurückgehen.

Abwartendes Verhalten wird sonographisch zuverlässiger und in vielen Fällen erlaubt sein. Blut in der Bauchhöhle bedeutet nicht mehr automatisch Laparotomie! Es ist möglich, daß kleine Organverletzungen mit geringer Blutung übersehen werden können, andererseits aber bleibt diesen Kindern eine nicht indizierte Laparotomie erspart und dies dürfte wichtiger sein.

Literatur

1. Braun B, Blank W (1989) Ultraschall-Diagnostik der akuten Appendizitis. Ultraschall Med 10: 170–176
2. Ceres L, Alonso I, Lopez P et al. (1990) Ultrasound study of acute appendicitis in children with emphasis upon the diagnosis of retrocecal appendicitis. Pediatr Radiol 20 258–261
3. Deutsch A, Leopold GR (1981) Ultrasonic demonstration of the inflammed appendix: Case report. Radiology 140: 163–165
4. Hofmann V, Bartsch H (1990) Wandel in Diagnostik und Therapie der Invagination. Zentralbl Chir 115: 1249–1258
5. Parulekar SG (1983) Ultrasonic findings in diseases of appendix. J Ultrasound Med 2: 59
6. Puylaert JB, Rütgens P, Lalisang RI (1987) A. prospective study of ultrasonography in the diagnosis of appendicitis. N Engl J Med 317: 666–669
7. Raffensperger JG, Seeler RA, Moucada R (1974) Das akute Abdomen im Neugeborenen- und Kindesalter. Schattauer, Stuttgart
8. Rollins MD, Shields M, Quienn R (1991) Value of ultrasound in differentiating causes of persistent vomiting in infants. Gut 32: 612–614
9. Stringer DA, Daneman A, Brunelle F et al. (1986) Sonography of the normal and abnormal stomach (excluding hypertrophic pyloric stenosis) in children. J Ultrasound Med 5: 183–188

Kapitel 5

Intraoperative Sonographie 5

J. H. Harms, J. R. Siewert, J. Stadler und H. Feussner

5.1 Einleitung

Über die intraoperative Anwendung der Ultraschalldiagnostik zur Lokalisationsdiagnostik von Gallenblasen- und Gallengangskonkrementen wurde erstmals 1963 berichtet [9, 19]. Untersuchungen konnten eine vergleichbare Wertigkeit von Cholangiographie und intraoperativer Ultraschalluntersuchung des Gallengangsystems belegen [23, 41–43]. Mit der Entwicklung mobiler Ultraschalleinheiten, miniaturisierter, hochauflösender Applikatoren, erfuhr das Indikationsgebiet der intraoperativen Ultraschalluntersuchung im Bereich der Viszeralchirurgie eine zunehmende Ausweitung. 1981 berichtete die Arbeitsgruppe um Makuuchi über erste Anwendungen zur Planung und Durchführung parenchymsparender Leberresektionen [24]. Lane u. Coupland berichteten 1982 über die Wertigkeit der intraoperativen Ultraschalluntersuchung des Pankreas [21]. Neben dem diagnostischen Zugewinn mit der Bestätigung präoperativ erhobener Befunde, der Erfassung und Charakterisierung okkulter Organläsionen und der exakten Beschreibung der Beziehung zu anatomischen Umgebungsstrukturen eröffnete die intraoperative Ultraschallnavigation im chirurgischen Einsatz die Möglichkeit anatomiegerechter, weniger invasiver, aber dennoch radikaler onkologischer Resektionen.

Die intraoperative Ultraschalldiagnostik blieb in ihrer Anwendung nicht auf die Viszeralchirurgie beschränkt. In der Neurochirurgie hat die Untersuchungsmethode ihren Stellenwert in der Lokalisationsdiagnostik intrazerebraler Herdbefunde im Rahmen der Stereotaxie und Hirnbiopsie [5, 33]. Unentbehrlich erweist sich die intraoperative Echokardiographie in der Kardiovaskularchirurgie. Neben der morphologischen Beschreibung intraoperativer Resultate rekonstruktiver Eingriffe am Herzklappenapparat konnten durch die Integration der Dopplertechnologie funktionelle Parameter wie die Ventrikelkontraktilität und die Ejektionsfraktion quantitativ kalkuliert werden [52].

Die technologische Weiterentwicklung der Computer- und der Magnetresonanztomographie, die Renaissance der Laparoskopie mit der Entwicklung laparoskopischer Ultraschallsonden, der Kostendruck auf das Gesundheitswesen und die Hinwendung zu rationalen Therapiekonzepten machten es notwendig, den Stellenwert und das Indikationsspektrum der intraoperativen Ultraschalldiagnostik im Rahmen eines onkologisch-viszeralchirurgischen Gesamtkonzeptes neu zu bewerten [10].

5.2 Installation und Anwendung intraoperativer Ultraschallgeräte

5.2.1 Kriterien der Geräteauswahl

Intraoperative Ultraschalluntersuchungen werden mit im Real-time Modus arbeitenden B-Mode Geräten durchgeführt. Aus funktionellen Gründen finden zudem Duplexscanner mit integrierter Dopplerspektralanalyse und farbcodierter Darstellung der Blutströmungsinformation im B-Bild Anwendung. Bei der Beschaffung und Installation sind neben den in der Ultraschallvereinbarung festgelegten Normen die gesetzlichen Bestimmungen der Medizingeräteverordnung, des Gerätesicherheitsgesetzes, des Hochfrequenzgesetzes sowie die jeweiligen nationalen Bestimmungen zu beachten [38]. Grundsätzlich sollte bei der Geräteauswahl geklärt sein, ob ein multifunktionelles Ultraschallgerät oder nur ein fachspezifisches B-Mode-Sonographiegerät für die intraoperative Ultraschalluntersuchung installiert werden. Die Erfahrung mit den in der Ultraschallvereinbarung geregelten Mindestanforderungen an die Ausstattung intraoperativer Ultraschallgeräte hat jedoch gezeigt, daß über die Mindestausstattung hinaus weitere Ausstattungsmerkmale zu empfehlen sind.

5.2.2 Anforderungen an die apparative Geräteausstattung

Die im folgenden dargestellten technischen Mindestanforderungen müssen bei den angeführten Gerätearten mit intraoperativer Verwendung gemäß der Ultraschallgeräteverordnung gewährleistet sein:

- B-Mode-Gerät zur Schnittbilddarstellung mit automatischer Abtastung:
  1. Bilddarstellung mit einem Bildspeicher mit mindestens 16 Graustufen;
  2. direkte Anzeige von räumlichen Abständen mittels elektronischem Marker;
  3. Meßfehler des angezeigten Markerabstandes kleiner als 3 % des Objektabstandes;
  4. einstellbare kalibrierte Sendeleistung und Empfangsverstärkung, einstellbarer Tiefenausgleich.
- Duplexscan mit einer Schallkopfeinheit zur B-Bild- und Dopplerdarstellung:
  1. Anzeige der Dopplerschallrichtung im B-Bild mit der Möglichkeit der Verschiebung über wenigstens 2/3 des B-Bild-Bereichs.
  2. Darstellung der Lage und Größe des Dopplermeßvolumens mit der Möglichkeit, das Dopplermeßvolumen über den dargestellten Tiefenbereich zu verschieben.
  3. Einblendung eines Cursors zur automatischen Bestimmung des Winkels zwischen Gefäß- und Dopplerstrahlrichtung. Der Deckungsfehler zwischen dem tatsächlichen Ort des Meßvolumens und dem angezeigten Ort im B-Bild darf 3 % der größten B-Bild-Abmessung nicht überschreiten.
  4. Anzeige der Dopplersendefrequenz, der Frequenz des Wandfilters, der Pulsrepetitionsfrequenz und des auswertbaren Dopplershifts.
  5. Fortlaufende direktionale Darstellung des Dopplerspektrums mit Hilfe eines Bildspeichers mit Zeit- und Frequenzmaßstab.
  6. Zeitmaßstab in mindestens 3 Stufen umschaltbar.
  7. Auflösung der Frequenzachse in wenigstens 32 nicht interpolierbarer Stufen. Einstellbare Dehnung der Frequenzachse in 3 Stufen.
  8. Meßfehler der Zeit- und Frequenzachse < 3 %.
  9. Amplitudendarstellung der einzelnen spektralen Anteile in mindestens 8 Helligkeits- oder Farbstufen.
  10. Frei positionierbarer elektronischer Cursor zur direkten Messung für Frequenz und Zeit sowie Möglichkeit der Darstellung des gespeicherten Spektrums („Freeze"-modus).
- Farbkodierte Darstellung der Strömungsinformation im B-Bild:
  1. Kodierung der Strömungsrichtungen durch unterschiedliche Grundfarben.
  2. Darstellung der Strömungsgeschwindigkeit in mindestens 7 Helligkeitsstufen der Grundfarbe.
  3. Abbildung der farbig kodierten Strömungsinformation im B-Bild.
  4. Anzeige des auswertbaren Geschwindigkeitsbereichs und/oder Dopplershifts.
- Dokumentation:
  Systemübliche Bilddokumentation mit Maßstabinformation, Anzeige der Nennfrequenz, Meßwerten, Frequenz- und Geschwindigkeitsinformationen sowie Anzeige von Signalverarbeitungsmethoden.

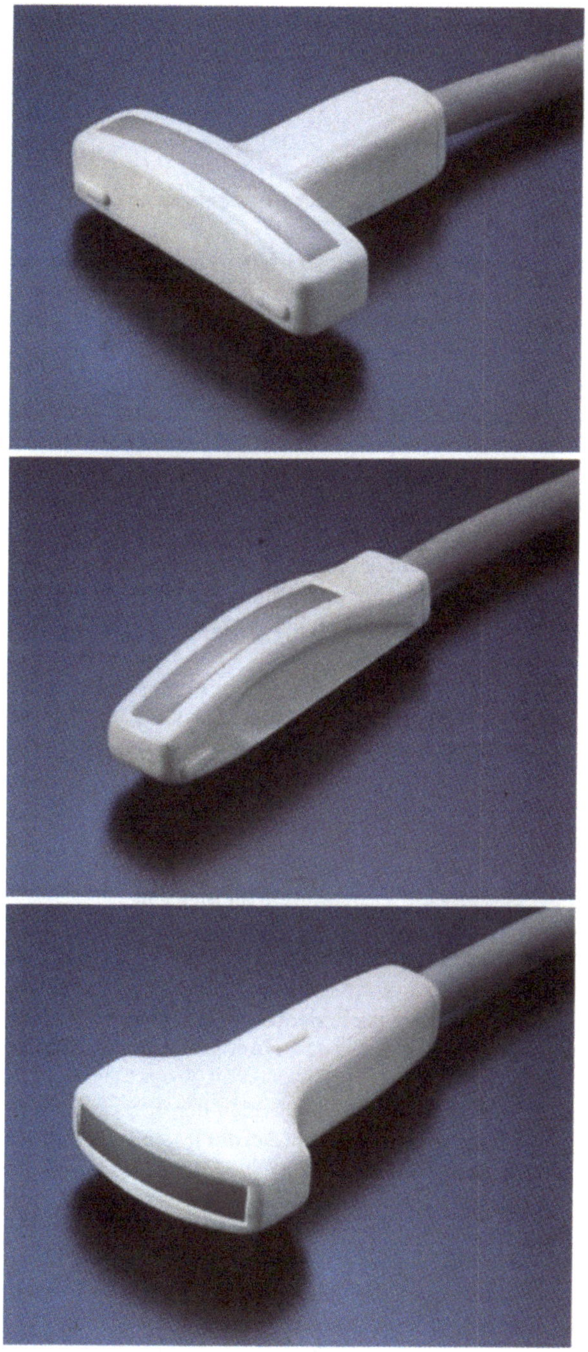

a b c

Abbildung 5.1 a–c

Konfiguration intraoperativ einzusetzender Ultraschallsonden. **a** T-Sonde, **b** I-Sonde, **c** triangular konfigurierte Sonde

5.2.3 Auswahlkriterien für intraoperative Ultraschallsonden

Die Wahl der Konfiguration und des Frequenzbereiches der intraoperativen Ultraschallsonde ist abhängig von der anatomischen Dimension des zu untersuchenden Organs und der Befundlokalisation. Verwendung finden Linear-, Curved – oder Sektorschallsonden. Linearschallköpfe werden für die Nahfeldabbildung verwendet. Linearscanner sind mit einem orthograden Schallfenster ausgestattet. Dargestellte Strukturen liegen in der Achsenverlängerung unter dem Schallkopf. Die Identifikation und Lokalisiation von Befunden ist hiermit erheblich leichter. „Curved Arrays“ ermöglichen eine Übersichtsdarstellung des zu untersuchenden Organausschnittes.

Zur Fernbildabbildung und zur Identifikation von Befunden in anatomisch schwer zugänglichen Bereichen eignen sich besonders Sektorscanner, die mit einem abgeknickten Schallfenster ausgestattet sind.

Die Nennfrequenz intraoperativ eingesetzer Schallsonden liegt zwischen 5 und 10 MHz. Je niedriger der Frequenzbereich des Ultraschallkopfes, desto tiefer ist die Eindringtiefe in das zu untersuchende Organ. 5-MHz-Schallköpfe werden verwendet zur Untersuchung und Beschreibung von Prozessen, die oberflächenfern, in der Tiefe eines Organs lokalisiert sind. Entsprechend werden 7- bis 10-MHz-Sonden zur Nahfelddiagnostik unmittelbar an der Organoberfläche lokalisierter Strukturen bzw. bei der Untersuchung von Organen geringen Durchmessers gewählt. Die Frequenzbereiche sollten aus Gründen der Praktikabilität und Zeitersparnis innerhalb eines Schallkopfes modular umschaltbar sein. Eine integrierte Vorlaufstrecke ist optional realisiert.

Für die intraoperative Applikation in einem begrenzt zugänglichen Gebiet wurden Schallsonden in ihrer Konfiguration miniaturisiert, ohne daß dies mit einem Abbildungs- bzw. Auflösungsverlust einhergeht. T-konfigurierte Sonden finden Verwendung bei der Untersuchung oberflächlicher und orthograd in Achsenverlängerung des Schallkopfes lokalisierter Strukturen (s. Abb. 5.1 a).

I-Sonden mit Sektorscanbetrieb erlauben die Darstellung schwer lokalisierbarer Befunde bzw. die Diagnostik in anatomisch beschränkt zugänglichen Räumen (z. B. Exploration der Leberkuppe und der dorsalen Lebersegmente; s. Abb. 5.1 b. Triangular konfigurierte Ultraschallköpfe werden bevorzugt für perioperative diagnostische Punktionen, interventionelle perioperative Maßnahmen wie die Drainageplazierung und die ultraschallgezielte Plazierung von Sonden zur intraoperativen Kryo- oder Laserablation angewendet (s. Abb. 5.1 c).

5.2.4 Hinweise zur Geräteanwendung im Operationsbereich

Zur intraoperativen Anwendung bestimmte Ultraschallgeräte sollten aus Gründen der Praktikabilität und Hygiene fest im Operationsbereich installiert werden.

Die intraoperative Bedienung der Gerätebasiseinheit macht es erforderlich, das Bedienungsfeld mit speziell für den Gerätetyp gefertigter und kommerziell erwerbbarer steriler Schutzfolie abzudecken.

Bezüglich der intraoperativen Ultraschallkopfapplikation besteht die Möglichkeit der Verwendung sterilisierter bzw. in sterilen Schutzhüllen verpackter, desinfizierter Applikatoren.

Empfehlungen zum Sterilisationsverfahren sind herstellerimmanent und in den Produktbeschreibungen festgehalten. Die die Ultraschallkopfoberfläche überziehende Schutzmembran ist hitzeempfindlich, so daß die Möglichkeit eines Dampfsterilisationsverfahrens entfällt. Zu empfehlen ist die Plasma- oder Gassterilisation mit einem Ethlyendioxidgasgemisch. Bei Gassterilisation ist die Inkubationsdauer von mindestens 4 h einzuhalten. Eine Ausdampfungsperiode von 12–36 h ist anzuschließen, um die Einwirkungen rückdiffundierenden Gases zu vermeiden. Prinzipiell besteht auch die Möglichkeit, Sterilisationsbäder mit Dialdehyd-, Formalin-, Chlorhexidin- oder Polyvinylpyrrolidonlösung für eine Dauer von 10 h zu verwenden.

Derartige eher unsichere Sterilisatonsverfahren sind heute jedoch nicht mehr zu empfehlen. Es ist ein akzeptabler Kompromiß, die Ultraschallsonden in den oben genannten Lösungen für 10–20 min zu desinfizieren und dann in sterile Schutzhüllen zum Gebrauch einzuschließen. Der Gebrauch derartiger Plastikschutzhüllen geht allerdings mit einer Minderung der Abbildungsqualität durch den Trennschichteffekt einher. Eine Minimierung dieses Störfaktors kann durch die Einbringung von Ultraschallkontaktgel in die Plastikschutzhülle bzw. durch Verstärkung des Auflagedruckes der Ultraschallsonde auf die zu untersuchende Organoberfläche erfolgen [16].

CAVE: Der medizinischen Geräteverordnung folgend dürfen Ultraschallgeräte nicht in explosionsgefährdeten Bereichen betrieben werden, da Gasverpuffungen resultieren können. Die Positionierung der Grundgeräteeinheit sollte daher 1–2 m entfernt an der Seite bzw. am Fuß des Operationstisches – außerhalb eines Winkels von 30° unterhalb des Tisches und nicht unmittelbar neben dem Narkosegerät – erfolgen [38]. Die Inbetriebnahme der Grundgeräteeinheit ist erst unmittelbar zu der ultrasonographischen Untersuchung zu empfehlen, da interferierende Hochfrequenzströme v.a. ausgehend von dem Gebrauch des Elektrokauters eine geräteschädigende Wirkung entfalten.

5.2.5 Allgemeine Hinweise zur intraoperativen Ultraschalluntersuchung

Zur Untersuchung wird der Ultraschallkopf direkt auf die Ober- bzw. Unterfläche des Zielorgans aufgesetzt. Eine Optimierung der akustischen Ankoppelung und der resultierenden Abbildungsqualität wird durch Anfeuchtung des Zielorgans, beispielsweise mit physiologischer Kochsalzlösung, erreicht. Der Auflagedruck der Ultraschallsonde auf dem zu untersuchenden Organ sollte so gering wie möglich gehalten werden, um eine Kompression v.a. vaskulärer Strukturen zu vermeiden. Sämtliche Untersuchungen sollten in 2 senkrecht aufeinander stehenden Ebenen durchgeführt werden, um eine topographische ultrasonographische Zuordnung von Befunden zu ermöglichen. Entsprechend den Erfahrungen der transkutanen Ultraschalldiagnostik hat es sich bei der intraoperativen Lokalisation von Befunden bewährt, zunächst eine Übersichtsdarstellung der Organanatomie zu gewinnen, bevor nach detaillierten Befunden gefahndet wird.

5.2.6 Indikation und Technik intraoperativ ultraschallgeführter Biopsien

Die Indikation zur diagnostischen Punktion ergibt sich, wenn die Klärung eines Befundes eine therapeutische Konsequenz nach sich zieht und auf weniger invasive Weise eine entsprechende Befundsicherung nicht möglich ist.

Es gibt verschiedene Methoden der intraoperativ ultraschallgezielten Punktion. Bei der freien Punktion unter Ultraschallkontrolle sind der Schallkopf und die Punktionsnadel nicht miteinander verbunden. Andererseits besteht die Möglichkeit der gezielten Punktion mit einem zentral perforierten Linearschallkopf oder mit einem Sektorschallkopf, an dem die Punktionsnadel seitlich befestigt wird. Eine elektronische Visierlinie auf dem Monitor gibt den Weg des Punktionskanals vor [17, 29].

Zur ultraschallgezielten Punktion werden wegen ihrer gering traumatisierenden Wirkung meist Feinnadeln mit einem Außendurchmesser von weniger als 1 mm Durchmesser verwendet, wie CHIBA- Nadeln, Schneidbiopsiekanülen oder Tru-cut-Nadeln. Die Gewebeausbeute fällt in Abhängigkeit von dem Nadeltyp unterschiedlich aus. Mit der CHIBA-Nadel erhält man fragmentierte Gewebepartikel, die eine zytologische Aufarbeitung erfordern. Die Aussagefähigkeit der Fein-

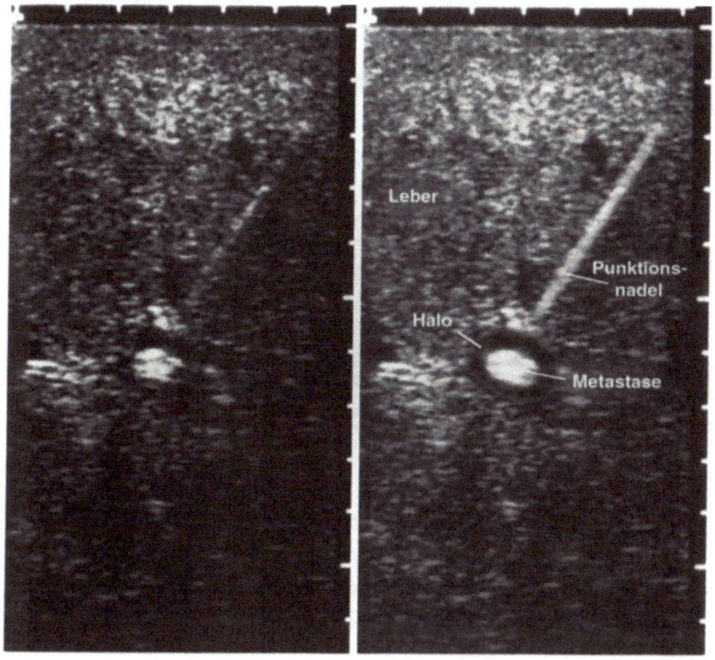

Abbildung 5.2

Intraoperativ sonographisch gestützte Punktion einer 8 mm großen echoreichen Struktur mit echoarmen Halo im Segment 7 der Leber. Histologische Diagnose: Metastase eines Kolonkarzinoms. (Abbildung aus [57])

nadelbiopsie bleibt wegen der Materialfragmentation unsicher.

Bei der Verwendung von Schneidbiopsiekanülen werden Gewebezylinder gewonnen, die nach Formalinfixierung und Paraffineinbettung eine repräsentative histologische Schnellschnittdiagnose möglich machen (Abb. 5.2, [39], s. auch Kap. 8).

CAVE: Das Risiko einer punktionsbedingten Blutung kann minimiert werden, wenn ein unter Umgehung der Gefäßstrukturen längerer Punktionsweg gewählt wird, der einen breiten Gewebesaum zwischen der zu biopsierenden Läsion und der Organoberfläche beläßt. Bei einer stärkeren Nachblutung ist nach der manuellen Kompression die Versiegelung des Stichkanals mit Gewebekleber oder die Übernähung des Biopsiekanals indiziert.

5.3 Intraoperative Ultraschalldiagnostik der Leber

Die präoperativ apparative Diagnostik der Leber beinhaltet die transkutane Ultraschalldiagnostik des Abdomens, die Computertomographie und in ausgewählten Fällen die Magnetresonanztomographie. Die intraoperative Überprüfung erhobener Befunde erfolgt durch die Inspektion, die bimanuelle Organpalpation und die intraoperative Lebersonographie. Während die Organinspektion und -palpation nur oberflächliche Organstrukturen erfassen kann, ermöglicht die systematische intraoperative Lebersonographie die Lokalisation von in der Organtiefe gelegenen pathologischen Prozessen und deren topographische Abgrenzung vom intrahepatischen Gefäß- und Gallengangsystem.

Mit der differenzierten Beurteilung der Echotextur hepatischer Läsionen können zystische von soliden Prozessen unterschieden und ein Rückschluß auf die Art der vorliegenden Läsion getroffen werden.

Wesentlicher Vorteil der intraoperativen Sonographie im Vergleich mit der Computer- und Magnetresonanztomographie ist das Auflösungs- und Vergrößerungsvermögen des intraoperativen Ultraschalls. Während das Auflösungsvermögen der Computer- und Magnetresonanztomographie für die Diagnose hepatischer Läsionen mit einem minimalen Durchmesser von 1–2 mm angegeben wird, werden für die intraoperative

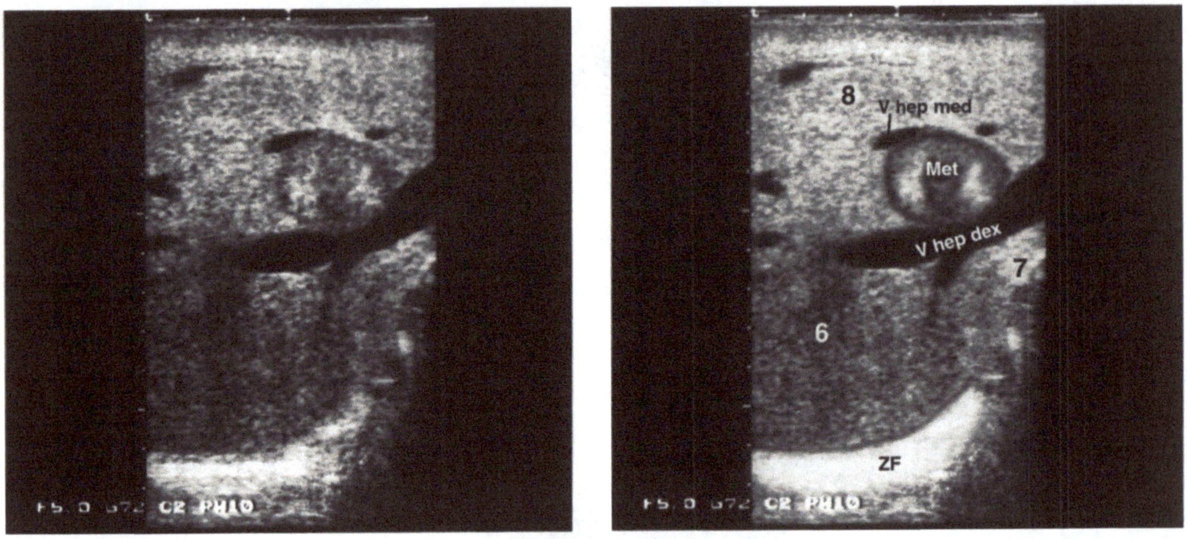

Abbildung 5.3

Intraoperative sonographische Darstellung einer im Vergleich zum umgebenden Lebergewebe nahezu echogleichen Lebermetastase, welche die rechte Lebervene infiltriert und einen Ast der mittleren Lebervene verdrängt, Zahlen ≙ Lebersegmenten

Ultraschalluntersuchung Werte von 3–5 mm genannt [26, 28, 29]. Aktuelle technologische Entwicklungsschwerpunkte und Tendenzen zielen derzeit allerdings auf die Optimierung prätherapeutischer diagnostischer Verfahren ab.

Während der Anteil intraoperativ sonographisch diagnostizierter Läsionen der Leber den mittels Computer- und Magnetresonanztomographie erfaßten Befunden im Zeitraum 1987–1989 um 25–35% übertraf, sank der Anteil dieser Zusatzinformation infolge Weiterentwicklung der nichtinvasiven Verfahren im Zeitraum 1990–1992 auf 7% [6, 53]. Hiervon ausgenommen bleiben Fälle mit Organzirrhose mit einem um 35–45% höheren positiven Vorhersagewert der intraoperativen Sonographie im Vergleich mit der Computer- und Magnetresonanztomographie [27].

Neben dem in der Operationsroutine erforderlichen Ausschluß pathologischer Veränderungen liegt der Vorteil der intraoperativen Lebersonographie v. a. in der Erfassung okkulter Prozesse, die unter der Grenzauflösung präoperativer diagnostischer Verfahren liegen. Entsprechendes gilt v. a. für gastrointestinale Tumoren mit bevorzugt hepatischer Metastasierung.

Liegt eine Resektionsindikation vor, so kann unter Zuhilfenahme der intraoperativen Sonographie die in vielen Fällen ungeklärte, prognostisch und operationstechnisch relevante Frage einer Gefäßinfiltration, durch Beurteilung der Tumor-Gefäß-Kontaktzone geklärt werden [53]. Siehe auch Abschn. 5.6 und Abb. 5.3).

Die Notwendigkeit der Kenntnis der intraoperativen ultrasonographischen Lebergefäßanatomie ergibt sich aus der Erfahrung, daß mit segmentalen und subsegmentalen parenchymsparenden Leberresektionen in der onkologischen Chirurgie der Leber eine vergleichbare Überlebensprognose erzielt werden kann wie mit ausgedehnten Resektionen [3, 11, 12, 26, 27, 51]. Mit einer exakten Lokalisationsdiagnostik und der Klärung der Lagebeziehung pathologischer Befunde zum intrahepatischen Gefäßsystem werden derartige segmentale Resektionen durch Ultraschallnavigation möglich. Die erschwerte operative Lokalisation tiefer intrahepatischer Raumforderungen kann nach ultrasonographischer Ortung und gezielter Anfärbung durch Methylenblauinjektion bei gleichzeitiger Durchführung eines Pringle-Manövers erleichtert werden [25].

Die oben genannte Methodik ist nicht nur bei „In-situ-Leberresektionen“, sondern auch in Fällen anwendbar, in denen unter Zuhilfenahme der intraoperativen Ultraschalldiagnostik die Bestimmung der Lokalisation und der operativen Radikalität bei „Ex-situ-Leberresektionen“ von Nutzen ist. Weitere Indikationen außerhalb des onkologischen Spektrums umfassen die Transplantationschirurgie bei der Gewinnung und Präparation von „Split“lebertransplantaten von Verwandten und hirntoten Organspendern.

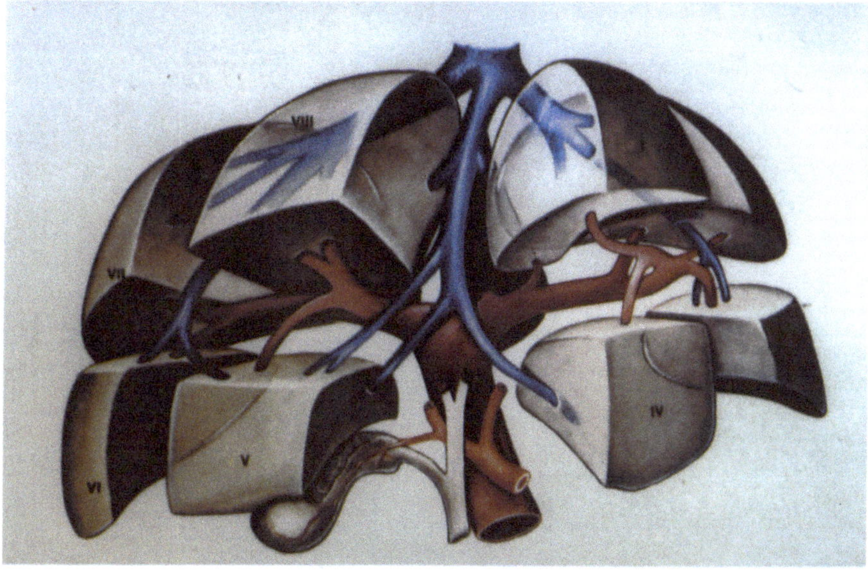

Abbildung 5.4

Vaskuläre Anatomie der Leber nach Couinaud

5.3.1 Standardisierte intraoperative Ultraschalldiagnostik der Leber

Die komplexe Überlagerung der intrahepatischen anatomischen Strukturen erfordert eine Standardisierung der Untersuchungsdurchführung. Dazu hat sich die internationale Nomenklatur nach Couinaud bewährt (Abb. 5.4, [7]).

Um eine gute Exposition bzw. einen optimalen Zugangsweg für die von Hand geführte Ultraschallsonde zu finden, ist nach Laparotomie und Einsetzen der Bauchdeckenspreizer das Lig. falciforme zu durchtrennen. Hierdurch wird eine vollständige Exposition des Leberdoms erreicht. Die Durchtrennung des Lig. triangulare sinistrum und dextrum ist nicht erforderlich. Die intraoperative Ultraschalluntersuchung wird von der Leberoberfläche und der Unterfläche durchgeführt (Abb. 5.5).

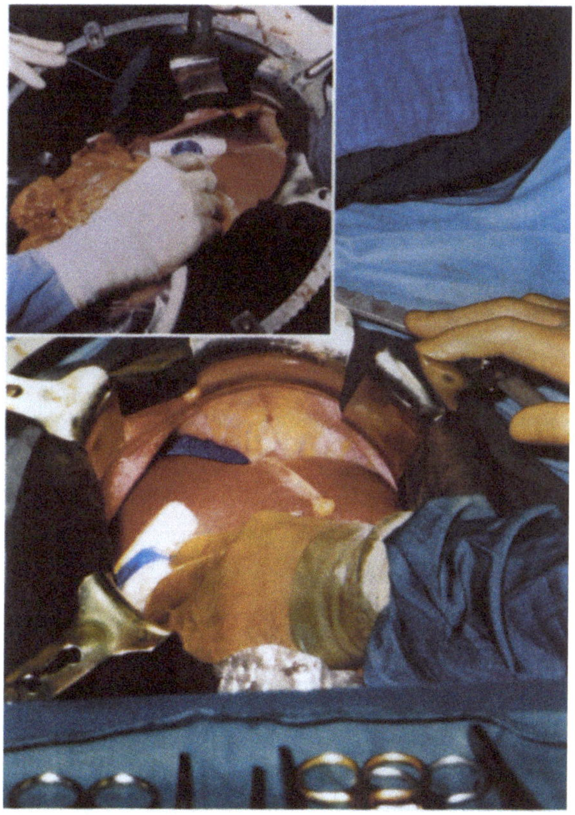

Abbildung 5.5

Intraoperative Führung der Ultraschallsonde auf der Facies diaphragmatica der Leber

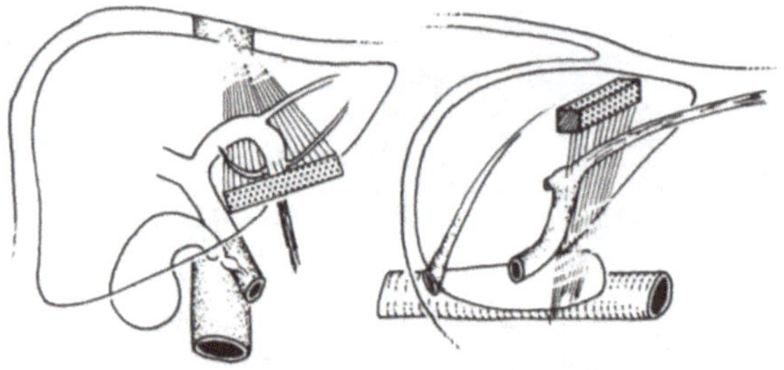

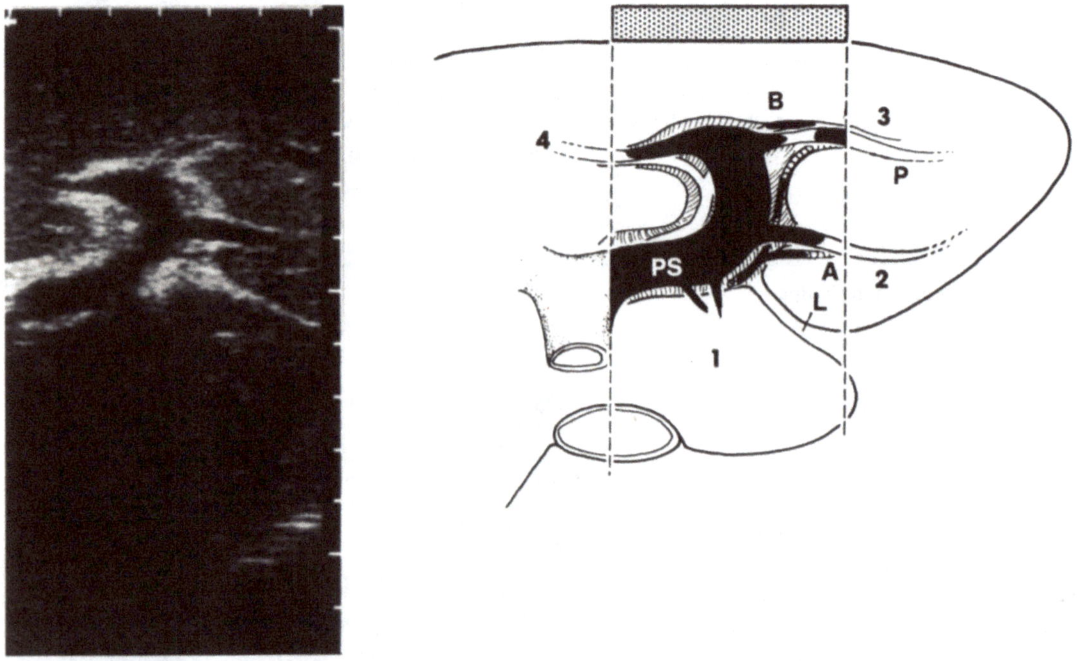

Abbildung 5.6

Darstellung des linken Leberlappens mit dem die Segmente 1–4 versorgenden linken Pfortaderast (*PS*). Die begleitenden Gallenwegs- (*B*) und Leberarterienäste (*A*) sind erkennbar. (Abbildung aus [57])

5.3.1.1 Lebersegmente 2 und 3

Zunächst erfolgt die Untersuchung des linken Leberlappens. In horizontaler Ausrichtung wird der Ultraschallkopf in kraniokaudaler Richtung über das Leberparenchym geführt. Das kraniale und posteriore Lebersegment 2 wird primär dargestellt. Die Begrenzung zum anterior und kaudal lokalisierten Segment 3 wird durch den nach horizontal auslaufenden linken Pfortaderast gebildet (Abb. 5.6).

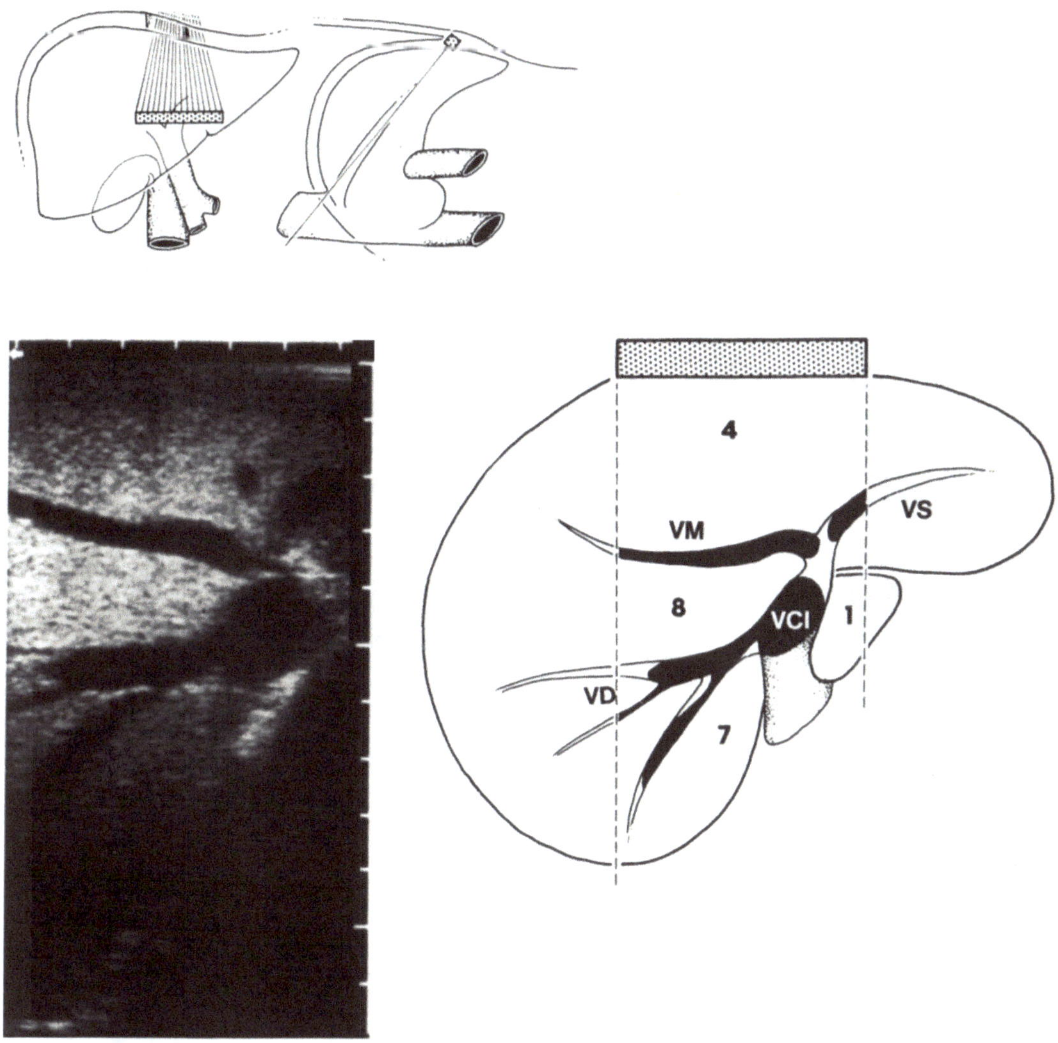

Abbildung 5.7

Transversalschnitt auf der Facies diaphragmatica im Bereich des Überganges vom linken zum rechten Leberlappen mit einem leicht nach kranial gerichteten Schallstrahl. Darstellung der Segmente 4 sowie partial 3, 8 und 7. Einmündung der linken Lebervene (*VS*) und der mittleren Lebervene (*VM*) mit einem gemeinsamen Stamm in die V. cava inferior (*VCI*); *VD* rechte Lebervene. (Abbildung aus [57])

5.3.1.2 Lebersegmente 4 und 1 (Lobus caudatus)

Zur Darstellung des Lobus caudatus wird der Ultraschallkopf am Leberdom zwischen der V. cava inferior und dem Lig. falciforme plaziert. Die linksseitige Begrenzung bildet die V. cava inferior. Das Segment 4 projiziert sich in der Darstellung ventral zu der V. cava inferior. Zusätzlich kommen die Aorta abdominalis mit dem Ursprung des Truncus coeliacus zur Darstellung (Abb. 5.7 und 5.8).

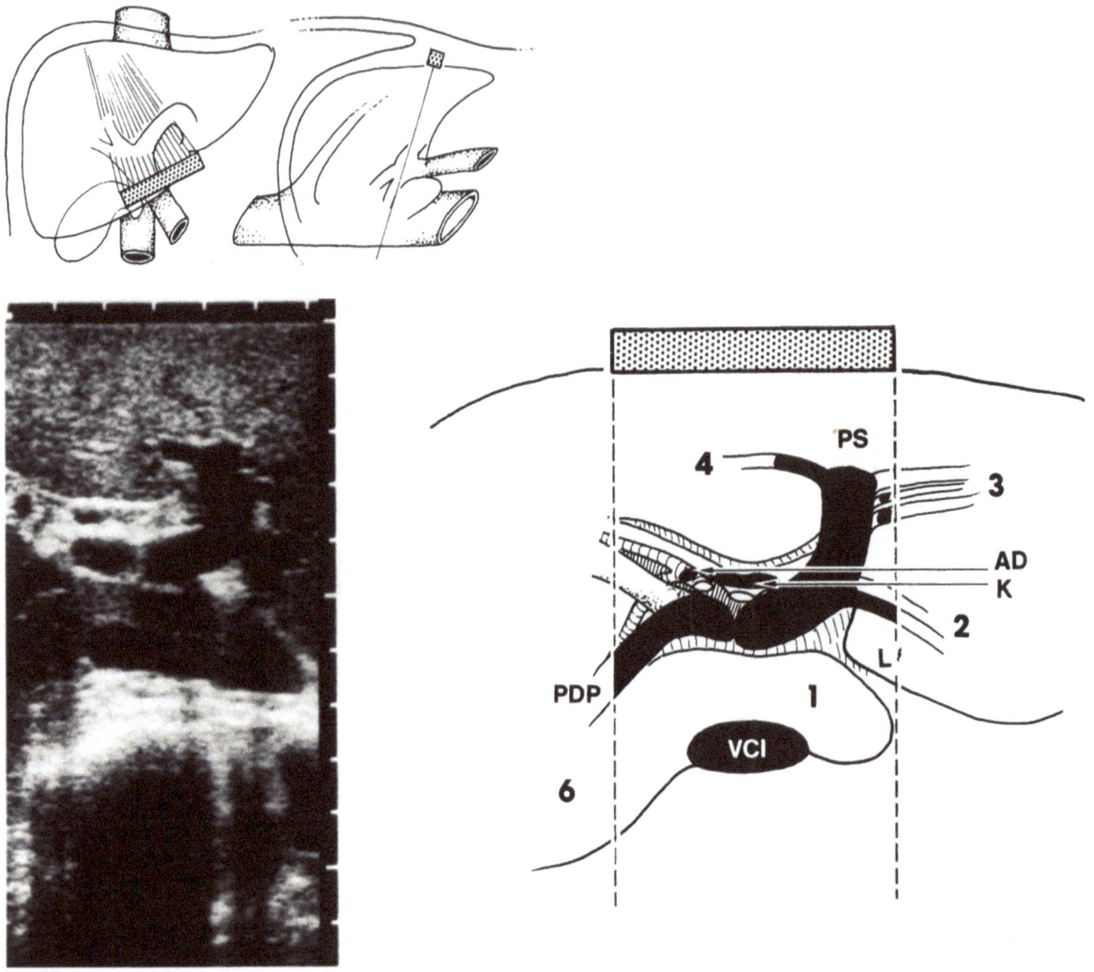

Abbildung 5.8

Transversalschnitt durch die Leberpforte mit Darstellung der Pfortaderbifurkation, linkem Pfortaderast (*PS*), posteriorem Ast des rechten Pfortaderastes (*PDP*), Bifurkation der A. hepatica propria, A. hepatica dextra (*AD*) und Gallenwegskonfluens (*K*); *L* Lig. terres hepatis, *VCI* V. cava inferior. (Abbildung aus [57])

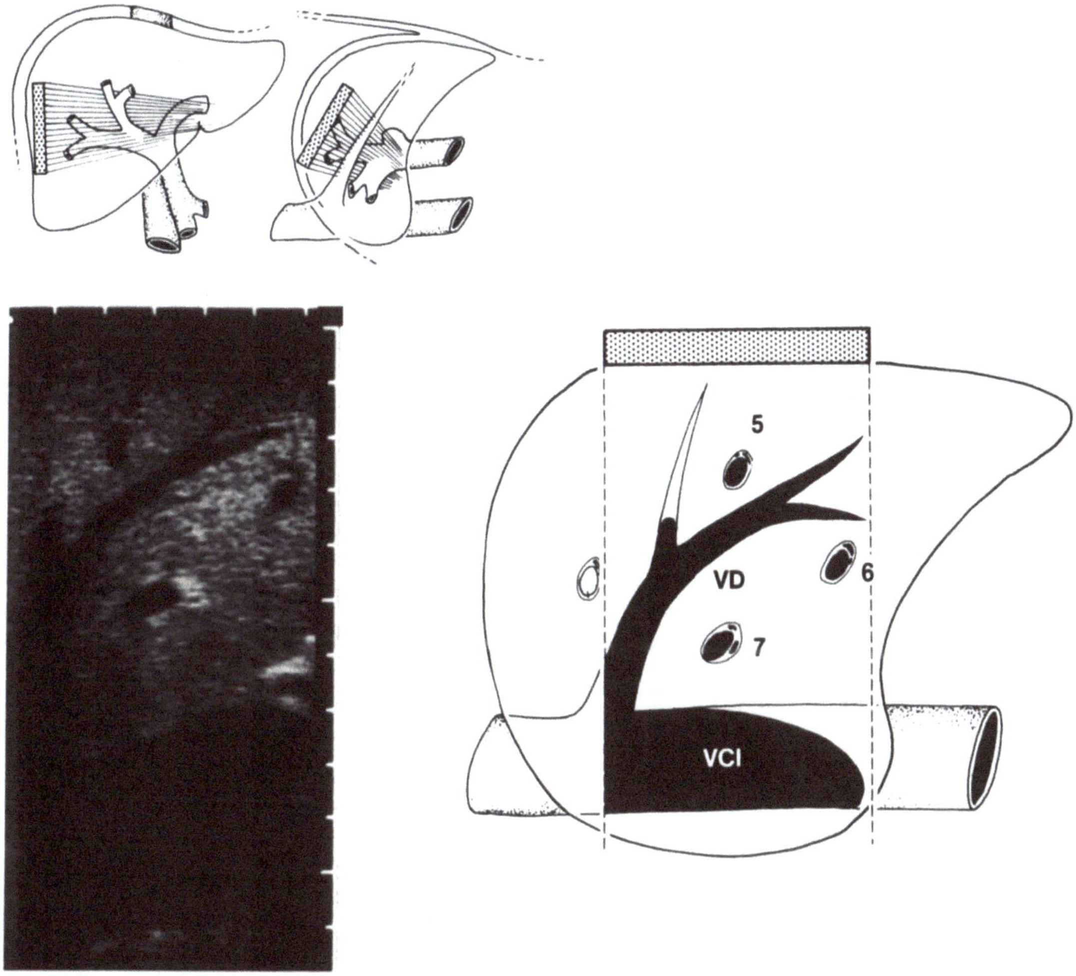

Abbildung 5.9

Lateraler Längsschnitt über dem rechten Leberlappen mit Darstellung der in die V. cava inferior (*VCI*) einmündenden rechten Lebervene (*VD*). Senkrecht angeschnitten sind die Pfortaderäste des Segmentes 5 (inferiorer Ast des rechts-anterioren Sektorastes) und der Segmente 6 und 7. (Abbildung aus [57])

5.3.1.3 Lebersegmente 6 und 7

Zur Untersuchung des rechten Leberlappens wird die Ultraschallsonde in horizontaler Ausrichtung in Höhe der Konvexität des Leberdoms aufgesetzt.

Die untere und dorsale Begrenzung im Monitorbild bildet die V. cava inferior mit dem Konfluens der Lebervenen. Das Lebersegment 7 kommt zwischen der diaphragmalen Begrenzung und dem nach dorsal abgehenden Subsegmentast der rechten Lebervene zu liegen. Unter Beibehaltung der Schnittebene projiziert sich das Lebersegment 6 zwischen die rechte und mittlere Lebervene. Wird der Ultraschallkopf unter Beibehaltung der Schnittebene in kaudaler Richtung geführt, kommt die Pfortaderbifurkation zur Darstellung. Der nach rechts und horizontal verlaufende Pfortaderast bildet die Segmentgrenze 7 und 6. Das Lebersegment 6 läuft mit kaudaler Begrenzung gegen den unteren Leberrand, die rechte Nebenniere und den kranialen Nierenpol aus.

Zur Darstellung der dorsalen und der den rechtsseitigen Leberrand begrenzenden Segmente ist die vorrangehende Mobilisation des rechten Leberlappens zu empfehlen (Abb. 5.9).

Alternativ kann die Darstellung der Segmente 7 und 6 in einer sagitalen Schnittebene erfolgen. Wiederum beginnend vom Leberdom projiziert sich das retrohepatische Segment der V. cava inferior in voller Länge auf die untere Begrenzung des Monitorbildes. Wird der Ultraschallkopf nach Darstellung der rechten Lebervene und der V. cava inferior weiter nach rechts lateral verlagert, so kommt das Segment 7 in kranialer und das Lebersegment 6 in kaudaler Direktion zur Darstellung (Abb. 5-10).

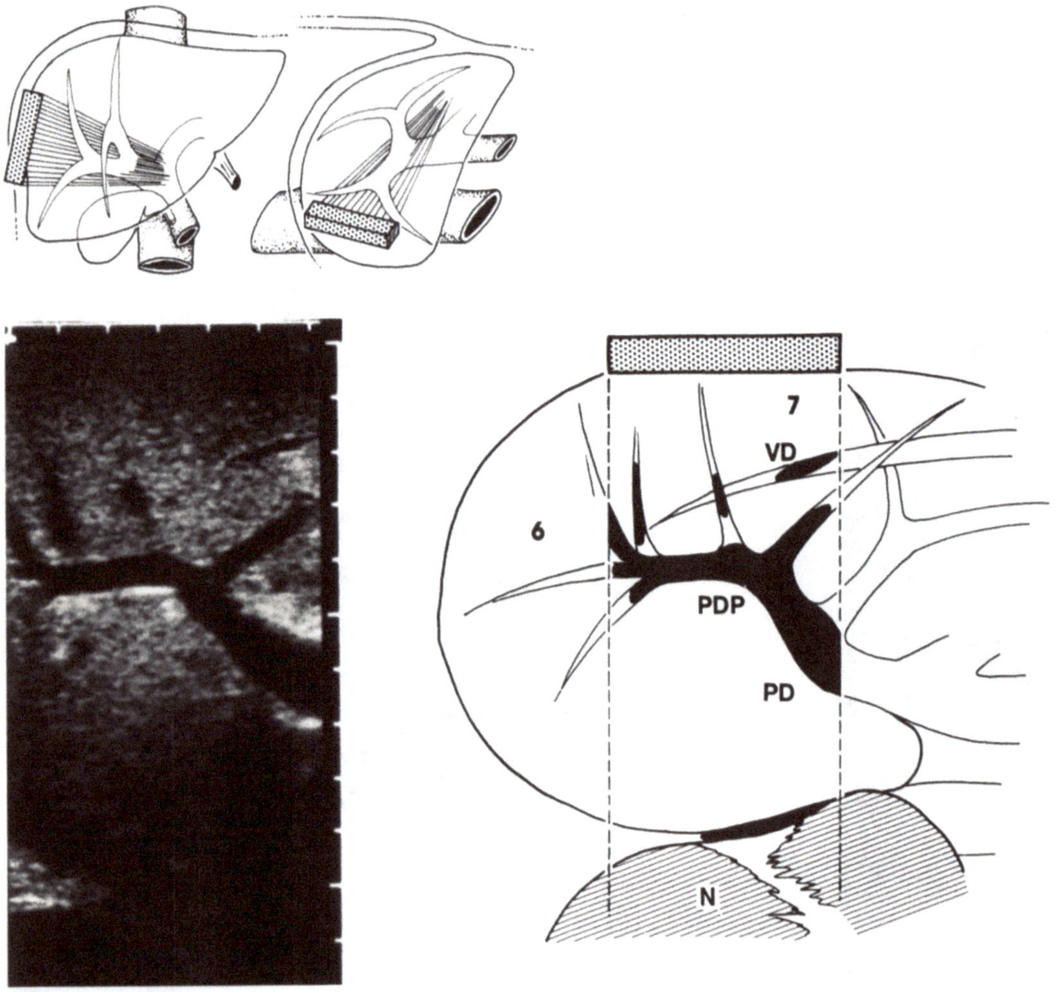

Abbildung 5.10

Rechter lateraler Längsschnitt über den Segmenten 6 und 7. Der posteriore Ast (*PDP*) des rechten Pfortaderastes (*PD*) teilt sich in 2 Gruppen von Endästen auf, von denen eine, die oft aus 2 oder 3 Gefäßen besteht, nach kranial gerichtet ist (Segment 7). Die andere, die oft aus 3 oder 4 Gefäßen besteht, ist nach kaudal gerichtet (Segment 6). Dorsal die rechte Niere (*N*); *VD* rechte Lebervene. (Abbildung aus [57])

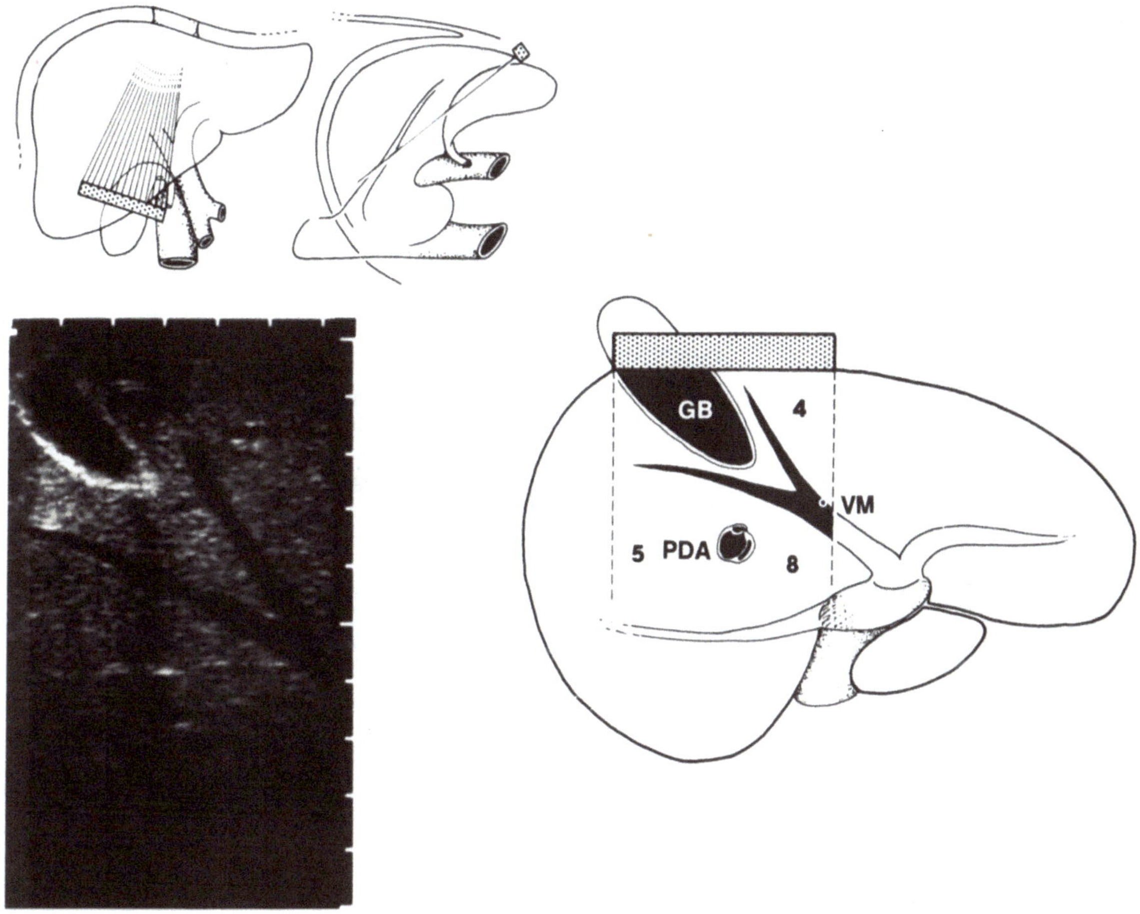

Abbildung 5.11

Annähernd horizontaler Schnitt über dem kaudalen Abschnitt der Facies diaphragmatica des rechten Leberlappens mit Schallstrahlrichtung nach kraniodorsal. Darstellung der mittleren Lebervene (*VM*), welche aus dem Zusammenfluß der die anterioren Abschnitte der Segmente 4 und 5 drainierenden Venen entsteht; *GB* Gallenblase, *PDA* rechtes anteriores Pfortadersystem mit Begleitstrukturen (Gallengang und Leberarterie). (Abbildung aus [57])

5.3.1.4 Lebersegmente 5 und 8

Zur Darstellung des apikalen Lebersegments 8 wird die Ultraschallsonde in horizontaler Ausrichtung in der Höhe des Leberdoms mit Abbildung des Lebervenensterns aufgesetzt. Die untere und dorsale Begrenzung der Monitorabbildung wird durch die V. cava inferior, die linksseitige durch die rechte und die rechtsseitige durch die mittlere Lebervene gebildet. Die Grenzzone des Segments 8 gegen das Segment 5 wird durch den horizontal verlaufenden Ursprung des rechten Pfortaderastes und dessen subsegmentale Aufteilung gebildet.

Mit Verlagerung des Ultraschallkopfes gegen die untere Leberrandbegrenzung kommt das Segment 5 und die Gallenblase zur Darstellung (Abb. 5.11).

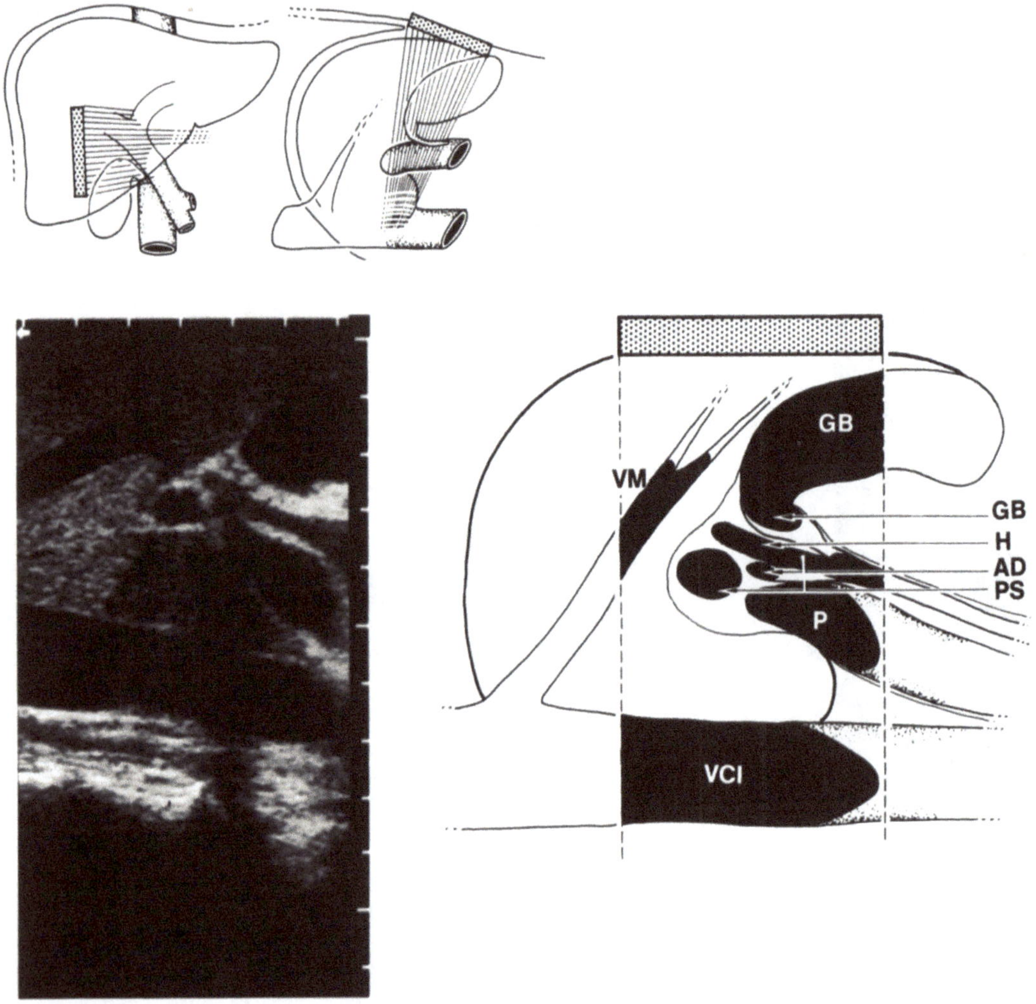

Abbildung 5.12

Sagitalschnitt im Bereich der Leberpforte mit Darstellung der Gallenblase (*GB*), der Pfortader (*P*), dem linken Pfortaderast (PS), Ductus hepaticus (*H*) sowie der rechten Leberarterie (*AD*). *VCI* V. cava inferior. (Abbildung aus [57])

5.3.2 Pfortader- und Lebervenenanatomie

Entsprechend der transkutanen Ultraschallmorphologie unterscheiden sich die intrahepatischen Pfortaderäste von den Lebervenen intraoperativ durch ihre echogene, fibröse Wandbegrenzung. Der Verlauf und die Aufzweigung der intrahepatischen Pfortader ist charakterisiert durch eine horizontale und sagittale Subsegmentierung, während die Lebervenen in einer kaudokranial konfluierenden Ausrichtung angeordnet sind (Abb. 5.6–5.10).

Zur Darstellung des intrahepatischen Pfortaderhauptstammes und der Bifurkation mit dem rechten und linken Hauptstamm wird die Ultraschallsonde in sagitaler Ausrichtung auf der Leberoberfläche in Höhe des Segments 5, zwischen der V.-cava-Gallenblasen-Linie zur einen und dem Lig. falciforme zur anderen Seite positioniert. Weiter auf der Schnittbildführung zu identifizierende Strukturen beinhalten den intrahepatischen Hauptstamm der A. hepatica propria und den Ductus hepaticus. In der Mehrzahl der Fälle projizieren sich die Strukturen parallel zur linksseitigen Wand des Pfortaderhauptstammes (Abb. 5.12).

Mit seitlich horizontaler Verlagerung des Ultraschallkopfes nach links vom Segment 5 in das Segment 3 kann der Verlauf des linken Pfortaderastes dargestellt werden. In Höhe des Lig. falciforme kommen erste in kranioposteriorer Verlaufsrichtung abweichende, den Lobus caudatus versorgende Subsegmentäste der Pfortader zur Darstellung. Unter Führung nach links-lateral findet sich die Endaufzweigung des linken Pfortaderastes zwischen dem Segment 2 und 3. Ein nach links-apikal aufsteigender Ast versorgt das Segment 3, während der horizontal auslaufende Ast das Segment 2 perfundiert.

Die Untersuchung des rechtsseitigen Pfortadergefäßsystems beginnt mit der Einstellung des Pfortaderhauptstammes (s. oben). Zur weiteren Verlaufsbeschreibung wird der Ultraschallkopf linksseitig der V.-cava-Gallenblasen-Linie über dem Segment 5 plaziert. Unter Beibehaltung der Schallebene mit geringfügiger Lateralversetzung wird die Darstellung des paramedian anterioren Segmentastes 5, 8 und des posterior verlaufenden Segmentastes 6, 7 möglich. Bei Änderung der Ultraschallebene parallel versetzt zur V.-cava-Gallenblasen-Linie, können der anterior-kaudal verlaufende Segmentast 5 und 8 eingesehen werden. Wird der Ultraschallkopf über die posterioren Segmente 6, 7 parallelverschoben, so können die vom posterioren Pfortaderast ausgehenden Subsegmentäste abgebildet werden.

Die Untersuchung des Konfluens der Lebervenen erfolgt in Höhe des Leberdoms mit horizontaler Ausrichtung der Ultraschallsonde. Auf diese Weise kann der Zusammenfluß der rechten, mittleren und linken Lebervene dargestellt werden. Mit Verlagerung der Ultraschallebene in die longitudinale Achse, kann der intrahepatische Verlauf jeder der 3 Lebervenen unter Parallelversetzung veranschaulicht werden. Anlagebedingte Anomalien der Lebervenenanatomie beinhalten die singuläre rechte Lebervene ohne subsegmentale Drainagevenen, die Drainage der mittleren in die linke Lebervene und die Anlage einer akzessorischen Lebervene, die die Lebersegmente 6, 7 und 8 separat in die V. cava drainieren.

5.3.3 Intraoperative Sonomorphologie pathologischer Leberprozesse

Die definitive Diagnosestellung hepatischer Läsionen bleibt der zytologischen und histologischen Gewebeuntersuchung vorbehalten. Sämtliche bildgebende Mittel inklusive der intraoperativen Ultraschalldiagnostik dienen der Diagnosesicherung und sind bezüglich der Stellung der Diagnose mit einer Irrtumswahrscheinlichkeit behaftet. Dennoch kann man pathologische Leberprozesse aufgrund ihrer spezifischen Sonomorphologie, welche sich nicht von mittels transkutaner Ultraschalldiagnostik erhobenen Befunden unterscheiden, voneinander differenzieren.

5.3.3.1 Benigne Leberläsionen

Die häufigsten gutartigen Leberläsionen umfassen Angiome, Hämangiome, Adenome und fokal-noduläre Hyperplasien. Die Echotextur von Angiomen bzw. Hämangiomen ist hyperechogen. Unter dem Druck des Ultraschallkopfes sind derartige Läsionen leicht komprimier- und verformbar. In der Mehrzahl handelt es sich um rund bis oval geformte Raumforderungen, die in Kontakt zu den drainierenden Lebervenen angeordnet sind.

Leberzelladenome können singulär oder multilokulär in der Leber auftreten. Die Echotextur ist uniform, iso- bis hypoechogen im Vergleich zu dem umgebenden Lebergewebe. Variabilität der Binnenechostruktur spricht für das Vorliegen zentraler Zellnekrosen. Die Begrenzung ist vergleichbar dem Hämangiom umschrieben.

Die fokal-noduläre Hyperplasie hat ein isoechogenes Erscheinungsbild im Vergleich zu dem angrenzenden Leberparenchym. Infolge der Wachstumstendenz kommt es zur Verdrängung und Kompression angrenzender venöser Gefäßstrukturen, ohne diese zu infiltrieren.

5.3.3.2 Maligne Leberläsionen

Das Screening und die exakte Lokalisationsdiagnostik von Lebermetastasen gehören zu den Hauptindikationen der Anwendung der intraoperativen Ultraschalldiagnostik.

Das sonomorphologische Erscheinungsbild von Lebermetastasen ist variabel in Form und Echogenität, so daß nur ein eingeschränkter Rückschluß auf die zugrundeliegende histologische Typisierung möglich ist.

Erfahrungswerten folgend sind hyperechogene Läsionen mit hoher Wahrscheinlichkeit primär kolorektalen Ursprungs, während hypoechogene Raumforderungen einem mesenchymalen Ursprung zugeordnet werden [54]. Im Gegensatz hierzu weisen die differentialdiagnostisch abzugrenzenden Primärtumoren der Leber eine hypoechogene Tumorrandbegrenzung auf, deren pathologisch-anatomisches Korrelat in einer die Raumforderung umgebenden fibrösen Randreaktion zu verstehen ist [40].

Bei fehlendem Nachweis einer derartigen hypoechogenen Randreaktion („Halo") muß von einer über die ultrasonographisch sichtbare Tumorbegrenzung hinausreichenden Infiltration des Lebergewebes ausgegangen werden [54].

Wird die Indikation zur chirurgischen Resektion gestellt, so bereitet die intraoperative Bestimmung des tumorfreien Abtragungsrandes, zumal in der zirrhotisch umgestalteten Leber, nicht selten Schwierigkeiten. Sowohl bei der makroskopischen Inspektion als auch bei der intraoperativen ultrasonographischen Betrachtung sind die Grenzen zum umgebenden randbildenden Gewebe fließend.

Eine Steigerung der Aussagefähigkeit kann durch die Anwendung der intraoperativen farbkodierten B-Bild-Dopplersonographie erzielt werden. Tumorinfiltrierte Parenchymabschnitte können v.a. bei Vorliegen eines

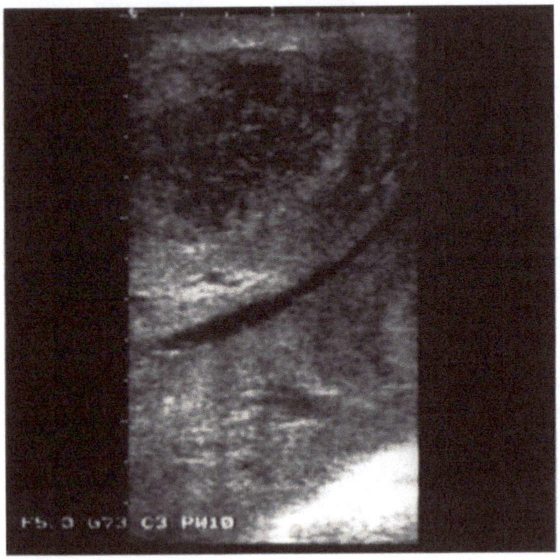

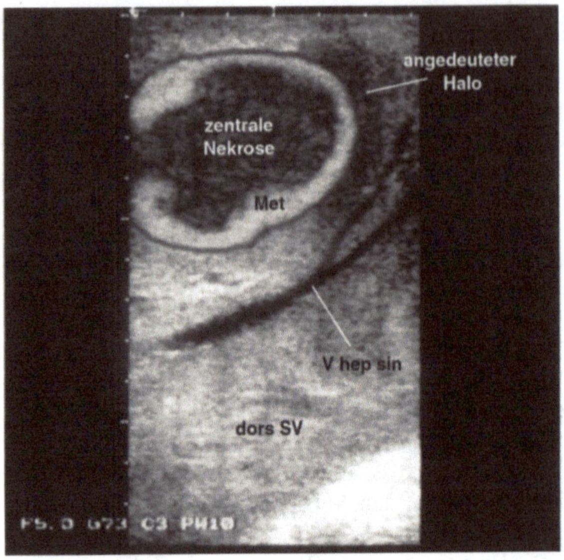

Abbildung 5.13

Zentral nekrotisierende Lebermetastase mit Verdrängung, aber ohne Infiltration der linken Lebervene

hepatozellulären Karzinoms durch die assoziierte arterioportale Hypervaskularisation diagnostiziert werden.

Gesicherte Daten, die die Wertigkeit der intraoperativen farbkodierten Duplexsonographie bezüglich oben genannter Problematik belegen liegen allerdings bis zum gegenwärtigen Zeitpunkt nicht vor.

Ähnlich wie das hepatozelluläre Karzinom stellen sich cholangiozelluläre Karzinome bei der intraoperativen Ultraschalluntersuchung teils hyper-, teils hypoechogen und gering bis hochgradig vaskularisiert dar. Eine sichere differentialdiagnostische Unterscheidung ist aufgrund des ultrasonographischen Erscheinungsbildes schwer möglich (s. auch Abb. 5.13).

5.4 Intraoperative Ultraschalldiagnostik des Gallengangsystems

Die intraoperative ultrasonographische Diagnostik von Gallengang- und Gallenblasenkonkrementen als Alternative zu der etablierten Cholangiographie bildete den historischen Ursprung der intraoperativen Ultraschalldiagnostik. In statistischen Serien konnte die Wertigkeit beider Untersuchungsmethoden belegt werden [23, 41–43]. Bei der intraoperativen Ultraschalluntersuchung des intra- und extrahepatischen Gallengangsystems entfällt eine Präparation des Lig. hepatoduodenale und eine Choledochotomie. Andererseits können Informationen wie die komplette Übersichts- und Abflußdarstellung des Gallengangsystems, einschließlich der Beurteilung der funktionellen Kapazität der Pankreaspapille, ultrasonographisch nicht erbracht werden. Kommen die intraoperative Sonographie des Gallengangsystems und die Cholangiographie komplementär zur Anwendung, können falsch-negative Choledochotomien vermieden bzw. ein Maximum an diagnostischer Aussagekraft erzielt werden. Entprechendes gilt vor dem Hintergrund technologischer Weiterentwicklungen, v. a. der Endoskopie mit der endoskopischen Cholangioskopie und der laparoskopischen Ultraschalluntersuchung des Gallengangsystems [2, 37, 56].

Die Notwendigkeit zur intraoperativen Ultraschalluntersuchung des Gallengangsystems sollte in Fällen gegeben sein, in denen die interventionelle, die endoskopische, die perkutane transhepatische bzw. die laparoskopische Gallensteinextraktion nicht mit Erfolg durchgeführt werden können [1]. Aus der Untersuchungsdurchführung sollte eine Strategie resultieren, die den operativen Zugangsweg optimiert und das erforderliche Resektionsausmaß limitiert.

Während sämtliche präoperative bildgebende Mittel lediglich indirekte Zeichen einer malignen Erkrankung der Gallenwege als Resultat einer Obstruktion widerspiegeln, bleibt die Beschreibung der räumlichen Dimension mit Darstellung der Lokalisation und einer tumorbedingten Leber- bzw. Gefäßinfiltration Domäne der intraoperativen sonographischen Untersuchung. Hieraus resultiert wiederum ein wertvoller Beitrag zum Tumorstaging und der Beurteilung der Resektabilität.

Werden rekonstruktive biliodigestive Eingriffe nach ausgedehnten Resektionen erforderlich, so bietet die Untersuchungsmethodik die Möglichkeit der Lokalisation kaliberstarker und anastomosierungsfähiger intrahepatischer Gallengangsegmente. Andererseits besteht im Fall vorübergehender oder palliativer Dauerlösungen die Möglichkeit der ultraschallgezielten Katheterin-

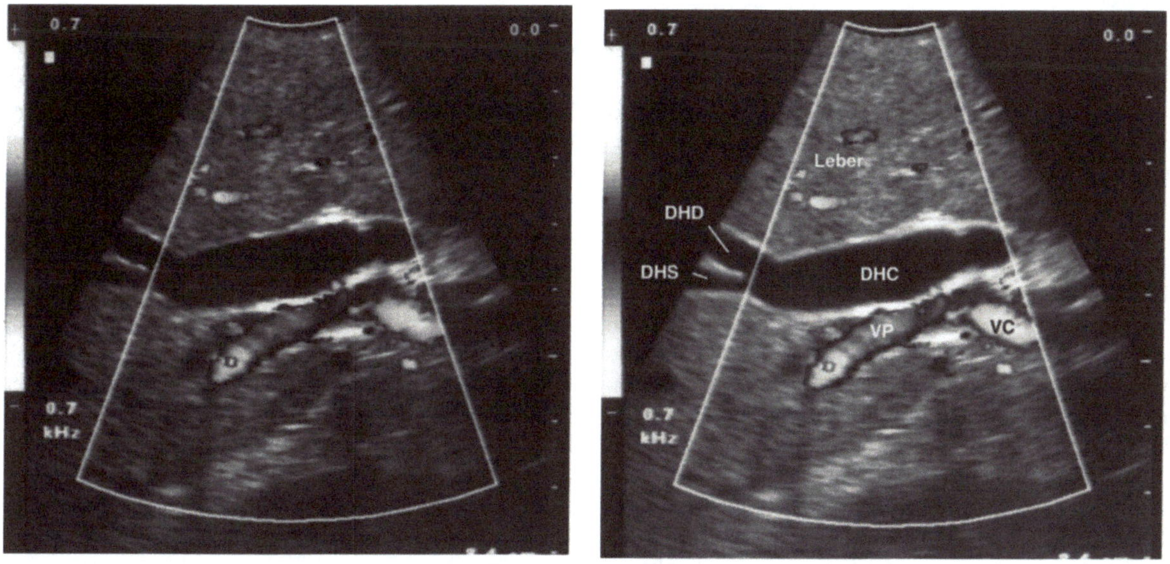

Abbildung 5.14

Auf 11 mm dilatierter Ductus hepatocholedochus bei präpapillären Choledochuskonkrement, angeschnittene V. portae und V. cava inf. mit Flußnachweis in der Farbduplexsonographie (schwarz-weiß Darstellung). (Abbildung: M. Birth, H.-F. Weiser)

tubation mit interner oder externer Drainage des Gallengangsystems [14, 32, 49].

Intra- und extraheptische Abschnitte des Gallengangsystems werden mit 5-MHz- T-konfigurierten Linearschallköpfen untersucht. Zur Verbesserung der Abbildungsqualität des extrahepatischen Abschnitts des Gallengangs ist die Verwendung einer Vorlaufstrecke zwischen Ultraschallkopf und Lig. hepatoduodenale zu empfehlen.

Die intrahepatische Aufteilung des Gallengangsystems erfolgt entsprechend der Pfortaderanatomie in horizontaler und sagitaler Subsegmentierung. Unter normalen Bedingungen sind die intrahepatischen Abschnitte des Gallengangsystems nicht von der Wandstruktur der Pfortadergefäßwand zu differenzieren. Bei zweifelhafter Zuordnung im B-Bild kann durch den Gebrauch der farbcodierten Duplexsonographie eine sichere Differenzierung der Strukturen erfolgen.

5.4.1 Intrahepatisches Gallengangsystem

Die Darstellung des intrahepatischen Gallengangsystems einschließlich der Gallenblase erfolgt transhepatisch. Der Konfluens des rechten und linken Ductus hepaticus wird durch horizontale Positionierung der Ultraschallsonde in Höhe des Lebersegments 4 ermöglicht. Durch Verlagerung der Ultraschallsonde in Richtung des Segments 4 b erzielt man eine Darstellung des Ductus hepaticus, der sich in der Mehrzahl rechtsseitig zum Stamm der V. portae projiziert.

Die Untersuchung der Gallenblase im Querschnitt kann transhepatisch durch Plazierung der Ultraschallsonde über dem Lebersegment 5 erfolgen. Wird der Ultraschallkopf in die Längsachse der V.-cava-Gallenblasen-Linie geschwenkt, erzielt man den üblichen Längsschnitt durch das Organ. Die transhepatische Untersuchungsmethodik der Gallenblase ist v. a. zur Beurteilung und Festlegung der Infiltratonstiefe bei Vorliegen eines Gallenblasenkarzinoms indiziert. Mit der direkten Ankopplung der Ultraschallsonde an die Gallenblasenwand wird andererseits eine Charakterisierung der Wandschichtung und der Gallenblasenflüssigkeit ermöglicht.

5.4.2 Extrahepatisches Gallengangsystem

Die Untersuchung des extrahepatischen bzw. -pankreatischen Verlaufsdrittels des Ductus choledochus erfolgt vor der Durchführung einer chirurgischen Dissektion des Lig. hepatoduodenale. Zur Verbesserung der Bildqualität kann eine Vorlaufstrecke zwischengeschaltet werden. Wichtig ist es, einen zu starken Auflagedruck der Ultraschallsonde zu vermeiden, da sonst eine artefizielle Kompression der tubulären Struktur des Ductus choledochus resultiert. Das Lig. hepatoduodenale muß sowohl in der transversalen, als auch in der longitudinalen Verlaufsrichtung untersucht werden.

Der Durchmesser des Gallengangs nimmt von proximal nach distal zu. Der Referenzwert für den Durchmesser im proximalen Abschnitt beträgt 2–3 mm und im distalen suprapankreatischen Abschnitt 3–6 mm. Größere Durchmesser ohne pathologische Wertigkeit finden sich bei alten Patienten und bei einem Zustand nach Cholezystektomie (Abb. 5.14).

Zur ultrasonographischen Darstellung des von dorsal in den Pankreaskopf eintretenden und intrapankreatisch verlaufenden terminalen Gallengangabschnitts bestehen 2 Möglichkeiten. Wird der Ultraschallkopf direkt auf dem Pankreaskopf angekoppelt, so wird die Darstellung des von dorsal in die Bauchspeicheldrüse mündenden Gallengangsegmentes möglich. Die Durchführung eines vorrangehenden Kocher-Manövers erleichtert die sonographische Exploration des Pankreaskopfes. Neben der Möglichkeit einer Untersuchung des Pankreaskopfes und des Processus uncinatus von der Vorder- und Hinterfläche wird die Darstellung und Beurteilung des präpapillären terminalen Gallengangs möglich. Die sonographische Beurteilung der Pankreaspapille erfolgt durch Plazierung der Ultraschallsonde über dem deszendierenden Schenkel des Duodenums. Im Duodenum stehende Flüssigkeit dient gleichzeitig als Vorlaufstrecke.

Sonographisches Kennzeichen des Papillenkarzinoms und des Papillenadenoms ist ein in entsprechender Lokalisation in das Duodenallumen prolabierender echogener Tumor. Vergleichbar mit den Ergebnissen endosonographischer Untersuchungen ist die Differentialdiagnose zwischen Adenom und Karzinom mittels sonographischen Bildes nur schwer möglich.

5.5 Intraoperative Ultraschalldiagnostik des Pankreas

Trotz der qualitativen Weiterentwickelung bildgebender diagnostischer Verfahren bleibt die prätherapeutische Differenzierung von Organpathologien des Pankreas weiterhin schwierig. Dies betrifft v.a. die Differenzierung chronischer Entzündungen von primär malignen Tumoren der Bauchspeicheldrüse.

Während der Pankreaskopf für die transkutane, v.a. aber für die endosonographische Untersuchungstechnik gut zugänglich ist, bleibt die Aussagefähigkeit sonographischer Untersuchungstechniken im Bereich des Pankreaskorpus und -schwanz aufgrund der Überlagerung von Magen- und Darmanteilen unbefriedigend [36]. Die diagnostische Lücke konnte z.T. durch die Weiterentwickelung der laparoskopischen Untersuchungstechnik geschlossen werden. Die intraoperative sonographische Diagnostik ermöglicht eine vollständige, überlagerungsfreie Untersuchung, trägt signifikant zur Verbesserung des Mappings kleinster Tumorentitäten bei und besitzt unmittelbaren Einfluß auf die Art des operativen Vorgehens.

Wegen des geringen Organdurchmessers empfiehlt sich die Verwendung T- konfigurierter Ultraschallköpfe mit Nennfrequenzen zwischen 7- und 10 MHz. Stehen lediglich 5-MHz-Schallköpfe zur Verfügung, sollte die Zwischenschaltung einer Vorlaufstrecke erfolgen.

Die Echogenität des Pankreasparenchyms variiert altersabhängig und wird bestimmt durch den Fett-/Bindegewebeanteil der Drüse. Im Normalzustand ist die Gewebetextur innerhalb der gesamten Drüse homogen. Mit steigendem Alter und Vermehrung der bindegewebigen Bestandteile nimmt die Organechogenität an Intensität zu (s. Kap. „Transkutane Sonographie des Pankreas“).

5.5.1 Standardisierter Untersuchungsgang

Die Wahl der Ultraschallebene zur Untersuchung der Pankreas ist variabel. Indirekt besteht die Möglichkeit der transgastralen, der transduodenalen und der Ankoppelung über das Lig. gastrocolicum. Für die Beurteilung der Pankreaspapille ist die transduodenale Schallebene Standard. Ein Kocher-Manöver ist zur Untersuchung des Pankreaskopfes, des Processus uncinatus, der Pfortaderwurzel und des Venenkonfluens durchzuführen. (s. 5.4.1).

Der Korpus- und Schwanzbereich inklusive der angrenzenden Gefäßstrukturen wird nach Eröffnung der Bursa omentalis dargestellt. Ein stärkerer Auflagedruck der Ultraschallsonde auf der Organoberfläche ist nicht erforderlich. Bei der Untersuchung des Pankreasschwanzes ist vor einer Verletzung der Milzhilusgefäße zu warnen. Die systematische Untersuchungsdurchführung erfolgt in 2 senkrecht zur Organoberfläche stehenden Ebenen (Abb. 5.15).

Neben der Beurteilung des Pankreasparenchyms ist der Ductus pancreaticus auf pathologische Erweiterungen und zystische Umwandlungen zu untersuchen. Im Normalfall projiziert sich die tubuläre Struktur auf die

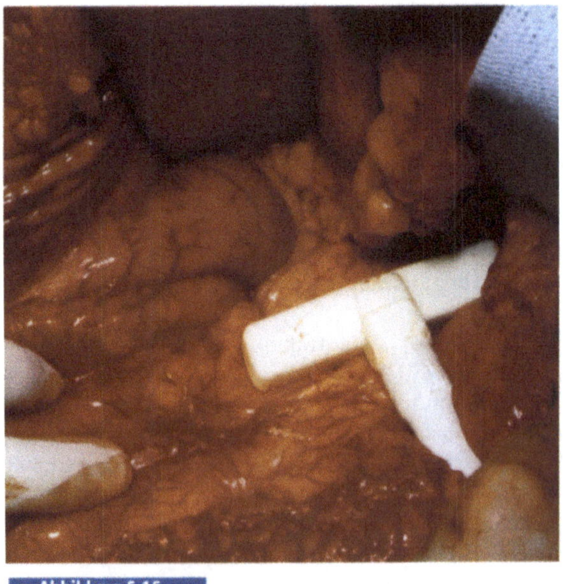

Abbildung 5.15

Sondenposition bei Darstellung der Drüse im Organlängsschnitt

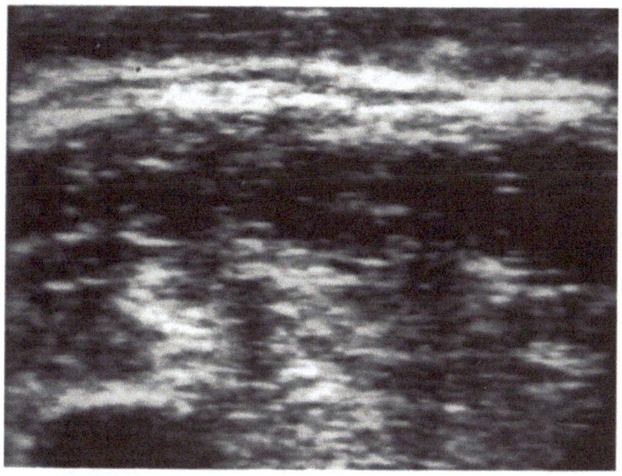

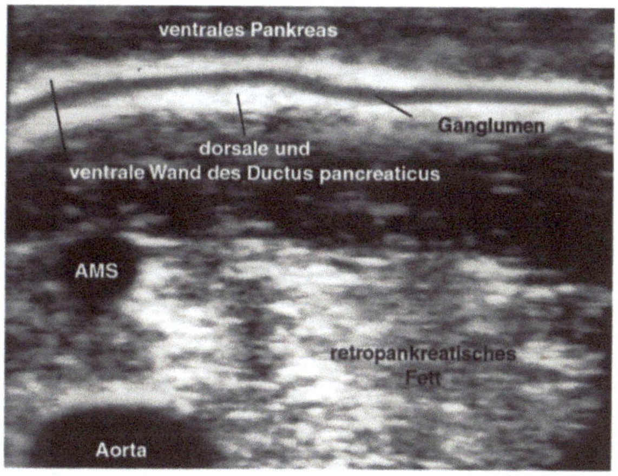

Abbildung 5.16

Längsschnitt des Ductus pancreaticus in extremer Vergrößerung bei direkter Sondenpositionierung auf der ventralen Pankreasoberfläche

Organmitte und hat einen Durchmesser von ca. 2 mm (Abb. 5.16).

Im Rahmen drainierender operativer Pankreaseingriffe wird durch die ultrasonographische Lokalisation und Markierung des Pankreasganges die intraoperative Darstellung erleichtert und eine verstümmelnde Dissektion der Drüse mit den daraus resultierenden Komplikationen vermieden [45–47]. Andererseits ist beim Mapping innerhalb der Drüse manifestierender endokriner Tumoren die Klärung der topographischen Beziehung zum Pankreasgang von Bedeutung für die Wahl des operativen Vorgehens. Oberflächlich und ventral zum Pankreasgang projizierende Läsionen können parenchymsparend enukleiert werden, während auf der rückseitigen Fläche lokalisierte Tumoren eine Pankreasresektion erforderlich machen.

5.5.2 Endokrine Pankreastumoren

Komplementär zu der manuellen Palpation ist die intraoperative Ultraschalluntersuchung unverzichtbarer Bestandteil bei der Diagnostik endokriner Tumorentitäten des Pankreas. Neben der Lokalisationsdiagnostik ist das Untersuchungsverfahren von unmittelbarer Bedeutung für die Durchführung des adäquaten Operationsverfahrens (s. 5.5.1.3). 10 % der Insulinome und 20–40 % der Gastrinome weisen eine multilokuläre Lokalisation innerhalb der Bauchspeicheldrüse auf. Eine vollständige präoperative Lokalisation unter Verwendung herkömmlicher diagnostischer Methoden ist in 30 % der Fälle möglich [34, 35, 48]. Unter additiver Anwendung der intraoperativen Ultraschalldiagnostik konnte in kontrollierten Untersuchungen die Lokalisationsrate auf 95 % gesteigert werden [8, 13, 18, 30].

Ultrasonographisch erscheinen derartige einzeln oder multipel auftretende Raumforderungen als hypoechogene, zirkumskripte Läsionen im Vergleich zu dem umgebenden Pankreasparenchym (Abb. 5.17). Eine sonographische Differenzierung der Ätiologie (Insulinom vs. Gastrinom oder APUD-Tumor) und Dignität ist vergleichbar der Problematik beim originären Pankreaskarzinom mit Unsicherheit behaftet.

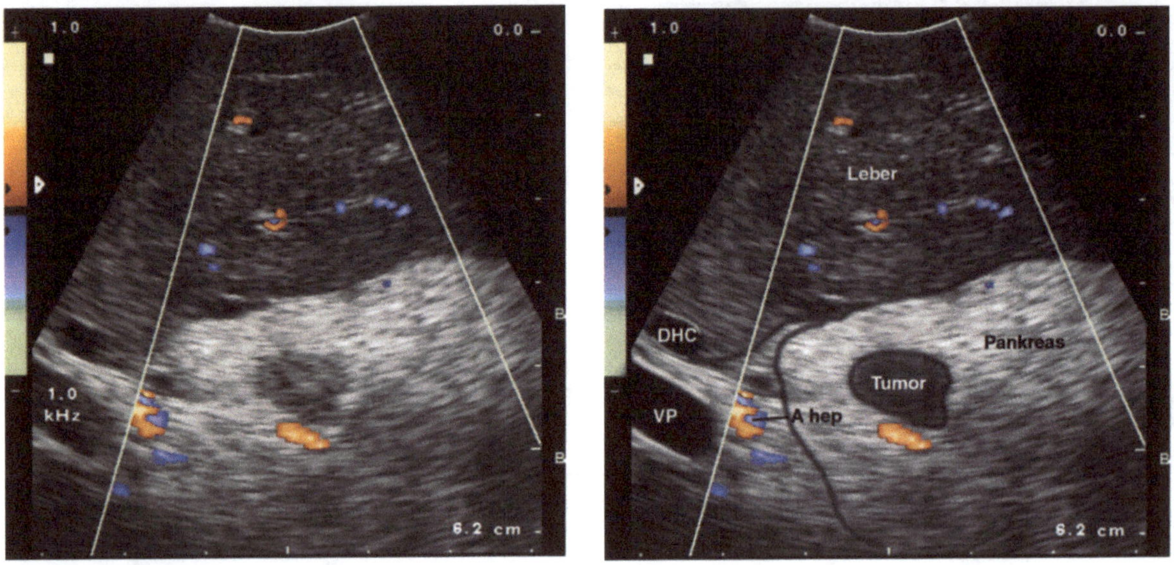

Abbildung 5.17

9 mm durchmessender, echoarmer, relativ glatt begrenzter Tumor im Pankreaskopf. Histologische Diagnose: Insulinom. (Abbildung: M. Birth, H.-F. Weiser)

5.6 Intraoperative Ultraschalldiagnostik des abdominalen Gefäßsystems

Erfolg und Mißerfolg operativer Eingriffe am Gefäßsystem des Gastrointestinaltraktes hängen in hohem Maß von einer exakten Planung und Operationstechnik ab. Mit der intraoperativen Farbdopplersonographie steht eine Untersuchungstechnik zur Verfügung, die mit geringem Aufwand eine unmittelbare Kontrolle und qualitative Beurteilung des operativen Ergebnisses ermöglicht. Des weiteren können assoziierte Komplikationen wie Gefäßthrombosen, Intimadissektion und hämodynamisch relevante Gefäßstenosen diagnostiziert werden.

Neben rekonstruktiven Eingriffen im Bereich der Intestinal- und der Nierengefäße stellt die Organtransplantation in ausgewählten Fällen ein wichtiges Indikationsgebiet zur intraoperativen Ultraschalluntersuchung dar. Eine zeitlich verzögerte, makroskopisch stark inhomogene Transplantatreperfusion oder unklare Durchblutungsverhältnisse im Bereich der erstellten Gefäßanastomosen sollten zur intraoperativen duplexsonographischen Untersuchung des intra- und extraparenchymalen Gefäßsystems Anlaß geben.

Von operativer und prognostischer Bedeutung ist die ultrasonographische Gefäßdiagnostik in der onkologischen Chirurgie. Unter Nutzung der Untersuchungsmethodik können die Tumor-Gefäß-Kontaktzone, tumorbedingte Gefäßstenosen, Gefäßwandinfiltration und Thrombosen beurteilt werden.

Bei der Bestimmung der Tumor-Gefäß-Kontaktzone wird die topographische/räumliche Beziehung von Gefäßstrukturen beurteilt, die an den Tumor angrenzen. Der Gefäßverlauf muß hierzu in der gesamten Ausdehnung dargestellt werden. Mißt die verbleibende Trennschicht zwischen Tumorrand und Gefäßwand mehr als 2 cm, so ist in der Regel eine Resektion des Tumors unter Erhaltung der angrenzenden Gefäßstruktur möglich. Das Vorgehen ist von Bedeutung bei der Resektionsplanung großer zentraler und in den dorsalen Lebersegmenten lokalisierter primärer und sekundärer Lebertumoren (s. Abschn. 5.3).

Tumorbedingte Gefäßstenosen sind gekennzeichnet durch graduell unterschiedlich stark ausgeprägte Verdrängung bzw. Einengung der Gefäßwand. Es ist von wesentlichem Informationsgewinn eine die Gefäßwand überschreitende Tumorinfiltration initial auszuschließen. Eine gebräuchliche Klassifikation tumorbedingter Gefäßstenosen erfolgte nach Ishikawa et al. 1991 [15] (s. auch Abb. 5.18):

Grad I: normale Gefäßwandmorphologie,
Grad II: geringe Gefäßverdrängung,
Grad III: einseitige Gefäßwandeinengung,
Grad IV: beidseitige Gefäßwandeinengung,
Grad V: beidseitige Gefäßwandeinengung mit Kollateralkreislauf.

Von praktischer operativer und prognostischer Bedeutung ist die Anwendung der Klassifikation bei der intraoperativen Beurteilung tumorbedingter Affektionen der Pfortader, V. mesenterica superior und des Venenkonfluens beim Pankreaskopfkarzinom. Fehlende (Grad I) oder bogenförmige Verdrängungen und Einengungen der Pfortader und der V. mesenterica superior (Grad II,

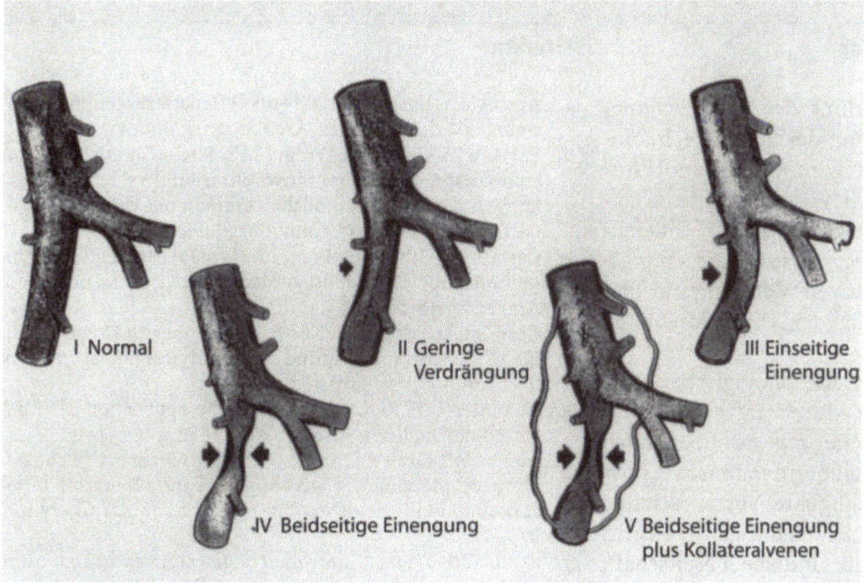

Abbildung 5.18

Klassifikation tumorbedingter Gefäßstenosen nach Ishikawa

III) stellen keine Kontraindikation für eine Pankreaskopfresektion dar. Der Pankreaskopf kann durch Ablösung von der Venenwand oder bei Induration durch tangentiale Resektion mit anschließender Gefäßpatchplastik korrigiert werden.

Ist die Pfortader oder die V. mesenterica superior beidseits eingeengt oder infiltriert (Grad IV, V), besteht oft lokale Inoperabilität. Obwohl eine Tumorresektion mit Gefäßresektion und Interposition einer Gefäßprothese operationstechnisch möglich ist, sollten aus onkologischen Gesichtspunkten primär palliative Maßnahmen bei fortgeschrittenen Gefäßläsionen von Grad IV/V nicht durchgeführt werden (s. auch Abschn. 5.5)

Von einer Tumorgefäßinfiltration ist nach intraoperativen sonographischen Kriterien dann auszugehen, wenn eine zur Tumormasse in Verbindung stehende Unterbrechung der normal hyperechogenen Gefäßwandbegrenzung vorliegt. Die Doppleruntersuchung kann hier mit der lokalen Unterbrechung der physiologischen Blutströmungspulsatilität und Flußrichtung einen zusätzlich diagnostischen Hinweis geben.

Auch die guten operativen Ergebnisse beim Nierenzellkarzinom sind nicht zuletzt auf die Fortschritte der Diagnostik zurückzuführen. Der mögliche tumoröse Befall der V. cava mit intraluminaler Ausbreitung eines intrakavalen Tumorzapfens und der Bildung eines Appositionsthrombus kaudal vom Abgang der Nierenvene erforderte in der Vergangenheit die explorative Freilegung der V. cava inferior von der Bifurkation bis in den retrohepatischen Bereich. Mit der Anwendung der intraoperativen Ultraschalluntersuchung entfällt die aufwendige diagnostisch chirurgische Exploration der V. cava inferior.

Zum Ausschluß einer thorakoabdominalen intravasalen Tumorausdehnung empfehlen Laas et al. (1991) sogar die Anwendung von intraoperativer abdominaler Ultraschalldiagnostik und transösophagealer Echokardiographie in Rendez-vous-Technik [20]. Welche qualitative Steigerung die intraoperative Bildgebung vaskulärer Strukturen durch die Applikation neu entwickelter Ultraschallkontrastmittel erfahren wird, ist derzeit noch nicht abschließend zu beurteilen.

5.7 Zusammenfassende Wertung

Die qualitative Weiterentwickelung der Ultraschallmethodik und die Miniaturisierung der Sondentechnologie erleichtern die Durchführung intraoperativer Ultraschalluntersuchungen erheblich. Wissenschaftliche Unteruchungen konnten die Wertigkeit dieser Untersuchungsmethode eindeutig belegen. Die Untersuchungsergebnisse wiegen den apparativen Mehraufwand und die unerhebliche Verlängerung der Operationszeiten auf.

Neben der rein deskriptiven morphologischen Darstellung erlangt die Methode durch Integration der Dopplerfunktion mit Farbkodierung des fließenden Blutes Bedeutung bei der Beurteilung dynamischer physiologischer Vorgänge. Unabdingbare Vorraussetzung für die rationelle Anwendung bleiben die subtile Kenntnis der Ultraschallmorphologie und die Bereitschaft, das initial geplante chirurgische Vorgehen dynamisch an die intraoperativ aktualisierte Befundkonstellation zu adaptieren.

Für die Zukunft darf man hoffen, daß die „radioisotopengesteuerte Chirurgie" in Verbindung mit der intraoperativen Ultraschalldiagnostik die Ergebnisse – v.a. der Resektion von Lebermetastasen kolorektaler Karzinome – zu verbessern vermögen. Bei irresektablen Tumoren wird die intraoperative Ultraschalldiagnostik bei der Durchführung und Therapiekontrolle von Palliativmaßnahmen, wie der interstitiellen Lasertherapie und der Kyrochirurgie, an Bedeutung gewinnen.

Abschließend ist festzuhalten, daß die intraoperative Ultraschalldiagnostik neben sämtlichen verfügbaren technischen Hilfsmitteln, in Abhängigkeit von der Indikation, selektiert werden muß und daß die gewonnen Erkenntnisse an eine qualitativ hochwertige chirurgische Umsetzung gebunden werden.

Literatur

1. Adson MA, Nargorney DM (1982) Hepatic resections for intrahepatic ductal stones. Arch Surg 117: 611–613
2. Barteau JA, Castro D, Arregui ME, TetetikCA et al. (1995) A comparison of intraoperative ultrasound vs. cholangiography in the evaluation of the common bile duct during laparoscopic cholezystectomy. Surg Endosc 9: 490–491
3. Castaing D, Gardus JO, Bismuth H (1989) Segmental liver resection using ultrasound guided selective portal occlusion. Ann Surg 210: 20–29
4. Castaing D, Edmong J, Kustlinger F, Bismuth H (1986) Utility of operative ultrasound in the surgical management of liver tumors. Ann Surg 204: 600–605
5. Chandler WF, Rubin JM (1987) The application of ultrasound during brain surgery. World J Surg 11: 558–561
6. Clarke MP, Kane RA, Steek G Jr (1989) Prospective comparison of preoperative imaging and intraoperative ultrasonography in the detection of liver tumors. Surgery 106: 849–852
7. Couinaud C (1981) Controlled hepatectomies and exposure of the hepatic ducts. In: Couinaud C (ed) Anatomical and technical study. Couinaud, Paris, p 27
8. Doherty GM, Doppman JL, Shawker TK, Miller DL (1991) Results of a prospective strategy to localize and resect insulinomas. Surgery 110: 989–991
9. Eisemann B, Greenlaw RH, Gallagher JQ (1965) Localization of common duct stones by ultrasound. Arch Surg 91: 195–199
10. Franklin ME, Ramos R, Schuster W (1993) Laparoscopic colonic procedures. World J Surg 17: 51–53
11. Gozetti G, Maziotti A, Cavallari A Bellusci R et al. (1988) Clinical experience with liver resections for hepatocellular carcinoma in patients with cirrhosis. Surg Gynecol Obstet 166: 503–510
12. Gozetti G, Mazziotti A, Belondi L, Cavallari A et al. (1986) Intraoperative ultrasonography in surgery for liver tumors. Surgery 99: 573–581
13. Grant CS, Heerden JA van , Charboneau JW, James EM et al. (1988) Insulinoma: the value of intraoperative ultrasonography. Arch Surg 123: 843–845
14. Huget C, Hakani F, Block P (1982) L'intubation transtumorale des obstructions néoplastiques du hile foie. A propos de 36 observations. Ann Chir 35: 341–347
15. Ishikawa O, Ohigashi H, Imaoka S, Furukawa H et al. (1991) Preoperative indications for extended pancreatectomies for locally advanced pancreas cancer involving the portal vein. Ann Surg 215: 231–236
16. Jakimowicz JJ, Carol EJ, Jurgens P (1984) The preoperative use of real time B-mode ultrasound imaging in biliary and pancreatic surgery. Dig Surg 1: 55–60
17. Karlson KD, Martin EC, Fankuchlin I, Schulz RW, Caronella WJ (1982) Percutaneous abscess drainage. Surg Gynecol Obstet 154: 44–47
18. Klotter HJ, Ruckert K, Kümmerle F, Rothmund M (1987) The use of intraoperative sonography in endocrine tumors of the pancreas. World J Surg 11: 635–638
19. Knight PR, Newell JA (1963) Operative use of ultrasound in cholelithiasis. Lancet I: 1023–1025
20. Laas J, Schmid C, Allhoff E, Borst HG (1991) Tumor-related obstruction of the inferior vena cava extending into the right heart – a plea for surgery in deep hypothermic circulatory arrest. Eur J Cardiothorac Surg. 5: 653–656
21. Lane RJ, Coupland GE (1982) Operative ultrasound features of insulinomas. Am J Surg 144: 585–589

22. Lane RJ, Crocker EF (1979) Operative bile duct scanning. Austr NZ J Surg 49: 454–458
23. Machi J, Sigel B, Spigos DG (1983) Experimental assessment of imaging variables associated with operative and radiographic cholangiography. J Ultrasound Med. 2: 535–538
24. Makuuchi M, Hasegawa H, Yamazakis Z (1981) Intraoperative ultrasonic examination for hepatectomy. Jpn J Clin Oncol 11: 367–370
25. Makuuchi M, Hasegawa H, Yamazaki S (1985) Ultrasonocally guided subsegmentation. Surg Gynecol Obstet 161: 346–350
26. Makuuchi M (1984) Abdominal intraoperative ultrasound. In: Makuuchi M (ed) Abdominal ultrasound in abdominal surgery. Igaku-Shou, Tokyo, p 217
27. Nagasue N, Kohno H, Chang YC (1989) Intraoperative ultrasonography in resection of small hepatocellular carcinoma associated with cirrhosis. Am J Surg 158: 40–45
28. Nasague N, Suehios S, Yakaya H (1984) Intraoperative ultrasonography in surgical treatment liver tumors. Acta Chir Scand 150: 311–316
29. Nasague N, Akamitu H, Yukaya H, Yuni I (1984) Hepatocellular pseudotumors in the cirrhotic liver. Cancer 54: 2487–2497
30. Norton JA, Cromack DT, Shawka TH, Doppman JC et al. (1988) Intraoperative ultrasonographic localization of islet tumors. Ann Surg 207: 160–165.
31. Okamato T, Tanaka N, Yamanaka N, Toyasaka A (1984) Results of surgical treatment of primary hepatocellular carcinoma: some aspects to improve long term survival. World J Surg 8: 360–366
32. Parrachia A, Baccaglini V, Tremolada C, Ferrarini M et al. (1985) Le protesi biliari in silastic. In : Gozetti (ed) I tumori del fegato. Edizioni Compositori, Bologna, p 254
33. Quencer RM, Montaluo BM (1986) intraoperative cranial sonography. Neuroradiology 28: 5128–5130
34. Reading CC (1996) Intraoperative ultrasonography. Abdom Imgaging 21: 21–29
35. Röher HD, Simon D, Starke A, Goretzki PE (1997) Spezielle diagnostische und therapeutische Aspekte beim Insulinom. Chirurg 68: 116–121
36. Rösch T, Lightdale CJ, Botet JF, Boyce GA et al. (1992) Localization of pancreatic endocrine tumors by endoscopic ultrasonography. N Engl J Med 326: 1721–1723
37. Röthlin MA (1995) Laparoscopic ultrasound of the biliary tree.In: Arregui ME (ed) Principles of laparoscopic surgery. Springer, New York Heidelberg Berlin Tokio, p 122
38. Schumpelick V, Truong S (1991) Intraoperative Sonographie. In: Truong S, Arlt G, Schumpelick V (Hrsg) Chirurgische Sonographie. Encke, Stuttgart, S 151
39. Schwerck WB, Schmitz-Moormann P (1983) Ultraschallgezielte Feinnadelbiopsie solider Raumforderungen in der Leber. Z Gastroenterol 21: 488–490
40. Shinagawa T, Ohto M, Okuda K (1984) Diagnosis and features of small hepatocellular carcinoma with emphasis on the utility of real-time ultrsonography. Gastroenterology 86: 495–502
41. Sigel B, Coelho JV, Nyhus LM (1982) Comparison of cholangiography and ultrasonography in the operative screening of the common bile duct. World J Surg 6: 440–445
42. Sigel B, Machi J, Anderson KW (1985) Operative sonography of the biliary tract and pancreas. Semin Ultrasound CT MR 6: 22–25
43. Sigel B, Machi J, Beitler JC (1983) Comparative accuracy of operative ultrasound and cholangiography in detecting common bile duct calculi. Surgery 94: 715–720
44. Sigel B, Coelho JCU, Machi J, Flamangan DP et al. (1983) The application of real time ultrasound imaging during surgical procedures. Surg Gynecol Obstet 157: 33–36
45. Sigel B, Coelho JV, Spigos DG (1981) Ultrasonic imaging during biliary and pancreatic surgery. Am J Surg 141: 94–96
46. Sigel B, Coelho JV, Donhane PE (1982) Ultrasonic assistance during surgery for pancreatic inflammatory disease. Arch Surg 117: 712–715
47. Sigel B, Machij, Kikuchi T (1987) The use of ultrasound during surgery for complications of pancreatitis. World J Surg 11: 659–663
48. Sugg SL, Norton JA, Fraker DL (1993) A prospective study of intraoperative methods to diagnose and resect duodenal gastrinomas. Ann Surg 218(2): 138–144
49. Terblanche J, Saunders S, Luow JH (1971) Prolonged palliation in carcinoma of the main hepatic junction. Surgery 71: 720–731
50. Tobe T (1984) Hepatectomy in patients with cirrhotic livers: clinical and basic observations. Surg Annu 177–202
51. Trayour O, Castaing D, Bismuth H (1988) Preoperative ultrasonography in the surgery of hepatic tumors. Br J Surg 75: 197–202
52. Ungerleiter RM, Greely WJ, Sheikh KH (1989) The use of intraoperative echo with Doppler color flow imaging to predict outcome after repair of congenital cardiac defects. Ann Surg 210: 526–531
53. Velasco JM, Montana LL, Vallina V (1990) Intraoperative endoscopy and ultrasonography. Probl Gen Surg 7: 352–356
54. Visconi GN, Gonazalez R, Taylor KJ (1981) Histopathological correlation of ultrasound appearances of liver metastases. J Clin Gastroenterol 3: 395–400
55. Wernecke K, Rummeneuy E, Bongartz G (1991) Detection of hepatic masses in patients with carcinoma: comparative sensitivities of sonography, CT and MR imaging. Am J Roentgenol 15: 557–561
56. Yamashita Y, Kurohiji T, Hayasaki J (1993) Intraoperative ultrasonography during laparoscopic cholecystectomy. Surg Laparosc 167–169
57. Bismuth H, Castaing D (1987) Intraoperative Sonographie der Leber und der Gallenwege: Springer Berlin Heidelberg New York

Kapitel 6

Laparoskopische intraoperative Sonographie

6

M. Birth und H.-F. Weiser

6.1 Allgemeine und technische Grundlagen

6.1.1 Einführung

Mit zunehmender Erfahrung des laparoskopisch tätigen Chirurgen haben sich die Indikationen zum minimal-invasiven Vorgehen erheblich erweitert und komplizierte Ausgangsbefunde, wie die akute Cholezystitis oder die chronische Schrumpfgallenblase, werden erfolgreich laparoskopisch behandelt. In solchen Situationen sind insbesondere fehlende Palpationsmöglichkeit und zweidimensionale Darstellung des operativen Situs erhebliche Nachteile, die zur Suche nach geeigneten, dieses Handicap ausgleichenden, intraoperativen diagnostischen Verfahren geführt haben. Dabei wurde die erstmals 1958 durch Yamakawa et al. im A-Mode beschriebene laparoskopische Sonographie wiederentdeckt [63]. Mit der Entwicklung laparoskopisch zu plazierender B-Mode-Sonden in den frühen 80er Jahren erfolgte deren Einsatz zunächst vereinzelt im Rahmen der Diagnostik von Pankreas- und Lebertumoren, des präoperativen Tumorstagings sowie für die laparoskopisch-ultraschallgestützte Ethanol-Injektion zur Behandlung hepatozellulärer Karzinome [39, 40]. Folgerichtig bezeichnete Frank bereits 1983 die laparoskopische Sonographie als „neue Dimension in der Diagnostik innerer Organe" [13]. Unzureichender Entwicklungsstand des sonographischen Equipments und eingeschränkte therapeutische Relevanz im Rahmen der konventionellen Viszeralchirurgie sowie die nur sehr vereinzelt vorhandene sonographische Erfahrung der Chirurgen verhinderten bereits zu diesem Zeitpunkt eine breite Anwendung sowohl der konventionellen wie auch der laparoskopischen Sonographie. Mit zunehmender Etablierung der Sonographie als unverzichtbares Repertoire des Viszeralchirurgen und permanenter Weiterentwicklung leistungsfähiger Ultraschallsonden wurde die laparoskopische intraoperative Sonographie (LIOS) zunehmend im Rahmen laparoskopisch-diagnostischer Eingriffe eingesetzt. Darüber hinaus besteht ein erhebliches Entwicklungspotential. Mit der Ausdehnung des minimal-invasiven Operationspektrums, v. a. aber durch innovative Entwicklungen auf dem Gebiet der Sonographie selbst,

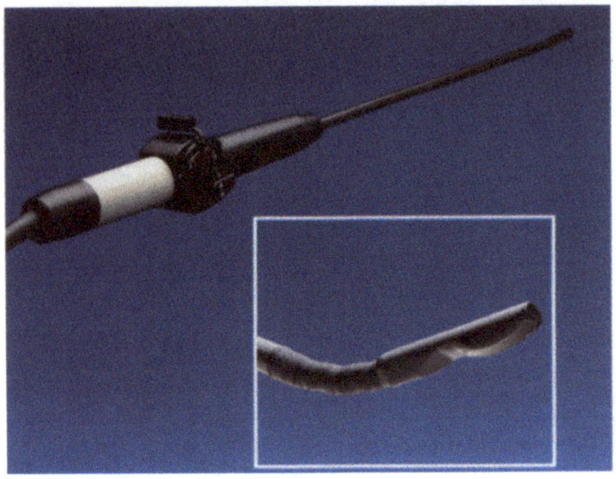
a

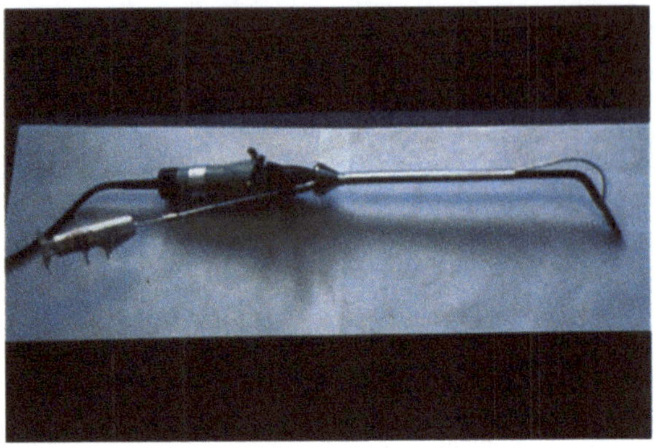
b

Abbildung 6.1 a, b

a Laparoskopische Ultraschallsonde mit flexibler Sondenspitze und Konvexarray. **b** Neueste Ultraschallsonde der Firma B&K für den laparoskopische Einsatz mit in allen Richtungen flexibler Sondenspitze sowie integrierter Punktionsvorrichtung

wie z.B. 3-D-Sonographie, elektronische Bildoptimierung, Powerdoppler, US-Kontrastmittel etc., verfügt die LIOS im Rahmen der MIC über ein beträchtliches Entwicklungspotential.

6.1.2 Equipment

Hinsichtlich Qualitätsstandards des Grundgerätes gelten grundsäzlich die gleichen Anforderungen wie für die transkutane Sonographie. Entsprechend müssen die durch die MedGV / MPG für den Einsatz von Ultraschallgeräten in Operationssälen festgelegten Sicherheitsbestimmungen gewährleistet sein (s. Kap. 5 „Intraoperative Sonographie").

Speziell das laparoskopische Vorgehen stellt zusätzliche spezifische Anforderungen an die Konfiguration von Transducer und Sonde, da die Zugänglichkeit der untersuchten Organbereiche entscheident durch Anzahl, Größe und Position der verwendeten Trokare beeinflußt wird.

Für den laparoskopischen Einsatz im Rahmen differenzierter Indikationen sollte die Sonographiesonde eine Länge von mindestens 40 cm aufweisen. Eine flexible Sondenspitze, welche über den Sondenhandgriff – in optimalerweise 4 Bewegungsrichtungen (Abb. 6.1b) – gesteuert werden kann, ist obligat. Nur so ist eine ausreichende Zugänglichkeit zu allen intraperitonealen Organen mit Beurteilungsmöglichkeit in verschiedenen Schnittebenen gewährleistet (Abb. 6.1). Sonden der neuesten Generation verfügen zusätzlich über eine Möglichkeit der laparoskopisch sonographiegestützten Punktion über einen entsprechenden Arbeitskanal.

Der aus Praktikabilitäts- und Kostengründen anzustrebende Einsatz über Standardtrokare setzt einen Außendurchmesser der Sonde von maximal 10 mm voraus. Ein im Spitzenbereich der Sonde integrierter Scanner muß entsprechend kompakt gebaut sein und eine bildqualitativ hochwertige Real-time-B-Mode-Darstellung gewährleisten. Die Scannerkonfiguration („linear" oder „curved array") ist primär von untergeordneter Rolle, jeweilige konfigurationsbedingte Vor- und Nachteile müssen allerdings berücksichtigt werden. Im Sinne einer guten Gewebediskriminierung und Bildqualität ist eine möglichst hohe laterale Auflösung bei ausreichender Eindringtiefe zu fordern. Somit kommen Ultraschallfrequenzen zwischen 5 und 10 MHz zur Anwendung, wobei multifrequente Sonden zu bevorzugen sind (s. Kap. 1 „Grundlagen der Sonographie").

Die Möglichkeit des Farbdopplereinsatzes ist v. a. zur Abgrenzung vaskulärer Strukturen hilfreich.

Sondenkonfiguration für den laparoskopischen Einsatz

- Mindestlänge 40 cm
- Außendurchmesser maximal 10 mm
- Flexible Sondenspitze über Handgriff steuerbar
- Bildqualitativ hochwertige B-Mode-Darstellung
- Ultraschallfrequenzen: 5–10 MHz (multifrequente Sonden vorteilhaft)
- Farbdoppleroption

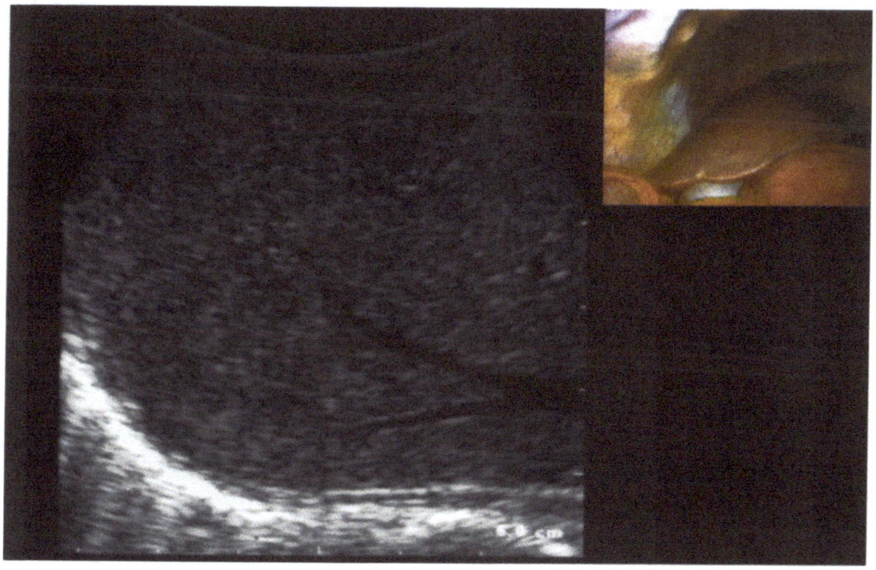

Abbildung 6.2

Bild-in-Bild-Darstellung von intraoperativem Situs mit Sondenposition und korrespondierendem Ultraschallbefund

Alternativ können Ultraschallendoskope eingesetzt werden, die jedoch hinsichtlich Handling und Übersichtlichkeit der Befunddarstellung deutliche Nachteile aufweisen (s. auch Kap. „Intraluminäre Sonographie").

CAVE: Zur Vermeidung mechanischer Läsionen der Ultraschallsonde sind Trokare mit Trompetenventilen und/oder scharfen Metallkanten vom Einsatz auszuschließen!

Die Verwendung einer elektronischen Bildweiche erlaubt die gleichzeitige Darstellung von Transducerposition und Ultraschallbefund auf einem Monitor im Sinne der Bild-in-Bild-Technik. Größe und Position der Bilder sollten ebenso wie die Festlegung von Hintergrund und eingeblendetem Bild frei wählbar sein (Abb. 6.2). Die Bild-in-Bild-Technik erleichtert die exakte anatomisch-topographische Zuordnung sonographischer Befunde und ermöglicht gleichzeitig eine Befunddokumentation durch Videoaufzeichnung (s. Kap. 1.7 „Befunddokumentation").

Eine sichere und möglichst einfache Sterilisierbarkeit ist für den intraoperativen Einsatz laparoskopischer Sonographiesonden unabdingbar und muß durch die technische Ausführung der Sonde gewährleistet sein (s. Kap. 1.8 „Spezielle hygienische Aspekte der viszeralchirurgischen Sonographie"). Sterilisationsverfahren der Wahl sind die Gas- oder besser die Plasmasterilisation. Die alleinige Kaltsterilisation ist unzureichend. Die Verwendung entsprechend konfektionierter steriler Überzüge ist prinzipiell möglich, allerdings umständlich und mit zusätzlichem Zeitaufwand verbunden. Gleichzeitig wird die Untersuchung deutlich behindert, da die Gleitfähigkeit der bezogenen Sonde im Trokar erheblich eingeschränkt ist und demzufolge Sondenbewegungen im Trokar nur beidhändig ausgeführt werden können. Durch äußeres Aufbringen von sterilem Gleitgel und Verwendung von 12-mm-Trokaren lassen sich diese Einschränkungen jedoch weitgehend ausgleichen.

Vorteile dieses Vorgehens liegen in der ständigen Einsetzbarkeit einer Sonde.

CAVE: Vor dem Einsatz steriler Sondenüberzüge muß die ausreichende Reißfestigkeit der Plastikhüllen überprüft werden, da die erheblichen mechanischen Belastungen zu Einrissen bei Bewegungen im Trokar führen können.
Unterbrechung der Sterilität!

6.2 Indikationen

Hauptindikationen für die laparoskopische Sonographie im Rahmen der MIC sind:

1. Intraoperative Exploration der intra- und extrahepatischen Gallenwege,
2. Staging gastrointestinaler Tumoren.

Primäre Untersuchungsziele der LIOS bei der laparoskopischen Cholezystektomie sind die Identifizierung und topographisch-anatomische Zuordnung aller Strukturen im Lig. hepatoduodenale sowie der zentralen intrahepatischen Gallenwege zu ihren Nachbarstrukturen, desweiteren der intraoperative Nachweis/Ausschluß einer intra- und/oder extrahepatischen Cholangiolithiasis sowie der intraoperative Nachweis/Ausschluß iatrogener Gallenwegsverletzungen.

Da das therapeutische Vorgehen bei Malignomen des Gastrointestinaltraktes stadienabhängig ist und im wesentlichen durch die Resektabilität bzw. chirurgische Kurabilität bestimmt wird, muß zentrales Ziel der laparoskopischen Sonographie im Rahmen des Tumorstagings die Erfassung der lokalen Tumorausdehnung sowie das Ausmaß von Lymphknoten- und abdomineller Fernmetastasierung mit hoher Sensitivität und Spezifität sein. Indikationen zur LIOS ergeben sich somit bei jeder zum Staging gastrointestinaler Tumoren sowie Hodgkin/Non-Hodgkin-Lymphomen durchgeführten diagnostischen Laparoskopie sowie bei geplanter minimal-invasiver Tumorresektion.

Im Rahmen der gegenwärtig in Evaluierung befindlichen, minimal-invasiven Chirurgie kolorektaler Karzinome stellt nicht nur die intraoperative Lebersonographie zum Metastasenausschluß, sondern das mögliche sonographische „guiding" der Präparation eine sinnvolle Einsatzmöglichkeit dar.

Ebenso sind Interventionen unter permanenter sonographischer Sicht und Nutzung laparoskopischer Techniken effizient und mit hoher Sicherheit durchführbar und immer dann indiziert, wenn transkutan keine befriedigenden Ergebnisse zu erzielen sind.

6.3 Spezielle Vorbereitungen, Lagerung und intraoperative Equipmentpositionierung

Neben den allgemeinen Operations- bzw. Narkosevorbereitungen für den entsprechenden laparoskopischen Eingriff sind keine sonographiespezifischen Maßnahmen erforderlich. Blähende Speisen sowie intraluminale Endoskopien sollten unmittelbar präoperativ vermieden werden. Bei bestehendem Meteorismus ist die Gabe von „Entschäumern" 12 h vor Operationsbeginn angezeigt (s. Kap. 1.6 „Patientenvorbereitung").

Die Lagerung des Patienten muß eine optimale Zugänglichkeit und Exploration der einzelnen Organe erlauben. In Abhängigkeit von der Lokalisation des interessierenden Areals und dem individuellen Befund sind sowohl unterschiedliche Lagerungen (Trendelenburg- bis Anti-Trendelenburg-Lagerung, leichte Seitenlagerungen zur Flüssigkeitsfüllung definierter Abdominalquadranten) als auch intraoperative Lageveränderungen erforderlich, so daß entsprechende Vorbereitungen (Fuß- und Schulterstützen) zu treffen sind.

Operationsteam und Laparoskopie-Equipment werden entsprechend klinikinterner Standards positioniert. Das Sonographiegerät wird neben dem Patienten in Blickrichtung zum Operateur plaziert (Abb. 6.3). Durch die Verwendung einer Bildweiche werden Sicherheit und Praktikabilität der Untersuchung wesentlich verbessert (Abb. 6.2). Die Bedienung des Sonographiegerätes erfolgt durch eine eingewiesene Schwester oder mittels Fernbedienung durch den Operateur.

6.4 Gallenblase und Gallenwege

6.4.1 Untersuchungstechnik und Normalbefunde

Nach Einbringen der Schallsonde über den linkslateralen Arbeitstrokar wird der Tranducer unter laparoskopischer Sicht auf der Leberkonvexität im Bereich des 4./5. Lebersegmentes positioniert (Abb. 6.4). Die Abwinklung der Sondenspitze erlaubt einen optimalen Gewebekontakt, wobei die Schallankopplung durch die feuchte Organoberfläche ausreichend gegeben ist. Solange bei transhepatischer Darstellung eine ausreichende Eindringtiefe gewährleistet ist, sollte mit der höchsten gerätetechnisch möglichen Ultraschallfrequenz gescannt werden. Hinsichtlich der Sonomorphologie der Gallenwege (s. auch Kap. 2.2 „Sonographie von GB und GW" sowie Kap. 5 „Intraoperative Sonographie").

Durch langsames transhepatisches Durchmustern der Segmente 4 und 5 wird zunächst der Ductus hepatocholedochus (DHC) aufgesucht und nach zentral bis zur zumeist extrahepatisch gelegenen Hepatikusgabel verfolgt (Abb. 6.5). Im Gegensatz zur transkutanen Sonographie lassen sich mit Hilfe der LIOS die intrahepati-

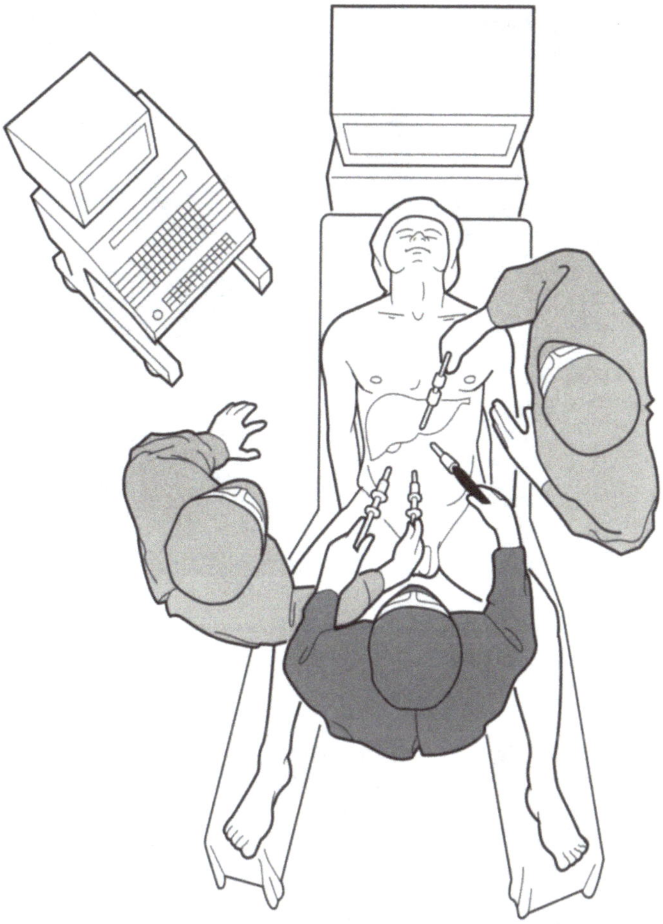

Abbildung 6.3

Positionierung von Operationsteam und Equipment für die laparoskopische intraoperative Sonographie

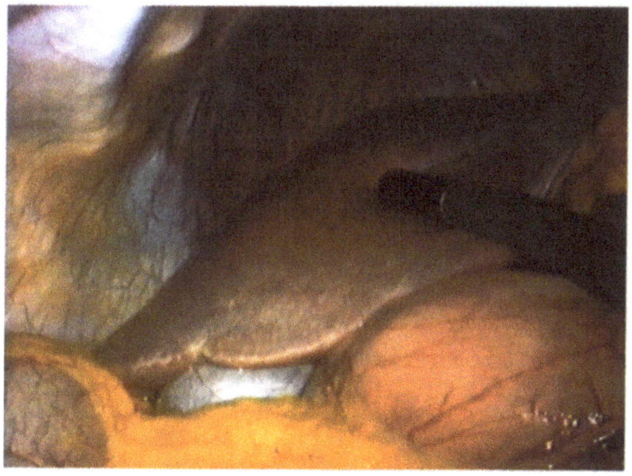

Abbildung 6.4

Positionierung der laparoskopischen Ultraschallsonde auf der Leberkonvexität im Bereich des 4./5. Lebersegments

schen Gallenwege bis zur Aufteilung 2. Ordnung darstellen (Abb. 6.6).

Durch langsames Zurückziehen der Schallsonde über den Trokar, verbunden mit sachten Drehbewegungen, wird sodann der DHC segmentweise im Längsschnitt dargestellt (Abb. 6.7). Den DHC kontinuierlich im Blick behaltend, kann die Topographie im Lig. hepatoduodenale sonographisch abgetastet werden. Die Abgrenzung von Gefäßstrukturen erfolgt mit Hilfe des Farbdopplers (Abb. 6.7, 6.8).

Im Bereich des maximalen DHC-Durchmessers erfolgt die Weitenmessung nach der Innen-Außen-Methode (Abb. 6.9; s. Kap. 2.2.3).

Der DHC liegt während seines gesamten intraligamentären Verlaufes ventral der V. portae (Abb. 6.8).

Der Ductus cysticus stellt sich als schmales, echofreies Lumen mit zarter Wandbegrenzung dar, welches in

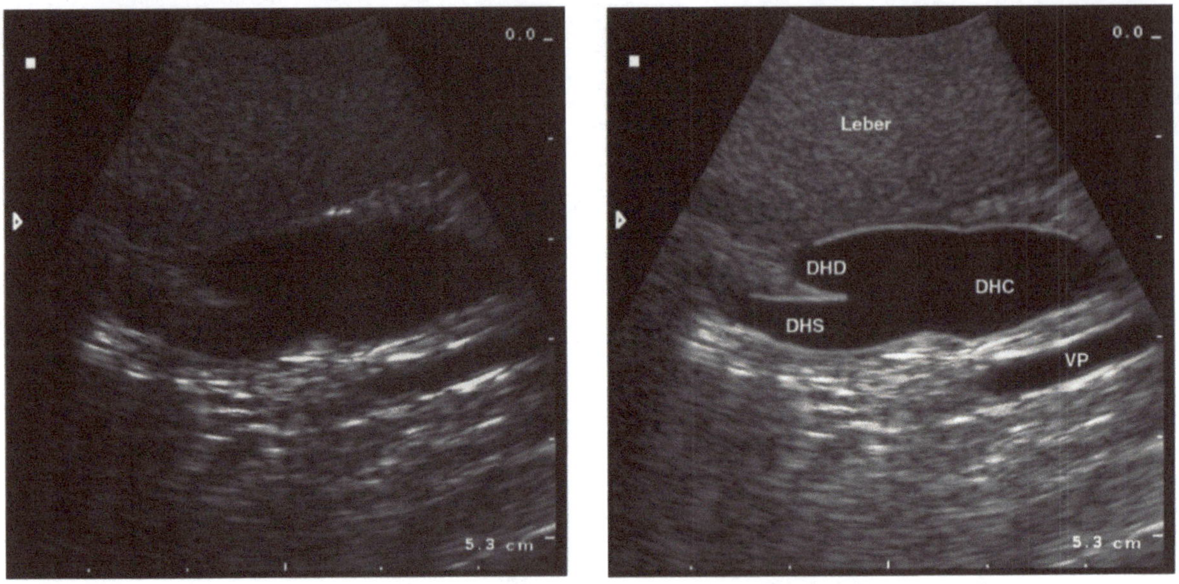

Abbildung 6.5

Darstellung der extrahepatisch gelegenen Hepatikusgabel bei mit 1 cm diskret dilatiertem DHC

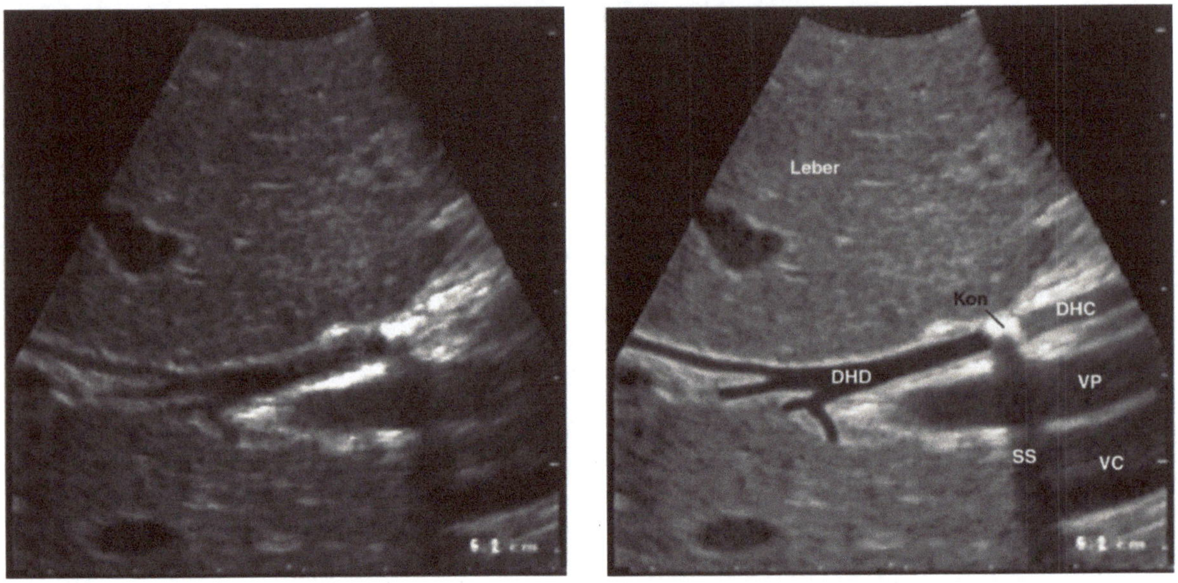

Abbildung 6.6

Ductus hepaticus dexter mit Aufteilung in die Gallenwege 2. Ordnung, kleines echoreiches Konkrement (*K*) mit dorsalem Schallschatten im proximalen Ductus hepaticus

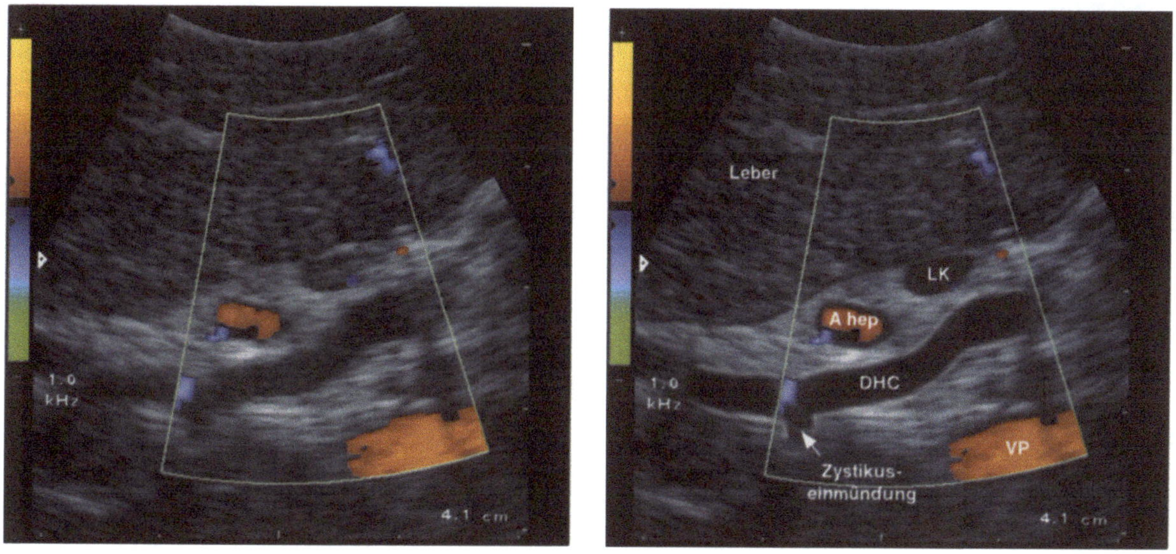

Abbildung 6.7

Die Differenzierung zwischen den intraligamentären Strukturen: DHC, A. hepatica und V. portae gelingt unter Einsatz der farbkodierten Dopplersonographie sicher und reproduzierbar, kleiner intraligamentärer Lymphknoten

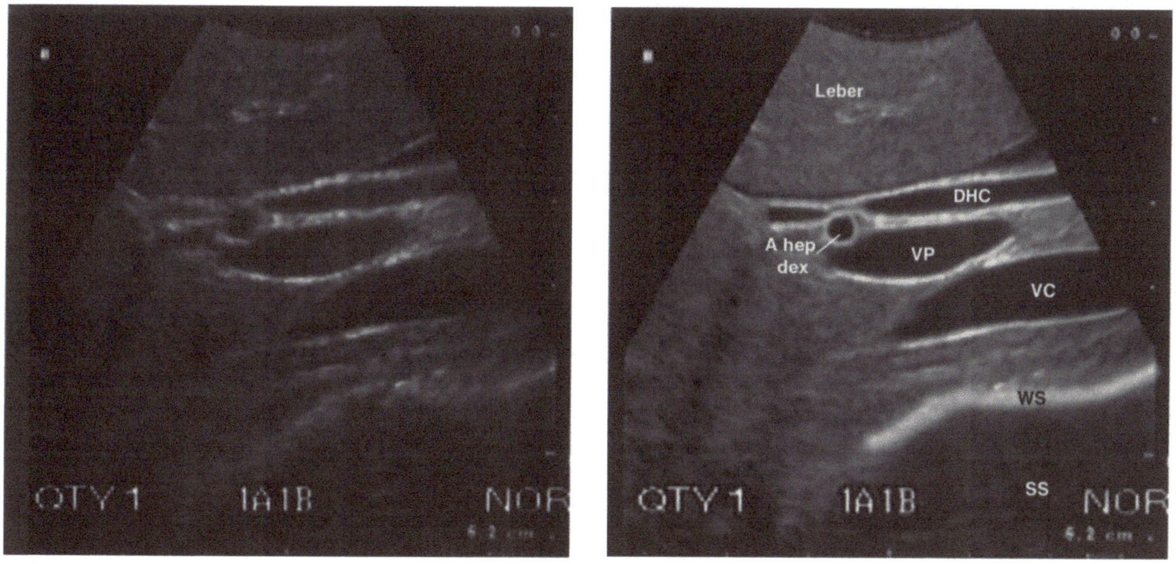

Abbildung 6.8

Strukturen des Lig. hepatoduodenale sowie der V. cava inferior mit farbkodierter Flußdarstellung

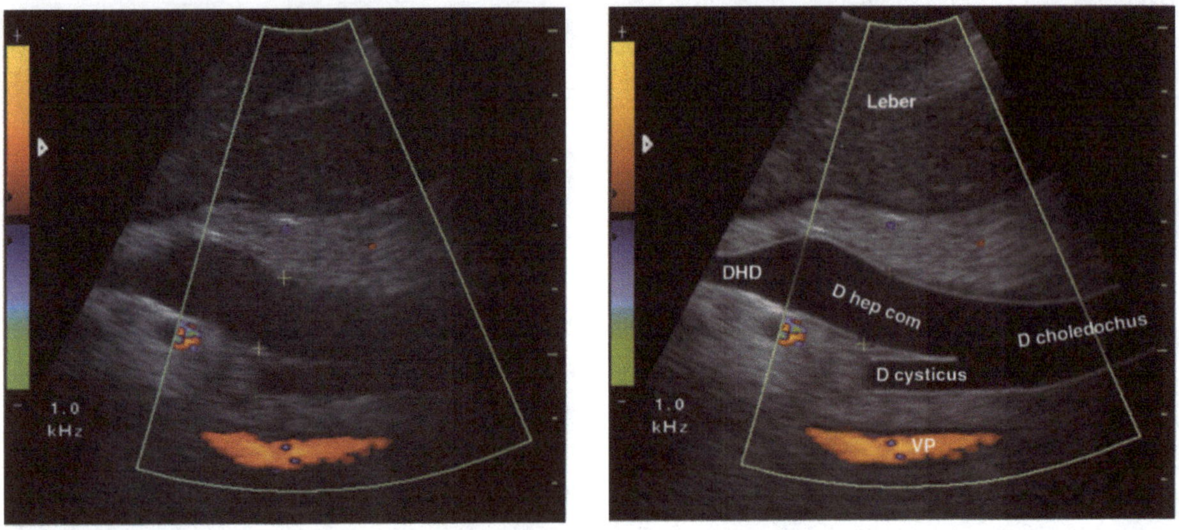

Abbildung 6.9

Deutlich dilatierter DHC (12 mm) mit von rechts lateral einmündendem Ductus cysticus

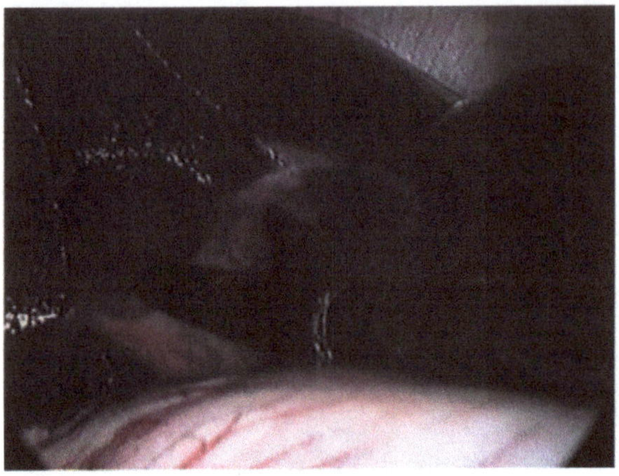

Abbildung 6.10

Sondenpositionierung über dem flüssigkeitsüberfluteten Lig. hepatoduodenale zur Darstellung der intraligamentären und präpapillären Choledochusabschnitte

den DHC einmündet (Abb. 6.9). Durch Zug an der Gallenblase nach kaudal läßt sich der Margo visceralis des rechten Leberlappens nach kaudal verlagern und so fortgesetzt als Schallfenster nutzen. Im Bereich der präpapillären und intrapankreatischen Abschnitte des DHC muß der Transducer zur besseren Darstellung dieser Ganganteile häufig direkt auf das Lig. hepatoduodenale aufgesetzt werden. Dabei gilt es ganz besonders, mit dosiertem Druck zu arbeiten, um eine Kompression und damit Lumeneinengung des DHC zu vermeiden.

Eine Überflutung des Situs mit Flüssigkeit sichert dabei die notwendige Schallankopplung (Abb. 6.10). Unter Berücksichtigung der Nahfelddarstellung kommen bei direkter Schallkopfankopplung an das Lig. hepatoduodenale möglichst hohe Schallfrequenzen zur Anwendung.

Zur Beurteilung der intrapankreatischen Choledochusabschnitte ist nach Umwechseln der Optik der infraumbilikale Zugang in der Regel vorteilhaft. Der Schallkopf wird am kranialen bis rechtslateralen Rand des Duodenums positioniert, nach kaudal abgewinkelt und vorsichtig nach dorsal vorgeschoben, bis sich die entsprechenden Abschnitte im Längsschnitt darstellen (Abb. 6.11).

Gelingt keine ausreichende Beurteilung, können Magen und Duodenum über die liegende Magensonde mit etwa 300–400 ml physiologischer Kochsalzlösung aufgefüllt und der kritische Ganganteil transduodenal eingestellt werden. Dazu wird die Sondenspitze rechtslateral vom absteigenden Duodenum plaziert, wobei die Transducerkontaktfläche nach medial blickt. So gelingt auch der Nachweis intrapapillär inkarzerierter Choledochuskonkremente (Abb. 6.12).

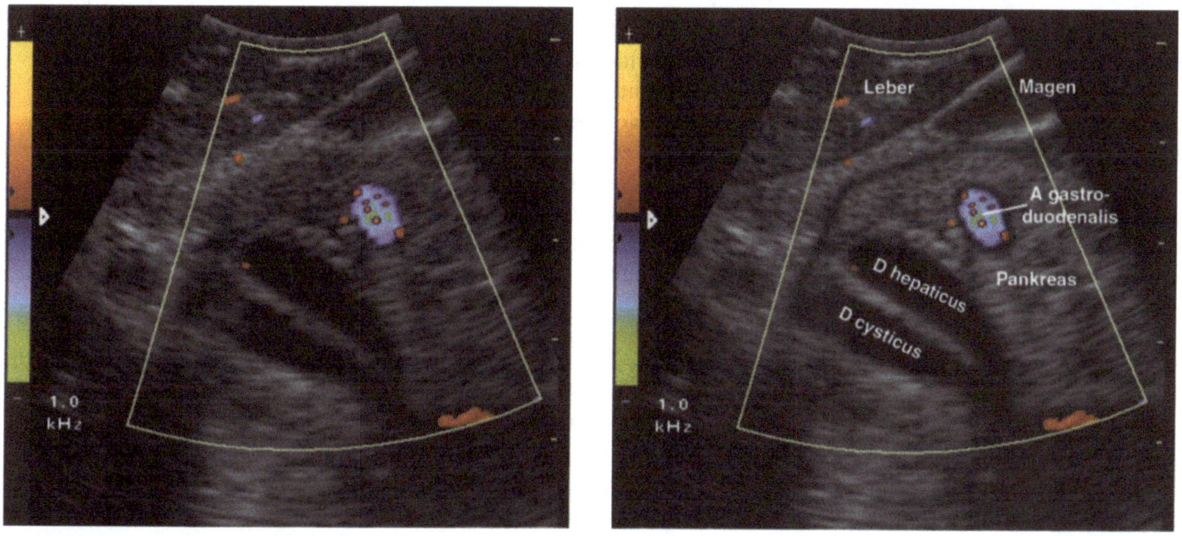

Abbildung 6.11

Intrapankreatischer und präpapillärer D. hepaticus mit einem tief intrapankreatisch von rechts latero-dorsal mündenden Ductus cysticus

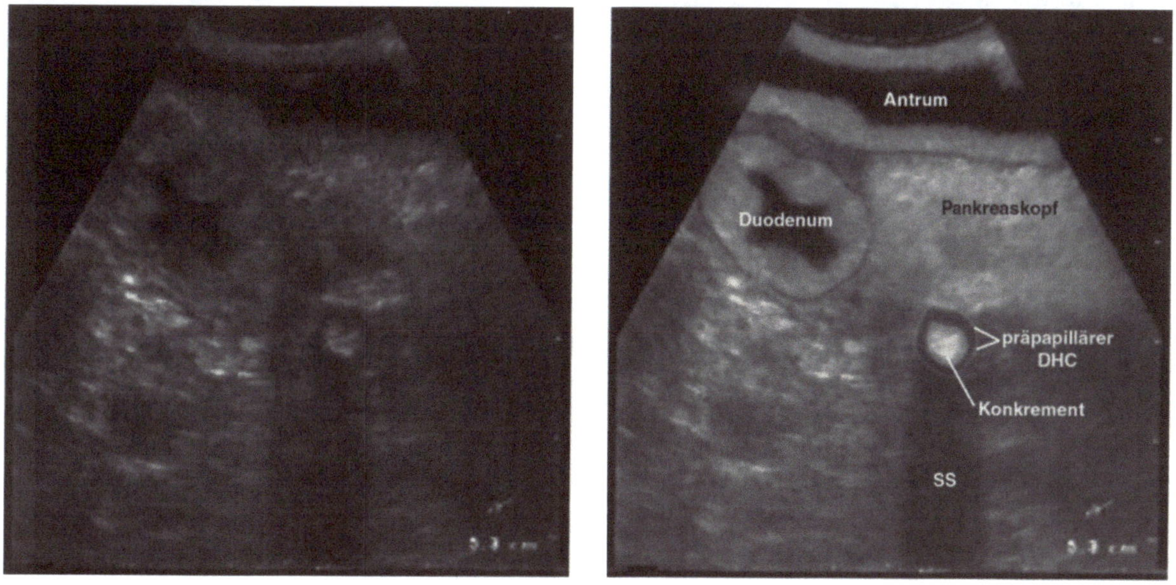

Abbildung 6.12

Transduodenale Darstellung des hier quer getroffenen DHC mit kleinem präpapillärem Konkrement nach Flüssigkeitsfüllung von Magen und Duodenum über die liegende Magensonde

Nach vollzogener Cholezystektomie wird der Patient zur Vermeidung störender Luftartefakte im Gallenblasenbett und besseren Schallankopplung in leichte Rechtsseitenlagerung gebracht und das Operationsgebiet mit physiologischer Kochsalzlösung überflutet. Mittlere und duodenumnahe Choledochusabschnitte lassen sich jetzt durch direktes Aufsetzen des Arrays auf das Lig. hepatoduodenale bzw. durch bloßes Eintauchen der Schallsondenspitze in die Kopplerflüssigkeit und Positionierung ventral des Ligamentums im Längsschnitt gut darstellen (Abb. 6.10). Durch eine Kombination von Vor- und Rückwärtsbewegungen mit geringer beidseitiger Rotation gelingt nicht nur der sichere Ausschluß von Residualkonkrementen, sondern auch die sonographische Beurteilung der Gallengangsintegrität.

Zur Erkennung von Gallenwegsläsionen wird basierend auf unserer klinischen Erfahrung und tierexperimentellen Untersuchungen der folgende standardisierte Untersuchungsgang empfohlen.

Standardisierte Untersuchungstechnik zur Exploration der extrahepatischen Gallenwege

1. Visualisation und Ausmessen des DHC vor der Präparation des Calot-Dreiecks (erste Ultraschalluntersuchung)
2. Nochmalige DHC-Darstellung nach vollzogener Cholezystektomie vor Beendigung der Operation
3. Vollständige und kontinuierliche Längsschnittdarstellung des DHC während seines intraligamentären Verlaufes
4. Vergleich der vor und nach Cholezystektomie gemessenen DHC-Durchmesser (s. indirekte sonographische Verletzungszeichen, s. Abschn. 6.4.2.3 „Gallenwegsverletzungen").

6.4.2 Pathologische Befunde

6.4.2.1 Choledocholithiasis

Ein auf mehr als 6 mm erweiterter Ductus hepatocholedochus muß an eine extrahepatische Cholestase denken lassen (Abb. 6.13) Lumina zwischen 6 und 9 mm Durchmesser bedürfen der klinischen Interpretation, während größere Gangdurchmesser als pathologisch zu werten sind.

Häufigste Ursache ist ein Verschluß des DHC durch ein oder mehrere intraluminäre Konkremente (Abb. 6.14, 6.15). Sonographisch ist ein Choledochusstein als echoreicher Reflex mit dem typischerweise dazugehörigen dorsalen Schallschatten zu erkennen (Abb. 6.15, s. auch Kap. 2.2 „Sonographie von GB und GW"). Der typische Schallschatten ist bei kleinen Cholesterolsteinen jedoch nicht immer nachweisbar (Abb. 6.12).

Sowohl Gallengangssludge (Abb. 6.16) wie auch die in Europa, mit einer Inzidenz von 0,6–1,3 %, bezogen auf alle Patienten mit Cholelithiasis, selten zu findende intrahepatische Cholangiolithiasis lassen sich mit der LIOS sicher verifizieren [38].

a

b

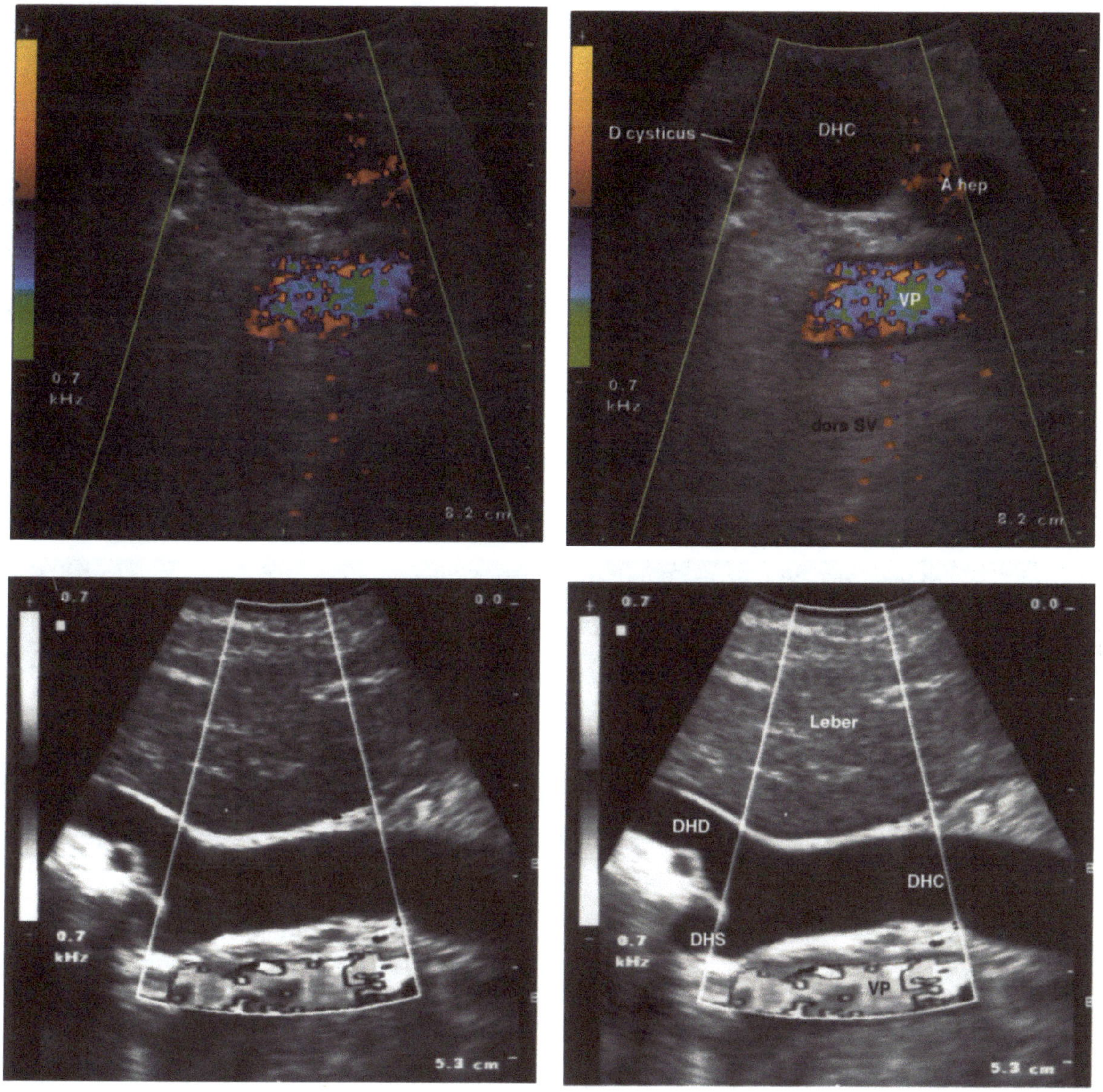

Abbildung 6.13 a, b

Sondenpositionierung direkt auf dem Lig. hepatoduodenale: Deutlich dilatierter DHC in seinem intraligamentären Verlauf mit konsekutiver Stauung auch des Ductus hepaticus dexter und sinister (**b**) sowie im Querschnitt mit Einmündung des Ductus cysticus (**a**)

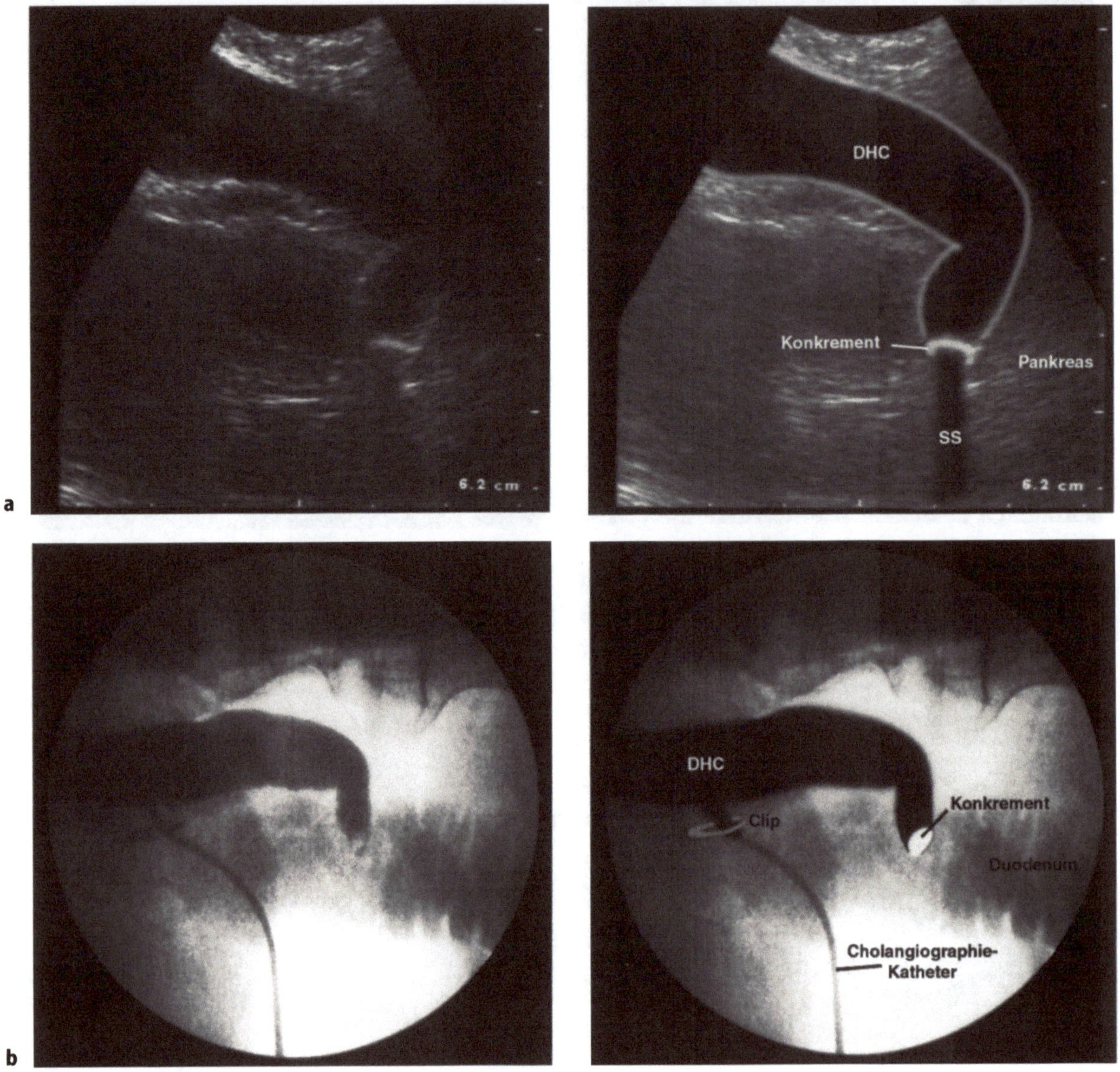

Abbildung 6.14 a, b

Präpapilläre Choledocholithiasis mit konsekutiver Choledochusstauung. Darstellung von sonographischen (**a**) und cholangiographischem Befund (**b**)

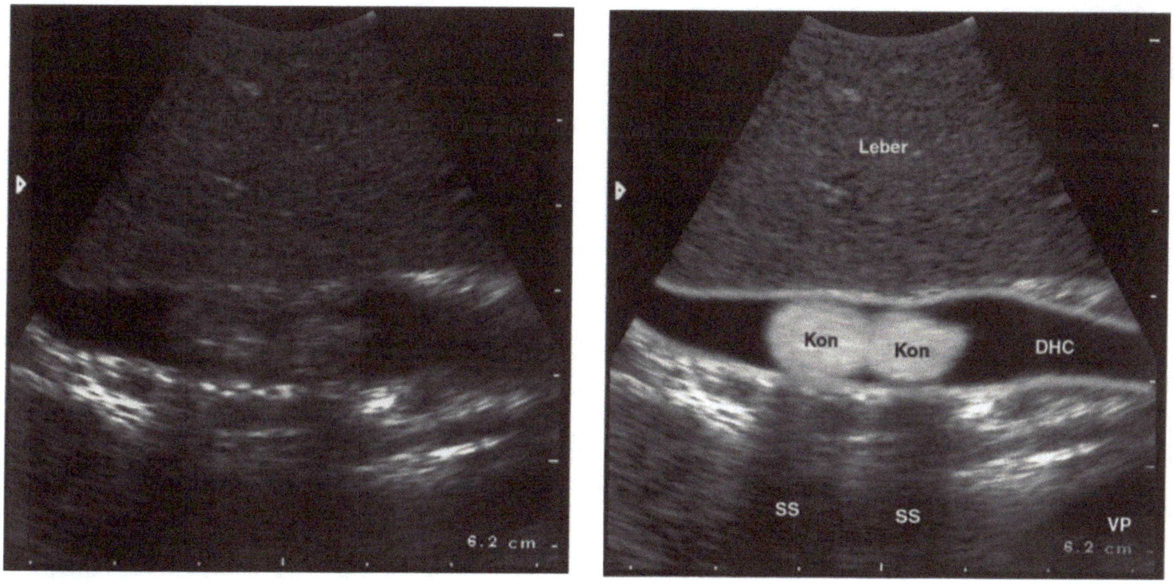

Abbildung 6.15

Choledocholithiasis

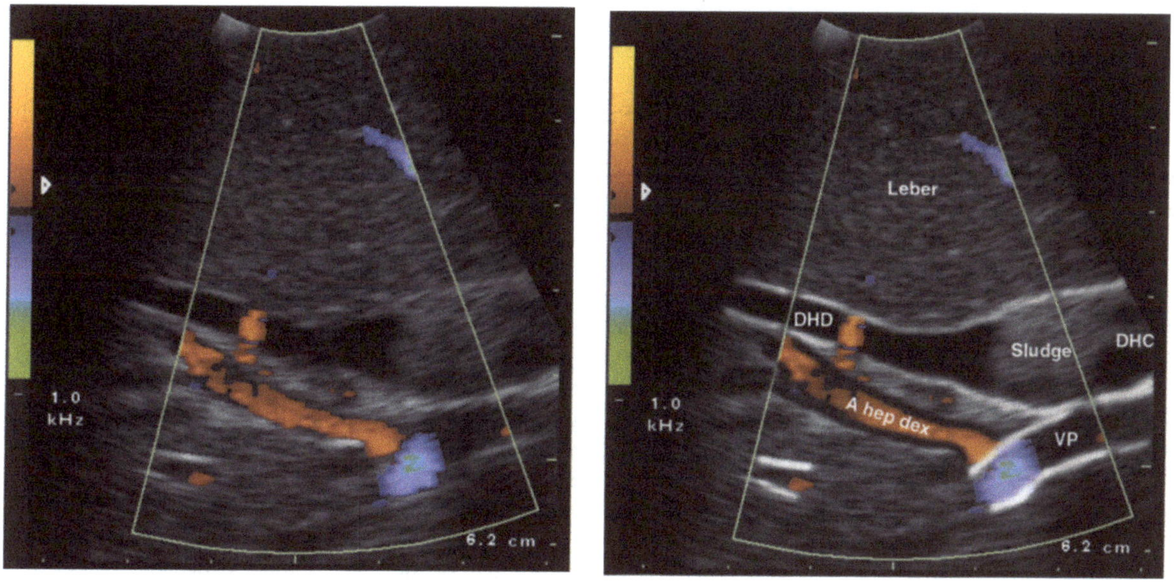

Abbildung 6.16

Gallengangsludge – im Vergleich zum Konkrement schwächer reflexogenes, unscharf begrenztes intraluminales Material, welches sich transcystisch choledochoskopisch ausspülen ließ

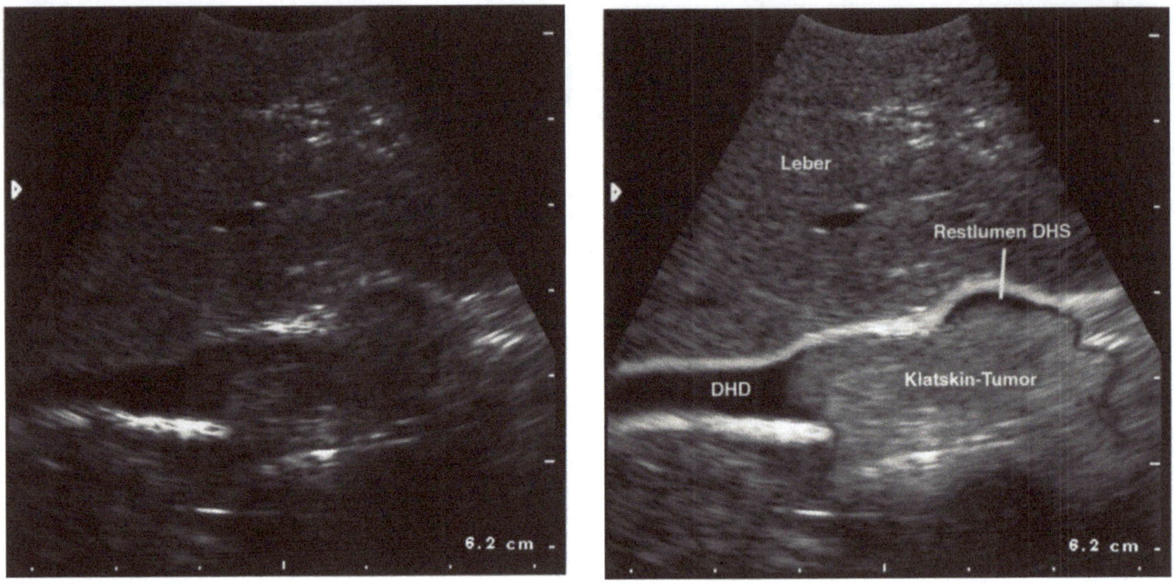

Abbildung 6.17

Gallenwegstumor (Klatskin-Tumor) mit deutlichem Vorwachsen und Aufweitung des Ductus hepaticus dexter, diskretes Restlumen im Ductus hepaticus sinister

6.4.2.2 Gallenwegstumoren

Durch die Verwendung höherer Schallfrequenzen lassen sich mit der laparoskopischen Sonographie Tumoren in allen Abschnitten des biliären Systems sowohl hinsichtlich intra- als auch extraluminärer Ausdehnung zumeist sicher beurteilen (Abb. 6.17). Da sowohl die kurative wie palliative Chirurgie maligner Gallenwegstumoren in aller Regel eine Laparotomie erfordert, beschränkt sich die Tumordarstellung mittels LIOS im wesentlichen auf Zufallsbefunde sowie differentialdiagnostische Aspekte zur Cholangiolithiasis, während der offenen intraoperativen Sonographie hier eine hervorragende Bedeutung zukommt (s. Kap. 5 „Intraoperative Sonographie").

6.4.2.3 Gallenwegsverletzungen

Gallenwegsverletzungen sind eine gefürchtete Komplikation der biliären Chirurgie und führen oftmals zu schwerwiegenden Langzeitfolgen für die Betroffenen. Mittlerweile ist in großen Sammelstatistiken nachgewiesen, daß bei der laparoskopischen Cholecystektomie mit etwa 0,85 % nicht nur die Inzidenz iatrogener Gallengangsläsionen zugenommen hat, sondern auch deren Schweregrad deutlich angestiegen ist (Abb. 6.18; [12, 31, 36, 52, 53, 56]). Ausmaß und Lokalisation der Verletzung (Einteilung nach Strasberg), aber auch der Zeitpunkt von Erkennung und primärer Versorgung sind wesentliche prognostische Faktoren (Abb. 6.19; [56]). Leider werden sowohl im Rahmen der konventionellen wie auch der laparoskopischen Gallenchirurgie nur ca. 1/3 der iatrogenen Verletzungen intraoperativ erkannt, während es bei der Mehrheit der Patienten zu einer prognoseverschlechternden Verzögerung der Diagnosestellung mit allen negativen Folgen kommt [10, 56].

Untersuchungen am Tiermodell, auch unter blinden Studienbedingungen, konnten zeigen, daß eingriffsspezifische Verletzungen, wie Einengungen durch Clips bis hin zum kompletten Lumenverschluß sowie partielle bis vollständige Durchtrennungen des Ductus hepatocholedochus sonographisch reproduzierbar nachzuweisen sind (Abb. 6.20–6.23; [4, 7]).

Der „key point" zur Erkennung iatrogener Gallenwegsläsionen liegt dabei in der Untersuchung nach dem oben dargestellten standardisierten Vorgehen, wobei auf „direkte" und „indirekte" sonographische Verletzungshinweise zu achten ist.

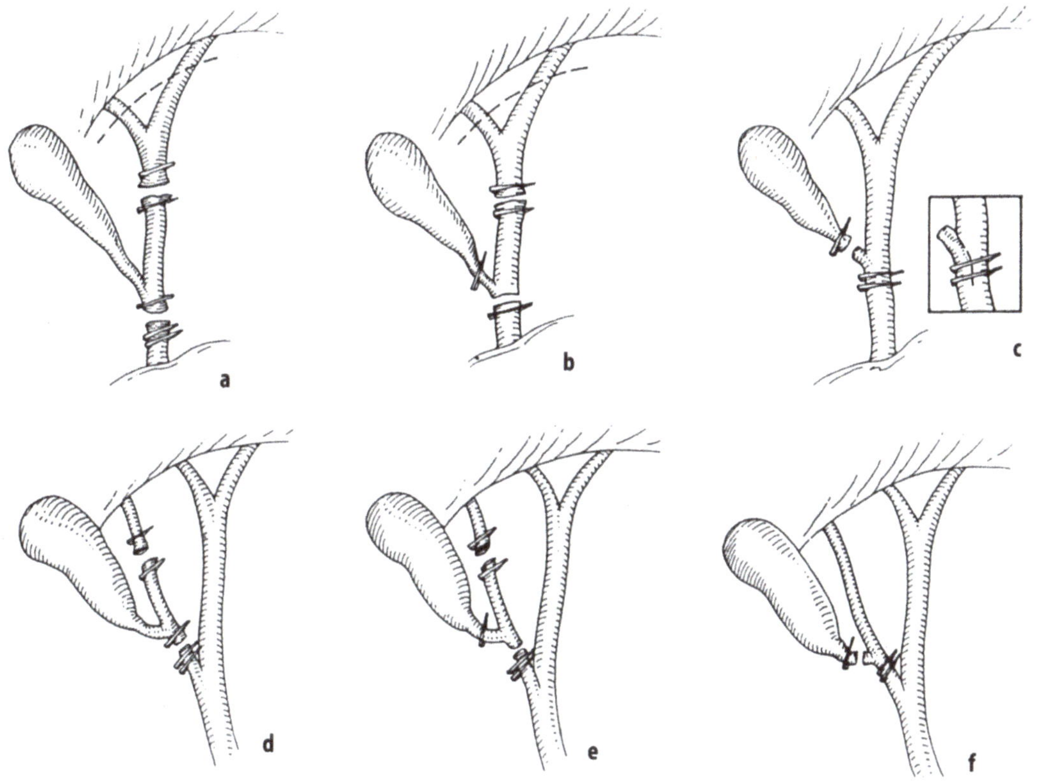

Abbildung 6.18 a–f

Häufige Verletzungsmuster bei laparoskopischer Cholezystektomie (nach [56])

Als *direkte Ultraschallzeichen* bzw. *Nachweis* einer Gallenwegsläsion sind anzusehen:

1. direkte Darstellung eines Wanddefektes,
2. jegliche Unterbrechung der Kontinuität des DHC in der Längsdarstellung,
3. Visualisierung von den DHC okkludierenden Clips.

Tierexperimentell fanden sich weitere Zeichen, die den Verdacht auf eine biliäre Läsion nahelegen und somit als *indirekte Ultraschallzeichen* einer Gallenwegsverletzung gelten können:

1. deutliche Zunahme des Gallenwegsdurchmessers im Vergleich beider Untersuchungen (Hinweis für partiellen oder kompletten Clipverschluß des DHC),
2. deutliche Abnahme des Gallenwegsdurchmessers (Hinweis für partielle Eröffnung oder komplette Durchtrennung des DHC ohne Clipverschluß).

Punktförmige Wanddefekte des biliären Systems lassen sich derzeit, bedingt durch unzureichende Gewebediskriminierung, nicht sicher darstellen. In diesen Fällen stellt die intraoperative Cholangiographie nach wie vor die Methode der Wahl dar. Es bleibt abzuwarten, inwieweit unter Verwendung neuerer Ultraschallkontrastmittel und „transient imaging" hier bessere Ergebnisse zu erzielen sind (siehe auch Empfehlungen S. 472).

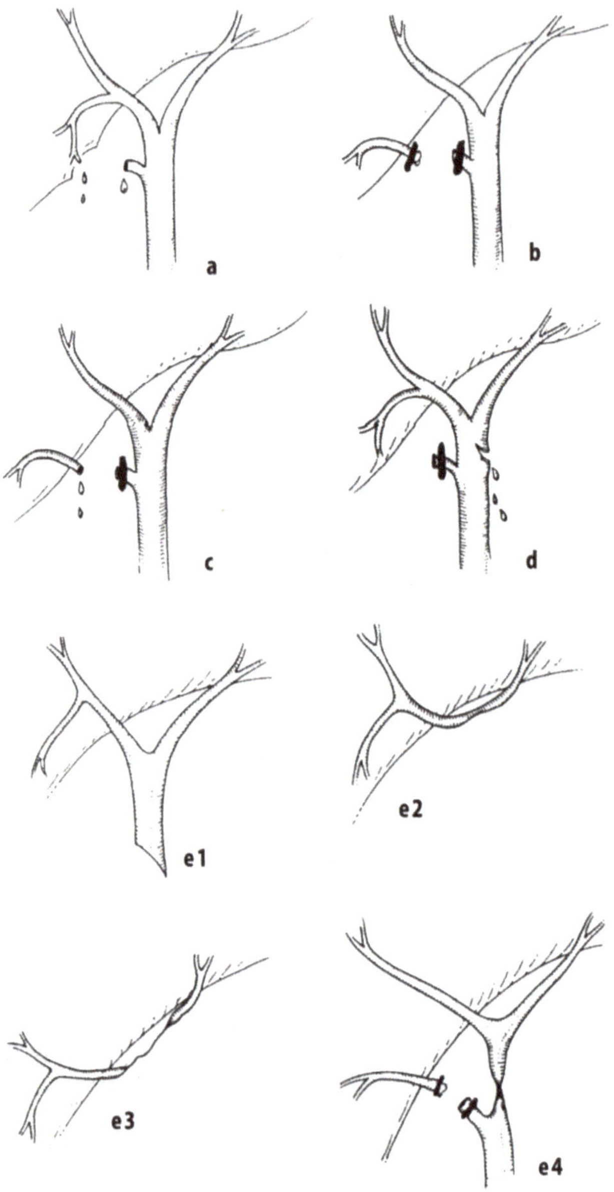

Abbildung 6.19 a–e

Klassifikation iatrogener Gallenwegsverletzungen nach Strasberg [56]

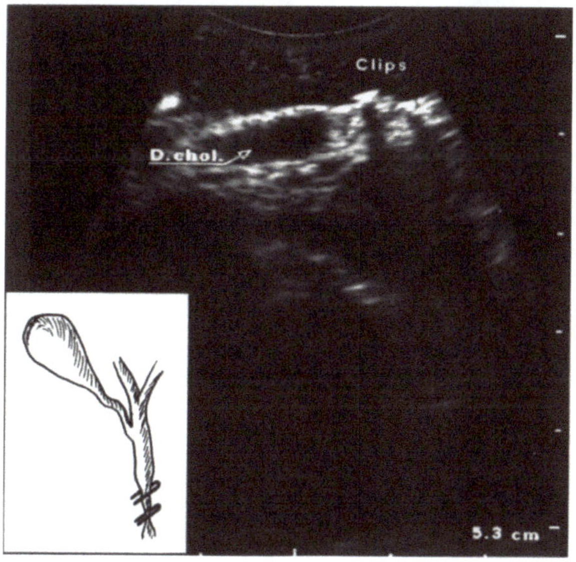

Abbildung 6.20

Partielle und komplette Einengung des DHC mit Titanclips im Tiermodell

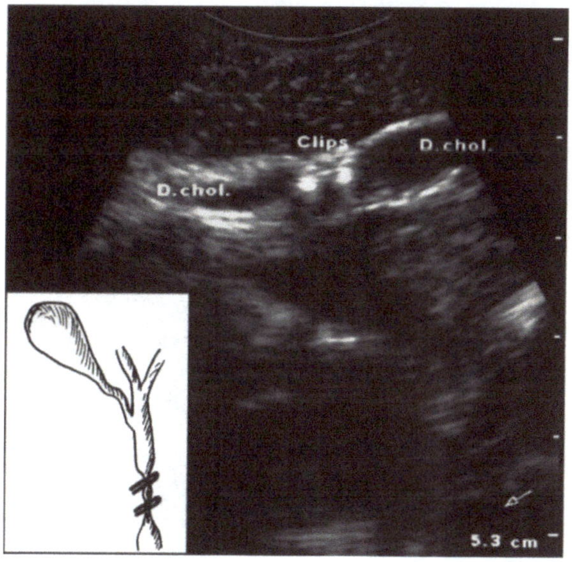

Abbildung 6.21

Kompletter Verschluß des DHC mit 2 Metallclips (Schwein)

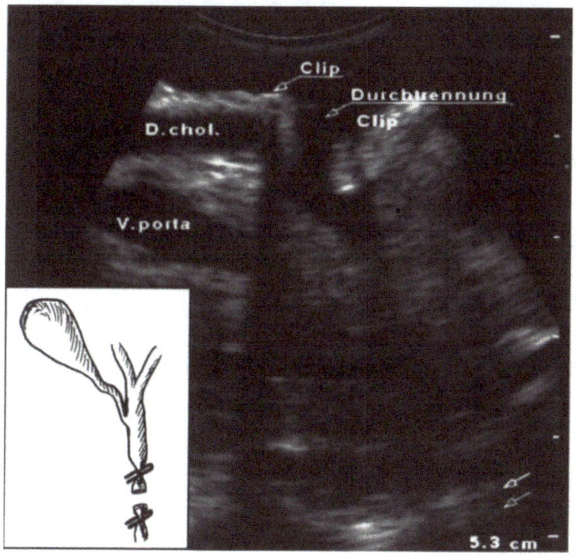

Abbildung 6.22

Komplette Durchtrennung zwischen den mit jeweils einem resorbierbaren Clip verschlossenen DHC (Schwein)

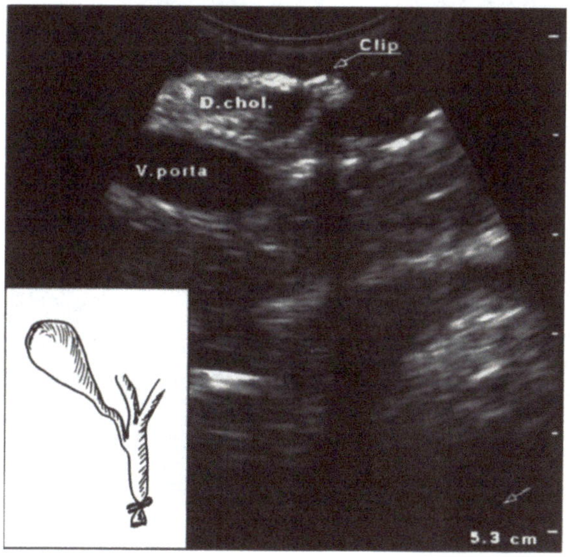

Abbildung 6.23

Exzision eines Choledochussegments; es stellt sich der mit einem resorbierbaren Clip verschlossene und deutlich dilatierte proximale Choledochusstumpf dar (Schwein)

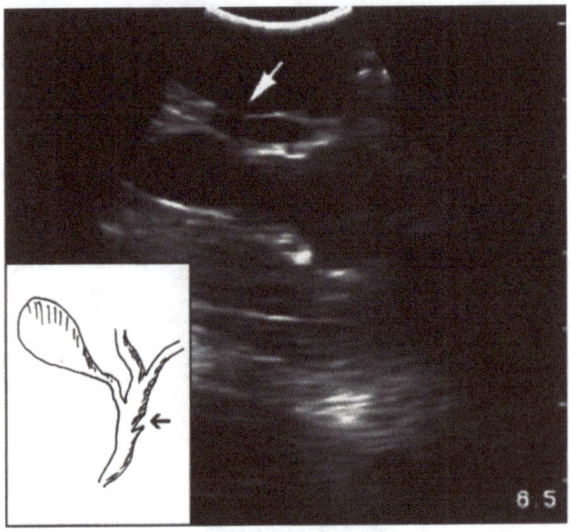

Abbildung 6.24

Inzision des Ductus choledochus etwa über 1/3 der Wandzirkumferenz (Schwein)

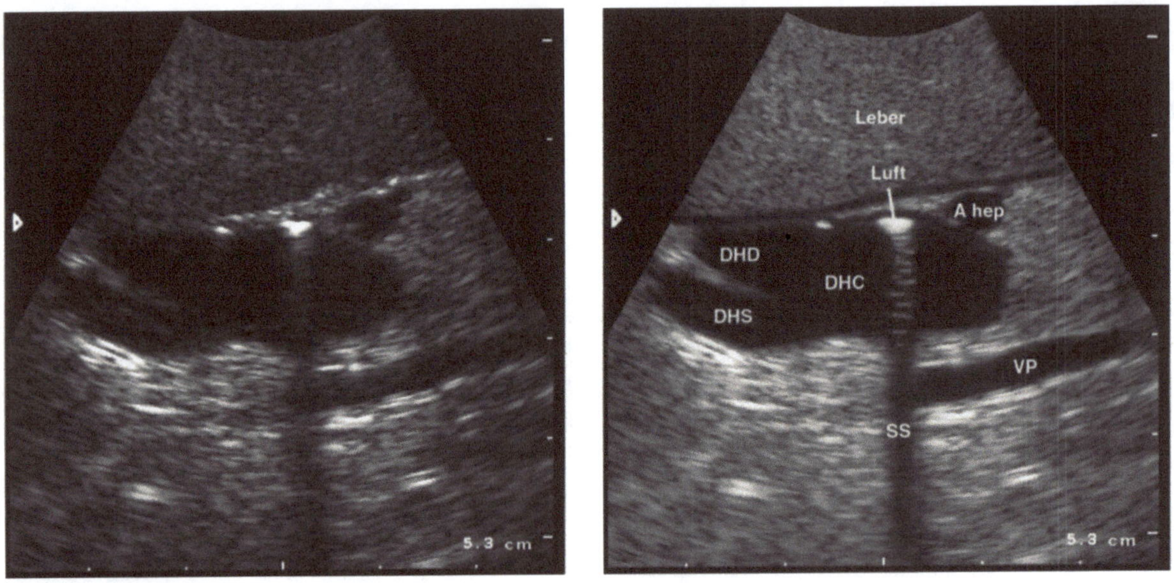

Abbildung 6.25

Aerobilie bei Zustand nach ERCP und Steinextraktion. An der ventralen Wand des dilatierten DHC imponiert ein kleiner echoreicher Reflex mit dorsaler Schallauslöschung

6.4.2.4 Aerobilie

Bei Nachweis intraluminärer echoreicher Reflexe mit dorsaler Schallauslöschung muß differentialdiagnostisch eine Aerobilie z.B. nach Papillotomie oder seltener nach spontanem Steinabgang mit passagerer Sphinkterinsuffizienz ausgeschlossen werden (Abb. 6.24; s. Kap. 2.2 „Sonographie der Gallenwege").

Bei kleineren, direkt an der ventralen Choledochuswand gelegenen Reflexen mit dorsal freiem Lumen ist der sonographische Befund eindeutig (Abb. 6.25). Bei größeren, das Lumen nichtdilatierter Gallenwege ausfüllenden Luftblasen (Abb. 6.26) gelingt dies intraoperativ durch Patientenumlagerung (Trendelenburg/Anti-Trendelenburg) oder im Zweifel durch transzystische Choledochoskopie bzw. Choledochusspülung, die zur raschen Lageveränderung des an der ventralen DHC-Wand befindlichen Reflexes führt.

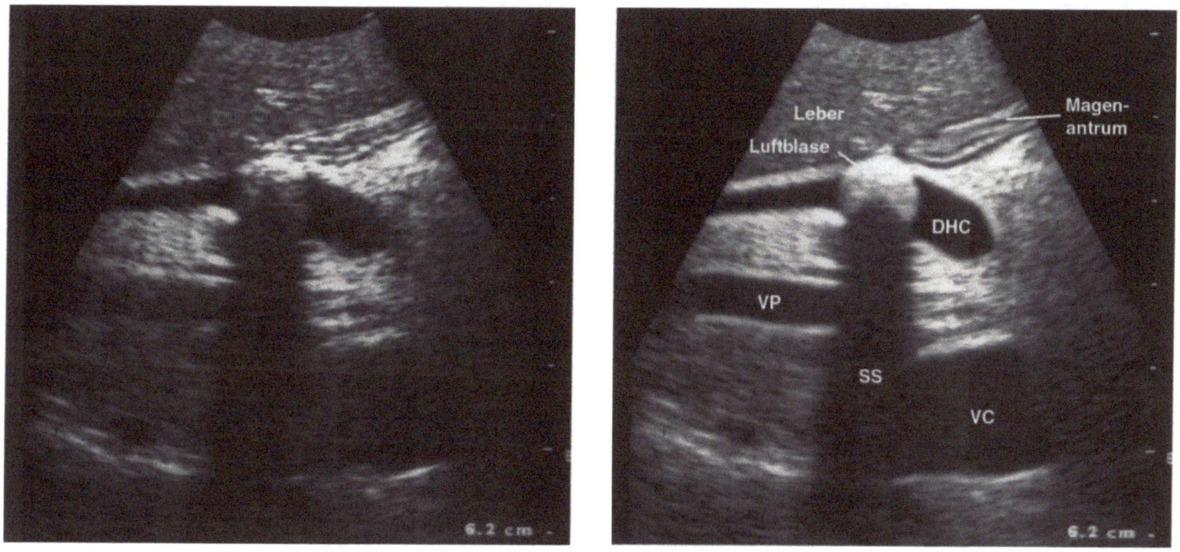

Abbildung 6.26

Aerobilie. Das Lumen faßt komplett ausfüllende große Luftblase mit kompletter dorsaler Schallauslöschung

6.4.2.5 Extrabiliäre pathologische Befunde

Anatomisch-topographische Verlaufsvarianten der Gefäße im Lig. hepatoduodenale werden bei bis zu 20 % der Patienten beschrieben [49]. Stellen sie auch keinen pathologischen Befund im eigentlichen Sinne dar, so ist ihre Relevanz für das präparatorische Vorgehen im Operationsgebiet z.T. erheblich (z.B. den DHC ventral überkreuzende A. hepatica dextra).

Iatrogene Verletzungen entsprechender Gefäße stellen seltene, aber potentiell schwerwiegende Komplikationen dar [18, 37, 56]. Blutungen werden in der Regel sofort erkannt, während thermische Wandläsionen und partielle oder komplette Verschlüsse intraoperativ zumeist unerkannt bleiben. Die Folgen derartiger Gefäßverletzungen werden durch Ausmaß und Lokalisation der Läsion determiniert und im Schrifttum sehr kontrovers diskutiert [28, 29]. So kann eine komplette Unterbindung der A. hepatica zu einer ausgedehnten ischämischen Infarzierung der Leber führen, aber auch völlig folgenlos toleriert werden, wenn über die V. portae und arterielle Kollateralgefäße eine ausreichende Versorgung der Leber gewährleistet ist [29]. Lumeneinengungen der Portalvene, z.B. bedingt durch extraluminäre Tumorkompression oder auch iatrogene Wandläsionen, können bekanntermaßen zu einem thrombotischen Gefäßverschluß führen [29, 51].

Da durch die sofortige Aufhebung einer Gefäßokklusion Folgeschäden vermieden werden können, kommt der intraoperativen Erkennung eine erhebliche Bedeutung zu.

Die LIOS gewährleistet nicht nur eine exzellente Visualisierung der Gefäße, sondern unter Einsatz der farbkodierten Duplexsonographie auch eine Beurteilung des Flußverhaltens. In einer randomisierten und blinden Tierstudie konnte gezeigt werden, daß Vorliegen und Ausmaß eines partiellen und kompletten Clipverschlußes der A. hepatica und einer partiellen Lumeneinengung der V. portae durch Titanclips mit der laparoskopischen farbkodierten Sonographie reproduzierbar darzustellen sind (Abb. 6.27–6.30; [8]).

Selten können arterielle Gefäße eine extraluminäre Kompression des DHC bewirken – gerade in solchen Fällen gestattet nur die Sonographie mit der gleichzeitigen Darstellung von biliärem und vaskulärem System eine eindeutige Differenzierung der intraligamentären Strukturen (Abb. 6.31 a–c).

Weitere extrabiliäre Befunde stellen echoarme Rundherde im Lig. hepatoduodenale dar. Diese entsprechen zumeist Lymphomen und können auf gastrointestinale Malignome hinweisen, aber auch im Rahmen entzündlicher Oberbaucherkrankungen auftreten (Abb. 6.32).

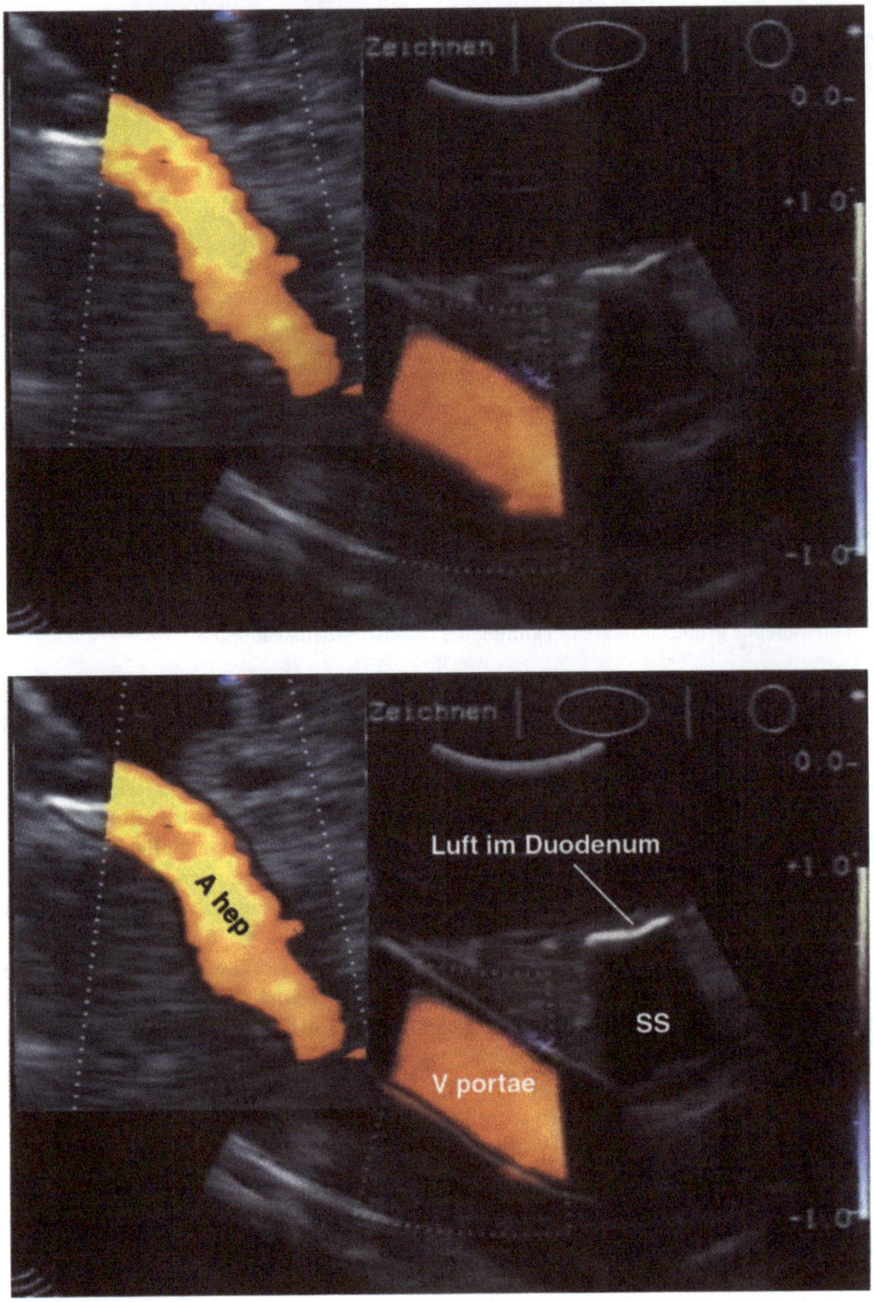

Abbildung 6.27

Normalbefund der A. hepatica und V. portae in der farbkodierten Dopplersonographie am Schwein

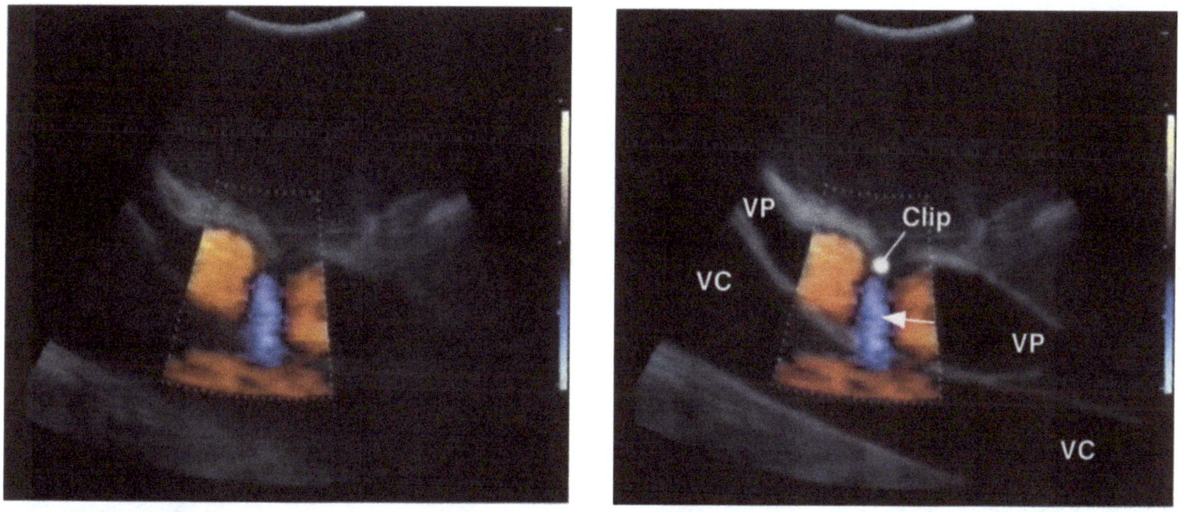

Abbildung 6.28

Partielle Einengung der V. portae durch einen auf die ventrale Venenwand plazierten Metallclip. Die Veränderung der Strömungsverhältnisse von laminar nach tubulent bewirkt einen Farbumschlag dorsal der Clipplazierung von rot nach blau (*Pfeil*)

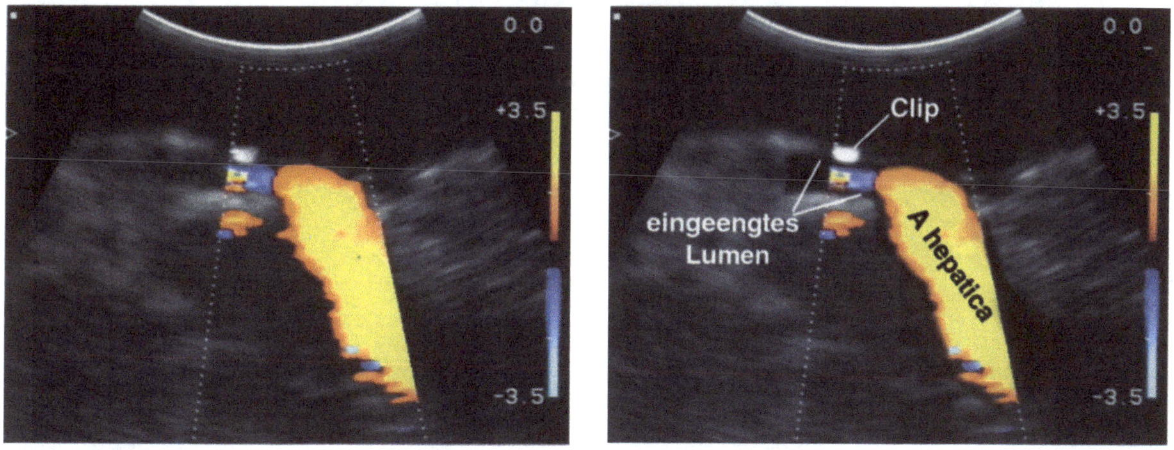

Abbildung 6.29

Partielle Einengung der A. hepatica mit Darstellung des eingeengten und ein turbulentes Flußmuster aufweisenden Lumens dorsal des Clips

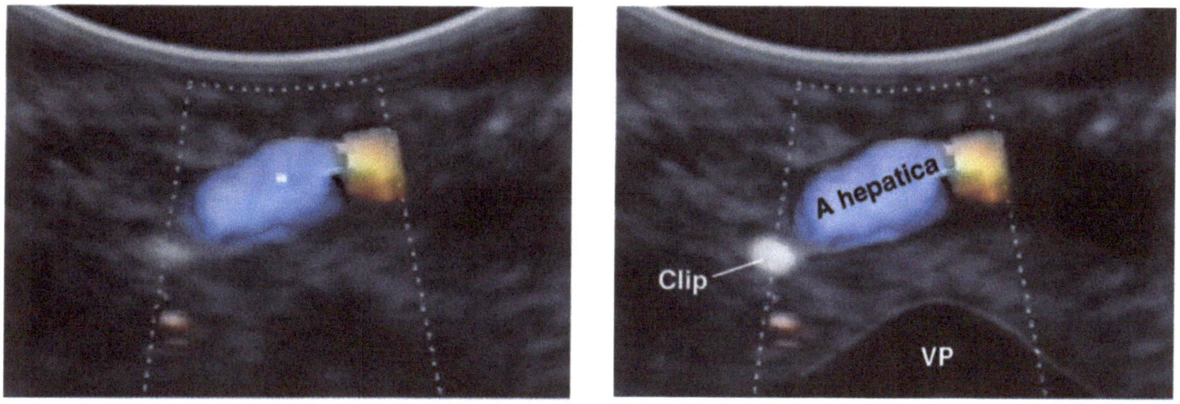

Abbildung 6.30

Komplettverschluß der A. hepatica mit einem Metallclip, welcher sich in dem totalen Abbruch des farbkodierten Blutflusses direkt vor dem Clip sonographisch manifestiert

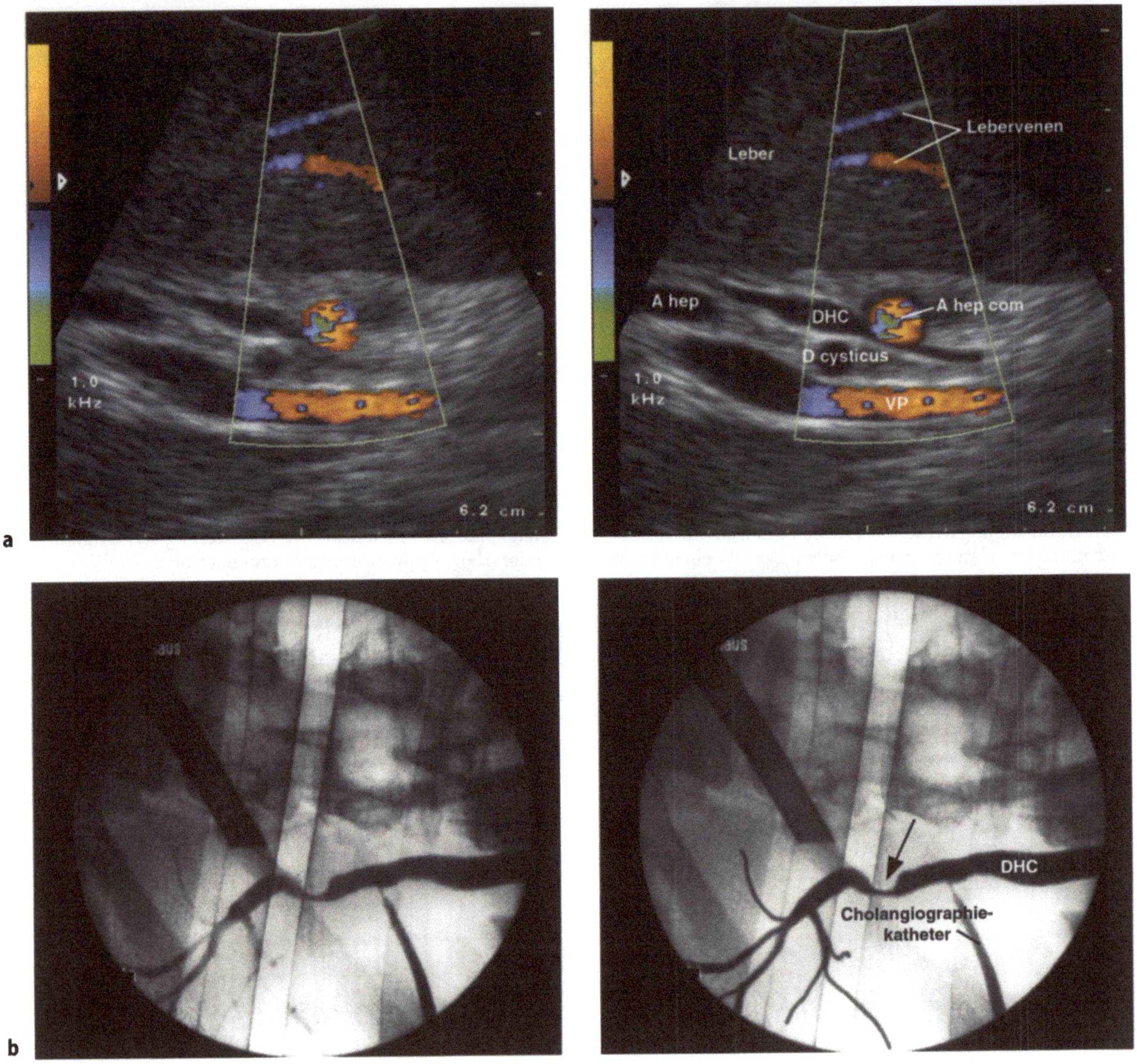

Abbildung 6.31 a, b

Kompression des DHC durch die ventral überkreuzende A. hepatica. Während der Befund in der Cholangiographie (**b**) nur als Kontrastmittelaussparung (*Pfeil*) nachzuvollziehen ist, zeigt sich im sonographischen Bild (**a**) die vaskulär bedingte Genese durch Verwendung des Farbdopplers

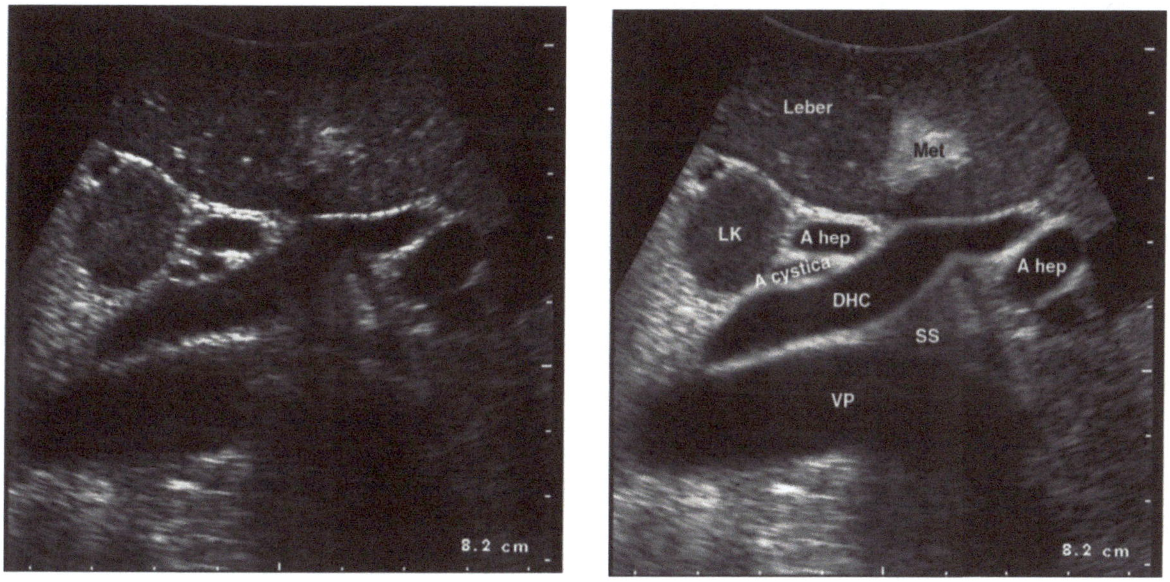

Abbildung 6.32

Deutlich vergrößerter diskret echoarmer Lymphknoten im Lig. hepatoduodenale sowie kleine echoreiche, in der primären Sonographie nicht nachgewiesene Metastase bei Magenkarzinom

6.4.3 Gegenwärtige Ergebnisse und Methodenbewertung

Die intraoperative Sonographie im Rahmen der laparoskopischen Cholezystektomie wurde erstmals 1991 voneinander unabhängig durch Jackimowicz, Yamashita und Röthlin beschrieben [23, 47, 65]. In diesen ersten Untersuchungen wurden starre Ultraschallsonden verwandt, mit denen der DHC in seinem gesamten Verlauf lediglich im Querschnitt oder segmental im Längsschnitt dargestellt werden konnte. Erst der Einsatz von im Spitzenbereich flexiblen Sonden erlaubte durch Optimierung der Transducerpositionierung die Darstellung des gesamten extrahepatischen Gallenwegssystems im Längsschnitt und damit eine aussagekräftige Befundinterpretation [5].

Bei ausreichender Erfahrung ist mit der LIOS eine sichere Längsdarstellung des Ductus hepaticus und des intraligamentären Abschnittes des Ductus choledochus in 97–100% der Fälle möglich, während der intrapankreatische und v. a. direkt präpapilläre Abschnitt in etwa 80–90% reproduzierbar beurteilt werden können [6]. Der Ductus cysticus einschließlich seiner Einmündung in den DHC läßt sich in 30–65% der Fälle darstellen.

Der sonographische Steinnachweis gelingt, in Abhängigkeit von der Steinlokalisation mit einer Sensitivität von 71–100% bei einer Spezifität von 95–100% und entspricht damit den Ergebnissen der intraoperativen Cholangiographie (IOC) (Tabelle 6.1; [2, 6, 11, 49]).

Im Rahmen einer prospektiven randomisierten Vergleichsstudie ließ sich bei 518 Patienten des eigenen Krankengutes nachweisen, daß die Leistungsdaten von IOC und LIOS hinsichtlich Darstellbarkeit des Ductus hepatocholedochus vergleichbar sind [6]. Lediglich Papilla Vateri und präpapillärer Choledochus waren, bezogen auf die realisierbaren Untersuchungen, cholangiographisch besser als mit der LIOS zu beurteilen [6]. Konsequenterweise sollte damit nur bei sonographischem Hinweis auf eine Choledocholithiasis (dilatierter Gang) ohne entsprechenden Steinnachweis eine cholangiographische oder choledochoskopische Abklärung angestrebt werden.

Die röntgenologisch deutlich bessere Kontrastierung des Ductus cysticus hat operationstechnisch kaum Relevanz, da zur Durchführung der IOC dieser Gangabschnitt schon vollständig präpariert sein muß. Sonographisch gelingt die Darstellung zumeist nur abschnittsweise, da sich v. a. zarte und geschlängelt verlaufende Gangstrukturen ohne ausreichendes Lumen vom umgebenen Gewebe nur unzureichend abgrenzen lassen.

Entscheidender Nachteil der IOC ist die nur begrenzte Untersuchungsfrequenz pro Operation, d. h. in der Regel die einmalige Darstellung der intra- und extrahepatischen Gallenwege zu einem definierten Operationszeitpunkt. Bei retrogradem Auslösen der Gallenblase liegt damit zwar zu einem sehr frühen Operationszeitpunkt das Cholangiogramm als präparatorische Orientierungshilfe vor, erlaubt aber am Ende der Operation keine Aussage über evtl. während des retrograden Auslösens der Gallenblase gesetzte iatrogene Läsionen [1].

Tabelle 6.1. Leistungsdaten von LIOS und IOC bezüglich des Konkrementnachweises bei laparoskopischer Cholezystektomie

Autor	n	Steine	LIOS		IOC	
			Sensitivität (%)	Spezifität (%)	Sensitivität (%)	Spezifität (%)
Barteau 1995 [2]	236	?	82,6	100	93	96,3
Castro 1995 [11]	50	8	89	100	89	93
Goletti 1994 [15]	30	4	100	100	75	100
Greig 1994 [17]	54	7	71	95	83	96
Orda 1994 [42]	112	11	91	96	100	86
Röthlin 1996 [49]						
– starre Sonde	100	4	100	98	75	99
– flexible Sonde	100	11	91	100	64	100
Stiegman 1995 [55]	209	19	89	100	53	100
Birth 1996 [6][a]	518	13	83,3	100	100	98,9

[a] Prospektiv randomisiert.

Soll die Beurteilbarkeit der Intaktheit der extrahepatischen Gallenwege im Vordergrund stehen, muß konsequenterweise die Gallenblase in prograder, laparoskopisch schwieriger und risikoreicher Präparationstechnik aus dem Gallenblasenbett ausgelöst und die Röntgenuntersuchung der extrahepatischen Gallenwege am Ende des operativen Vorgehens stehen, d.h. die gesamte Präparation findet ohne Kenntnis der Gallenwegsanatomie statt, iatrogene Läsionen können somit am Abschluß der Operation lediglich verifiziert werden. Hinzu kommen zusätzlicher materieller und zeitlicher Aufwand, Strahlenbelastung und eine technische Realisierbarkeit im Rahmen der MIC von 75–98% [4, 5, 32, 33, 48].

Zusammenfassend steht dem Chirurgen mit der LIOS ein vertrautes Verfahren zur Verfügung, das die Potenz hat, die bekannten Nachteile der MIC, wie fehlende Palpationsmöglichkeit und zweidimensionale Situsdarstellung, auszugleichen. Entscheidener Vorteil der Sonographie ist dabei die prinzipiell unbegrenzte Wiederholbarkeit zu jedem Operationszeitpunkt, d.h. die Möglichkeit der kontinuierlichen Überprüfung der Gallenwegsanatomie v.a. immer dann, wenn die sichere Identifikation der Strukturen im Operationsgebiet nicht mehr gegeben ist. Zugleich bietet sie dem Operateur die Möglichkeit nach vollzogener Cholezystektomie die Unversehrtheit der extrahepatischen Gallenwege zu überprüfen bzw. iatrogene „major"-Gallenwegsverletzungen nachzuweisen. Da bei der laparoskopischen Cholezystektomie operationstechnisch und somit auch hinsichtlich Gallenwegsverletzungen nur die intraligamentären, d.h. sonographisch sicher beurteilbaren, Abschnitte des DHC relevant sind, verlieren bestehende Schwächen in der sonographischen Darstellung des unmittelbar präpapillären Abschnittes unter diesem Gesichtspunkt an Bedeutung.

CAVE: Bis zum Vorliegen ausreichender klinischer Erfahrung mit der LIOS hinsichlich biliärer Läsionen und unter Berücksichtigung gegenwärtig sonographisch noch nicht nachzuweisender kleinerer Wanddefekte ist, auch aus forensischer Sicht, derzeit bei jedem Verdacht auf Gallenwegsverletzungen ebenso wie bei Gallenwegsdilatationen ohne Steinnachweis eine röntgenologische Abklärung anzustreben.

Eine wichtige Zusatzaussage erlaubt die LIOS mit der Darstellbarkeit der Gefäße, wodurch eine topographische Zuordnung der anatomischen Strukturen im Lig. hepatoduodenale möglich wird. Verlaufsvarianten der Gefäße können so erkannt und bei operationstechnischer Relevanz berücksichtigt, aber auch Gefäßverletzungen erkannt werden.

Während im Schriftum iatrogene Gallenwegsverletzungen durch die IOC selbst belegt sind, ist die LIOS eine nichtinvasive, nebenwirkungsfreie und kontraindikationslose Untersuchungsmethode [2, 5, 35, 47, 56, 61].

LIOS

- **Vorteile**
  - Untersuchung jederzeit reproduzierbar (!), auch nach vollzogener Cholezystektomie.
  - Technisch einfach und schnell durchführbar.
  - Sichere Längsdarstellung des DHC.
  - Darstellung von Gefäßen einschließlich Anomalien topographisch-anatomische Beurteilung aller Strukturen im Lig. hepatoduodenale.
  - Steinnachweis mit hoher Sensitivität/Spezifität.
  - Keine Kontraindikationen.
  - Keine Nebenwirkungen.
- **Nachteile**
  - Sonographische Erfahrung erforderlich.
  - Präpapillärer DHC teilweise nur eingeschränkt zu beurteilen.
  - Aberrierende Gallengänge, Papillenspiel, kleine Wanddefekte unzureichend darstellbar.

6.5 Tumorstaging

6.5.1 Untersuchungstechnik und Normalbefunde

Die Positionierung von Op.-Team und Equipment erfolgen wie unter 6.3 dargestellt. Um eine optimale Übersicht über alle Bereiche des Cavum peritonei zu erzielen, sind Patientenlagerung, Anzahl und Plazierung der Zugangstrokare sowie die Transducerplazierung in Abhängigkeit vom verwendeten Equipment an die individuellen Bedingungen (Befundlokalisation, Adipositas, intraabdominelle Adhäsionen, etc.) zu adaptieren und ggf. intraoperativ zu verändern.

Unabhängig von Organzugehörigkeit und Lokalisation ist die Darstellung eines pathologischen Befundes in mindestens 2 Ebenen obligat und unabdingbare Vorraussetzung einer anatomisch-topographischen Befundzuordnung.

Durch diese Forderung wird auch der Untersuchungsablauf neben dem Zielorgan und der Befundlokalisation wesentlich durch die eingesetzte Sonde determiniert. Bei Verwendung von starren oder nur in einer Richtung flexiblen Sonden wird der Wechsel des Zugangstrokars notwendig, um einen zusätzlichen, nach Möglichkeit um 90° versetzten Organscan zu erhalten. In allen Richtungen flexible Schallsonden gestatten in der Regel eine ausreichende Befundbeurteilung über nur einen Zugang (Abb. 6.1).

Die im folgenden beschriebene Technik bezieht sich auf die Verwendung einer starren Sonde mit in einer Ebene flexiblen Spitze und Schallfrequenzen von 5–7,5 MHz.

Für die sonographische Exploration von rechtem Leberlappen, distalen Magenabschnitten, Pankreaskopf und paraaortaler Region eignet sich ein infraumbilikaler Zugang. Der linke Leberlappen, die oralen Magenabschnitte, z.T. aber auch Antrum, Pankreaskorpus und -schwanz sowie der linke Oberbauch sind oftmals über einen linkslateral gesetzten Trokar besser zu beurteilen.

Bei allen Untersuchungsphasen ist es wichtig, mit dosiertem Druck vorzugehen, der eine ausreichende Ankopplung des Transducers an das zu untersuchende Gewebe gewährleistet, ohne luminäre oder zystische Strukturen zu komprimieren. Um den erforderlichen akustischen Kontakt herzustellen, kann die intraabdominelle Überflutung der Zielorgane und/oder intraluminäre Flüssigkeitsinstillation notwendig werden. Gleichzeitig vermeidet diese „Wasservorlaufstrecke" artefaktbedinge Fehldeutungen durch Nahbereichseinflüsse und verdrängt zwischen den Organen gelegene Luftdepots.

Intraluminäre Luft im Gastrointestinaltrakt verschlechtert die Untersuchungsbedingungen beträchtlich, so daß Endoskopien direkt präoperativ zu vermeiden bzw. intraoperative intraluminale Endoskopien grundsätzlich im Anschluß an die sonographische Exploration durchzuführen sind. Zur Vermeidung von Artefakten sollte die Sonographie ebenfalls vor Entnahme von Biopsien erfolgen.

Problematisch ist gelegentlich die Beurteilung luminärer Strukturen sowie die Differenzierung zwischen Lymphknoten und angeschnittenen Gefäßen. Hier können durch Farbdopplereinsatz Fehlinterpretationen weitestgehend ausgeschlossen werden.

CAVE: Unabdingbar ist eine umfangreiche präoperative Aufklärung des Patienten, die mögliche Zusatzeingriffe, wie notwendige Präparationen zur Schaffung ausreichender Zugänglichkeit, sonographiegestütze Interventionen, aber auch sich ggf. anschließende operativ-therapeutische Eingriffe (z.B. einzeitige Metastasenresektion) beinhalten muß.

6.5.1.1 Untersuchung der Leber

Unabhängig vom Sitz des Primärtumors ist die sonographische Beurteilung der Leber zum Ausschluß okkulter Metastasen fester Bestandteil jedes Tumorstagings.

Eine Ultraschallfrequenz von 5 MHz sichert die notwendige Eindringtiefe, um das Organ bei ausreichender Auflösung vollständig durchzuscannen. Bei direkt sub-

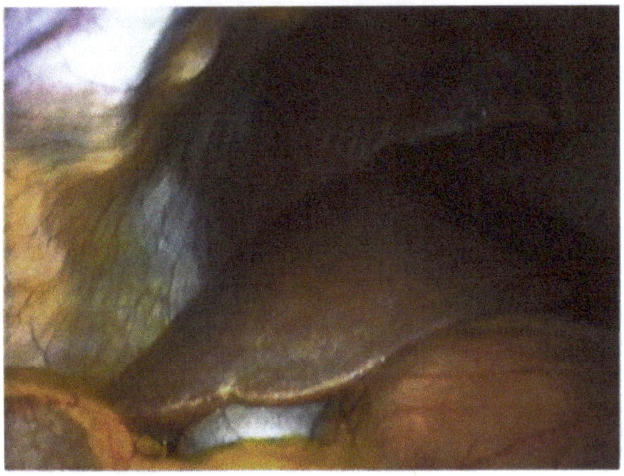

Abbildung 6.33

Zwerchfellnahe Transducerpositionierung zur Darstellung der Leber in kraniokaudaler und ventrodorsaler Richtung

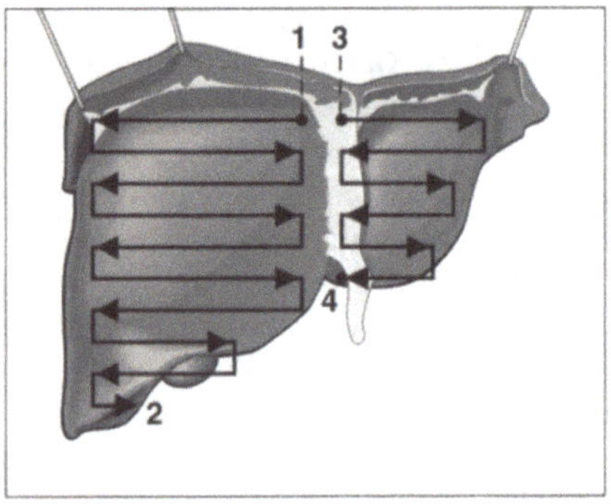

Abbildung 6.34

Standardisierte mäanderförmige Sondenführung zur kompletten Durchmusterung der Leber

kapsulären und damit unmittelbar im Nahfeld liegenden Befunden können höhere Ultraschallfrequenzen (7,5–10 MHz) sinnvoll sein.

Entscheidende Grundlage einer vollständigen Exploration aller Leberabschnitte ist ein standardisierter Untersuchungsgang!

Beginnend mit dem rechten Leberlappen und der Segmente 4a und 4b des „chirurgisch" linken Leberlappens wird der Transducer auf der Facies diaphragmatica so kranial und zwerchfellnah wie möglich aufgesetzt, daß ein Leberscan in kraniokaudaler Richtung möglich wird (Abb. 6.33). Durch kontinuierliche seitliche Bewegungen von medial nach lateral und zurück nach medial (Abb. 6.34) wird die gesamte Breite des rechten Leberlappens einschließlich Segment 4 bis zum Lig. falciforme

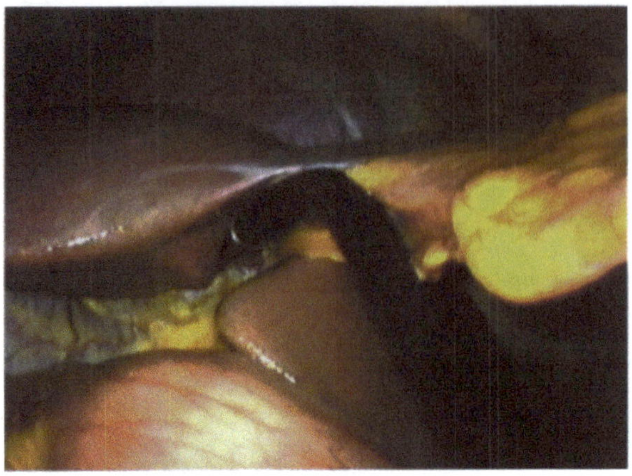

Abbildung 6.35

Positionierung der laparoskopischen Ultraschallsonde auf der Facies visceralis zu Lebersonographie in kaudokranialer und dorsoventraler Richtung

in einer Schicht durchgemustert, wobei der flexible Schallkopf einen permanenten Kontakt an die konvexe Leberoberfläche gestattet. Schrittweises Zurückziehen der Sondenspitze um die Distanz der Scannerkontaktfläche (etwa 3 cm) reiht Schicht an Schicht, bis der kaudale Leberrand erreicht ist (Abb. 6.34). Bei Hepatomegalie oder Verwendung höherfrequenter Sonographiearrays mit inkompletter Durchdringung der Leber (f > 5 MHz), muß der rechte Leberlappen gegebenenfalls zusätzlich von der Facies visceralis in dorsoventraler Richtung untersucht werden (Abb. 6.35).

Nach Wechsel des Zuganges und Einbringen der Sonde über den linkslateralen Trokar wird der linke Leberlappen (Segment 1–3) unter Anwendung der oben beschriebenen Untersuchungstechnik kontinuierlich durchgemustert. Wegen der geringeren Gewebedicke kann dieser Teil des Organs praktisch immer in einem Aspekt komplett durchgescannt werden.

Schlüssel für die anatomisch-topographische Zuordnung fokaler Läsionen und damit der Festlegung ihrer therapeutischen Zugänglichkeit ist die vaskuläre Anatomie der Leber nach Couinaud (s. Abb. 5.4 in Kap. 5).

Neben der Beurteilung der Leber selbst dient v. a. der linke Leberlappen als Schallfenster zur Beurteilung der oberen paraaortalen und parakardialen Region bei der Suche nach vergrößerten Lymphknoten sowie zur Beurteilung von Pankreas- und kardianahen Magenanteilen. Auch das Lig. hepatoduodenale läßt sich vorteilhaft transhepatisch beurteilen (s. 6.4.1; Abb. 6.7–6.9).

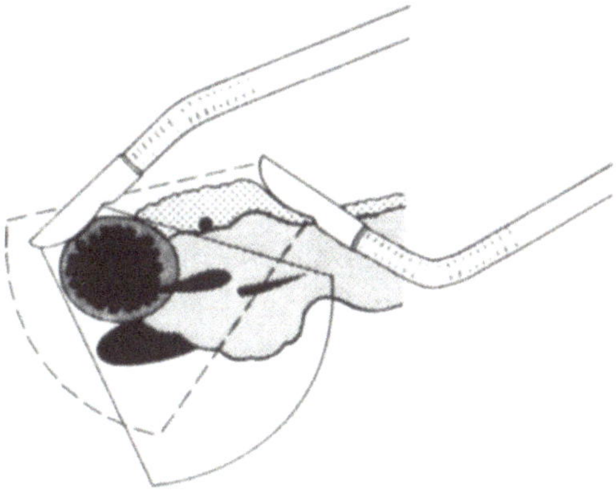

Abbildung 6.36

Sondenplazierung zur sonographischen Darstellung des Pankreaskopfes mit den Möglichkeiten des direkten Auflegens auf den Drüsenkopf bzw. der transduodenalen Darstellung bei entsprechender intraluminaler Flüssigkeitsfüllung des Duodenums. [Nach Staren ED (1997) Ultrasound for the surgeon. Lippincott-Raven, Philadelphia New York, p 241

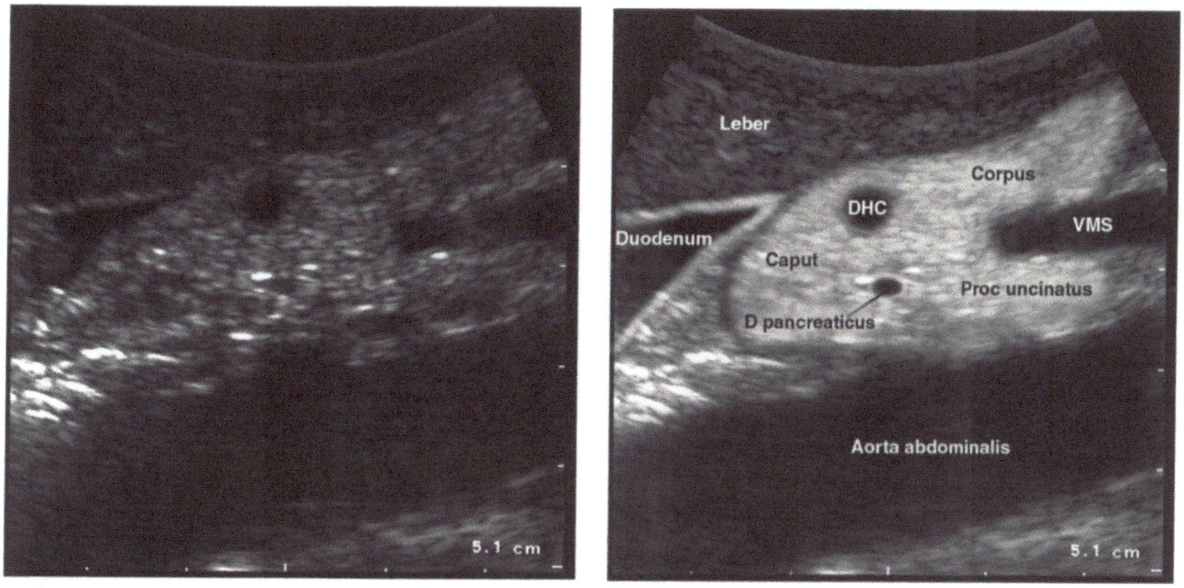

Abbildung 6.37

Sonographische Darstellung von Pankreaskopf einschließlich Processus uncinatus im Längsschnitt

6.5.1.2 Untersuchung der intra- und extrahepatischen Gallenwege

Siehe Abschn. 6.4.1.

6.5.1.3 Untersuchung des Pankreas

Bei Pankreas- und distalen Choledochusmalignomen wird unter Nutzung eines infraumbilikalen Zugangs und 7,5-MHz-Schallfrequenz zunächst durch direktes Auflegen des Tranducers der Drüsenkopf einschließlich Processus uncinatus dargestellt (Abb. 6.36, 6.37). Zugleich wird über diese Sondenposition nach lokalen Lymphknoten gesucht. Der Einsatz des Farbdopplers ermöglicht die Abgrenzung angeschnittener vaskulärer Strukturen (Abb. 6.32). Zur Darstellung der intrapankreatischen Choledochusabschnitte s. Abschn. 6.4.1. Bei Pankreaskopftumoren werden farbdopplergestützt Ductus choledochus und Ductus pancreaticus von in den Tumor einbezogenen Gefäßen abgegrenzt (Abb. 6.38, 6.39).

Pankreaskorpus- und Schwanzabschnitt sind transgastrisch zu beurteilen, wobei der Magen komprimiert

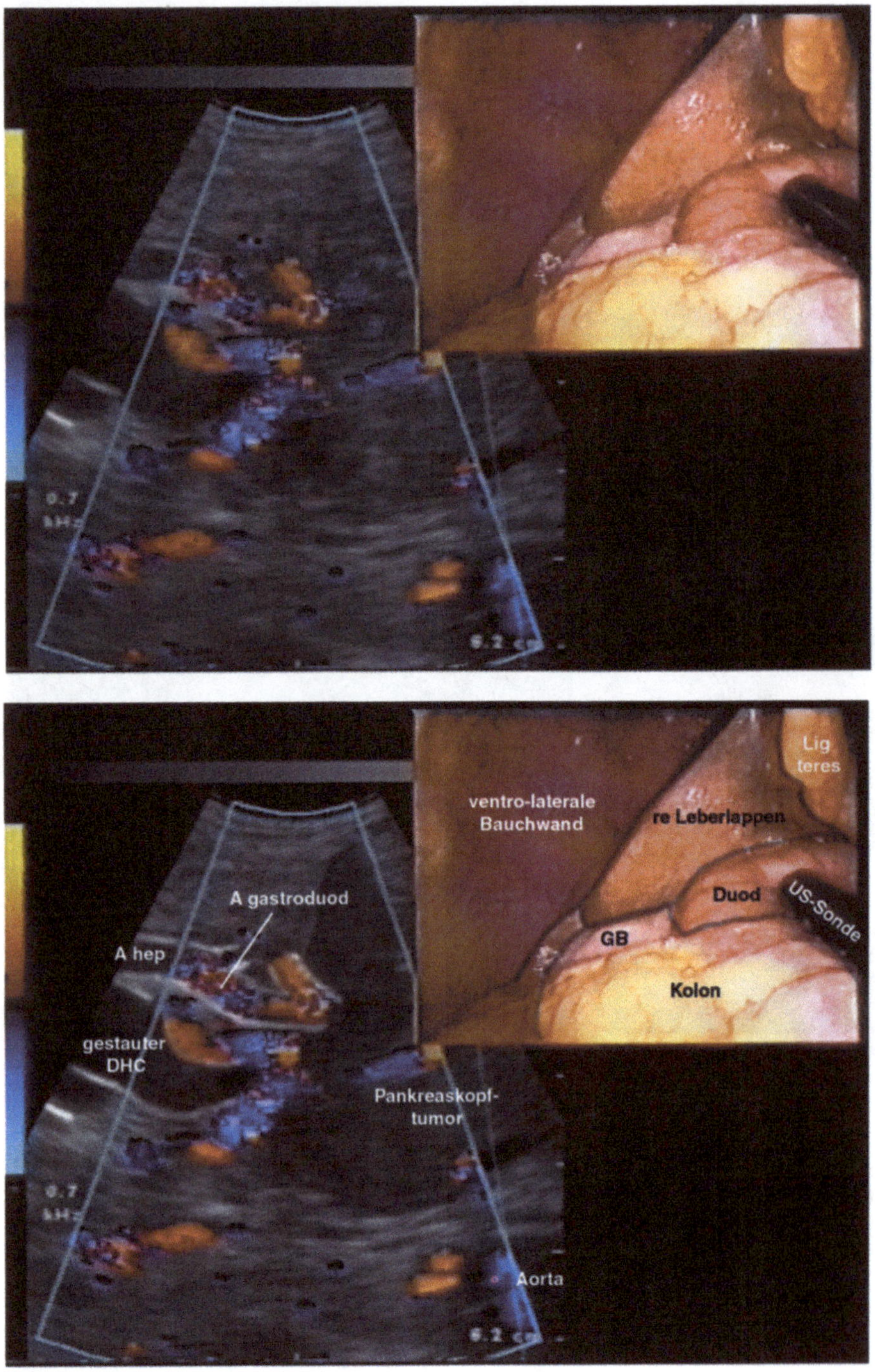

Abbildung 6.38

Pankreaskopftumor mit subtotalem Verschluß des deutlich dilatierten DHC, ausgeprägte peritumoröse Kollateralkreisläufe. Farbdopplersonographisch gelingt die Differenzierung zwischen biliären und vaskulären Strukturen sicher

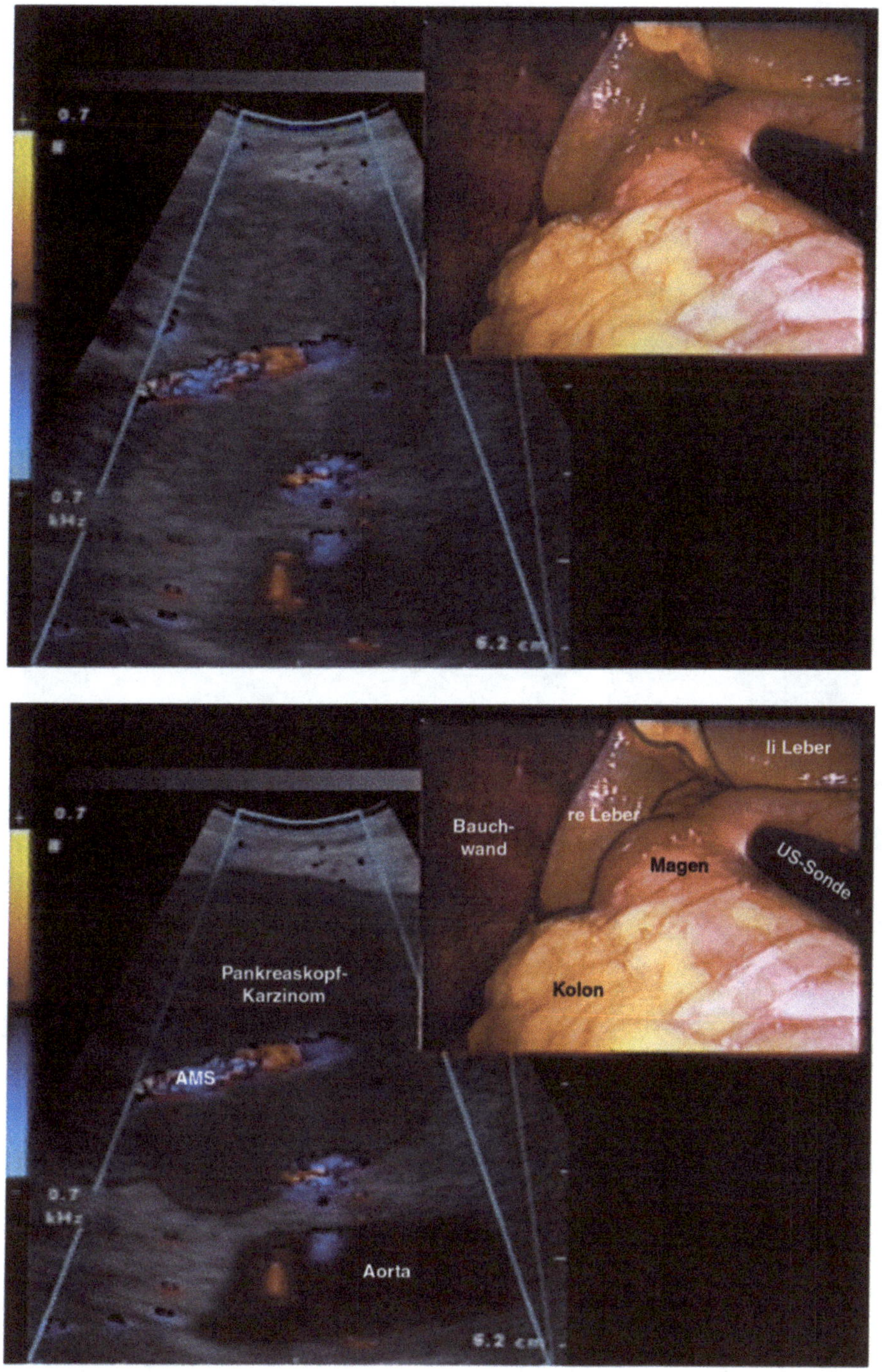

Abbildung 6.39

Pankreaskopftumor mit kompletter Ummauerung der A. mesenterica sup. und hier langstreckiger deutliche Einengung des Gefäßes

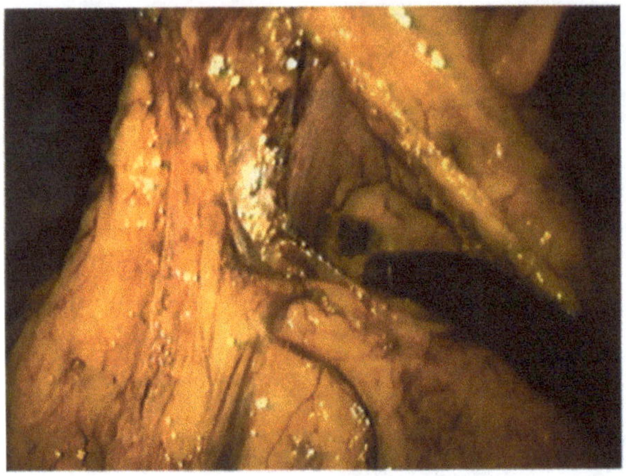

Abbildung 6.40

Abb. 6.40. Position der Ultraschallsonde auf dem Pankreaskorpus bei eröffneter Bursa omentalis mittels Durchtrennung des Lig. gastrocolicum

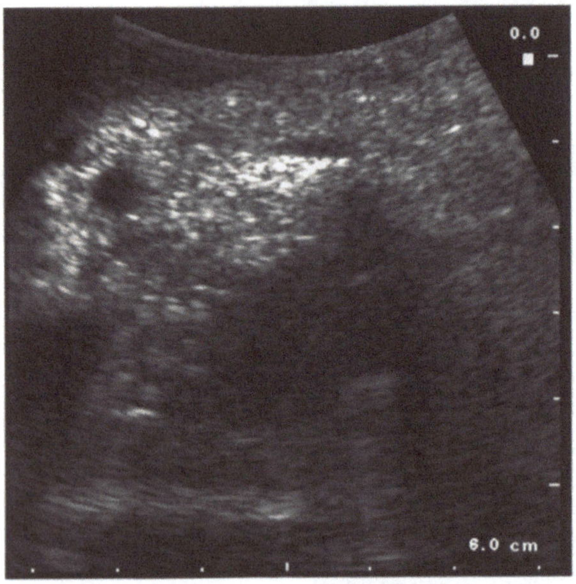

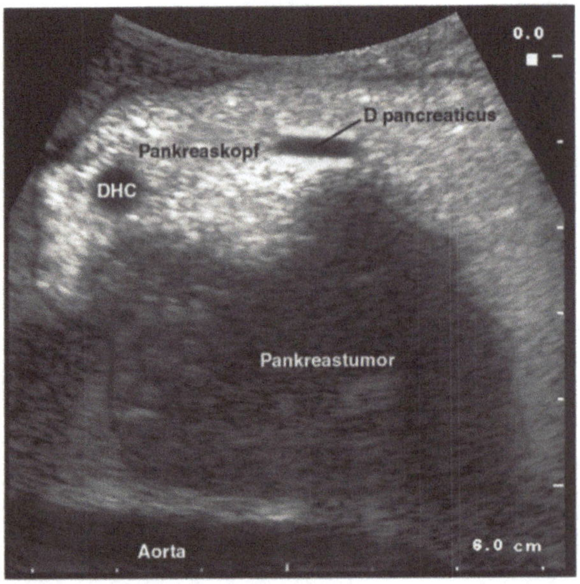

Abbildung 6.41

Korrespondierender Ultraschallbefund zu Abb. 6.40. Darstellung des Pankreaskopf-/-korpus-Übergangs mit einer nach dorsal wachsenden unscharf begrenzten und vom Pankreasparenchym ausgehenden echoarmen Raumforderung. Histologisches Ergebnis: Pankreaskarzinom

oder mit 400–500 ml physiologischer Kochsalzlösung aufgefüllt werden muß. Methodisch sicherer, wenn auch aufwendiger ist die Eröffnung der Bursa omentalis mit direkter Positionierung des Schallkopfes auf der ventralen Pankreasoberfläche. Entfall schallfensterbedingter Artefakte und eine sichere Exploration aller Organabschnitte gewährleisten, unter weitgehender Ausschaltung störender Nahfeldeinflüsse (s. Kap. 1), eine optimale Befundqualität (Abb. 6.40, 6.41).

Im Rahmen bereits publizierter minimal-invasiver Resektionen benigner, insbesondere endokriner Pankreastumoren ist die LIOS eine fast notwendige Voraussetzung zur exakten Befundlokalisation und Festlegung der Resektionsgrenzen (Abb. 6.42).

6.5.1.4 Untersuchung des Magens

Der Magen läßt sich über einen infraumbilikalen oder linkslateralen Zugang unter Verwendung höherer Schallfrequenzen (7–10 MHz) sonographisch beurteilen.

Die intragastrale Instillation von etwa 500 ml physiologischer Kochsalzlösung verbessert die Untersuchungsbedingungen und erleichert die Befundabgrenzung deutlich.

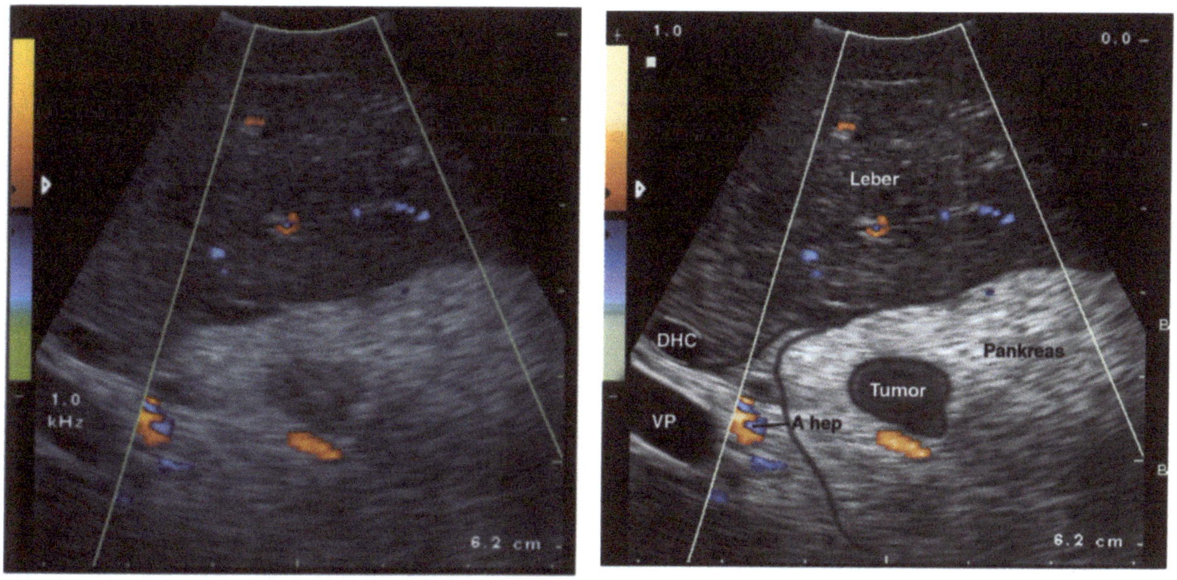

Abbildung 6.42

Echoreiches Pankreas bei Alterslipomatose mit einem im Durchmesser etwa 1 cm großen histologisch gesicherten Insulinom.

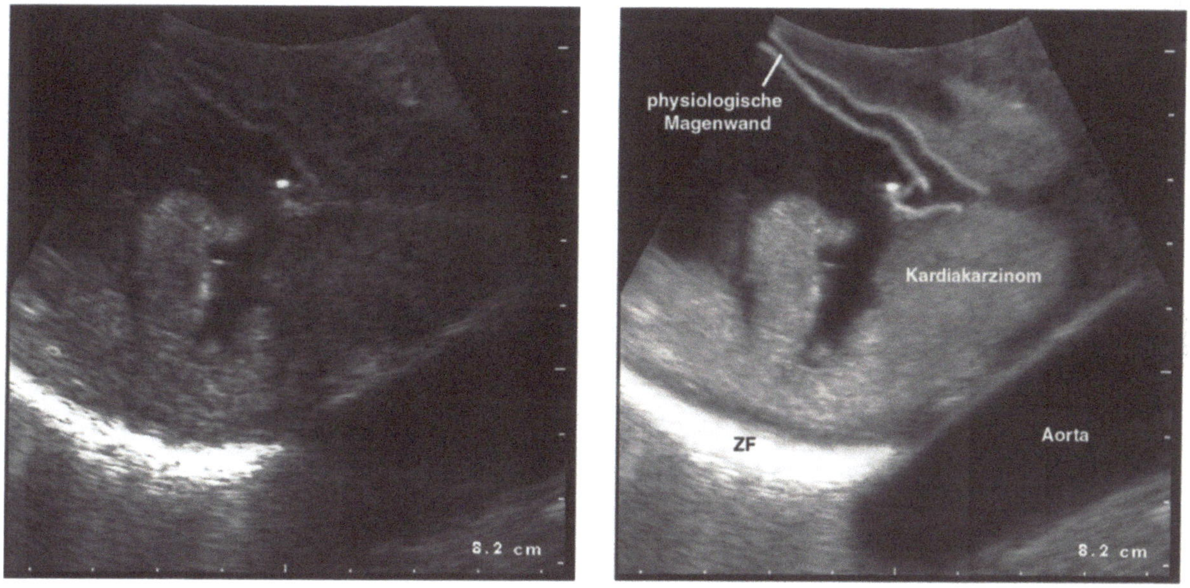

Abbildung 6.43

Magenkarzinom in der Cardiaregion. Beachte den Übergang von der typischen Magenwandschichtung in eine echoarme Wandverbreiterung, die Aorta und Zwerchfell zu respektieren scheint (sonographisch und histologisch: T_3)

Durch langsame von oral nach aboral gerichtete Sondenbewegung wird der Magen komplett durchgemustert. Die Darstellbarkeit der typischen Fünfschichtung der Magenwand, bekannt vom endoluminalen Ultraschall (s. 7.1.3), gestattet Aussagen zur Infiltrationstiefe von Magenmalignomen bis hin zur Penetration in Nachbarorgane (Abb. 6.43). Bewährt hat sich dabei, die Magenhinterwand im anterioren und die Magenvorderwand im posterioren Aspekt (bei eröffneter Bursa omentalis) zu beurteilen, da so die zu beurteilenden Schichten nicht im unmittelbaren Nahfeld liegen. Transgastral lassen sich gleichfalls vergrößerte Lymphknoten im Abstromgebiet des Magens darstellen.

Bezüglich der sonomorphologischen Normalbefunde wird auf die jeweiligen Organkapitel verwiesen.

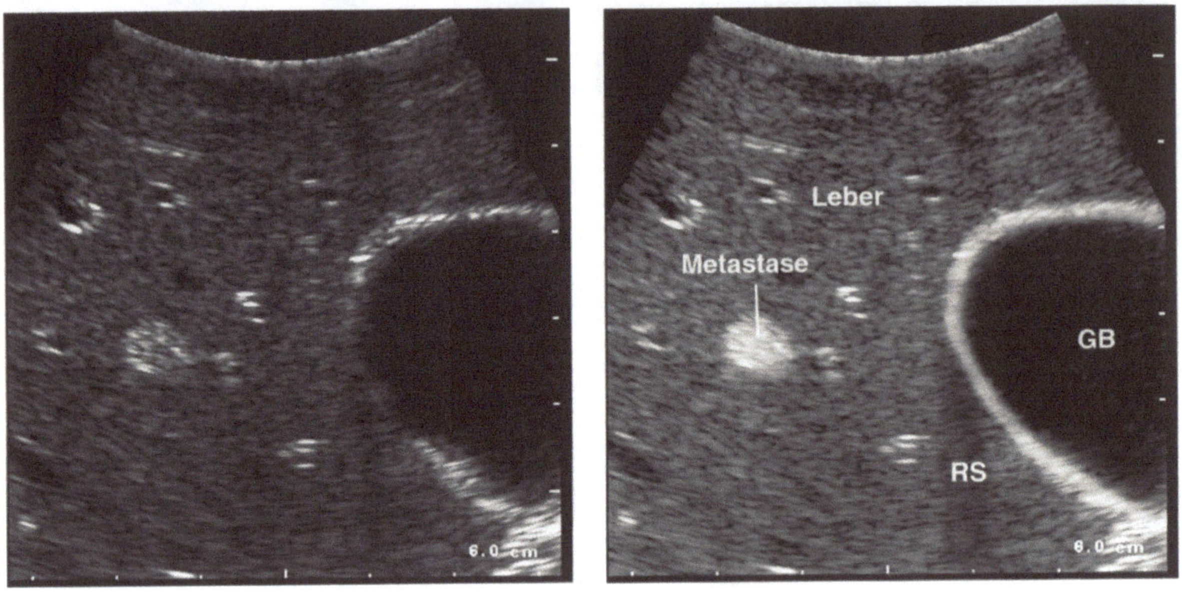

Abbildung 6.44

6 mm große echoreiche fokale Leberläsion. Die sonographiegestützte Punktion (siehe Abb. 6.45) bestätigt den Verdacht einer Metastase bei bekanntem Pankreaskarzinom

6.5.2 Pathologische Befunde

Bedingt durch direkten Organkontakt und unter Verwendung von mindestens 5 MHz-, besser 7,5 MHz-, Schallsonden lassen sich fokale Leberläsionen schon ab einer Größe von 5–6 mm darstellen (Abb. 6.44). Durch Fehlen typischer Malignitätskriterien wie v. a. des Halophänomens kann das sonomorphologische Bild in dieser Größenordnung unspezifischer sein, was die Differentialdiagnose umschriebener Parenchymveränderungen erschwert (s. auch Kap. 2.1.6).

Aufgrund der entscheidenden prognostischen und therapeutischen Bedeutung von Nachweis bzw. Ausschluß okkulter Lebermetastasen ist eine histologische Sicherung in jedem Fall anzustreben. Dieses gelingt lokalisationsabhängig durch sonographiegesteuerte Punktion (Abb. 6.45) und laparoskopische Exzision bzw. Exstirpation. Hinsichtlich Technik und Durchführung sonographiegestützter Punktionen wird auf Kap. 8 („Interventionelle Sonographie") verwiesen.

An dieser Stelle seien nur 2 wichtige Gesichtspunkte genannt. Die Punktion sollte wenn möglich durch gesundes Leberparenchym erfolgen, da punktionsbedingte Blutungen seltener sind und ggf. leichter gestillt werden können. Gleichzeitig ist der Punktionsweg so zu wählen, daß die gesamte Punktionsstrecke im möglicherweise zu resezierenden Lebersegment liegt, um so einer potentiellen Tumorzellverschleppung vorzubeugen. Gelingt dieses nicht mit der erforderlichen Sicherheit, was v. a. bei weit dorsaler Lage der Läsion nicht selten ist, kann eine Laparotomie mit ausgedehnter Mobilisation der Leber erforderlich werden. Bei positiver Schnellschnittuntersuchung und gegebener lokaler wie allgemeiner Operabilität erfolgt die einzeitige Metastasenresektion.

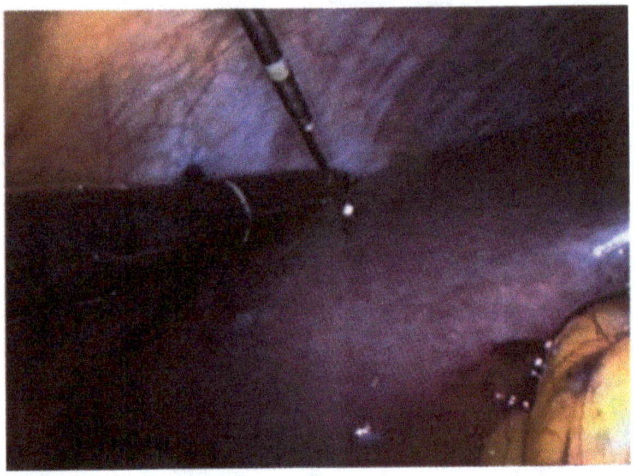

Abbildung 6.45

Laparoskopisch sonographisch gestützte Punktion einer fokalen Leberläsion (siehe Abb. 6.44) zur Histologiegewinnung

Zur Einschätzung der Resektabilität ist neben der exakten Segmentzuordnung die Beziehung zu den vaskulären Leberstrukturen abzuklären. Daraus erklärt sich die Notwendigkeit der kompletten Darstellung von Le-

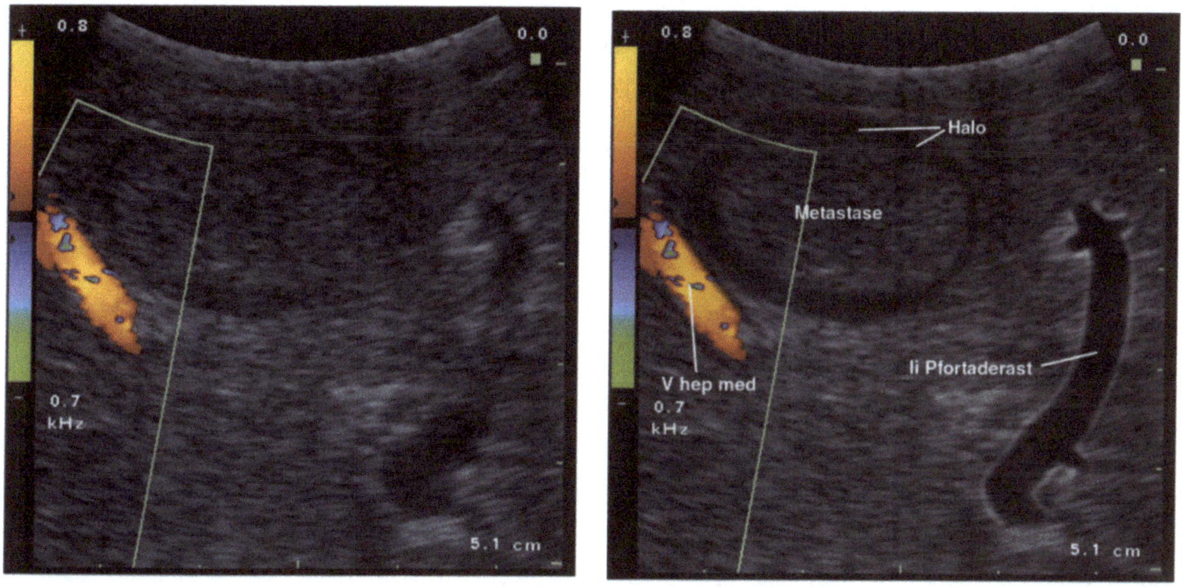

Abbildung 6.46

Zum umgebenden Lebergewebe nahezu echogleiche Lebermetastase mit diskretem Halophänomen eines kolorektalen Karzinoms. In der farbkodierten Flußdarstellung zeigt sich, daß die Lebervene respektiert wird, so daß eine segmentgerechte Resektion möglich wurde

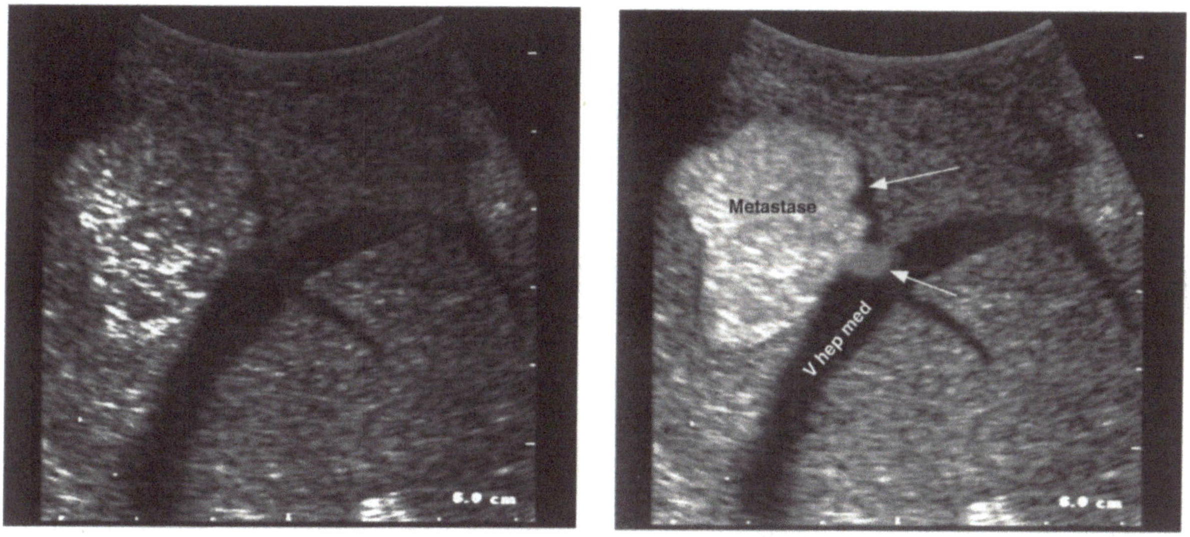

Abbildung 6.47

Echoreiche Lebermetastase bei Kolonkarzinom mit Einbruch (*Pfeile*) in die mittlere Lebervene; Notwendigkeit zur erweiterten Resektion

bervenen und Portalgefäßen. Grenzt der Tumor an therapierelevante Gefäße, z.B. die mittlere Lebervene, ist die sonographische Differenzierung zwischen Verdrängung oder Infiltration anzustreben, um so Resektionsausmaß und Sicherheitsabstände präoperativ exakt festlegen zu können (Abb. 6.46, 6.47). In diesem Zusammenhang ist der Leberpforte besondere Aufmerksamkeit zu widmen, um frustane Eingriffe ohne Patientenbenefit zu vermeiden.

Eine erhebliche Therapierelevanz kommt der Darstellung und Lokalisation von Lymphomen zu. Beispielhaft genannt sei der Nachweis metastatisch befallener Lymphknoten im Dünndarmmesenterium beim Magenkarzinom (N12), der definitionsgemäß bereits einer Fernmetastasierung (M_{Lymph}) entspricht, so daß trotz gegebener lokaler Resektabilität die primäre Gastrektomie keine Kuration mehr erbringen kann [46]. Entsprechend sollten sowohl die spezifischen Lymphabstrom-

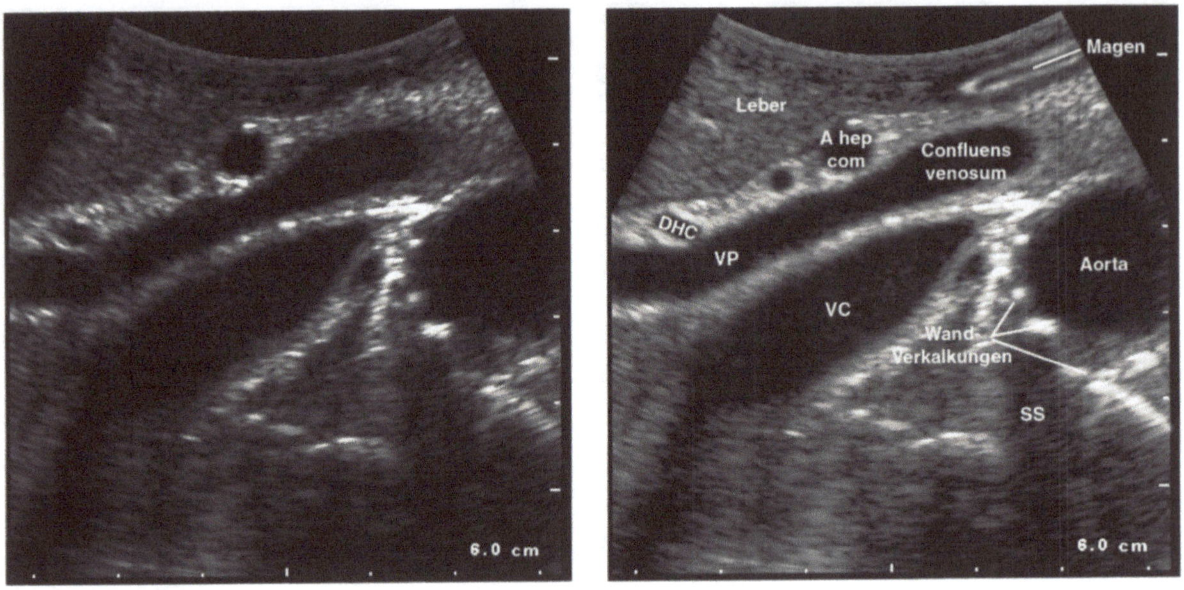

Abbildung 6.48

Sonographische Darstellung der paraaortalen und parakavalen Region sowie des Lig. hepatoduodenale bei der Suche nach Lymphknoten im Rahmen des laparoskopisch-sonographischen Tumorstagings

gebiete als auch die parakavale und paraaortale Region bei jedem Tumorstaging nach vergrößerten Lymphknoten abgescannt werden (Abb. 6.48).

Nichtreaktiv veränderte Lymphknoten sind vom umgebenen Binde- und Fettgewebe praktisch nicht abgrenzbar. Größenzunahme (>10 mm), Veränderung von Form (spindelig oval bis rund) und Echogenität (isoechogen zur Umgebung zunehmend echoarm) sprechen für eine Aktivierung des immunologischen Gewebes. Da Benignitätskriterien („Hilusfettzeichen", „zentral beginnende Lymphknotenverfettung") im Abdominalbereich nur selten nachweisbar sind und eindeutige Malignitätskriterien fehlen, ist auch für den Erfahrenen eine sichere Differenzierung zwischen entzündlicher Mitreaktion (**Cave:** peritumoröse Entzündung) und metastatischem Befall schwierig und im Einzelfall unmöglich [30, 54]. Allgemein gilt, je runder und echoärmer das Lymphom imponiert, je wahrscheinlicher ist eine Lymphknotenmetastase [54] (Abb. 6.32). Allerdings sind echoreiche, aber auch echofreie Transformationen ebenso beschrieben [20, 21].

> Im Zweifelsfall sollte die diagnostische Exstirpation mit intraoperativer histologischer Schnellschnittuntersuchung Klarheit schaffen.

Hinsichtlich der ausführlichen Pathologie der aufgeführten Organe wird auf die entsprechenden Organkapitel sowie Kap. 5 „Intraoperative Sonographie") verwiesen.

6.5.3. Gegenwärtige Ergebnisse und Methodenbewertung

Nach Diagnosesicherung kommt der möglichst exakten Erfassung des Tumorstadiums für die weitere Therapieplanung größte Bedeutung zu. Einerseits können v. a. bei fortgeschrittenem Tumorleiden stadiengerecht neoadjuvante Therapiekonzepte mit dem Ziel, eine sekundäre Operabilität (R0-Resektion) zu erreichen, initiiert werden. Andererseits lassen sich unnötige und mit einer nicht unerheblichen Morbidität und Mortalität verbundene Explorativlaparotomien weitgehend vermeiden [19, 57]. Wenn erforderlich kann zudem ein möglichst minimal belastender Palliativeingriff angeschlossen werden.

Aufgrund der unbefriedigenden Ergebnisse des präoperativen Tumorstagings unter alleiniger Anwendung der konventionellen bildgebenden Diagnostik, die lediglich eine Aussagegenauigkeit von 60–80 % erreicht [25, 26, 45], befindet sich die diagnostische Staginglaparoskopie einschließlich intraoperativer Sonographie gegenwärtig in Evaluation.

Bisher vorliegende Daten stimmen optimistisch, sind aber bezogen auf einzelne Organtumoren noch spärlich und nicht ausreichend valide. Die durch Laparoskopie und laparoskopischen Ultraschall gewonnenen zusätzlichen Informationen beeinflussen in bis zu 45 % [22] das weitere therapeutische Konzept. Bei 144 im Rahmen der Staginglaparoskopie zusätzlich intraoperativ sonographierter Patienten wurden in 30 Fällen (20,8 %) präope-

Tabelle 6.2. Ergebnisse der Staginglaparoskopie bei Einsatz der LIOS

Autor	Patienten	Lokalisation (n)	Laparoskopie des Tumors	Zusätzlich laparoskopischer Ultraschall	Änderung des Tumorstadiums
Weiner et al. 1995 [59]	28	Ösophagus (n = 9), Magen (n = 16), Pankreas (n = 3)	28	28 (= 100%)	7 (25%) anschließend höheres Stadium
John et al. 1995 [26]	40	Pankreaskarzinom und periampulläres Karzinom	40	38	20 (53%) Änderung des Tumorstadiums
Gouma et al. 1996 [16]	173	Ösophagus und Kardia (56), Pankreaskopf (73), Leber und Gallenblase (44)	56 73 43	55 72 43	9 (17%) anschließend höheres Stadium, 21 anschließend höheres Stadium, 21 anschließend höheres Stadium
Bemelman et al. 1995 [3]	73	Ampulle (13), Pankreaskopf (60)	72	70 (aussagekräftig)	16 Nachweis von Lebermetastasen, davon: 4 durch Laparoskopie, 6 nur durch LUS (8,5%), 3 durch Kombination
Hünerbein et al. 1998 [22]	389	verschieden 131 mit Magenkarzinom	389	144	42 (29%) nur durch LIOS, in 45% der Fälle Änderung des therapeutischen Vorgehens

rativ nicht erkannte Hinweise für ein fortgeschrittenes Tumorleiden aufgedeckt (Lebermetastasen, Lymphknotenmetastasen bzw. lokal irresektabler Tumor) und 12mal (8,3%) präoperativ als maligne klassifizierte Befunde als benigne erkannt [22].

Leider ist den meisten Studien nicht exakt zu entnehmen, ob die erhobenen Befunde durch die Sonographie per se oder aber bereits durch die Laparoskopie diagnostiziert wurden.

John et al. berichten bei Pankreas- und periampullären Karzinomen über eine Therapieänderung in immerhin 25% basierend auf der zusätzlichen Sonographie gegenüber der alleinigen diagnostischen Laparoskopie [26]. Eine Aufstellung bisher vorliegender Ergebnisse findet sich in Tabelle 6.2.

Ob sich zusätzlich erhobene Befunde und die häufig exaktere Stadienzuordnung auch in besseren Therapieergebnissen niederschlägt, wird gegenwärtig noch kontrovers beurteilt. Der Einfluß minimal-invasiver Therapieverfahren einschließlich Staginglaparoskopie auf Tumorbiologie und Tumorzellverschleppung (Bildung von Trokarmetastasen!) wird derzeit ebenso intensiv diskutiert wie experimentell und klinisch untersucht, so daß schon bald mit aussagekräftigeren Ergebnissen zu rechnen ist.

Abschließend sollte noch einmal betont werden, daß die intraoperative Sonographie – aufgrund der unmittelbaren therapeutischen Relevanz erhobener Ultraschallbefunde – dem auch mit der konventionellen intraoperativen Sonographie Erfahrenen vorbehalten sein sollte. Nur so ist die Gewähr einer korrekten Interpretation laparoskopisch-sonographischer Befunde und Phänomene gegeben.

Die intraoperative Sonographie kann Nachteile der Laparoskopie, wie Verlust der taktilen Sensibilität und zweidimensionale Situsdarstellung, teilweise kompensieren und eine Reihe zusätzlicher Hinweise liefern (z. B. Bezug zu Gefäßen, ...). Mit zunehmender Erfahrung des laparoskopischen Operateurs wird sich deshalb die LIOS zu einem obligaten, die intraoperative Präparation und Entscheidungsfindung unterstützenden Hilfsmittel entwickeln.

Literatur

1. Andren-Sandberg A, Alinder G, Bengmark S (1984) Accidental lesions of the common bile duct at cholecystectomy. Pre- and perioperative factors of importance. Ann Surg 3: 328–332
2. Barteau JA, Castro D, Arregui ME, Tetik C (1995/1996) A comparison of intraoperative ultrasound vs. cholangiography in the evaluation of the common bile duct during laparoscopic cholecystectomy. Surg Endosc 9: 490–496 (1995) and The author replies in: Surg Endosc 10: 363 (1996)
3. Bemelman WA, DeWitt LT, Van Delden OM et al. (1995) Diagnostic laparoscopy combined with laparoscopic ultrasonography in staging of cancer of the pancreatic head region. Br J Surg 82: 820–824
4. Birth M, Carroll BJ, Delinikolas K, Eichler M, Weiser H-F(1996) Recognition of laparoscopic bile duct injuries by intraoperative ultrasonography. Surg Endosc 10: 794–797
5. Birth M, Delinikolas K, Klärner HG, Weiser H-F (1994) Laparoskopische Ultraschalldiagnostik der Gallenwege – eine Alternative zur intraoperativen Cholangiographie? Min Inv Chir 4: 162–168
6. Birth M, Ehlers KU, Delinikolas K, Weiser H-F(1998) Prospective randomized comparison of laparoscopic ultrasonography using a flexible-tip ultrasound probe and intraoperative dynamic cholangiography during laparoscopic cholecystectomy. Surg Endosc 12: 30–36
7. Birth M, Janzen U, Brugmans F, Eichler M, Weiser H-F (1998) Laparoscopic ultrasonography reliably visualizes bile duct injuries. Results of a blind randomized study. Br J Surg 85 (Suppl 2): 53
8. Birth M, Janzen U, Brugmans F, Weiser H-F (1998) Vasculary injuries within the hepatoduodenal ligament – recognition by laparoscopic color-Doppler ultrasound (LCDU). Surg Endosc 12: 494
9. Birth M, Niggemann L, Weiser H-F (1998) Sonographieren oder cholangiographieren? Ein Kostenvergleich der intraoperativen Gallengangsdiagnostik im Rahmen der laparoskopischen Cholezystektomie. Min Invas Chir 7: 26–28
10. Carroll BJ, Birth M, Phillips EH (1998) Common bile duct injuries that result in litigation. Surg Endosc 12: 310–314
11. Castro D, Arregui M E, Brueggemann A (1995) Laparoscopic ultrasound: principles and techniques. In: Arregui ME, Fitzgibbons RJ Jr, Katkhouda N, McKernan JB, Reich H (eds) Principles of laparoscopic surgery. Springer, Berlin Heidelberg New York Tokio, pp 489–505
12. Deziel DJ, Millikan KW, Economou SG, Doolas A, Ko ST, Airan MC (1993) Complications of laparoscopic cholecystectomy: a national survey of 4,292 hospitals and an analysis of 77,604 cases. Am J Surg 165/1: 9–14
13. Frank K, Bliesze H, Beck K, Hammes P, Linhart P (1983) Laparoskopische Sonographie. Eine neue Dimension in der Diagnostik innerer Organe. Dtsch Med Wochenschr 108/23: 902–904
14. Fruhwirth J, Koch G, Mischinger HJ, Werkgartner G, Tesch NP (1997) Vascular complications in minimally invasive surgery. Surg Laparosc Endosc 7/3: 251–254
15. Goletti O, Buccianti P, Decanini L et al. (1994) Intraoperative sonography of biliary tree during laparoscopic cholecystectomy. Surg Laparosc Endosc 4: 9–12
16. Gouma DJ, DeWit LT, Nieveen Van Dijkum E., Van Delden et al. (1996) Laparoscopic Ultrasonography for staging of gastrointestinal malignancy. Scand J Gastroenterol 31 (Suppl 218): 43–49
17. Greig TD, John TG, Mahadaven M, Garden OJ (1994) Laparoscopic ultrasonography in the evaluation of biliary tree during laparoscopic cholecystectomy. Br J Surg 81: 1202–1206
18. Halasz NA (1991) Cholecystectomy and hepatic artery injury. Arch Surg 126: 137–138
19. Halliss MT, Allum WH, Roginsky C, Fielding JWL (1988) Palliative surgery for gastric cancer. Cancer 62: 440–444
20. Herzog, P, Braun, B, Schwerk WB (1989) Infradiaphragmale Lymphknoten. In: Braun B, Günther R, Schwerk WB (Hrsg) Ultraschalldiagnostik.Lehrbuch und Atlas. Ecomed, Landsberg (7. Ergänzungslieferung. III-1.6 S: 3)
21. Hillmann, BJ, Haber, K (1980) Echographic characteristics of malignant lymph nodes. J Clin Ultrasound 8: 213
22. Hünerbein M, Rau B, Hohenberger P, Schlag PM (1998) The role of staging laparoscopy for multimodal therapy of gastrountestinal cancer. Surg Endosc 12/7: 921–925
23. Jakimowicz JJ (1991) Intraoperative and postoperative biliary endoscopy: intraoperative ultrasonography and sonography during laparoscopic cholecystectomy. Probl Gen Surg 8: 442–457
24. Jakimowicz JJ (1993) Review: Intraoperative ultrasonography during minimal access surgery. J R Coll Surg Edinb 38: 231–238
25. John TG, Greig DJ, Crosbie Jl, Garden OJ (1994) Superior staging of liver tumors with laparoscopy and laparoscopic ultrasound. Ann Surg 220: 711
26. John TG, Greig JD, Carter DC, Garden OJ (1995) Carcinoma of the pancreatic head and periampullary region. Tumor staging with laparoscopy and laparoscopic ultrasonography. Ann Surg 221: 156–164
27. Machi J, Sigel B, Zaren A et al. (1993) Technique of ultrasound examination during laparoscopic cholecystectomy. Surg Endosc 7: 544–549
28. Madariaga JR, Dodson SF, Selby R, Todo S, Iwatsuki S, Starzl TE (1994) Corrective treatment and anatomic considerations for laparoscopic cholecystectomy injuries. J Am Coll Surg 179/3: 321–5
29. Majno PE, Pretre R, Mentha G, Morel P (1996) Operative injury to the hepatic artery. Arch Surg 131: 211–215
30. Marchal G, Oyen R, Verschakelen J, Baert AL, Stessens RC (1985) Sonographic appearance of normal lymph nodes. J Ultrasound Med 4: 417
31. Mc Mahon AJ, Fullarton G, Baxter JN, O'Dwyer PJ (1995) Bile duct injury and bile leakage in laparoscopic cholecystectomy. Br J Surg 82: 307–313
32. Mellulis M, Birth M, Weiser H-F (1995) Laparoskopische Cholezystektomie: Aktuelle Empfehlungen zur prä- und intraoperativen Diagnostik und unmittelbare operative Konsequenzen. Chir Gastroenterol 11: 203–208
33. Meyers WC (The Southern Surgeons Club) (1991) A prospective study of 1518 laparoscopic cholecystectomies. N Engl J Med 16: 1073–1078
34. Millis MJ, Tompkins RK, Zinner M J, Longmire W P, Roslyn JJ (1992) Managment of bile duct strictures. An evolving strategy. Arch Surg 127: 1077–1084
35. Morgenstern L, McGrath MF, Carroll BJ, Paz-Partlow M, Berci G (1996) Continuing hazards of the learning curve in laparoscopic cholecystectomy. Am J Surg 61: 914–918
36. Mossa AR, Mayer AD, Stabile B (1990) Iatrogenic injury to the bile duct. Who, how, where? Arch Surg 125: 1028–1030
37. Nahrwald DL (1991) Chronic cholecystitis and cholelithiasis. In: Sabiston DC (ed) Textbook of surgery. Saunders, Philadelphia, pp 1057–1063
38. Nakayama F, Koga A (1984) Hepatolithiasis: Present status. World J Surg 8: 9–14

39. Ohta Y, Fujiwara K, Sato Y, Niwa H, Oka H (1983) New ultrasonic laparoscope for diagnosis of intraabdominal diseases. Gastrointest Endosc 29: 289–294
40. Okita K, Kodama T, Oda M, Takemoto T (1984) Laparoscopic ultrasonography. Diagnosis of liver and pancreatic cancer. Scand J Gastroenterol 19: 91–100
41. Olsen DO (1997) Bile duct injuries during laparoscopic cholecystectomy. Surg Endosc 11: 133–138
42. Orda R, Sayfan J, Levy Y (1994) Routine laparoscopic ultrasonography in biliary surgery. Endosc Surg 8: 1239–1242
43. Pietrabissa A, Di Candio G, Giulianotti PC, Shimi SM, Cuschieri A (1995) Comparative evaluation of contact ultrasonography and transcystic cholangiography during laparoscopic cholecystectomy: A prospective study. Arch Surg 130: 110–1114
44. Ramachandra B, Kolachalam, JW, Arregui ME, Wegner ME (1997) The role of laparoscopic ultrasound in minimally invasive surgery In: Staren ED (ed) Ultrasound for the surgeon. Lippincott-Raven, Philadelphia, pp 259–269
45. Rau B, Hühnerbein M, Schlag PM (1995) Laparoskopie und Endosonographie als Staginguntersuchung bei Tumoren des oberen Gastrointestinaltraktes. Zentralbl Chir 120: 346–349
46. Roder JD, Böttcher K, Siewert JR, Busch R, Hermanek P, Meyer HJ (1993) German gastric Carcinoma study group. Prognostic factors in gastric Carcinoma. Results of the German Gastric Carcinoma Study 1992. Cancer 72: 2089–2097
47. Röthlin M, Schlumpf R, Largiader F (1991) Die Technik der intraoperativen Sonographie bei der laparoskopischen Cholezystektomie. Chirurg 62: 899–901
48. Röthlin M (1995) Laparoscopic ultrasound of the biliary tree. In: Arregui ME, Fitzgibbons RJ, Katkhouda N, McKernan JB, Reich H (eds) Principles of laparoscopic surgery. Springer, New York Heidelberg Berlin, pp 113–128
49. Röthlin M, Schöb O, Schlumpf R, Largiader F (1996) Laparoscopic ultrasonography during cholecystectomy. Br J Surg 83: 1512–1516
50. Schenk WG, McDonald JC, McDonald K, Drapanas T (1962) Direct measurement of hepatic blood flow in surgical patients: with related observations on hepatic flow dynamics in experimental animals. Ann Surg 156: 463–471
51. Seymore I, Schwartz S, (1989) The Liver. In: Schwartz S, Shires T, Spencer F (eds) Principles of surgery, 5th edn. McGraw-Hill, New York St. Louis, pp 1327–1379
52. Shea JA, Healey MJ, Berlin JA et al. (1996) Mortality and complications associated with laparoscopic cholecystectomy. Ann Surg 5: 609–620
53. Siewert JR, Ungeheuer A, Feussner H (1994) Gallenwegsläsionen bei laparoskopischer Cholezystektomie. Chirurg 65: 748–757
54. Smeets AJ, Zonderland, HM, Van der Voorde, F, Lameris JS (1990) Evaluation of abdominal lymph nodes by ultrasound. J Ultrasound Med 9: 325
55. Stiegmann GV, Soper NJ, Filipi CJ, McIntyre RC, Callery MP, Cordova JF (1995) Laparoscopic ultrasonography as compared with static or dynamic cholangiography at laparoscopic cholecystectomy. A prospective multicenter trial. Surg Endosc 9: 1269–1273
56. Strasberg SM, Hertl M, Soper NJ (1995) An analysis of the problem of biliary injury during laparoscopic cholecystectomy. J Am Coll Surg 180: 101–125
57. Viste A, Haugstvedt T, Eide E, Soreido O (1988) Postoperative complications and mortality after surgery for gastric cancer. Ann Surg 207: 7–13
58. Wachsberg RH (1994) Respiratory variation of extrahepatic bile duct diameter during ultrasonography. J Ultrasound Med 13: 617–621
59. Weiner R, Winterberg U, Bockhorn H (1995) Laparoskopisches Staging bei gastrointestinalen Tumoren. Zentralbl Chir 120: 350–352
60. Wei Zhang MD, Hai-Ou Niu MD, Guang-Wu Zhao MD et al. (1996) Use of Intraoperative Ultrasonography during Hepatolithectomy. World J Surg 20: 50–54
61. White TT, Hart MJ (1985) Cholangiography and small duct injury. Am J Surg 149: 640–643
62. Wieden TE, Abousaidy F, Leoro G, Weiser HF (1992) Laparoskopische Cholezystektomie – Stellenwert der intraoperativen Cholangiographie. Min Invas Chir 1: 86–92
63. Yamakawa K, Naito S, Azuma K (1958) Laparoscopic diagnosis of the intraabdominal organs. Jpn J Gastroenterol 55: 741–747
64. Yamamoto M, Stiegmann GV, Durham J et al. (1993) Laparoscopy-guided intracorporeal ultrasound accurately delineates hepatobiliary anatomy. Surg Endosc 7: 325–330
65. Yamashita Y, Kurohiji T, Kimitsuki H et al. (1991) A clinical experience of intraoperative ultrasound at laparoscopic cholecystectomy. Rinsho to Kenkyu (Jpn) 68: 3497–3502

KAPITEL 7

Endoluminale und endorektale Sonographie

7

M. KRAUS, M. BIRTH UND H. P. BRUCH
U. HILDEBRANDT

7.1 Endoluminale Sonographie

M. KRAUS, M. BIRTH UND H.P. BRUCH

7.1.1 Oberer Gastrointestinaltrakt

7.1.1.1 Einleitung

Mit der intraluminalen Sonographie steht ein die Endoskopie in hervorragender Weise ergänzendes, bildgebendes Verfahren zur Verfügung.

Pathologische Befunde auf Schleimhautniveau oder im Nahbereich eines endoskopisch zugänglichen Hohlorgans können durch hochauflösende Ultraschallgeräte weiter spezifiziert werden. Mit der flexiblen Endosonographie (ES), insbesondere mit der Entwicklung von Minisonden, eröffnet sich eine Vielfalt diagnostischer Möglichkeiten, deren klinische Relevanz zum gegenwärtigen Zeitpunkt allerdings nur für eine eng begrenzte Anzahl viszeralchirurgischer Krankheitsbilder belegt ist.

Standort einer Endosonographieanlage ist die chirurgische bzw. gastroenterologische Endoskopieeinheit. Dies erklärt sich aus der Tatsache, daß die Endosonographie zur suffizienten Befunderhebung perfektes endo-

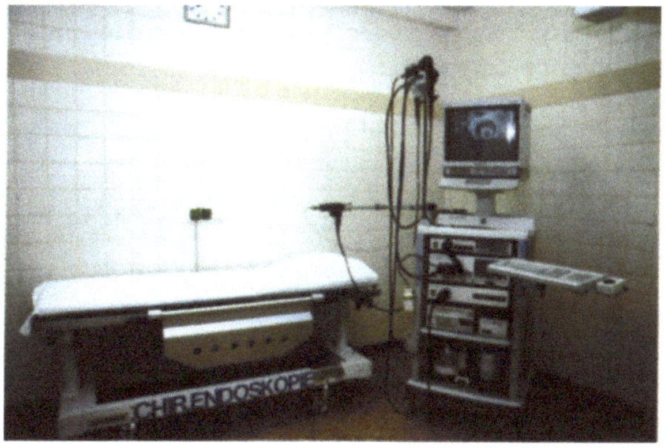

Abbildung 7.1

Kompletter Endosonographiearbeitsplatz

skopisches Knowhow voraussetzt und die Geräteaufbereitung nach dem hygienischen Standard für tauchbare, flexible Endoskope erfolgen muß (Abb. 7.1).

7.1.1.2 Gerätetechnik und standardisierter Untersuchungsgang

Für die Durchführung der intraluminalen flexiblen ES stehen dem Untersucher derzeit 2 Sonden-/Gerätetypen zur Verfügung:

1. **Radialscanner** mit einem in der Regel zirkulären *sonographischen Blickfeld* von 360°, welches *quer zur Endoskoplängsachse* liegt (Abb. 7.2).
2. **Konvex- oder Linearscanner** mit einem *parallel zur Längsachse* des Endoskops ausgerichteten Blickfeld (Abb. 7.3).

Vorteile des radiären Scanners liegen in der zirkulären Gesamtdarstellung eines gastrointestinalen Wandschnitts, einschließlich der umliegenden Organe, so daß eine bessere Orientierung und Übersichtlichkeit gegeben ist. Nachteile liegen in der, aufgrund des mechanischen Rotorprinzips erhöhten Störanfälligkeit sowie insbesondere in der Tatsache, daß eine ultraschallgestützte Punktion *unter Sicht* schlecht möglich ist, da die sonographische Schnittebene quer zum Punktionsweg verläuft. Auch die Integration eines Dopplers in den mechanischen Scanner erscheint technisch nicht möglich.

Mit Konvex-/Linearscannern ist die anatomische Orientierung aufgrund des mit 90°–150° eingeschränkten Blickfeldes bei geringerer Übersichtlichkeit deutlich anspruchsvoller. Allerdings ermöglichen sie die Durchführung einer Feinnadelaspirationszytologie unter Ultraschallsicht, auch durch die Wand des Gastrointestinaltrakts. Der fakultative Einsatz der farbkodierten Duplexsonographie kann für die Entscheidungsfindung im Einzelfall sehr hilfreich sein, insbesondere bei der Beurteilbarkeit von Gefäßvarianten, ösophagealer oder gastraler Varizen bzw. Kollateralvenen bei Patienten mit portaler Hypertension oder einer möglichen Gefäßinfiltration tumoröser Prozesse.

In der Praxis hat sich allerdings gezeigt, daß die Durchführung der Punktion bei einer festeren Gewebekonsistenz rasch an ihre Grenzen stößt, da eine Stabilisierung der Endoskopspitze nicht möglich ist.

So sind weitere Studien notwendig, um den tatsächlichen Wert dieser potentiellen Vorteile gegenüber den konventionellen 360°-Radiärscannern zu belegen.

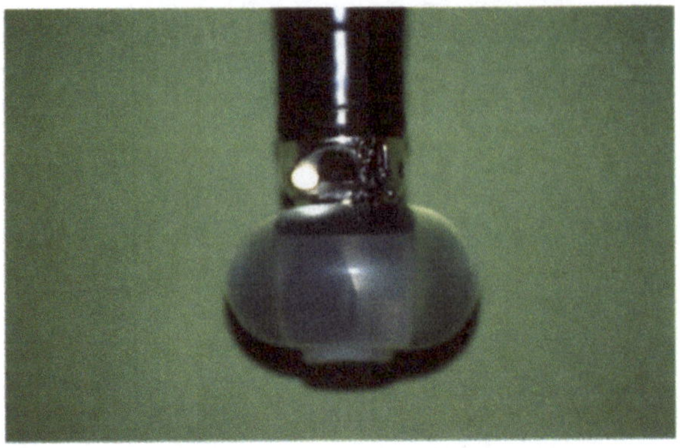

Abbildung 7.2

Radialscanner (hier: Videoendosonographiegastroskop) mit aufgeblasener Wasservorlaufstrecke

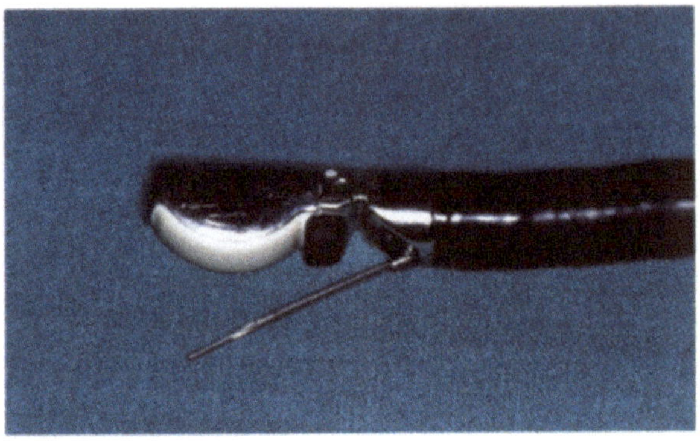

Abbildung 7.3

120°-Konvexscanner mit ausgefahrener Punktionsnadel

Beide Gerätetypen können prinzipiell mit unterschiedlichen Untersuchungsfrequenzen arbeiten, wobei sich in der Praxis 7,5 MHz bewährt haben.

Neben den technischen Unterschieden bestehen auch erhebliche Investitionskostenunterschiede. Elektronische Konvexscanner sind erheblich preiswerter und können zudem an ein evtl. vorhandenes Sonographiebasisgerät angeschlossen werden. Zusätzlich zu den Ultraschallendoskopen ist die Grundausstattung einer Endoskopieeinheit unabdingbare Voraussetzung für die endoluminale Sonographie.

Videoendoskopiegeräte der neusten Generation bieten bereits die Option einer Bild-in-Bild-Darstellung von endoluminalem Endoskopiebild und entsprechendem sonographischem Befund (Abb. 7.1, 7.2). Bei zirkulär stenosierenden Tumoren des oberen Gastrointestinaltraktes ist die notwendige Passage mit den 13 mm durchmessenden Geräten nicht möglich. Bei lumeneinengenden Tumorzapfen bzw. Vorliegen eines ausreichenden Restlumens kann der Einsatz dünnerlumiger

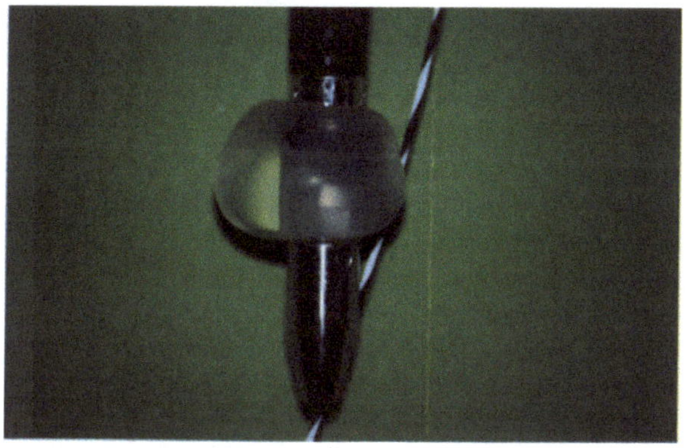

Abbildung 7.4

Blind-Bougie-Sonde mit 7-mm-Bougie im Spitzenbereich und 360°-Radialscanner gleichen Durchmessers, Wasservorlaufstrecke aufgeblasen, liegender Führungsdraht

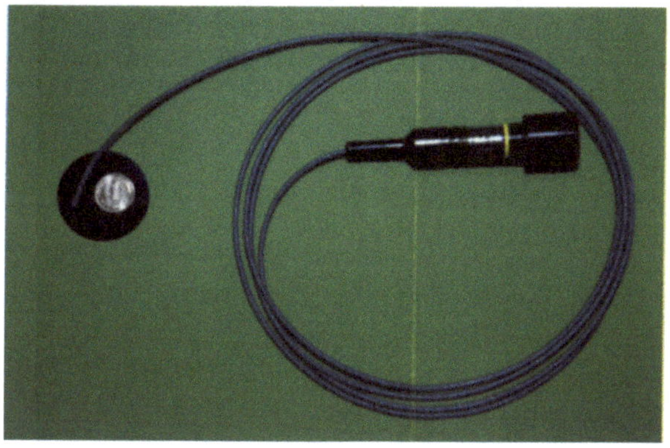

Abbildung 7.5

Mini-Endosonographiesonde mit rotierendem mechanischem Sektorscanner, welche über den Arbeitskanal des Endoskops unter Sicht plaziert werden kann

(7 mm) sog. „Blind-Bougie-Sonden" noch eine endosonographische Beurteilung erlauben, wobei die Untersuchung jedoch in keinem Fall einer mechanischen Bougierung entsprechen darf (Abb. 7.4). Darüber hinausgehende, subtotale Tumorstenosen erfordern den Einsatz von Minisonden (Abb. 7.5).

Minisonden

In Erweiterung der flexiblen ES stehen Minisonden zur Verfügung, die durch den Arbeitskanal eines konventionellen Fieberendoskops bzw. Videoendoskops gezielt an einen pathologischen Befund herangeführt werden können. Auch hier werden zwei Systeme unterschieden: der rotierende mechanische Sektorscanner (Abb. 7.5) und der elektronische Longitudinalscanner. Die Frequenzen beider Systeme reichen von 7 bis >20 MHz, wobei höchstfrequente Sonden eindrucksvolle Bilder von Hohlorganwänden liefern können. So ist auch der Einsatz in den Gallenwegen und im Pankreas möglich, wobei hierzu eine ausreichend weite Papillendachspaltung Voraussetzung ist.

CAVE: Die Rigidität der derzeit zur Verfügung stehenden Minisonden birgt eine nicht unerhebliche Verletzungsgefahr, insbesondere der Dissektion im Papillenbereich.

Die Einsatzmöglichkeiten am Pankreas und an den Gallenwegen sind bislang nicht abschließend beurteilbar.

In stenosierenden Tumoren werden, bedingt durch die häufig schwierige Schallankopplung und in der Regel großen Gewebsmasse, die die Lagebeziehungen zu Nachbarorganen und Lymphknotenbefall aufgrund der geringen Abbildungstiefe nicht ausreichend darstellen lassen, die diagnostischen Erwartungen häufig nicht erfüllt. Erst weitere Studien mit größeren Patientenzahlen werden eine endgültige Bewertung erlauben.

Akustische Kopplung

Wie bei allen sonographischen Verfahren ist für eine optimale Bildgebung eine suffiziente Ankopplung des Schallkopfes an das zu untersuchende Gewebe zwingende Voraussetzung. Im Rahmen der ES wird dazu eine Gummimembran über den Transducerbereich gestülpt und über einen zusätzlichen Kanal im Endoskop mit Wasser gefüllt. Die so hergestellte Wasservorlaufstrecke garantiert bei feuchter Mukosaoberfläche eine optimale, dem Gel der transkutanen Sonographie vergleichbare Gewebeankopplung (Abb. 7.2, 7.4).

Bilddokumentation

Zur Standardbilddokumentation kommen v.a. Videoprinter zum Einsatz. Von Vorteil ist die Videoaufzeichnung, die eine Wiederholung der dynamischen Bildfolge, insbesondere zur Dokumentation und Demonstration, umschriebener Befunde ermöglicht. Die Bild-in-Bild-Darstellung erlaubt dabei die exakte Zuordnung von endoskopischem und sonographischem Befund.

Patientenvorbereitung und Untersuchungsgang

Die Patientenvorbereitung entspricht einer endoskopischen Untersuchung mit Nüchternheit über Nacht und Einwilligung am Vortag. Um sowohl dem Patienten als auch dem Untersucher eine entspannte Untersuchung zu ermöglichen, ist eine Prämedikation auch bei Patienten mit guter Compliance sinnvoll. Des weiteren ist ein venöser Zugang zu empfehlen, der nicht nur die altersadaptierte Prämedikation, sondern auch die Applikation von Substanzen zur Relaxation des Intestinums (Buscopan bzw. Glukagon) bzw. einer Notfallmedikation ermöglicht. Entfernung von Zahnprothesen und Rachenanästhesie sind selbstverständliche Voraussetzungen.

Cave: Obligat erfolgt vor Durchführung der ES am oberen Gastrointestinaltrakt eine orientierende Ösophagogastroduodenoskopie.

Die Notwendigkeit dieser Voruntersuchung ergibt sich aus der durch Seitblickoptik und um den Transducer verlängerten rigiden Gerätespitze erschwerten Einführbarkeit von Ultraschallendoskopen.

Nur bei ausreichender Kenntnis der durch die vorliegende Pathologie veränderten Anatomie lassen sich so z. B. eine Perforation von Ösophagusdivertikeln vermeiden bzw. suffiziente endosonographische Untersuchungen bei intraluminal exophytisch wachsenden Tumoren durchführen.

Da Malignome am oberen Intestinaltrakt häufig zu einer erheblichen Speiseretention führen, können endosonographische Untersuchungen in derartigen Fällen erst nach entsprechender Hohlorganentleerung bzw. Spülung durchgeführt werden. Bei liegender transpapillärer Choledochus- bzw. Pankreasdrainage ist die primäre ES kontraindiziert. Zum einen ist die Bildgebung durch Artefaktbildung beeinträchtigt, zum anderen besteht die Gefahr der Prothesendislokation in den Gallengang hinein. Nicht zuletzt können verletzungsbedingte Blutungen im Papillenbereich provoziert werden.

Der Vorschub des Ultraschallendoskops erfolgt im Ösophagus blind, im Magen bedingt durch die Seitblickoptik unter eingeschränkter visueller Kontrolle.

CAVE: Perforationsgefahr im Bereich der Vorderwand des Bulbus duodeni bei Pyloruspassage des über den Optikteil des Endoskops hinausstehenden rigiden Transducers.

Die Untersuchung findet typischerweise in Linksseitenlage statt, in manchen Fällen kann allerdings auch die Rückenlage insbesondere zur Beurteilung der Pankreasregion von Vorteil sein. Nach Plazierung des Transducers muß zunächst die Luft soweit möglich aus dem oberen Gastrointestinaltrakt abgesaugt werden. Der Magen wird mit Wasser gefüllt, eine Spülung des Magens mit einem Entschäumer sollte bereits bei der obligaten, zuvor durchgeführten Ösophagogastroduodenoskopie erfolgt sein. Der als Vorlaufstrecke dienende Ballon wird je nach untersuchter Region mit 5–10 ml Wasser gefüllt.

Die feinfühlige Entfaltung des Ballons ist insbesondere im Kardiabereich wichtig, um kleine und in der Regel weiche pathologische Veränderungen nicht in das Wandniveau des Hohlorgangs zu pressen und sonographisch „unsichtbar" zu machen.

Bisweilen ist auch eine Umlagerung des Patienten in Bauch- oder Kopftieflage erforderlich, hierbei ist jedoch die Gefahr einer Flüssigkeitsaspiration zu bedenken. Aus diesem Grunde sollte generell bei der Befüllung des Magens eine leichte Oberkörperhochlagerung angestrebt werden. Die Untersuchung von pathologischen Befunden im Magen kann mehrfaches Vor- und Zurückschieben des Ultraschallendoskops erforderlich machen. Zur raschen Einstellung von Befunden in der Kardia und im Ösophagus sind die auf dem Schaft der Geräte angebrachten Maßeinheiten hilfreich. Bei Verwendung eines Longitudinalscanners ist zudem durch Rotation der Endoskopachse die bestmögliche Befundeinstellung und durch Umschalten der Arbeitsfrequenzen von 5 auf 7,5 bzw. von 7,5 auf 12 MHz die befundorientierte optimale Untersuchungsfrequenz zu ermitteln. Nach Abschluß der Untersuchung wird der Ballon entleert. Dieser Vorgang muß, um Verletzungen bei nicht komplett entleertem Ballon während des Zurückziehens des Gerätes zu vermeiden, am Monitor kontrolliert werden. Um einer Aspiration vorzubeugen, wird der Magen vor entgültiger Entfernung des Gerätes vollständig abgesaugt.

7.1.1.3 Indikationen, Kontraindikationen und Komplikationen

Die teils spektakulären Endosonographiebilder lassen insbesondere den selbst nicht sonograpisch bzw. endoskopisch tätigen Kollegen die Indikation zur ES oft allzuweit stellen.

Gesicherte Indikation für den Einsatz der ES am oberen Gastrointestinaltrakt ist das Tumorstaging des Ösophagus-, Magen- und Pankreaskarzinoms.

Auch das wesentlich seltenere Papillenkarzinom ist durch die ES einer Staginguntersuchung zugänglich. Hiervon ausgenommen sind lediglich weit fortgeschrittene stenosierende Tumoren. Auch für die postoperative Nachsorge nach resezierenden Eingriffen, insbesondere zum Nachweis/Ausschluß extraluminaler Rezidive kann die ES hilfreich sein. Das Leiomyom des Magens, in der Regel durch den endoskopischen Aspekt zu diagnostizieren, erfährt durch den sonographischen Nachweis des Ursprungs aus der Lamina muscularis propria seine Bestätigung, wobei allerdings eine Abgrenzung zum Leiomyosarkom auch mit dieser Methode nicht sicher möglich ist. Die Dedektion von Magenlymphomen bei Vorliegen prominenter Magenfalten stellt eine weitere klinisch relevante, endosonographisch zu klärende Fragestellung dar.

Pankreastumoren können in einem normal echogenen Pankreas bereits ab einer Größe von wenigen Millimetern lokalisiert werden. Diese hohe Nachweisempfindlichkeit ist v. a. für die Therapie endokriner Pankreastumoren klinisch relevant, während sie für das in der Regel erst im fortgeschrittenen Stadium diagnostizierte Pankreaskarzinom nur eine untergeordnete Rolle spielt.

Pankreaspseudozysten werden bei guter endoskopischer Zugänglichkeit transgastral punktiert und drainiert, hierbei dient die ES der exakten Lokalisation der Punktionsstelle und ermöglicht durch den Nachweis von Blutgefäßen die Komplikationsrate der transgastralen Zystendrainage zu verringern.

Neben diesen gesicherten Indikationen gibt es eine Reihe gastroenterologischer Fragestellungen, zu deren Klärung die ES potentiell beitragen kann, jedoch ausreichende praktische Erfahrungen noch nicht vorliegen, wie Dysphagieabklärung, Nachweis von Umgehungskreisläufen bei portaler Hypertension sowie Verlaufsbeurteilung der bei Epithelmetaplasie vorliegenden Refluxkrankheit.

Die Bedeutung der ES zur Beurteilung der Gallenwege ist umstritten, zumal nur die distalen Abschnitte darstellbar sind. Bildgebendes Verfahren der Wahl sind ERCP und MRCP.

Die Kontraindikationen der ES sind klar definiert:
- stenosierende Tumoren, die nicht auf leichten Druck passiert werden können;
- stark blutungsgefährdete Läsionen bei gerinnungskompromittierten Patienten;
- stark unruhige bzw. aggressive Patienten, da der durch die Endosonographie zu erwartende Informationszuwachs die erhöhte Verletzungsgefahr und eine evtl. notwendige Gerätereparatur nicht rechtfertigt.

Bei ausgedehnten und zerfallenden Tumoren mit Speiseretention im Magen bedingen schlechte Ankopplung sowie sterische Besonderheiten der Endosonographie insbesondere unter Berücksichtigung der begrenzten Eindringtiefe, nur unbefriedigende Aussagen.

Komplikationen treten im Rahmen der ES nur äußerst selten auf, die Häufigkeitsrate schwerer Komplikationen wird mit 0,05 % angegeben. Bei endoskopischen Untersuchungen werden Komplikationen in etwa der Hälfte der Fälle allein durch die verwendete Prämedikation ausgelöst. Eine den Patienten bedrohende atemdepressive Wirkung wird so bereits bei der obligaten Ösophagogastroduodenoskopie auffallen und ist durch ein spezifisches Antidot suffizient aufzufangen. Perforierende Verletzungen werden in der Regel nur durch unkontrollierte Gewalteinwirkung hervorgerufen und sollten, da Wegbarkeitsstörungen im Rahmen der Endoskopie als Kontraindikation zur ES gelten, zu vermeiden sein.

Interventionelle Möglichkeiten

Neben der endoskopischen und endosonographischen Beschreibung der Morphologie ist eine histopathologische Untersuchung zur Diagnosekomplettierung in den meisten Fällen unverzichtbar. Dazu können über den Arbeitskanal des Echoendoskops Gewebeproben, bei mukosalen Prozessen mit einer PE-Zange, entnommen werden. Bei submukösen und extramuralen Prozessen besteht die Möglichkeit zur endosonographisch gesteuerten Feinnadelpunktion. Um eine exakte Punktion unter sonographischer Sicht durchzuführen, ist die Verwendung eines Longitudinalscanners erforderlich. Dieses sehr elegante Verfahren wird in der Praxis jedoch gelegentlich durch die feste Gewebekonsistenz tumoröser Prozesse begrenzt, da die Echoendoskopspitze nicht ausreichend zu stabilisieren ist.

Artefakte und Fehlinterpretationen

Im Gegensatz zur transkutanen Sonographie, bei welcher der Untersucher die exakte Schallkopfposition durch den Tastsinn der untersuchenden Hand ständig mit einem virtuellen anatomischen Schnittbild korrelieren kann, ist der endoskopische Untersucher auf die zumeist spärliche Bildinformation durch das Endoskop bzw. die alleinige sonographische Bildinformation angewiesen.

CAVE: Schon ein ungünstiger Eintrittswinkel zur Schleimhautoberfläche des zu untersuchenden Hohlorgans kann die Wandschichtenstruktur im Sonogramm verzerren und so das Vorliegen eines Malignoms vortäuschen oder dessen Ausdehnung verfälschen.

Durch die dreidimensionale Bewegung des Schallkopfes können auch dem erfahrenen Untersucher anatomische Fehlinterpretationen unterlaufen, so daß nur eine kritische Auseinandersetzung mit dem dynamischen B-Bild bei zurückhaltender Befundinterpretation Grundlage für einen objektiven Befund darstellen sollte. Duplikaturen (Abb. 7.20) und Impressionen durch Darmanteile sowie atypische Gefäße stellen die häufigsten Ursachen für fälschlich gesehene Tumoren dar.

Zur Vermeidung falsch-positiver Befunde ist eine adäquate Patientenvorbereitung unabdingbar. Dies gilt nicht nur für das Zielorgan, sondern für das gesamte Intestinum, da nur durch die Minimierung abdomineller Gasansammlungen über die Hohlorganwand hinausgehende Interpretationen sicher möglich sind. Bei fortgeschrittenen Magenkarzinomen sind durch Hebe-Senk-Spülung mit einem großlumigen Magenschlauch die aufgrund der eingeschränkten natürlichen Klärfunktion häufig retinierten Speisereste zu beseitigen.

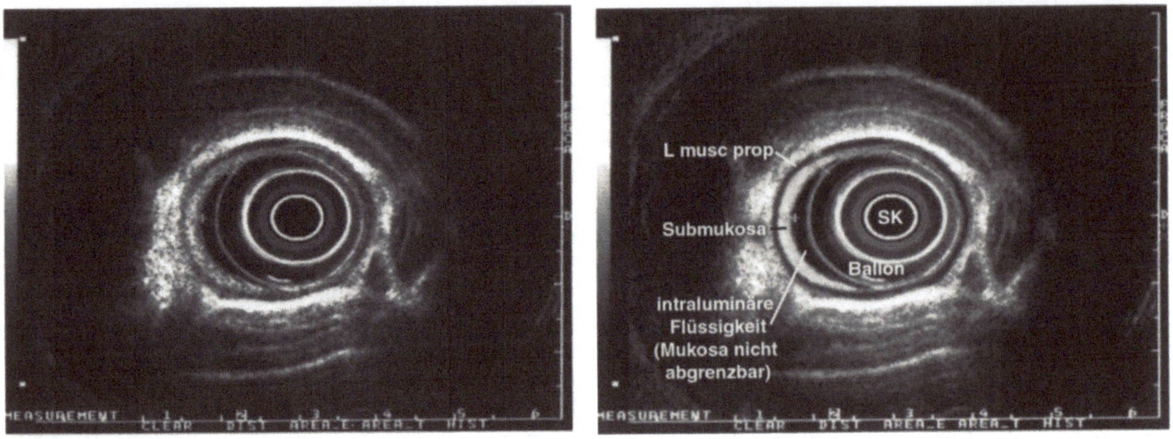

Abbildung 7.6

Normalanatomie des Ösophagus – Radialscanner

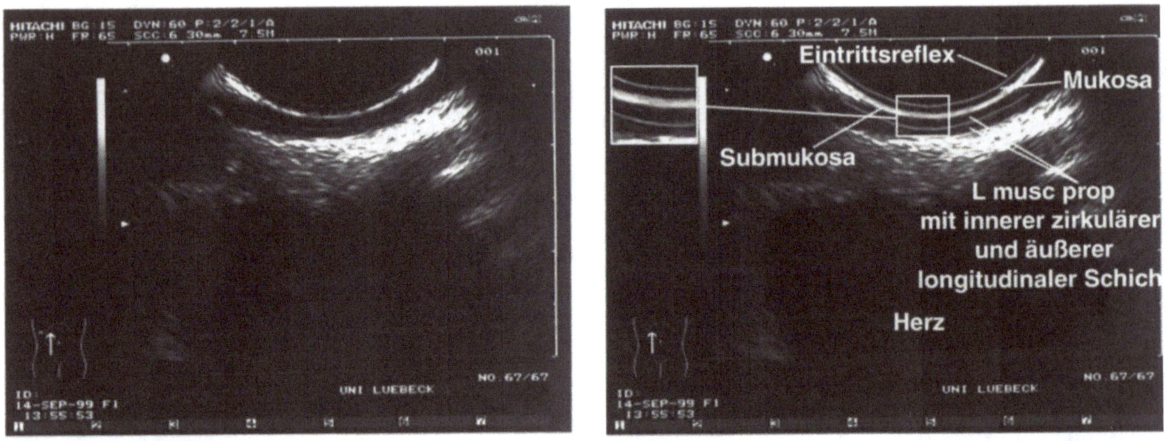

Abbildung 7.7

Normalanatomie des Ösophagus – Konvexscanner

7.1.1.4 Ösophagus

Ultraschallanatomie des Ösophagus – Darstellung mit dem Radialscanner

Zum endosonographischen Staging von Ösophagustumoren wird der Schallkopf zunächst in den Magen vorgeführt. Nach Absaugen der im Hohlorgan vorhandenen Luft sowie Entfaltung der Vorlaufstrecke kann ein Übersichtbild eingestellt werden, in dem die Leber den größten Teil des Bildausschnittes einnimmt. Hiatusnah ist der Abfluß der Lebervenen in die V. cava inferior zu erkennen. Aorta, Truncus coeliacus und A. mesenterica superior werden dargestellt. Bei kardianahen Tumoren und bereits eingetretener Lymphknotenmetastasierung können im Bereich des Tripus Halleri vergrößerte singuläre Lymphknoten bzw. Lymphknotenpakete mit metastasentypischer Echostruktur abgebildet werden.

Das Ultraschallendoskop wird nach eindeutiger Zuordnung der oben genannten Areale langsam unter ständiger Betrachtung des Ultraschallbildes zurückgezogen, wobei darauf zu achten ist, daß insbesondere im Bereich der Kardia kleinere Befunde nicht komprimiert, d. h. in die Wand gedrückt bzw. überdehnt und so sonographisch „maskiert" werden. Auch im Ösophagus ist die Füllung der Vorlaufstrecke so zu wählen, daß zwar eine gute zirkuläre Ankopplung gewährleistet, die Kompression pathologischer Befunde bzw. die Überdehnung der Ösophaguswand jedoch strikt vermieden wird. Auf diese Weise kommt die Schichtanatomie des Ösophagus zur Darstellung: die innere echoreiche Schicht entspricht dem Eintrittsecho, die darauf folgende echoarme Schicht der Mukosa. Die dominante, breite mittlere echoreiche Schicht entspricht der Submukosa, welche im Ultraschallbild aufgrund der Impedanzphänomene verbreitert dargestellt wird. Die äußere echoarme

Schicht entspricht der Lamina muscularis propria, die darauf folgende äußere echoreiche Schicht entspricht am Magen der Subserosa bzw. Serosa, im Bereich des Ösophagus dem Austrittsecho (Abb. 7.10).

Bei Passage der Kardia wird je nach Stellung und Lage der Leber bzw. des Schallkopfes das Leberecho aus dem Bild herauswandern, der echoreiche Lungeneintrittsreflex dafür in das Schallbild eintreten und die V. cava inferior in den rechten Vorhof übergehen (Abb. 7.6, 7.7).

CAVE: Der Ösophagus wird ausschließlich auf dem Rückzugsweg beurteilt, da hierdurch bei entriegeltem Abwinkelungsteil selbständig eine Zentrierung des Schallkopfes erfolgt.

Bei weiterem Rückzug des Gerätes kann v. a. bei zierlichen Patienten der sog. kardiale Vierkammerblick eingestellt werden. Typischerweise wird zumindest die Mitralklappe abgebildet, der linke Vorhof liegt dem Ösophagus an. In dieser Schnitthöhe werden auch die einmündenden Lungenvenen dargestellt, und das Perikard transversal angeschnitten, so daß physiologische Mengen an Perikardflüssigkeit zur Darstellung kommen. Zur weiteren Orientierung dienen die kräftigen, teils inhomogenen Echos, die von den beiden Stammbronchien ausgelöst werden. In dieser Region können physiologischerweise subkarinal gelegene Lymphknoten bzw. tumorös veränderte Lymphknotenpakete abgebildet werden. Zur Abgrenzung von Gefäßen des Azygossystems empfiehlt es sich, den Schallkopf axial zu verschieben, um den typischen „Murmelcharakter" vergrößerter Lymphknoten darzustellen. In dieser Schnittebene ist auf Höhe der Carina ventral gelegen die rechte Pulmonalarterie zu erkennen. Die V. azygos ist als kräftiges Gefäß rechts mit der dahinterliegenden Lunge nachweisbar. A. ascendens und V. cava superior liegen benachbart am Bildrand. Die Trachea ist deutlich am typischen Luftreflex zu erkennen, das breite Aortenband durchzieht bei weiterem Rückzug in horizontaler Richtung das Bild. Bei günstigen Untersuchungsbedingungen stellt sich hier der Ductus thoracicus zwischen Aorta und Wirbelsäule dar. Beim Verlassen der Aortenbogenebene kommen deren Hauptäste, bei jungen Patienten in seltenen Fällen auch Thymusreste zur Darstellung. Bevor die Vorlaufstrecke durch den Ösophagusmund rutscht, bilden sich die Jugularvenen und die Karotiden ab, Leitstruktur ist hier das Echobild der Trachea.

CAVE: Beim Verlassen des Ösophagusmundes muß der als Vorlaufstrecke dienende Ballon sofort entleert werden, da dieser anderenfalls den Atemweg okkludiert.

Ultraschallanatomie des Ösophagus – Untersuchung mit dem Konvexscanner

Die Darstellung der Ultraschallanatomie des Ösophagus gestaltet sich mit dem Konvexscanner deutlich anspruchsvoller. Bei Untersuchung des Patienten in Linksseitenlage und spannungsfreiem Einführen des Endoskops wird in der Regel die linke Patientenseite eingestellt. Typischerweise orientiert sich der Untersucher nach Einschieben des Schallkopfes in den Magen zunächst an der das Bild durchziehenden Aorta descendens. Bei Drehung des Schallkopfes um 180° auf Höhe der Kardia erscheint der Zufluß der Lebervenen in die V. cava inferior.

Semizirkuläre Befunde im Ösophagus werden sinnvollerweise nach vorausgegangener Ösophagogastroduodenoskopie unter Zuhilfenahme der Maßskala auf dem Ultraschallendoskop aufgesucht und durch Drehung des Gerätes im oder gegen den Uhrzeigersinn korrekt eingestellt. Eine sonographische Landmarke ist die V. azygos, die sich bei Linksrotation des Schallkopfes als dünnes, echoarmes Band darstellt. Wird der Schallkopf nach rechts rotiert, kommen die linke Lunge und der linke Vorhof zur Ansicht. Bei exakter Einstellung eröffnet sich durch die Mitralklappe der Blick in den linken Ventrikel. Weiterer Rückzug der Sonographiesonde und zunehmende Rechtsdrehung führen zur Darstellung der Aorta ascendens mit der Aortenklappe. Bei weiterer Annäherung an die Carina wird der linke Hauptbronchus überkreuzt.

Pulmonalarterie und Aortenbogen werden in der Regel simultan abgebildet. Im oberen Mediastinum lassen sich durch weitere Rotation die Karotiden und Jugularvenen abgrenzen, der Ösophagus steht hier in enger Nachbarschaft zur ventral gelegenen Trachea und zur dorsal gelegenen Wirbelsäule (Abb. 7.8, 7.9).

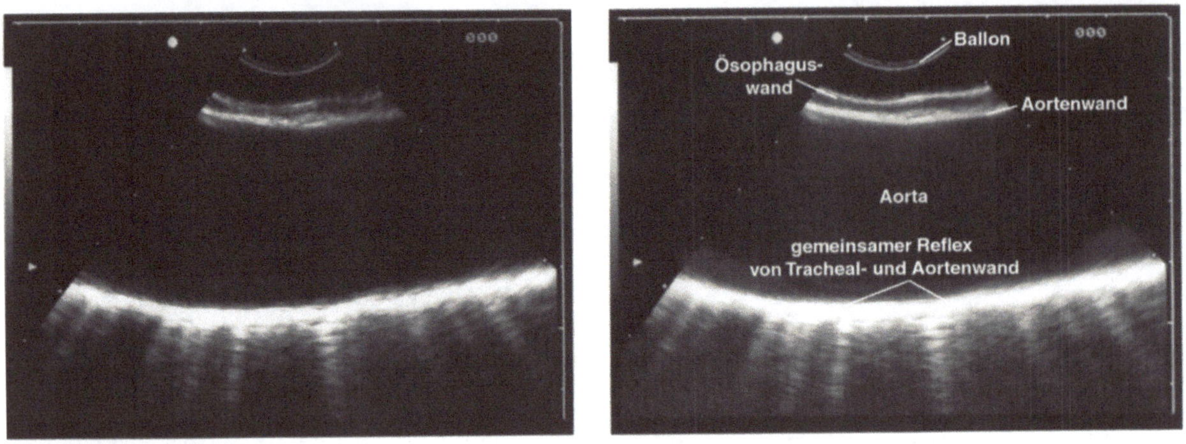

Abbildung 7.8

Organlängsschnitt mit dem Konvexscanner im mittleren Ösophagus mit Darstellung der Aorta ascendens und der Tracheavorderwand

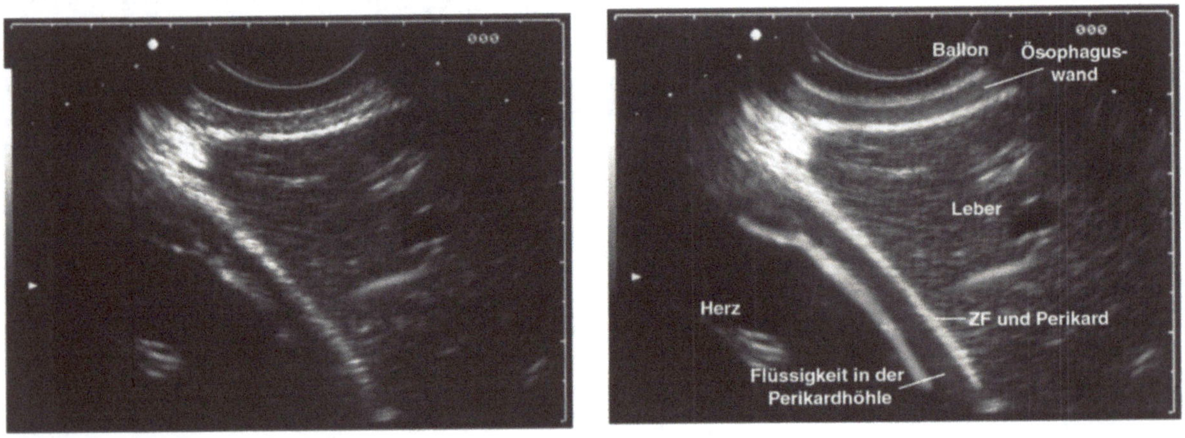

Abbildung 7.9

Normalanatomie mit dem Konvexscanner: Schnitt in Höhe der Kardia mit Darstellung des linken Leberlappens und linken Ventrikels

Ösophaguskarzinom

Entscheidende Bedeutung kommt der ES im Rahmen des Stagings von Ösophaguskarzinomen zu. Während die meisten intestinalen Karzinome in der Regel zumindest einer palliativen Resektion zugeführt werden, ist die therapeutische Weichenstellung, Resektion mit kurativem Ansatz bzw. neoadjuvante Radiochemotherapie mit anschließender Resektion oder alleinige konservative Palliation, von emminenter Bedeutung für den Patienten. Nach vorausgegangener histologischer Absicherung des Tumorbefundes und unter Verzicht auf jedwede Bougierungsmaßnahme stellt sich im Endosonographiebild typischerweise eine echoarme Wandverdickung dar (Abb. 7.11). Bei Exulceration des Tumors zeigt sich ein eher inhomogenes Echobild. Dies ist auf

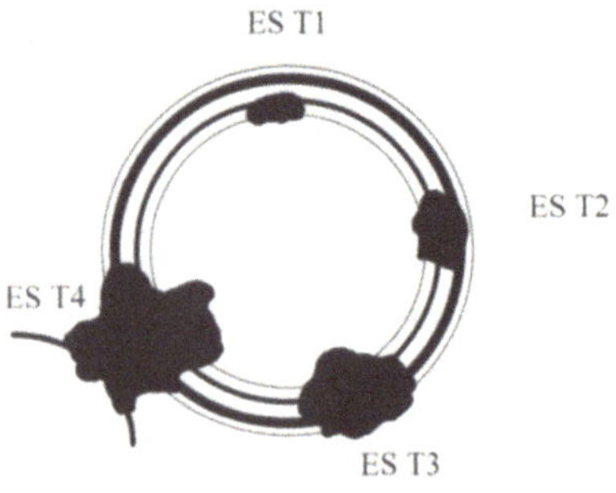

Abbildung 7.10

Schematische Darstellung der intestinalen Wandschichtung und der Tumorstadien aus endosonographischer Sicht

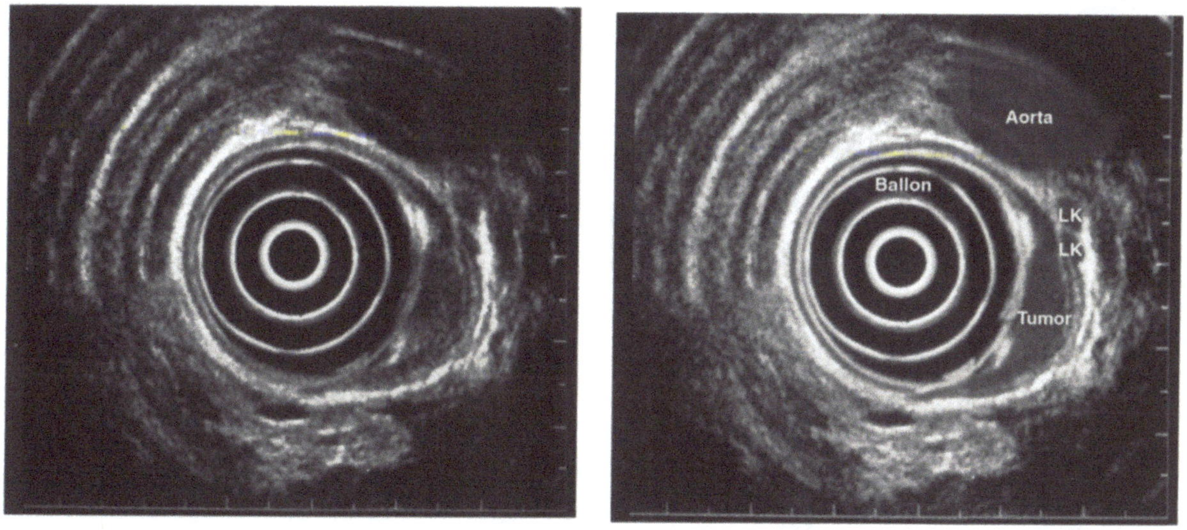

Abbildung 7.11

T2-Ösophaguskarzinom. Histologische Diagnose: Barett-Karzinom

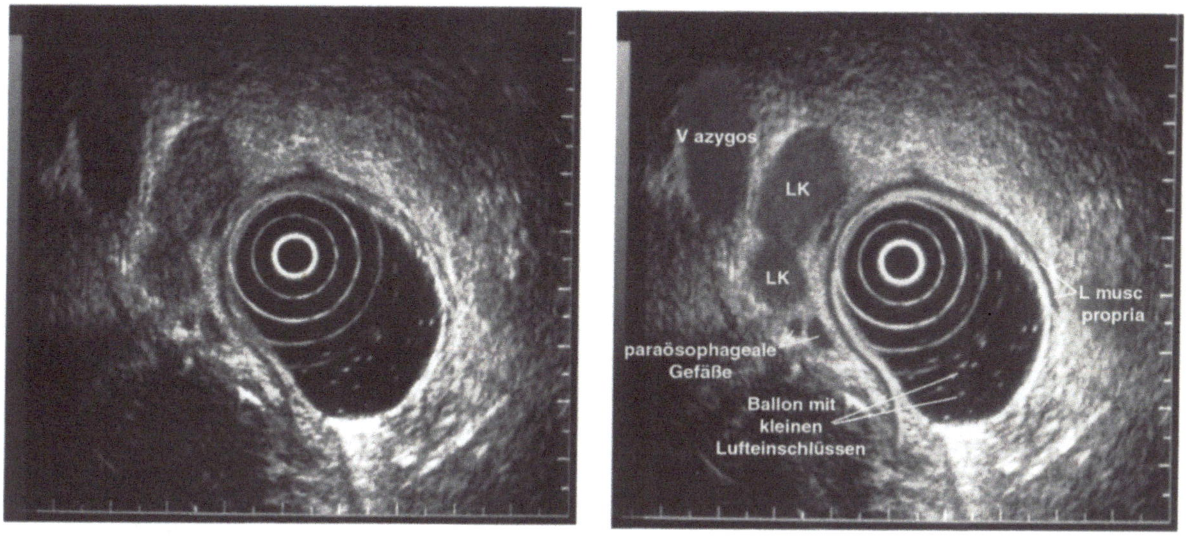

Abbildung 7.12

Gleicher Patient wie in Abb. 7.11; Nachweis von pathologisch vergrößerten periösophagealen Lymphommetastasen (*LK*); zusammenfassende Klassifikation: ES T2–ES N1, leicht verkippter Schallkopf zur optimalen Darstellung der Lymphknoten, damit asymetrische Ballonfüllung

eine teils ungenügende Ankoppelung bzw. auf möglicherweise infizierte Tumornekrosebezirke zurückzuführen.

CAVE: Bei der Beurteilung der Flächenausdehnung und Infiltrationstiefe von Ösophagustumoren ist die Flexibilität des Endoskops zu berücksichtigen. Eine Verkippung des Schallkopfes führt zu einer Verfälschung im Sinne ungünstigerer T-Stadien.

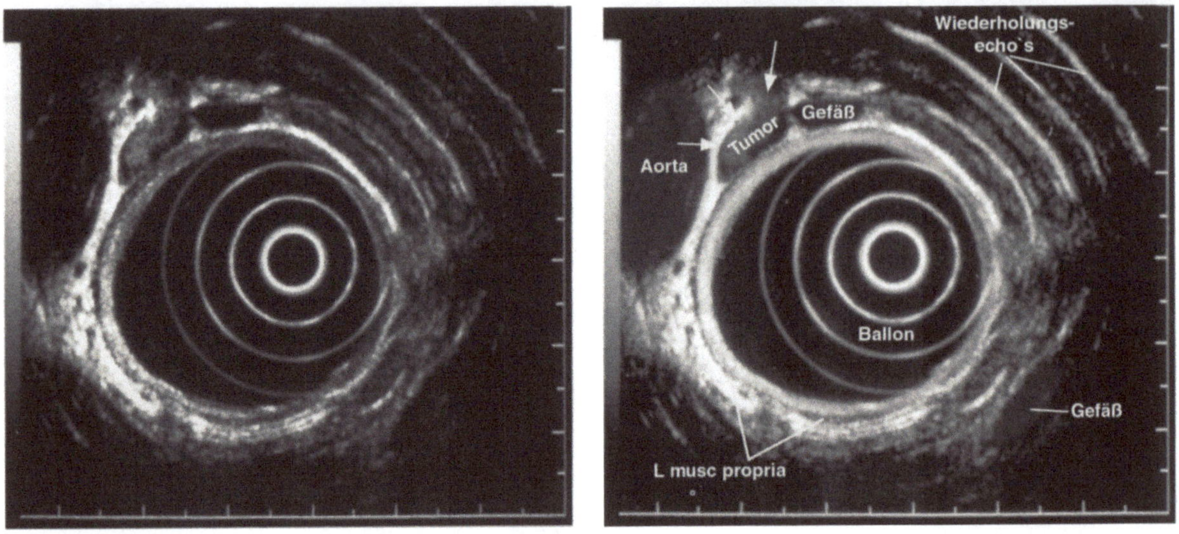

Abbildung 7.13

Extraluminäres Ösophaguskarzinomrezidiv bei Zustand nach subtotaler Ösophagektomie, Schallkopf im Mageninterponat

In Anlehnung an die TNM-Klassifikation lassen sich auch endosonographisch 4 Tumorstadien unterscheiden (*ES* Endosonographie; Abb. 7.10):

- **ES T1:** Der Tumor ist auf die Submukosa beschränkt. Endosonographisch ist die nicht unterbrochene mittlere echoreiche Linie abgrenzbar.
- **ES T2:** Der Tumor ist auf die Muscularis propria beschränkt. Die äußere echoreiche Schicht ist nicht durchbrochen (Abb. 7.11).
- **ES T3:** Der Tumor durchbricht die Ösophaguswand – die äußere echoreiche Schicht ist durchbrochen.
- **ES T4:** Der Tumor infiltriert Nachbarstrukturen. Die echoarmen diffusen Ausläufer reichen bis in umgebende Organe.

Weitaus schwieriger als die Beurteilung der Infiltrationstiefe ist die Beurteilung des regionären Lymphknotenstatus, zumal auch physiologischerweise subkarinal gelegene, echoarme, kleine Rundherde von unter 1 cm Durchmesser, die regulären Lymphknoten entsprechen, nachgewiesen werden können.

Eindeutige oder gar die Malignität beweisende endosonographische Beurteilungskriterien konnten bislang nicht erarbeitet werden. Allgemein gilt jedoch, daß paraösophageale Lymphknoten von über 1 cm Größe bei bekanntem Ösophaguskarzinom mit hoher Wahrscheinlichkeit Lymphknotenmetastasen entsprechen (Abb. 7.12).

Als hilfreich erweist sich die Endosonographie auch im Rahmen der Tumornachsorge (Abb. 7.13) bzw. zur Verlaufsbeobachtung nach neoadjuvanter Radiochemotherapie bzw. nach palliativer Radiochemotherapie.

Sonstige Ösophagusmalignome, Bronchialkarzinom

Selten zeigen sich im Ösophagus Malignome, die nicht einem primären Ösophagus- bzw. Kardiakarzinom entsprechen. Das infiltrierende Bronchialkarzinom bzw. dessen zentrale Lymphknotenmetastasen können endosonographisch zumeist nachgewiesen werden. Raritäten sind das primäre maligne Lymphom des Ösophagus bzw. das Leiomyosarkom und das maligne Leiomyoblastom.

Eine sichere Differenzierung der Genese von Ösophagustumoren auf der Basis von Echogenitätskriterien ist nicht möglich. Glatte Tumorbegrenzung und homogene Struktur sprechen eher für benigne Prozesse. Lediglich Nachweise einer Wandüberschreitung gestatten Rückschlüsse auf Malignität (Liposarkom, Fibrosarkom) bei ansonsten intramural gelegenen Tumoren. Entsprechend ist auch eine Differenzierung zwischen T1-Karzinom und Adenom nur histologisch, nicht jedoch endosonographisch möglich.

Benigne Erkrankungen des Ösophagus

Zu den benignen Raumforderungen des Ösophagus zählen Leiomyome, Fibrome und Lipome. Des weiteren findet man submuköse Zysten. Die Dignität einer Ösophagusveränderung kann in vielen Fällen prima vista endoskopisch beurteilt werden: glatter, intakter Schleimhautüberzug und Verschieblichkeit des Befun-

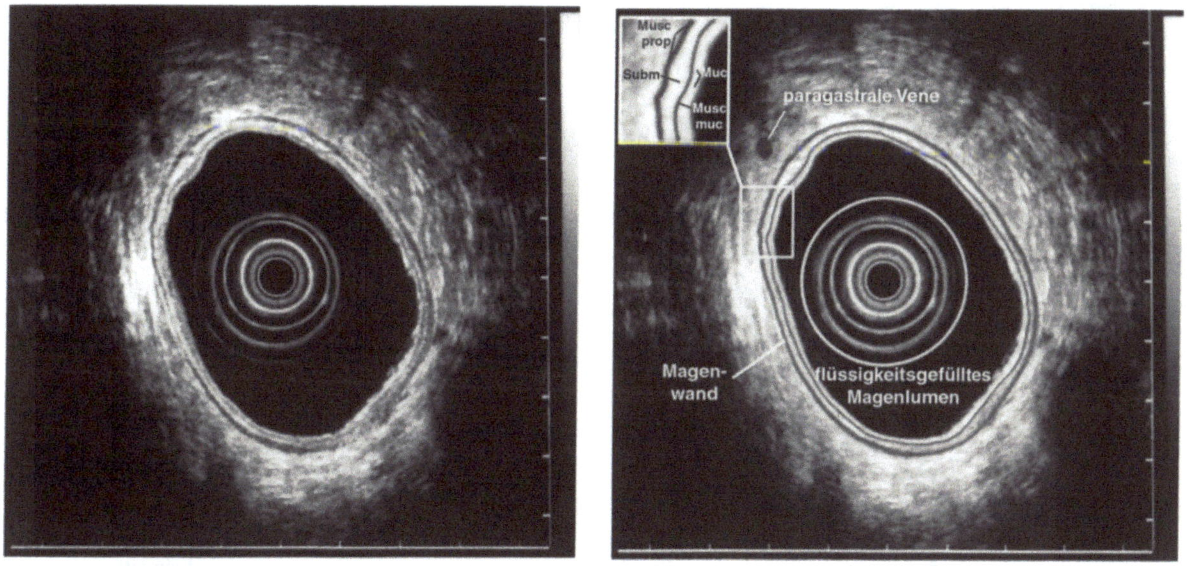

Abbildung 7.14

Normalanatomie des Magens – Radialscanner

des sprechen für eine gutartige Veränderung. In der Ultraschalldarstellung ist in der Regel die eindeutige Zuordnung in die zugehörige Wandschicht möglich. So geht ein Leiomyom des Ösophagus von der Lamina muscularis propria aus, eine submuköse Zyste liegt zwischen der echoreichen Schicht der Submukosa und der echoarmen Lamelle der Lamina muscularis propria.

Die Darstellung von Ösophagusvarizen mittels ES kann eindrucksvoll sein. Während die submukösen Varizen bedingt durch die Ballonkompression nicht zur Darstellung kommen, imponieren die paraösophagealen Varizen als echofreie runde bis ovale Areale, die z.T. kettenförmig ineinander übergehen. Hier stellt die ES eine sinnvolle Ergänzung zur Ösophagoskopie dar, mit der wiederum die wandständigen Varizen gut beurteilbar sind. Die endosonographische Verlaufsbeobachtung nach Sklerosierungstherapie ist gegenwärtig in Evaluierung [15]. Weitere seltende Veränderungen am Ösophagus lassen den Einsatz der ES interessant erscheinen, wobei den Untersuchungsergebnissen kaum therapiebestimmende Bedeutung zukommt.

Beim M. Crohn des oberen Gastrointestinaltraktes können transmurale entzündliche Veränderungen oder ggf. Fisteln als echoarme Areale nachgewiesen werden.

Die Achalasie als konzentrische Hypertrophie der Lamina muscularis propria imponiert entsprechend als echoarme Wandverbreiterung [28]. In Frühfällen einer Sklerodermie, in der vornehmlich der Ösophagus befallen ist, weicht das echoarme Muster der Ösophagusmuskulatur einem inhomogenen, binnenreflexreichen Muster als Zeichen der bindegewebigen Durchbauung.

7.1.1.5 Magen

Ultraschallanatomie des Magens – Darstellung mit dem Radialscanner

Nach Entlüftung und Füllung des Magens mit Wasser (ca. 300–500 ml) wird der Endoskopschallkopf im Antrum plaziert und die Ballonvorlaufstrecke großzügig entfaltet. Bei gefüllter Gallenblase wird sich diese nunmehr im Übersichtsbild durch das Antrum hindurch als Leitstruktur gut darstellen. Strukturen des Lig. hepatoduodenale, insbesondere die Pfortader, bilden sich als sonographisch gut identifizierbare extragastrale Leitstrukturen ab (Abb. 7.14). Die Beurteilung der Magenwand erfolgt in allen Einstellungen entsprechend der im Abschn. 7.1.1.4 dargestellten Ultraschallanatomie des Ösophagus.

CAVE: In antraler Inversionsstellung des Ultraschallendoskops kann sich v.a. bei ptotischen Mägen eine doppelte Querschnittsdarstellung von Antrum und Magenkorpus ergeben (Abb. 7.20).

Das Gerät wird nun vom präpylorischen Antrum in Richtung Kardia zurückgezogen. Ziel ist neben der direkten Darstellung der Magenwand v.a. eine möglichst artefakt- und überlagerungsfreie Darstellung des Pankreas. Hierzu wird das Ultraschallendoskop leicht nach dorsal abgewinkelt und mit stetigen, kleinen Bewegungen in axialer Richtung unter kontinuierlicher Beobachtung des Ultraschallbildes in seiner Position verändert. Um nach Möglichkeit alle Pankreasabschnitte übersichtlich einzustellen, dient zu Beginn der sonographi-

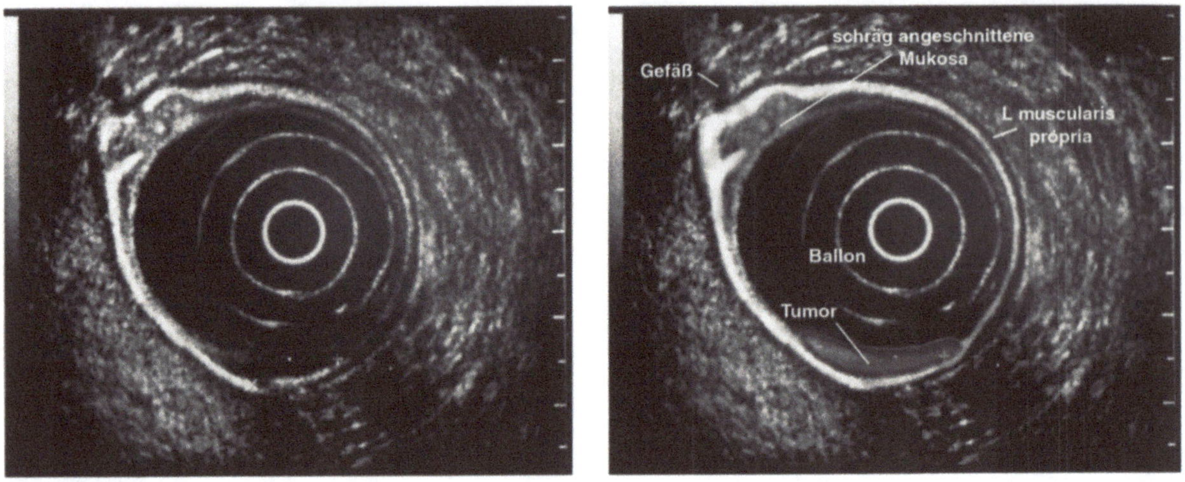

Abbildung 7.15

ES T1-Magenkarzinom: Darstellung einer echoarmen Verbreiterung der inneren echoarmen Schicht, ohne daß die äußere echoarme Lamelle tangiert wird, artifiziell verdickt dargestellte Mucosa bei 10 Uhr wegen nicht lotrechtem Schalleintritt

schen Exploration der Truncus coeliacus als Leitschiene, mit deren Hilfe zunächst das Pankreasknie sicher identifiziert werden kann. Von dort aus gelingt unter leichter Rotation des Gerätes die Darstellung des Konfluens der V. portae sowie die Abbildung der A. mesenterica superior.

Wird der Schallkopf nun nach links dorsolateral in Richtung Milz geschwenkt, so ist der Milzhilus die nächste wichtige Landmarke, um den Pankreasschwanz und die Milzgefäße sonographisch zu beurteilen. Ausgehend von dieser Schallkopfposition und nach zusätzlichem, geringfügigem Abwinkeln des Schallkopfes in Richtung Truncus coeliacus wird die linke Niere im Querschnitt und bei feinfühliger Einstellung auch die linke Nebenniere als streifenförmiges Organ am medialen oberen Nierenpol sichtbar. Bei unzureichender Darstellbarkeit des Truncus coeliacus bietet sich als Alternative zur Orientierung die direkte Darstellung der A. lienalis bis zu ihrem Abgang aus der A. hepatica communis an. Bei Lage des Schallkopfes im flüssigkeitsgefüllten Magenfundus werden Leber und Milz bildfüllend abgebildet. Die Aorta abdominalis ist in dieser Übersicht wichtige Referenzstruktur. Bei weiterem Rückzug des Schallkopfes stellen sich hiatusnah die Mündungen der Lebervenen in die V. cava inferior dar. Die Aorta wird in diesem Bereich von den echoarm imponierenden Zwerchfellschenkeln begleitet. Ventral des Ösophagus können ebenfalls Zwerchfellanteile zur Darstellung kommen.

Ultraschallanatomie des Magens/ Darstellung mit dem Linearscanner

Nach Einführen des Schallkopfes in den wassergefüllten Magen stellt sich im Bereich des Antrums analog zum Radialscanner bei Auflage des Schallkopfes auf die Magenhinterwand das Pankreas und der portale Konfluens dar. Durch Rotation sowie axiale Verschiebung bei gleichzeitiger Dorsalflextion des Schallkopfes wird das gesamte Pankreas einschließlich des Ductus pancreaticus durchgemustert. Eine artefaktfreie Darstellung des Pankreaskopfes und -korpus gelingt mit dem Linearscanner ungleich schwieriger als mit dem Radialscanner.

Gut einstellbar sind hingegen Truncus coeliacus und A. mesenterica superior. Ausgehend von diesen sonographischen Landmarken kann durch leichte Rotation und geringfügige Verschiebung in axialer Richtung der linke obere Nierenpol mit der streifenförmig aufliegenden Nebenniere sicher beurteilt werden. Durch stärkere Abwinklung des Endoskopkopfes lassen sich Milzhilus sowie die in aller Regel dorsal am kranialen Rand des Pankreas verlaufende V. lienalis verfolgen. Bei Zurückschwenken des Schallkopfes erscheint dann die Aorta abdominalis als breites, echofreies Gefäßband.

Zur Beurteilung der Kardiaregion, insbesondere der Zwerchfellschenkel, ist eine ebenfalls schwierig durchzuführende geringe Rotationsbewegung mit fein abgestimmtem axialem Vorschub oder Rückzug erforderlich.

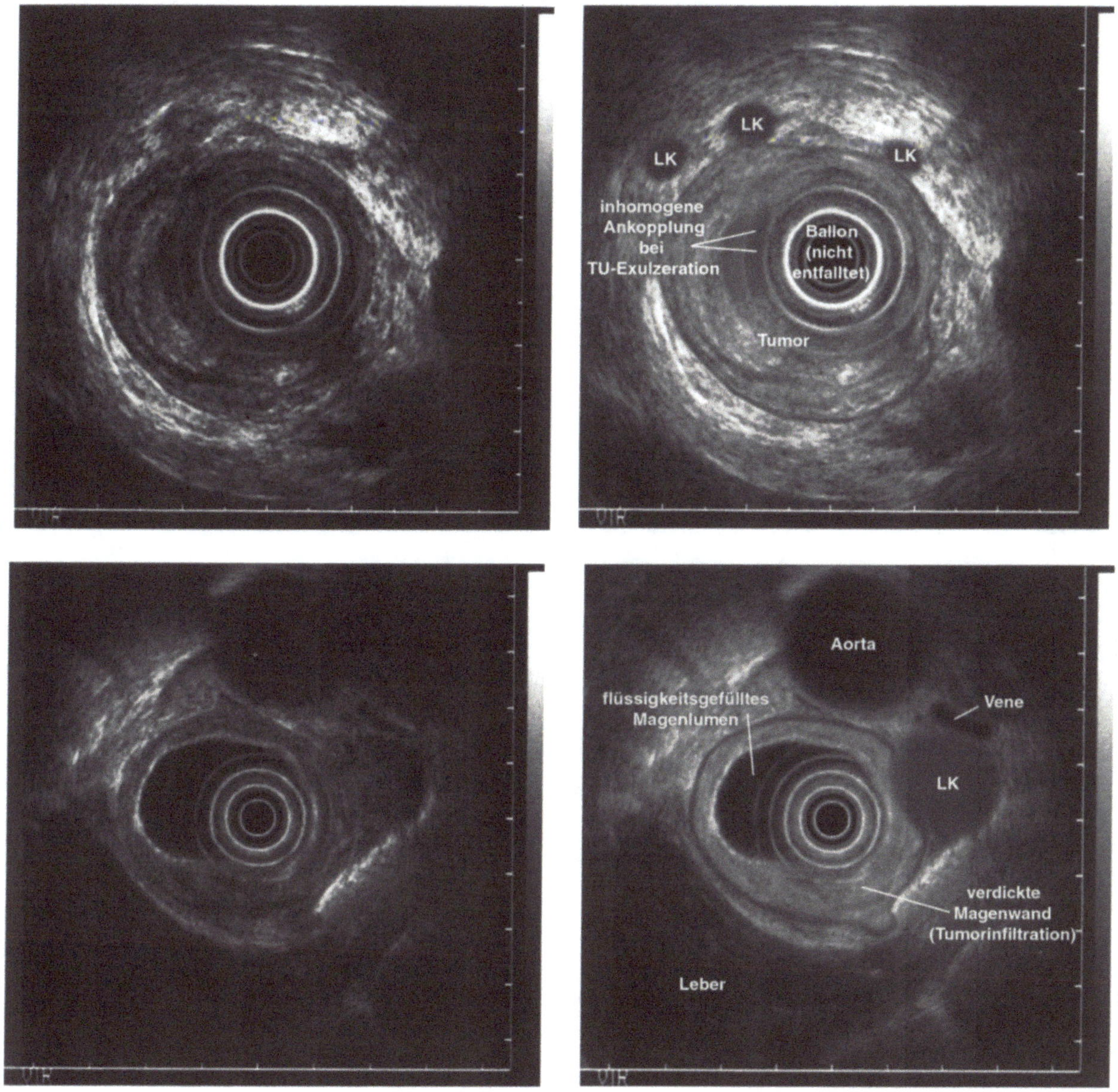

Abbildung 7.16 a, b

Zirkulär wachsendes und beginnend stenosierendes ES T3 N1-Magenkarzinom (Kardia), echogemischte inhomogene Verbreiterung aller Wandschichten, äußere Abgrenzbarkeit gegeben. **b** Großes echoarmes, perigastrales Lymphom – hochgradiger Verdacht auf LK-Metastase

Magenkarzinom

Um eine der TNM-Klassifikation entsprechende (Abb. 7.10), exakte endosonographische Beurteilung von Magentumoren zu gewährleisten, ist eine exakt senkrechte, parallel zur Tumorachse verlaufende Ausrichtung des Schallkopfes erforderlich.

Nur wenn der Tumor bis an die mittlere echoreiche Schicht heranreicht, diese selbst in ihrer Kontinuität aber nicht verändert ist, kann von einem *ES T1-Stadium* ausgegangen werden (Abb. 7.15).

Erreicht in dieser Einstellung ein von der Mukosa ausgehender, bisweilen echoinhomogener, zumeist aber echoarmer Befund die Lamina muscularis propria, so liegt ein *ES T2-Stadium* vor. Führt die Raumforderung zu einer deutlichen Verbreiterung des mittleren echoarmen Saumes und stellt sich die äußere echoreiche Schicht z.T. aufgehoben oder unterbrochen dar, liegt, sofern noch eine Abgrenzung, d.h. ein bindegewebiges Echo zur Nachbarstruktur, abbildbar ist, ein *ES T3-Stadium* vor (Abb. 7.16a, b).

Reicht die Raumforderung, ohne daß eine derartige echoreiche Grenzlamelle dargestellt werden kann, an

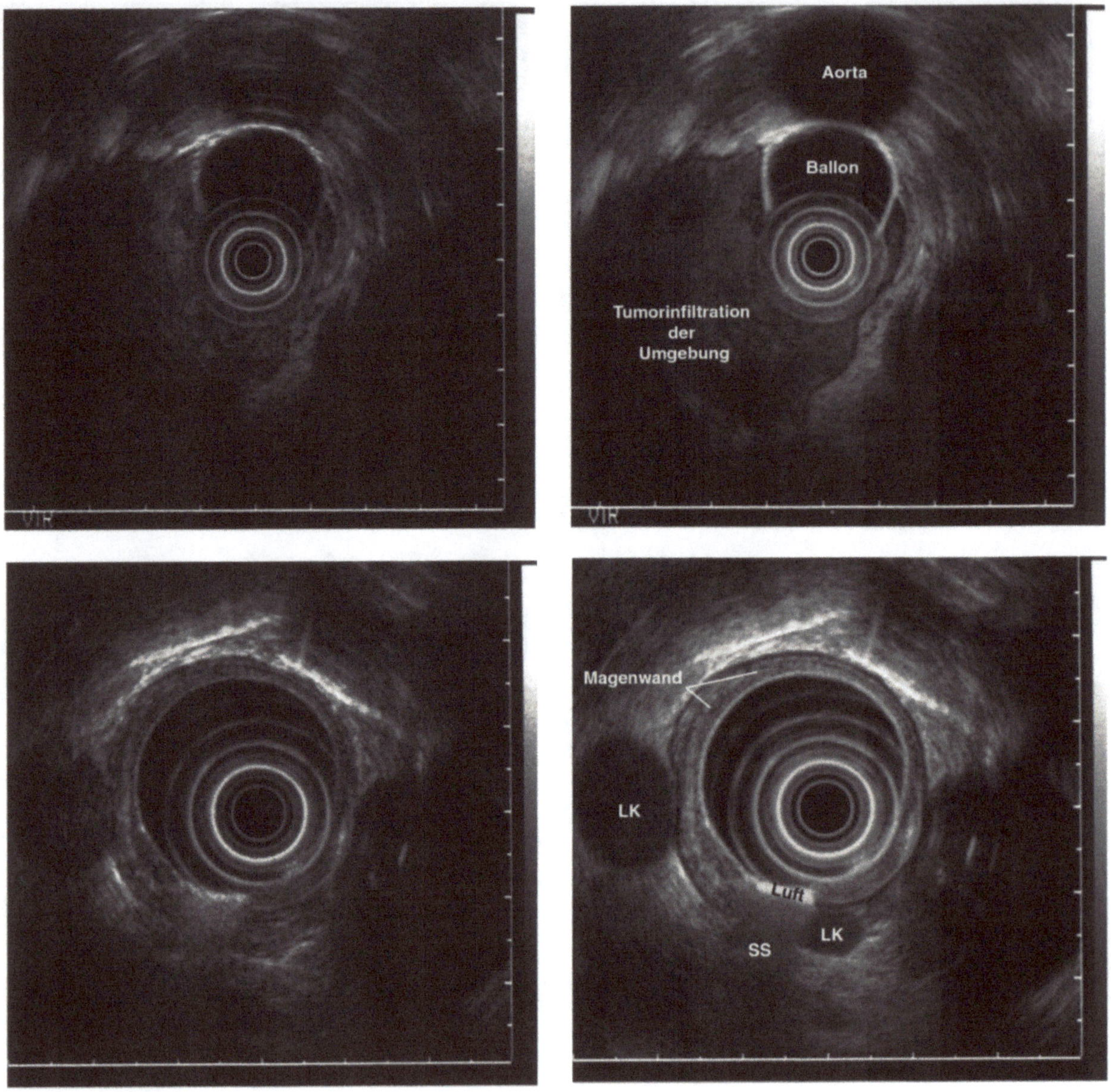

Abbildung 7.17 a, b

ES T4 N1-Kardiakarzinom: semizirkulärer, in die Umgebung infiltrierender Tumor (**a**) mit deutlich vergrößerten Lymphknoten perigastral (**b**)

Nachbarorgane heran bzw. zeigen sich infiltrierend in Nachbarorgane hineinreichende Tumorzapfen, handelt es sich um ein *ES T4-Stadium* (Abb. 7.17).

CAVE: Erschwert wird die endosonographische Beurteilung des Magenkarzinoms durch peritumoröse entzündliche Veränderungen. Die begleitende ebenfalls echoarm imponierende Entzündung, insbesondere beim exulzerierenden Tumor, kann zu einem Overstaging führen. Speziell die Differenzierung zwischen ES T1- und ES T2-Stadien wird bei vorliegen entzündlicher Magenschleimhautveränderungen in Richtung höheres Tumorstadium verfälscht.

Bei der endosonographischen Beurteilung von Magentumoren ist die Klassifikation des histologischen Befundes nach Lauren zu berücksichtigen. So sind insbesondere beim diffusen Typ Angaben über die Tumorausdehnung in der Magenwand mit äußerster Zurückhaltung vorzunehmen.

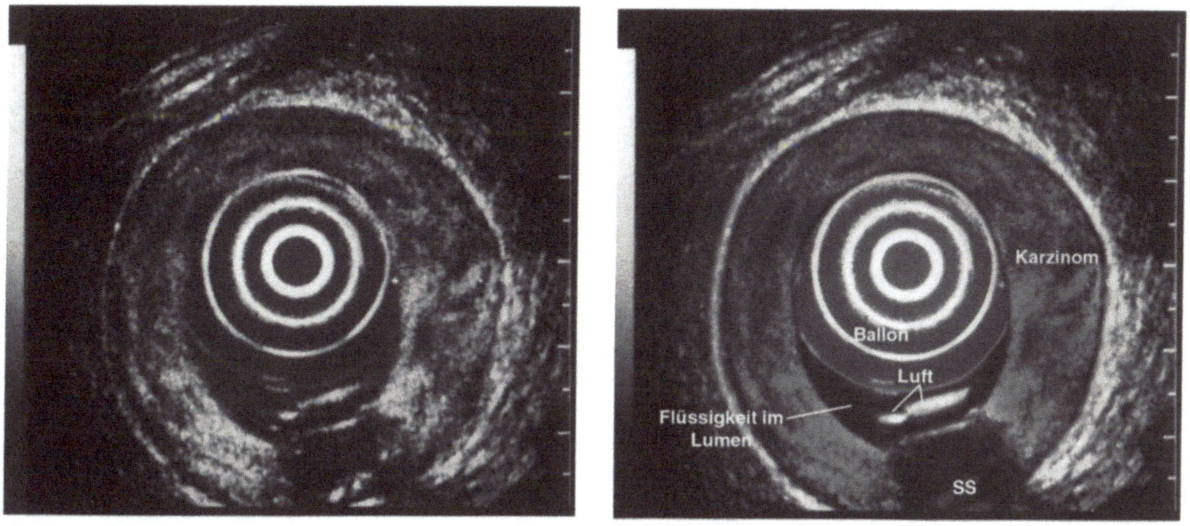

Abbildung 7.18

Szirrhöses Magenkarzinom. Beachte die echoinhomogene zirkuläre Wandverbreiterung mit fast völliger Aufhebung der originären Schichtung, bei erhaltener äußerer Grenzlamelle kein sonographischer Anhalt für Umgebungsinfiltration

Nach Strohm [30] sind Magenkarzinome durch folgende endosonographische Kriterien charakterisiert:

1. Polypoide Auftreibung der Wand,
2. Verdickung der Magenwand, insbesondere der Mukosa,
3. Zerstörung oder Aufhebung der Wandschichtung (Abb. 7.18),
4. unscharfe Begrenzung des Prozesses,
5. plumpe Faltenbildung,
6. Wandstarre,
7. Infiltration in die gesunden Wandschichten,
8. Infiltration in die Umgebung des Magens,
9. regionale Lymphknotenmetastasen.

Mit hoher Sensitivität, allerdings geringerer Spezifität (40–75%), lassen sich transgastral regionäre Lymphknoten nachweisen (Abb. 7.16b, 7.17b). Speziell minorseitig gelegene und im Bereich des Tripus Halleri in aller Regel als Lymphknotenpakete vorliegende Lymphknotenmetastasen imponieren als echoarme Rundherde unterschiedlicher Größe.

Das Problem der Differenzierung von entzündlich hypertrophierten zu metastatisch durchsetzten Lymphknoten ist sicherlich eine der größten Herausforderungen der Endosonographie, letztlich jedoch bis heute nicht gelöst. Von einigen Autoren werden runde, scharf begrenzte Form mit homogener Echoarmut als Hinweise für Malignität, länglich-ovale, unscharf begrenzte echoinhomoge bis echoreiche Lymphome als Entzündungskriterium angegeben [7]. Auch eine Größe von über 10 mm spricht eher für Malignität – zugleich sind jedoch 25% der LK-Metastasen kleiner als 3 mm [14]. Da eindeutige endosonographische Malignitätskriterien letztlich nicht vorliegen, hat zur Planung des therapeutischen Procederes die vorgeschaltete Staginglaparoskopie im Vergleich zur ES zunehmend an Bedeutung gewonnen.

Eine therapeutisch z.T. schwierige Situation stellt das Karzinom des gastroösophagealen Überganges dar. Diese Tumorlokalisation ist endosonographisch gut zugänglich, da sich der Schallkopf beim Rückzug des Instrumentes von selbst zentriert und durch die Kompression der Vorlaufstrecke eine besonders gute Gewebeankoppelung erzielt wird. Bedingt durch enge Nachbarschaftsbeziehungen von Kardia zu Zwerchfellschenkeln, Aorta sowie Perikard kann die evtl. vorliegende lokale Inoperabilität endosonographisch in der Regel sicher demonstriert werden (Abb. 7.17).

Magenlymphome

Etwa 5% der malignen Magenneoplasien sind primäre Non-Hodgkin-Lymphome. Zugleich sind die Hälfte aller gastrointestinalen Lymphome im Magen lokalisiert. Endoskopisch imponieren Lymphome vielgestaltig, sie zeigen sich z.T. als polypöse Prozesse, flächenhafte Ulzerationen oder auch nur als sogenannte Riesenfalten.

CAVE: Die bioptische Sicherung ist obligat und erfolgt durch Entnahme von Stufen- oder Schlingen-PE. Ist in gleicher Sitzung eine endosonographische Untersuchung vorgesehen, erfolgt die ausgedehnte Biop-

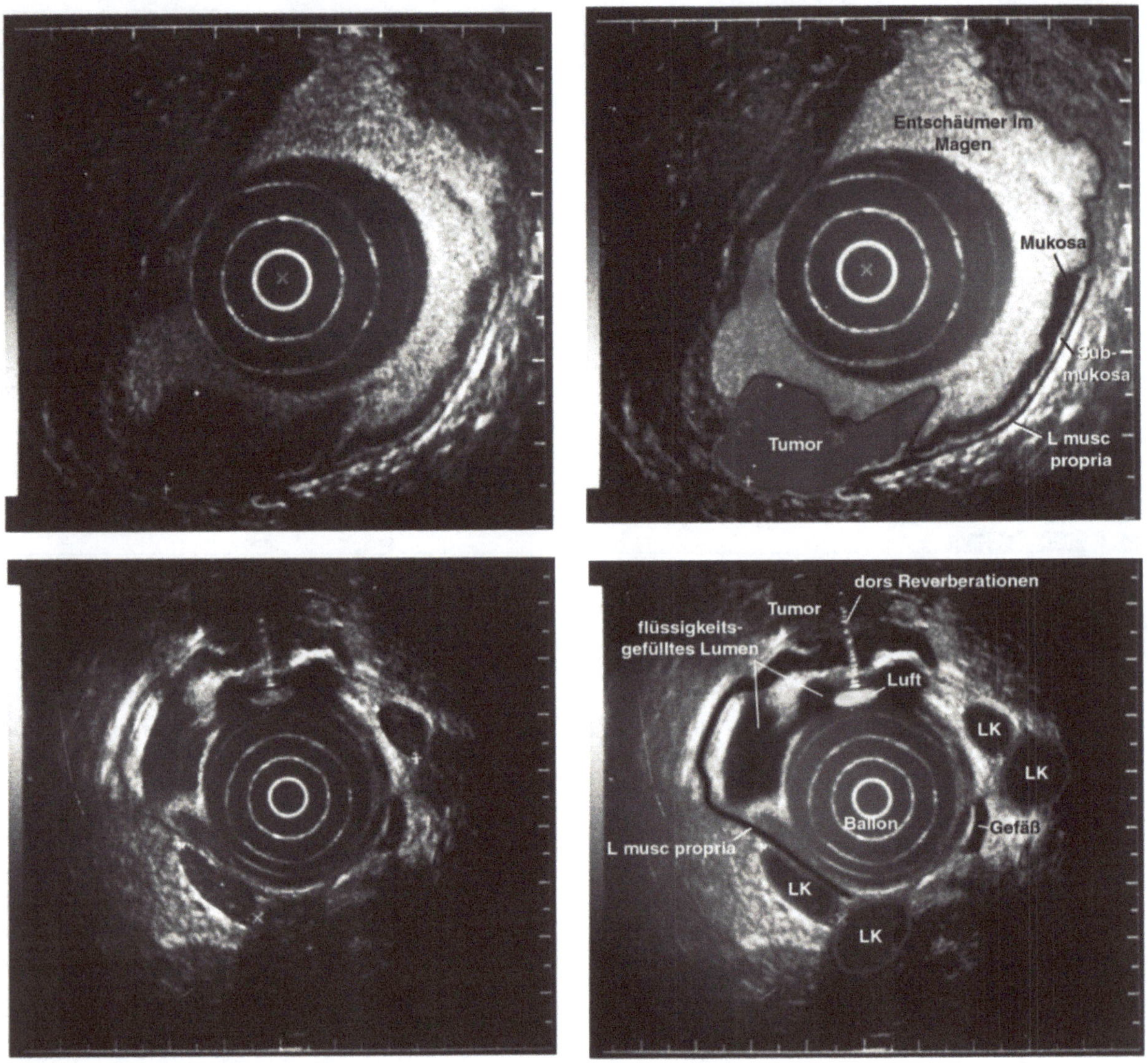

Abbildung 7.19 a, b

Non-Hodgkin-Lymphom des Magens mit polypöser echoarmer Verdickung von Mukosa/Submukosa (**a**) und zahlreichen, auffallend echoarmen perigastralen Lymphomen (**b**)

sieentnahme im Anschluß an die Sonographie, um Artefakte durch Wandveränderungen oder Sickerblutungen zu vermeiden.

Endosonographisch stellen sich Magenlymphome in der Regel als flächenhafte, im Querschnitt sichelförmig imponierende Verdickungen der Magenwandschichtung dar, wobei das der Lamina muscularis propria entsprechende, mittlere echoarme Band meist abgrenzbar, und in aller Regel auch verdickt erscheint (Abb. 7.19).

Bei gleichzeitigem Lymphknotenbefall imponieren diese meist deutlich größer als beim Magenkarzinom. Aufgrund der typischen und gut reproduzierbaren Befunde nimmt die ES im Rahmen des Stagings von Magenlymphomen einen festen Stellenwert ein [4, 33].

Seltene Malignome des Magens

Mit der zunehmend häufigeren Vorstellung von Aidspatienten in endoskopischen Abteilungen kommen auch gastrointestinale Kaposi-Sarkome zur Ansicht. Diese vorwiegend submukös wachsenden Tumoren können während einer immunstimulierenden Therapie im Verlauf endosonographisch kontrolliert werden und imponieren als relativ homogene, echoarme submuköse Raumforderungen.

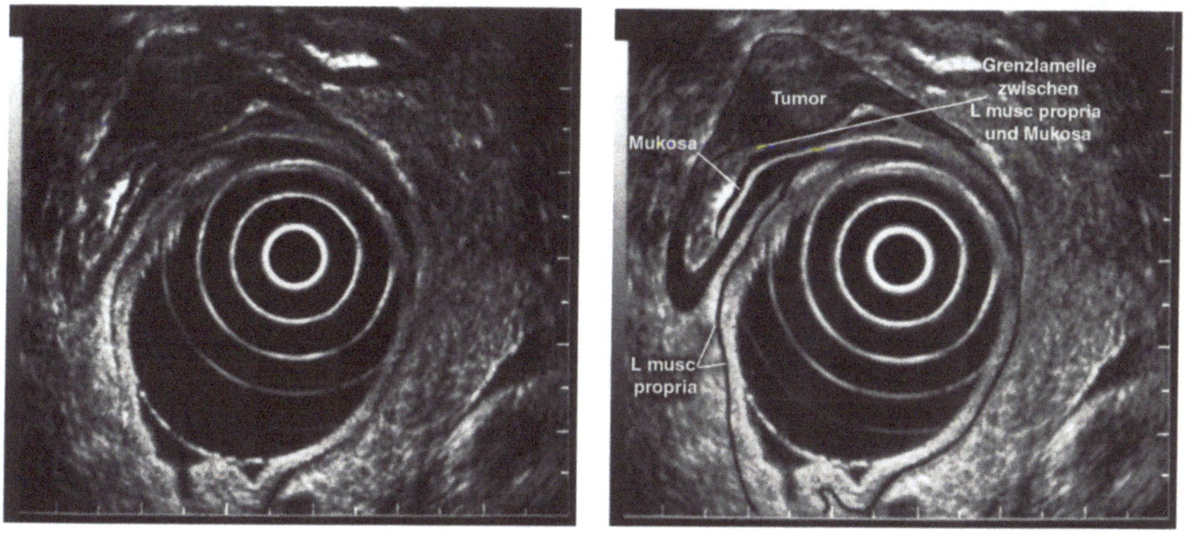

Abbildung 7.20

Leiomyom des Magens. **Cave!** Wandduplikatur im Bereich des Magenantrums; durch Verfolgen der Muscularis propria (2. echoarme Lamelle) ist die Schichtzugehörigkeit erkennbar

Weitere submuköse Tumoren sind Leiomyosarkome und maligne Leiomyoblastome. Diese Tumoren sind sonographisch schärfer begrenzt als Magenkarzinome, zeigen intakte Grenzlamellen und zudem endoskopisch einen glatten Mukosaüberzug, der zentral eine kleine Nekrose aufweisen kann.

Mitentscheidend für das therapeutische Vorgehen bei Magentumoren unklarer Genese ist deren Größe, generell sollten Tumoren über 3 cm Größe entfernt werden.

Benigne Magentumoren und Pseudotumoren

Häufigste gutartige Tumoren des Magens sind Adenome und Leiomyome. Die bevorzugte Lokalisation sind Magenkorpus und -fundus. Sie imponieren endoskopisch glatt als kugelsymmetrische polypoide Strukturen, meist mit einer kleinen zentralen Schleimhautnekrose. Endosonographisch stellen sich beide Tumorformen als glatt begrenzte, die reguläre Wandschichtung lokal aufwerfende, jedoch nicht überschreitende Raumforderungen mit eher echoarmer Homogenität dar. Manchmal abzugrenzende zentrale echofreie Areale entsprechen kaliberstarken Gefäßen und sind differentialdiagnostisch problematisch, da sie nicht von denen beim Leiomyosarkom häufig anzutreffenden nekrotischen Tumorarealen differenziert werden können. Sicher gelingt dagegen die endosonographische Darstellung der Schichtzugehörigkeit (Abb. 7.20).

Weit seltenere benigne tumoröse Erkrankungen des Magens sind Magenwandlipome, Neurofibrome und submuköse Zysten. Auch sie imponieren jeweils als homogene, glatt begrenzte Raumforderungen, deren Ursprung aus der Wandschichtung gut zu verfolgen ist. Neurofibrome und intramurale Magenlipome sind überwiegend echoreiche Strukturen, lokalisiert zwischen Mukosa und Lamina muscularis propria. Die submuköse Magenwandzyste imponiert als echofreie Binnenstruktur typischer Lokalisation.

Pankreaspseudozysten können bei entsprechender Größe die Magenhinterwand pelottieren und Tumoren vortäuschen. Hier gestattet die ES nicht nur die sofortige Diagnosestellung, sondern auch die Auswahl eines geeigneten, d.h. möglichst gefäßfreien Punktionsareals für die sich therapeutisch anbietende transgastrale Zystenpunktion und Draineinlage.

7.1.1.6 Pankreas, Duodenum und Gallenwege

Ultraschallanatomie mit dem Radialscanner

Die endosonographische Darstellung des Duodenums sowie der angrenzenden Strukturen einschließlich des Pankreas stellt hohe Anforderungen an das räumliche Vorstellungsvermögen und verlangt verschiedene Schallkopfpositionen.

Das Ultraschallendoskop wird zunächst in die Pars descendens duodeni eingeführt und begradigt, so daß der Scanner das untere Duodenalknie erreicht und die V. cava inferior sowie die abdominale Aorta als wichtige Landmarken abgebildet werden. Beim Rückzug sieht man nun zunächst den kaudalen Anteil des Processus uncinatus des Pankreas.

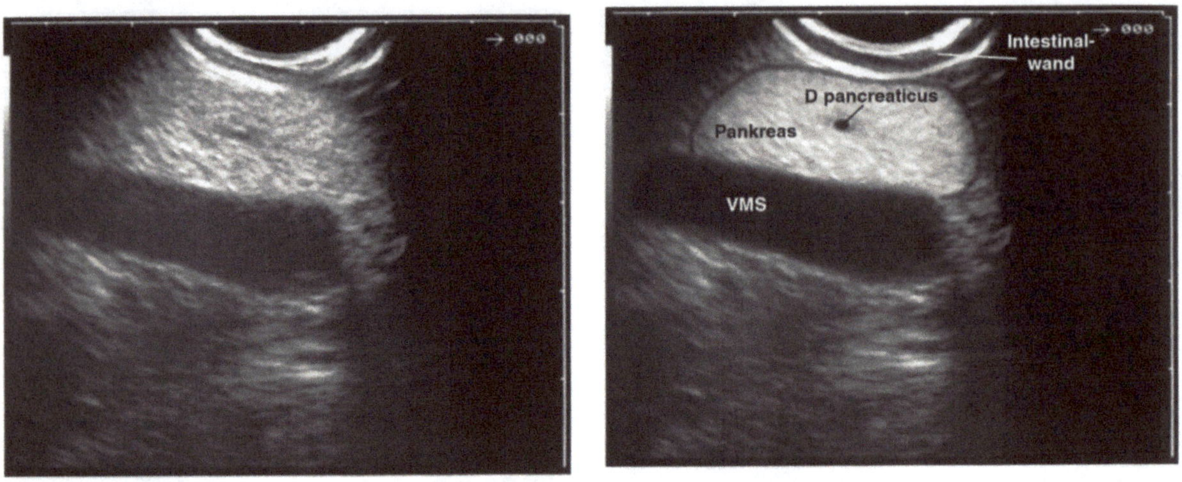

Abbildung 7.21

Normalanatomie – Duodenum und Pankreaskopf

Mit zunehmender Begradigung des Abwinkelungsteils rückt die rechte Niere, dann auch die rechte Nierenvene mit Einmündung in die V. cava inferior ins Bild. Mit zunehmender Abbildung des Pankreaskopfes sind auch die V. und A. mesenterica superior darstellbar. Im Bereich der Papilla Vateri erscheint der Pankreaskopf ventral etwas echoärmer als dorsal. Bei dieser Darstellung kann auch die Gallenblase zu sehen sein. Der Ductus choledochus findet sich lumennah, der Ductus pancreaticus etwas lumenferner in der Hauptmasse des Pankreaskopfes. Der kontrollierte millimeterweise Rückzug zeigt nun mehr und mehr Pankreas, evtl. ist ein Querschnitt durch den Ductus pancreaticus zu sehen.

Der Ductus hepatocholedochus verläßt an der Dorsalseite das Pankreasparenchym. Eine geringfügige Verkippung des Einführungsteils durch weiteren Zug bringt nun den Ductus hepatocholedochus sowie die V. portae im Querschnitt zur Darstellung. Hierbei ist die V. cava inferior ovalär angeschnitten. Die Papillenregion kann detailreich vor Passage des oberen Duodenalknies begutachtet werden. Bei zunehmendem Rückzug in den Bulbus werden die A. hepatica, evtl. auch die A. gastroduodenalis sichtbar.

Bei diesem Manöver kann es bei gut entfalteter Vorlaufstrecke zu einem Prolaps von Bulbusanteilen in das Antrum kommen, mit Abbildung von Mukosa- bzw. Intestinalwandwiederholungsechos (Abb. 7.21).

Darstellung mit dem Linearscanner

Nach Einführen des Echoendoskops tief in das Duodenum werden bei medialer Ausrichtung Pankreaskopf und Mesenterialgefäße sichtbar. Zur Abgrenzung von Gefäßen ist die Verwendung der duplexsonographischen Funktion des Gerätes sinnvoll. Beim Rückzug wird die Papillenregion exakt dargestellt. Auch hier sind Echogenitätsunterschiede im Pankreaskopfbereich physiologischerweise zu erkennen.

Ductus choledochus und Ductus pancreaticus werden je nach Schallstrahlebene unterschiedlich dargestellt, wobei sich durch Atemexkursion bzw. pulssynchrone Bewegungen laufend neue Einstellungen ergeben. Weiterer Rückzug und leichte Linksdrehung ermöglichen nun die fortgesetzte Begutachtung des Pankreas, des Ductus choledochus im Querschnitt und der V. portae in enger Nachbarschaft im Längsschnitt. Bei einer Drehung um 180° erscheint die Gallenblase im Blickfeld.

Im Leberhilusbereich kann die Dopplerfunktion zur Strukturdifferenzierung sehr hilfreich sein. Nach weiterem Zurückziehen des Ultraschallkopfes können Pankreas und portaler Konfluens gut beurteilt werden.

Pankreaskarzinom

Pankreaskarzinome werden typischerweise erst im fortgeschrittenen Tumorstadium im Rahmen der Abklärung eines schmerzlosen Verschlußikterus bzw. unspezifischer Oberbauchschmerzen aufgedeckt.

Zur endosonographischen Beurteilung wird die Positionierung der Schallsonde durch die Lokalisation des Tumors bestimmt. Da sich die meisten Pankreaskarzinome im Kopf der Drüse befinden, wird vorteilhaft eine Darstellung vom Bulbus duodeni bzw. der Pars descendens gewählt. Gelingt dies nicht suffizient muß der Scanner in den Magen zurückgezogen werden, die Orientierung erfolgt an Hand der vorbeschriebenen Landmarken.

Sonographisches Hauptkriterium selbst kleiner Pankreaskarzinome ist die unscharfe, unregelmäßig bis

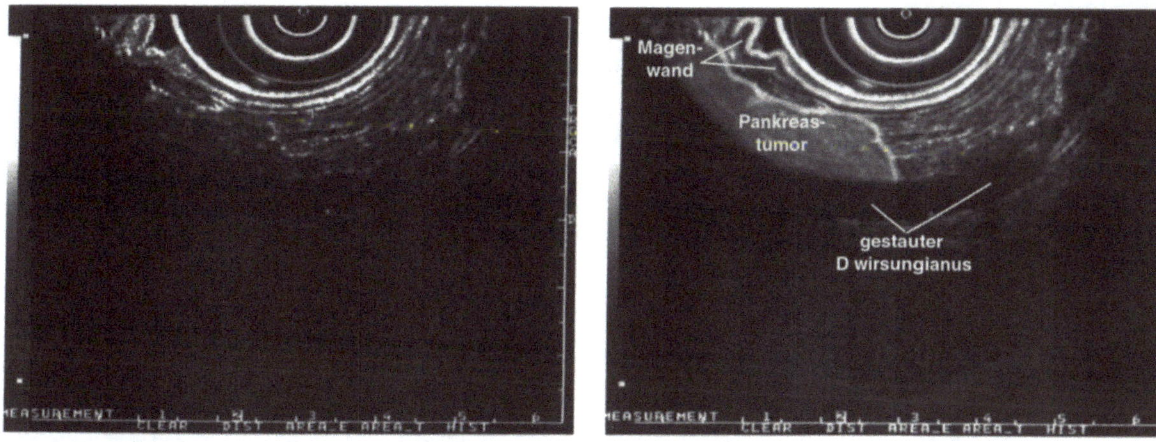

Abbildung 7.22

Pankreaskarzinom

polyzyklische Begrenzung bei zumeist inhomogener Echoarmut. In 20 bis 35% der Fälle imponiert das Karzinom echoreich bzw. echokomplex (Abb. 7.22, [31, 32]).

> Im Vordergrund stehendes Problem und zugleich begrenzender Faktor für ein exaktes Tumorstaging ist die Tatsache, daß sich die sonographische Morphologie inflammatorischer Pankreasprozesse (insbesondere auch der peritumorösen Pankreatitis) nicht signifikannt von der maligner Veränderungen unterscheidet [42]. Entsprechend ist bei Erhalt der Organgrenzen eine eindeutige Differenzierung zwischen Entzündung und Tumor nicht möglich [15].

Zusätzliche Schwierigkeiten enstehen bei nekrotisch zerfallenden Tumoren mit kleinzystischen Veränderungen [30]. In diesen Fällen kann die endosonographisch gestützte Feinnadelaspirationszytologie hilfreich sein, wobei die oben erwähnten praktischen Schwierigkeiten bei der Punktion zu berücksichtigen sind [8].

> Trotz dieser Problematik ist die Überlegenheit des endosonographischen Stagings gegenüber anderen bildgebenen Verfahren in mehreren Studien belegt [11, 20, 22, 23].

Für die Beurteilung der lokalen Resektabilität und damit der weiteren Therapieplanung steht der Nachweis einer Tumorinfiltration in Gefäße und Nachbarorgane im Mittelpunkt des endosonographischen Bemühens.

Snady et al. berichten über 3 sonographische Kriterien die für eine Tumorinfiltration der den portalen Konfluens bildenden Venen sprechen, wobei das erste Kriterium zweifellos das sicherste ist [29]:

- intraluminaler Tumornachweis,
- veränderte Gefäßkontour mit Verlust der sonographischen Gefäß-Parenchym-Grenzschicht,
- Verschluß einer der „Konfluensvenen" durch extraluminäre Tumorkompression mit Ausbildung peripankreatischer Kollateralvenen.

Finden sich für diese 3 Punkte kein Anhalt, ist nach endosonographischen Kriterien lokale Resektabilität gegeben, wobei bei Nachweis von Lymphknotenmetastasen in der Regel nur eine Palliation zu erreichen ist.

Der Einsatz intraduktaler Minisonden zum Staging des Pankreastumors ist beschrieben, eine Wertung dieser Methode hinsichtlich der Klärung oben aufgeführter Fragestellungen bleibt jedoch weiteren Studien vorbehalten [2, 10, 18].

Karzinom der Papille und der extrahepatischen Gallenwege

Aufgrund der frühzeitigen Papillenokklusion werden Tumoren der Papille bzw. der distalen Gallenwege regelmäßig in frühen Tumorstadien symptomatisch. Bedingt durch ihre oberflächennahe Lage und bei guter akustischer Ankopplung durch die entfaltete Vorlaufstrecke sind Papillentumoren der endosonographischen Befundung in idealer Weise zugänglich (Abb. 7.23). Dabei sollte zur Vermeidung von Artefakten die sonographische Untersuchung der obligaten PE-Entnahme vorausgehen.

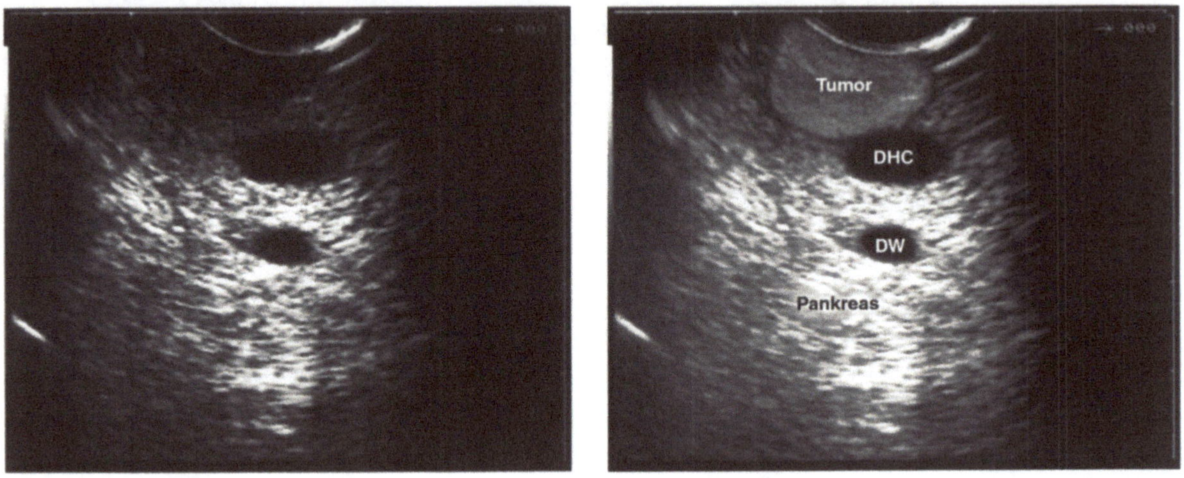

Abbildung 7.23

Kleines Papillenkarzinom – Darstellung mit dem Konvexscanner, *Dw* Ductus wirsingianus

Indikation und zugleich Ziel der ES ist das Tumorstaging mit Beurteilung der Möglichkeit einer kurativen Resektion.

Bei kleinen Tumoren gelingt eine Differenzierung zwischen Adenom, Carcinoma in situ und invasivem Karzinom anhand endosonographischer Kriterien nicht und muß dem histologischen Befund vorbehalten bleiben [23]. Größere Papillenkarzinome infiltrieren zumeist den Pankreaskopf und sind auf der Basis der Sonomorphologie nicht vom Pankreaskopfkarzinom abzugrenzen.

Solange keine Wandüberschreitung vorliegt, besteht lokale Operabilität. Bezüglich einer palliativen Resektion, die aufgrund guter Möglichkeiten der endoskopischen Palliation per Draineinlage selten indiziert ist, bzw. dem Vorliegen lokaler Irresektabilität gilt das für das Pankreaskarzinom Gesagte analog.

Auch für die Beurteilung des Gallenwegskarzinoms wird die intraduktale Sonographie nach dem „Mother-baby"-System, gegenwärtig evaluiert [34].

Benigne Pankreastumoren

Die exzellente Gewebedarstellung unter Verwendung hochfrequenter Sonographiesonden erklärt die hohe Sensitivität bei der Abbildung auch nur wenige Millimeter großer, scharf begrenzter Raumforderungen und die hohe Wertigkeit bei der Suche nach endokrinen Tumoren [35, 44, 47].

Die häufig kleiner als 2 cm großen neuroendokrinen Tumoren des oberen Gastrointestinaltrakts sind zumeist im Pankreas bzw. in der Magen- oder Duodenalwand lokalisiert, so daß bei entsprechend klinisch-endokrinologischem Befund eine ES indiziert ist [2]. Sie imponieren als glatt begrenzte, echoarme bis mäßig echoreiche rundliche Raumforderungen ohne Infiltrationszeichen in die Umgebung. Sichere sonomorphologische Kriterien zur Differenzierung der verschiedenen benignen Pankreastumoren untereinander sind nicht beschrieben. Endokrine Tumoren treten uni- oder multilokulär auf, bei solitären Befunden muß jedoch immer an das Vorliegen eines Pankreaskarzinoms gedacht werden.

Chronische Pankreatitis

Da die transkutan-sonographische Beurteilung des Pankreas häufig durch Gasüberlagerung eingeschränkt wird, ist der Versuch einer endosonographischen Organbeurteilung naheliegend.

Neben den Parenchymveränderungen im Sinne eines unregelmäßigen Umbaus, z.T. mit kleinen Pseudozysten, sind auch die sonst nur in der ERCP zu fassenden duktalen Veränderungen, wie lakunare Aussackungen und zystische Auftreibungen der Seitenäste, erkennbar [30]. Die Dilatation des Ductus pancreaticus läßt sich

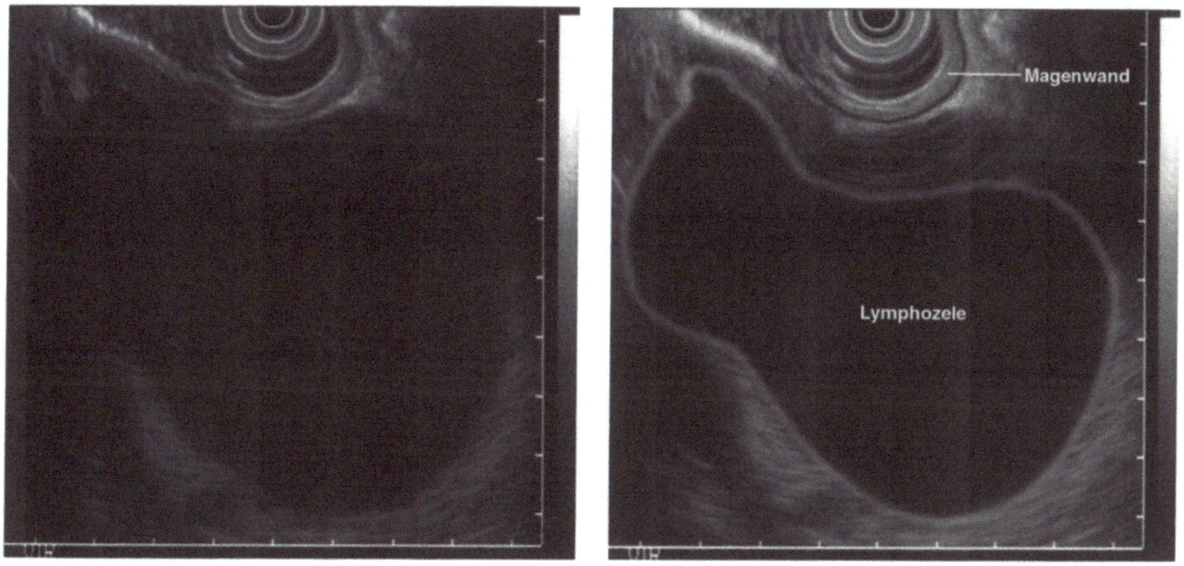

Abbildung 7.24

Retrogastrale Lymphozele

ebenso wie kleine intraduktale Konkremente oder Parenchymverkalkungen sicher beurteilen. Bei umschriebener Organverplumpung und aufgehobener glatter Organbegrenzung muß das Pankreaskarzinom immer in die Differentialdiagnose einbezogen werden. Die endosonographische Darstellung von Pankreaspseudozysten wie auch anderer retrogastraler Flüssigkeitsansammlungen dient v. a. der exakten Festlegung der Punktionsstelle zur transgastralen Drainage (Abb. 7.24).

7.1.1.7 Postoperative Befunde

Während die Domäne der ES in der präoperativen Diagnostik besteht, sind die Indikationen in der postoperativen Phase sehr begrenzt und beschränken sich im wesentlichen auf die Beurteilung der Anastomosenregion bei Verdacht extraluminär und/oder intramural wachsender Tumorrezidive nach Ösophag- bzw. Gastrektomie.

Sofern nicht entzündliche Veränderungen der ösophagointestinalen Anastomose vorliegen, weist eine asymmetrische, zumeist submukös gelegene sichelförmige, in der Regel hypodense Verdickung der Wand im Anastomosenbereich auf ein Lokalrezidiv hin (Abb. 7.13).

Aufgrund der oben dargestellten, methodenimmanenten Nachteile der ES verwundert die von Lightdale et al. nachgewiesene Überlegenheit der Computertomographie bei der Beurteilung lokoregionärer Rezidive nicht [18].

7.1.1.8 Methodenbewertung

Endoskopie und Sonographie haben die Chirurgie von Grund auf revolutioniert. Wegen der Nähe der zu beurteilenden Strukturen zum Transducer und da weder Gas noch knöcherne Strukturen die Untersuchung behindern, können hohe Ultraschallfrequenzen eingesetzt werden, die eine gute Auflösung der ES garantieren und durch entsprechenden Möglichkeiten der aktuellen Gerätetechnik eine exzellente Bildqualität garantieren. Folgerichtig sind mit dieser Technik in der Diagnostik darmlumennaher Tumoren Ergebnisse erzielt worden, die von keinem anderen bildgebenen Verfahren gegenwärtig zu erreichen sind. Mit der zunehmenden Anwendung multimodaler Therapiekonzepte gewinnt die ES dementsprechend an Bedeutung.

Unter Wertung der Stärken und Schwächen der endoluminalen Sonographie wird jedoch auch rasch klar, daß sie fast immer als komplementäres Verfahren und kaum als alleiniger „golden standard" einzusetzen ist, da hinsichtlich des lokoregionären Tumorstagings zwar die genauesten Ergebnisse erzielt werden, zur Beurteilung von Infiltrationstiefe und Fernmetastasen, andere bildgebende Verfahren wie CT und MRT aber überlegen sind [23, 17, 37].

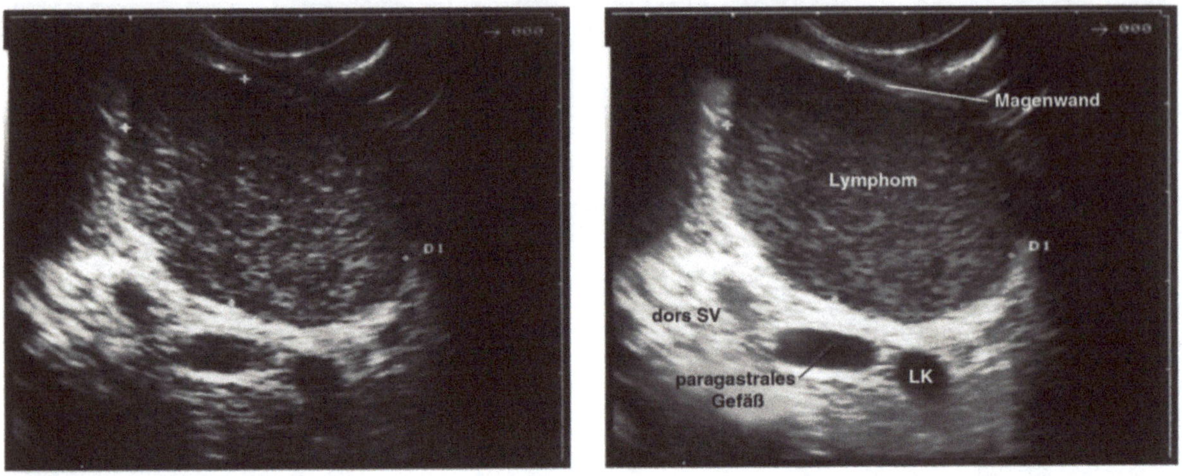

Abbildung 7.25

Großer paragastraler Tumor, gute Zugänglichkeit für endosonographiegestütze Punktion. Histologische Diagnose: Lymphom bei M. Hodgkin

In zahlreichen Publikationen ist der Wert der ES bei verschiedenen gastrointestinalen Erkrankungen herausgestellt worden, als etablierte Indikation sind gegenwärtig jedoch nur die folgenden belegt [15]:

- Staging von Malignomen des oberen Gastrointestinaltrakts,
- Beurteilung submuköser Tumoren,
- Suche nach kleinen (neuroendokrinen) Pankreastumoren.

Für das Ösophaguskarzinom wurden in einer Übersichtsarbeit unter Auswertung von 1154 Patienten an 21 Zentren für das T-Stadium eine diagnostische Genauigkeit von 84% (etwas geringer bei T1/T2- als bei T3/T4-Tumoren) und für das N-Stadium von 77% berichtet [25]. Das Vorliegen stenosierender Tumoren begrenzt allerdings den Einsatz erheblich.

CAVE: Das Erzwingen der Sondenapplikation nach vorheriger Bougierung halten wir bei einem Perforationsrisiko von bis zu 24% für kontraindiziert [40].

Eine abschließende Bewertung der alternativen Verwendung ultradünner endoluminaler „Minisonden" ist, bei durchaus positiven Einzeldarstellungen, gegenwärtig noch nicht möglich [4, 32, 33].

Auch beim Staging des Magenkarzinoms übertrifft die ES mit einer diagnostischen Genauigkeit von 67–91% für das T-Stadium und 50–87% für das N-Stadium die Ergebnisse der transkutanen Sonographie und der CT [4, 16, 23, 26].

Ähnlich gute Ergebnisse berichten Caletti et al. für das Magenlymphom mit Sensitivitäten und Spezifitäten von 93% / 98% für das T- und 56%/100% für das N-Stadium [2]. Durch konsequentes endosonographisches Lymphomstaging konnten Schüder et al. den Anteil der R0-Resektionen auf 100% gegenüber 72% bei einem historischen Kollektiv senken [27]. Nach welchen Kriterien Suekane et al. die normalerweise nur histologisch abzugrenzenden MALT-Lymphome von anderen Magenlymphomen sonomorphologisch differenzieren konnten bleibt unklar [38]. Sinnvoll ist der Einsatz der ES zur Beurteilung der Ansprechrate von Radio-/Chemotherapie und zum Restaging primär maligner gastraler Lymphome [3].

Für die ES des Pankreaskarzinoms findet sich in der Literatur eine „overall accuracy" von 93% im Vergleich zu 69% für die transkutane Sonographie, 71% für die CT, 89% für die ERCP und 83% für die MRT [2, 11, 21, 22, 23].

Bei der Suche nach kleinen endokrinen Pankreastumoren erlaubte die ES selbst bei Patienten ohne Tumorbefund in der perkutanen Sonographie und im CT in 80% eine eindeutige Lokalisation [23].

Der Nutzen der endoluminalen Sonographie zur Diagnostik und Differentialdiagnostik (nach sonographiegestützter Punktion) submuköser Tumoren des oberen Gastrointestinaltraktes ist im Schriftum gut belegt [2, 20, 24, 41]. Eine endgültige histologische Diagnosestellung mit geringer Komplikationsrate gelingt allerdings nur nach Guillotine-Nadel-Biopsien in bis zu 90% der Fälle (Abb. 7.25, [3]).

Bezüglich des Nachweises/Ausschlußes eines lokoregionären Rezidivs im Anastomosenbereich nach Resektion ösophagogastraler Malignome befindet sich die ES

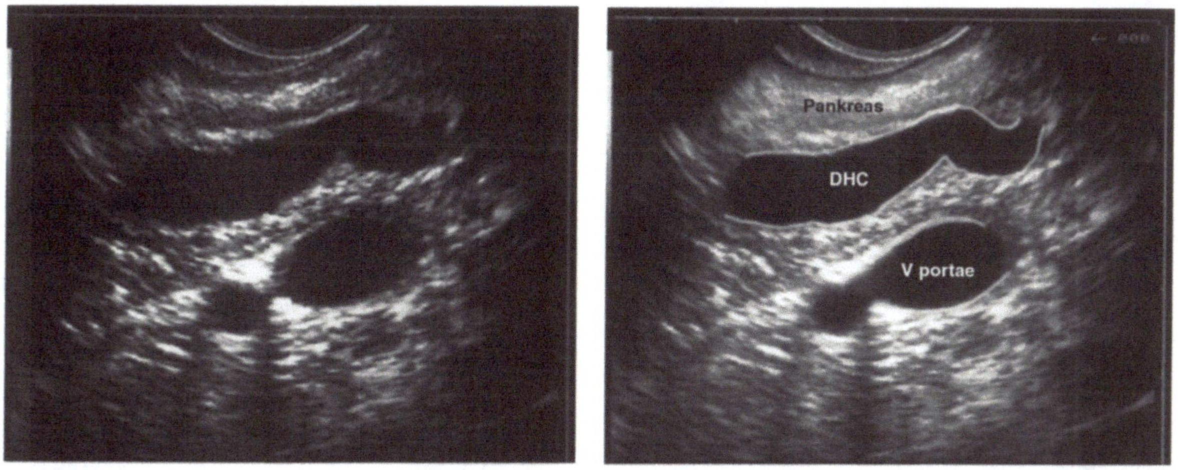

Abbildung 7.27

Leicht dilatierter DHC (8,8 mm) bei Papillensklerose

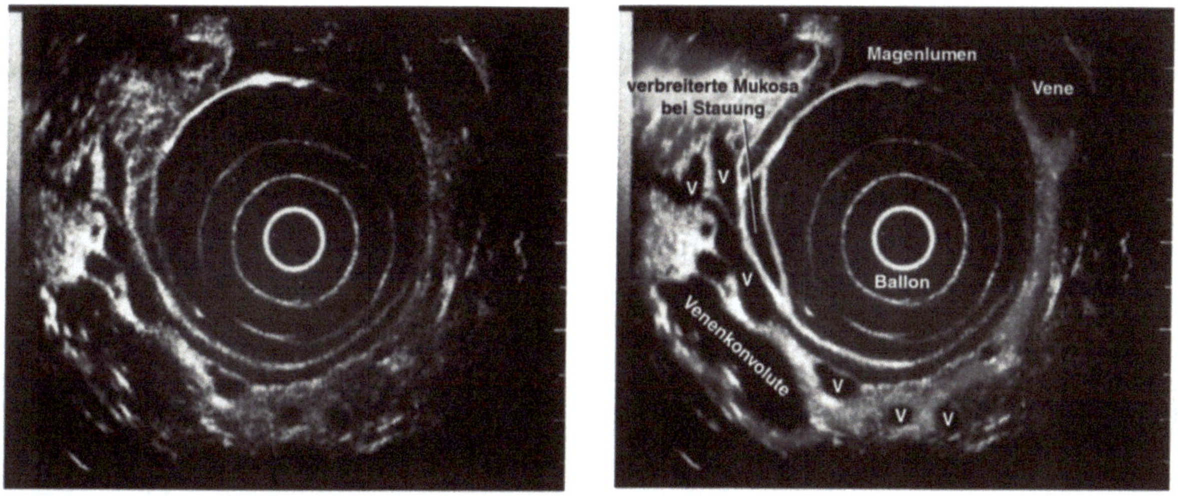

Abbildung 7.26

Dilatierte Venen im venösen Umgebungskreislauf bei portaler Hypertension

noch in Evaluation, scheint jedoch den anderen Methoden überlegen zu sein [18].

Während bei der chronischen Pankreatitis der diagnostische Gewinn durch den Einsatz der ES umstritten ist [30], kann sie in Fällen nur diskreter Organveränderungen zur Diagnosesicherung beitragen [31, 32, 36, 44]. Wenn sich auch bei asymptomatischen Patienten mit einem moderaten bis ausgeprägten Alkoholkonsum bereits morphologische Veränderungen mit der ES in 60 % aufdecken ließen, ist gegenwärtig noch nicht klar, welche Bedeutung diesen frühen Veränderungen zukommt [2].

Ob die ES bei anderen Krankheitsbildern wie Choledocholithiasis, Barett-Ösophagus, Motilitätsstörungen, gastrointestinaler Refluxkrankheit, Ulkuskrankheit und portaler Hypertension indiziert und therapeutisch relevant ist, muß gegenwärtig in Frage gestellt werden (Abb. 7.26, 7.27; [5, 13, 23, 39, 45]).

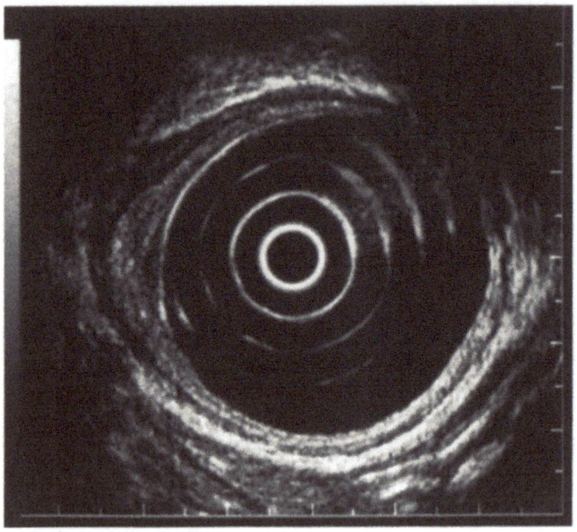

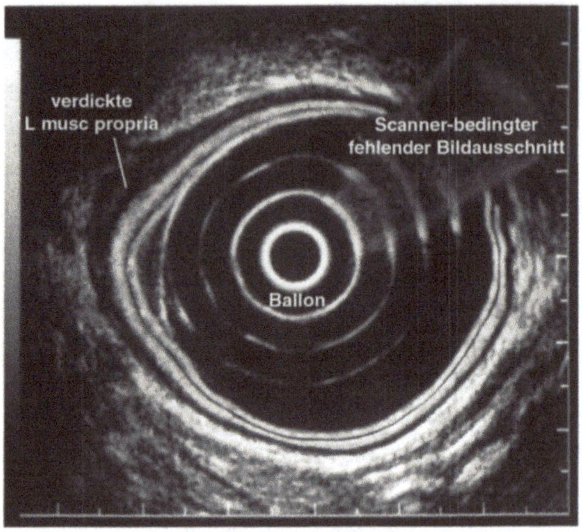

Abbildung 7.28

Endometriose des Kolons mit sonographisch erkennbarer Wandverbreiterung aller Schichten

7.1.2 Unterer Gastrointestinaltrakt

7.1.2.1 Flexible endoluminale Kolonsonographie

Ähnlich wie am oberen Gastrointestinaltrakt ist auch die intraluminale Sonographie des Kolons prinzipiell möglich. Oralwärts des rektosigmoidalen Übergangs ist dazu die Verwendung eines flexiblen Echoendoskops notwendig, welches unter Sicht bis in das Zökum vorgeschoben werden kann. Die verlängerte und damit weniger flexible Gerätespitze bedingt im Vergleich zu einem herkömmlichen Koloskop einen eingeschränkten Blickwinkel, der in praxi durch Rotation um die Endoskopachse ausgeglichen werden muß.

Im Gegensatz zur endorektalen Sonographie hat sich die endoluminale Sonographie des Kolons nicht durchsetzen können. Gründe liegen insbesondere in der fehlenden Therapierelevanz des ES-Befundes, da Dickdarmtumoren grundsätzlich einer resezierenden Therapie unterzogen werden müssen, sei es durch endoskopische Schlingenabtragung bei polypösen Adenomen oder die den onkologischen Kriterien adäquate partielle Dickdarmresektion einschließlich Lymphadenektomie. Auch bei fortgeschrittenen Tumoren mit Infiltration von Nachbarorganen ist aus Gründen der Wiederherstellung der Wegbarkeit in aller Regel eine primäre Operation gerechtfertigt.

Eine zumindestens theoretisch sinnvolle Indikation ergibt sich bei geplanter minimal-invasiver Tumorchirurgie im Sinne einer präoperativen Erkennung von in die Umgebung infiltrierenden Tumoren, welche vom primär laparoskopischen Vorgehen ausgeschlossen werden sollten. Andererseits handelt es sich bei lokal fortgeschrittenem Tumorwachstum meist um hochgradig stenosierende Tumoren, die eine exakte Sondenposition nicht mehr erlauben oder gar als Kontraindikation für den Intubationsversuch angesehen werden müssen.

Spezifische oder unspezifische Entzündungen des Kolons sind zum einen durch typische Endoskopiebefunde charakterisiert, zum anderen ist die ES wegen der relativ uniformen sonographischen Morphe (echoarme Wandverdickung) kaum richtungsweisend für die chirurgische Therapie.

Das Indikationsspektrum ist somit auf intramurale und extraluminäre Prozesse mit Lumeneinengung beschränkt. Beispielhaft genannt sei die sehr seltene Endometriose des Kolons. Durch den aus endoskopischer Sicht intakten, aber vulnerablen Schleimhautüberzug kann endosonographisch die echoarme Verbreiterung der Lamina muscularis mucosae bei zuweilen aufgehobener echoreicher Grenzschicht der Submukosa erkannt werden (Abb. 7.28).

Bei Malignomen der Nachbarorgane mit Lumeneinengung, aber ohne Schleimhautinfiltration des Dickdarms (Querkoloninfiltration bei Magen- oder Pankreaskarzinom) kann die Endosonographie im Einzelfall wichtige Zusatzinformationen liefern.

Literatur

1. Binmoeller KF, Seifert H, Seitz U et al. (1995) Ultrasonic esophagealprobe for TNM staging of highly stenosing esophageal carcinoma. Gastrointest Endosc 41: 547–552
2. Caletti G, Ferrari A (1996) Endoscopic Ultrasonography. Endoscopy 28: 156–173
3. Caletti G.C, Brocchi E, Ferrari A et al. (1991) Guillotine needle biopsy as a supplement to endosonography in the diagnosis of gastric submucosal tumors. Endoscopy 23: 251–254
4. Caletti GC, Ferrari A, Brocchi E, Barbara L (1993) Accuracy of endoscopic ultrasonography in the diagnosis and staging of gastric cancer and lymphoma. Surgery 113/1: 14–27
5. Caletti GC, Ferrari A, Mattioli S et al. (1994) Endoscopy vs. endoscopic ultrasonography in staging of reflux esophagitis. Endoscopy 26: 794–797
6. Caletti GC, Odegaard S, Rosch T et al. (1994) Endoscopic ultrasonography (EUS): a summery of the conclusions of the Working Party for the Tenth World Congress of Gastroenterology, Los Angeles/CA, October 1994. Am J Gastroenterol 89/8: 138–143
7. Catalano MF, Sivak MV, Rice T et al. (1994) Endosonographic features predictive of lymph node metastasis. Gastrointest Endosc 40/4: 442–446
8. Chang KJ, Albers CG, Erickson RA et al. (1994) Endoscopic ultrasound-guided fine needle aspiration of pancreatic carcinoma. Am J Gastroenterol 89/2: 263–266
9. Fockens P, Van Dullemen HM, Tytgat GNJ (1994) Endosonography of stenotic esophageal carcinomas: preliminary experience with an ultra-thin balloon-fitted ultrasound probe in four patients.Gastrointest Endosc 40/2: 226–228
10. Furukawa T, Tsukamoto Y, Naitoh Y et al. (1994) Differential diagnosis between benign and malignant localized stenosis of the main pancreatic duct by intraductal ultrasound of the pancreas. Am J Gastroenterol 89/11: 2038–2042
11. Giovannini M, Seitz JF (1994) Endoscopic ultrasonography with a linear-type echoendoscope in the evaluation of 94 patients with pancreatobiliary disease. Endoscopy 26/7: 579–585
12. Glover JR, Sargeant IR, Bown SG, Lees WR (1994) Non-optic endosonography in advanced carcinoma of the esophagus. Gastrointest Endosc 40/2 pt 1: 194–198
13. Gress F, Yiengpruksawan A, Cerulli M (1993) Potential role of endoscopic ultrasound in evaluating dysplasia in Barrett's esophagus. Am J Gastroenterol 88: 1487 A
14. Heintz A, Mildenberger P, Gerog M. et al. (1995) In vitro studies of lymph node analysis. Gastrointest Endosc Clin North Am 5/3: 577–586
15. Hildebrandt U, Schüder G (1991) Endosonographie des oberen Verdauungstraktes. Enke, Stuttgart, S 138–144
16. Kiff R.S, Taylor BA (1994) Comparison of computed tomography, endosonography, and intraoperative assessment in TN staging of gastric carcinoma [letter]. Gut 35/2: 287–288
17. Koch J, Halvorsen RA Jr (1994) Staging of esophageal cancer: computed tomography, magnetic resonance imaging and endoscopic ultrasound. Semin Roentgenol 29/4: 364–372
18. Lightdale CJ (1995) Detection of anastomotic recurrence by endoscopic ultrasonography. Gastrointest Endosc Clin North Am 5/3: 595–600
19. Menzel J, Foerster EC, Ubrig B et al. (1994) Endoscopic ultrasound-guided fine needle aspiration of pancreatic carcinoma. Am J Gastroenterol 89/2: 263–266
20. Motoo Y, Okai T, Ohta H et al. (1994) Endoscopic ultrasonography in the diagnosis of extraluminal compression mimicking gastric submucosal tumors. Endoscopy 26/2: 239–242
21. Muller MF, Meyenberger C, Bertschinger P et al. (1994) Pancreatic tumors: evaluation with endoscopic US, CT and MR imaging. Radiology 190/3: 745–751
22. Nakaizumi A, Uehara H, Iishi H et al. (1995) Endoscopic ultrasonography in diagnosis and staging of pancreatic cancer. Dig Dis Sci 40: 696–700
23. Rösch T (1994) Endoscopic ultrasonography. Endoscopy 26: 148–168
24. Rösch T (1995) Endoscopic ultrasonography in upper gastrointestinal submucosal tumors: a literature review. Gastrointest Endosc Clin North Am 5/3: 609–614
25. Rösch T (1995) Endosonographic staging of esophageal cancer: a review of literature results. Gastrointest Endosc Clin North Am 5/3: 537–547
26. Rösch T. (1995) Endosonographic staging of gastric cancer: a review of literature results. Gastrointest Clin North Am 5/3: 549–557
27. Schüder G, Hildebrandt U, Ecker KW et al. (1993) Role of endosonography in the surgical management of non-Hodgkin's lymphoma of the stomach. Endoscopy 25: 509–512
28. Vorwerk D, Neuerburg J, Klein M, Günther RW (1994) Intravaskulärer und endoluminaler Ultraschall. 13. Ergänzungslieferung. In: Braun B, Günther RW, Schwerk W (Hrsg). Ultraschalldiagnostik. Lehrbuch und Atlas. ecomed-Verlag, Landsberg München Zürich, Kap. III-10.2, S 1–29
29. Snady H, Bruckner H, Siegel J et al. (1994) Endoscopic ultrasonographic criteria of vascular invasion by potentially resectable pancreatic tumors. Gastrointest Endosc 40: 326–333
30. Strohm W-D (1987) Endoskopische Sonographie des oberen Gastrointestinaltraktes und seiner Umgebung. Ecomed, Landsberg (5. Erg.-Lfg., S 1–31)
31. Strohm WD, Classen M (1982) Endoskopische Ultraschalltomographie im oberen Gastrointestinaltrakt. Internist 23: 556
32. Strohm WD, Kurtz W, Hagenmüller F, Classen M (1984) Diagnostic efficacy of endoscopic ultrasound tomography in pancreatic cancer and cholestasis. Scand J Gastroenterol 19 (Suppl 94): 340
33. Tacke W, Kruis W Zehnter E et al. (1994) Endosonographic findings in the upper gastrointestinal tract in staging of malignant nodal and extranodal lymphomas. Z Gastroenterol 32/8: 431–435
34. Tamada K, Ido K, Ueno N et al. (1995) Preoperative staging of extrahepatic bile duct cancer with intraductal ultrasonography. Am J Gastroenterol 90/2: 239–246
35. Thompson NW, Czako PF, Fritts LL et al. (1994) Role of endoscopic ultrasonography in the localization of insulinomas and gastrinomas. Surgery 116/6: 1131–1138
36. Tio TL, Tytgat GN (1984) Endoscopic ultrasonography in the assessment of intra- and transmural infiltration of tumors in the oesophagus, stomach and papilla of Vater and in the detection of extraoesophageal lesions. Endoscopy 16: 203
37. Van Dam J (1994) Endosonography of the esophagus. Gastrointest Endosc Clin North Am 4/4: 803–836
38. Van Dam J (1994) The role of endoscopic ultrasonography in monitoring treatment: response to chemotherapy in lymphoma. Endoscopy 26: 772–773

39. Van Dam J, Falk G.W, Sivak MV Jr et al. (1995) Endosonographic evaluation of the patient with achalasia: appearance of the esophagus using the echoendoscope. Endoscopy 27: 185–190
40. Van Dam J, Rice TW, Catalano MF et al. (1993) High-grade malignant stricture ist predictive of esophageal tumor stage: risk of endosonographic evaluation. Cancer 71: 2910–2917
41. Wegener M, Adamek R (1995) Puncture of submucosal and extrinsic tumors: is there a clinical need? Puncture techniques and their accuracy. Gastrointest Endosc Clin North Am 5/3: 615–623
42. Wiersema M.J, Chak A, Hawes RH, Kopecky KK (1993) Evaluation of endosonography in distinguishing malignant from inflammatory pancreatic masses. Gastrointest Endosc 39: 336 A
43. Wiersema MJ, Scwartz SM, Hawes RH (1993) Abnormalities of pancreas parenchyma and ductal features detected by endosonography in asymptomatic subjects with a history of moderate or heavy alcohol use. Gastrointest Endosc 39: 336 A
44. Yamanaka T, Sakai H, Yoshida Y et al. (1982) Ultrasonic endoscopy for the diagnosis of abdominal lesions. I: Clinical evaluation of an ultrasonic gastroendoscope with electronic linear scanning system (prototype). Gastroenterol Endosc 24: 607
45. Yamao K, Nakazawa S, Yoshino J, Niwa Y (1994) Evaluating gastric ulcer healing by endoscopic ultrasonography. Endoscopy 26: 798–799
46. Zimmer T, Ziegler K, Bader M et al. (1994) Localization of neuroendocrine tumors of the upper gastrointestinal tract. Gut 35/4: 471–475
47. Zimmer T, Ziegler K, Liehr RM et al. (1994) Endosonography of neuroendocrine tumors of the stomach, duodenum and pancreas. Ann NY Acad Sci 733: 425–436

7.2 Endorektale Sonographie

U. HILDEBRANDT

7.2.1 Grundlagen und Entwicklung der endorektalen Sonographie

Im Frühjahr 1949 begann der Techniker John Wild mit maritimen Radarausrüstungen aus dem 2. Weltkrieg zu experimentieren. Er stellte fest, daß unterschiedliche Gewebe unterschiedliche Echos produzieren und daß Grenzechos („interfaces“) Gewebe voneinander abgrenzen. Die ersten Untersuchungen wurden in Wassertanks vorgenommen. Schon 1951 war der Gedanke gereift, Ultraschallsonden in Körperöffnungen einzuführen.

Damals wurde die Absicht verfolgt, Krebsgewebe mittels Ultraschall von gesundem Gewebe zu unterscheiden, also Screeninguntersuchungen vorzunehmen. 1954 wurden die ersten endoluminalen Ultraschalluntersuchungen des Dickdarms zusammen mit dem Mediziner John Reid durchgeführt [43]. Die Ultraschallsonde war 48 cm lang, flexibel, lieferte in Echtzeit ein 360°-Sonogramm und besaß eine Gummimembran mit Wasservorlaufstrecke für die akustische Ankoppelung. Wild u. Reid [44] konstatierten 1954, was sich 40 Jahre später für das Staging bewahrheitete:

> By selecting the highest available frequency (15 megacycles) as a starting point for studies in spite of apparent range limitations, the authors believe that they have made possible the early detection and diagnosis of irregularities of tissue structure of sufficiently small size to be of value in the control of cancer, at common sites within the body, such as the upper and lower gastrointestinal tract, accessible from the mouth and anus, respectively, the cervix uteri, and prostate.

Für seine Pionierleistung wurde John Wild 1990 mit dem japanischen Technologiepreis ausgezeichnet. Nach einer langen Pause griff Watanabe [42] die Idee des Tumorscreenings wieder auf und berichtete über transrektale sonographische Untersuchungen der Prostata. Dem in Homburg tätigen Urologen H. Alzin [2] stand 1982 ein Prototyp der dänischen Fa. Brüel & Kjaer, Naerum, zur Verfügung. Mit der damals verfügbaren Schallfrequenz von 3,5 MHz propagierte er das sonographische Staging von Prostatakarzinomen und berichtete über die sonographische Darstellung des Rektumkarzinoms. Mit dem gleichen Prototyp stellten Dragsted u. Gammelgaard [12] 1983 sonographisch die Ausdehnung des Rektumkarzinoms dar.

Die ersten Sonogramme von Rektumkarzinomen wurden mit 3,5-MHz-Schallköpfen erstellt (Alzin 1983 [2]; Dragsted 1983 [12]; Feifel 1984 [14]). Mit dieser niedrigen Frequenz stellte sich lediglich die Tunica Muscularis propria als echoarme Schicht dar. Die echoarme Schicht wurde von beiden Seiten von einer echoreichen

Schicht, dem Schalleintritts- und dem Schallaustrittsreflex flankiert [21, 22].

Als Schallköpfe mit höheren Frequenzen zur Verfügung standen, mit 4,0 und 5,5 MHz, wurden anstelle von drei fünf Linien oder Ringe sichtbar [3, 15]. Mehrere Autoren unternahmen Anstrengungen, die echoarmen und echoreichen Linien anatomischen Schichten zuzuordnen [3, 7, 23].

Anatomische Schichten können dann mit Ultraschall getrennt dargestellt werden, wenn sie sich in ihrer akustischen Impedanz unterscheiden.

Die akustische Impedanz ist das Produkt aus der Dichte des Gewebes und der Schallgeschwindigkeit. Da die Schallgeschwindigkeit durch alle Gewebe gleich ist, muß für die Unterscheidung von anatomischen Schichten die Gewebedichte variieren. Die Gewebedichten von Mukosa, Submukosa, Muscularis propria, Tumor und Fettgewebe unterscheiden sich. Wasser hat definitionsgemäß eine Dichte von 1, Gewebe haben eine höhere Dichte. Wasser reflektiert keinen Schall und ist daher echoarm.

Bei der Interpretation von Ultraschallbildern werden physikalische Gesetze auf anatomische Strukturen umgesetzt. Das führt dazu, daß die physikalische Darstellung nicht unmittelbar mit anatomischen Schichten „deckungsgleich" ist. Die Interpretation der anatomischen Schichten der Rektumwand beruht auf folgender Gesetzmäßigkeit: Eine definierte anatomische Schicht wird sonographisch von 2 Grenzschichten („interfaces") flankiert. Sie erscheinen auf dem Sonogramm als weiße Linien.

Die sonographische Abbildung einer anatomischen Schicht ist nur möglich, wenn die axiale Auflösung groß genug ist, um zwischen dem ausgesandten und dem reflektierten Ultraschallstrahl unterscheiden zu können. Folglich muß die Schicht eine minimale Dicke haben, um abgebildet werden zu können. Je dünner die Schicht ist, um so höher muß die Frequenz sein. Wenn eine 2. Schicht, die ebenfalls 2 Interfaces besitzt, hinzugefügt wird, und die 1. Schicht mit der 2. ein gemeinsames Interface besitzt, dann werden 2 anatomische Schichten von 3 Grenzschichten flankiert. Die anatomischen Schichten erscheinen als dunkle Linien zwischen den weißen Interfaces. Generell gesprochen werden *n* anatomische Schichten von *n-plus-1*-Interfaces flankiert.

Im Fall der Rektumwand werden bei einer Schallfrequenz von 7 MHz die 2 dunklen Schichten Mukosa und Muscularis propria von 3 weißen Grenzlinien flankiert [23].

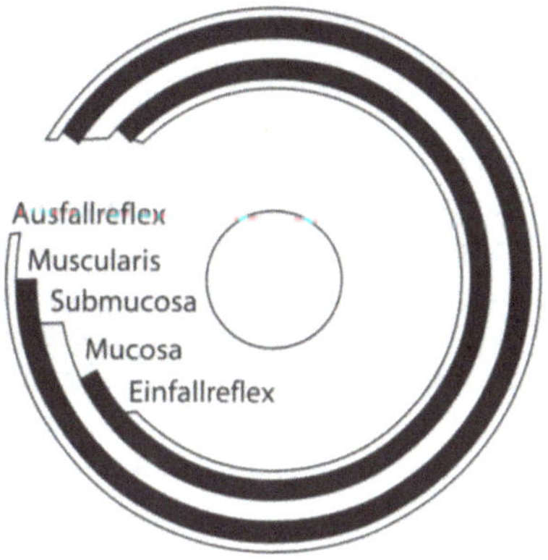

Abbildung 7.29

Fünffachschichtung der Rektumwand mit 7,0 MHz. Innere echoreiche (*weiße*) Schicht: Schalleintrittsreflex, gleichzusetzen mit dem Wasserballon. Innere echoarme (*schwarze*) Schicht: Mukosa. Mittlere echoreiche (*weiße*) Schicht: Interface, gleichzusetzen mit der Submukosa. Äußere echoarme (*schwarze*) Schicht: Muscularis propria. Äußere echoreiche (*weiße*) Schicht: Schallaustrittsreflex, Interface zwischen Muscularis propria und perirektalem Fettgewebe

Es stellt sich die Frage, wo die Submukosa ist. Die Erklärung ist physikalisch. Mukosa und Submukosa haben eine gering unterschiedliche Gewebedichte. Daher erscheinen sie auch nicht als 2 getrennte schwarze Linien. Anatomisch betrachtet ist die Grenzschicht zwischen Mukosa und Muscularis propria die „Position" der Submukosa. Hier wird deutlich, daß die Umsetzung der Physik des Ultraschalls in klinisch relevante anatomische Interpretationen „willkürlich" erscheinen kann.

Boscaini [7] hat an Polyethylenmembranen unterschiedlicher Dicke In-vitro-Untersuchungen mit einem 5 -MHz-Schallkopf durchgeführt. Seine Ergebnisse sind in Einklang mit den oben genannten physikalischen Gesetzmäßigkeiten und bestätigen, daß *n* Schichten von *n plus 1* Grenzschichten flankiert werden. Dieses Phänomen konnte er auch an Rektumwandpräparaten nachweisen, indem er Mukosa mit Submukosa abpräparierte und diese wie auch die Muscularis propria getrennt im Wasserbad untersuchte. Sowohl die gemeinsame Schicht aus Mukosa/Submukosa als auch die Muscularis propria wurden getrennt von 2 Interfaces flankiert. Die intakte Rektumwand hatte 3 Grenzschichten. Inzwischen wird allgemein akzeptiert, daß die Mukosa vom Schalleintrittsreflex und die Muscularis propria vom Schallaustrittsreflex flankiert werden [3, 24, 33]. Die Grenzschicht zwischen Mukosa undMuscularis propria ist mit der Submukosa gleichzusetzen (Abb. 7.29).

7.2.2 Indikationen

Einhergehend mit den technischen Verbesserungen und einer Optimierung der Bildqualität endorektaler Ultraschallsonden sowie zunehmender Erfahrung der Untersucher hat sich das Indikationsfeld deutlich ausgeweitet. Nach wie vor stellt jedoch das präoperative Staging tumoröser Wandprozesse die Hauptindikation zum Einsatz der endorektalen Sonographie dar. Prinzipiell lassen sich alle Tumoren oberhalb des Analkanals beurteilen, sofern sie mit der Sonde erreichbar sind und nicht eine fortgeschrittene Stenosierung das Einführen der Ultraschallsonde bzw. die Ballonankoppelung verhindert.

Weitere wichtige Indikationen ergeben sich in der Tumornachsorge von Rektumkarzinomen, wobei bei Frauen nach Rektumexstirpation auch eine transvaginale Untersuchung erfolgen kann.

Neben der Beurteilung von Rektumwandtumoren lassen sich auch alle weiteren tumorösen Raumforderungen im Bereich des kleinen Beckens endosonographisch beurteilen und anatomisch-topographisch sicher zuordnen. Weitere Indikationen ergeben sich in der Darstellung anorektaler Fisteln und pararektaler bzw. Douglas-Abszesse einschließlich ihrer endosonographiegesteuerten Punktion.

Der Einsatz der Endosonographie zur Beurteilung der Beckenbodenfunktion befindet sich gegenwärtig in Evaluierung.

7.2.3 Ausstattung

Für die endorektale Sonographie stehen heute Linear- und Sektorscanner oder Geräte, die beide Funktionen kombinieren zur Verfügung. Scanner mit einem 360°-Sektor haben den Vorteil, die Rektumwand und ihre Umgebung lückenlos darzustellen. Unsere Erfahrungen reichen zurück in das Jahr 1983 [22], als wir mit dem Prototyp 9526 der Fa. Brüel & Kjaer, Naerum, begannen, die Eindringtiefe von Rektumkarzinomen zu bestimmen.

Heute verwenden wir die neueste Entwicklung von BK Medical, Norderstedt. Geändert haben sich der Name der Firma, die Hard-und Software, geblieben ist die Ultraschallsonde mit der Typenbezeichnung 1850. Sie besteht aus einer Motoreinheit und aus einer mechanisch rotierenden Antriebswelle. Auf die Spitze der Antriebswelle wird ein 7- oder 10-MHz-Schallkopf aufgesetzt (Abb. 7.30). Der Schallkopf sendet und empfängt im 90°-Winkel zur Antriebswelle. Die akustische Ankopplung an die Rektumwand wird über einen wassergefüllten Ballon sichergestellt.

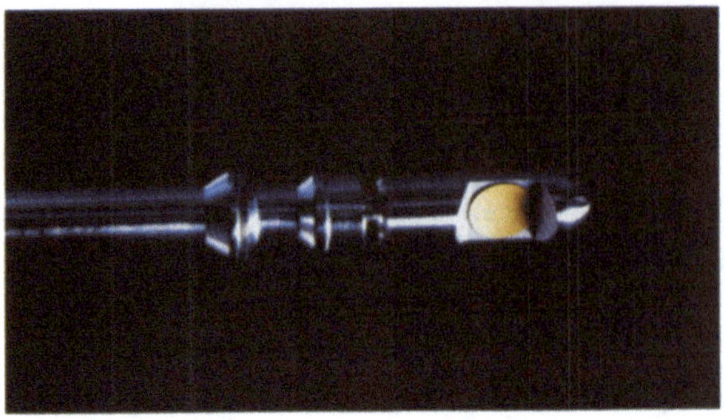

Abbildung 7.30

7,0-MHz-Schallkopf ohne Wasserballon für die akustische Ankopplung

7.2.4 Untersuchungstechnik, Ultraschallanatomie und Normalbefund

Das Rektum muß für die Endosonographie mit einem Einlauf oder Klystier optimal gereinigt werden. Stuhlreste lösen Schallartefakte aus und beeinträchtigen dadurch die Interpretation des Befundes. Wir bevorzugen die Untersuchung in Steinschnittlage und beginnen mit der Rektoskopie. Nach der orientierenden Untersuchung wird das 20 cm lange und 20 mm weite Rektoskop erneut soweit wie möglich vorgeschoben.

Über den Rektoskopschaft wird dann die 19 mm dicke Sonde eingeführt. Sie ist 24 cm lang und ragt somit aus dem Rektoskop heraus. Der Ballon wird mittels Spritze mit luftbläschenfreiem (!)Wasser gefüllt. Die Füllmenge entspricht der Lumenweite und variiert zwischen 50 und 80 ml. Per Knopfdruck am Handgriff der Sonde wird der Schallkopf aktiviert. Rektoskop und Sonde werden simultan, kontinuierlich zurückgezogen. Zur Darstellung der normalen Rektumwand s. auch Kap. 7.2.1.

Mit 10 -MHz-Schallköpfen ist die Muscularis propria in Längs- und Ringmuskelschicht unterteilbar. Eine dünne echoreiche Grenzschicht trennt beide voneinander. Es sind 7 Linien, 3 echoarme und 4 echoreiche, erkennbar (Abb. 7.31).

Beckenboden

Der Beckenboden wird vom Sphincter ani externus, Levator ani und M. transversus perinei superficialis gebildet. Von den 3 Anteilen des Levator ani ist der M. puborectalis am deutlichsten erkennbar (Abb. 7.32 und 7.33). Beim männlichen Becken umgibt der M. bulbocavernosus das Corpus cavernosum. Er erscheint deshalb zu beiden Seiten der perinealen Mittellinie sonographisch echoärmer als der M. levator ani. Medial des Ramus os-

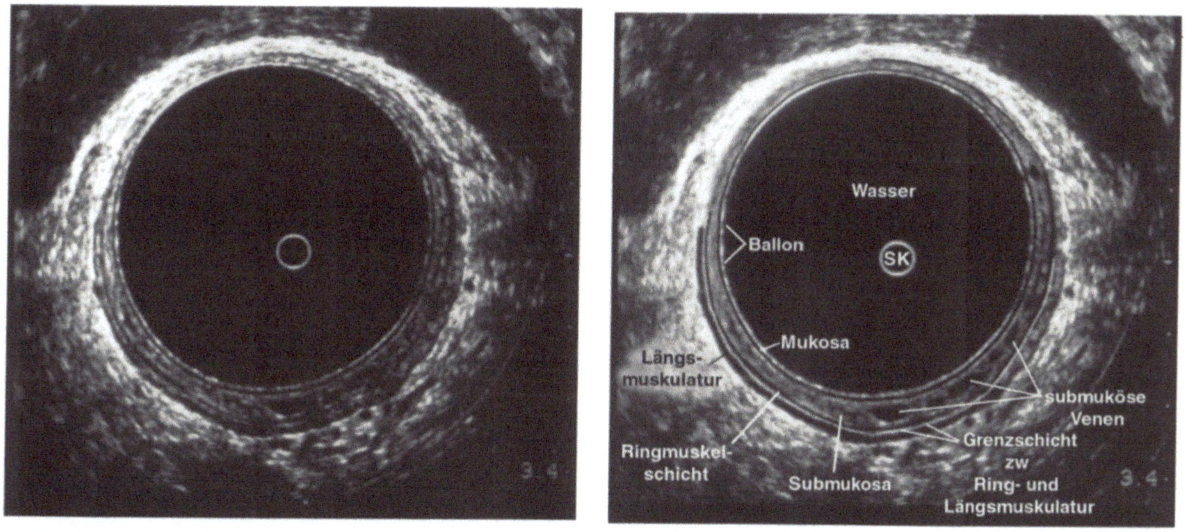

Abbildung 7.31

Sonogramm der Rektumwand mit 10,0 MHz: 7 Schichten. Die Submukosa ist breit, submuköse Venen sind erkennbar. Die Muscularis propria ist durch eine schmale weiße Grenzschicht in die Längs- und Ringmuskelschicht unterteilt

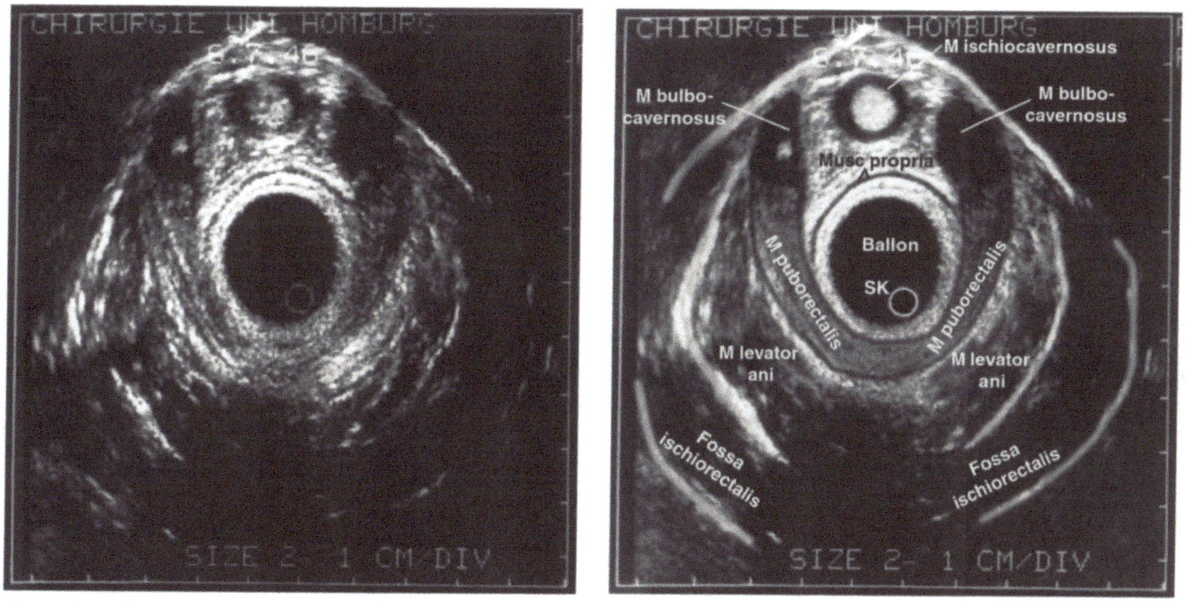

Abbildung 7.32

Sonogramm des männlichen Beckenbodens. Der M. bulbocavernosus liegt ventral des M. puborectalis zu beiden Seiten der perinealen Mittellinie. Ventral medial umgibt der M. ischiocavernosus das Corpus cavernosum

sis ischii ist, aufgrund des Schwellkörpers ebenfalls echoarm, der M. ischiocavernosus erkennbar. Beim weiblichen Becken umgibt der M. bulbospongiosus den Introitus vaginae zu beiden Seiten. Neben den Muskeln sind die Bindegewebsstrukturen, Centrum tendineum perinei ventral des Sphinkters und das Lig. anococcygeum dorsal des Sphinkters echoreich dargestellt. Nach außen schließt sich an den Sphincter ani externus und den Levator ani das ischiorektale Fettgewebe an.

Der Sphincter ani internus ist echoarm. Er wird nach innen vom Anoderm begrenzt. Letzteres ist echoreich und wegen der Lage außerhalb des Fokus dicker, als es anatomisch sein sollte. Der Sphincter ani externus grenzt echoreich an den inneren Schließmuskel an. Er

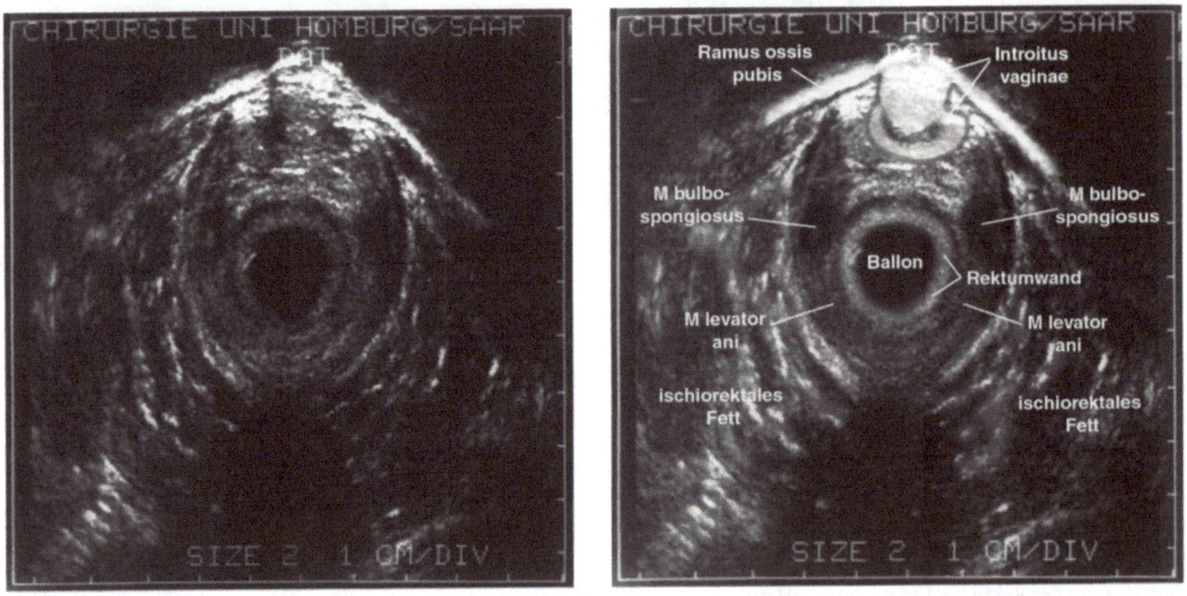

Abbildung 7.33

Sonogramm des weiblichen Beckenbodens. Der M. levator ani und der M. bulbospongiosus umgeben zu beiden Seiten den Introitus vaginae

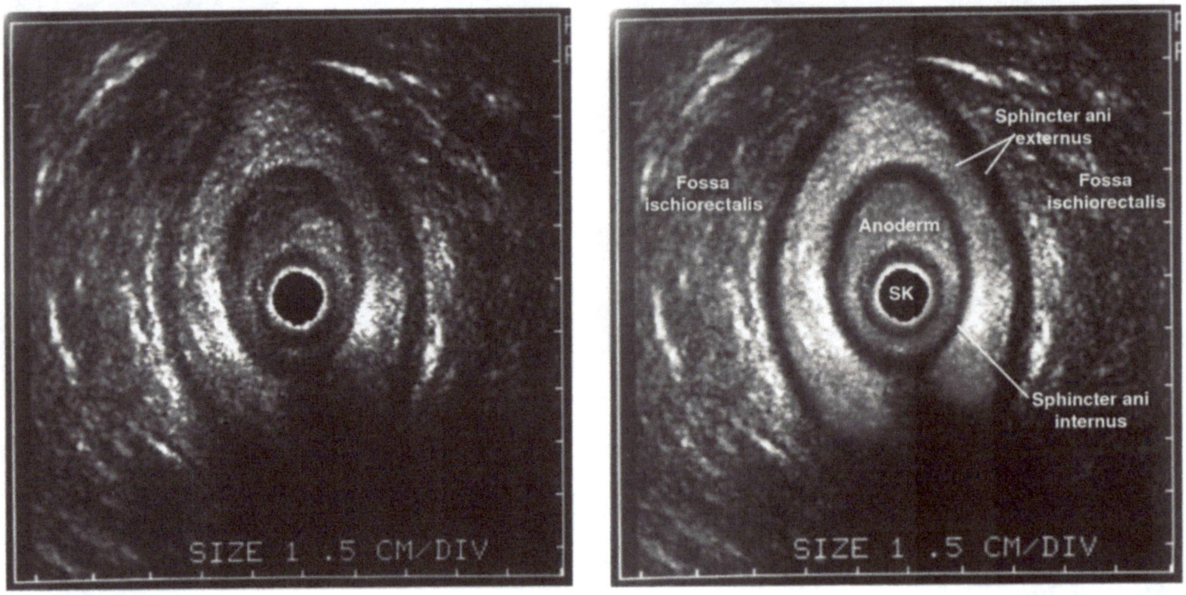

Abbildung 7.34

Sonogramm des Sphinkters in einer Höhe, in der er längsoval erscheint. Der Sphincter ani externus besteht aus einem echoarmen und einem echoreichen Anteil

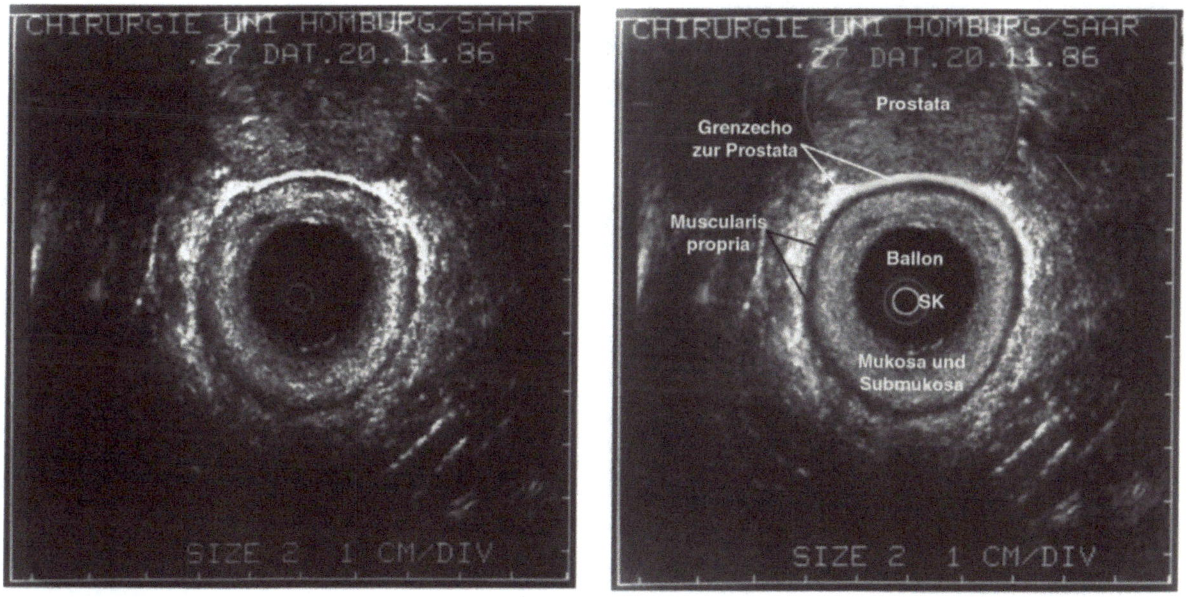

Abbildung 7.35

Sonogramm der Prostata. Eine scharfe echoreiche Linie grenzt die Prostata von der Rektumwand ab. Im anorektalen Übergangsbereich wird die trichterförmig verlaufende Rektumwand vom Ultraschallstrahl tangential getroffen. Deshalb erscheinen Mukosa und Submukosa als eine Schicht

besteht zusätzlich aus einem echoarmen und einem weiteren echoreichen Anteil (Abb. 7.34). Offensichtlich können endosonographisch die tiefen von den oberflächlichen Abschnitten des äußeren Schließmuskels unterschieden werden.

Nachbarorgane des Rektums

Im männlichen Becken wird beim Zurückziehen der Sonde vom höchsten Punkt die Harnblase sichtbar. In der Regel ist sie gering gefüllt, da sie unmittelbar vor der Untersuchung entleert wurde. Nach distal schließen sich die Samenblasen echoarm - in Traubenform - an. Die Prostata variiert in Größe, Form, und Kalkeinschlüssen mit dem Alter des Patienten.

Asymmetrische Konturen und Hypoechogenität können Hinweise auf pathologische Veränderungen sein. Die Prostata grenzt sich von der Rektumvorderwand scharf ab (Abb. 7.35). Im anorektalen Übergangsbereich verläuft die Rektumwand trichterförmig und stellt sich wegen des tangentialen Schalldurchtritts einschichtig dar.

Im weiblichen Becken werden wegen der tieferliegenden perinealen Umschlagsfalte häufig intraperitoneale Organe gesehen: Dünndarmschlingen, Ovar, Ovarialzysten, Tube, Uterus. Je nach Alter der Patientin variiert die Größe des Uterus oder die Kontur aufgrund myomatöser Veränderungen. Von chirurgischem Interesse ist die potentielle Tumorinfiltration von Cervix uteri und Vagina. Die Vagina ist ventral der Rektumvorderwand sichelförmig dargestellt. Die Abgrenzung zum Rektum ist deutlich erkennbar.

Blutgefäße und Lymphknoten

Blutgefäße erscheinen echoarm. Nach lateral sind sie durch einen echoreichen Schallaustrittsreflex abgegrenzt. Arterien verlaufen in Längsrichtung zum Rektum, Venen in verschiedenen Richtungen.

Lymphknoten erscheinen sowohl echoreich als auch echoarm. Sie werden von echoarmen Gefäßen dadurch unterschieden, daß sie nach kurzen Bewegungen der Sonde, entsprechend ihres Durchmessers, aus dem Blickfeld entschwinden (Abb. 7.36).

Unter Verwendung des 10 MHz Schallkopfes können bei starker Ausprägung die submukösen Venen sehr deutlich zur Darstellung kommen (s. Abb. 7.31).

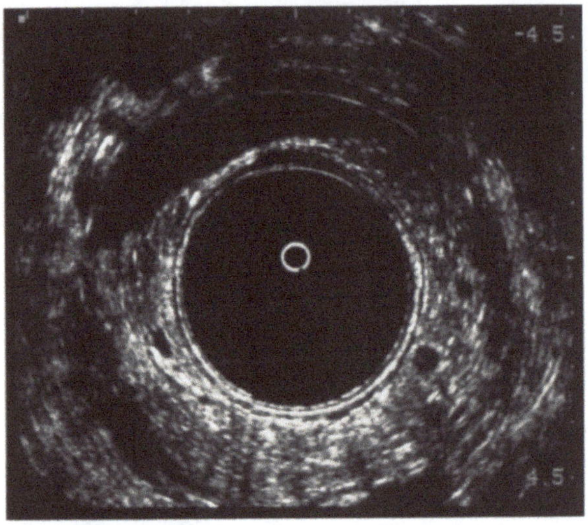

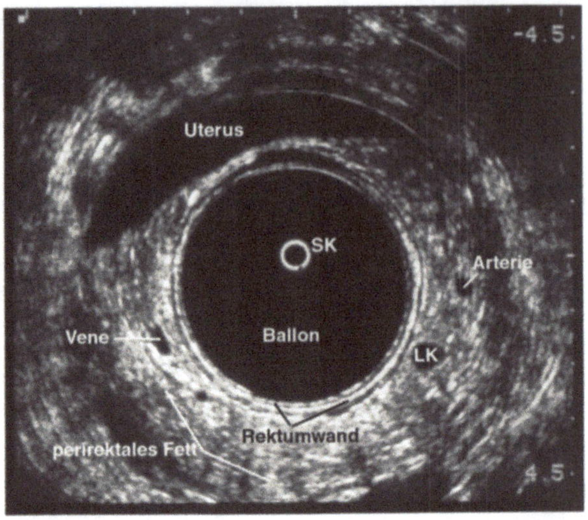

Abbildung 7.36

Darstellung von Blutgefäßen. Lymphknoten und Blutgefäße können nur während der dynamischen Untersuchung voneinander unterschieden werden

7.2.4.1 Fehlermöglichkeiten

Bei Tumoren oder Stenosen muß die Wassermenge im Ballon angepaßt werden. Wenn zuviel Wasser im Ballon ist, kann dieser sich in der Engstelle langziehen und um den Schallkopf wickeln. Über einen Sicherheitsmechanismus wird dann die Rotation der Sonde geblockt.

CAVE: Die Füllmenge des Wasserballons entscheidet ganz wesentlich über die endosonographische Darstellung der Rektumwand.

Wenn der Ballon nicht ausreichend mit Wasser gefüllt ist, wird die Rektumwand nicht entfaltet. Wenn die Rektumwand außerhalb der Fokuslänge des Schallkopfes liegt ist die Fünffachschichtung der Rektumwand nicht darstellbar. Beim 7,0 -MHz-Schallkopf liegt der Fokusbereich, der Ort der optimalen Auflösung, zwischen 2 und 5 cm. Das bedeutet, daß die Rektumwand 2–5 cm vom Schallkopf entfernt sein muß. Ist der Ballon mit Wasser extrem aufgefüllt, wird die Rektumwand ausgedünnt. Sowohl die Ausdünnung der Wand als auch die Lage außerhalb des Fokus machen die Darstellung in fünf Schichten unmöglich.

CAVE: Von gleicher Bedeutung für die endosonographische Darstellung der einzelnen Wandschichten ist die Achsenstellung der Ultraschallsonde.

Bei Abweichungen von 20° und mehr nach oben oder unten wird die Rektumwand tangential getroffen. Die differenzierte Auflösung der Rektumwand ist dann nicht möglich. Minimale Auslenkungen der Sonde und die möglichst genaue Ausrichtung im 90°-Winkel ermöglichen die getrennte Abbildung von Mukosa, Submukosa und Muscularis propria.

Voraussetzungen für die Darstellung der einzelnen Rektumwandschichten

- Optimale Vorbereitung des Rektums (Vermeidung von Artefakten)
- Positionierung des Schallkopfes im Fokusbereich (2–5 cm Radius bei 7,0 MHz)
- Achsenstellung der Sonde im 90°-Winkel zur Rektumwand

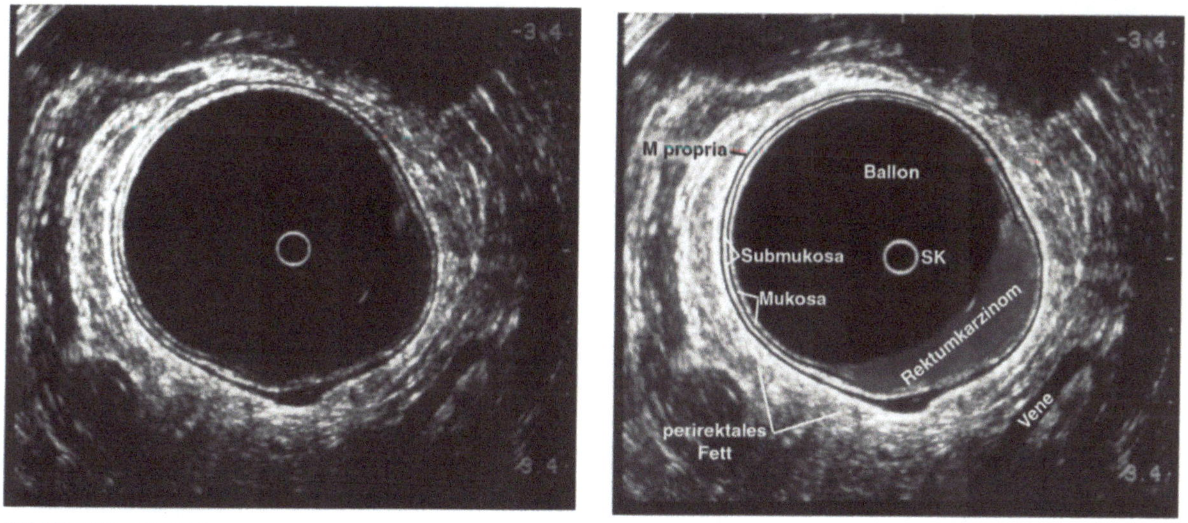

Abbildung 7.37

Sonogramm eines Rektumkarzinoms. Tumorstadium uT1: Der Tumor durchbricht nicht die Submukosa

7.2.5 Pathologische Befunde

7.2.5.1 Rektumkarzinom

Die klinische Bedeutung der präoperativen endosonographischen Klassifikation, d.h. dem Staging des Rektumkarzinoms, liegt in einer stadiengerechten Therapie. So können gut differenzierte T1-Tumoren lokal operativ angegangen werden. Bei fortgeschrittenen Tumorstadien kann durch präoperative neoadjuvante Therapiemodalitäten ein Downstaging und damit eine sekundäre Operabilität angestrebt werden.

Tumorpenetrationstiefe

In Anlehnung an die TNM-Klassifikation der UICC wird die mit Ultraschall bestimmte Tumorpenetrationstiefe mit dem Präfix „u" angegeben. Es wird auch die Kurzbezeichnung „ES" für Endosonographie benutzt.

uT-Klassifikation	Endosonographisches Kriterium
uT1: Infiltration bis Submukosa	Mittlere echoreiche Linie nicht durchbrochen (Abb. 7.37)
uT2: Infiltration bis Muscularis propria	Äußere echoarme Linie nicht durchbrochen (Abb. 7.38)
uT3: Penetration durch Muscularis propria	Äußere echoarme Linie durchbrochen (Abb. 7.39)
uT4: Infiltration in Nachbarorgane	Vagina, Prostata, Samenblasen sind infiltriert (Abb. 7.40)

In Abb. 7.41 ist schematisch dargestellt, welche Linien bei dem jeweiligen Tumorstadium erhalten oder überschritten sind.

Die Genauigkeit der endosonographischen Bestimmung der Tumorpenetrationstiefe beträgt 64–92% (Tabelle 7.3). Nach unseren Erfahrungen hat sich die Vorhersagegenauigkeit dann stabilisiert, wenn ein Untersucher mehr als 30 Rektumkarzinome mit Ultraschall untersucht hat. Überbewertungen der Tumorpenetrationstiefe sind häufiger als Unterbewertungen. Der Grund dafür ist die den Tumor begleitende Entzündung des angrenzenden Gewebes. Das entzündete perirektale Gewebe erscheint echoarm und wird als tumorinfiltriert fehlgedeutet. Insbesondere an der Grenze von T2 zu T3 wird die Tumorausdehnung überschätzt. Unterschätzungen sind selten. Der positive Vorhersagewert für uT1-Karzinome beträgt bei uns 98%. Das heißt, daß die Entscheidung für die lokale Vollwandexzision eines uT1-Karzi-

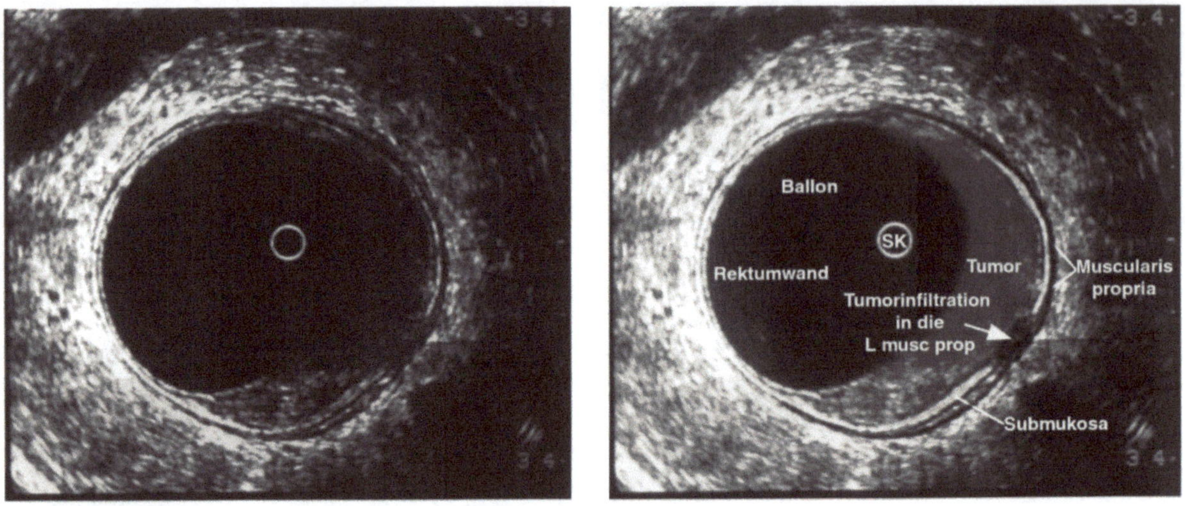

Abbildung 7.38

Sonogramm eines Rektumkarzinoms. Tumorstadium uT2: Der Tumor durchbricht die Submukosa und infiltriert die Muscularis propria. Der Abbruch der Submukosa ist das sonographische Kriterium für das Tumorstadium uT2

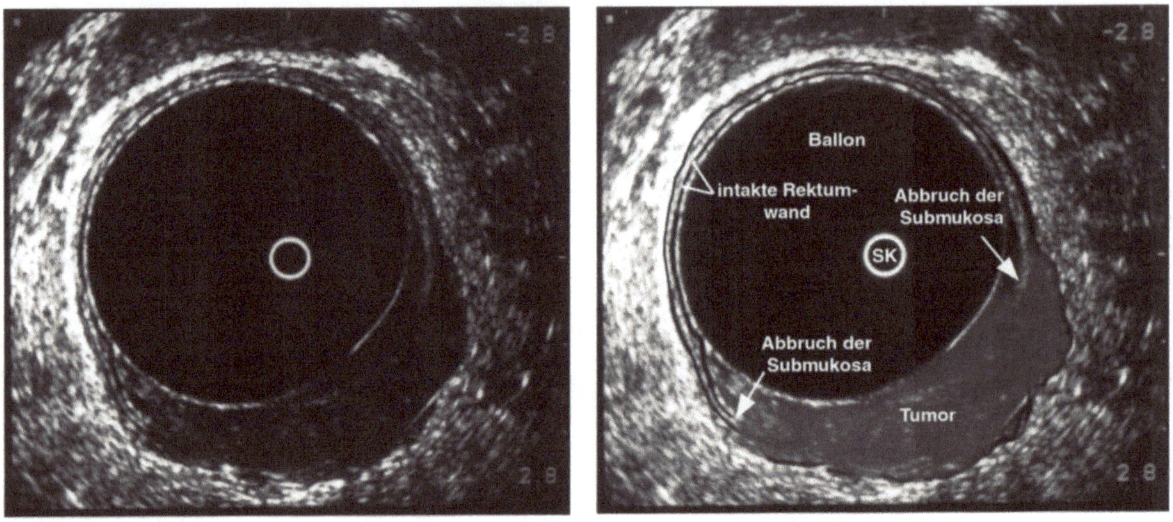

Abbildung 7.39

Sonogramm eines Rektumkarzinoms. Tumorstadium uT3: Der Tumor durchbricht die Muscularis propria. Der Abbruch der Submukosa ist deutlich erkennbar. Die Muscularis propria ist an der Stelle des Tumordurchbruchs zerstört. Eine gezackte Linie markiert die Infiltration des perirektalen Fettes

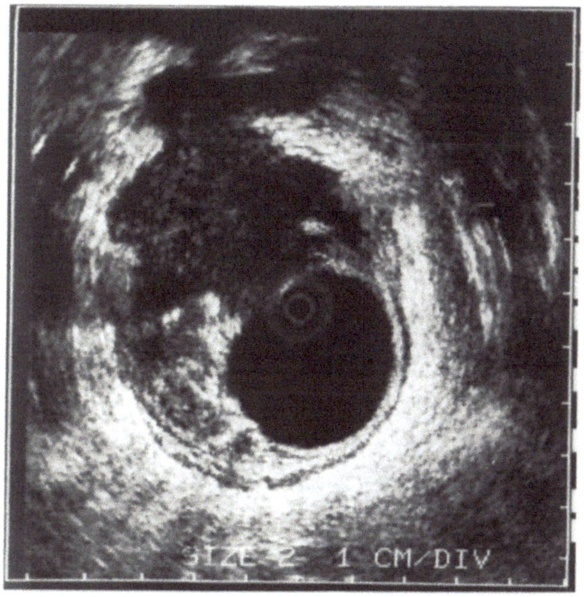

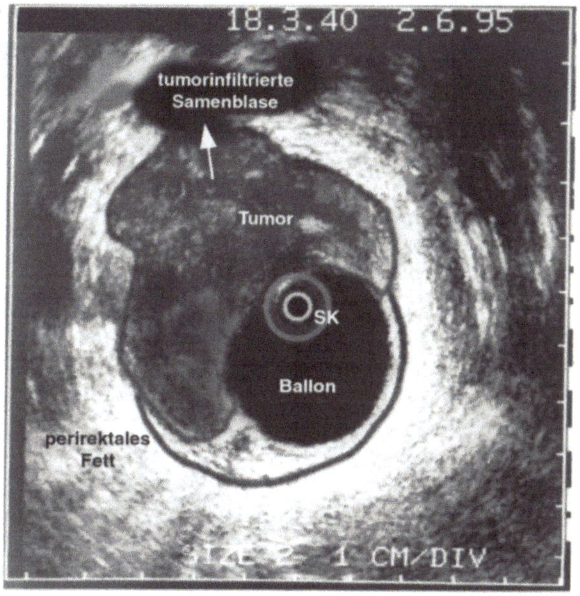

Abbildung 7.40

Sonogramm eines Rektumkarzinoms. Tumorstadium uT4: Der Tumor infiltriert in diesem Fall die Samenblase und das perirektale Fett

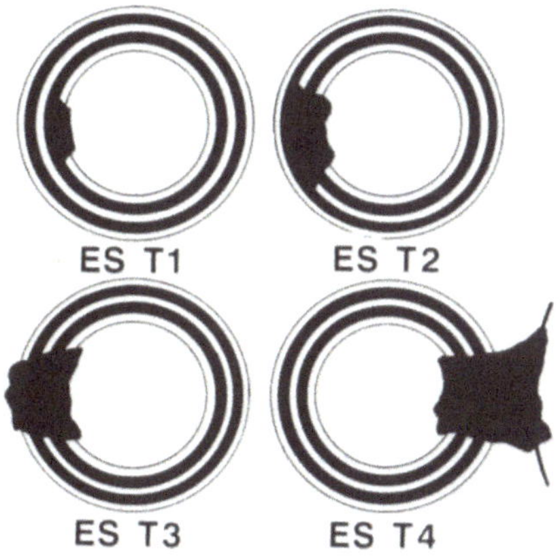

Abbildung 7.41

Schematische Darstellung der Tumorstadien T1–T4. Sowohl das Präfix „u“ für Ultraschall als auch „ES“ für Endosonographie werden benutzt

noms in 98 % der Fälle mit dem histologischen Ergebnis pT1 übereinstimmt. In der Literatur werden die niedrigsten Genauigkeiten für das Staging des Rektumkarzinoms mit Ultraschall von Radiologen angegeben [32]. Chirurgen, die aus dem Staging Therapieentscheidungen ableiten, messen der Methode eine nachweisbar höhere Bedeutung bei [4, 16, 19, 20, 26].

In Tabelle 7.1 ist die Genauigkeit der endosonographischen Bestimmung des T-Stadiums in Relation zur Anzahl der untersuchten Patienten zusammengestellt.

Beurteilung von Lymphknoten

Die Echogenität von Lymphknoten reicht von echoarm bis echoreich. Dazwischen gibt es Lymphknoten, die echoreiche und echoarme Anteile besitzen. Aus dem Vergleich mit histologischen Präparaten leiteten wir ab, daß echoarme Lymphknoten mit großer Wahrscheinlichkeit metastatisch durchsetzt sind, während echoreiche Lymphknoten eine unspezifische Entzündung repräsentieren. In vitro Untersuchungen haben ergeben, daß sich unspezifisch entzündete von metastatischen Lymphknoten aufgrund des signifikant höheren Schallschwächungskoeffizienten unterscheiden lassen [27].

Die Genauigkeit für die endosonographische Vorhersage von Lymphknotenmetastasen reicht von 73 bis 83 % (Tabelle 7.2).

In einer früheren Studie [27] konnten wir bei 113 Patienten mit einem Rektumkarzinom in 31 von 43 Fällen Lymphknotenmetastasen mit Ultraschall nachweisen.

Tabelle 7.1. Genauigkeit (%) der endosonographischen Bestimmung der Tumorinfiltrationstiefe

Autor	Jahr	Patienten (n)	uT-Genauigkeit (%)
Hildebrandt [21]	1985	25	92
Saitoh [40]	1986	88	90
Di Candio [11]	1987	55	91
Accarpio [1]	1987	54	94
Beynon [4]	1988	89	92
Hildebrandt [25]	1988	98	89
Yamashita [41]	1988	122	78
Buess [8]	1989	56	86
Rifkin [37]	1989	101	60
Glaser [18]	1990	86	88
Heintz [19]	1990	130	90
Konishi [33]	1990	47	78
Orrom [36]	1990	77	75
Roseau [39]	1990	31	87
Herzog [20]	1992	118	89
Feifel [17]	1992	204	92
Hulsmans [32]	1994	55	64

Tabelle 7.2. Genauigkeit (%) der endosonographischen Bestimmung von LK-Metastasen

Autor	Jahr	Patienten (n)	uN-Genauigkeit (%)
Saitoh [40]	1986	71	73
Beynon [5]	1989	95	83
Rifkin [37]	1989	102	83
Glaser [18]	1990	34	76
Hildebrandt [27]	1990	113	82
Orrom [36]	1990	77	81
Herzog [20]	1992	111	80

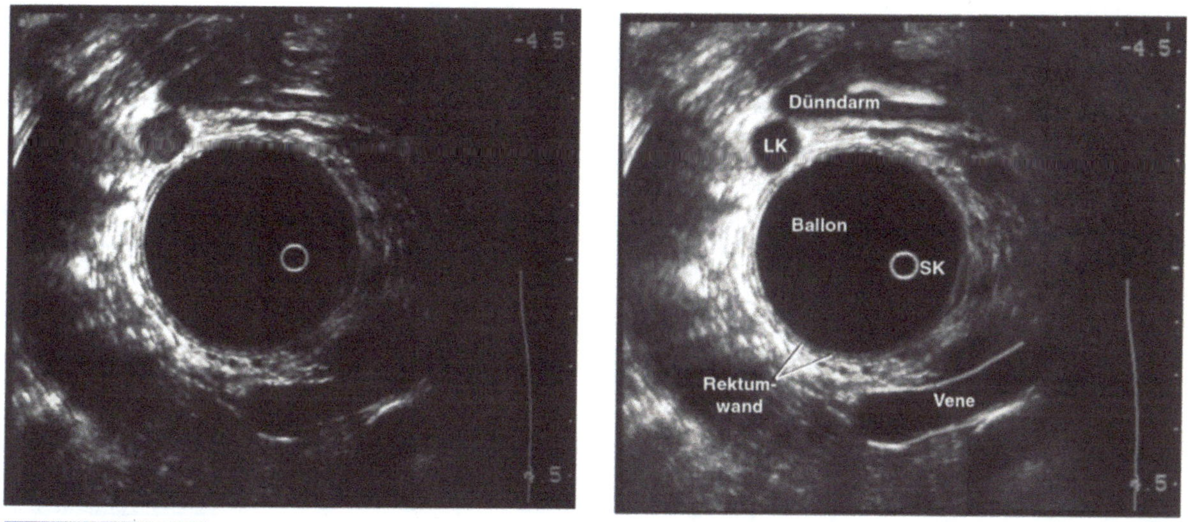

Abbildung 7.42

Sonogramm eines echoreichen Lymphknotens. Echoreiche Lymphknoten repräsentieren eine unspezifische Entzündung: uN0

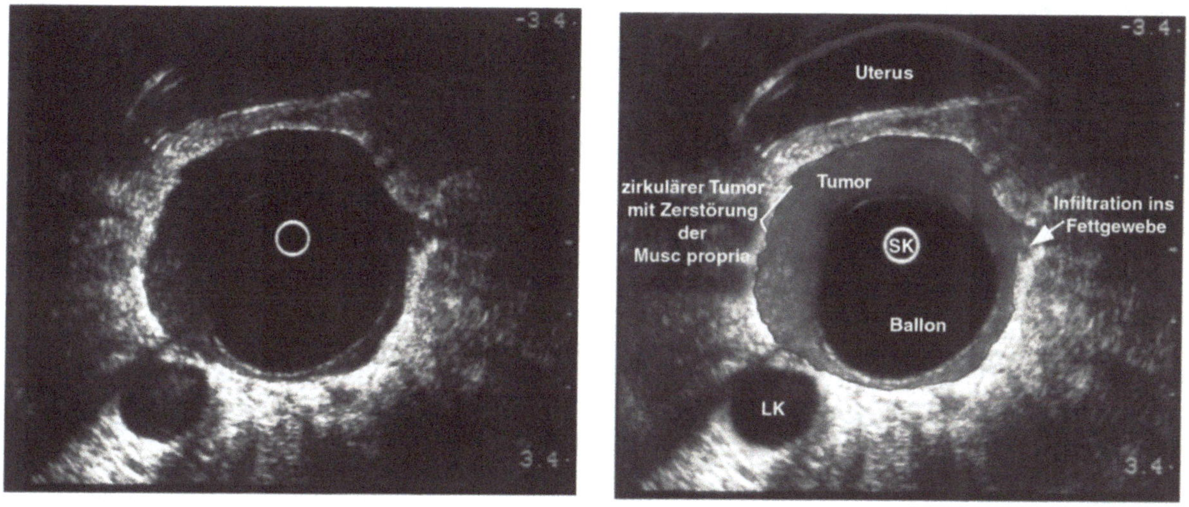

Abbildung 7.43

Sonogramm eines echoarmen Lymphknotens. Echoarme Lymphknoten repräsentieren Lymphknotenmetastasen: uN1. Der zirkuläre Tumor zerstört die Muscularis propria. Die gezackte Linie repräsentiert die Infiltration in das perirektale Fettgewebe

Bei 12 Patienten war die Diagnose falsch-negativ (Sensitivität: 72 %). Bei 58 von 70 Patienten stellten wir zurecht die Diagnose uN0, bei 12 Patienten war die Diagnose falsch-positiv (Spezifität: 83 %).

Gründe für das Understaging (Nichterkennen von Lymphknotenmetastasen)

- Mikrometastasen,
- kleine metastatische Areale in entzündeten Lymphknoten,
- Lymphknoten außerhalb der Reichweite der Ultraschallsonde.

Grund für das Overstaging (Fehleinschätzung von unspezifisch entzündeten Lymphknoten)

- Hypoechogenität aufgrund starker Entzündung. Die endosonographische Interpretation von Lymphknoten (uN0/uN1) basiert auf der unterschiedlichen Echogenität und es gilt folgende Klassifikation [29]:
  - uN0: keine Lymphknoten erkennbar oder ausschließlich echoreiche Lymphknoten (Abb. 7.42);
  - uN1: echoarme Lymphknoten oder LK mit gemischter Echogenität (Abb. 7.43, 7.44).

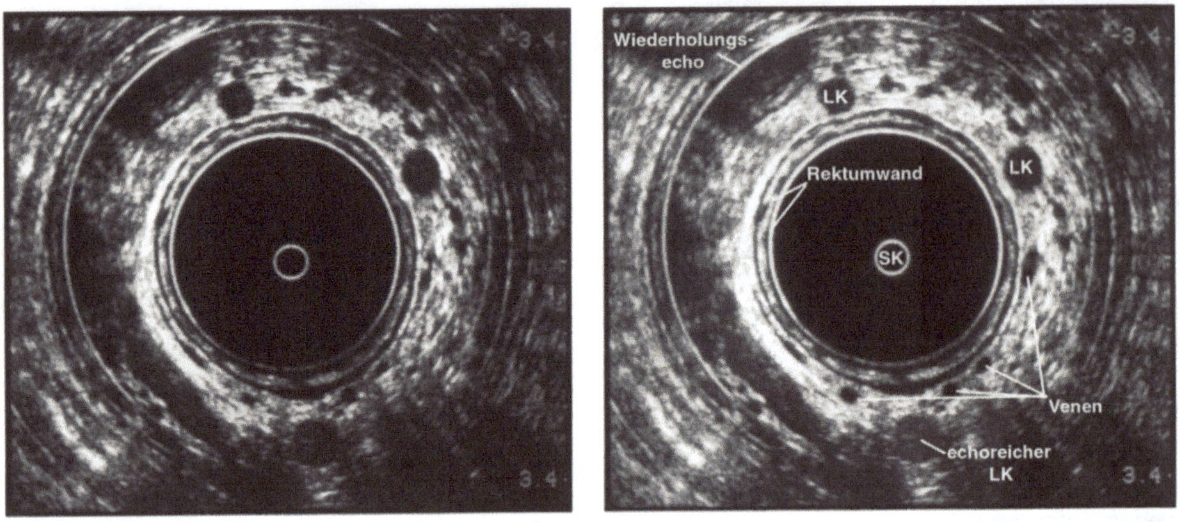

Abbildung 7.44

Sonogramm von echoreichen Lymphknoten und Lymphknoten mit gemischtem Echomuster. Lymphknoten mit gemischtem Echomuster werden als metastasiert eingestuft. Deshalb Lymphknotenstadium uN1. Die Wiederholungsechos der Rektumwand stellen ein physikalisches Phänomen dar

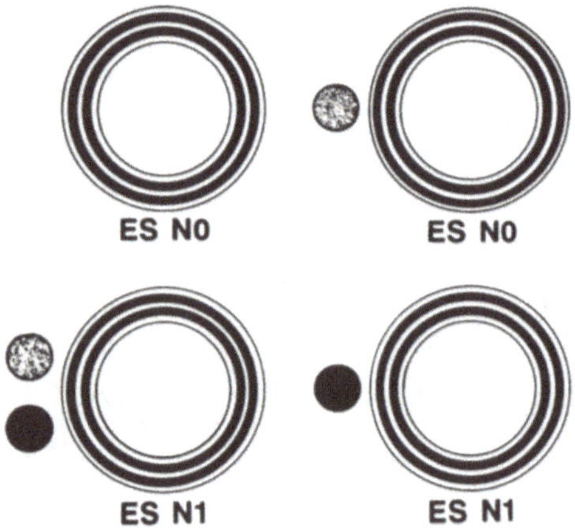

Abbildung 7.45

Schematische Darstellung der Interpretation von Lymphknoten auf der Basis der unterschiedlichen Echogenität. Keine Lymphknoten sichtbar oder nur echoreiche Lymphknoten: ES No (auch uNo). Echoarme Lymphknoten, auch in Kombination mit echoreichen Lymphknoten: ES No (auch uNo)

In Abb. 7.45 ist dargestellt, wie die unterschiedliche Echogenität der Lymphknoten in klinische Interpretationen umgesetzt wird.

7.2.5.2 Rektumkarzinomrezidive

Im postoperativen Follow-up wird die Endosonographie eingesetzt, um lokale Rezidive zu einem Zeitpunkt zu diagnostizieren, zu dem sie noch resektabel sind. Das ist häufig dann der Fall, wenn die Patienten keine Symptome aufweisen, endoskopische Befunde negativ ausfallen und Tumormarker im Normbereich liegen. Extramurale pelvine Rezidive sind wie auch der Primärtumor echoarm und können deshalb von echoreichem Narbengewebe unterschieden werden (Abb. 7.46). Rezidive an Klammernahtanastomosen können diagnostiziert werden, da die Klammern keine Artefakte bilden.

Früh postoperativ können Hämatome, Serome und entzündliche Prozesse die Differentialdiagnose erschweren. Dann empfiehlt sich die Wiederholung der Untersuchung in einigen Wochen oder die ultraschallgezielte Punktion.

Die Wertigkeit der Endosonographie im postoperativen Follow-up haben wir untersucht [23].

123 Patienten mit einem primären Rektumkarzinom wurden nach der Resektion konsequent nachuntersucht. Bei 22 Patienten trat ein lokales Rezidiv auf. 6 Patienten hatten keine Symptome, keine klinische oder endoskopische Abnormalität und keine erhöhten Tumormarker im Serum. 3 Patienten waren klinisch und endoskopisch unauffällig, aber wiesen erhöhte Tumormarker auf. Die

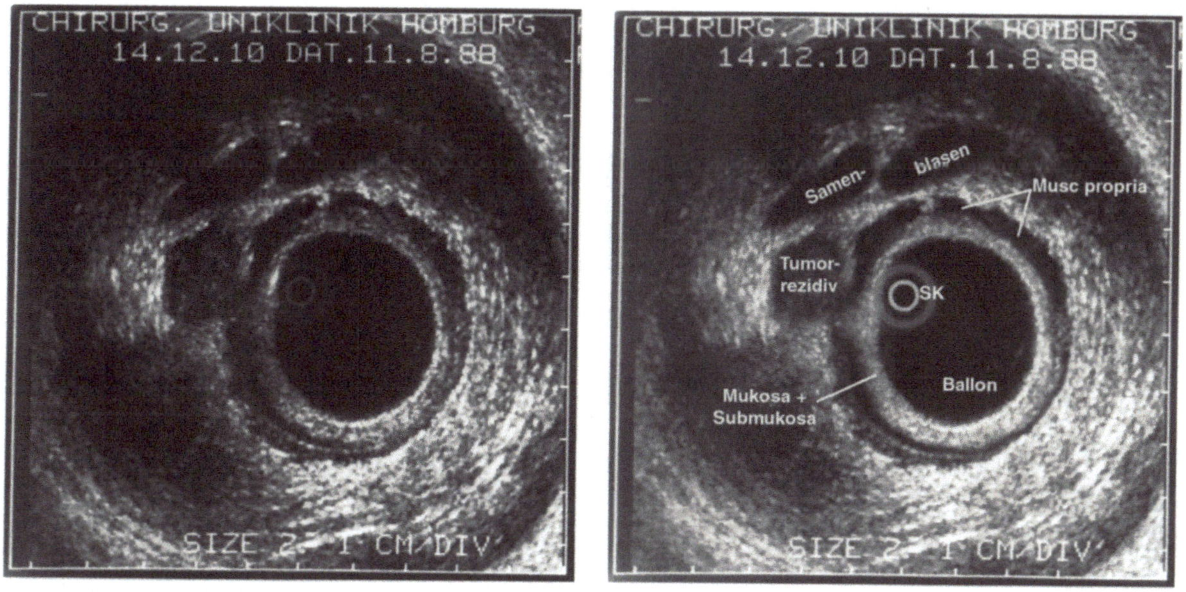

Abbildung 7.46

Sonogramm eines Rektumkarzinomrezidivs. Das Rezidiv liegt außerhalb der handgenähten Anastomose. Die Muscularis propria ist unscharf begrenzt, Mukosa und Submukosa bilden eine einheitliche Schicht. Der Durchmesser des Rezidivs beträgt 1,5 cm

Tabelle 7.3. Anteil der Rezidive (%), die allein mittels Endosonographie erkannt wurden

Autor	Jahr	Patienten im Follow-up (n)	Rezidive (n)	Sonographisch diagnostiziert (n)	(%)
Hildebrandt [23]	1986	123	22	6	27
Mascagni [35]	1989	120	17	6	35
Beynon [6]	1989	85	22	3	13
Charnley [9]	1990	92	15	2	13
Dresing [13]	1990	106	12	4	33
Romano [38]	1993	37	6	2	33

übrigen 13 Patienten zeigten entweder klinische Symptome, hatten positive endoskopische Befunde oder pathologische Tumormarker. Bei allen 22 Patienten wurde das Rezidiv endosonographisch entdeckt oder zumindest bestätigt, wenn andere Zeichen dafür sprachen.

Die Bedeutung der Endosonographie für die Früherkennung von Rezidiven im postoperativen Follow-up wird unterschiedlich beurteilt [6, 38]. In Tabelle 7.3 ist angegeben, wie hoch der Anteil der Rezidive ist, die allein endosonographisch erkannt wurden, bevor klinische Symptome oder erhöhte Tumormarker darauf hinwiesen.

7.2.5.3 Benigne Veränderungen

Adenome

Flache Adenome imponieren endosonographisch homogen echoreich (Abb. 7.47). Polypöse Adenome setzen sich aus echoreichen und echoarmen Anteilen zusammen (Abb. 7.48, [28]). Wegen wechselnder Echogenität kann das Carcinoma in situ nicht von T1-Karzinomen oder Adenomen unterschieden werden. Die Unterscheidung von T2-Karzinomen ist dann sicher möglich, wenn die Muscularis propria infiltriert ist.

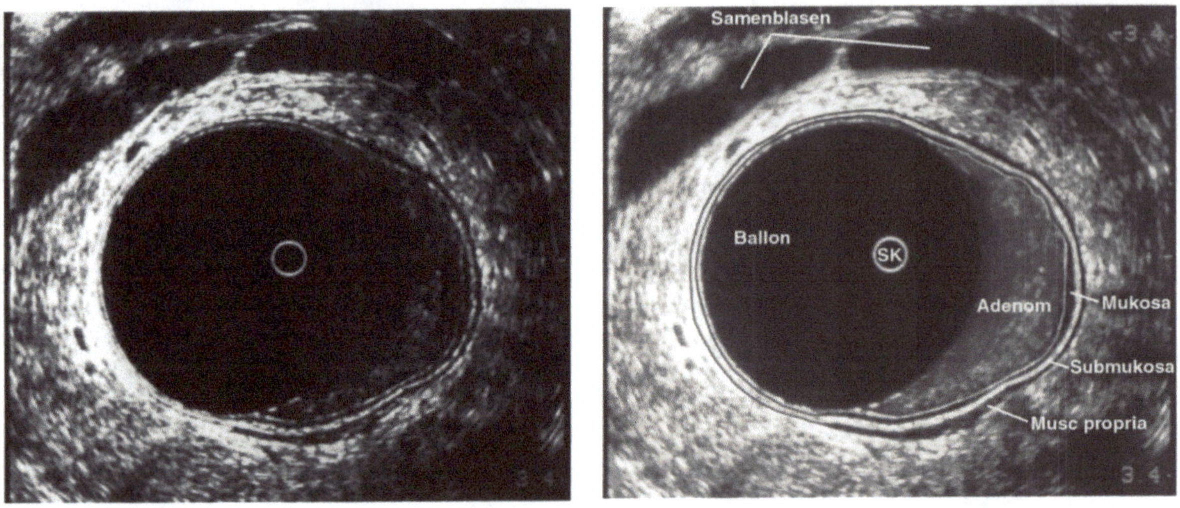

Abbildung 7.47

Sonogramm eines Rektumadenoms. Die Submukosa ist unscharf abgegrenzt. Von 3 Uhr bis 6 Uhr liegt innerhalb der Submukosa eine echoarme *schwarze* Linie. Sie repräsentiert die Mukosa. Polypöse Adenome überragen am Rand die Mukosa, so daß unter dem Adenomrand die Mukosa erkennbar sein kann

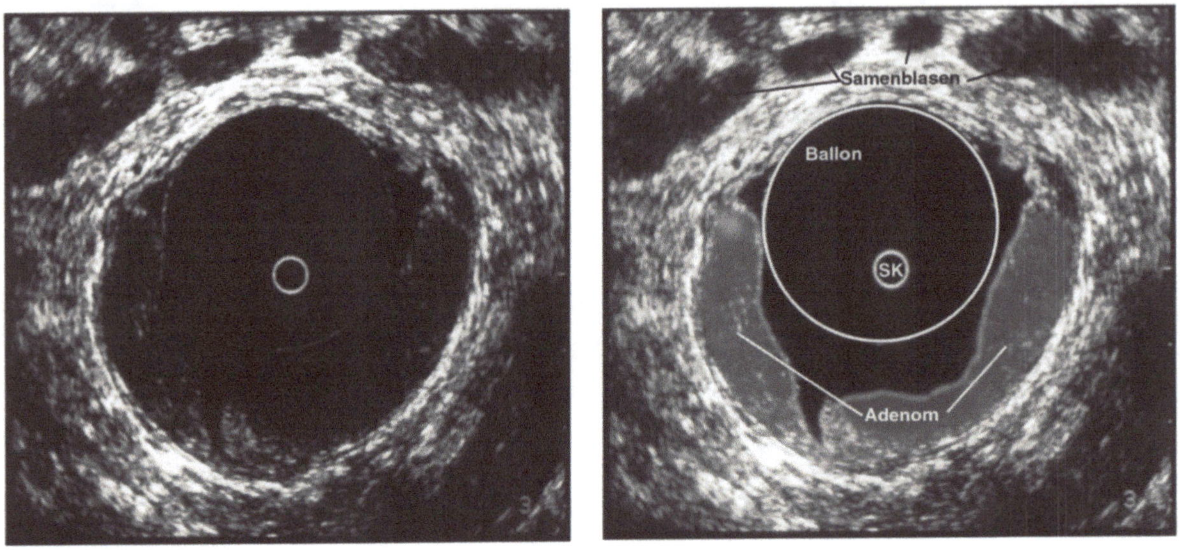

Abbildung 7.48

Polypöses Adenom. Das Adenom nimmt die halbe Zirkumferenz ein. Es besteht aus polypösen Anteilen unterschiedlicher Echogenität. Ein möglicherweise umschriebenes Karzinom ist sonographisch nicht erkennbar

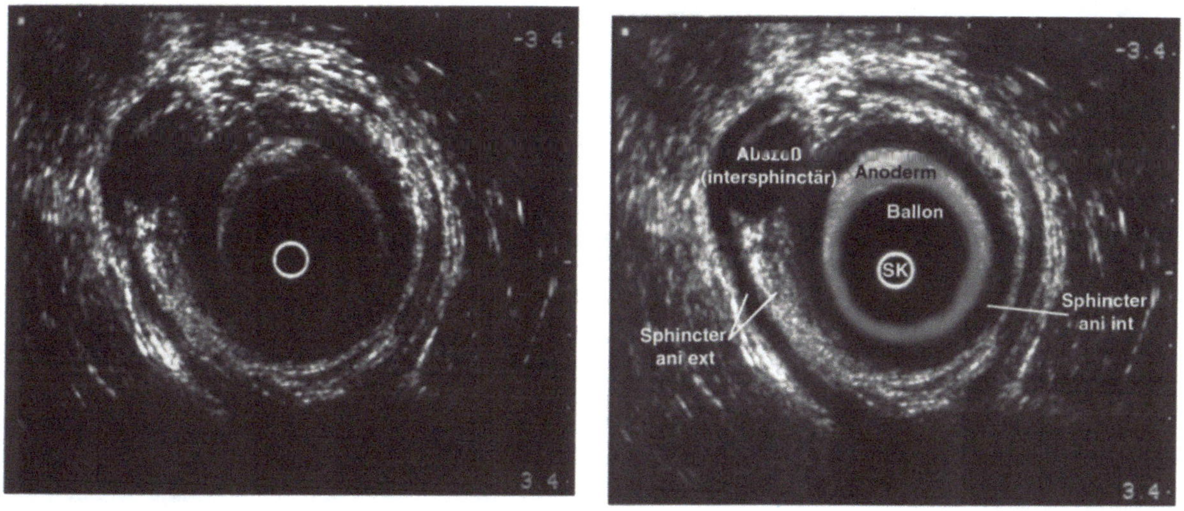

Abbildung 7.49

Sonogramm eines intersphinkteren Abszesses

Anorektale Abszesse

Es werden 4 Lokalisationen von Abszessen unterschieden: peranale, intersphinktere, ischiorektale und pelvirektale (supralevatorische) Abszesse. Endosonographisch erscheinen die Abszesse echoarm [30]. Bei Verbindung zu Fisteln oder bei gasbildenden Bakterien können Lufteinschlüsse Schallschatten bilden. Ohne Narkose ist die Untersuchung in aller Regel nicht möglich. Sie wird deshalb auf dem Operationstisch durchgeführt. Über die Notwendigkeit von endosonographischen Abszeßdarstellungen besteht keine Einigkeit. Ohne Zweifel ist die Sonographie bei unklaren anorektalen Schmerzzuständen indiziert. Auf diese Weise gelingt es, v.a. intersphinktere Abszesse zur Darstellung zu bringen, die proktoskopisch und palpatorisch nicht nachweisbar sind (Abb. 7.49).

Anorektale Fisteln

Anorektale Fisteln können abschnittsweise endosonographisch dargestellt werden. Der Verlauf über die gesamte Strecke ist wegen der Richtungsänderung meist nicht möglich. Die Instillation von aufgeschäumter NaCl-Lösung oder Wasserstoffperoxid trägt dazu bei, den Fistelgang durch die Schallverstärkung hervorzuheben. Im Einzelfall kann die sonographische Darstellung der Fistel hilfreich sein. Proktologisch versierte Chirurgen werden selten davon Gebrauch machen müssen.

Traumatische Sphinkterruptur

Bei fäkaler Inkontinenz hat sich die Endosonographie als unverzichtbar erwiesen [10].

Eine Sphinkterverletzung ist an der Unterbrechung des homogenen Echomusters erkennbar (Abb. 7.50, 7.51). Ein weiteres Kriterium ist die Retraktion der Muskulatur mit Verdickung der Muskelstümpfe [34]. Bei geburtstraumatischen Läsionen ist ventral eine Muskellücke erkennbar, der durchtrennte Sphinkter erscheint im Sonogramm hufeisenförmig. Als weiteres Kriterium kann die Unversehrtheit der Puborektalisschlinge sonographisch nachgewiesen werden. Verletzungen nach proktologischen Operationen können mittels Endosonographie exakt lokalisiert werden. Nach Ausschluß nervaler Läsionen wird die Readaptation der sonographisch lokalisierten Muskelstümpfe chirurgisch vollzogen.

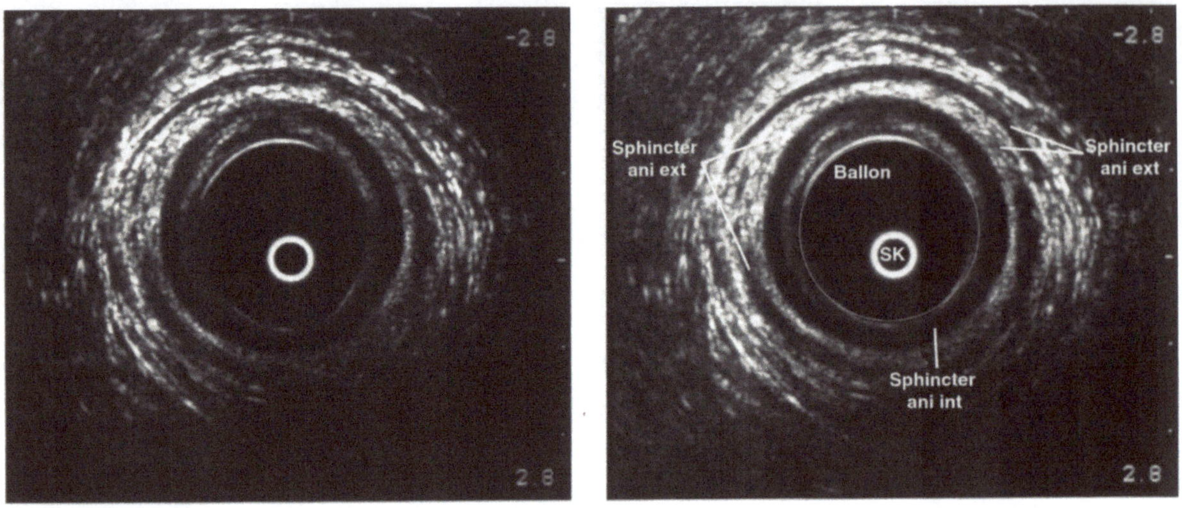

Abbildung 7.50

Sonogramm des intakten Analkanals. Der äußere Schließmuskel besteht aus echoarmen und echoreichen Anteilen

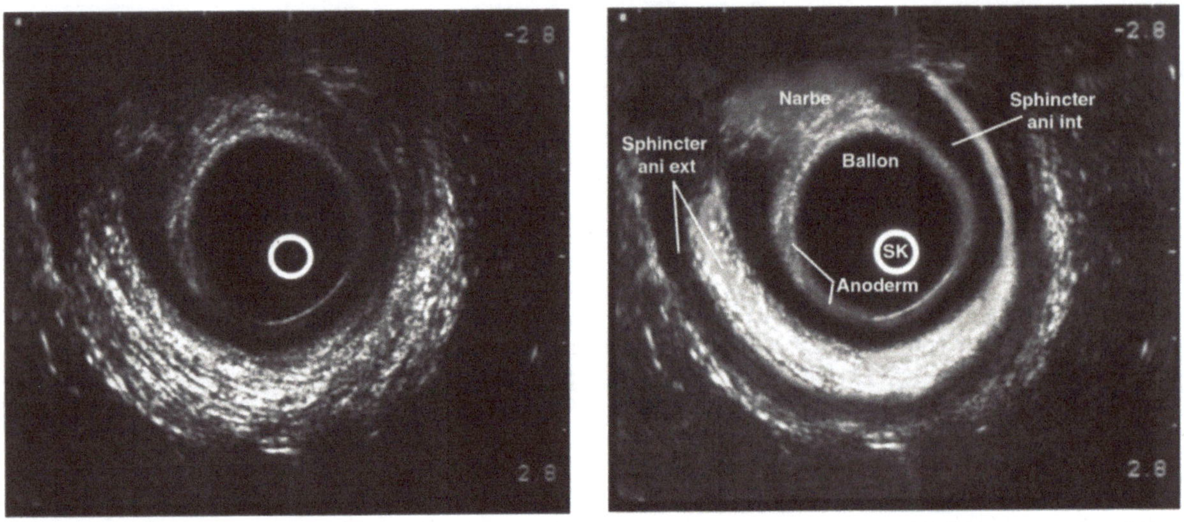

Abbildung 7.51

Traumatische Sphinkterruptur. Der Sphinkter klafft ventral. Er wird dort von Narbengewebe überbrückt. Die U-förmigen Schenkel des durchtrennten inneren Schließmuskels sind deutlicher als die Anteile des Sphincter ani externus

7.2.6 Methodenbewertung und Einfluß der Endosonographie auf die Therapieentscheidung

Rektumkarzinom

Für die Wahl des operativen Vorgehens beim primären Rektumkarzinom ist die endosonographische Stadieneinteilung dann von entscheidender Hilfe, wenn differenzierte Verfahren für die Sphinktererhaltung angewandt werden.

Unter Berücksichtigung der Tatsache, daß T1-Tumoren mit günstigem Differenzierungsgrad lokal exzidiert werden können, daß bei wandüberschreitendem Tumorwachstum das Mesorektum vollständig entfernt werden muß, und daß die Rektumexstirpation nur dann durchgeführt wird, wenn der Sphinkter infiltriert ist, gilt folgendes Therapieschema [31]:

- **Proximales Rektumdrittel (12–16 cm):**
  - anteriore Resektion bei allen Tumorstadien.
- **Mittleres Rektumdrittel (8–12 cm):**
  - uT1 N0: „Low-risk"-Tumor, extraabdominelle Lage des Tumors: TEM;
  - uT2/3: Vollständige Entfernung des Mesorektums (TME), koloanaler Pouch.
- **Distales Rektumdrittel (4–8 cm):**
  - uT1 N0: „Low-risk"-Tumor: TEM;
  - uT2/3: vollständige Entfernung des Mesorektums (TME), evtl. intersphinktere Resektion mit kolosphinkterem Pouch;
  - uT4: neoadjuvante Radiochemotherapie;
  - Infiltration des Sphinkters: abdominoperineale Exstirpation.

Für die Indikation zur transanalen endoskopischen Mikrochirurgie (TEM) eines uT1-Karzinoms müssen Lymphknotenmetastasen (uN1) ausgeschlossen werden. Bei den übrigen Therapieentscheidungen ist der Lymphknotenstatus nicht erforderlich. Jedoch kann in anderen Therapieprotokollen sowohl das endosonographische Tumorstadium (uT3), als auch der Verdacht auf Lymphknotenmetastasen (uN1) das Kriterium für die neoadjuvante Radiochemotherapie sein.

Follow-up nach Rektumresektion

Wir führen kein generelles endosonographisches Follow-up nach Rektumresektion durch. Patienten, bei denen der Tumor über eine Vollwandexzision entfernt wurde, werden jedoch aus Gründen der Qualitätssicherung und der Option für eine radikale Resektion regelmäßig kontrollsonographiert.

Literatur

1. Accarpio G, Scopinaro G, Claudiani F, Davini D et al. (1987) Experience with local rectal cancer exzision in light of two recent preoperative diagnostic methods. Dis Colon Rectum 30: 296–298
2. Alzin HH, Hohlberger E,Schwaiger R, Alloussi S (1983) Valeur de l'échographie endorectale dans la chirurgie du rectum. Ann Radiol (Paris) 26: 334–336
3. Beynon J, Foy DMA, Roe AM, Temple LN, Mortensen NJMcC (1986) Endoluminal ultrasound in the assessment of local invasion in rectal cancer. Br J Surg 73: 474–477
4. Beynon J, Mortensen NJMcC, Rigby HS (1988) Rectal endosonography, a new technique for the preoperative staging of rectal carcinoma. Eur J Surg Oncol 14: 297–309
5. Beynon J, Mortensen NJMcC, Foy DMA, Channer JL et al. (1989) Preoperative assessment of mesorectal lymph node involvement in rectal cancer. Br J Surg 76: 276–279
6. Beynon J, Mortensen NJMcC, Foy DMA, Channer JL et al. (1989) The detection and evaluation of locally recurrent rectal cancer with rectal endosonography. Dis Colon Rectum 32: 509–517
7. Boscaini M, Montori A (1986) Transrectal ultrasonography: interpretation of normal intestinal wall structure for the preoperative staging of rectal cancer. Scand J Gastroenterol 21 (Suppl 123): 87–98
8. Buess G, Heintz A, Manncke K, Starlinger M et al. (1989) Neue endosonographische Untersuchungstechnik zur Verbesserung der Beurteilung kleiner Rektumtumoren. Chirurg 60: 851–855
9. Charnley RM, Heywood MF Hardcastle JD (1990) Rectal endosonography for the visualisation of the anastomosis after anterior resection and its relevance to local recurrence. Int J Colorect Dis 5: 127–129
10. Cuesta MA, Meijer S, Derksen EJ et al. (1992) Anal sphincter imaging in fecal incontinence using endosonography. Dis Colon Rectum 35: 59–63
11. Di Candio G, Mosca F, Campatelli A, Cei A et al. (1987) Endosonographic staging of rectal carcinoma. Gastrointest Radiol 12: 289–295
12. Dragsted J, Gammelgaard J (1983) Endoluminal ultrasonic scanning in the evaluation of rectal cancer. Gastrointest Radiol 8: 367–369
13. Dresing K, Stock W (1990) Ultrasonic endoluminal examination in the Follow-up of colorectal cancer. Initial experience and results. Int J Colorect Dis 5: 188–184
14. Feifel G, Hildebrandt U, Koch B, Alzin H (1984) The ultrasonic imaging of the rectum. In: Givel JC, Saegesser F (eds) Coloproctology. Springer, New York Berlin Heidelberg
15. Feifel G, Hildebrandt U, Dhom G (1985) Die endorektale Sonographie beim Rektumkarzinom. Chirurg 56: 398–402
16. Feifel G, Hildebrandt U, Dhom G (1987) Assessment of depth of invasion in rectal cancer by endosonography. Endoscopy 19: 64–67
17. Feifel G, Hildebrandt U (1992) New diagnostic imaging-endosonography (ES) and immunoscintigraphy (IS). World J Surg 16: 841–847
18. Glaser F, Schlag P, Herfarth C (1990) Endorectal ultrasonography for the assessment of invasion of rectal tumors and lymph node involvement. Br J Surg 77: 883–887
19. Heintz A, Buess G, Junginger T (1990) Endorektrale Sonographie zur präoperativen Beurteilung der Infiltrationstiefe von Rektumtumoren. Dtsch Med Wochenschr 115: 1083–1087

20. Herzog U, von Flüe M, Tondelli P, Schuppisser JP (1993) How accurate is endorectal ultrasound in the preoperative staging of rectal cancer? Dis Colon Rectum 36: 127–134
21. Hildebrandt U, Feifel G (1985) Preoperative staging of rectal cancer by intrarectal ultrasound. Dis Colon Rectum 28: 42–46
22. Hildebrandt U, Feifel G, Zimmermann FA, Goebbels R (1983) Significant improvement in clinical staging of rectal carcinoma with a new intrarectal ultrasound scanner. J Exp Clin Cancer Res (Suppl) 2: 53
23. Hildebrandt U, Feifel G, Schwarz HP, Scherr O (1986) Endorectal ultrasound: instrumentation and clinical aspects. Int J Colorect Dis: 203–207
24. Hildebrandt U, Feifel G (1987) Intrarectal ultrasound in the evaluation of cancer of the rectum. Probl General Surg 4: 71–75
25. Hildebrandt U, Feifel G (1988) The evaluation of the rectum by transrectal ultrasonography. Ultrasound Qu 6: 167–179
26. Hildebrandt U, Feifel G, Ecker KW (1989) Rectal endosonography. Bailliere's Clin Gastroenterol 3: 531–542
27. Hildebrandt U, Klein T, Feifel G, Schwarz HP et al. (1990) Endosonography of pararectal lymph nodes. In vitro and in vivo evaluation. Dis Colon Rectum 33: 863–868
28. Hildebrandt U, Feifel G (1990) Endorectal sonography. Surg Annu 169–183
29. Hildebrandt U, Feifel G (1993) Endosonography in the diagnosis of lymph nodes. Endoscopy 25: 243–245
30. Hildebrandt U, Feifel G (1994) Endosonographic possibilities in the lower alimentary tract. Bailliere's Clin Gastroenterol 8: 635–650
31. Hildebrandt U, Feifel G (1995) Importance of endoscopic ultrasonography staging for treatment of rectal cancer. Gastrointest Endosc Clin North Am 5: 843–849
32. Hulsmans FJ, Tio TL, Fockens P, Bosma A, Tytgat GN (1994) Assessment of tumor infiltration depth in rectal cancer with transrectal sonography: caution is necessary. Radiology 190: 715–720
33. Konishi F, Ugajin H, Itoh K, Kanazawa K (1990) Endorectal ultrasonography with a 7.5 MHz linear array scanner for the assessment of invasion of rectal carcinoma. Int J Colorect Dis 5: 15–20
34. Langenscheidt P, Ecker KW, Hildebrandt U, Feifel G (1995) Endosonographic evaluation of anal sphincter lesions. Coloproctology 17: 56–61
35. Mascagni D, Corbellini L, Urciuoli P, Di Matteo G (1989) Endoluminal ultrasound for early detection of local recurrence of rectal cancer. Br J Surg 76: 1176–1180
36. Orrom WJ, Wong WD, Rothenberger DA, Jensen LL et al. (1990) Endorectal ultrasound in the preoperative staging of rectal tumors. A learning experience. Dis Colon Rectum 33: 654–659
37. Rifkin MD, Ehrlich SM, Marks G (1989) Staging of rectal carcinoma: Prospective comparison of endorectal US and CT. Radiology 170: 319–322
38. Romano G, Esercizio L, Santangelo M et al. (1993) Impact of computed tomography vs. intrarectal ultrasound on the diagnosis, resectability, and prognosis of locally recurrent rectal cancer. Dis Colon Rectum 36: 261–265
39. Roseau G, Palazzo L, Amouyal G et al. (1990) L'echoendoscopie dans le bilan preperatoire de cancer du rectum. Etude prospective chez 31 malades. Presse Med 19: 1450–1453
40. Saitoh N, Okui K, Sarashina H et al. (1986) Evaluation of echographic diagnosis of rectal cancer using intrarectal ultrasonic examination. Dis Colon Rectum 29: 234–242
41. Yamashita Y, Machi J, Shirouzu K et al. (1988) Evaluation of endorectal ultrasound for the assessment of wall invasion of rectal cancer. Report of a case. Dis Colon Rectum 31: 617–623
42. Watanabe H, Ieari D, Ianahashi Y, Herada K, Saitoh M (1975) Transrectal ultrasonotomography of the prostate. J Urol (Paris) 114: 734–739
43. Wild JJ, Reid JM (1956) Diagnostic use of ultrasound. Br J Phys Med 11: 248–264
44. Wild JJ (1990) A historical review of the genesis and early development of intrusive pulse-echo ultrasound. In: Feifel G, Hildebrandt U, Mortensen NJMcC (eds) Endosonography in gastroenterology, gynecology and urology. Springer, Berlin Heidelberg New York Tokio

KAPITEL 8

Interventionelle Sonographie

8

M. HÜNERBEIN UND P. M. SCHLAG

8.1 Einleitung

Die Sonographie hat als bildgebendes Verfahren eine weite Verbreitung gefunden und besitzt inzwischen einen hohen klinischen Stellenwert. Nachdem die diagnostische und therapeutische Anwendung der Sonographie zunächst hauptsächlich durch Internisten oder Radiologen erfolgte, wird diese Technik heute in verschiedenen Fachbereichen routinemäßig eingesetzt. In der Chirurgie besitzt insbesondere die interventionelle Sonographie eine große Bedeutung. Dieses erklärt sich zum einen durch die Notwendigkeit der bioptischen Abklärung vieler Befunde in der präoperativen Diagnostik; zum anderen ergibt sich die Indikation zur therapeutischen Intervention häufig posttraumatisch oder postoperativ und somit im Rahmen einer primär chirurgischen Fragestellung.

> Die Sonographie bietet dem Chirurgen nicht nur die Möglichkeit, die klinische Untersuchung durch die sonographischen Befunde zu ergänzen, sondern auch im Rahmen eines Untersuchungsganges – evtl. alternativ zum operativen Vorgehen – die Indikation zur sonographischen Intervention zu stellen.

Obwohl ultraschallgesteuerte Techniken in verschiedenen medizinischen Fachgebieten erfolgreich eingesetzt werden, wird dieser Bereich vielfach noch von der interventionellen Radiologie beansprucht. In diesem Zusammenhang wird häufig die Wertigkeit der Sonographie im Vergleich zu anderen bildgebenden Verfahren insbesondere der Computertomographie diskutiert.

Obwohl der Anwendungsbereich beider Methoden sich vielfach überschneidet, lassen sich Vorteile und Limitationen der beiden Techniken nennen: Die Sonographie ist eine schnell verfügbare und billige Methode, die keine Strahlenbelastung mit sich bringt und sich jederzeit im Krankenbett durchführen läßt. Darüber hinaus besitzt die Sonographie im Nahbereich eine hohe Auflösung, die eine subtile Darstellung auch kleinerer Struk-

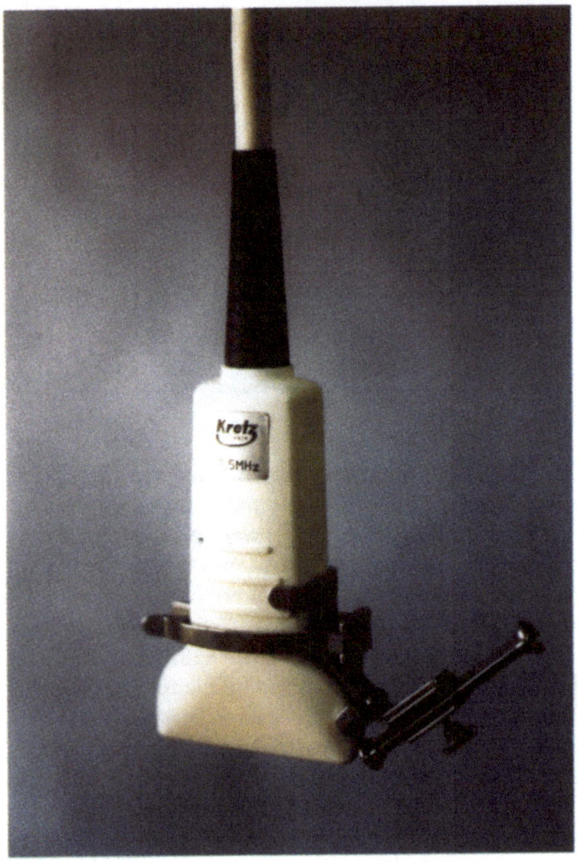

a

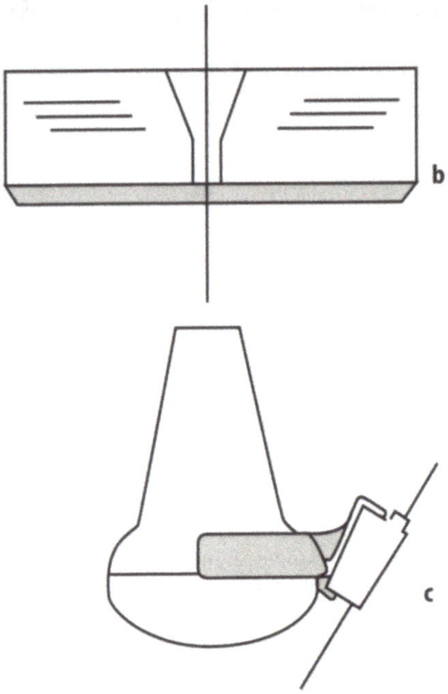

b

c

Abbildung 8.1 a–c

Linearschallkopf mit aufgesetzter Punktionszielhilfe. (**a**) Schematische Darstellung eines Punktionsschallkopfes mit zentraler Perforation (**b**) und eines Curved-Array-Schallkopfes mit seitlich aufgesetzter Zielvorrichtung (**c**)

turen ermöglicht. Ein weiterer Vorteil besteht darin, daß beliebige Schnittebenen genutzt werden können. Die Computertomographie hingegen bietet einen größeren diagnostischen Bildausschnitt und erlaubt eine bessere Darstellung von tiefer gelegenen Prozessen. Eine Einschränkung der Bildqualität durch Luftüberlagerung oder knöcherne Strukturen besteht nicht. Somit ergibt sich ein Vorteil für die CT-gesteuerte Intervention bei adipösen Patienten sowie bei Prozessen im Retroperitoneum, Thorax und kleinem Becken.

Die Entscheidung, ob eine Biopsie mit Hilfe der Sonographie oder mittels Computertomographie bzw. Röntgendurchleuchtung durchgeführt wird, ist hauptsächlich von der sonographischen Darstellbarkeit des Prozesses und der Nadel abhängig. Bei einigen Interventionen ist ein kombiniertes Verfahren unumgänglich, z. B. wenn eine Kontrastdarstellung von Hohlräumen oder Gangsystemen notwendig ist (z. B. PTCD).

8.2 Allgemeine Grundlagen

8.2.1 Transducer

Es können verschiedene Ultraschallscanner für die interventionelle Sonographie genutzt werden. Linearscanner bieten ein rechtwinkliges Bildfeld, das auch eine gute Darstellung von Strukturen in direkter Nähe zum Transducer ermöglicht. Die Transducer sind relativ groß und bieten eine stabile Auflagefläche. Eine gute interkostale Ankoppelung ist aber bei schlanken Patienten oft schwierig. Sektorschallköpfe haben dagegen eine kleinere Ankoppelungszone, so daß dieses Problem entfällt.

Teilweise sind diese Transducer inzwischen so klein, daß ein sicherer Griff während der Punktion nur schwer zu realisieren ist. Es gibt spezielle Punktionsschallköpfe mit einer zentralen Perforation, durch die die Nadel in die Schallebene eingeführt werden kann. An die meisten Schallköpfe kann inzwischen aber eine Punktionsführung angebracht werden, so daß der konventionelle Transducer auch für die Punktion eingesetzt werden kann (Abb. 8.1 und 8.2).

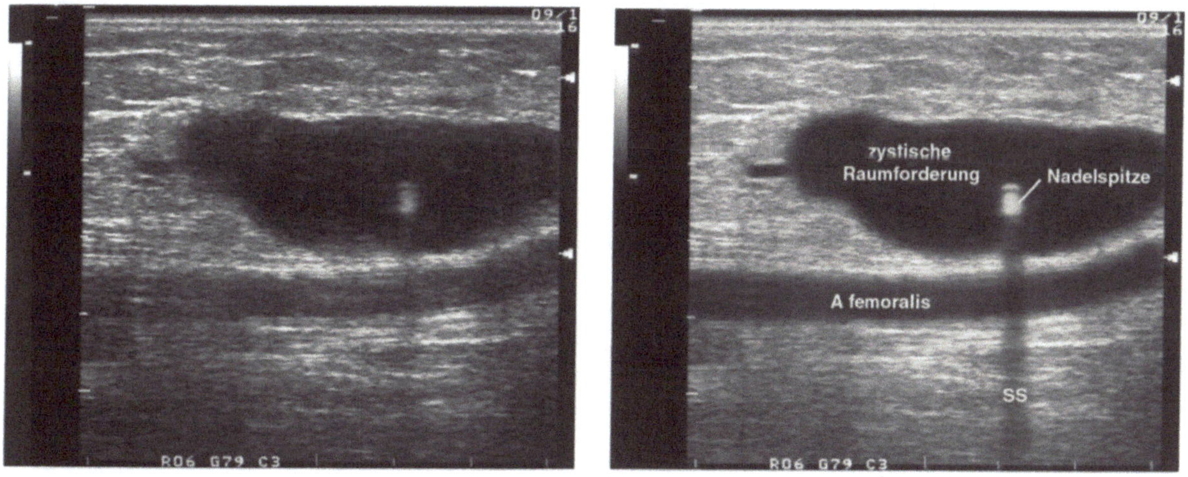

Abbildung 8.2

Sonographisch gesteuerte Biopsie einer subkutanen zystischen Raumforderung. Durch permanente Darstellung der Nadelspitze kann eine Blutung durch Punktion der dorsal der Raumforderung verlaufenden Arterie sicher vermieden werden. (Abb. M. Birth)

8.2.2 Biopsienadeln

Im Hinblick auf ihren Außendurchmesser werden Biopsienadeln als Feinnadeln (<1 mm) oder Grobnadeln (>1 mm) klassifiziert [1]. Diese Einteilung ist klinisch relevant, da bei Feinnadeln ein geringeres Punktionsrisiko als bei Nadeln mit größerem Durchmesser besteht [2]. Die diagnostische Aussagefähigkeit von Aspirationsbiopsien mit Feinnadeln ist häufig eingeschränkt, da teilweise nur Material für eine zytologische Analyse gewonnen werden kann. Eine Nadelstärke von 0,95–1 mm erweist sich oft als sinnvoller Kompromiß zwischen Risiko und diagnostischer Aussagekraft. Wenn möglich sollten jedoch Schneid- bzw. Stanzbiopsien durchgeführt werden, die eine sichere histologische Diagnose erlauben.

Es steht eine Vielzahl von Nadeltypen zur Verfügung (Abb. 8.3). Bei der Punktion ist der Nadelschaft sonographisch nur schlecht darstellbar, während die Nadelspitze als heller Reflex erscheint. Die Nadelspitze fungiert als akustischer Spiegel und reflektiert die Schallwellen. Chiba-Nadeln mit MS-Schliff und Otto-Schneidbiopsienadeln besitzen einen besonders hellen Spitzenreflex. Um die Sichtbarkeit des Nadelschaftes zu erhöhen, wurden inzwischen durch einen Schliff aufgerauhte Nadeln entwickelt, die besser reflektieren.

Größenangaben für Nadeln

1 mm = 3 French (Fr)= 19 Gauge (G)
1 Fr = 0,33 mm
1 G = 0,055 mm

- **Chiba-Nadel:** Durchmesser 0,6–0,95 mm, geeignet für Aspirationsbiopsien jeder Lokalisation, insbesondere bei transintestinalen Biopsien. Hohe Flexibilität.
- **Schneidbiopsiekanüle nach Otto:** Durchmesser 0,8–1,2 mm. Durch den speziellen Schliff der Nadel kann bei dem Vorschieben unter Aspiration mit einer Drehbewegung ein Gewebezylinder gewonnen werden.
- **Vacucut-Nadel:** Durchmesser 0,7–1,2 mm. Durch einen Ventilmechanismus wird bei liegender Nadel durch Zurückziehen des Stiletts ein Vakuum erzeugt. Beim Vorschieben der Nadel wird ein Zylinder gewonnen.
- **Menghini-Punktionsset:** Durchmesser 0,5–1,8 mm. Insbesondere für Leberbiopsien. Spezielles Nadel-Spritzen-Set, bei dem das Stilett der Nadel mit dem Spritzenstempel in Verbindung steht. Wenn die Nadelspitze im Punktionsgebiet liegt, wird der Stempel in Aspirationsstellung arretiert. Beim Vorschieben der Nadel kann ein 2–3 cm langer Gewebezylinder gewonnen werden.
- **Stanzbiopsienadel:** Durchmesser 0,9–2 mm. Nach Plazierung der Nadel wird ein Stilett mit einer Biopsiekammeraussparung in den Tumor vorgeschoben. Das umgebende Gewebe wird in die Biopsiekammer gedrückt. Nach Auslösen des Federmechanismus wird die Nadelhülse über das Stilett katapultiert, so daß eine halbzylindrische Stanzbiopsie entsteht. Neben Einmalnadeln mit einem Plastikhandgriff gibt es inzwischen verschiedene wiederverwertbare Präzisionsschußgeräte, in die die Nadel eingespannt wird (Abb. 8.3a).

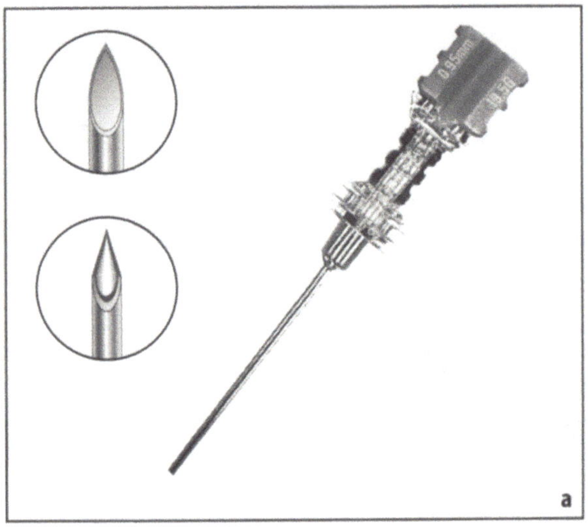
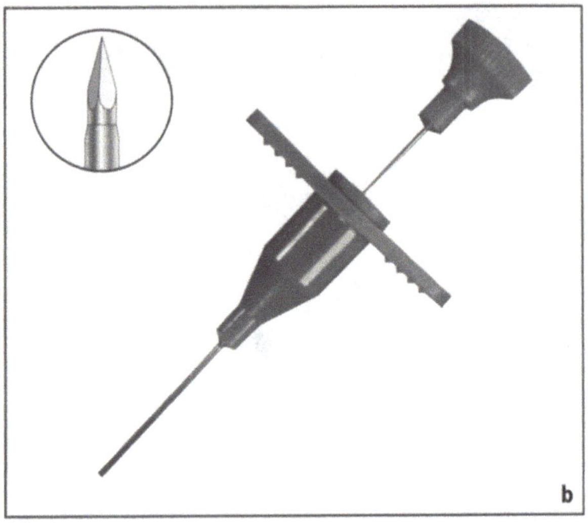
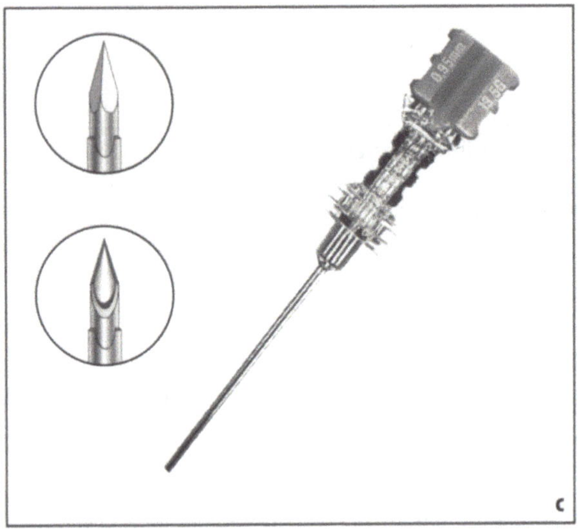
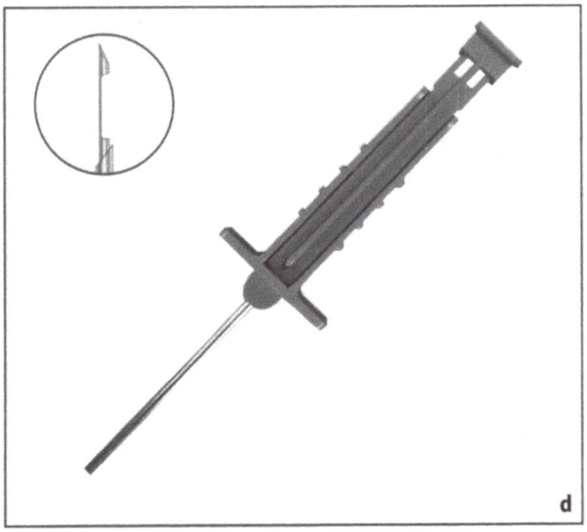
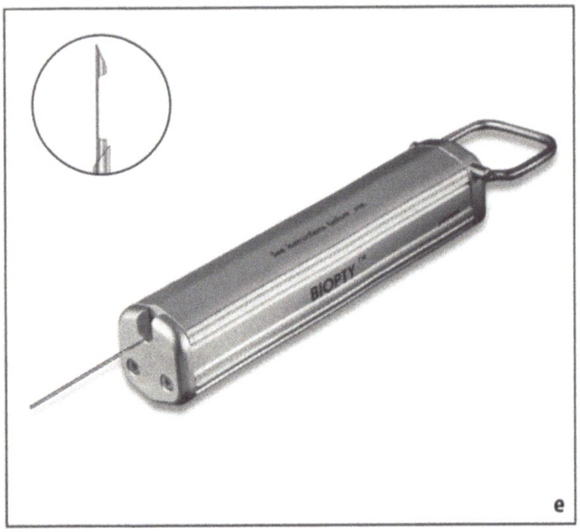

Abbildung 8.3 a–e

Verschiedene Biopsienadeln: Normalschliff (*Insert*) und MS-Schliff (*unteres Insert*) zur besseren sonographischen Darstellung. Chiba-Nadel (**a**) zur zytologischen Biopsie, Vacucutnadel (**b**) und Schneidbiopsienadel nach Otto (**c**) zur histologischen Gewebeentnahme unter Feinnadelrisiko sowie Stanzbiopsienadeln, manuell (**d**) und mit automatischer Abschußvorrichtung (**e**)

8.2.3 Patientenvorbereitung

Vor jeder sonographischen Intervention ist ein Aufklärungsgespräch obligat. Der Patient muß mindestens 24 h vor dem Eingriff möglichst von dem durchführenden Arzt über die Technik, Dauer und Risiken des Eingriffes informiert werden. Das Aufklärungsgespräch ist schriftlich zu dokumentieren.

Darüber hinaus müssen relevante klinische Befunde, z. B. EKG und Laborparameter, überprüft werden. Von besonderer Bedeutung ist der Gerinnungsstatus. Im allgemeinen wird ein Quick-Wert von 50% und eine Thrombozytenzahl von 80.000/mm³ als ausreichend betrachtet [3]. Vor komplizierteren Interventionen insbesondere im Bereich des Gastrointestinaltrakts (z. B. Leberpunktion oder Pankreaspseudozystendrainage) sollte der Patient 6 h vor dem Eingriff nüchtern bleiben. Bei einfachen Eingriffen wie z. B. bei der Punktion von Schilddrüsenzysten ist eine Nahrungskarenz nicht notwendig.

Eine generelle Indikation für eine Prämedikation besteht nicht. Während der Intervention kann jedoch die Anwendung von Anxiolytika, z. B. Midazolam (5 mg i.v.), und Analgetika, z. B. Pethidin (3 mg i.v.), sinnvoll sein, um die Belastung für den Patienten möglichst gering zu halten. Die Mehrzahl der sonographisch gestützten interventionellen Eingriffe kann ohne Allgemeinnarkose mit einer lokalen oder regionalen Anästhesie durchgeführt werden. Hierbei erfolgt die lokale Injektion von Lidocain in 1%iger Lösung. Die Einzeldosis sollte 5 mg pro Kilogramm Körpergewicht nicht überschreiten, da ansonsten kardiale Nebenwirkungen zu befürchten sind. Eine Überdosierung kann ebenso wie eine unbeabsichtigte intravasale Injektion zu einer Blockierung des Reizleitungssystems mit AV-Block oder Asystolie führen. In schweren Fällen kann eine Applikation von Adrenalin unter EKG-Kontrolle nötig werden. Keine Punktion bei Gerinnungsstörungen und bei fehlender Kooperationswilligkeit des Patienten. Eine Punktion von Echinokokkuszysten ist aufgrund der Möglichkeit der iatrogenen Dissemination und des Risikos eines anaphylaktischen Schocks kontraindiziert.

Zystische Tumoren der Ovarien sollten ebenfalls nicht punktiert werden, da es zu einer intraabdominellen Tumoraussaat kommen kann. Zudem ist die Diagnose eines Ovarialtumors zytologisch nur schwer zu stellen. Nach Punktion von Phäochromozytomen kommt es häufig zur Katecholaminfreisetzung mit hypertensiver Krise. Todesfälle sind mehrfach berichtet worden [4].

CAVE: Keine Punktion bei:

- Quick-Wert <50%, Thrombozyten <80 000/mm³,
- v. a. Echinokokkuszyste,
- Ovarialtumoren,
- v. a. Phäochromozytom,
- fehlender Kooperation des Patienten.

8.2.4 Sterilisation und Desinfektion

Ultraschallgeführte Interventionen sind als minimal-invasiver chirurgischer Eingriff zu betrachten und sollten möglichst unter sterilen Kautelen durchgeführt werden. Verschiedene Schallköpfe können inzwischen gassterilisiert (Ethylenoxid) werden, wobei jedoch Temperaturen von 50–55°C nicht überschritten werden dürfen. Aufgrund des Zeitaspektes wird jedoch in vielen Kliniken die Flüssigkeitsdesinfektion (z. B. mit Glutaraldehyd) bevorzugt.

Die meisten Schallköpfe können in eine Desinfektionslösung eingelegt werden, wobei jedoch der Stecker ausgenommen bleibt. Falls eine Desinfektion nicht möglich ist, können Schallkopf und Kabel mit einer sterilen Plastikhülle überzogen werden. Diese Technik wird insbesondere bei der intraoperativen Sonographie analog zum Vorgehen bei der Laparoskopie und Arthroskopie angewandt.

8.2.5 Vorbereitung und Biopsietechnik

Eine gute Vorbereitung ist eine wesentliche Voraussetzung für eine erfolgreiche sonographische Intervention. Das Instrumentarium wird auf einem sterilen Tisch präpariert. Ebenfalls können bereits die Medikamente für Lokalanästhesie sowie Kontrastmittel vorbereitet werden. Inzwischen sind verschiedene Sets für sonographisch gesteuerte Interventionen verfügbar, die alle notwendigen Instrumente für die Intervention enthalten. Hierdurch wird die Vorbereitung für den Eingriff wesentlich vereinfacht und standardisiert. Es sollten neben den sterilen Fertigsets auch die einzelnen Bestandteile der Sets vorrätig sein, falls ein Ersatzteil benötigt wird.

Die Haut des Patienten wird im Bereich der Punktionsstelle großzügig mit einem lokalen Desinfektionsmittel gereinigt. Das Gebiet sollte mit einem sterilen Lochtuch abgedeckt werden, wobei ein ausreichend großer Hautbezirk für die Intervention verfügbar bleiben muß. Eine gute akustische Ankoppelung zwischen Transducer und Haut wird durch erneutes Aufsprühen von Desinfektionslösung erreicht. Nach Festlegung der Punktionsstelle wird hier ein Lokalanästhetikum (5–10 ml) injiziert. Da die Epidermis beim Einstich der relativ flexiblen Nadeln ein Hindernis darstellt, sollte vor der Punktion eine kleine Inzision mit einem Stichskalpell erfolgen. Die Punktion erfolgt in einer Atempause des Patienten.

Die Nadel wird in einer kontinuierlichen Bewegung durch die Haut bis in den Herd eingeführt. Danach wird mit der Spritze ein Vakuum erzeugt und die Nadel mehrfach 1–2 cm vorgeschoben und zurückgezogen. Anschließend wird die Nadel ohne Sog entfernt. Das Aspirat wird auf mehrere Objektträger aufgebracht, ausgestrichen und mit 95 %igem Alkohol fixiert. Eine Färbung erfolgt meist nach Pappenheim oder Papanicolaou. Falls Gewebeproben gewonnen wurden, fixiert man diese für die histologische Untersuchung in Formalin.

CAVE: Bei flexiblen Nadeln: Inzision der Haut mit einem Stichskalpell vor der Punktion.

Freihandpunktion

Die Nadel wird ohne Führung am Ultraschallkopf manuell frei geführt. Der Befund wird sonographisch lokalisiert und die Punktionsstelle markiert. Nach Ausmessen der Distanz zwischen Punktionsstelle und Ziel wird die Nadel mit entsprechender Neigung zur Läsion vorgeschoben.

Falls eine kontinuierliche sonographische Führung der Biopsie gewünscht wird, kann der Transducer neben der Einstichstelle aufgesetzt werden. Durch Kippen des Transducers kann die Nadel dargestellt werden. Diese Methode bietet viel Bewegungsspielraum und ist insbesondere in schwer zu erreichenden Körperregionen einzusetzen. Die Darstellung der Nadel in der Tiefe kann allerdings schwierig sein. Die Freihandpunktion sollte daher nur bei größeren Läsionen eingesetzt werden.

Sonographisch gezielte Punktion

Diese kann unter Verwendung eines speziellen Punktionsschallkopfes oder mit einer adaptierbaren Punktionshilfe erfolgen. Bei Punktionsschallköpfen handelt es sich um Lineartransducer mit einer zentralen Öffnung in der Schallebene. Die Nadel wird meist senkrecht durch die Punktionsöffnung in das Gewebe vorgeschoben.

Adaptierbare Punktionszielhilfen können an den meisten Sektortransducern seitlich angebracht werden. Die Nadel wird von schräg seitlich in das Gesichtsfeld geführt. Bei den meisten Ultraschallgeräten läßt sich eine Visierlinie programmieren, die den zu erwartenden Punktionsweg der Nadel auf dem Monitor anzeigt. Die Festlegung der Visierlinie erfolgt in einer Wasserbadsimulation.

8.3 Diagnostische Interventionen

8.3.1 Spezielle Technik und Ergebnisse bei Biopsien verschiedener Organe

8.3.1.1 Schilddrüse und Halsorgane

Die Schilddrüse ist aufgrund ihrer oberflächlichen Lage gut für eine sonographische Punktion zugänglich. Eine bioptische Abklärung von solitären Knoten oder zystischen Strukturen ist daher leicht möglich und in 80–90 % der Fälle erfolgreich [5, 6]. Allerdings ist ein negatives zytologisches Ergebnis nicht als endgültige Diagnose zu bewerten, da hochdifferenzierte follikuläre Karzinome zytologisch nicht sicher von follikulären Adenomen abzugrenzen sind. Ebenfalls kann eine Thyreoiditis eine Neoplasie vortäuschen. In der Regel sollte auch bei negativer Histologie und szintigraphisch kaltem Knoten eine chirurgische Entfernung des Befundes erfolgen.

Die Feinnadelbiopsie der Schilddrüse ist technisch einfach durchzuführen. Für die Feinnadelbiopsie kann eine Chiba-Nadel (19,5 G, 9 cm) eingesetzt werden. Der meist tastbare Befund kann sonographisch lokalisiert werden. Der Knoten wird zwischen zwei Fingern einer Hand fixiert, wobei gleichzeitig die A. carotis palpiert wird. Die Punktionsrichtung muß von der Arterie weg auf den Herd ausgerichtet sein, um eine akzidentelle Punktion der Gefäße zu vermeiden. Die Punktion der großen Halsgefäße kann zur Ausbildung von Hämatomen eventuell mit Trachealkompression führen.

Zervikale Lymphknoten, Tumoren der Nebenschilddrüse und der Speicheldrüsen und Halszysten können in analoger Weise biopsiert werden. Bei Lymphknoten ist häufig relativ viel Material für eine ausreichende histopathologische Klassifikation von Lymphomen notwendig, so daß eine Stanzbiopsie sinnvoll ist.

8.3.1.2 Thorax

Es existieren relativ wenig Berichte über die Biopsie von intrathorakalen Läsionen, was größtenteils auf die fehlende Schalleitung der luftgefüllten Lunge zurückzuführen ist. Darüber hinaus wird der Zugang zur Pleurahöhle durch den knöchernen Thorax behindert. Im allgemeinen ist die Biopsie von Thoraxläsionen eine Domäne der Computertomographie.

Prinzipiell sind aber periphere Lungenrundherde, pleurale Läsionen und Tumoren des vorderen Mediastinums für eine sonographische Biopsie erreichbar. Die Biopsie kann mit einer Aspirationsnadel (Chiba-Nadel, 19–21 G, 15 cm) oder einer dünnen Stanzbiopsienadel (Tru-cut-Nadel, 20 G, 15 cm) erfolgen. Falls eine Darstellung des Befundes sonographisch gelingt, wird in 80–90 % der Fälle eine Probe gewonnen werden [7, 8].

Die sonographische Biopsie ist insbesondere zur Diagnosesicherung des kleinzelligen Bronchialkarzinoms und bei Lungenmetastasen eines bekannten Primärtumors sinnvoll einsetzbar. In beiden Fällen kann eine weitere invasive Diagnostik (z. B. Thorakoskopie) vermieden und eine systemische Therapie eingeleitet werden. Dasselbe gilt für Lymphome im Bereich des vorderen Mediastinums, wobei eine genaue histologische Subtypisierung des Lymphoms aufgrund geringer Gewebemengen schwierig sein kann.

Die Komplikationsrate der sonographischen Punktion von Thoraxläsionen beträgt etwa 10 %, wobei als Hauptkomplikation der Pneumothorax (4–8 %) zu nennen ist.

8.3.1.3 Mamma

Bei der sonographischen Untersuchung der Brustdrüse können solide Tumoren leicht von Zysten abgegrenzt werden. Die Feinnadelaspiration von Tumoren der Mamma liefert in etwa 90 % der Fälle eine korrekte Diagnose [9, 10]. Um eine gute Beurteilbarkeit auch im Hinblick auf In-situ-Karzinome zu gewährleisten, sind jedoch Stanzbiopsien z. B. mit einer Tru-cut-Nadel (14–16 G, 10 cm) sinnvoll. Da in der Regel eine chirurgische Resektion solitärer Herdbefunde der Mamma besteht, sollte die Biopsie direkt präoperativ in Vollnarkose vorgenommen werden. In Abhängigkeit von Histologie, Größe und Lokalisation erfolgt dann die chirurgische Therapie entweder als brusterhaltende Resektion oder als radikale Mastektomie mit Axilladissektion.

8.3.1.4 Leber

Diffuse Lebererkrankungen, wie z. B. chronische Hepatitis oder Leberzirrhose lassen sich nach einer orientierenden Ultraschalluntersuchung durch Leberblindpunktion mit einer Menghini-Nadel (18G, 9 cm) histologisch sichern. Durch eine einmalige Punktion wird zumeist ein ausreichender Gewebezylinder gewonnen.

Eine sonographische Feinnadelbiopsie von fokalen Leberherden ist in ca. 85–90 % der Fälle erfolgreich [11]. Im Hinblick auf die diagnostische Aussagekraft wurden bei Lebermetastasen keine relevanten Unterschiede zwischen Feinnadelaspirationsbiopsien (Chiba-Nadel, 19,5 G, 20 cm) und Schneidbiopsien festgestellt. Wir bevorzugen die Gewinnung von histologischen Proben mit einer Tru-cut-Nadel (20 G, 20 cm) oder einer Schneidbiopsienadel nach Otto (19,5 G, 20 cm). Bei hepatozellulären Karzinomen ist eine Unterscheidung von gut differenzierten Karzinomen und Regeneratknoten nicht selten schwierig. Hier kann eine zweifache Biopsie, d. h. Aspirations- und Schneidbiopsie, die diagnostische Genauigkeit erhöhen [12]. Die Punktion von Zysten oder Abszessen sollte naturgemäß mit Aspirationsnadeln erfolgen. Eine Diagnose von Lebermetastasen ist nahezu immer möglich.

CAVE: Eine Punktion von Lebermetastasen sollte jedoch nur durchgeführt werden, wenn aufgrund von Anzahl, anatomischer Lage und Ausdehnung der Metastasen eine kurative Resektion nicht möglich ist.

Eine Feinnadelbiopsie von benignen Leberläsionen wie z. B. Hämangiomen oder Adenomen ist meist diagnostisch nicht zu verwerten. Darüber hinaus kann eine Diagnose mit bildgebenden Verfahren mit einer hohen Genauigkeit erfolgen. In Anbetracht des immer wieder beobachteten erhöhten Blutungsrisikos bei Hämangiomen darf eine Punktion nur erfolgen, wenn solides Lebergewebe zwischen dem Herd und der Leberoberfläche liegt. Nach einer Leberpunktion sollte der Patient für 3–6 h unter medizinischer Beobachtung bleiben. Eine Kontrolle von Kreislauf und Hämoglobinwerten ist zu empfehlen. Insgesamt wird eine Blutung als häufigste Komplikation der Leberbiopsie in ca. 0,5 % der Fälle beobachtet, wobei das Risiko bei Schneidbiopsien etwas höher ist. Vereinzelte Todesfälle wurden berichtet.

8.3.1.5 Pankreas

Die Differentialdiagnose solider Raumforderungen im Bereich des Pankreas mittels klinischer Befunde und bildgebender Verfahren ist häufig schwierig. In vielen Fällen erscheint eine zytologische oder histologische Diagnosesicherung zur Abgrenzung von chronisch entzündlichen Veränderungen und soliden Tumoren des Pankreas sinnvoll.

CAVE: Prinzipiell gilt der Grundsatz, daß resektable Tumoren des Pankreas nicht biopsiert werden sollten, um eine Tumorzellverschleppung bei einem potentiell kurablen Pankreaskarzinom zu vermeiden.

Die Hauptindikation für die transkutane Nadelbiopsie liegt im histologischen Nachweis von lokal fortgeschrittenen bzw. metastasierten Pankreaskarzinomen.

Im Hinblick auf die Ergebnisse sind die transkutane Ultraschall- und die CT-gesteuerte Feinnadelbiopsie vergleichbar, wobei die sonographische Darstellung des Pankreas durch Darmgasüberlagerungen erschwert sein kann. Es gelingt in ca. 70–80 % der Fälle aussagekräftiges Material zu gewinnen [13]. Die Spezifität der Abgrenzung von Malignomen zur chronischen Pankreatitis liegt bei über 90 %. Eine zytologische Unterscheidung von gut differenzierten Tumoren und entzündlichen oder hyperplastischen Veränderungen kann schwierig sein. Bei der Feinnadelbiopsie des Pankreas ist häufig eine Punktion durch Magen, Darm und linkem

Leberlappen nicht zu vermeiden. Dieses führt bei Feinnadeln (Chiba-Nadel, 18,5–19,5 G, 15–20 cm) jedoch fast nie zu Problemen.

Beim Pankreaskarzinom besteht offensichtlich auch bei der Feinnadelpunktion ein erhöhtes Risiko einer iatrogenen Tumorzelldissemination. Impfmetastasen im Stichkanal treten typischerweise zwischen 4 Wochen und 4 Monaten nach der Punktion auf. In der Peritonealhöhle von Patienten, bei denen eine präoperative Feinnadelbiopsie durchgeführt wurde, wurden ebenfalls vermehrt Tumorzellen nachgewiesen [14]. Die Überlebenszeit der Patienten mit einem positiven Lavagebefund war mit durchschnittlich 5 Monaten deutlich geringer als die der Patienten mit einem negativen Lavagebefund.

8.3.1.6 Niere und Nebenniere

Eine Feinnadelbiopsie der Niere bei diffusen Nierenerkrankungen ist meist nicht sinnvoll, da die diagnostische Aussagefähigkeit zu gering ist. Bessere Ergebnisse werden mit Schneidbiopsienadeln (20–18 G) erzielt.

Die Differentialdiagnose von soliden Tumoren der Niere schließt hauptsächlich Adenokarzinome der Niere, des Nierenbeckens und Sarkome sowie verschiedene benigne Läsionen wie Angiomyolipome und Onkozytome ein. Darüber hinaus kann die Abgrenzung von Tumoren der Nebenniere problematisch sein. Durch Feinnadelbiopsie kann in 70–80% der Fälle eine korrekte Diagnose von Nierentumoren gestellt werden [15, 16].

Wenn ein Primärtumor der Niere kurativ im Sinne einer En-bloc-Resektion von Niere, perirenalem Fett und Gerota-Faszie entfernt werden kann, besteht meist keine Indikation für eine bioptische Sicherung. Im Gegensatz dazu ist eine Feinnadelbiopsie bei lokal fortgeschrittenen und metastasierten Tumoren und bei Verdacht auf Metastasen eines anderen Primärtumors durchaus sinnvoll. Ebenfalls kann ein solches Vorgehen bei einer Einzelniere begründet sein.

Für die linke Niere wird ein posterolateraler Zugang gewählt. Der Patient sollte sich in Bauchlage befinden, um eine Distanzierung von Milz und Darm zu erzielen. Die rechte Niere kann in Rückenlage transhepatisch und in Bauchlage durch die Rumpfmuskulatur erreicht werden. Eine Chiba-Nadel (22 G, 20 cm) eignet sich gut für die Nierenpunktion. Eine vorübergehende Hämaturie kann nach der Punktion auftreten. Ernsthafte Komplikationen sind selten.

Solitäre Tumoren der Nebenniere mit einem Durchmesser von weniger als 5 cm sind fast immer gutartig und können in analoger Technik biopsiert werden. Vorsicht ist bei Verdacht auf ein Phäochromozytom geboten, da hier nach Biopsie hypertensive Krisen mit Todesfolge nach der Biopsie beschrieben wurden [4].

8.3.1.7 Retroperitoneale Lymphknoten

Eine Punktion retroperitonealer LK wird aufgrund der oft schlechten sonographischen Darstellbarkeit nur relativ selten durchgeführt.

Retroperitoneale Lymphknoten sind i. allg. auf einen metastatischen Lymphknotenbefall oder auf ein malignes Lymphom zurückzuführen. Bei Verdacht auf ein malignes Lymphom ist eine Nadelbiopsie meist unbefriedigend, da für eine genaue Klassifikation die Beurteilung eines gesamten Lymphknotens notwendig ist.

Bei transintestinalen Punktionen von ventral erfolgt die Biopisie mit dünnen Feinnadeln (Chiba-Nadel, 20–23 G, 20 cm). Falls ein dorsaler Zugang von retroperitoneal (paravertebral) möglich ist, können auch größere Kaliber eingesetzt werden.

8.3.2 Komplikationen der Feinnadelbiopsie

Die sonographisch gesteuerte Feinnadelpunktion ist eine effektive Methode mit einer geringen Komplikationsrate. Prinzipiell können bei jeder Art der Punktion folgende Nebenwirkungen auftreten:

- akute Punktionskomplikationen (Schmerzen, Blutung, Septikämie, vasovagale Reaktion u. a. m.),
- Tumorzellverschleppung im Punktionskanal,
- Tumorzellausschwemmung in die Blutbahn.

In einer Umfrage der Deutschen Gesellschaft für Ultraschall in der Medizin (DEGUM) wurden die Komplikationen von mehr als 95 000 Feinnadelpunktionen ausgewertet [2]. Von diesen wurden 70% zur Gewinnung zytologischen Materials, 21% zur Gewinnung histologischen Materials und 9% aus einer therapeutischen Indikation durchgeführt. Insgesamt wurden 765 therapiebedürftige Komplikationen (0,081%) und ein Todesfall (0,001%) beobachtet.

Leichte Komplikationen (z. B. geringradige Schmerzen oder kleinere Blutungen), bei denen keine therapeutische Konsequenz notwendig war, traten bei 0,71% der Patienten auf. Bei den schweren Komplikationen (0,095%) standen Blutungen und Infektionen im Vordergrund.

Relativ häufig traten auch Pankreatitiden, Pneumothoraces und Aborte auf. Die geringste Komplikationsrate wurde bei Punktionen zur Gewinnung zytologischen Materials festgestellt (0,59%), während Biopsien mit Histologiegewinnung (0,99%) und therapeutische Interventionen (1,98%) komplikationsträchtiger waren.

Stichkanalmetastasen entwickelten sich in 6 Fällen (0,0063%) nach Punktion von Tumoren. Typischerweise kam es 4 Wochen bis 3 Monate nach dem Eingriff zu subkutanen oder kutanen Metastasen im Bereich des Stichkanals. Ein besonders hohes Risiko für eine iatrogene Tumorzelldissemination besteht offensichtlich beim Pankreaskarzinom.

Es konnte nachgewiesen werden, daß Manipulationen am Tumor zu einer vermehrten Anzahl von Tumorzellen im Blut führen. Die klinische Relevanz dieses Phänomens ist jedoch noch unbekannt.

Ein Todesfall ereignete sich nach mehrfacher Punktion eines Hämangiosarkoms bei einem unruhigen Patienten aufgrund eines hämorrhagischen Schocks. Auch von anderen Autoren wird die Blutung als häufigste Ursache für einen letalen Ausgang angegeben, wobei zumeist Lebertumoren biopsiert wurden [17, 18].

Insgesamt ist die sonographische Feinnadelpunktion damit als sehr sichere Methode zu bewerten. Aufgrund des Risikos einer Tumorzellverschleppung sollte bei potentiell kurativ resektablen Tumoren die Notwendigkeit einer präoperativen Biopsie jedoch sorgfältig überprüft werden.

CAVE: Iatrogene Tumordissemination ist bei der Punktion maligner Tumoren möglich.
Sorgfältige Indikationsstellung bei der Nadelbiopsie solitärer Tumoren!

8.4 Therapeutische Interventionen

8.4.1 Abszeßpunktion und -drainage

Sonographie und Computertomographie erlauben zwar eine Unterscheidung von soliden und zystischen Strukturen, eine Differenzierung von infizierten und nicht infizierten Flüssigkeitsansammlungen bleibt jedoch schwierig. Vor einer interventionellen Abszeßdrainage wird daher eine diagnostische Nadelaspiration durchgeführt.

CAVE: Im Gegensatz zur Tumorbiopsie muß darauf geachtet werden, daß die Punktion nicht durch den Darm erfolgt, da hieraus eine Kontamination der Nadel resultiert. Dies kann zu einem falsch-positiven bakteriologischen Ergebnis und zu einer Infektion steriler Flüssigkeitsansammlungen führen.

Falls bei der Punktion klare, seröse Flüssigkeit aspiriert wird, kann meist auf die Einlage eines Katheters verzichtet werden. In diesem Fall wird lediglich der Zysteninhalt evakuiert und die Intervention dann beendet. Wenn trotz richtiger Lage der Nadel kein Material aspiriert werden kann, sollte man versuchen zytologisches oder histologisches Material zu gewinnen, da es sich eventuell um einen nekrotisch zerfallenden Tumor handeln könnte. Falls trübes oder putrides Sekret gewonnen wird, handelt es sich um einen Abszeß, so daß eine weitere Therapie notwendig ist.

Die traditionelle Therapie von Abszessen besteht in der effektiven chirurgischen Therapie mit operativer Abszeßspaltung und Einlage einer großlumigen Drainage. Teilweise werden zusätzlich Antibiotika verabreicht. Durch eine sonographische Intervention kann inzwischen in vielen Fällen eine wirksame Abszeßdrainage herbeigeführt und ein operativer Eingriff vermieden werden.

Transkutane Drainagen von liquiden oder semiliquiden Läsionen können in nahezu allen Körperregionen sonographisch gesteuert vorgenommen werden [19–22]. Die klassische Indikation sind große unilokuläre Abszesse mit enger Hautbeziehung oder extraperitonealem Zugangsweg. Hier kann bei etwa 80 % der Patienten eine erfolgreiche Drainage erzielt werden, während die interventionelle Therapie von gekammerten oder multilokulären Abszessen weniger erfolgversprechend ist (ca. 46 %) [23].

CAVE: Der richtige Zugangsweg ist von entscheidender Bedeutung für eine erfolgreiche Drainage.

Es sollte eine möglichst direkte und kurze Route gewählt werden. Eine Passage durch nicht betroffene Kompartimente, Organe oder anatomische Strukturen muß unbedingt vermieden werden. Retroperitoneale Abszesse (z. B. perirenaler Abszeß) sollten daher von retroperitoneal drainiert werden, um eine Kontamination der Abdominalhöhle zu vermeiden. Besonders problematisch kann die Drainage von Flüssigkeitsansammlungen im oberen Retroperitoneum sowie in der subphrenischen und subhepatischen Region sein. Bei diesen Lokalisationen besteht die Gefahr der Punktion durch den Pleurawinkel. Daher wird eine kaudale Einstichstelle und ein nach kranial ausgerichteter Punktionswinkel gewählt. Bei abdominellen Abszessen ist ein lateraler oder posteriorer Zugang sinnvoll, da hierdurch eine Perforation von Darmschlingen vermieden wird. Zudem wird eine bessere Drainage gewährleistet, wenn der Katheter unter dem Niveau des Abszesses ausgeleitet wird [24].

Leberabszesse eignen sich ebenso wie infizierte Pankreaspseudozysten und Milzabszesse gut für eine sonographisch gesteuerte Drainage. Bei Abszessen mit intestinalen Fisteln sind die Ergebnisse deutlich schlechter. Es kommt jedoch bei vielen Patienten zu einer symptomatischen Besserung, was die spätere operative Therapie erleichtert. Bei phlegmonösen Entzündungen ist eine Katheterdrainage nicht erfolgversprechend.

Die Morbidität der sonographisch gesteuerten Abszeßdrainage ist gering. Komplikationen treten bei 5–15 % der Patienten auf [25]. Am häufigsten handelt es sich um eine vorübergehende Septikämie mit Fieber, die sich unter Gabe von Antibiotika schnell zurückbildet. Blutungen können entweder direkt bei der Punktion oder sekundär als Arrosionsblutung entstehen.

CAVE: Keine Kontamination weiterer Kompartimente bei der Abszeßdrainage!

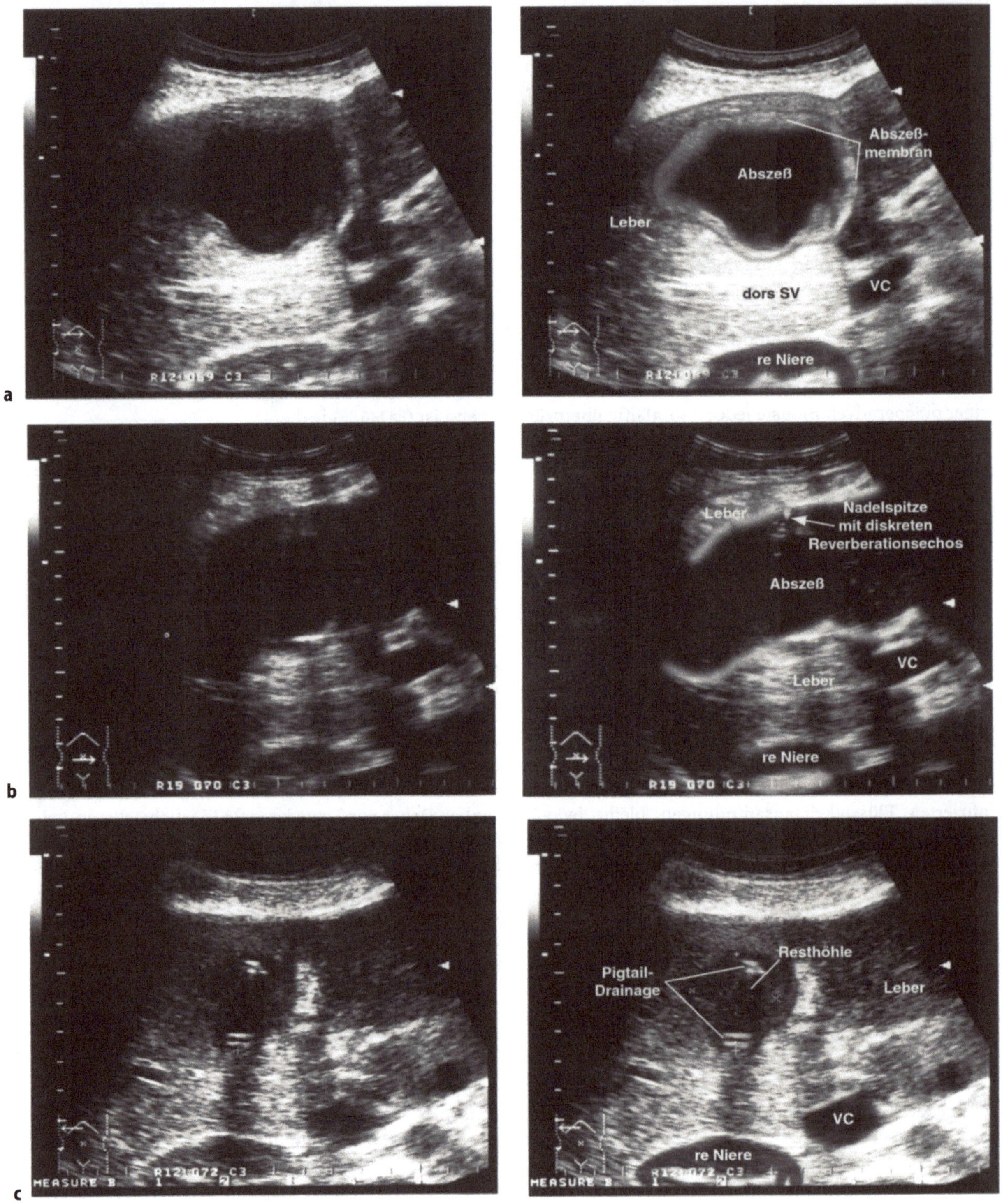

Abbildung 8.4 a–c

Sonographie-gestützte Abszeßdrainage. **a** Darstellung eines Leberabszesses; **b** Sonogramm nach Punktion des Abszesses mit korrekt plazierter Nadel; **c** Resthöhle nach Aspiration und Spülung über liegende Pigtaildrainage. (Abbildungen: M. Birth, H.-F. Weiser)

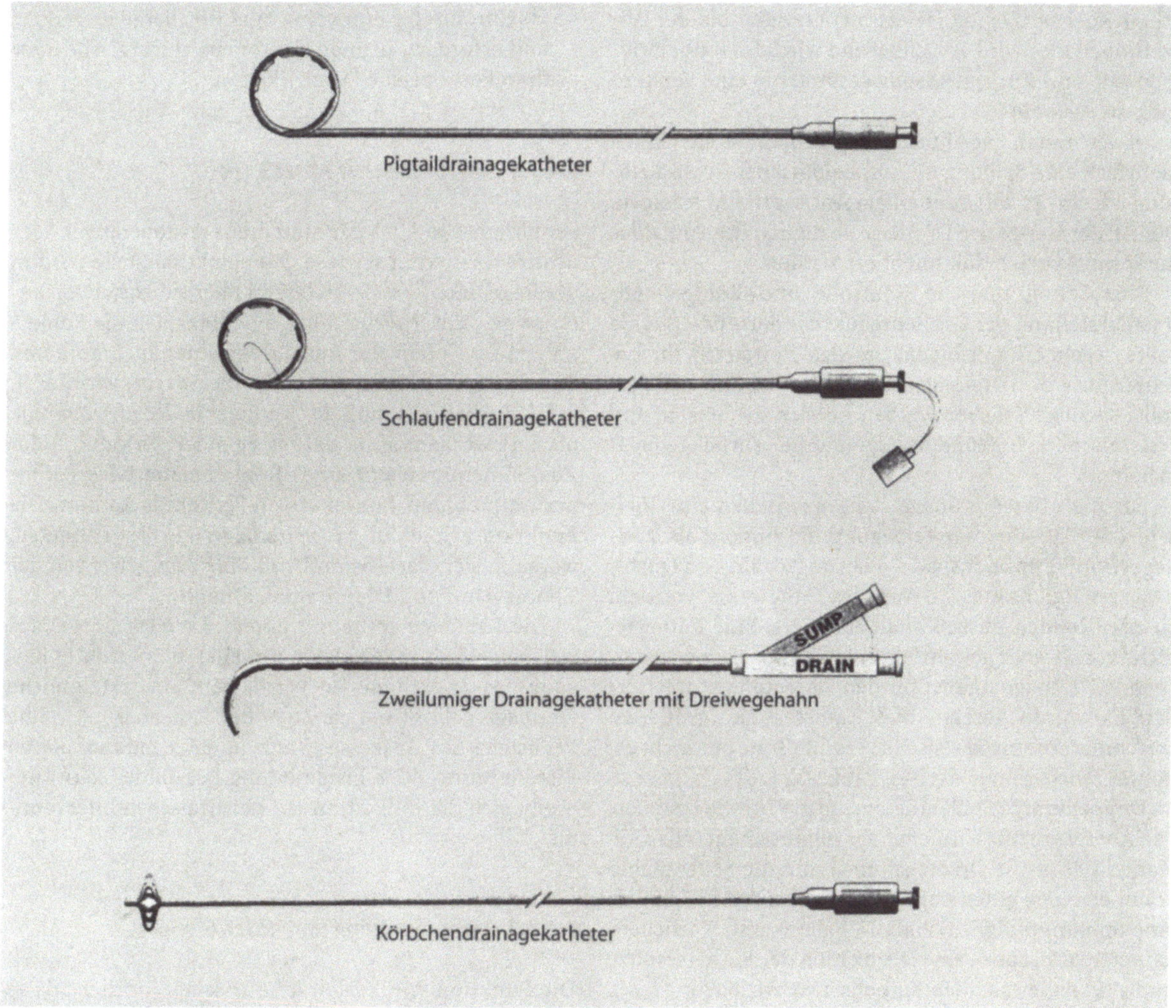

Abbildung 8.5

Verschiedene Katheter für die Drainage von Flüssigkeitsansammlungen

8.4.2 Allgemeine Technik

Bei der *Seldinger-Technik* erfolgt zunächst die ultraschallgestützte Punktion des Befundes zumeist mit einer Chiba-Nadel (18 G, 20 cm). Es werden dann wenige Milliliter des Abszeßinhaltes für eine bakteriologische Untersuchung entnommen. Die Abszeßhöhle sollte auf keinen Fall kollabieren, da hierdurch eine korrekte Plazierung des Katheters erschwert wird. Über die Nadel wird ein Führungsdraht mit J-Spitze (0,035 Inch) in die Höhle eingebracht. Anschließend wird die Nadel entfernt. Je nach Kathetergröße wird ein Hautschnitt im Bereich der Eintrittstelle des Führungsdrahtes gesetzt. Der Drainagekanal wird über den Führungsdraht mit mehreren Dilatatoren fraktioniert dilatiert. Anschließend wird ein Drainagekatheter (10 Fr) in einer Seldinger-Technik in die Abszeßhöhle eingebracht. Der Führungsdraht wird entfernt. Der Katheter wird mit einer Naht fixiert (Abb. 8.4).

Im Gegensatz zur Seldinger-Technik kann bei der *Trokartechnik* der Katheter in einem Einschrittverfahren in den Abszeß eingebracht werden. Hierzu wird eine Lunderquist-Nadel (20 G, 20 cm) benutzt, auf die ein 4,8-Fr-Teflonkatheter aufgezogen ist. Nadel und Mandrin dienen als Führungstrokar für den Katheter. Der Abszeß wird mit der Nadel punktiert, bis Abszeßinhalt aspiriert werden kann. Dann wird die Nadel entfernt und der Katheter noch einige Zentimeter in die Höhle vorgeschoben. Dieses System ermöglicht aufgrund seiner Rigidität auch die Penetration fester Abszeßmembranen ohne vorhergehende Dilatation. Allerdings ist diese Technik etwas komplikationsträchtiger als die Seldinger-Technik.

Wenn der Katheter plaziert und fixiert ist, sollte eine erste Spülung mit kleinen Mengen einer physiologischen Kochsalzlösung (10–25 ml) erfolgen bis der Abszeßinhalt klar wird. Abschließend wird das Katheterlumen mit 5 ml Kochsalzlösung gespült, um eine Verstopfung zu vermeiden.

In den ersten Tagen nach der Drainage sollte täglich mehrfach eine Spülung mit physiologischer Kochsalzlösung (ca. 20–40 ml) oder einem Antiseptikum erfolgen. Die Fördermenge der Drainage abzüglich des Spülvolumens muß täglich dokumentiert werden.

Eine sonographische Kontrolle und Röntgenkontrastdarstellung der Größenreduktion der Abszeßhöhle sollte regelmäßig erfolgen, um den Zeitpunkt für die Entfernung der Drainage zu bestimmen. Der Katheter sollte so lange belassen werden, bis sich die lokalen und systemischen Entzündungssymptome zurückgebildet haben.

Für die Abszeßdrainage steht inzwischen eine Vielzahl von Kathetern zur Verfügung, die zumeist als Drainageset mit Punktionsnadel, Führungsdraht und Dilatatoren erhältlich sind. Die Wahl des Katheters ist von dem zu erwartenden Abszeßinhalt abhängig. Eine Katheterdicke von 8–10 Fr gewährleistet in der Regel eine ausreichende Drainage und ist für den Patienten gut tolerierbar. Es wurde gezeigt, daß Katheter mit größerem Durchmesser eine identische Verschlußrate bei leicht erhöhter Morbidität aufweisen (Abb. 8.5, [26]).

Doppellumige Spülkatheter sind gut für die Drainage von Abszessen mit eitrigem oder zähflüssigem Inhalt geeignet. Das große Drainagelumen und die Seitenlöcher erlauben einen guten Abfluß. Über den zweiten Kanal ist eine Spülung möglich. Pigtail-, Ballon- und Körbchenkatheter verhindern eine Dislokation der Katheterspitze und sind daher geraden Kathetern vorzuziehen.

8.4.3 Spezielle Technik und Ergebnisse bei Punktion und Drainage verschiedener Organe

8.4.3.1 Pleuraempyem

Die perkutane Empyemdrainage stellt eine wirksame Ergänzung zum chirurgischen Vorgehen dar. Eine sonographisch gesteuerte Punktion ist aufgrund der guten Zugänglichkeit i. allg. schnell und sicher möglich und einer CT gesteuerten Intervention vorzuziehen.

CAVE: Die Punktionsstelle muß am Oberrand der jeweiligen Rippe gewählt werden, um Verletzungen der Interkostalgefäße mit Ausbildung eines Hämatothorax zu vermeiden.

Nach Einlage einer zweilumigen Spül-Saug-Drainage (8–14 Fr) läßt sich im akuten Stadium eine Evakuierung und völlige Obliteration der Empyemhöhle in 70–80% der Fälle erzielen [27].

CAVE: Chronische Empyeme sind oft therapierefraktär und erfordern primär eine offene chirurgische oder thorakoskopische Dekortikation.

8.4.3.2 Subphrenischer Abszeß

Subphrenische Abszesse sind meist postoperativer oder posttraumatischer Genese. Die Punktionsstelle wird in der Regel interkostal von lateral oder subkostal von anterior gewählt. Hierbei muß eine transpleurale Punktion mit der Gefahr der Ausbildung eines Pneumothorax und der Entwicklung eines Pleuraempyems vermieden werden. Ebenfalls muß der Katheter in der Abszeßhöhle plaziert werden, ohne daß es zu einer Perforation der Abszeßmembran mit einer Kontamination des Peritonealraumes und konsekutiver Peritonitis kommt. Die Punktion erfolgt in 45°-Seitenlagerung des Patienten, wodurch sich der Abstand von Milz bzw. Leber von der Thoraxwand und Diaphragma erhöht.

Die Drainage sollte mit einem Katheter (14 Fr) aus weichem Material erfolgen, um eine schmerzhafte Reizung des Zwerchfells zu vermeiden. Eine erfolgreiche Drainage gelingt bei ca. 80% der Patienten [28]. Eine Persistenz des Abszesses kann in einer multilokulären Manifestation oder Fistelbildung begründet sein. Hier ergibt sich die Indikation zur chirurgischen Intervention.

8.4.3.3 Zystenpunktion und -sklerosierung

Die Punktion von Zysten ist nur selten indiziert, da es sich fast immer um Zufallsbefunde ohne Krankheitswert handelt [29, 30]. Eine Indikation zur Punktion kann jedoch bestehen, wenn differentialdiagnostisch ein Tumor nicht ausgeschlossen werden kann. Ebenso kann bei Verdacht auf eine infizierte Zyste bzw. einen Abszeß oder bei Zysten mit Schmerzsymptomatik eine therapeutische Intervention notwendig werden.

Im Verlauf einer akuten Pankreatitis treten bei etwa 5 % der Patienten Pseudozysten auf, wobei eine Differenzierung zu einer abszedierten Nekrose schwierig sein kann. Neben der Operation ist die Punktion häufig die einzige Methode, um eine diagnostische Klärung herbeizuführen und eine Therapie einzuleiten. Dieses ist von großer Bedeutung, da solche Infektionen eine hohe Mortalität haben. Die Punktion kann mit einer Chiba-Nadel (20–21G, 20 cm) erfolgen. Bei Flüssigkeitsansammlungen mit Detritus sollte immer sowohl vom Überstand als auch vom Bodensatz Material für eine Bakteriologie entnommen werden.

Bei 30–50% der Patienten mit einer chronischen Pankreatitis treten im Krankheitsverlauf Pseudozysten auf, die nur eine geringe Rückbildungstendenz und eine hohe Rezidivrate haben [31]. Während kleine Pseudozy-

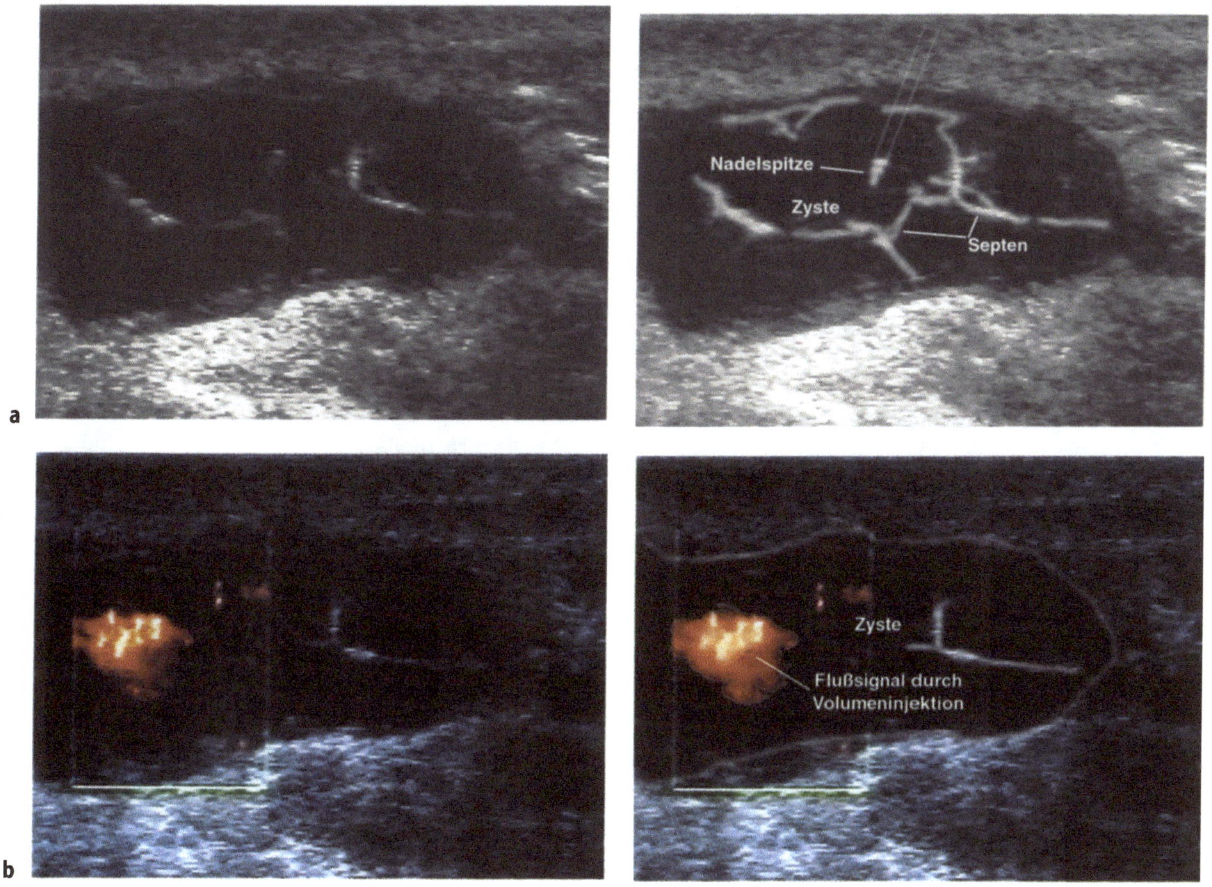

Abbildung 8.6 a, b

Punktion einer gekammerten Zyste. Die korrekte Position der Nadelspitze kann durch Injektion von Kochsalzlösung mit dem Farbdoppler deutlicher dargestellt werden

sten meist asymptomatisch sind und keine spezifische Therapie erfordern, ist bei allen Pseudozysten mit einem Durchmesser >5 cm eine Drainage indiziert. Prinzipiell besteht bei Zysten dieser Größe ein erhöhtes Risiko der Ausbildung ernsthafter Komplikationen wie z. B. traumatischen Rupturen, spontanen Einblutungen sowie einer Abszedierung. Neben der prophylaktischen Entlastung von Pseudozysten besteht die Indikation zur therapeutischen Intervention bei rezidivierender abdomieller Schmerzsymptomatik.

Während lange Zeit die chirurgische Drainage die dominierende Therapieform war, bieten sich in jüngerer Zeit weniger invasive Verfahren wie die sonographisch bzw. endoskopisch gesteuerte Katheterdrainage an.

Von einigen Autoren wurde ein kombiniertes Verfahren beschrieben, bei dem die Zyste zunächst sonographisch gesteuert transkutan punktiert wird. Anschließend wird das Einbringen eines Doppelpigtailkatheters unter endoskopischer Sicht kontrolliert [32]. Dieses Verfahren bringt jedoch gegenüber der rein endoskopischen Technik keine Vorteile. Im allgemeinen wird mit der endoskopischen inneren Drainage in bis zu 95 % der Fälle eine suffiziente Entlastung der Zyste erzielt. Rezidive treten in 9–19 % der Fälle auf. Komplikationen werden in ca. 10 % der Fälle berichtet, wobei es in seltenen Fällen zu ernsthaften Zwischenfällen wie z. B. Einblutungen in die Zyste kommt [33].

Nieren und Leberzysten können durch Einbringen von 96 %igem Alkohol oder Polidocanol sklerosiert werden. Hierzu wird in einer Seldinger-Technik ein dünner Pigtailkatheter (6–8 Fr) in die Zyste eingelegt und der Zysteninhalt entleert. Anschließend wird der Zysteninhalt zu 10–30 % durch Instillation von Alkohol ersetzt. Nach 15–30 min wird der Alkohol wieder abgelassen. Die Drainage sollte erst nach 24 h entfernt werden, wenn keine Sekretion mehr vorliegt. Eventuell kann die Behandlung dann wiederholt werden. Alternativ zur Sklerosierung kann auch Fibrinkleber in die Zyste eingebracht werden (Abb. 8.6).

Schilddrüsenzysten sollten aufgrund der erhöhten Blutungsgefahr mit einer dünnen Nadel (21 G) punktiert werden. Nach der Punktion sollte eine Kompression von außen erfolgen, um eine Einblutung zu verhindern. Eine Erhöhung des venösen Druckes z. B. durch Husten sollte für einige Zeit vermieden werden.

Echinokokkuszysten können durch Instillation von 0,5%igem Silbernitrat oder 95%igem Alkohol therapiert werden [34, 35]. Bei Verwendung von Alkohol sind die systematischen Nebenwirkungen desselben zu beachten.

CAVE: Bei Echinokokkuszysten ist eine diagnostische Punktion und Drainage kontraindiziert!

8.4.3.4 Pleura-, Perikard und Aszitespunktion

Da die Indikation zur Punktion zumeist in der Entlastung größerer Flüssigkeitsmengen besteht, wird die Punktion in der Regel nach sonographischer Markierung in der Freihandtechnik durchgeführt. Lediglich bei einer diagnostischen Punktion von kleinsten Erguß- oder Aszitesansammlungen wird ein sonographisches Real-time-Monitoring der Nadelposition benutzt.

Die Pleurapunktion erfolgt am sitzenden Patienten. Die Punktion erfolgt an der vorher sonographisch markierten Stelle am Oberrand der jeweiligen Rippe. Gängige Pleurapunktionssets beinhalten eine Punktionsnadel (16 G), die über ein Schlauchsystem mit einer Spritze und einem Ablaufbeutel verbunden ist. Über einen Dreiwegehahn kann das Aspirat aus der Spritze in den Beutel überführt werden.

Perikardergüsse werden in halbschräger Lage vom Xiphoid aus punktiert. Aszitespunktionen werden bevorzugt im Unterbauch durchgeführt. Zur fraktionierten Entlastung bei ausgedehntem Aszites kann eine dünne Drainage (6 Fr) eingelegt werden. Bei längerer Verweildauer besteht jedoch die Gefahr der Ausbildung einer Aszitesfistel.

8.4.3.5 Suprapubischer Blasenkatheter

Im postoperativen Verlauf kommt es relativ häufig zur Ausbildung einer Überlaufblase oder eines kompletten Harnverhaltens. Die Ursache liegt meist in einer bereits vorbestehenden Prostatahyperplasie oder einer peritonealen Reizung. Falls eine dauerhafte Harnableitung gewünscht wird, sollte ein suprapubischer Blasenkatheter eingelegt werden, da transurethrale Katheter eine höhere Infektionsrate aufweisen [38]. Eine wesentliche Voraussetzung für eine komplikationslose Punktion ist eine gut gefüllte Harnblase (ca. 400–500 ml). Eventuell muß die Gabe von Diuretika erfolgen oder die Harnblase retrograd aufgefüllt werden.

Sonographisch kann die gefüllte Harnblase leicht lokalisiert und die Punktionsstelle markiert werden. Die Punktion erfolgt dann in Freihandtechnik. Nach Desinfektion und sterilem Abdecken wird zunächst eine Lokalanästhesie mit einer Kanüle (20 G, 7 cm) gesetzt. Die Aspiration von Urin bestätigt die korrekte Punktion der Harnblase. Über eine kleine Hautinzision (3 mm) wird eine Hohlnadel (15 mm, 12 cm), in der sich der Katheter befindet, in die Blase eingebracht. Sobald sich Urin über den Katheter entleert, hat die Nadel die Harnblasenwand penetriert. Jetzt wird der Katheter (12 Fr) durch die Nadel in die Harnblase vorgeschoben. Die Nadel wird zurückgezogen und kann durch seitliche Perforation geteilt und entfernt werden. Der Katheter wird mit einer Annaht fixiert.

8.4.3.6 Nephrostomie

Die perkutane Nephrostomie kann als temporäre Harnableitung vor chirurgischen Eingriffen oder als Palliativmaßnahme bei maligner Obstruktion indiziert sein. Als Notfallindikationen sind die infizierte Harnstauung sowie die postrenale Urämie zu nennen [39–41]. Der Eingriff erfolgt in Bauch- oder Schräglage des Patienten. Der Zugang liegt unterhalb der 12. Rippe in der hinteren Axillarlinie. Anzustreben ist die Punktion eines dorsalen Kelchhalses, da bei diesem eine geringere Blutungsgefahr und ein günstigerer Winkel vorliegt. Die Punktion des Kelchsystems wird ultraschallgesteuert mit einer 19-G-Chiba-Nadel durchgeführt.

Kann nach erfolgreicher Punktion Harn aspiriert und das Nierenbecken-Kelch-System mit verdünntem Kontrastmittel dargestellt werden, wird ein J-Führungsdraht eingebracht. Über diesen erfolgt sowohl die schrittweise Dilatation des Drainagekanals als auch das Einbringen eines Nephrostomiekatheters (5–16 Fr). Hierzu eignen sich insbesondere Pigtail- und Ballonkatheter. Körbchenkatheter inkrustieren vergleichsweise schnell und sind dann teilweise schwierig zu entfernen. Ein Drainagewechsel sollte etwa nach 8–12 Wochen erfolgen.

8.4.3.7 Perkutane transhepatische Cholangiodrainage (PTCD)

Falls eine endoskopische Intervention im Rahmen einer ERCP nicht möglich ist, kann zur Diagnostik und Therapie des obstruktiven Ikterus eine ultraschallgesteuerte Punktion der Gallenwege erfolgen [36]. Hierbei erfolgt zunächst die sonographische Darstellung des Ductus hepaticus sinister im Epigastrium. Unter sonographischer Sicht wird die Punktion des erweiterten Gallenwegs mit einer Tuohy-Nadel durchgeführt (18 G, 20 cm; Abb. 8.7 a). Nach Entfernen des Mandrins entleert sich galliges Sekret. Das Gallenwegssystem wird mit wasserlöslichem Kontrastmittel dargestellt. Ein flexibler Metallführungsdraht (0,035) mit J-Spitze wird nach zentral vorgeschoben. Wenn möglich sollte die Stenose passiert und die Spitze des Führungsdrahtes im Duodenum plaziert werden. Der Drainagekanal wird fraktioniert bis auf 8 Fr bougiert. Anschließend kann eine Pigtaildrainage (6–8 Fr) in das Gallenwegssystem eingelegt werden, wodurch eine externe Drainage in ein Beutelsystem möglich wird (Abb. 8.7).

Falls die Stenose für den Führungsdraht passierbar ist, kann eine Yamakawa-Prothese (8–10 Fr) implantiert werden, die gestaute Gallenwege und Dünndarm verbindet und damit den enterohepatischen Kreislauf wiederherstellt. Die Drainage sollte nach etwa 6–8 Wochen gewechselt werden.

Eine Cholezystotomie kann in analoger Weise zur PTCD angelegt werden, wobei ein transhepatischer Zugangsweg gewählt werden muß, um eine gallige Peritonitis zu vermeiden [37].

8.4.3.8 Perkutane transhepatische Portographie

Die perkutane transhepatische Portographie wird für folgende Indikationen eingesetzt:

- Kontrastmitteldarstellung der Pfortader,
- Messung des Pfortaderdrucks,
- Embolisation von Ösophagusvarizen,
- fraktionierte Blutentnahme mit Hormonanalyse zur Diagnostik hormonproduzierender Tumoren.

Es wird ein Pfortaderast 2. oder 3. Ordnung im Epigastrium dargestellt. Eine Chiba-Nadel (18 G, 20 cm) wird unter permanenter sonographischer Sicht in den Pfortaderast eingebracht. Die korrekte intravasale Lage der Nadel wird durch Aspiration von venösem Blut bestätigt. Unter Durchleuchtungskontrolle wird ein 0,035-Inch-Führungsdraht durch die Nadel in den Pfortaderhauptstamm eingeführt. Nach Entfernen der Nadel wird ein 5-Fr-Polyäthylenkatheter in einer Seldinger-Technik in die Pfortader eingebracht. Nach Beendigung der Untersuchung kann beim Zurückziehen des Katheters Gelatinepuder mit Kontrastmittel in den Punktionskanal injiziert werden, was zur Blutstillung beiträgt.

Für die Embolisation von Ösophagusvarizen wird der Katheter in die V. lienalis vorgeschoben. Nach Kontrastmittelapplikation stellen sich die Venen dar, die die Ösophagusvarizen versorgen. Diese werden selektiv z. B. durch Einbringen von Ethanol, Stahlspiralen, Gelschaum oder Kollagen embolisiert. Diese Therapie ist jedoch durch die endoskopische Sklerosierung und das Banding von Ösophagusvarizen weitgehend zurückgedrängt worden.

8.4.3.9 Sonographiegestützte Markierung

Nichtpalpable Tumoren, die sich sonographisch darstellen lassen, können ultraschallgestützt markiert werden, um eine chirurgische Exzision zu erleichtern. Meist handelt es sich um Tumoren der Mamma. Bei relativ oberflächlichen Tumoren kann eine Farbmarkierung auf der Haut ausreichend sein, um den Tumor intraoperativ lokalisieren zu können. Im allgemeinen ist eine Nadelmarkierung des Tumors bei kleinen, tiefer gelegenen Tumoren vorzuziehen, da diese Methode ein besseres Auffinden der Läsion garantiert.

Für die Nadelmarkierung wurden spezielle Systeme entwickelt. Bei der Harpunentechnik wird zunächst eine normale Feinnadel (21 G, 7 cm) in den Tumorbereich eingebracht. Über diese Nadel wird ein dünner, flexibler Draht mit einer harpunenartigen Spitze plaziert, die eine Dislokation des Drahtes verhindert. Die Punktionsnadel wird anschließend entfernt. Der Nachteil dieses Systems ist, daß der Draht sehr dünn ist und sich intraoperativ schlecht tasten läßt. Das 2. System (Simon-Nadel) besteht aus einer Nadel (20 G, 7,5 cm) mit 2 einziehbaren Widerhaken, die durch einen Federmechanismus nach Punktion der Läsion ausgefahren werden können.

8.4.3.10 Lokale ultraschallgesteuerte Tumortherapie

Am häufigsten wird bei dieser Therapieform unter sonographischer Kontrolle eine Nadel in den Tumor eingebracht, um dann gezielt zytotoxische Substanzen zu injizieren. Es besteht jedoch auch die Möglichkeit, Sonden in den Tumor einzuführen, über die eine thermische (Kryotherpaie, Hyperthermie) oder radiogene (Brachytherapie) Destruktion des neoplastischen Prozesses induziert werden kann. Als neue Therapieform stehen die laserinduzierte Thermotherapie (LITT) und die interstitielle photodynamische Therapie (PDT) zur Verfügung [48].

Bei beiden Verfahren wird Energie in Form von Photonen über einen Laserfaser in den Tumor appliziert. Während bei der LITT eine Überwärmung des Gewebes resultiert, wird bei der PDT ein vorher intravenös applizierter Photosensibilisator aktiviert, der so zytotoxische Potenz erhält.

Die meisten Daten liegen zur palliativen Therapie des hepatozellulären Karzinoms (HCC) durch sonographische Alkoholinstillation vor. Im allgemeinen werden 1–10 ml 96%iger Alkohol in das Karzinom injiziert. Hierzu wird eine spezielle Nadel mit mehreren Seitenlöchern an der Spitze verwandt, die eine diffuse Verteilung des Alkohols im Tumor gewährleistet.

Die korrekte Injektion des Alkohols läßt sich sonographisch leicht kontrollieren, da sich bei der Applikation die Echogenität im Bereich des Tumors verstärkt. Bei solitären Leberkarzinomen können gute Therapie-

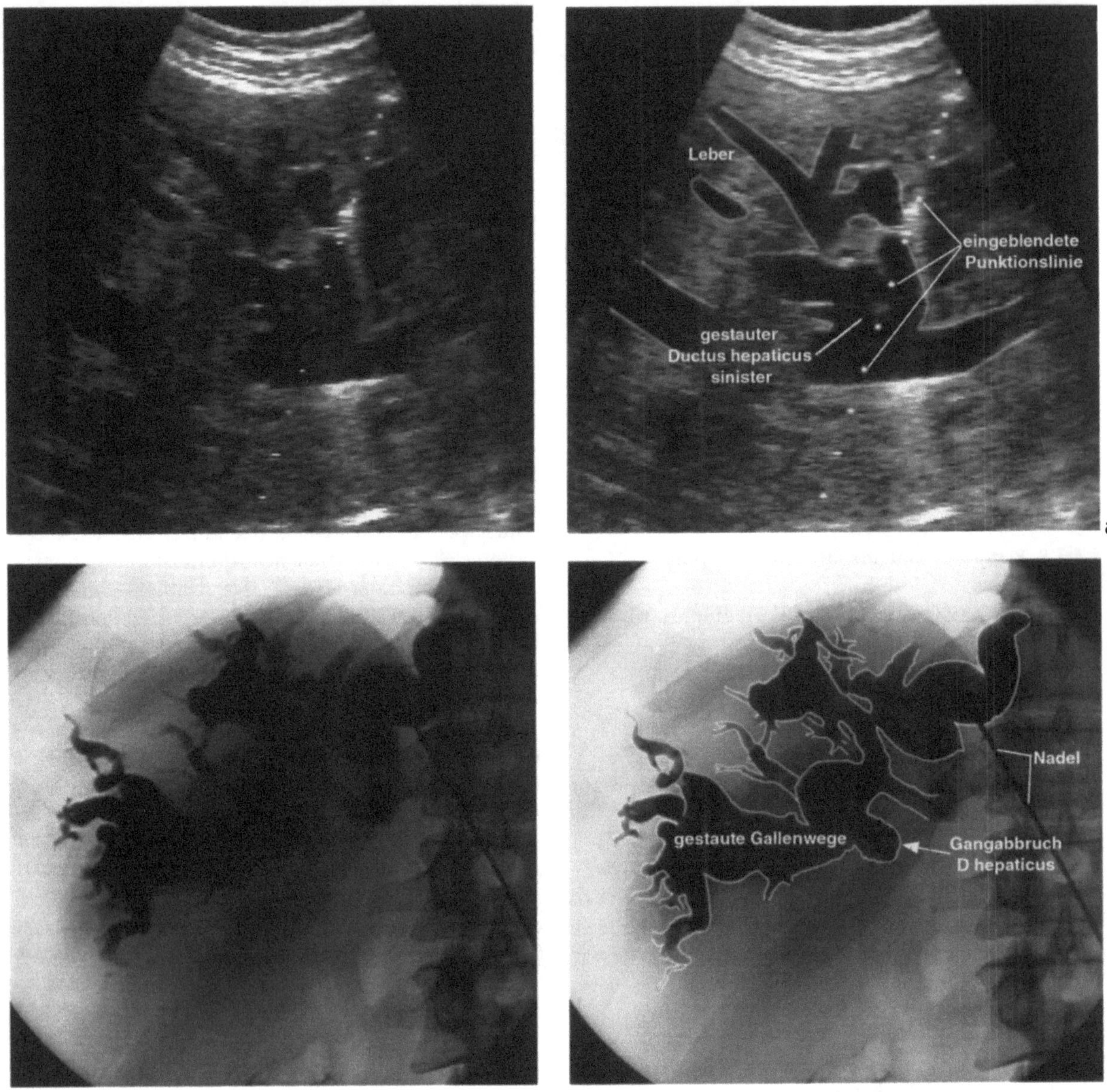

a

b

ergebnisse mit Fünfjahresüberlebensraten von bis zu 50 % erzielt werden [49]. Im Gegensatz dazu konnte bei Metastasen extrahepatischer Tumoren keine signifikante Verbesserung der Prognose durch Alkoholinstillation erzielt werden.

An einigen Zentren wird die Alkoholinstillation auch zur Therapie von Nebenschilddrüsenadenomen und szintigraphisch speichernder Knoten der Schilddrüse angewandt [50–52].

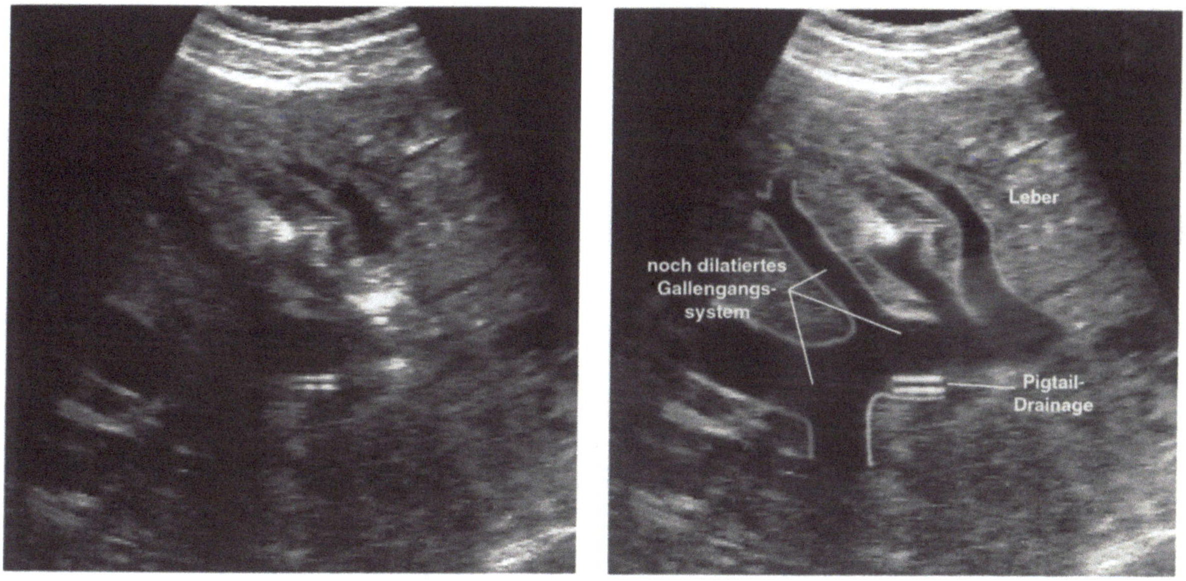

c

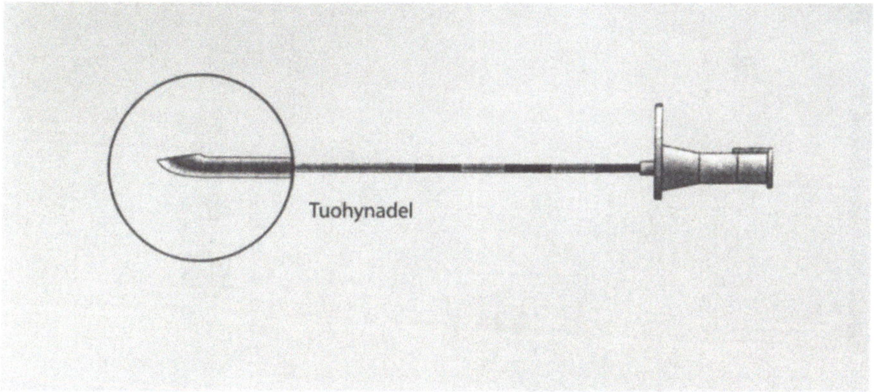

d

Abbildung 8.7 a–d

Sonographische PTCD. **a** Der gestaute Ductus hepaticus sinister wird sonographisch gesteuert mit einer Nadel punktiert. **b** Nach Injektion von Kontrastmittel wird die korrekte Lage der Nadel röntgenologisch dokumentiert. **c** Der eingelegte Pigtailkatheter wird sonographisch kontrolliert. **d** Die Verwendung einer Tuohy-Nadel mit leicht abgewinkelter Spitze erleichtert die Punktion und Sondierung der Gallenwege

8.5 Endosonographiegestützte Punktion

Neben der Endoskopie hat sich die Endosonographie als sensitive Methode zur Primär- und Ausbreitungsdiagnostik von Tumoren des Gastrointestinaltrakts erwiesen.

Allerdings bleibt die korrekte Differenzierung zwischen benignen Lymphknoten und Lymphknotenmetastasen mit einer Spezifität von 50–60 % unbefriedigend [42]. Eine vergleichbare Problematik besteht bei submukösen oder extraluminalen Tumoren, die einer endoskopischen Biopsie nicht zugänglich sind. Die endosonographisch gesteuerte Aspirationsbiopsie bietet die Möglichkeit der gezielten Punktion von suspekten Befunden und kann damit zu einer wesentlichen Erweiterung der diagnostischen Möglichkeiten der Endosonographie führen.

Für die endosonographische Biopsie im Bereich des oberen Gastrointestinaltrakts wird ein Ultraschallendoskop mit einem 7,5-MHz-Sektorschallkopf eingesetzt. Die Schallebene des Transducers ist in der Longitudinalachse des Endoskopes angeordnet. Eine Spezialnadel mit Anschliff (Typ Vilmann, 22 G, 140 cm) kann über den Arbeitskanal des Endoskopes in das Schallfeld vorgeschoben werden (Abb. 8.8a), wodurch eine sonographische Real-time-Darstellung des Punktionsvorganges möglich wird. Damit garantiert diese Methode eine präzise Biopsie auch von kleineren Herden, ohne daß eine akzidentelle Punktion von Gefäßen und angrenzenden Organen befürchtet werden muß (Abb. 8.8).

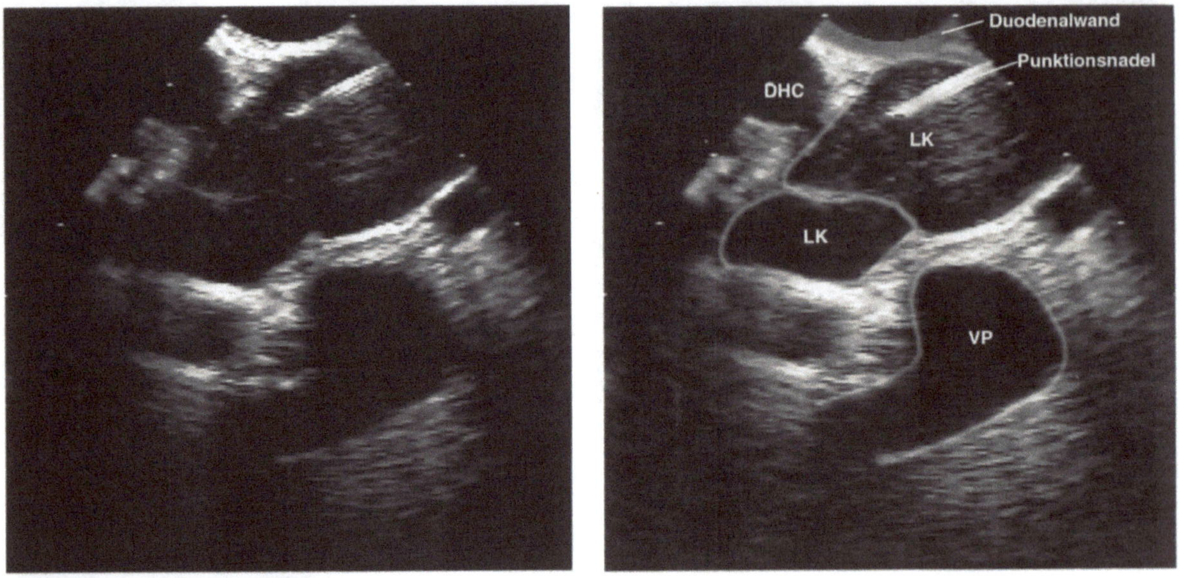

a

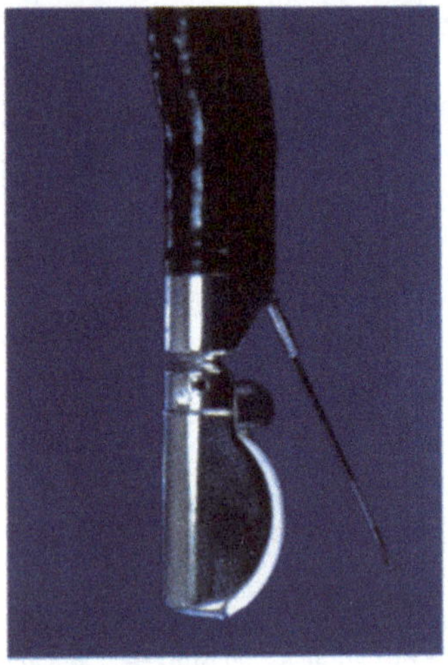

b

Abbildung 8.8 a, b

a Endosonographische Punktion eines Lymphknotens an der Leberpforte. **b** Echoendoskop für Endosonographische Punktion. An der Spitze des Endoskops befindet sich ein „curved array transducer". Die Nadel wird durch den Arbeitskanal in das Schallfeld vorgeschoben

In den meisten Fällen kann mit der Feinnadelpunktion Gewebe für eine histologische Diagnose entnommen werden. Problematisch ist die transgastrale Biopsie von sehr derben Tumoren, wie z.B. Pankreaskarzinomen. Hier kann das Endoskop teilweise nicht genügend stabilisiert werden, um eine Nadelpenetration zu gewährleisten. Im Hinblick auf die Diagnose von Tumoren wird eine Sensitivität von etwa 80% und eine Spezifität von über 95% für die endosonographische Biopsie angegeben [43, 44].

Obwohl nur wenig Daten verfügbar sind, ist auch im Bereich des Rektums eine endosonographische Biopsie extraluminaler Tumoren möglich. Hierzu werden starre Ultraschallsonden mit einer Frequenz von 10 MHz eingesetzt. Es handelt sich um Sonden mit einer longitudinalen Schallebene, die Visualisierung der Nadel während der Punktion erlaubt [45].

Die endorektale Sonographie wird ebenfalls zur Biopsie extraluminaler Rezidive von Rektumkarzinomen und Karzinomen der Prostata eingesetzt. Die Biopsie wird dabei transperineal oder transrektal durchgeführt (Abb. 8.11). Neuerdings kann auch eine dreidimensionale Darstellung der Nadelposition mittels einer speziellen 3D-Endorektalsonde erfolgen [46]. Für die

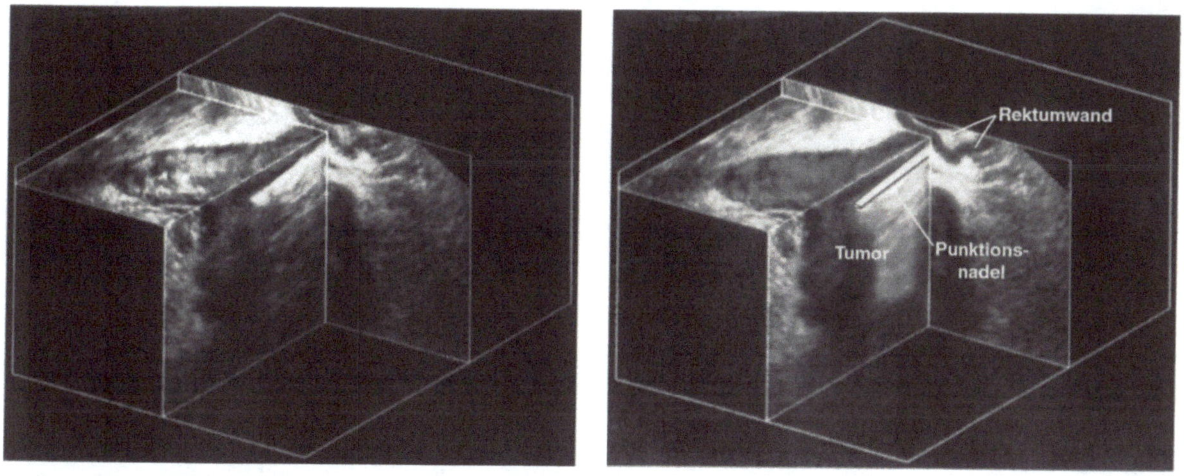

Abbildung 8.9

Transrektale 3D-endosonographische Biopsie eines extraluminalen Rektumkarzinomrezidivs

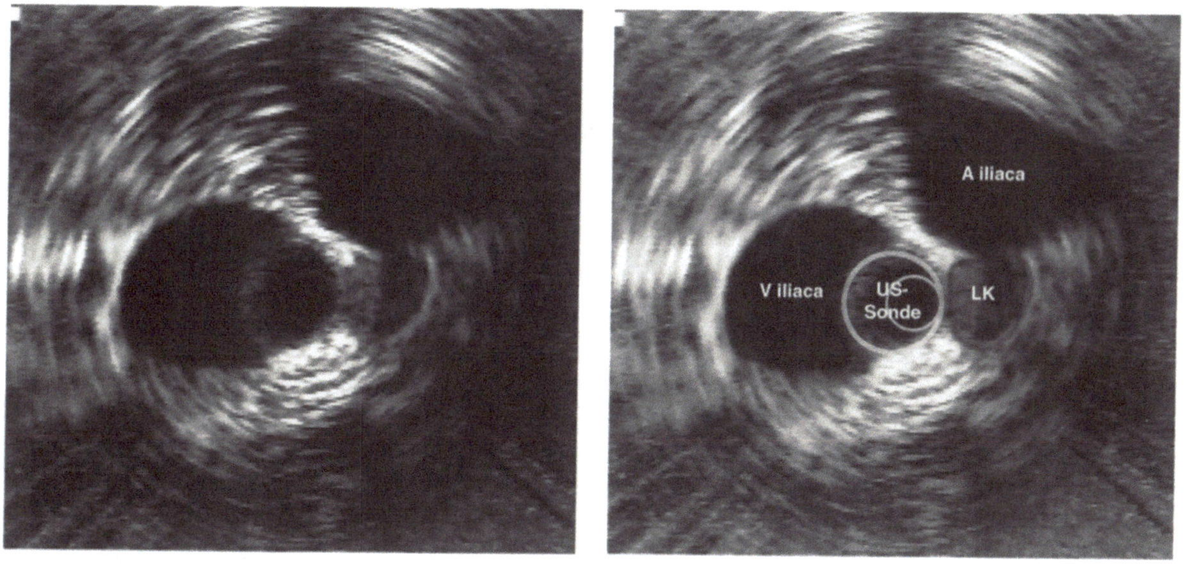

Abbildung 8.10

Transvaskulärer Ultraschall über die V. iliaca. Darstellung eines kleinen paravasculär gelegenen Lymphknotens

3D-Ultraschall-gesteuerte Biopsie von extraluminalen Raumforderungen wird eine spezielle Zielvorrichtung an die Sonde angebracht, die die Biopsienadel exakt durch das Scanvolumen führt. Durch die 3D-Endosonographie wird eine exakte Kontrolle der Position der Nadel durch eine simultane Darstellung in drei Schnittebenen gewährleistet.

Die transrektale endosonographische Biopsie wird insbesondere zur Diagnosesicherung extraluminaler Rektumkarzinomrezidive eingesetzt. Prinzipiell können aber auch andere pathologische Prozesse im kleinen Becken mit dieser Technik biopsiert werden (Abb. 8.9).

8.6 Intravasale Sonographie

Durch die Entwicklung miniaturisierter Ultraschallsonden ist inzwischen auch die intravasale Applikation der Sonographie möglich geworden [47]. Hierzu werden Ultraschallkatheter mit einem Durchmesser von 4–6 Fr eingesetzt, in deren Spitze sich ein rotierender Transducer mit einer Frequenz von 12,5–30 MHz befindet. Hierdurch wird ein hochauflösendes 360°-Sektorschallbild von Gefäßwand und umliegendem Gewebe möglich. Diese Technik wird hauptsächlich in der Kardiologie

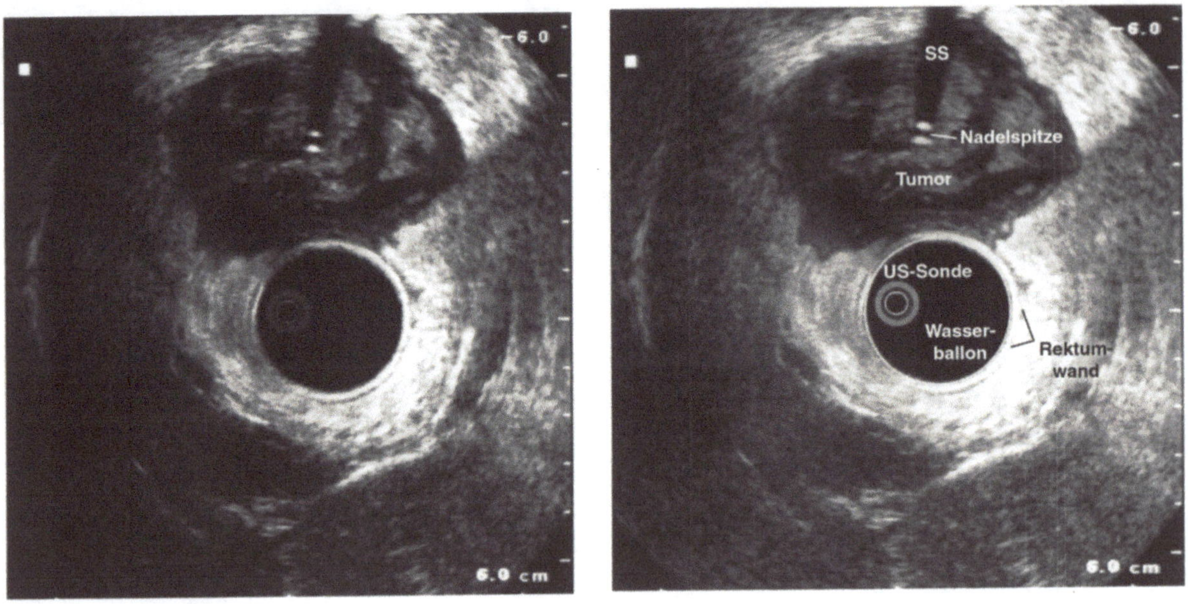

Abbildung 8.11

Transperineale Biopsie eines Weichteiltumors im kleinen Becken unter transrektaler endosonographischer Führung. (Abbildungen: M. Birth, H.-F. Weiser)

und Angiologie zur Beurteilung von Plaques und Gefäßstenosen eingesetzt.

Ein weiteres Anwendungsgebiet besteht in der Evaluation der Resektabilität von malignen Tumoren durch sensitive Darstellung ihrer Beziehung zu großen Gefäßen. Erste Erfahrungen zeigen, daß diese Technik insbesondere bei Pankreaskarzinomen therapeutische Relevanz erreichen kann. Ebenso können mittels intravasalem Ultraschall retroperitoneale Lymphknoten, die durch andere bildgebende Verfahren schwer darzustellen sind, nachgewiesen werden. Aufgrund der hohen Auflösung der Transducer können LK von nur 2–3 mm Größe dargestellt werden (Abb. 8.10).

8.7 Intraoperative interventionelle Sonographie

Die intraoperative Sonographie hat sich als hervorragende Methode für die Führung von chirurgischen Eingriffen erwiesen. Es werden in der Regel 5- bzw. 7,5-MHz-Transducer benutzt, die für die intraoperative Anwendung entweder sterilisiert oder in eine sterile Plastikhülle gegeben werden müssen (s. Kap. 5). Sogenannte Fingertipsonden sind sehr kleine Schallköpfe, die zwischen zwei Fingern oder in einem zweiten Handschuh mit einer Fingerspitze geführt werden.

Diese Technik erleichtert die Untersuchung der Leber auf der schwer zugänglichen Facies diaphragmatica. T-förmige Transducer sind ebenfalls flach und gut für die Lebersonographie geeignet. Bei den Sektorschallköpfen mit abgewinkeltem Schallfeld ist die Orientierung etwas erschwert. Generell wird die intraoperative Sonographie unter folgender Zielsetzung eingesetzt:

- Detektion vorher nicht bekannter Läsionen,
- Lokalisation bekannter nicht tastbarer Läsionen,
- Verbesserung der Orientierung.

Die intraoperative Sonographie wird in verschiedenen chirurgischen Fachgebieten eingesetzt. In der Abdominalchirurgie hat sich diese Technik insbesondere in der Leber- und Pankreaschirurgie bewährt [53].

Die Größe, Anzahl, Verteilung und Lokalisation von Lebertumoren ist von entscheidender Bedeutung für das operative Vorgehen. Durch die intraoperative Sonographie können alle genannten Punkte evaluiert werden. Es konnte gezeigt werden, daß durch die intraoperative Sonographie zusätzliche Metastasen bei etwa 20–30 % der Patienten nachgewiesen werden können, die der präoperativen Diagnostik, d.h. transkutanem Ultraschall und CT, entgangen waren. Beim Kolonkarzinom ist eine Resektion von bis zu 3 Lebermetastasen sinnvoll, während bei den meisten anderen gastrointestinalen Tumoren bei Vorliegen von Lebermetastasen eine inkurable Situation vorliegt, die einen risikoreichen chirurgischen Eingriff nicht rechtfertigt.

Indikationen zur intraoperativen sonographiegestützten Intervention ergeben sich fast ausschließlich nach Detektion präoperativ nicht bekannter Leberläsionen. Während bei oberflächlicher Lage die Biopsie bzw. besser die diagnostische Exstirpation Klarheit bringt, sollten tiefer und insbesondere zentral gelegene Tumoren unter permanenter sonographischer Sicht punktiert und biopsiert werden.

Equipment und Technik der intraoperativen Intervention unterscheiden sich nicht wesentlich von der bei transkutanem Vorgehen. Bessere Zugänglichkeit und kürzere Punktionswege erleichtern das Vorgehen in der Regel. Gleichzeitig sind Komplikationen wie Verletzung anderer Organe und Nachblutung praktisch auszuschließen.

Entscheidende Dienste leistet die intraoperative Sonographie in der leberresezierenden Chirurgie. So kann die Beziehung des Tumors zu Lebervenen und Pfortader hervorragend dargestellt werden, was die Segmentzuordnung und Operationsplanung wesentlich erleichtert. Gegebenenfalls kann das betroffene Segment durch Injektion von Farbstoffen in den entsprechenden Pfortaderast angefärbt werden. Die Ultraschallbefunde beeinflussen Operationstechnik und -ausmaß in bis zu 40 % der Fälle [54].

Die intraoperative Sonographie des Pankreas erfolgt mit einem hochfrequenten Transducer (7,5 MHz). Nach Eröffnung der Bursa omentalis wird die Untersuchung des Pankreas im Kontaktverfahren durchgeführt. Aufgrund der anatomischen Verhältnisse kann die Untersuchung des Pankreasschwanzes schwierig sein. Bei entzündlichen Erkrankungen kann die Sonographie zusätzliche Informationen im Hinblick auf die Lokalisation, Morphologie und Dilatation des Pankreasganges geben. Zysten und peripankreatische Flüssigkeitsansammlungen können dargestellt und punktiert werden. Eine Differenzierung von entzündlichen und tumorösen Prozessen ist jedoch nicht sicher möglich.

Bei unklaren Befunden ist eine sonographisch gestützte Biopsie zur Diagnosesicherung oft sehr hilfreich. Eine besonders hohe Wertigkeit hat die Sonographie bei der Detektion der teilweise sehr kleinen endokrinen Tumoren des Pankreas. Darüber hinaus ist die Sonographie bei der Festlegung der Resektabilität von Pankreaskarzinomen hilfreich. Eine Ummauerung oder Infiltration von Pfortader oder V. und A. mesenterica kann sicher nachgewiesen werden.

Literatur

1. Parker SH, Stavros AT, Dennis MA. Needle biopsy techniques. (1995) Radiol Clin North Am 33: 1171–1186
2. Weiss H, Düntsch U (1996) Komplikationen der Feinnadelpunktion. DEGUM Umfrage II. Ultraschall 95: 86–91
3. Largiader F, Otto R (1987) Value of ultrasound-controlled puncture in diagnosis and therapy. Chirurg 58: 199–206
4. McCorkell SJ, Niles NL (1985) Fine-needle aspiration of catecholamine-producing adrenal masses: a possibly fatal mistake. AJR Am J Roentgenol 145: 113–114
5. Lin JD, Hsueh C, Chao TC, Weng HF, Huang BY (1997) Thyroid follicular neoplasms diagnosed by high-resolution ultrasonography with fine needle aspiration cytology. Acta Cytol 41: 687–691
6. Yokozawa T, Fukata S, Kuma K et al. (1996) Thyroid cancer detected by ultrasound-guided fine-needle aspiration biopsy. World J Surg 20: 848–853
7. Tikkakoski T, Lohela P, Taavitsainen M et al. (1993) Thoracic lesions: diagnosis by ultrasound-guided biopsy. Roefo Fortschr Geb Roentgenstr Neue Bildgeb Verfahren 159: 444–449
8. Yang PC, Chang DB, Yu CJ et al. (1992) Ultrasound-guided core biopsy of thoracic tumors. Am Rev Respir Dis 146: 763–767
9. Hatada T, Aoki I, Okada K, Nakai T, Utsunomiya J (1996) Usefulness of ultrasound-guided, fine-needle aspiration biopsy for palpable breast tumors. Arch Surg 131: 1095–1098
10. Schulz Wendtland R, Kramer S, Doinghaus K, Mitze M, Lang N (1997) Interventional techniques in breast diagnosis: ultrasound controlled puncture biopsy. Aktuelle Radiol 7: 30–34
11. Buscarini L, Fornari F, Bolondi L et al. (1990) Ultrasound-guided fine-needle biopsy of focal liver lesions: techniques, diagnostic accuracy and complications. A retrospective study on 2091 biopsies. J Hepatol 11: 344–348
12. Sangalli G, Livraghi T, Giordano F (1989) Fine needle biopsy of hepatocellular carcinoma: improvement in diagnosis by microhistology [see comments]. Gastroenterology 96: 524–526
13. Droese M, Altmannsberger M, Kehl A et al. (1984) Ultrasound-guided perkutaneous fine needle aspiration biopsy of abdominal and retroperitoneal masses. Accuracy of cytology in the diagnosis of malignancy, cytologic tumor typing and use of antibodies to intermediate filaments in selected cases. Acta Cytol 28: 368–384
14. Warshaw AL (1991) Implications of peritoneal cytology for staging of early pancreatic cancer. Am J Surg 161: 26–29
15. Herts BR, Baker ME (1995) The current role of perkutaneous biopsy in the evaluation of renal masses. Semin Urol Oncol 13: 254–261
16. Nyman RS, Cappelen Smith J, al Suhaibani H et al. (1997) Yield and complications in perkutaneous renal biopsy. A comparison between ultrasound-guided gun-biopsy and manual techniques in native and transplant kidneys. Acta Radiol 38: 431–436
17. Glaser KS, Weger AR, Schmid KW, Bodner E (1989) Is fine-needle aspiration of tumors harmless? [letter] [see comments]. Lancet I: 620
18. Livraghi T, Damascelli B, Lombardi C, Spagnoli I (1983) Risk in fine-needle abdominal biopsy. JCU J Clin Ultrasound 11: 77–81
19. Giorgio A, Tarantino L, Mariniello N et al. (1995) Pyogenic liver abscesses: 13 years of experience in perkutaneous needle aspiration with US guidance. Radiology 195: 122–124

20. Braun B, Pernice H, Herzog P, Borner N, Dormeyer HH (1983) Diagnosis and therapy of liver abscess by ultrasonographic imaging, puncture and drainage. Hepatogastroenterology 30: 9–11
21. Lameris JS, Bruining HA, Jeekel J (1987) Ultrasound-guided perkutaneous drainage of intra-abdominal abscesses. Br J Surg 74: 620–623
22. Schwerk WB, Maroske D, Roth S, Arnold R (1986) Ultrasound-guided fine-needle puncture in the diagnosis and therapy of liver and spleen abscesses. Dtsch Med Wochenschr 111: 847–853
23. Gerzof SG, Johnson WC, Robbins AH, Nabseth DC (1985) Expanded criteria for perkutaneous abscess drainage. Arch Surg 120: 227–232
24. Pruett TL, Simmons RL (1988) Status of perkutaneous catheter drainage of abscesses. Surg Clin North Am 68: 89–105
25. van Sonnenberg E, D'Agostino HB, Casola G et al. (1991) Perkutaneous abscess drainage: current concepts. Radiology 181: 617–626
26. Gobien RP, Stanley JH, Schabel SI et al. (1985) The effect of drainage tube size on adequacy of perkutaneous abscess drainage. Cardiovasc Intervent Radiol 8: 100–102
27. Silverman SG, Mueller PR, Saini S et al. (1988) Thoracic empyema: management with image-guided catheter drainage. Radiology 169: 5–9
28. Mueller PR, Simeone JF, Butch RJ et al. (1986) Perkutaneous drainage of subphrenic abscess: a review of 62 patients. AJR Am J Roentgenol 147: 1237–1240
29. AbdRabbo S, Atta A (1995) Aspiration and tetracycline sclerotherapy for management of simple ovarian cysts. Int J Gynaecol Obstet 50: 171–174
30. Holm HH (1991) Interventional ultrasound. Br J Radiol 64: 379–385
31. Cremer M, Deviere J, Engelholm L (1989) Endoscopic management of cysts and pseudocysts in chronic pancreatitis: longterm follow up after 7 years experience. Gastrointest Endosc 1989: 1–9
32. Heyder N, Gunter E, Hahn EG (1992) Endoscopic-sonographic control of cystogastric catheter drainage of pancreatogenic fluid collections. Z Gastroenterol 30: 553–557
33. Dohmoto M, Hünerbein M, Rupp K, Schlag PM (1996) Endoskopische Drainage von Pankreaspseudozysten. In: Bünte H, Junginger T (Hrsg) Jahrbuch der Chirurgie. Biermann, Zülpich, S 75–82
34. Weiss H, Weiss A (1994). Therapeutic interventional sonography. Ultraschall Med 15: 152–158
35. Seiferth T, Endsberger G, Stolte M (1993) Echinococcosis--current status of diagnosis and therapy. Leber Magen Darm 23: 161–164
36. Lameris JS, Obertop H, Jeekel J (1985) Biliary drainage by ultrasound-guided puncture of the left hepatic duct. Clin Radiol 36: 269–274
37. Maurya SD, Agarwal MS, Bhadauria RP et al. (1991) Ultra sound guided perkutaneous cholezystostomy. Int Surg 76: 189–191
38. Perrin LC, Penfold C, McLeish A (1997) A prospective randomized controlled trial comparing suprapubic with urethral catheterization in rectal surgery. Aust N Z J Surg 67: 554–556
39. Pedersen H, Juul N (1988) Ultrasound-guided perkutaneous nephrostomy in the treatment of advanced gynecologic malignancy. Acta Obstet Gynecol Scand 67: 199–201
40. Karstrup S, Mygind T, Lorentzen T et al. (1992) Ultrasound guided nephrostomy utilizing a one-step balloon catheter. Introduction of a new technique. Acta Radiol 33: 279–281
41. Vehmas T, Kivisaari L, Mankinen P et al. (1988) Results and complications of perkutaneous nephrostomy. Ann Clin Res 20: 423–427
42. Roesch T (1994) Endoscopic ultrasonography. Endoscopy 26: 148–168
43. Giovannini M, Seitz JF, Monges G, Perrier H, Rabbia I (1995) Fine-needle aspiration cytology guided by endoscopic ultrasonography: results in 141 patients. Endoscopy 27: 171–177
44. Hünerbein M, Dohmoto M, Rau B, Schlag PM (1996) Endosonography and endosonography guided biopsy of upper GI-tract tumors using a curved array echoendoscope. Surg Endosc 10: 1205–1209
45. Milsom JA, Czyrko C, Hull TL, Strong SA, Fazio VW (1994) Preoperative biopsy of pararectal lymph nodes in rectal cancer using endoluminal ultrasonography. Dis Colon Rectum 47: 364–368
46. Hünerbein M, Dohmoto M, Haensch W, Schlag PM (1996) Evaluation and biopsy of recurrent rectal cancer using 3D-endosonography. Dis Colon Rectum 39: 1373–1378
47. Kaneko T, Nakao A, Inoue S et al. (1995) Intraportal endovascular ultrasonography in the diagnosis of portal vein invasion by pancreatobiliary carcinoma. Ann Surg 222: 711–718
48. Moesta KT, Hünerbein M, Schlag PM (1996) Laser in der Onkologie. Onkologe 1: 384–396
49. Livraghi T (1993) Ultrasound guided perkutaneous ethanol injection therapy of hepatic tumors and metastases. Z Gastroenterol 31: 260–264
50. Giangrande A, Castiglioni A, Solbiati L, Ballarati E, Caligara F (1994) Chemical parathyroidectomy for recurrence of secondary hyperparathyroidism. Am J Kidney Dis 24: 421–426
51. Livraghi T, Paracchi A, Ferrari C et al. (1994) Treatment of autonomous thyroid nodules with perkutaneous ethanol injection: 4-year experience. Radiology 190: 529–533
52. Verde G, Papini E, Pacella CM et al. (1994) Ultrasound guided perkutaneous ethanol injection in the treatment of cystic thyroid nodules. Clin Endocrinol Oxf 41: 719–724
53. Shawker TH, Norton JA, Oldfield EH (1992) The use of intraoperative ultrasound during cancer surgery. Important Adv Oncol 167–187
54. Parker GA, Lawrence W Jr, Horsley JS et al. (1989) Intraoperative ultrasound of the liver affects operative decision making. Ann Surg 209: 569–576

Transkutane Sonographie: Organbezogene Untersuchungen nach Nieren-, Leber- und Pankreastransplantation 9

H. Lang, U. Braun-Lang, A. Weimann und R. Raab

Der sonographischen Diagnostik kommt nach Transplantation von Niere, Leber oder Pankreas eine Schlüsselrolle in der postoperativen Verlaufs- und Funktionsbeurteilung zu. Neben der Diagnose operationsspezifischer Komplikationen ist durch die sichere Beurteilung der Transplantatdurchblutung eine zuverlässige Nachkontrolle in der Frühphase nach Organtransplantation mit der Sonographie gewährleistet. Aufgrund der fehlenden Invasivität der Methode ist die Indikation zur sonographischen Untersuchung großzügig zu stellen.

> Neben einer unmittelbar im Anschluß an die Operation durchgeführten sonographischen Untersuchung zum Erstellen eines Ausgangsbefundes, was insbesondere für das Erkennen von vaskulären Komplikationen bei der weiteren Verlaufsbeurteilung von außerordentlicherWichtigkeit ist, sollte in der Frühphase nach Transplantation bei allen auftretenden Funktionsverschlechterungen die sonographische Untersuchung zumindest als orientierende Methode angewendet werden.

Vielfach werden hierbei wegweisende Befunde zu erheben sein, so daß nicht selten allein durch eine sorgfältig durchgeführte Sonographie das weitere diagnostische Prozedere entscheidend gelenkt bzw. vielfach sogar bereits abgeschlossen werden kann [11, 15, 29, 33].

9.1 Nierentransplantation

9.1.1 Indikation zur Sonographie nach Nierentransplantation

Die Nierentransplantation stellt für die meisten Patienten mit terminaler Niereninsuffizinz die Therapie der Wahl dar. So werden in Deutschland jährlich etwa 2000 Leichennierentransplantationen und ca. 350–400 Verwandten- oder Lebendspenden durchgeführt. In aller Regel werden die Nieren heterotop in die Fossa iliaca transplantiert, wobei der arterielle Gefäßanschluß meistens an die A. iliaca communis und die venöse Anasto-

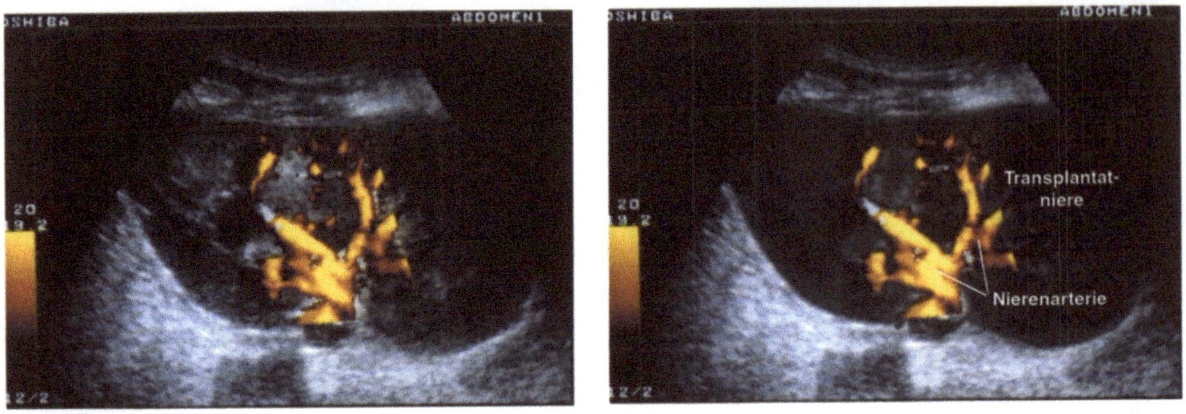

Abbildung 9.1
Gute arterielle Durchblutung einer Transplantatniere

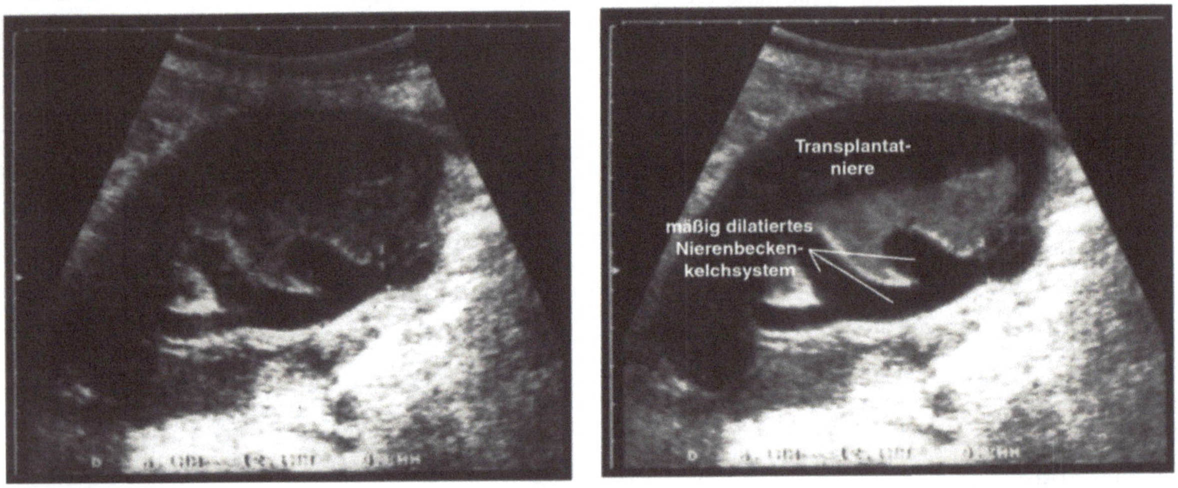

Abbildung 9.2
Physiologische Ektasie des Nierenbeckenkelchsystems nach Transplantation

mose an die V. iliaca externa erfolgt. Die Kenntnis der Anastomosenlage und insbesondere die Anzahl der arteriellen und venösen Anastomosen sind für die weitere postoperative sonographische Beurteilung wichtig.

Der sonographischen Untersuchung kommt im postoperativen Monitoring nach Nierentransplantation eine entscheidende Rolle zu. Neben einem unmittelbar nach Operationsende zu erhebenden Ausgangsbefund ist die Indikation zur sonographischen Untersuchung bei jeder Funktionsverschlechterung der Transplantatniere zu stellen. So kann insbesondere bei Harnabflußstörungen, bei vaskulären Komplikationen, bei perirenalen Raumforderungen und teilweise auch beim Erkennen von Abstoßungsreaktionen mit der sonographischen Untersuchung bereits vielfach eine suffiziente Diagnostik betrieben werden.

9.1.2 Topographische Anatomie und Normalbefund

In der überwiegenden Mehrzahl der Fälle werden allogene Nierentransplantationen in die Fossa iliaca vorgenommen. Ausnahmen hiervon betreffen lediglich Nierentransplantationen bei sehr kleinen Organempfängern. Hier kann es aus Platzgründen und aus operationstechnischen Erwägungen (günstigere Anastomosierung der Spendergefäße mit der Aorta und der V. cava) vorteilhaft sein, die Transplantatniere intraabdominell (intraperitoneal) zu positionieren. Bei der Lokalisation einer Transplantatniere in der Fossa iliaca werden typischerweise die Nierengefäße mit den Iliakalgefäßen anastomosiert. Dabei ist die End-zu-Seit-Anastomose zwischen Nierenarterie und Arteria iliaca communis die am häufigsten gewählte Verbindung.

Seltener erfolgt eine Anastomose zwischen Nierenarterie und der Arteria iliaca externa oder eine End-zu-End-Rekonstruktion mit der zuvor abgesetzten A. iliaca interna. Für die Nierenvene ist die End-zu-Seit-Naht auf die V. iliaca externa oder communis die typische Anastomose. Zur Rekonstruktion der harnableitenden Wege wird in aller Regel der Spenderureter in die Harnblase des Empfängers implantiert, wobei unterschiedliche Methoden der Antirefluxplastik Verwendung finden. Bei schlechter Durchblutung oder ungenügender Länge des Spenderureters kann ebenso wie bei postoperativer Harnleiternekrose ein Anschluß des Eigenureters an das Nierenbeckenkelchsystem der Transplantatniere erforderlich sein.

Durch die oberflächliche Lage der Transplantatniere in der Fossa iliaca ist auch bei adipösen Patienten meistens eine sehr gute Beurteilbarkeit des transplantierten Organes einschließlich der arteriellen und venösen Blutversorgung möglich (Abb. 9.1). Im Gegensatz hierzu ist der Ureter aufgrund von Darmgasüberlagerungen häufig nicht über seine ganze Länge einsehbar. Die unmittelbar postoperative Untersuchung einer transplantierten Niere sollte eine Darstellung des kleinen Beckens mit einschließen, um perirenale Raumforderungen und Veränderungen an der Harnblase ebenso wie z. B. Einblutungen in den M. psoas nicht zu übersehen.

Der Parenchymsaum der transplantierten Niere ist in der Regel leicht verbreitert. Die Nierenrinde, die Markpyramiden und der Pyelonkomplex lassen sich meistens gut differenzieren, wobei ein mäßig weitgestelltes Nierenbeckenkelchsystem (Hydronephrose Grad I–II) häufig funktionell bedingt ist (Abb. 9.2). Neben der morphologischen Untersuchung ist insbesondere die Erhebung des Gefäßstatus und die Beurteilung der Nierendurchblutung von großer Wichtigkeit, um bei fehlender Funktionsaufnahme der Niere zwischen einer initialen Nichtfunktion des Organs und Funktionsstörungen aufgrund vaskulärer Ursachen differenzieren zu können. Scheiden Harnabflußstörungen (wie z. B. eine Blasentamponade) oder vaskuläre Probleme als Ursache der Funktionsstörung aus, so ist von einer initialen Nichtfunktion der Niere auszugehen und ein abwartendes Verhalten gerechtfertigt. Im Gegensatz hierzu erfordern früh postoperativ aufgetretene vaskuläre Komplikationen nahezu immer eine sofortige operative Revision, um einen Transplantatverlust verhindern zu können.

9.1.3 Nierenbeckenkelchsystem und Harnblase

Eine leichte Weitstellung des Nierenbeckenkelchsystems (Hydronephrose Grad I–II) ist ein häufiger Befund nach Nierentransplantation. Ihre Ursache ist in der Denervation des Nierenbeckenkelchsystems (NBKS) und in dem initial oftmals vermehrten Harnabfluß einer gut funktionierenden Transplantatniere (Einzelniere) zu sehen.

CAVE: Gelegentlich kann eine Erweiterung des Nierenbeckenkelchsystems auch im Gefolge einer akuten Abstoßungsreaktion beobachtet werden.

Bei einem Rückgang der Urinausscheidung nach Nierentransplantation ist immer an eine Störung des Harnabflusses zu denken. Ursächlich kann hier ein Urinleck bei Insuffizienz der Ureterozystoneostomie oder bei Durchblutungsstörungen des Ureters insbesondere in den ersten Wochen nach NTx vorliegen. Außerdem muß eine Obstruktion der harnableitenden Wege als Ursache der Funktionsverschlechterung differentialdiagnostisch in Betracht gezogen werden.

Ein Urinleck kann sonographisch durch den Nachweis freier Flüssigkeit perirenal vermutet und durch Punktion mit Elektrolyt- und Kreatininbestimmung im Punktat gesichert werden. Alternativ kann ein Urinleck auch durch eine Nierenfunktionsszintigraphie nachgewiesen werden. Bei Obstruktion der ableitenden Harnwege findet sich typischerweise ein über die physiologische Ektasie hinaus erweiterter Ureter. Sonographisch lassen sich dann mögliche Ursachen der Obstruktion, wie etwa eine Blasentamponade (Nachweis echodichten Materials in der gefüllten Harnblase), eine Kompression des Ureters durch ein Hämatom oder eine Lymphozele (freie Flüssigkeit perirenal), unterscheiden. Der sonographische Befund eines gestauten Ureters und Nierenbeckenkelchsystems bei leerer Harnblase und ohne Nachweis eines Hämatoms oder einer Lymphozele ist charakteristisch, jedoch nicht pathognomonisch für eine Ureterstenose und erfordert in aller Regel eine operative Korrektur [15, 27, 33].

9.1.4 Perirenale Raumforderungen

Das Auftreten perirenaler Flüssigkeitsansammlungen ist ein sehr häufiges Ereignis nach Nierentransplantation. Differentialdiagnostisch kommen hierbei Hämatome, Lymphozelen, Urinome und Abszesse in Frage, wobei Hämatome und Urinome typischerweise in der Frühphase nach Nierentransplantation auftreten, während Lymphozelen meist erst nach mehreren Tagen bis einigen Wochen zu diagnostizieren sind. Gelegentlich kann auch im Rahmen einer Abstoßungsreaktion ein kleiner Flüssigkeitssaum um die Niere entstehen. Die Ruptur einer Transplantatniere ist dagegen eine sehr seltene Ursache für einen Flüssigkeitssaum im Nierenlager und meistens aufgrund weiterer Begleiterscheinungen klinisch eindeutig zu diagnostizieren. Der sonographische Nachweis perirenaler Flüssigkeit ist sehr sensitiv, aber wenig spezifisch.

Zwar kann im Einzelfall der sonographische Befund in Kombination mit dem klinischen Erscheinungsbild nahezu beweisend für die Genese der perirenalen Raumforderung sein (z. B. Hämoglobinabfall und Nach-

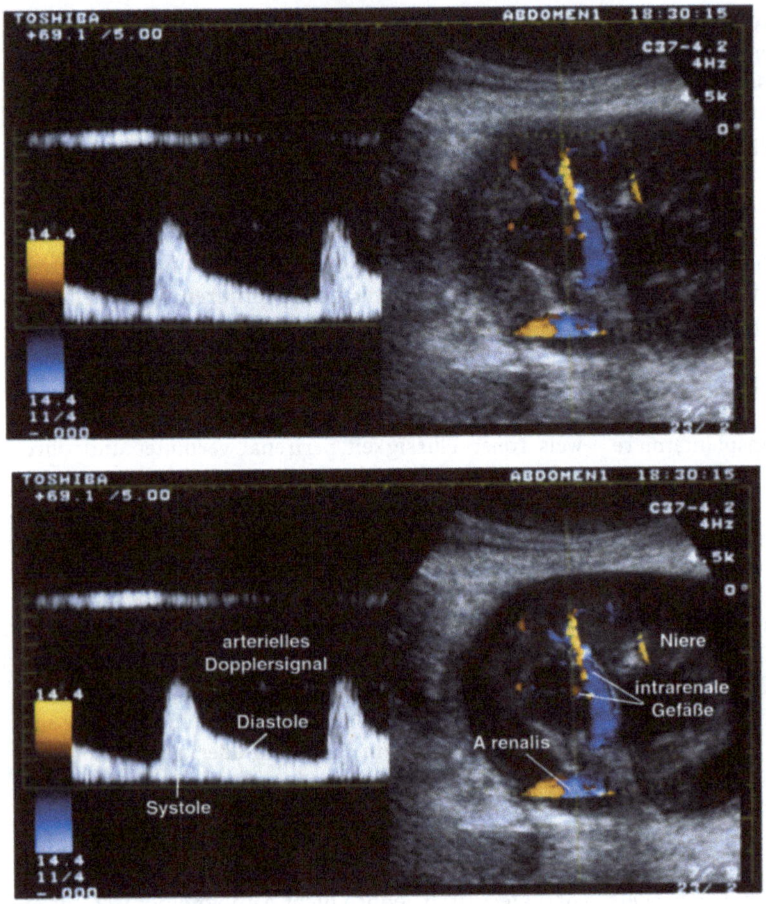

Abbildung 9.3

Normales farbdopplersonographisches Bild einer Transplantatniere mit arteriellen und venösen Flußsignalen. In der Spektrumanalyse findet sich ein steiler systolischer Anstieg mit einer hohen diastolischen Flußrate

weis einer neu aufgetretenen Flüssigkeitsansammlung bei Hämatom), vielfach wird jedoch erst eine Punktion der perirenalen Flüssigkeit die endgültige Diagnose erlauben.

CAVE: Erschwerend tritt bei der klinischen Beurteilung perirenaler Raumforderungen hinzu, daß aufgrund der notwendigen immunsuppressiven Therapie nach Nierentransplantation selbst größere Abszesse oder auch Hohlorganperforationen asymptomatisch sein können.

Aus diesem Grunde ist ein eher aggressives Vorgehen mit in der Regel diagnostischer oder evtl. auch therapeutischer Punktion der perirenalen Flüssigkeitsansammlungen angeraten, um gefährliche Fehleinschätzungen zu vermeiden und rechtzeitig erforderliche therapeutische Schritte einleiten zu können [15, 19, 27].

9.1.5 Beurteilung der Nierendurchblutung/ Vaskuläre Komplikationen

Die Beurteilung der Durchblutung einer Transplantatniere und das Erkennen von vaskulären Komplikationen ist eine Domäne der Ultraschalldiagnostik. So kann bei Bedarf nach Operationsende noch im Operationssaal (z. B. bei schwierigen Anastomosen oder bei ungünstiger Lage/Positionierung der Nierenvene) eine dopplersonographische Untersuchung erfolgen, um ggf. eine durch den Verschluß der Bauchdecke hervorgerufene Durchblutungsstörung der Transplantatniere erkennen und dann sofort operativ korrigieren zu können.

Nach Nierentransplantation sollte auch bei initial gut funktionierenden Organen immer eine Beurteilung der Transplantatdurchblutung erfolgen, um einen orientierenden und für spätere Vergleiche wertvollen Ausgangsbefund zu erhalten. Bei fehlender Initialfunktion einer Niere muß binnen kürzester Zeit eine vaskuläre Komplikation als Ursache der Nichtfunktion der Niere ausge-

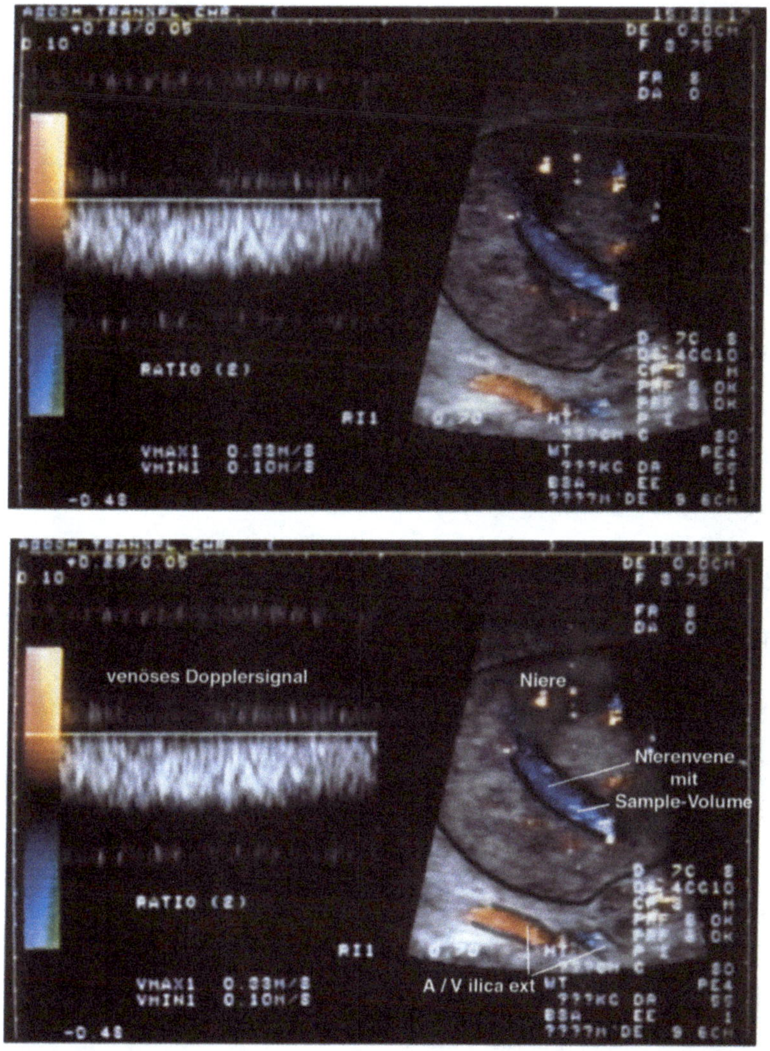

Abbildung 9.4

Regelgerechtes farbdopplersonographisches Bild einer Transplantatniere mit Spektrumanalyse einer intrarenalen Vene. Das Flußmuster in der Nierenvene ist monophasisch ohne atem- oder herzfrequenzabhängige Schwankungen

schlossen werden. Die nichtinvasive farbdopplersonographische Gefäßdarstellung ist einfach durchzuführen und schonend für den Patienten. Sie macht in der Regel die aufwendigere Angiographie oder Nierenfunktionsszintigraphie verzichtbar.

Eine erste orientierende Untersuchung der Nierengefäße sollte ebenfalls die Beckengefäße und die arteriellen und venösen Anastomosen umfassen. Darüber hinaus sollten die Gefäße intrarenal bis in den Bereich der Aa. interlobares verfolgt werden. Besonderes Augenmerk ist dabei auf die Untersuchung des gesamten Organs zu legen, um auch die Durchblutung der Nierenpole beurteilen zu können.

Die arterielle Flußkurve der normalen Transplantatniere ist durch einen raschen systolischen Anstieg sowie eine aufgrund des geringen Gefäßwiderstandes hohe diastolische Flußrate charakterisiert. Die venösen Gefäße lassen sich ebenfalls bis in die Nierenperipherie nachweisen. Die Spektrumanalyse der Venen zeigt einen monophasischen Blutfluß ohne atemabhängige Schwankungen (Abb. 9.3 und 9.4).

Die Beurteilung des arteriellen Blutflusses in einer transplantierten Niere erfolgt häufig anhand des Pourcelot- (oder auch Widerstandsindex = „resistive index") und des Pulsatilitätsindex.

Pourcelot-Index:

$$\frac{\text{maximale systolische} - \text{minimale diastolische Flußgeschwindigkeit}}{\text{maximale systolische Flußgeschwindigkeit}}$$

Pulsatilitätsindex:

$$\frac{\text{maximale systolische} - \text{minimale diastolische Flußgeschwindigkeit}}{\text{mittlere systolische Flußgeschwindigkeit}}$$

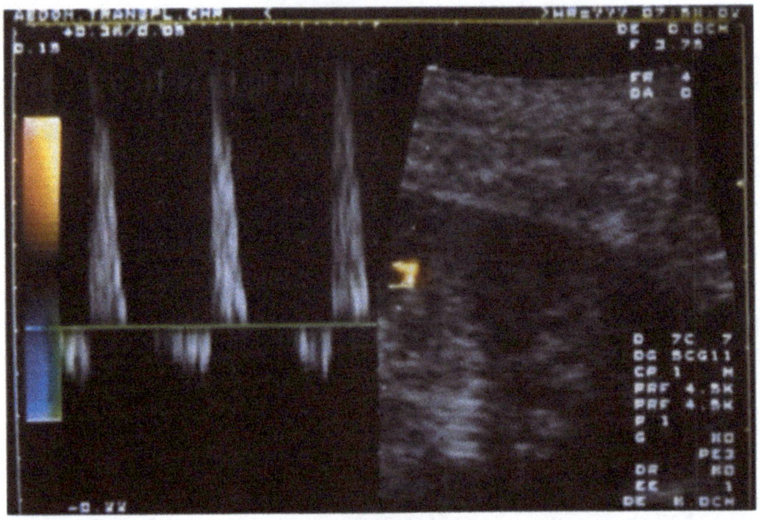

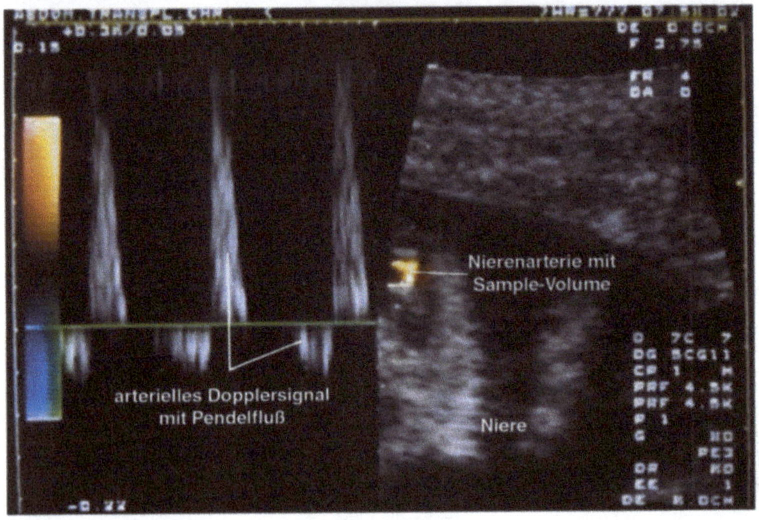

Abbildung 9.5

Intrarenales dopplersonographisches Bild mit arteriellem Pendelfluß (negativer Fluß in der Diastole) und gleichzeitig fehlenden venösen Flußsignalen. Klinisch lag eine plötzliche Anurie nach initial guter Diurese nach Nierentransplantation vor. Dopplersonographisch hochgradiger Verdacht auf eine venöse Abflußbehinderung in der Transplantatniere. Operativ wurde dieser Befund durch den Nachweis einer venösen Thrombose bestätigt

Diese beiden Parameter, welche typischerweise mit Hilfe der im Sonographiegerät vorhandenen Software automatisch anhand der Spektrumanalyse des arteriellen Blutflusses errechnet werden, setzen den systolischen Blutfluß in Relation zum diastolischen Blutfluß.

Für den im klinischen Alltag häufiger benutzten Pourcelot-Index sind die errechneten Werte dabei direkt abhängig vom diastolischen Blutfluß. Je größer der diastolische Blutfluß, desto kleiner ist der Widerstandsindex. Bei fehlendem diastolischem Blutfluß findet sich ein Widerstandsindex von 1,0 und bei negativem, also reversem Blutfluß in der Diastole ergeben sich Werte >1,0.

Die klinische Wertigkeit der beiden oben genannten Indizes ist umstritten, und die Angaben für Normalwerte und pathologische Befunde schwanken erheblich. Trotz einer Vielzahl von Studien konnten bislang keine aussagekräftigen und für den klinischen Einsatz hilfreichen Normwerte erarbeitet werden. Als Richtschnur für die klinische Anwendung mag mit Einschränkung gelten, daß für Transplantatnieren mit normaler Funktion Meßwerte zwischen 0,55 und 0,80 angenommen werden können. Meßwerte zwischen 0,80 und 0,90 sind bei einer normalen Nierenfunktion selten, Widerstandsindizes >0,90 gehen in aller Regel mit einem pathologischen Befund einher [1, 8, 9, 14, 26].

Die häufigste vaskuläre Komplikation nach Nierentransplantation ist die Nierenarterienstenose. Klinische Anzeichen für eine arterielle Durchblutungsstörung der transplantierten Niere sind die Retention harnpflichtiger Substanzen sowie ein schwer oder nicht einstellbarer Hypertonus. Im dopplersonographischen Bild finden sich bei Nierenarterienstenose typischerweise Frequenzverschiebungen mit Turbulenzen und einer Flußbeschleunigung. Im poststenotischen Gefäßverlauf kann eine Verlangsamung der Flußgeschwindigkeit nachgewiesen werden.

Für eine weitere diagnostische Einschätzung und zur Therapieplanung von Nierenarterienstenosen ist vielfach jedoch eine angiographische Darstellung der Nierenarterie erforderlich. Hierbei kann neben dem Grad der Stenose auch über eine mögliche therapeutische Konsequenz entschieden und evtl. sogar in der gleichen Sitzung die Therapie der Arterienstenose (z.B. Dilatation) vorgenommen werden.

Im Gegensatz zur Arterienstenose ist die Thrombose der Nierenarterie ein seltenes Ereignis und klinisch durch den Funktionsverlust der Transplantatniere gekennzeichnet [6, 15].

Eine insbesondere in der Frühphase nach Nierentransplantation häufige Komplikation stellt die venöse Abflußbehinderung dar. Ihr können neben einer Nierenvenenthrombose auch operationstechnisch bedingte Komplikationen, wie etwa Anastomosenstenosen oder ein Abknicken der Nierenvene bei ungünstiger Lage oder Überlänge der Nierenvene zugrunde liegen. Im konventionellen Ultraschallbild ist in der Regel das venöse Abstromhindernis nicht direkt darzustellen, ebensowenig läßt sich eine Nierenvenenthrombose mit ausreichender Zuverlässigkeit durch den Nachweis echoreichen Materials im Gefäßlumen erkennen.

Dopplersonographisch ist die venöse Abflußbehinderung durch ein abgeschwächtes oder ganz fehlendes venöses Flußsignal bei gleichzeitig erhöhtem arteriellem Widerstandsindex gekennzeichnet. Im Extremfall bei kompletter Verlegung des venösen Abflusses findet sich in der Diastole ein retrograder Fluß in den Nierenarterien (arterieller Pendelfluß) bei dann zu messenden Widerstandsindizes >1,0 (Abb. 9.5, [6, 8, 9, 27, 32, 33]).

Pseudoaneurysmen und arteriovenöse Fisteln sind seltene vaskuläre Komplikationen nach Biopsie von Transplantatnieren. Beide Läsionen lassen sich farbdopplersonographisch sicher erkennen. Eine weitere angiographische Darstellung ist nur im Falle einer radiologischen Intervention erforderlich.

9.1.6 Abstoßungsreaktion

Trotz ständiger Verbesserungen in der immunsuppressiven Therapie treten akute Abstoßungsreaktionen nach Nierentranplantation in einer Häufigkeit von bis zu 50 % auf. Ein zentrales Problem stellt hierbei das Erkennen einer Abstoßungsreaktion dar, bevor es zu einer rapiden Verschlechterung der Transplantatfunktion und zu möglicherweise irreversiblen morphologischen Schädigungen gekommen ist. Typische klinische Anzeichen für eine Transplantatabstoßung sind der Rückgang der Diurese, der Anstieg harnpflichtiger Substanzen oder gelegentlich Fieberreaktionen. Histologisch unterscheidet man zwischen vaskulärer und interstitieller Abstoßung. Akute Abstoßungsreaktionen treten bevorzugt in den ersten Monaten nach Nierentransplantation auf, während sich chronische Abstoßungsreaktionen auch noch nach Jahren manifestieren können.

Für die sonographische Diagnostik von besonderer Bedeutung sind akute Abstoßungsreaktionen, da bei ihnen durch eine rasche und effektive Therapie eine nahezu vollständige Reversibilität erreicht werden kann. Sonographisch lassen sich bei akuten Abstoßungsreaktionen bereits im konventionellen Ultraschallbild eine Vielzahl von Befunden erheben. Neben einer Größenzunahme der Transplantatniere, die durch eine ödematöse Schwellung des gesamten Organs (in der Frühphase einer Abstoßungsreaktion zunächst oft nur der Markpyramiden) bedingt ist, können Veränderungen der Echogenität der Niere, eine verschwommene oder schlechte Differenzierung zwischen Nierenparenchym und Pyelonkomplex sowie perirenale Flüssigkeitsansammlungen erste Anzeichen für eine Rejektion sein.

Allen aufgeführten Veränderungen ist gemein, daß sie allein oder kombiniert auftreten können und eher nur unspezifische Anzeichen darstellen, die bei einer Vielzahl anderer Erkrankungen ebenfalls im sonographischen Bild erkannt werden können. In der Diagnostik der akuten Abstoßungsreaktion ist daher neben der Beurteilung klinischer Parameter auch die genaue Kenntnis der sonographischen Vorbefunde unabdingbar. Dennoch sind selbst unter günstigen Untersuchungsbedingungen und bei engmaschiger sonographischer Kontrolle die Ergebnisse der konventionellen Ultraschalldiagnostik bei akuten Abstoßungsreaktionen unbefriedigend, so daß bei begründetem Verdacht auf eine Abstoßungsreaktion nach wie vor die Nierenbiopsie zur Gewinnung einer histologischen Probe unverzichtbar ist.

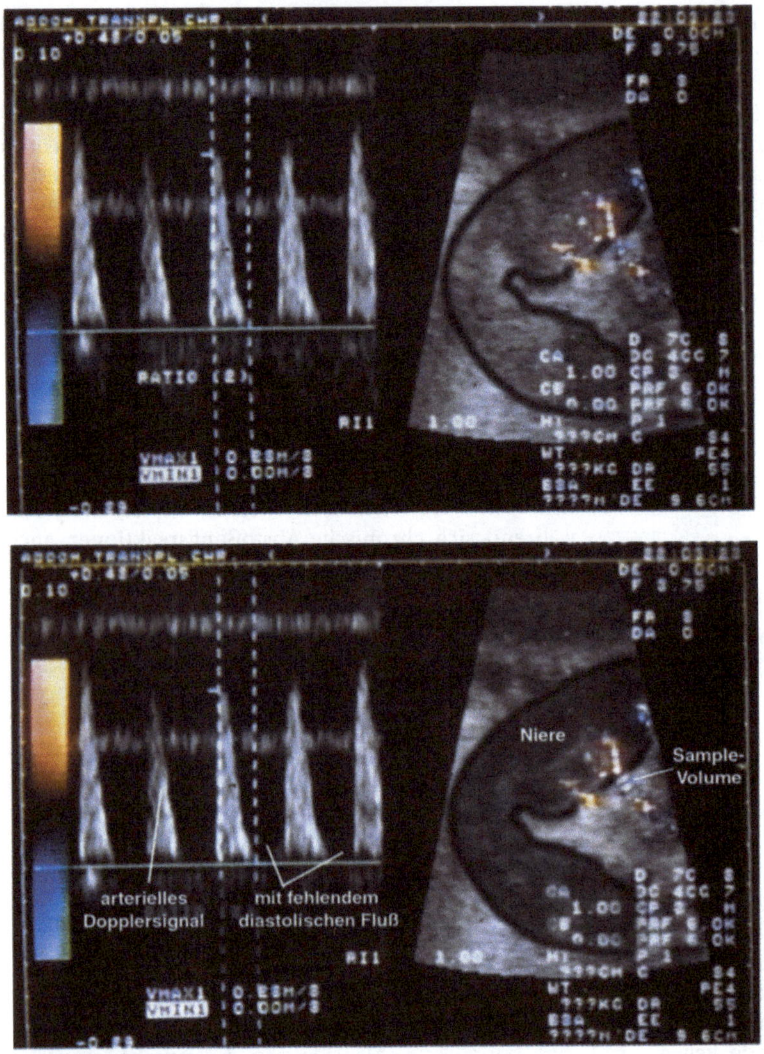

Abbildung 9.6

Fehlender arterieller Blutfluß in der Diastole als Zeichen des erhöhten intrarenalen Widerstandes bei akuter Transplantatabstoßung. Der gemessene Widerstandsindex beträgt 1,0

Eine wesentliche Verbesserung in der Abstoßungsdiagnostik wurde durch den Einsatz der farbkodierten Dopplersonographie und der Analyse des Frequenzspektrums erreicht. Durch die bei einer akuten Abstoßungsreaktion auftretende Transplantatvaskulopathie steigt der intrarenale Gefäßwiderstand. Hierdurch kommt es zu einer Reduktion oder sogar zu einem völligen Fehlen des diastolischen Blutflusses, wodurch ein Anstieg des direkt vom diastolischen Blutfluß abhängigen Widerstandsindexes bedingt ist. So ist das Vorliegen einer akuten Abstoßungsreaktion bei Widerstandsindizes <0,70 eher unwahrscheinlich, während bei Werten >0,90 bei auch entsprechendem klinischen Verdacht sehr wahrscheinlich von einer akuten Abstoßungsreaktion ausgegangen werden kann (Abb. 9.6, [1, 8, 9, 14, 26]).

Trotz einer Vielzahl an Untersuchungen zur Sensitivität und Spezifität des Widerstandsindexes und auch des Pulsatilitätsindexes in der Diagnostik akuter Abstoßungsreaktionen herrscht allerdings über die klinische Wertigkeit dieser beiden Indizes keine Einigkeit. Für beide Werte gilt analog der Diagnostik mittels konventionellem Ultraschallbild, daß eine exakte Kenntnis der Vorbefunde eine wesentliche Voraussetzung für die Interpretation der aktuellen Ultraschallbefunde ist.

Die Bedeutung regelmäßiger sonographischer Untersuchungen in den ersten postoperativen Wochen nach Nierentransplantation wird zudem durch Studien belegt, die nachweisen konnten, daß akute Abstoßungsreaktionen sowohl in Transplantatnieren mit Initialfunktion als auch bei initialer Nichtfunktion mittels Farbdopplersonographie nicht nur zuverlässiger, sondern auch zeitlich früher als mittels konventioneller Diagnostik erkannt werden können. In der Literatur werden hier Angaben über einen Zeitgewinn von 3,8 ± 5,6 Tagen bei Abstoßungsreaktionen in Transplantatnieren mit Initialfunktion und von 2,0 ± 2,7 Tagen bei oligoanurischen Nieren gemacht [14].

Ein weiterer Vorteil der Widerstandsmessung liegt darin, daß andere Nierenfunktionsstörungen, wie etwa die Cyclosporinintoxikation, die akute Tubulusnekrose oder aber auch infektiöse Komplikationen in der Regel mit normalen oder niedrigen Widerstandsindizes einhergehen [1, 8, 14, 26, 27].

9.1.7 Methodenbewertung

Die routinemäßige sonographische Untersuchung und farbkodierte Dopplersonographie ist unverzichtbarer Bestandteil des postoperativen Monitorings nach Nierentransplantation. Die konventionelle Sonographie, ggf. in Kombination mit der sonographisch geführten Feinnadelbiopsie, erlaubt nach Nierentransplantation eine sichere Diagnostik bei Harnabflußstörungen und perirenalen Flüssigkeitsansammlungen. Demgegenüber ist die Aussagekraft der ultrasonographischen Darstellung parenchymatöser Veränderungen deutlich geringer; weitergehende diagnostische Maßnahmen einschließlich der Gewebehistologie sind oftmals unverzichtbar.

Mit Hilfe der Farbdopplersonographie läßt sich aufgrund der oberflächlichen Lage der Transplantatniere nahezu immer die Organdurchblutung beurteilen. Pathologische Befunde, wie die arterielle und venöse Thrombose oder Stenose, können zuverlässig erkannt und somit zeitraubende invasive radiologische oder szintigraphische Verfahren eingespart werden. Der Einsatz der Angiographie bleibt der Beurteilung der Festlegung des therapeutischen Prozederes bei Nierenarterienstenosen vorbehalten.

Die Wertigkeit der Farbdopplersonographie in der Diagnostik akuter Abstoßungsreaktionen ist auch zum jetzigen Zeitpunkt noch nicht endgültig geklärt. Hier bleiben die Nierenbiopsie und histologische Diagnosesicherung weiterhin der „golden standard" der Abstoßungsdiagnostik. Mit Hilfe der dopplersonographisch faßbaren Veränderungen im Nierengefäßsystem kann in vielen Fällen die Indikationsstellung zur Nierenbiopsie jedoch wesentlich eingegrenzt werden.

9.2 Lebertransplantation

9.2.1 Indikation zur Sonographie nach Lebertransplantation

Als Ultima ratio in der Therapie vieler Lebererkrankungen hat die Lebertransplantation weltweit eine zunehmende Bedeutung bekommen. Mit wachsender klinischer und operativer Erfahrung, Weiterentwicklung der Immunsuppressiva und Verbesserungen im postoperativen Monitoring hat sich die Prognose nach Lebertransplantation in den vergangenen Jahren stetig gesteigert. Bis zum Jahre 1998 wurden an 250 Transplantationszentren weltweit über 10000 Lebertransplantationen durchgeführt. In Deutschland liegt die derzeitige Frequenz bei 650–700 Transplantationen im Jahr. In Transplantationszentren werden hierbei Einjahresüberlebensraten von bis zu 90 % und Fünfjahresüberlebensraten von 80 % erzielt.

Die Transplantation der Leber erfolgt in aller Regel nach kompletter Hepatektomie in orthotoper Position. Die heterotope Plazierung einer Transplantatleber bleibt ebenso wie auch die auxiliäre Transplantation, bei der die empfängereigene Leber nur partiell oder überhaupt nicht entfernt wird, einigen wenigen Sonderfällen vorbehalten.

Bei der orthotopen Lebertransplantation werden typischerweise die Pfortader und die V. cava supra- und infrahepatisch End-zu-End anastomosiert. Eine Alternative bietet sich für die kavale Anastomose bei der sog. Piggy-back-Technik. Hier verbleibt die empfängereigene V. cava in situ und wird an eine V.-cava-Manschette des Spenders im Bereich der Lebervenenemündung anastomosiert.

Einer wesentlich größeren Variation ist die Art der arteriellen Anastomose unterworfen. Neben anatomischen Variationen der arteriellen Leberversorgung (z. B. akzessorische rechte oder linke Leberarterie aus der A. mesenterica superior bzw. A. gastrica sinistra) haben hier auch pathologische Veränderungen, wie etwa die Stenose des Truncus coeliacus, maßgeblichen Einfluß auf die Wahl der arteriellen Rekonstruktion. Für die postoperative sonographische Kontrolle ist daher die Kenntnis sowohl der Anzahl der Leberarterien und Anastomosen als auch der Lokalisation der Anastomosen von Bedeutung.

Die Gallengangsanastomose wird in der Regel End-zu-End oder Seit-zu-Seit zwischen Empfänger- und Spender-Ductus-hepaticus-communis oder als biliodigestive Anastomose an eine nach Y-Roux ausgeschaltete Jejunumschlinge durchgeführt.

Trotz der verbesserten und weitgehend standardisierten chirurgischen Technik sind vaskuläre Komplikationen wesentlich für die postoperative Morbidität nach Lebertransplantation verantwortlich. In der Literatur werden arterielle oder portalvenöse Gefäßkomplikationen mit einer Häufigkeit bis zu 12% bzw. bis zu 7% angegeben. Hier kommt der sonographischen und insbesondere der Farbdoppleruntersuchung eine Schlüsselstellung zu.

Analog zur Nierentransplantation sollte auch unmittelbar nach einer Lebertransplantation ein sonographischer Ausgangsbefund erhoben werden, um dann bei jeder Funktionsverschlechterung mögliche Komplikationen besser einstufen zu können. Neben allgemeinen Symptomen, wie Fieber, abdominellen Schmerzen, pathologischen Leberfunktionsparametern, Ikterus sowie akuten Abstoßungsreaktionen, stellen der Verdacht auf Gefäß- und Gallengangskomplikationen eine dringende Indikation zur Ultraschalluntersuchung dar.

Sie sollte bei jeder Funktionsverschlechterung der Transplantatleber als erstes bildgebendes Verfahren eingesetzt werden. Weitere diagnostische Maßnahmen, wie Kontrastmittel-Spiral-CT, Kernspintomographie, endoskopisch-retrograde Cholangiographie oder hepatobiliäre Sequenzszintigraphie, Angiographie und auch sonographisch gesteuerte Feinnadelpunktion bleiben speziellen Indikationen vorbehalten.

CAVE: Vor jeder perkutanen Transplantatbiopsie sollte eine sonographische Untersuchung zur Festlegung der Punktionsstelle erfolgen. Bei dieser Untersuchung können mögliche Gefahrenquellen, wie beispielsweise die Verlagerung einer Roux-Y-Schlinge nach subphrenisch in den rechten oberen Quadranten nach Teillebertransplantation, erkannt werden.

Der bevorzugte Punktionsort liegt interkostal zwischen der vorderen und mittleren Axillarlinie. Dieser Zugangsweg wird wegen der Verklebungen der Leber mit der lateralen Bauchwand/Zwerchfell und der damit besseren Abdeckung der Biopsiestelle einer von subkostal in der Medioclavicularlinie verlaufenden Stichrichtung vorgezogen. Allerdings besteht bei dem interkostalen Zugangsweg bei lebertransplantierten Patienten aufgrund oftmals vorliegender Kollateralkreisläufe interkostal und im Zwerchfall ein erhöhtes Risiko für Nachblutungen. Dies macht neben einer Blutbild-Kontrolle auch eine regelmäßige sonographische Nachuntersuchung nach perkutaner Transplantatleberbiopsie zum Ausschluß eines intrahepatischen Hämatoms, einer intraabdominellen Blutung oder eines Hämatothorax notwendig.

9.2.2 Topographische Anatomie und Normalbefund

Die Darstellung der Leber erfolgt in der üblichen subkostalen und interkostalen Schallebene, wobei allerdings in den ersten Tagen nach der Transplantation aufgrund der subkostalen Operationswunde oftmals nur durch eine interkostale Schallkopfführung eine gute Darstellung der Leber gewährleistet werden kann. Trotz untersuchungstechnisch bedingten methodischen Problemen sollte auch bei der Erstuntersuchung nach Lebertransplantation die Lebergröße als Ausgangsbefund zur Verlaufsbeurteilung erfaßt werden.

Das Binnenreflexmuster der Leber ist auch unmittelbar nach Transplantation homogen. Gelegentlich nachweisbare diffuse Parenchymverdichtungen sind in der Regel unspezifischer Natur. Ebenso wie bei nichttransplantierten Organen ist im Vergleich zum normalen Nierenparenchym die Echogenität der Leber geringgradig höher. Postoperativ sind in der transplantierten Leber häufig verstärkte periportale Reflexbetonungen nachzuweisen. Diese besitzen gewöhnlich keinen Krankheitswert und bilden sich meist im Laufe von einigen Wochen zurück. Ebenso kann nach Lebertransplantation oftmals eine Akzentuierung der Gallenwege gefunden werden.

Zur Beurteilung einer Transplantatleber ist die Information wichtig, ob eine komplette Leber („full-size graft“) oder ein größenreduziertes Spenderorgan („reduced-size graft“) transplantiert wurde. Bei der Split-Leber-Transplantation (Teilung einer Leber in zwei „reduced-size grafts“ und Transplantation auf zwei verschiedene Empfänger) ist zumindest bei einem Empfänger immer eine Rekonstruktion der Gallenwege mittels Hepaticojejunostomie erforderlich. Handelt es sich bei dem transplantierten „reduced-size-graft“ um einen linken Leberlappen (linkslaterale Segmente II und III oder kompletter linker Lappen), so liegen die Resektions- bzw. Schnittfläche und die für die Gallengangsanastomose verwendete Roux-Y-Schlinge am rechten Rand des Transplantates. Die Roux-Y-Schlinge kann in diesen Fällen nach subphrenisch in den rechten oberen Quadranten verlagert sein. Entsprechend liegen bei Transplantation eines rechten Leberlappens die Resektionsebene und die Roux-Y-Schlinge am linken Rand des Transplantates. Bei allen Teillebertransplantationen sollte eine besonders sorgfältige sonographische Kontrolle des Resektionsrandes zum Ausschluß eines Hämatoms an der Schnittfläche vorgenommen werden.

Bei der selten zur Anwendung kommenden auxiliären Transplantation wird die empfängereigene Leber entweder komplett oder partiell (bevorzugtes Verfahren) in situ belassen und zusätzlich eine Spenderleber - in der Regel ein Leberlappen- transplantiert. Die Position der Spenderleber kann heterotop (kaudal der empfängereigenen Leber) oder nach Teilresektion der

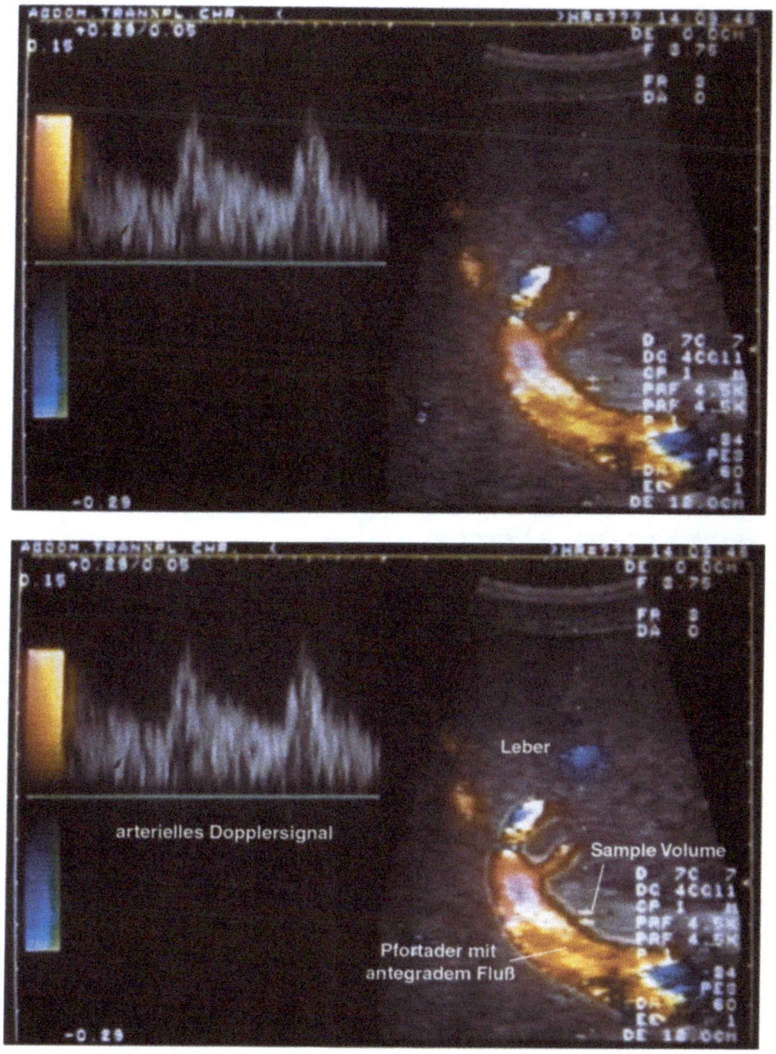

Abbildung 9.7

Interkostalschnitt rechts nach Lebertransplantation. Kräftiger Fluß in der V. portae. Das „sample volume" ist in der Leberarterie ventral der Pfortader plaziert. In der Spektrumanalyse zeigt sich ein normales arterielles Flußmuster

empfängereigenen Leber auch orthotop gewählt werden. Neben dem genau wie bei der Teillebertransplantation bestehenden erhöhten Blutungsrisiko an der(n) Leberresektionsfläche(n) treten bei auxiliären Lebertransplantationen aufgrund der häufig schwierigen anatomischen Verhältnisse insbesondere auch vermehrt Gefäßkomplikationen auf. Engmaschige dopplersonographische Nachkontrollen der Transplantatgefäße sind daher ebenso unerläßlich wie regelmäßige sonographische Untersuchungen zur Beurteilung der empfängereigenen Leber.

Der Gefäßbeurteilung kommt, wie eingangs bereits erwähnt, eine besondere Bedeutung nach Lebertransplantation zu. Die arterielle Flußkurve der normalen Transplantatleber ist aufgrund des oftmals initial hohen Gefäßwiderstandes durch eine niedrige bis manchmal fehlende diastolische Flußrate charakterisiert. Der Blutfluß in der V. portae ist nur geringen atemabhängigen Schwankungen unterworfen und normalerweise zur Leber gerichtet (Abb. 9.7). In der V. portae kann dabei im Vergleich zu lebergesunden Probanden initial nach Lebertransplantation oftmals ein erhöhter Blutfluß mit Strömungsgeschwindigkeiten von gelegentlich 40–60 cm/s gefunden werden. Für die Lebervenen zeigt sich in der Spektrumanalyse das typische Bild eines bidirektionalen, triphasischen Blutflusses (Abb. 9.8).

Vergleichbar der dopplersonographischen Messung nach Nierentransplantation werden auch nach Lebertransplantation verschiedene Indizes zur Beurteilung der Leberdurchblutung beschrieben. Neben dem im Kapitel Nierentransplantation bereits beschrieben Widerstands- und auch Pulsatilitätsindex findet nach Leber-

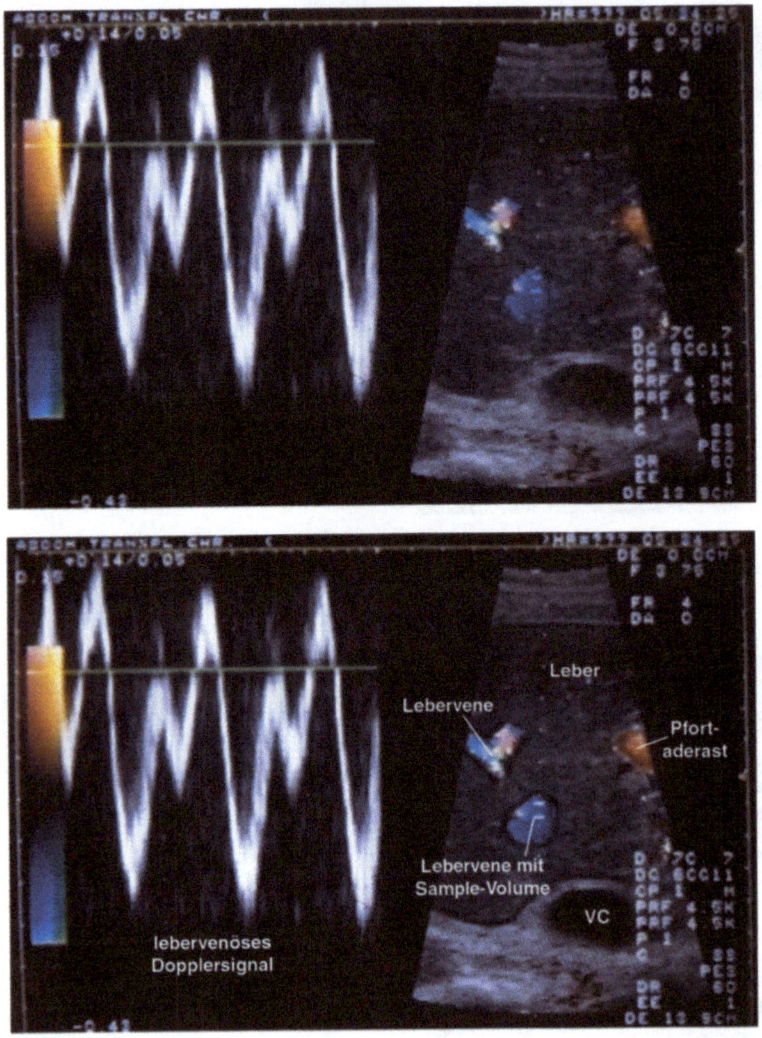

Abbildung 9.8

Charakteristisches bidirektionales triphasisches Flußmuster in einer Lebervene

transplantation auch der Dämpfungsindex Verwendung. Dieser ist definiert als der Quotient aus minimaler und maximaler Frequenzverschiebung der Blutflußkurve.

$$\text{Dämpfungsindex (DI):} \quad \frac{\text{minimale Flußgeschwindigkeit}}{\text{maximale Flußgeschwindigkeit}}$$

Bereits vor einer geplanten Lebertransplantation ist der Einsatz der Farbdopplersonographie in mehrfacher Hinsicht von Bedeutung. Es können Faktoren erfaßt werden, die eine mögliche Kontraindikation für die Lebertransplantation darstellen. Ziel der präoperativen sonographischen Diagnostik ist es, anatomische Varianten und Pathologika aufzufinden, die das Transplantationsergebnis beeinträchtigen können oder eine Modifikation der Operationstechnik erforderlich machen. Thrombosen im mesenterikoportalen Stromgebiet können je nach Ausmaß eine Transplantation erheblich erschweren oder operationstechnisch sogar unmöglich machen. Somit gehört die Beurteilung des portalvenösen Stromgebietes vom Konfluens der V. lienalis und V. mesenterica superior bis in den Leberhilus zu den unverzichtbaren präoperativ abzuklärenden Fragestellungen.

Weiterhin ist das Auffinden hämodynamisch relevanter Stenosen des Truncus coeliacus für die Wahl der arteriellen Rekonstruktion von Interesse, da eine funktionelle End-zu-End-Anastomose (mittels Branch-patch-Technik zwischen empfänger- und spenderseitiger A. hepatica communis und A. gastroduodenalis) die bevorzugte Methode der arteriellen Rekonstruktion ist. Bei einer Stenose des Truncus coeliacus oder aber im Falle einer doppelt angelegten Leberarterie im Donoror-

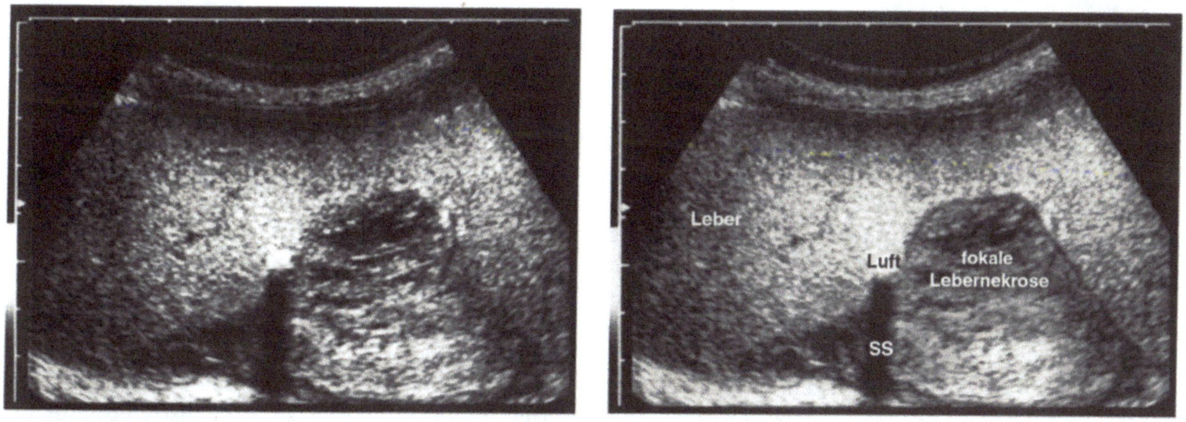

Abbildung 9.9

Intrahepatische Raumforderung mit Gitternetzstruktur bei fokaler Lebernekrose nach Transplantation

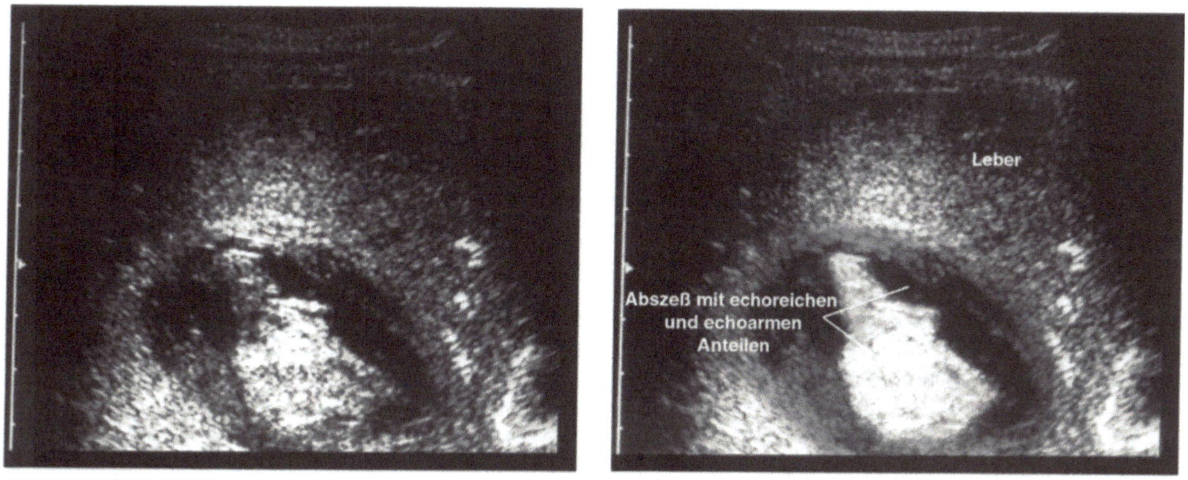

Abbildung 9.10

Inhomogene, überwiegend echoarme intrahepatische Raumforderung mit zentral echoreichen Anteilen. Beginnenende Abszedierung eines Leberhämatoms als Folge einer Leberbiopsie

gan muß daher ggf. eine aortale arterielle Anastomose angelegt werden [7, 10, 11, 15, 33].

9.2.3 Peri- und intrahepatische Flüssigkeitsansammlung

Intraabdominelle Flüssigkeit kann sonographisch sicher nachgewiesen werden. Intrahepatische echofreie bis echoarme Zonen entsprechen größeren Gefäßen oder Zysten. Bei echoarmen sonographischen Befunden müssen postoperativ aber auch Hämatome oder Abszesse in differentialdiagnostische Überlegungen mit einbezogen werden. Extrahepatischen Flüssigkeitsansammlungen liegen Aszites, Galleextravasate, Serome, Lymphozelen oder Hämatome zugrunde. Zur Klärung kann bei entsprechender therapeutischer Konsequenz sowohl die freie als auch die intrahepatisch lokalisierte Flüssigkeit ultraschallgesteuert feinnadelpunktiert werden. Nach Transplantation wird beinahe regelmäßig ein rechtsseitiger Pleuraerguß nachgewiesen [10, 15, 33].

9.2.4 Parenchymveränderungen

Lokalisierte oder diffuse Parenchymverdichtungen findet man bei Verfettung sowie häufig als Folge eines Reperfusions- oder eines Ischämieschadens. Echoarme Areale können auf Nekrosen (Gitternetzstruktur), intrahepatische Hämatome oder Abszedierungen hinweisen (Abb. 9.9 und 9.10). Postoperative Abszesse treten bei Patienten nach Organtransplantation aufgrund der notwendigen immunsuppressiven Therapie gehäuft auf, allerdings müssen in jedem Falle auch schwerwiegende Komplikationen, wie eine Gallenleckage oder eine Leberarterienthrombose, als mögliche Ursache der Abszedierung ausgeschlossen werden. Bezüglich lokalisierter Parenchymveränderungen ermöglichen entweder die Feinnadelpunktion oder aber auch radiologische Verfahren wie Computertomographie eine genauere Zuordnung.

Während die Stärke der Sonographie hinsichtlich der Parenchymbeurteilung bei lokalisierten, umschriebenen Läsionen liegt, ist die Möglichkeit der Sonographie bei der Aufklärung diffuser Leberveränderungen im Verlauf nach Lebertransplantation eingeschränkt. Diffuse Parenchymveränderungen sind unspezifisch und lassen lediglich ätiologische Vermutungen zu. Eine diffuse Vergröberung des Reflexmusters in Kombination mit der Verkleinerung des Transplantates wird als Zeichen chronischer Entzündung, Fibrose oder chronischer Abstoßung gedeutet. Für eine endgültige Diagnose sind hier nicht selten weiterführende diagnostische Maßnahmen und vielfach auch eine histologische Klärung durch Leberbiopsie erforderlich [10, 15, 33].

9.2.5 Gallenwege

Die Inzidenz biliärer Komplikationen nach Lebertransplantation beträgt etwa 10 %.

Zur Beurteilung der Gallenwege ist die Angabe der durchgeführten Anastomosentechnik (Rekonstruktion als direkte Anastomose zwischen empfänger- und spenderseitigem Gallengang oder als biliodigestive Anastomose mittels Hepatikojejunostomie) hilfreich. Postoperative biliäre Komplikationen treten meist als Folge einer arteriellen Minderversorgung, einer Transplantatrejektion oder operationstechnisch (Gallengangstrikturen oder -insuffizienzen) bedingt auf. Andererseits können biliäre Komplikationen auch das Vorliegen einer akuten oder chronischen Abstoßung vortäuschen.

Bei Transplantatfunktionsverschlechterung stellt der Ausschluß einer biliären Obstruktion einen entscheidenden diagnostischen Schritt dar. Die peripheren intrahepatischen Gallengänge sind normalerweise sonographisch nicht oder nur dezent sichtbar. Nur der Ductus hepaticus kommt ventral der Pfortader als echoarmes Band mit echoreicher Begrenzung zur Darstellung. Während die Erweiterung intrahepatischer Gallenwege sicher sonographisch erfaßt werden kann, entzieht sich die Ursache der Obstruktion häufig der sonographischen Diagnostik. Deutliche Gallenwegserweiterungen weisen auf ein Abflußhindernis hin und bedürfen weiterer diagnostischer und oftmals auch chirurgischer Maßnahmen.

Immer muß bei Auftreten einer Gallengangskomplikation eine arterielle Durchblutungsstörung als Ursache ausgeschlossen werden. Dies ist mit der Farbdopplersonographie in der Mehrzahl der Fälle zu erreichen, wobei allerdings bei Vorliegen einer arteriellen Stenose eine angiographische Darstellung und ggf. auch gleichzeitige angioplastische Therapie erfolgen sollte. Erst bei unauffälligen Durchblutungsverhältnissen und bei Verzicht auf eine sofortige Relaparotomie kommt in der frühen postoperativen Phase die Darstellung der ableitenden Gallenwege über eine T-Drainage, die hepatobiliäre Sequenzszintigraphie, eine Kernspintomographie oder in seltenen Fällen auch eine Darstellung über eine perkutane transhepatische Gallengangsdrainage zum Einsatz. Die ERCP ist im frühen Verlauf nach Lebertransplantation nur sehr selten indiziert, da bei immunsupprimierten Patienten das Risiko einer Pankreatitis deutlich erhöht ist.

Eine Gallengangsinsuffizienz kann zu einem lokalisierten Biliom, das sich sonographisch echofrei bis echoarm darstellt, oder zum Galleaustritt in die freie Bauchhöhle mit galliger Peritonitis führen. Beide Komplikationen lassen sich ultrasonographisch nachweisen und im Zweifelsfall durch eine Feinnadelpunktion sichern.

Auffällig echoreich verbreiterte Gallengänge, die an eine primär sklerosierende Cholangitis erinnern, können das Korrelat einer chronischen Cholangitis oder der seltenen interstitiellen Abstoßung sein. In der Regel jedoch entzieht sich die akute Cholangitis der sonographischen Diagnostik [10, 15, 33].

9.2.6 Beurteilung der Leberdurchblutung und vaskuläre Komplikationen

Der Beurteilung der großen Gefäße kommt bei jeder Funktionsverschlechterung des Transplantats, aber auch schon in der frühen postoperativen Phase bei unerwarteten vaskulären Komplikationen eine diagnostische Schlüsselstellung zu. Daher ist bereits unmittelbar postoperativ der Einsatz der Dopplersonographie zur Beurteilung der Leberperfusion zur Erstellung eines Ausgangsbefundes zu fordern. Vaskuläre Komplikationen nach Lebertransplantation können sowohl die A. hepatica als auch die V. portae oder die V. cava betreffen. Thrombosen der Leberarterien sind mit bis zu 5 % die häufigsten Komplikationen, während Verschlüsse oder Anastomosenstenosen im Bereich der unteren Hohlvene sehr selten sind.

Das Gefäßrisiko ist noch höher bei Patienten im Kindesalter. Hier wird die Häufigkeit arterieller Thrombosen mit 11 %–42 % angegeben. Die höchste Inzidenz vaskulärer Komplikationen findet sich in den ersten postoperativen Tagen bis zu 2 Wochen. Dopplerultraschall aller Lebergefäße sollte routinemäßig in der frühen postoperativen Phase (bis eine Woche postoperativ) alle 1–2 Tage durchgeführt werden. Nur bei engmaschiger Kontrolle können arterielle Thrombosen so rechtzeitig erfaßt werden, daß eine operative Revaskularisierung möglich und eine Retransplantation vermieden werden kann [5, 7, 13, 17, 21, 28].

a

b

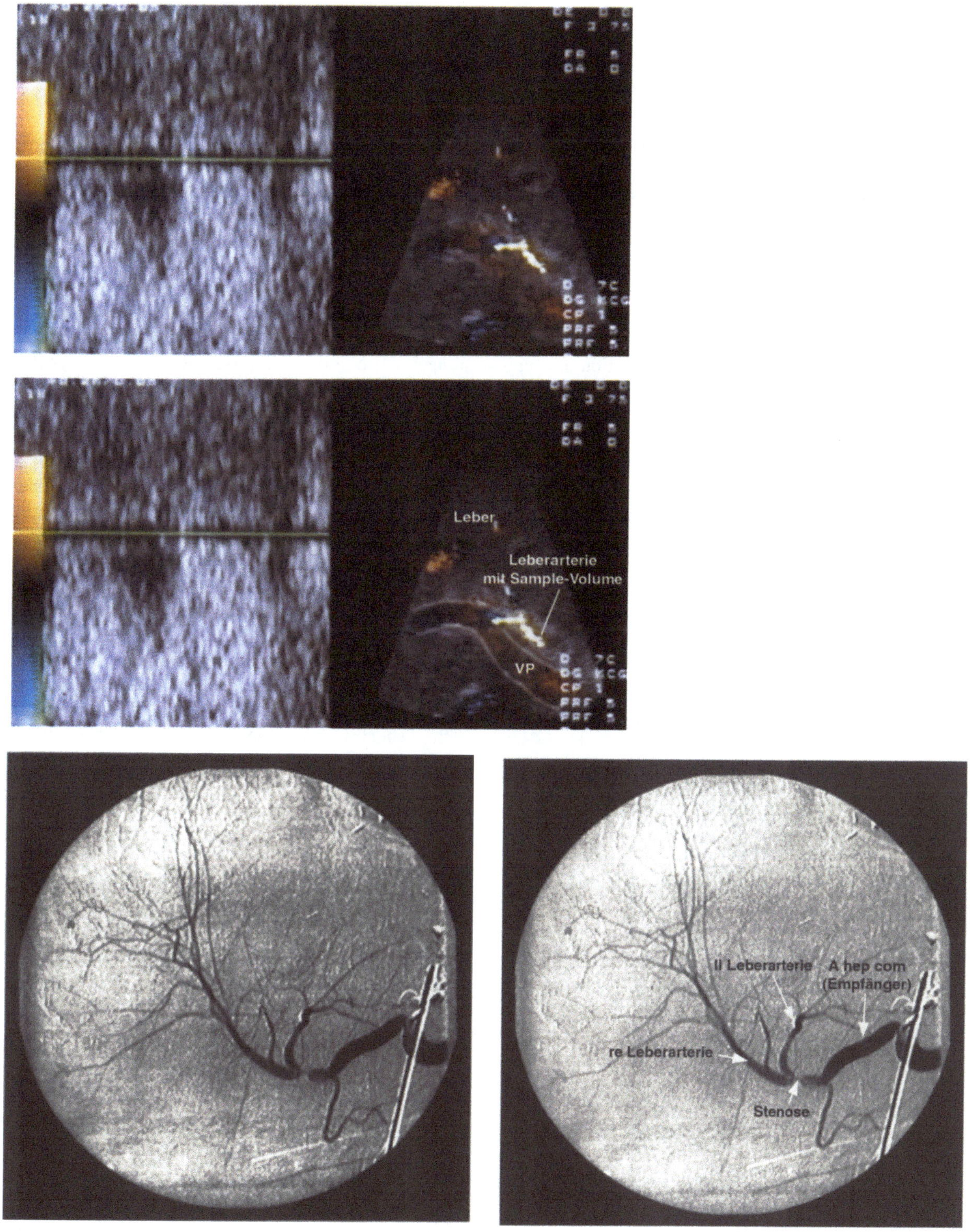

Abbildung 9.11 a, b

a Interkostalschnitt rechts. Ventral der Pfortader lassen sich in der Spektrumanalyse turbulente Flußmuster nachweisen. Dopplersonographisch Verdacht auf Stenose der Leberarterie. **b** Angiographische Bestätigung einer Leberarterienstenose im Anastomosenbereich unmittelbar proximal der Aufzweigung der A. hepatica propria in die rechte und linke Leberarterie

9.2.6.1 Komplikationen der A. hepatica

Arterielle Verschlüsse sind eine typische Komplikation der frühen postoperativen Phase nach Lebertransplantation. Wegen der Möglichkeit der operativen Revaskularisation muß die arterielle Thrombose differentialdiagnostisch immer gegen eine initiale Nichtfunktion der Leber abgegrenzt werden. Klinisch ist dies nicht mit letzter Sicherheit möglich, da beide Befunde mit exzessiv erhöhten Leberenzymen sowie mit fehlender oder nur geringer Produktion von Galle und Gerinnungsfaktoren einhergehen. Im Regelfall gelingt die Abgrenzung der initialen Nichtfunktion von der arteriellen Thrombose mit Hilfe der Farbdopplersonographie zuverlässig. Wenn im Falle einer Transplantatdysfunktion das typische arterielle Dopplersignal nicht nachweisbar ist, besteht der Verdacht auf eine arterielle Thrombose, und es ist eine absolute Indikation zur Angiographie gegeben. Bei Nachweis des typischen arteriellen Signales ist eine Thrombosierung mit Hilfe der nichtinvasiven Farbdopplersonographie ausgeschlossen. Berichte über falsch-positive Ergebnisse der Farbdopplersonographie liegen in der Literatur bislang nicht vor.

Hervorzuheben ist an dieser Stelle, daß zum Ausschluß einer arteriellen Perfusionsstörung das arterielle Signal nicht nur über der A. hepatica propria im Leberhilus abzuleiten ist, sondern daß insbesondere bei Vorliegen von 2 oder 3 Leberarterien immer auch die Signale über dem linken und rechten Arterienhauptstamm sowie auch intrahepatisch in beiden Leberlappen nachzuweisen sind [13, 17, 22, 28].

Bei fehlendem Dopplersignal der A. hepatica ist eine Angiographie oder sogar eine sofortige Relaparotomie unbedingt auch bereits vor dem Auftreten klinischer Anzeichen indiziert. In mehreren Studien wurde der Wert des Widerstandsindexes als positiver Prädiktionsfaktor für das Auftreten einer Leberarterienthrombose untersucht. Es konnte bislang jedoch in keiner der Arbeiten gezeigt werden, daß ein fehlender oder gedämpfter diastolischer Blutfluß in der Leberarterie mit einem gehäuften Auftreten einer Arterienthrombose assoziiert ist [25, 28].

Ganz im Gegenteil wurde für Transplantatlebern in der frühen postoperativen Phase gehäuft ein verminderter oder teilweise negativer (retrograder) diastolischer Blutfluß nachgewiesen. Dies deutet auf einen schweren Reperfusionsschaden mit erhöhtem Gefäßwiderstand hin. So konnte in Einzelfällen bei Lebern mit schwerem Reperfusionsschaden und initialen Widerstandsindizes >1,0 im Verlauf über einige Tage ein Korrelat zwischen Verbesserung der Leberfunktion und Rückgang der RI-Werte <0,80 gefunden werden. Dieser Umstand könnte in Zukunft beispielsweise bei der nichtinvasiven Beurteilung von pharmakologischen Wirkungen auf die Leberdurchblutung nach Transplantation von Nutzen sein.

Das klinische Erscheinungsbild von arteriellen Stenosen ist sehr variabel und reicht vom asymptomatischen Verlauf bis hin zum subakuten Leberversagen. So verbergen sich nicht selten arterielle Durchblutungsstörungen hinter biliären oder infektiösen Komplikationen.

Dopplersonographisch finden sich bei Stenosen der A. hepatica Flußbeschleunigungen im Stenosebereich mit Turbulenzen sowie poststenotischen Flußverlangsamungen (Abb. 9.11a und 9.11b). Bei arteriellen Gefäßkomplikationen ist eine weiterführende Diagnostik nötig, wenn der sonographische Befund unklar ist oder wenn im Hinblick auf die operativen Konsequenzen das Ausmaß der Lebernekrose und Gefäßstenosierung präoperativ eingeschätzt werden sollen. Ansonsten erfolgt bei eindeutigem Dopplerultraschallbefund die direkte chirurgische Reintervention [5, 7, 12, 13, 17, 21, 22, 25, 28].

9.2.6.2 Komplikationen des Portalvenenflusses

Pfortaderkomplikationen lassen sich in bis zu 7% der routinemäßig durchgeführten Dopplerultraschalluntersuchungen nachweisen. Während im Langzeitverlauf nach Lebertransplantation Pfortaderkomplikationen bei gleichzeitig intakter arterieller Versorgung der Leber klinisch inapparent bleiben können oder aber mit Anzeichen einer portalen Hypertension einhergehen, kann in der Frühphase nach Lebertransplantation eine schlechte portalvenöse Durchblutung zum Transplantatversagen führen. Hierfür sind Anastomosenstenosen und -thrombosen die häufigste Ursache. Vielfach kann eine Pfortaderthrombose bereits im konventionellen Ultraschallbild anhand echoreichen Materials im Gefäßlumen erkannt werden (Abb. 9.12). Bei Vorliegen von Aszites sollten Strömungsrichtung und -geschwindigkeit in der Portalvene bestimmt werden.

Erwähnenswert ist, daß es bei verminderter Portalvenendurchblutung oft zu einer ungewöhnlich guten Darstellung der arteriellen – und hier insbesondere der intrahepatischen – Signale kommt.

CAVE: Bei fehlendem Pfortadersignal und unproblematischer arterieller Gefäßdarstellung muß dem Verdacht einer Pfortaderthrombose nachgegangen werden [5, 7, 10, 12, 17, 21].

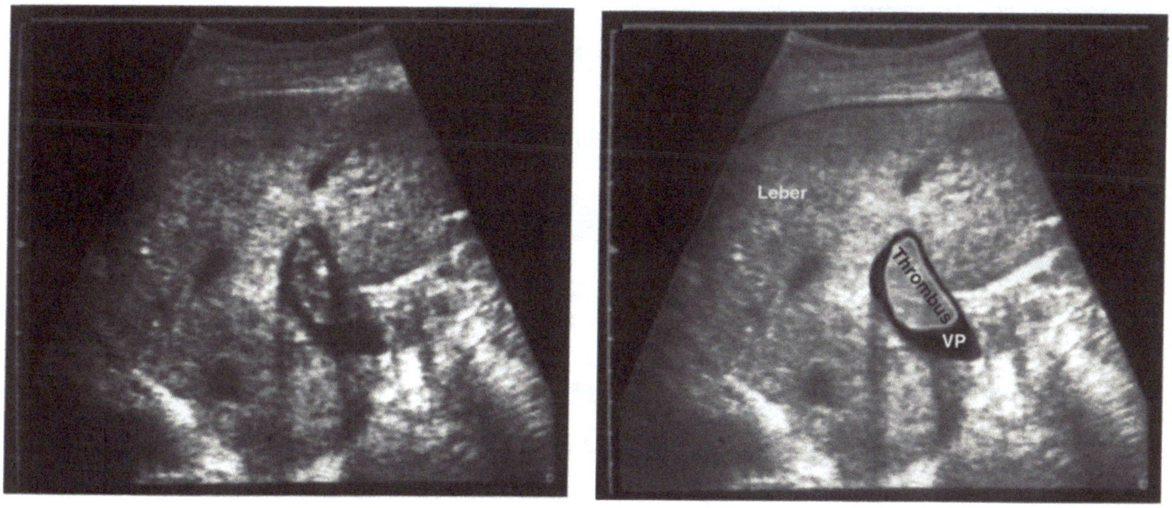

Abbildung 9.12

Echoreiche Raumforderung in der V. portae bei Pfortaderthrombose

9.2.6.3 Komplikationen des Lebervenenflusses und der V. cava

Das Flußmuster in der V. cava und in den 3 großen Lebervenen wird durch Herzaktion und Atmung beeinflußt. Durch einen Reflux des Blutes aus dem rechten Vorhof in die V. cava und in die Lebervenen während der Systole wird ein charakteristisches bidirektionales Flußbild hervorgerufen. Bei Schwellungen des Leberparenchyms, wie sie etwa im Rahmen von akuten Abstoßungen oder bei schwerem Reperfusionsschaden auftreten, kann es zu einer Dämpfung des bidirektionalen Blutflusses in den Lebervenen bis hin zu einem monophasischen Flußbild kommen. Farbdopplersonographisch kann der Blutfluß in den Lebervenen problemlos abgeleitet werden [3, 33]. Im konventionellen Ultraschallbild sind dann häufig eine im Vergleich zur Voruntersuchung deutliche Hepatomegalie sowie eine fehlende atem- und herzfrequenzabhängige Lumenschwankung der V. cava und der Lebervenen zu sehen.

Thrombotische Verschlüsse der V. cava und der Lebervenen sind seltene Komplikationen nach Lebertransplantation. Diese lassen sich vielfach bereits im konventionellen Ultraschallbild anhand echoreichen Materials in den entsprechenden Gefäßen nachweisen. Die Diagnose kann farbdopplersonographisch nahezu immer gesichert werden.

CAVE: Besonderes Augenmerk muß der Beurteilung des lebervenösen Blutflusses bei Patienten nach Lebertransplantation wegen eines Budd-Chiari Syndroms gelten, da es bei diesen Patienten bereits in der Frühphase nach Lebertransplantation aufgrund einer gesteigerten Thromboseneigung zu Rezidiven des Budd-Chiari Syndroms kommen kann [3, 5, 10, 12, 21, 33].

9.2.7 Abstoßungsreaktion

Trotz verbesserter immunsuppressiver Medikamente treten in einem hohen Prozentsatz nach Lebertransplantation eine oder mehrere Abstoßungsperioden auf. Im konventionellen Ultraschallbild lassen sich bei Abstoßungsreaktionen allenfalls unspezifische Anzeichen wie eine echoarme Schwellung des transplantierten Organs, diffuse Parenchymveränderungen oder eine periportale Verdichtung nachweisen. Bei einer chronischen Abstoßung findet sich vielfach ein vergröbertes Binnenreflexmuster, eine vermehrte Echogenität des Leberparenchyms und eine Transplantatverkleinerung.

Im Gegensatz zur Pankreas- und Nierentransplantation hat eine diastolische Flußverlangsamung mit erhöhtem Widerstandsindex nach Lebertransplantation keine Bedeutung für die Diagnose einer Abstoßungsreaktion. Verminderungen des diastolischen Blutflusses können gehäuft in der frühen postoperativen Phase beobachtet werden. Sie deuten auf einen erhöhten intrahepatischen Gefäßwiderstand hin, wie er z.B. auch beim schweren Reperfusionsschaden vorgefunden wird. Dabei können durchaus arterielle Widerstandsindizes von 1,0 (fehlender diastolischer Fluß) oder sogar >1,0 bei negativem diastolischem Fluß (arterieller Pendelfluß) gemessen werden [20].

Möglicherweise erlaubt jedoch die Analyse des Lebervenenflußsignals Rückschlüsse auf eine Rejektion. Durch die ödematöse Organschwellung bei akuter Abstoßung kommt es zu einer Beeinträchtigung des venösen Abstroms aus den großen Lebervenen. Dopplersonographisch läßt sich dies an einer Dämpfung des bidirektionalen Blutflusses in den Lebervenen bis hin zum Übergang in einen monophasischen Fluß erkennen

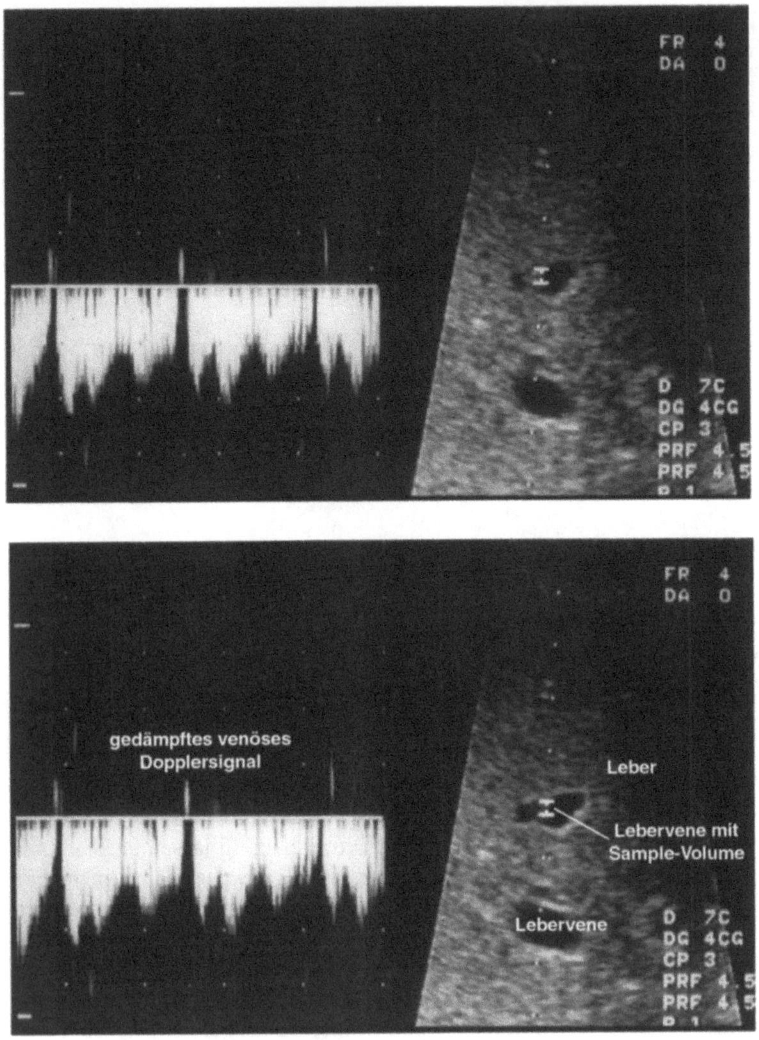

9.13a

(Abb. 9.13a und 9.13b). Eine abschließende Wertung der quantitativen Dopplersignalanalyse für die Diagnose einer Abstoßung kann aufgrund der bislang zu geringen Erfahrung mit dieser Methode noch nicht gegeben werden. In Einzelfällen konnte jedoch eine günstige Korrelation der klinischen Daten mit den dopplersonographischen Untersuchungen demonstriert werden [3, 33].

Ob darüber hinaus auch, wie von einigen Autoren berichtet, die Veränderungen des lebervenösen Blutflusses den klinischen und laborchemischen Anzeichen zeitlich vorauseilen, wodurch eine frühzeitigere Diagnose einer Abstoßungsreaktion und somit eine noch effektivere Therapie ermöglicht würde, kann anhand der bisher vorliegenden Erkenntnisse nicht abschließend beurteilt werden. Ebenso ist laut bisheriger Studien zum jetzigen Zeitpunkt völlig unklar, ob auch aus dem portalvenösen Flußmuster Rückschlüsse auf eine mögliche Transplantatabstoßung gezogen werden können. In der Mehrzahl der publizierten Studien konnte bislang allerdings keine Korrelation zwischen dem portalvenösen Dämpfungsindex und dem Vorliegen einer Abstoßungsreaktion gefunden werden [3, 5, 7, 10, 12, 20, 33].

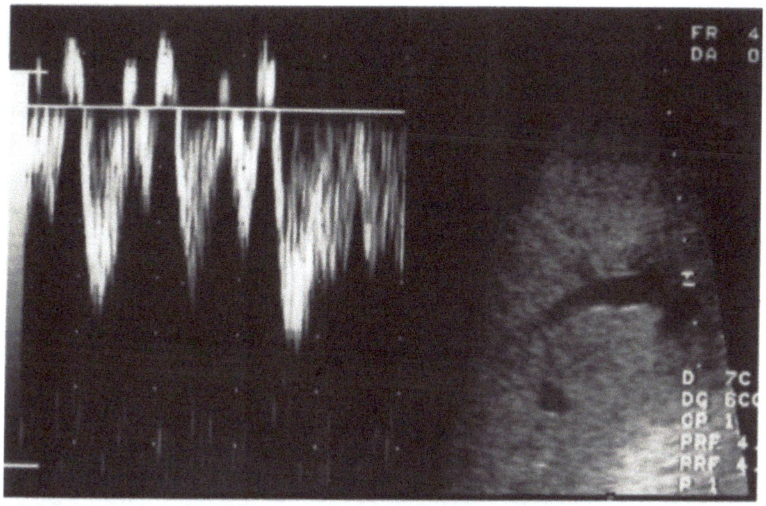

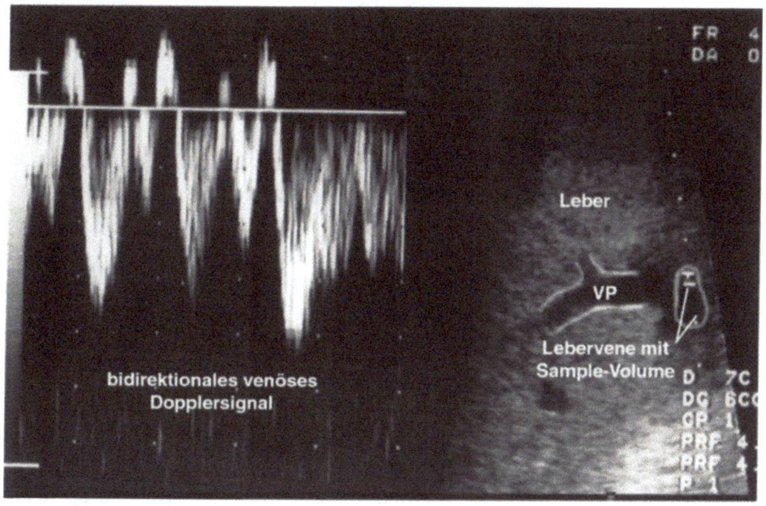

9.13 b

Abbildung 9.13 a, b

a Dopplersonographisch Nachweis eines gedämpften Lebervenensignals bei akuter Abstoßung. **b** Nach erfolgreicher Behandlung der Abstoßung findet sich im Dopplersignal wieder ein typisches bidirektionales Flußmuster

9.2.8 Methodenbewertung

Bei der Lebertransplantation nimmt die Ultraschalluntersuchung sowohl im Rahmen der präoperativen Diagnostik als auch beim postoperativen Monitoring eine Schlüsselstellung ein. So ist es Aufgabe der präoperativen Ultraschalldiagnostik, anatomische Variationen oder pathologische Veränderungen nachzuweisen, die das Transplantationsergebnis gefährden können oder eine Transplantation technisch sogar unmöglich machen. So gehört die Beurteilung des mesenterikoportalen Stromgebietes und der V. cava inferior zu den obligaten Bestandteilen der präoperativen Diagnostik.

Im postoperativen Monitoring kommt der konventionellen Sonographie in Verbindung mit der Farbdopplersonographie und den klinisch-laborchemischen Parametern eine hervorragende Stellung zu. Dabei ist die Domäne der konventionellen Sonographie darin zu sehen, fokale Veränderungen zu erkennen und sie differentialdiagnostisch in Verbindung mit dem klinischem Erscheinungsbild einzuordnen. Bei unklaren Befunden kann die ultraschallgesteuerte Feinnadelpunktion oder Einlage einer Drainage immer dann zur weiteren Diagnostik und auch Therapie eingesetzt werden, wenn eine chirurgische Intervention (noch) nicht indiziert erscheint.

Darüber hinaus leistet die Farbdopplersonographie einen wesentlichen Beitrag zur Diagnostik vaskulärer Komplikationen nach Lebertransplantation. Eine Angiographie ist nur zur Therapieplanung bei Leberarterienstenose erforderlich oder wenn eine suffiziente dopplersonographische Gefäßbeurteilung nicht gelingt.

Die Frühdiagnose einer Organabstoßung ist mittels Ultraschalluntersuchung nicht zu führen, wenngleich in Einzelfällen eine gute Korrelation zwischen Dämpfung des Lebervenenflusses und Vorliegen einer Abstoßung nachweisbar ist. Solange hier noch keine ausreichende Erfahrung vorzuweisen ist, bleibt die Biopsie die Methode der Wahl in der Abstoßungsdiagnostik. Die bildgebende Diagnostik dient nur dem Ausschluß anderer Ursachen des Transplantatversagens.

9.3 Pankreastransplantation

9.3.1 Indikation zur Sonographie nach Pankreastransplantation

Die Zahl der Pankreastransplantationen bei selektierten Patienten mit Diabetes mellitus Typ I hat in den vergangenen Jahren zugenommen. So werden in Deutschland jährlich etwa 150–200 Pankreastransplantationen ausgeführt. Die Einjahresüberlebensrate des Transplantats stieg von eher entmutigenden 47% (1985–87) über 75% (1987–89) auf jetzt über 80%. Die Pankreastransplantation stellt derzeit das einzige Therapieverfahren dar, das beim Typ-I-Diabetiker zu einer vollständigen Normalisierung des Glukosestoffwechsels führen kann.

Neben Insulinfreiheit ist der Effekt auf diabetische Sekundärkomplikationen, wie Nephropathie und Neuropathie, überwiegend positiv. Bezüglich der Retinopathie wird eine Verlangsamung der sonst progressiven Erkrankung erzielt. Die besten Ergebnisse werden aus immunologischen Gründen derzeit dann erreicht, wenn die Transplantation als kombinierte Pankreas- und Nierentransplantation durchgeführt wird [1, 4, 31].

Methode der Wahl ist die Transplantation des vollständigen Pankreas unter Mitnahme des Duodenalsegmentes in die Excavatio rectovesicalis oder rectouterina. Über eine Pankreatikoduodenozystostomie erfolgt die Anastomose des Pankreas an die Harnblase und die Ableitung des exokrinen Pankreas in dieselbe. An manchen Zentren wird die Drainage des Pankreas an eine ausgeschaltete Jejunalschlinge bevorzugt. Hierdurch kann der unphysiologisch hohe Verlust von Bikarbonat mit Alkalisierung des Urins und Anreicherung von Pankreasenzymen in der Harnblase vermieden werden [2, 30].

Die vaskuläre Rekonstruktion bei der Pankreastransplantation, insbesondere die arterielle Anastomosierung, macht unterschiedliche Revaskularisationstechniken notwendig. Ursache hierfür ist die meist gleichzeitige Verwendung der Leber als Spenderorgan, so daß der Truncus coeliacus aufgeteilt werden muß und vielfach nicht für die Transplantation des Pankreas zur Verfügung steht.

Dennoch kann in der Regel auch bei der Multiorganentnahme ohne Risiko eine Gefäßrekonstruktion erfolgen, wobei gelegentlich die Interposition von Venen- oder Arteriengrafts notwendig sein kann. Der arterielle Anschluß des Pankreas erfolgt überwiegend an die A. iliaca communis dextra. Bei der venösen Anastomose wird zwischen einem systemisch-venösen Anschluß mit Anastomose der Pfortader an die V. iliaca externa oder V. cava und einem portalvenösen Anschluß mit Verbindung der Pfortader an die empfängerseitige infracolische V. mesenterica superior unterschieden.

Die richtige Interpretation sonographisch erhobener Befunde setzt die Kenntnis der angewandten Operationstechnik voraus. In Abhängigkeit von dieser stellt sich die heterotop in den Unterbauch transplantierte Drüse unterschiedlich gut dar. Die Indikation zur Ultraschalluntersuchung inklusive Dopplersonographie besteht analog zur Leber- und Nierentransplantation direkt postoperativ zur Erhebung eines Ausgangsbefundes sowie im weiteren Verlauf bei jeder Funktionsverschlechterung, Fieber und abdominellen Schmerzen.

Als nichtinvasives Verfahren stellt die konventionelle Sonographie in Verbindung mit der farbkodierten Duplexsonographie die diagnostische Methode der Wahl bei allen Funktionsverschlechterungen des transplantierten Pankreas dar.

Bei eingeschränkter sonographischer Beurteilbarkeit infolge Darmgasüberlagerung ist die Computertomographie (CT) die Methode der Wahl zur Evaluation des Pankreastransplantates. Die Kernspintomographie hat in den vergangenen Jahren eine kontinuierliche Verbesserung erfahren. Sie hat durch geeignete Schichtebenenangulation gegenüber der CT und der Sonographie den Vorteil, das gesamte Organ übersichtlich darzustellen [16, 23, 29].

9.3.2 Topographische Anatomie und Normalbefund

Unter der Kenntnis der angewandten Operationstechnik ist postoperativ meist eine gute Organ- und Gefäßbeurteilung möglich. Mittels farbkodierter Dopplersonographie lassen sich die Gefäßanastomosen und intraparenchymatösen Gefäßverläufe im günstigsten Fall bis in die Peripherie verfolgen. Die Untersuchung sollte mit mäßig gefüllter Harnblase erfolgen, da hierdurch eine Aufdehnung des Duodenalsegmentes und somit eine Verlagerung der Darmschlingen aus dem kleinen Becken nach kranial erzielt werden kann. Die Iliakalgefäße können als Orientierungshilfe genutzt werden.

Das Binnenstrukturmuster des transplantierten Pankreas unterscheidet sich nicht wesentlich vom normalen

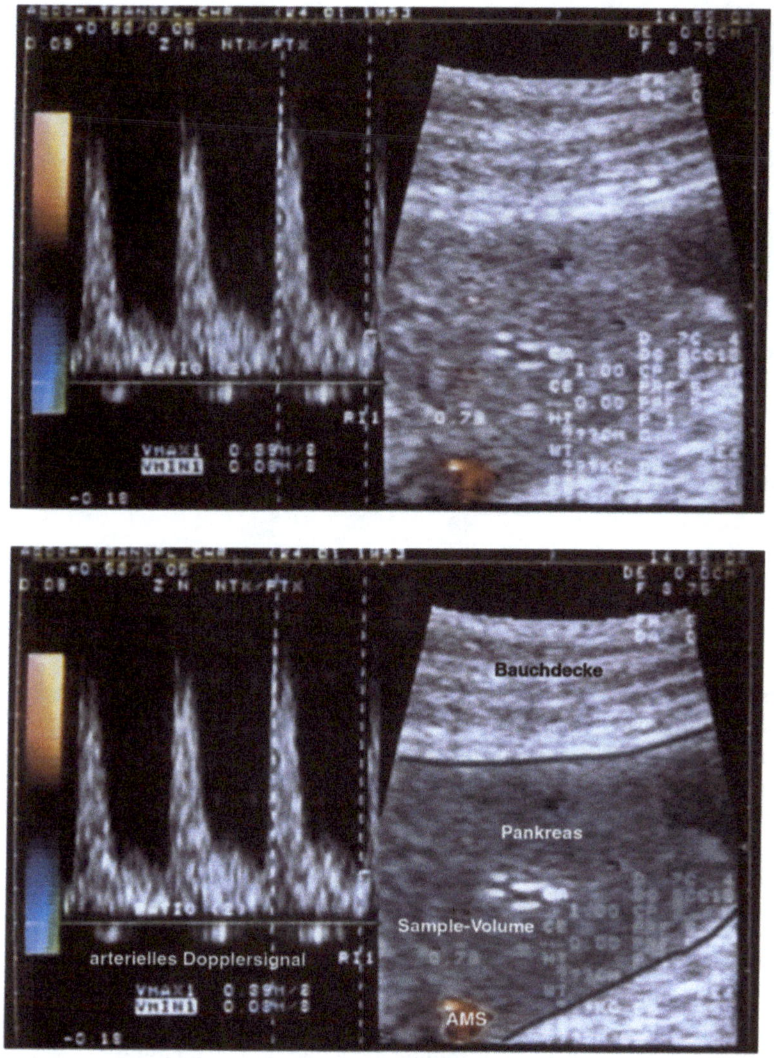

Abbildung 9.14

Arterielles Flußmuster in einem Pankreastransplantat. Die Spektrumanalyse zeigt einen steilen systolischen Anstieg mit einem raschen diastolischen Abfall. Der gemessene Widerstandsindex ist mit 0,79 leicht erhöht

Pankreas, wenngleich es sich meist etwas echodichter darstellt. Sowohl die Binnenstruktur als auch die Größe des Transplantats können sich auch bei guter Funktion im Verlauf ändern. Im Falle der Okklusion des Ductus pancreaticus entstehen deutlich echodichte Strukturen innerhalb des Parenchyms.

Das typische dopplersonographische Bild der V. lienalis und des Portalvenensystems des Pankreastransplantats zeigt ein kontinuierliches und gering atemmoduliertes venöses Spektrum mit geringer Flußgeschwindigkeit. Das arterielle Spektrum entspricht im Gegensatz zur Iliakalarterie dem eines Viszeralgefäßes mit niedrigem peripherem Widerstand, entsprechend einem relativ hohem diastolischen Flußniveau (Abb. 9.14, [16, 23, 29]).

9.3.3 Peripankreatische Flüssigkeitsansammlungen

Peripankreatische Flüssigkeitsansammlungen stellen einen häufigen postoperativen Befund dar. Während der fast regelmäßig vorzufindende echoarme Halosaum um das Transplantat in der Regel keinen Krankheitswert hat und nach Wochen resorbiert ist, kommt der Diagnostik umschriebener echoarmer Ansammlungen ein höherer Stellenwert zu (Abb. 9.15). Hinter diesen fokalen Flüssigkeitsansammlungen können sich Serome, Pseudozysten, Lymphozelen, aber auch Hämatome oder Abszesse verbergen. Bei unauffälligem klinischen Verlauf wird man Flüssigkeitsansammlungen abwartend beobachten. Treten Schmerzen oder Fieber auf, kann die ultraschallgesteuerte Feinnadelpunktion zur diagnostischen Klärung beitragen.

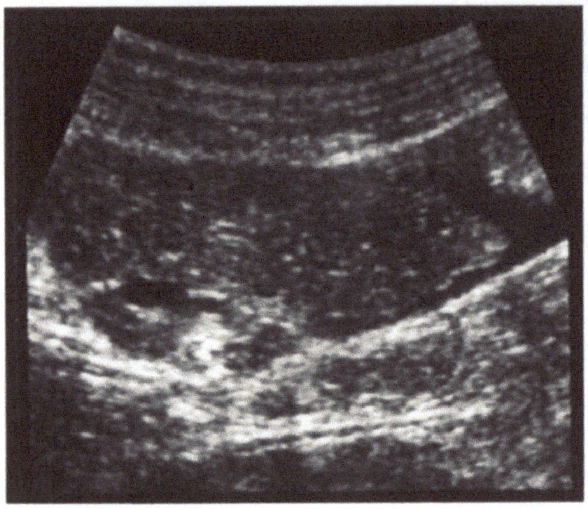

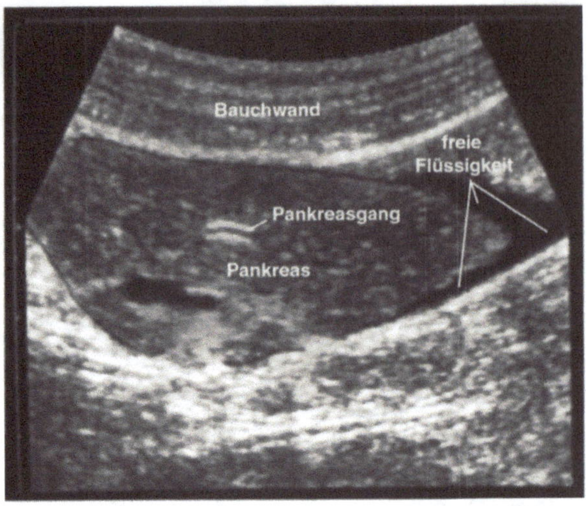

Abbildung 9.15

Schnittbild im rechten Unterbauch rechts. Unmittelbar unter der Bauchdecke läßt sich das transplantierte Pankreas mit einem geringen peripankreatischen Flüssigkeitssaum nachweisen

Bei einem unsterilen Befund ist in der Regel eine sofortige Intervention zur Drainage indiziert. Die Harnblase nach Pankreatikoduodenozystostomie sollte ebenfalls routinemäßig geschallt werden. Bei Nachweis einer intravesikalen, meist inhomogenen Raumforderung mit echoarmen Anteilen handelt es sich in der Regel um ein Harnblasenhämatom. Hier muß unverzüglich eine Harnblasenspülung eingeleitet werden.

CAVE: Im Falle eines intravesikalen Hämatoms sollte die sonographische Untersuchung beider Transplantate und der Gefäße erfolgen, um potentielle Blutungsquellen nicht zu übersehen.

Bei Verdacht auf ein Urinom in der Differentialdiagnose der peripankreatischen Flüssigkeitsansammlung kann eine Zystographie oder auch eine nuklearmedizinische Untersuchung erfolgen. Auch hier erlaubt die sonographisch geführte Feinnadelpunktion und Kreatinin- bzw. Elektrolytbestimmung im Aspirat eine definitive Diagnose [15, 16, 23, 29].

9.3.4 Parenchymbeurteilung

Parenchymveränderungen des Transplantates sind sonographisch nachweisbar, wenn Verlaufsbeurteilungen zum Vergleich zur Verfügung stehen. Ebenso wie nach Leber- oder Nierentransplantation sind Parenchymveränderungen nach Pankreastransplantation wenig spezifisch, da beispielsweise sowohl eine Abstoßungsreaktion als auch eine Pankreatitis mit einer Größenzunahme und Verminderung der Echogenität des Transplantates (Ödembildung) einhergehen.

In der Initialphase nach Pankreastransplantation kann jedoch ein inhomogenes, aufgelockertes Binnenreflexmuster als Folge eines Ischämie- bzw. Reperfusionsschadens gedeutet werden. Verdichtungen des Pankreasparenchyms können sowohl bei chronischer Abstoßung als auch bei chronischer Pankreatitis vorgefunden werden. Die Abgrenzung des Organs gegenüber den umliegenden Strukturen kann dadurch erschwert oder bei völligem Funktionsverlust durch fortschreitende Atrophie gar unmöglich werden [15, 16].

9.3.5 Beurteilung der Pankreasdurchblutung und vaskuläre Komplikationen

Die Identifikation der iliakalen Gefäße als anatomische Landmarken erleichtert die Darstellung der Gefäßanastomosen. Die Anastomosenregion sowie die intraparenchymatösen Gefäße lassen sich unter günstigen Untersuchungsbedingungen bis weit in die Organperipherie verfolgen. Vaskuläre Komplikationen können durch Anastomosenstenosen oder Kinking verursacht werden. Hierbei lassen sich Turbulenzen und arterielle Flußbeschleunigungen nachweisen.

Die schwerwiegendste vaskuläre Komplikation nach Transplantation ist die arterielle oder venöse Thrombose, da sie eine partielle oder totale Nekrose mit Verlust des Transplantats zur Folge haben kann. Die Gefäßthrombose ist überwiegend eine Komplikation der frühen postoperativen Phase. Tritt sie spät auf, ist sie meist Folge einer Infektion oder Rejektion. Die Thrombose kann in aller Regel zuverlässig mittels Farbdopplersonographie aufgedeckt werden. Das Fehlen eines arteriellen oder venösen Dopplersignals innerhalb des Pankre-

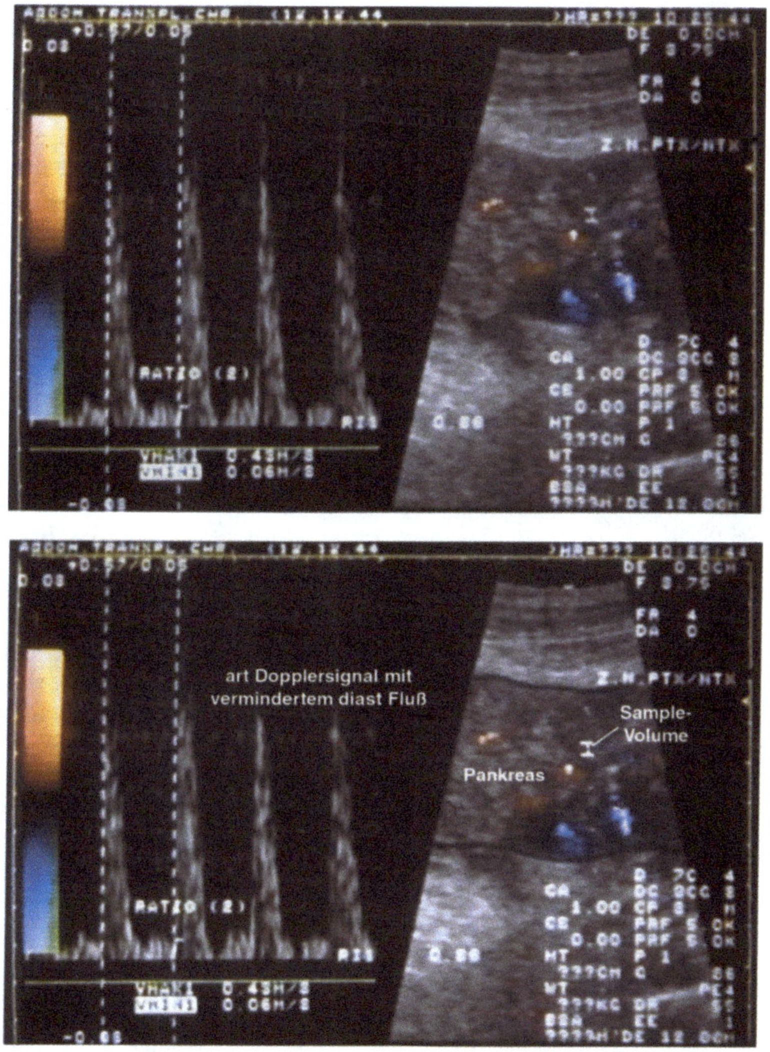

Abbildung 9.16

Arterielles Dopplersignal mit vermindertem diastolischem Fluß (Widerstandsindex 0,86) bei Abstoßung der Bauchspeicheldrüse

as oder auch in den großen Transplantatgefäßen und die eventuelle direkte Thrombusdarstellung läßt eine sichere Diagnose zu [16, 23, 29].

Als invasives Verfahren ist die Angiographie Situationen vorbehalten, in denen der Verdacht vaskulärer Komplikationen sich mittels Dopplersonographie nicht klären läßt. Wegen eventueller kritischer Nierenfunktion nach kombinierter Transplantation ist der digitalen Subtraktionsangiographie mit möglichst geringer Kontrastmittelbelastung der Vorzug zu geben. Die Szintigraphie nach i. v.-Bolusinjektion von 740 MBq ^{99m}Tc-DTPA hat eine gute Sensitivität für Perfusionsstörungen des Transplantates. Sie erweist sich jedoch als unspezifisch und erlaubt keine Differenzierung einer Pankreatitis im Rahmen einer Thrombose oder einer Organrejektion [16].

9.3.6 Abstoßungsreaktion

Die Transplantatabstoßung stellt mit einer Häufigkeit von etwa 30 % ein großes diagnostisches Problem dar, da nach Pankreastransplantation die diagnostische Biopsie aufgrund der erhöhten Komplikationsrate (Fistelbildung, Blutung, Pankreatitis) nur äußerst zurückhaltend eingesetzt werden sollte und einer sehr engen Indikationsstellung unterliegt. Aufgrund initial oftmals geringer klinischer und laborchemischer Parameter für eine Pankreastransplantatabstoßung ist in der frühen Rejektionsdiagnostik als verläßlichster Parameter die vergleichsweise einfach zu diagnostizierende simultane Abstoßung des Nierentransplantates anzusehen. Hintergrund hierfür ist, daß im Falle einer Abstoßung beide Transplantate überwiegend gleichzeitig betroffen sind.

Einschränkend muß allerdings angeführt werden, daß nach Simultantransplantation in bis knapp 30% auch isolierte Pankreasabstoßungen registriert werden können.

Analog zur Nierentransplantation ist bei der Diagnostik einer Abstoßung des transplantierten Pankreas die Bestimmung des „resistive index" (RI) in mehreren Organabschnitten notwendig. Dopplersonographisch findet sich ähnlich wie bei der Nierentransplantation im Falle der Rejektion ein Anstieg des RI aufgrund einer Widerstandserhöhung im arteriellen Stromgebiet des Pankreastransplantats (Abb. 9.16).

Erste Erfahrungen zeigen, daß die Bestimmung des RI eine gute Aussagekraft bei der Diagnostik akuter Abstoßungsreaktionen hat. Während bei Werten >0,75 eine Rejektion höchst wahrscheinlich ist, liegen bei Quotienten <0,7 eher Funktionsstörungen im Rahmen einer akuten Pankreatitis oder Cyclosporintoxizität vor.

In Einzelfällen kann sogar ein Anstieg des RI auf über 0,7 als sensitiver Parameter für eine Abstoßung den Veränderungen der Urinamylase vorangehen, wodurch gegebenfalls eine frühzeitigere Diagnose und damit möglicherweise auch effektivere Therapie erfolgen kann [18, 24].

9.3.7 Methodenbewertung

Bei Pankreastransplantationen ist analog zur Nieren- und Lebertransplantation für die bildgebende Diagnostik perioperativ der routinemäßige Einsatz der (Farbdoppler)sonographie als nichtinvasives und kostengünstiges Verfahren zu fordern. Bei jedem Verdacht auf eine akute Abstoßung, vaskuläre Komplikation oder Pankreatitis mit Infarzierung ist eine Kontrollsonographie indiziert. Bei unzureichender sonographischer Darstellbarkeit wird die Szintigraphie, Conmputertomographie bzw. in den vergangenen Jahren zunehmend auch die Kernspintomographie eingesetzt.

Die wichtigste Aufgabe der konventionellen Sonographie nach Pankreastransplantation liegt im Erfassen umschriebener peripankreatischer Prozesse und in deren gezielter diagnostischer und auch therapeutischer Punktion.

Diffuse Parenchymveränderungen sind unspezifisch und erlauben anhand sonographischer Kriterien keine weitere differentialdiagnostische Zuordnung. Demgegenüber lassen sich die vaskulären Anastomosen und die intraparenchymatösen Gefäße im Regelfall farbdopplersonographisch bis in die Organperipherie darstellen.

Somit können vaskuläre Komplikationen, insbesondere die venöse Thrombose, zuverlässig erfaßt werden. Weiterhin kann die Farbdopplersonographie auch nach Pankreastransplantation einen Beitrag bei der Diagnostik der Organabstoßung leisten, was aufgrund der eingeschränkten Verfügbarkeit der Transplantatbiopsie besonders wertvoll ist. Ähnlich wie bei der Nierentransplantation kommt es auch bei Abstoßungen der Bauchspeicheldrüse zu einer Erhöhung des Flußwiderstandes im arteriellen Stromgebiet, was in einem Anstieg des Widerstandsindexes zum Ausdruck kommt.

Literatur

1. Breitenseher M, Helbich T, Kainberger F, Hubsch P et al. (1994) Farbdopplersonographie von Nierentransplantaten. Ermöglicht der Resistive Index die Diagnose der chronischen Funktionsstörung? Ultraschall Med 15: 24
2. Büsing M, Martin D, Schulz T, Heimes M et al. (1998) Pankreastransplantation in der Blasen- und Darmdrainagetechnik mit systemischvenöser und ersten Erfahrungen mit der portalvenösen Ableitung. Chirurg 69: 291
3. Coulden RA, Britton PD, Farman P, Noble-Jamieson G, Wight DGD (1990) Preliminary report: Hepatic vein doppler in the early diagnosis of acute liver transplant rejection. Lancet 336: 273
4. Corry RJ, Nghiem DD, Schulak et al. (1986) Surgical treatment of diabetic nephropathy with simultaneous pancreatic duodenal and renal transplantation. Surg Gynecol Obstet 162: 547
5. Dalen K, Day DL, Ascher NL, Hunter DW et al. (1988) Imaging of vascular complications after hepatic transplantation. AJR 150: 1285
6. Duda SH, Erley CM, Huppert PE, Lauchert W et al. (1993) Posttransplant renal artery stenosis – outpatient intraarterial DAS vs. color aided duplex doppler sonography. Eur J Radiol 16: 95
7. Erhard J, Hartwig T, Lange R, Scherer R et al. (1994) Der Wert der Duplexsonographie nach der orthotopen Lebertransplantation. Langenbecks Arch Chir 379: 26
8. Fobbe F, Schudrowitsch L, Dietzel M, Wolf KJ (1989) Verlaufskontrolle von Nierentransplantaten mit der farbkodierten Duplexsonographie. Fortschr Röntgenstr 150: 76
9. Fobbe F (1993) Transplantatniere. In: Wolf KJ, Fobbe F (Hrsg). Farbkodierte Duplexsonographie: Grundlagen und klinische Anwendung. Thieme, Stuttgart New York, S 186
10. Galanski M, Ringe B (1992) Radiologische Diagnostik vor und nach Lebertransplantation. Radiologe 32: 241
11. Gebel M (1990) Farbkodierte Blutflußdarstellungen abdomineller Gefäße. Bildgebung 57: 56
12. Harms J, Chavan A, Ringe B, Galanski M, Pichlmayr R (1994) Vascular complications in adult patients after orthotopic liver transplantation: role of color duplex sonography in the diagnosis and management of vascular complications. Bildgebung 61: 14
13. Helliger A, Roll C, Stracke A, Erhard J, Eigler FW (1996) Impact of thrombosis of the hepatic artery and the portal vein after liver transplantation. Langenbecks Arch Chir 381: 182
14. Hollenbeck M, Stuhrmann M, Trapp R, Grabensee B (1991) Farbigkodierte Dopplersonographie zur Früherkennung von Abstoßungsreaktionen nach allogener Nierentransplantation. Dtsch Med Wochenschr 116: 921
15. Kathrein H (1991) Transplantierte Organe – Niere, Leber, Pankreas In: Rettenmaier G, Seitz KH (Hrsg) Sonographische Differentialdiagnostik. VCH, Weinheim, S 665
16. König M, Luka B, Martin D, Golin U et al. (1996) Bildgebende Verfahren in der Diagnostik nach Pankreastransplantation. Chir Gastroenterol 12 (Suppl 1): 54
17. Kok T, Slooff MJH, Thijn CJP, Peeters PMJG et al. (1998) Routine Doppler ultrasound for detection of clinically unsuspected vascular complications in the early postoperative phase after orthotopic liver transplantation. Transplant Int 11: 272
18. Lang H, Lück R, Weimann A, Brunkhorst R et al. (1996) Experience with color-coded duplex sonography after combined kidney/pancreas transplantation – preliminary results. Bildgebung 63: 90
19. Lang H, Schlitt HJ, Manns MP, Pichlmayr R (1997) Chirurgie bei immunsupprimierten Patienten unter Notfall- und Elektivbedingungen. Chirurg 68: 675–680
20. Longley DK, Skolnick ML, Sheahan DG (1988) Acute allograft rejection in liver transplant recipients: lack of correlation with loss of hepatic artery diastolic flow. Radiology 169: 417
21. Morton MJ, James EM, Wiesner RH, Krom RAF (1990) Applications of duplex ultrasonography in the liver transplant patient. Mayo Clin Proc 65: 360
22. Nolten A, Sproat IA (1996) Hepatic artery thrombosis after liver transplantation: temporal accuracy of diagnosis with Duplex US and the syndrome of independing thrombosis. Radiology 198: 553
23. Patel B, Carroll RM, Mahanta B, Vas W et al. (1988) Pancreatic transplantation: Scintigraphy, US, and CT radiology 167: 685
24. Patel B, Wolverson MK, Mahanta B (1989) Pancreatic transplant rejection: assessment with duplex ultrasound. Radiology 173: 131
25. Propeck PA, Scanlan KA (1992) Reversed or absent hepatic arterial diastolic flow in liver transplants shown by Duplex sonography: A poor predictor of hepatic artery thrombosis. Am J Radiol 159: 1199
26. Rifkin MD, Needleman L, Pasto ME, Kurtz AB et al. (1987) Evaluation of renal transplant rejection by duplex doppler examination: value of resistive index. Am J Radiol 148: 759
27. Rob PM, Jansen O, Richter V, Erbsloh-Moller et al. (1993) Diagnosis of renal transplant failure by real-time and duplex doppler sonography. Clin Invest 71: 531
28. Rode A, Ducerf C, Adham M, deLaroche E et al. (1998) Influence of systemic echodoppler artery survey on hepatic artery thrombosis after liver transplantation in adults. Transplant Int 11 (Suppl 1): 292
29. Snider JF, Hunter DW, Kuni CC, Castaneda-Zuniga WR et al. (1991) Pancreatic transplantation: Radiologic evaluation of vascular complications Radiology 178: 749
30. Sollinger HW, Cook K, Kamps D, Glass NR, Belzer FO (1984) Clinical and experimental experience with pancreatico-cystostomy for exocrine drainage and pancreas transplantation. Transplant Proc 16: 749
31. Sollinger HW, Stratta RJ, D'Alessendro AM et al. (1988) Experience with simultaneous pancreas-kidney transplantation. Ann Surg 208: 475
32. Trattnik S, Frenzel K, Eilenberger M, Khoss A, Schwaighofer B (1993) Akute Nierenvenenthrombose bei Kindern. Früher Nachweis mit Duplex- und farbkodierter Dopplersonographie. Ultraschall Med 14: 40
33. Zoller WG, Lang H (1994) Duplex- und Farbdoppler-Sonographie abdomineller und retroperitonealer Gefäße. In: Zoller WG, Gresser U, Zöllner N (Hrsg) Einführung in die Ultraschalldiagnostik. Karger, Basel, S 165

Sachverzeichnis

A

B

C

D

E

I

J

K

L

M

N

O

P

Kolibri 360 GmbH
Ferdinand-Jühlke-Straße 7
99095 Erfurt, Deutschland
produktsicherheit@kolibri360.de